实用眼耳鼻咽喉口腔美学解剖学

第3版

Practical Anatomy of Eye, Otorhinolaryngology,
Oral and Aesthetics

3rd Edition

主　编　王启华

副主编　卢亚梅　何宏文　姚良忠　曾明辉　李　慧
　　　　彭向东　周正根　张文光

编　委　邱学才　郭莲魁　许家军　刘　靖　邓飞龙
　　　　何宏文　李　慧　卢亚梅　曾明辉　管迅行
　　　　姚良忠　彭向东　卢伟光　朱松槐　韩跃峰
　　　　施兆平　周正根　张文光　王启华

人民卫生出版社

图书在版编目（CIP）数据

实用眼耳鼻咽喉口腔美学解剖学 / 王啟华主编 .—
3 版 .—北京：人民卫生出版社，2019
ISBN 978－7－117－28001－3

Ⅰ.①实…　Ⅱ.①王…　Ⅲ.①眼科学－人体解剖学②
耳鼻咽喉科学－人体解剖学③口腔科学－人体解剖学
Ⅳ.① R323 ② R322.4

中国版本图书馆 CIP 数据核字（2019）第 023557 号

人卫智网	www.ipmph.com	医学教育、学术、考试、健康，购书智慧智能综合服务平台
人卫官网	www.pmph.com	人卫官方资讯发布平台

实用眼耳鼻咽喉口腔美学解剖学
第 3 版

主　　编：王啟华
出版发行：人民卫生出版社（中继线 010-59780011）
地　　址：北京市朝阳区潘家园南里 19 号
邮　　编：100021
E - mail：pmph @ pmph.com
购书热线：010-59787592　010-59787584　010-65264830
印　　刷：北京盛通印刷股份有限公司
经　　销：新华书店
开　　本：889×1194　1/16　印张：52　插页：12
字　　数：1611 千字
版　　次：2002 年 12 月第 1 版　2019 年 5 月第 3 版
　　　　　2019 年 5 月第 3 版第 1 次印刷（总第 3 次印刷）
标准书号：ISBN 978-7-117-28001-3
定　　价：280.00 元
打击盗版举报电话：010-59787491　E-mail：WQ @ pmph.com
（凡属印装质量问题请与本社市场营销中心联系退换）

北京大学医学部基础医学院	邱学才
中山大学社会学与人类学学院	冯家骏
中山大学光华口腔医学院	邓飞龙　程晓卉　何宏文
中山大学中山医学院	张振弘　汪华侨　曾园山　初国良　徐　杰
中山大学附属肿瘤医院	管迅行
海军军医大学基础医学院	许家军
广东省人民医院	周正根
暨南大学附属第一医院	罗思瑾
广东省口腔医院	朱松槐
佳木斯大学口腔医学院	陈克功　关　键
安徽医科大学基础医学院	张为龙
蚌埠医学院附属第一医院	韩跃峰
武汉大学医学部基础医学院	陈锡昌
山西医科大学基础医学院	郭莲魁
昆明医科大学基础医学院	王爱莲　杨月如　员彭年
广东省清远市人民医院	卢亚梅　李　慧　冯建国　刘红艳
广州医科大学附属第三医院	彭向东
广东省兴宁市人民医院	卢伟光
广东省深圳龙华区中心医院	王　诚
广东省佛山市禅城区向阳医院	古怡秦
广东药科大学附属第一医院	姚良忠
广东药科大学基础医学院	刘　靖　罗　利　张　黎　曾明辉　施兆平 张文光　王启华

3

　　"河冰结合，非一日之寒，积土成山，非斯须之作"。由《应用眼耳鼻咽喉解剖学基础》，到《实用眼耳鼻咽喉口腔美学解剖学》三版问世，历经近半个世纪爬坡过坎的艰辛岁月。"天道酬勤"，经过一番寒彻骨的创新求索，"活水源流随处满，东风花柳逐时新"，王启华教授取得了沧海变桑田式的成果。新版本分上、中、下三篇，上篇：眼，中篇：耳鼻咽喉，下篇：在口腔临床解剖学基础上，增补了一章《颌面美学解剖学》的相关内容，以满足我国全面小康到来后，人们对颌面美学的更高需求。

　　"请君莫奏前朝曲，听唱新翻杨柳枝"。第三版在原有的殷实基础上，增补了视神经再生、超声生物显微镜（ultrasound biomicroscope，UBM）在眼科的应用和口腔种植学相关临床解剖学等内容。按照"百闻不如一见"的形态科学认知原则，选用了白化病眼底表现、先天性角膜混浊、先天性虹膜缺损等彩图及少量 CT 图。"物情无巨细，自适固其常"，增添了瞳孔的年龄变化及临床意义、泪液功能的多样性、瞬目的功能意义；耳聋、噪音、前庭系统特殊现象、咽鼓管功能障碍；鼻窦黏膜功能意义、"空鼻综合征"；牙萌出异常、牙周病、龋齿等，从形态、功能到临床应用有较系统的介绍，图文并茂，深入浅出，可接受性强。

　　"苍龙日暮还行雨，老树春深更著花"。祝贺广东药科大学终身教授王启华，在九旬晋三之年，"关心在时务，下笔唯天真"，完成了《实用眼耳鼻咽喉口腔美学解剖学》（第 3 版）这部巨著。我这个中学时期的同窗老友，庆贺之际，欣为之序。

中国工程院资深院士

南方医科大学教授

2017 年夏于广州

"问渠那得清如许，为有源头活水来"。《实用耳鼻咽喉头颈外科解剖学》这部临床针对性很强的专著，究本溯源，有一段源远流长的源头。首先，目前的这部专著，是在 2002 年《实用眼耳鼻咽喉解剖学》基础上发展起来的。若再往前追溯，早在 20 世纪 80 年代，王啟华教授在眼耳鼻咽喉解剖学这个专业领域中，率领一支优异的学术团队，做出了开拓性工作，在我国最先出版了《应用眼耳鼻咽喉解剖学基础》专著。

"满眼生机转化锐，天工人巧日争新"。现代的临床医学发展得太快了，一方面，越来越专科化；另一方面，专科间越来越多交叉融合。专著内涵也必须与时俱进，才有可能跟上时代的步伐。故在调整新著时，简化了专科化很强的眼科内容，增加了与咽交叉程度较大的口腔内容。编著了《实用耳鼻咽喉头颈外科解剖学》（第 2 版）。

"天机云锦用在我，剪裁妙处非刀尺"。其实在增删专著内容的安排中，着墨最为鲜明之处，重要的核心价值，是体现了"学以致用"。编著者们，突出了临床需要的有针对性，结合影像学和介入治疗的新方法和新装备，增添了 200 多幅 CT、MR，CT、MR 三维重建图和电子喉镜下见到的相关彩色图。对翼腭窝等结构特别复杂的部位，配备有虚实结合，角度不同的插图，经过编著者的匠心编排，有如"庖丁解牛"，能帮助临床医师，目无全牛，游刃有余，迎刃而解。

钟世镇

中国工程院资深院士

南方医科大学教授

2009 年 12 月于广州

在我国，现代临床解剖学这块学术园地，始建于 20 世纪 80 年代。我作为这个园地的老园丁之一，早在二十年前，就见到王啟华教授在园地的一角里，率领着一群志同道合者，默默地垦荒、播种、耕耘。在这个园地里早期收获的成果中，就有王啟华教授培育的品种《应用眼耳鼻咽喉解剖学基础》，我曾有幸应邀参加该书的审稿工作。

白驹过隙，物换星移，二十年岁月，弹指一挥间。随着科技的迅猛发展，昔日初具规模的临床应用解剖学园地，已大为茂盛，繁花似锦，果实累累。就在曾经收获过上述成果的园林一隅，我欣喜地见到了比昔年更加成熟，更加丰满的新硕果。这就是王啟华教授的新著《实用眼耳鼻咽喉解剖学》。从书名上看，似乎仅有"实用"与"应用"之间的一字之差，但经过跑马观花式阅览后，新著作给我的印象是，不仅在数量上有了很大增长，由原来的 30 万字扩充至 80 多万字，更令人深刻感受到的是，内容上有质的飞跃。这里有珍贵的中国人民族体质特征和年龄解剖学资料，有免疫学、轴浆流和 AIDS 病在眼部表现等新技术、新知识、新动态。

眼耳鼻咽喉学科有关的局部解剖，由于结构复杂、功能意义重大、临床诊治要求精确，近年来的研究进展很快，相关的文献很多。对于临床任务繁忙，从事这个专科医疗第一线的工作者，要在浩如烟海的文献堆里，找到能说明所遇见症状的有关解剖学依据，相当困难。王啟华教授主编的新著，在文献的海洋中勤于积累，博览约取，厚积薄发，针对性强，突出了临床联系要点，为解答临床出现的相关问题，提供了十分良好的解剖学参考资料。

王啟华教授是我中学同窗挚友，既是同庚，又是同行，有长期淡如水的交情。据我所知，他是勤奋的园丁，是眼耳鼻咽喉临床应用解剖学领域的开拓者，有顽强执着、锲而不舍的学术献身精神。在"不用扬鞭自奋蹄"的高龄，再献新著，应验了"老树著花无丑枝"。书成之日，应嘱为序，并表贺忱。

钟世镇

中国工程院院士

原第一军医大学临床解剖学研究所

2001 年 11 月 28 日

千里之行始于足下

《实用眼耳鼻咽喉口腔美学解剖学》（第 3 版）这部基础与临床针对性紧密结合强的参考书有一段源远流长的过程。早在 20 世纪 80 年代，由《应用眼耳鼻咽喉解剖学基础》，历经半个多世纪，"爬坡过坎"，到当下的三版问世，难免有："众里寻他千百度，蓦然回首，那人却在，灯火阑珊处"之感。但深知树根深而叶茂的真谛，我们始终秉持在传统解剖学描述的基础上，凡临床需要、实用的内容，尽量做到详尽而不累赘，与临床紧密结合这一基点上。基于此，三版是在原有的框架下进行较大幅度修改和补充。

全书分上、中、下三篇：上篇眼部解剖学，中篇耳鼻咽喉头颈解剖学，下篇在原有口腔解剖学内容的基础上，增补了一章"颌面美学"解剖学的基础内容，以满足当下人们对"美学"的需求。在整个修订过程中，竭尽所能，争取做到紧跟医学飞速发展的大趋势及检测和治疗手段的更新。在前两版累积能承载有关五官科临床所需的形态结构作铺垫的前提下，增补了视神经再生、超声生物显微镜在眼科的应用，牙种植学临床相关的解剖学等热门内容外，还在三个维度上有较大的调整。一是：在已有先天性异常描述的基础上，就临床所见，基本上做到言之有物。如较为罕见的白化病眼底、先天性角膜混浊（白斑）、先天性无虹膜及食管畸胎瘤等均附有彩图。直观，对加强读后记忆将有助益。二是：在既有形态结构框架的背景下，比如：瞳孔的年龄变化和临床意义；泪液功能的多样性；瞬目（俗称"眨眼"或"霎眼"）的功能意义；耳聋、混合性听力损失、噪声；前庭系统及其特殊功能现象；咽鼓管功能障碍；鼻腔、鼻窦的黏膜功能意义，以及"空鼻综合征"；牙萌出异常、牙周组织、龋、𬌗等等，从形态结构、功能到临床应用有更为系统的阐述。三是：补充了数十幅眼底彩图及少量 CT 图等，图文并茂，可读性强。

不积跬步，无以至千里

本书从第 1 版到第 3 版，长达近 20 年的历程中，得到人民卫生出版社的巨大帮助，其中特别要感谢本书的策划编辑和责任编辑。在两年多的修稿过程中，得到广东药科大学基础学院、成人教育学院及宝岗办、科研处、图书馆等多方面的协助和帮助；定稿会后的一段时间，药学院陈一岳老师"雪中送炭"，夜以继日，尽心尽力，艰苦地进行资料的拾掇。对他们致以最衷心的感谢和敬意。此外，在修改工作和定稿会议期间清远市科技局的领导和清远市人民医院领导及相关科室给予的积极配合和辛勤付出，使修改及定稿能顺利完成致以最真挚的谢意。

衣带渐宽终不悔

际此修稿付梓之时更怀念我的老师、老学长、老同事、老同学及许多学生为这本书成长坎坷过程中难以忘怀的细心指导，真诚相助和鞭策的往事，总是历历在目，久久难忘。尽管他（她）们有些既经离开了人世，到了另一个天地。相信他（她）们在另一个世界见到本书第3版问世，也同样感到欣慰。

沉舟侧畔千帆过，病树前头万木春

虽然我们尽了最大的努力，冀望把改版工作做到完美。但处在科技发展、云量知识的当下，在内容筛选上，也难免见仁见智，各有千秋。囿于编者水平，书中难免有不足和疏漏。敬希读者和同道们批评指正。以裨修订，幸甚。

王啟华
2017年11月

　　应人民卫生出版社之约，由广东药学院、广东省人民医院、佳木斯大学口腔医学院、中山大学医学院、暨南大学医学院、昆明医学院、安徽医科大学、武汉大学医学院、山西医科大学等共同编著了《实用耳鼻咽喉头颈外科解剖学》一书。它是《实用眼耳鼻咽喉解剖学》的姐妹篇。该书 2002 年由人民卫生出版社出版后，深得业界认可。《实用耳鼻咽喉头颈外科解剖学》（第 2 版）也就是在原有基础上进行了较大幅度的删增编著而成。在编写过程中我们始终遵循：一切形态学的描述和见解，其最终目的都是要落实到"应用针对性强"这个基点上。其中耳、鼻、咽、喉、气管、食管均在原有的框架内，如鼻腔、鼻窦、内耳神经、耳聋等等有关临床应用紧密的形态学内容均作了更全面、系统深入的阐述。由于口腔是面部的主要内容之一，考虑到口腔学科的需要，对面部与口腔科学紧密相关的牙、颞下颌关节、翼腭窝等内容也进行了较全面的介绍。

　　全书共有七章，插图 700 多幅，80 多万字。有针对性、较系统的就耳、鼻、咽、喉、头、颈增加了近 200 多幅临床 CT、MR 和 CT、MR 三维重建图，以及在喉镜下见到的咽、喉等相关彩色图。不仅丰富了本书的内容，也将大大扩宽相关的读者面。在本书编写过程中始终得到广东药学院图书馆、设备处、科研处、解剖系、基础学院多方面的鼎力相助；刘靖、张黎老师、赖均南医师在资料辑录中的支持、协助，其中特别是陈文慧同志，在全书计算机文字处理、校对工作等方面，在她实验室繁忙工作重压下，始终如一，无怨无悔的悉心帮助。对他（她）们辛勤劳动和无私的关爱，在此致以最真挚衷心的感谢。历尽艰辛，终能脱稿付梓，倍感欣慰。由于科学技术的迅速发展，解剖学涉及临床领域的内容极其广泛，而我们水平有限，书中难免存在缺点和问题，真诚、恳切、期望广大同道和读者批评指正，以便再版补充和改正，是幸。

王启华

2009 年 12 月

在多年从事教学、临床工作中，编著者深切感受到五官科医务工作者如果在工作中想取得有价值的成果，那么他们就必须拥有该书要介绍的内容和知识，而且这种需要很迫切。为此，广东药学院、昆明医学院、中山大学中山医学院、南京医科大学、武汉大学医学院、山西医科大学、安徽医科大学、暨南大学医学院等十多家医药院校三十多位解剖学和五官科学工作者，根据在本专业领域长期从事教学和科研工作中所收集和积累的国内外有关资料及有关科研成果进行系统整理，编著而成本书。

全书具有以下 5 个特点：其一，在资料掇拾整理过程中，始终坚持以形态结构紧密结合功能为主轴，基于临床应用的需要，对眼、耳、鼻、咽喉等每一器官从巨视、微视的正常形态结构与功能，以及与临床有关的变异、畸形、病理改变和临床应用等方面，进行了较为系统而又全面的描述，并对眼、耳、鼻和面部有关美容方面的解剖学、CT 解剖学及眼的免疫学、AIDS 病在眼部的表现等基础理论和某些较新的理论与实践也作了适当介绍。力求做到基础与临床结合，理论与实践统一；每一器官的最后均有年龄形态学变化和临床纪要，目的在于启发读者思维，加深和强化对形态结构的认识和理解；其二，书中收集了较多的已公开发表的中国人的眼耳鼻咽喉等解剖学体质调查数据和资料，突出了民族性，反映出中国人的体质特征，更适用于中国人的临床应用。在此同时，并补充了一些在解剖学教科书或参考书中较少见到的数据，有较好的参考价值；其三，与临床有关的变异、畸形有较详细的介绍，便于查考；其四，图文并茂、言简意赅；其五，本书所涉及的名称后均附英文，以利于读者阅读英文著作。因此，本书内容丰富充实、完整实用，在一定程度上反映国内外该领域新的研究成果。

纵观全书，既详尽地阐述了眼、耳、鼻、咽和喉各部的形态和结构，又丰富地记载了有关临床应用资料，是一本适应面较宽的较实用的五官科解剖学教科书和参考书，不仅适用于医学院校相关学科的教师，也适用于五官科及有关学科的医师、研究生、进修生、美容师、在校医学生和基层医务工作者参考之用。

本书在编撰过程中，各参编单位，尤其是中山大学中山医学院解剖学系和广东药学院解剖学系、基础部、图书馆、计算机中心、电教中心等，始终给予多方面的帮助，对他（她）们的辛勤劳动和无私的支持，特致以最衷心的感谢。付梓之际，心莫宁焉。由于解剖学内容繁多，涉及医学各科面广，而编著者由于实践经验有限，理论水平较低及条件所限，书中欠妥和不足之处，甚至错误，祈希广大读者和同道不吝批评、指正，是幸！

王启华

2001 年 10 月

上篇 眼部解剖学
Upper Part   Anatomy of Eye

中篇　耳鼻咽喉头颈解剖学
Middle Part　Anatomy of Otorhinolaryngology-Head and Neck

下篇　口腔美容解剖学
Lower Part　Anatomy of Oral and Aesthetics

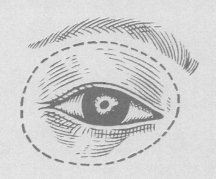

上篇
Upper Part

眼部解剖学
Anatomy of Eye

眼（eye）是人体结构中最重要的感觉器官（sensory organ），它接受外来光的刺激，通过视觉传导，将光的信息传至大脑半球的视觉中枢而引起视觉。据估计，在通常情况下，人们每天从外界获取信息的80％来自于视觉系统，人的一生中绝大部分的知识是通过视觉而获得的。因此，人类在认识客观世界的过程中，眼的功能具有特别重要的意义。

一、眼与全身病 Eye and Systemic Diseases

眼是直接接受光刺激的外周部分，虽然具有许多解剖结构上的特点，但它也是机体中重要的组成部分，与全身的关系极为密切。所以，人体的许多疾病可以影响到眼，有些疾病甚至首先在眼部出现症状。例如：颅内蝶鞍区疾病（diseases of intracranial sella turcica region）（见文末彩图 I –0–1）、肾炎（nephritis）（见文末彩图 I –0–2）、动脉硬化（arteriosclerosis）（见文末彩图 I –0–3）、糖尿病（diabetes）（见文末彩图 I –0–4）等有关疾病都会引起眼底出现不同程度的改变；同样的有些眼部的疾病，如内源性的虹膜睫状体炎（iridocyclitis）、前葡萄膜炎（anterior uveitis）、视网膜炎（retinitis），其症状表现在眼部，但主要是由于身体其他部位的病变累及葡萄膜所致，治疗若仅限于眼的局部，而不设法明确诊断去除内在病因，即使可以控制一时，复发的可能性将在所难免，也就很难得到满意的疗效。

眼与神经系统的密切关系，可以追溯到胚胎时期。在胚胎发育到 2.6mm（约第 2 周），由前脑泡两侧开始形成眼窝，两侧眼窝由一窄细部分相连合，此即视交叉的始基，眼窝形成眼泡，为眼的始基，以后借视神经与大脑相连。因此，眼的视网膜可视为脑的外延部分，所以两者病变可以互相影响。在 12 对脑神经中有 6 对与视器有关。神经眼科学（neuroophthalmology）是以研究神经系统疾病在眼部出现征象的诊治为其目的的一门科学，其出现进一步体现了眼与神经系统的密切关系。在颅内占位性病变中，几乎无一不发生视盘的改变，故眼有 "脑之门，肾之窗" 或机体健康橱窗之称。眼睛、眉毛、瞳孔，这些都是眼睛表达语言的工具。所以，不管人们愿意不愿意，眼睛都是暴露人们所有情感的窗户。此外，人们所知的雄性大猩猩之间就有 "对视战" 这一有趣现象，不难理解目光有时亦是力量的一种体现。

二、眼的结构与功能及其他 Structure and Functions of Eyes and Others

眼是由眼球及其辅助器官以及有关的血管、神经等构成的复杂结构，位于眼眶中，从局部解剖学来看，眼与颅脑（craniocerebrum）、鼻窦（又称鼻旁窦，paranasal sinuses）等的关系密切。例如眼科医生所熟知的鼻源性视神经炎（rhinogenous optic neuritis），若能从视神经仅由一菲薄的筛骨纸板与筛窦相隔，且有可能视神经仅仅以其外膜包被而直接通过筛窦后组或蝶窦的特有解剖关系，就较易认识其起病的原因。此外，眼睑内侧角及鼻侧皮肤所发生的带状疱疹（herpes zoster），此范围是由滑车下神经（infratrochlear nerve）所分布，如果熟悉滑车下神经为鼻睫神经（nasociliary nerve）分支这一解剖关系，就有可能预测此病有可能扩展到角膜（cornea）或虹膜（iris），并及早预见到病变的发展和转归。显而易见，从事眼科的医务工作者，既要掌握眼的有关结构，又要熟悉有关的局部知识及与全身的相互关系，就能更好地了解许多临床症状和独立的临床综合征，从而可以帮助阐明和正确的找到各种病因，并能正确地推知可能发生的病理变化及其预后。这样就会更大地提高诊断水平和治愈率，更好地造福人类。值得一提的是：在2002年11月—2003年，一种由新变型冠状病毒（coronavirus，CoV.）致病的重症急性呼吸道综合征（severe acute respiratory syndrome，SARS）疫情传染性强，感染率高，像洪水猛兽般，震撼世界，人人为之色变。但今后SARS是否会卷土从来，备受世人关注。目前认为眼睛结膜有可能是SARS冠状病毒（SARS-CoV.）进入体内的传播途径之一，所以预防SARS不能忘记保护眼睛。

眼不仅是一个重要的视觉器官，而且在面部美容构成中占有特殊重要的位置。面容虽是由头面部的各种器官的长短等比例关系的不同而组成，但眼的正常比例关系（即黄金分割律）在容貌方面有着特殊意义，故有"眼为面部表情之帅（Eye is a commander in chief of expression）"的美称。中国古代就有"三停五眼"之说，并公认"三停五眼"为美（图Ⅰ-0-5）。

"三停"是把人脸的长度，从发际到眉间，从眉间到鼻尖，从鼻尖到下颌下缘分为三等份。各为"一停"，共"三停"。

"五眼"是把人脸的宽度，在眼的水平线上，分成五个眼裂的长度，即两眼裂长度相等，两内眦间的距离及外眦到发际的距离相等。

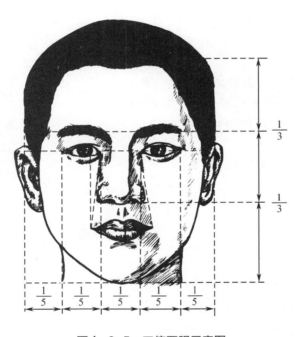

图Ⅰ-0-5 三停五眼示意图
Diagram showing of "Santing" and "Wuyan"

"Santing" and "Wuyan" are the traditional ancient Chinese terms

"Santing" means three speta of juxtaposition, each of them is formed by the transverse lines from the hairline to the glabellum from the glabellum to the nasal apex（floor of the nasal alae）, and from the nasal apex to the submental margin, total three（SAN in Chinese）"ting"

"Wuyan" means the width of human face is equally divided into five distances with a length of each eye on a horizontal level or both the width of eyes（each on the left and right）, the interocular region and both the width of outer canthi to the ears or vertical hairline（each on the left and right）

（王啟华）

第一章 眶
Chapter 1 Orbit

第一节 眼眶的结构
Section 1 Structure of Orbit

眼眶（orbit）也称眶腔、眶或眼窝；它是形似底朝前外、尖向后内四棱锥形，由 7 块颅骨构成的骨性腔，位于面部上方鼻根的两侧，左、右对称（图Ⅰ-1-1、图Ⅰ-1-2）。形象比喻的话，如果以视神经为柄，整个眼眶颇似梨状（piriform）。

眼眶的周围由骨质组成。前面有睑，内藏结构极其精致，脆弱的眼球（eyeball），为眼球提供了最理想，周密的保护装置，以防受伤。眶的入口称眶缘（orbital margin）。

构成眼眶的颅骨为额骨（frontal bone）、蝶骨（sphenoid bone）、颧骨（zygomatic bone）、上颌骨（maxillary bone）、腭骨（palatine bone）、筛骨（ethmoid bone）及泪骨（lacrimal bone）七块骨。眼眶共计有上、下、内侧及外侧四壁，眶口和眶尖。成人深约 4~5cm（图Ⅰ-1-2）。

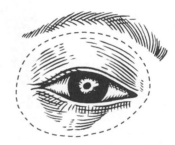

图Ⅰ-1-1 眶的表面投影示意图
Diagram of the surface projection of orbit

一、眶上壁 Superior Orbital Wall

眶上壁也称眶顶（orbital roof），大致呈三角形，由额骨眶板（orbital lamina of frontal bone）形成眶上壁前方的大部；蝶骨小翼（small wing of sphenoid bone）形成后方小的三角形眶尖。眶上壁在前方显著凹陷，在后方比较平坦，前方凹陷最明显的区域距眶缘约 15.0mm，与眼球的赤道部相当。

眶上壁骨质薄而脆弱，略呈半透明，且与颅前窝紧密相邻，而额骨眶板又较为薄弱，故是颅底骨折易发部位之一。眶板骨折，可以是双侧，出现眶周淤血圈是额眶部骨折的可靠体征之一。由蝶骨小翼形成的部分例外，该部厚约 3.0mm。

眶上缘的内中 1/3 交界处有眶上切迹或眶上孔（supraorbital notch or foramen）。眶上切迹出现率，男性，左 53.4%，右 56%；女性，左 45.9%，右 52.1%。眶上孔（supraorbital foramen）出现率，男性，左 46.5%，右 44.0%；女性，左 54.0%，右 47.8%。

眶上壁的特殊结构有：

1. 泪腺窝（lacrimal fossa） 泪腺窝位于上壁外侧，额骨颧突的后方，为一平滑而明显的凹陷，其中有泪腺及一些脂肪组织。

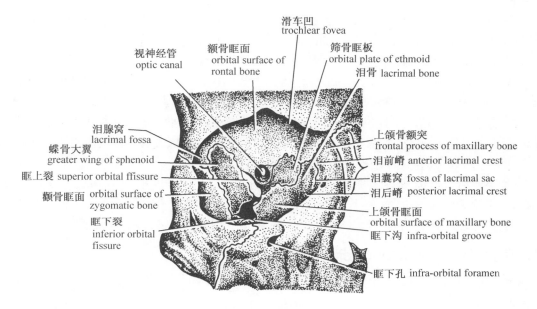

图Ⅰ-1-2　眶的骨壁（前面观）
Bony walls of the orbit（anterior aspect）

2. 滑车凹（trochlear fovea）或滑车棘（trochlear spine）　滑车凹位于眶上壁与内侧壁之间，距眶缘4.0mm，外观是一圆形凹陷，有时呈一小棘，为上斜肌纤维软骨环的附着处。当外伤或手术（特别额窦手术）损及滑车凹时，则上斜肌的正常功能遭受影响，将会导致顽固性复视（obstinate ambiopia），故在滑车凹附近手术时应予注意。

3. 视神经孔（optic foramen）　位于上壁尖端，视神经由此进入颅中窝，并有眼动脉通过。

二、眶内侧壁 Medial Wall of Orbit

眶内侧壁位于鼻侧，与筛窦紧邻，形似长方形，为眶的四壁中唯一不是三角形的骨壁。主要由上颌骨额突（frontal process of maxillary bone）、泪骨（lacrimal bone）、筛骨眶板（orbital lamina of ethmoid bone）及蝶骨体（sphenoid body）的侧部构成。眶内侧壁较平坦，或稍向眶腔内拱起（图Ⅰ-1-3）。

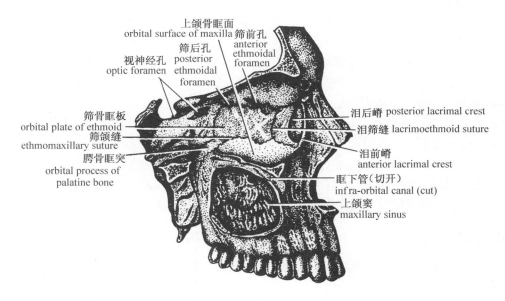

图Ⅰ-1-3　眶内侧壁
Medial orbital wall

眶内侧壁较薄，厚约 0.2~0.4mm，筛骨眶板薄如纸片，易断易碎。因此，筛窦的感染易进入眶内，引起眶蜂窝织炎（orbital phlegmon, orbital cellulitis）。筛骨眶板虽极薄，但在老年人少见吸收；反之，泪骨较厚，却可被吸收。所以在坟地出土之颅骨，少有完整的泪骨。

泪囊窝（fossa of lacrimal sac）是位于内侧壁前方的主要结构，它是由上颌骨额突及泪骨所形成的骨性窝，泪囊即位于其中。构成泪囊窝的二骨中间常有一正中骨缝分开。因此泪囊窝理应由此二骨等分而成，但在实际观察中，常常是由二骨中之一骨所构成，故当做泪囊鼻腔吻合术，要在相当于泪囊部钻孔时，如窝系由菲薄之泪骨构成者，则钻孔容易；反之若有较厚之额突构成时，欲凿此骨较为困难。泪囊窝的前界为泪前嵴，后界为泪后嵴。为泪囊手术时的解剖标志。

泪囊窝的大小颇有变化。泪囊窝成人男性高度平均 16.11mm，宽度平均 7.88mm；女性高度平均 16.08mm，宽度平均 7.59mm。泪囊窝向下与鼻泪管（nasolacrimal duct）相续。此外，有时也能遇到双泪前嵴的畸形，这在泪囊手术时应予顾及，因为它也可能是造成泪囊手术失败的一个因素。

三、眶下壁 Inferior Wall of Orbit

眶下壁也称眶底（orbital floor）大体呈三角形，与眶上壁相似，并非完全水平，由内向外，稍向下倾斜，眶下壁最低的部分，是在外侧的前部，约低于其他部分 3.0mm。眶下壁是四壁中最短的一壁，长约 47.6mm。主要由上颌骨眶面（orbital surface of maxilla）及颧骨的眶面（orbital surface of zygomatic bone）和腭骨的眶突（orbital process of palatine bone）所构成（图 I-1-2、图 I-1-3）。

眶下壁有眶下沟经过，由后往前通眶下管，开口于眶下孔（infraorbital foramen），有同名的血管神经通过。眶下孔与眶下缘的距离：左 4.0~11.0mm，平均为 7.88mm；右 3.0~14.5mm，平均 7.99mm。眶下孔的长径：左 3.0~9.0mm，平均 4.84mm；右 3.0~8.5mm，平均 4.64mm。眶下孔的宽径：左 2.0~8.0mm之间，平均 4.74mm；右 2.0~7.0mm，平均 4.77mm。在眶下壁前方内侧（泪囊窝的外侧）有一浅凹，为下斜肌（inferior oblique muscle）的起始部。

眶下壁几乎全部形成上颌窦的顶，故与上颌窦有密切关系，它虽然较内侧壁稍厚，但毕竟还是薄的，因此在上颌窦炎症或肿瘤时，常会向眶内蔓延，显现眶内病变症状。

四、眶外侧壁 Lateral Wall of Orbit

眶外侧壁呈三角形，底向前方，后部稍凸，中部平坦。主要由颧骨的眶面（orbital surface of zygomatic bone）组成其前部的 1/3；蝶骨大翼（greater wing of sphenoid）组成其后部的 2/3（图 I-1-2）。

外侧壁是四壁中较坚固的，尤其在眶缘特别明显，但外侧眶缘居其他眶缘之后，因此眼外侧视野较大。同样，眼外侧来的创伤也较容易伤及眼球。

外侧壁是四壁中唯一不与鼻窦相邻的一个壁。因此，当要较广泛地暴露眼眶时，外侧壁常为手术选择被截除。此外，眶外侧壁常能发生许多病症，如颧骨易致局限性、结核性骨髓炎（localized tuberculous osteomyelitis）肿瘤，蝶骨大翼可发生骨质增生；外伤时，外侧壁可被破坏。

在外侧壁后端尚有外直肌棘（spine of lateral rectus），也称 Merkel 外直肌棘，位于眶上裂下缘，即宽、窄二部交接处，外直肌一部分起于此，总腱环一部分也在此附着。眶结节（orbital tuber）或眶外侧结节（lateral orbital tuber）为颧骨眶面的小隆起，在眶外缘内方，额颧缝（frontozygomatic suture）下方 11.0mm 处，附着于此者，有外直肌节制韧带（moderate ligament of lateral rectus）、眼球悬韧带（suspensory ligament of eyeball）、上睑提肌腱膜及睑外侧韧带（lateral palpebral ligament）等。

五、眶尖和眶口 Orbital Apex and Orbital Aperture

眶尖（orbital apex）又称眼窝漏斗部，是眶四壁向后内的汇集点，是通向颅腔，借眶上、下裂和视神经孔，是进出眼眶血管神经汇集之处。

眶口（orbital aperture）即眶的入口，由眶缘围成，近似方形。眶孔入口缘称眶缘（orbital margin），眶缘骨质坚厚，组织坚牢，对眼球的保护起很好作用。一般体表能被触及，但在某些情况下，如老年人、病理性眼球凹陷、眼球摘出后，以及因疾病与营养不良导致脂肪组织减少等等，均可显于皮下，致眶缘的外观比较明显。

六、眶的测量 Orbital Measurement

眼眶的轴面相交形成三个角（图 I–1–4 所示），其中有：

1. 眶角（orbital angle） 又称鼻颧角（nasozygomatic angle），即自鼻根点至眶额颧点，即眶外缘与额颧缝交点所成之角约 145°。

2. 眶内、外侧壁角（angle between medial and lateral orbital walls） 即每一眶内、外侧壁间的角约 45°。

3. 眶外侧壁交角（angle included between lateral orbital walls） 即两眶外侧壁所成之角，几乎呈 90°，平均约 83.6°，越向前方其分开度越大，两眶内壁几成平行，但不完全平行，两者之距离在后方常较前方稍大。两眼眶轴（orbital axis）或两眶所成之角称眶轴角（orbital axial angle）或分歧角（bifurcating angle）平均为 45.5°，所以眶轴与视轴，并非一致，而是分开的，约成 22.5°。

关于眼眶的各种测量数字，据中国人资料：

1. 眶轴（orbital axis） 眶轴是自蝶骨小翼根的前缘至眶高线中点的连线，即眶的深度。由眶下缘中点至视神经孔外侧缘间的距离为 40~50mm，平均 47.8mm。中国人为 46.9~47.9mm。日本人：47.0mm。欧洲人：40.0~50.0mm。当进行各种操作时（如用探针进行各种创伤探查或局部阻滞麻醉），为了避免将针刺入颅内，所以器械刺入的深度，包括针的长度，一般不应超过 40.0mm 为宜。

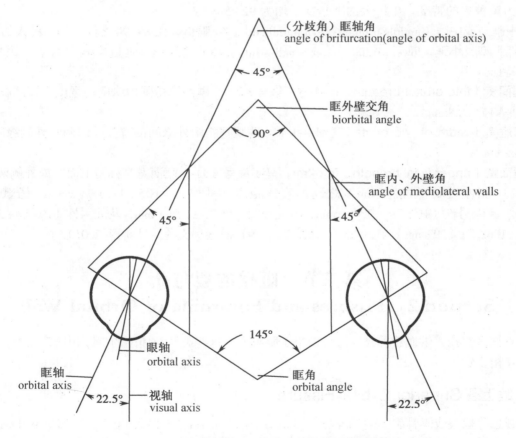

图 I–1–4 眶壁、眼轴、眶轴和视轴所形成的角度

The angular degrees formed by the orbital walls, Ocular axis,
orbital axis and visual axis

两眼眶轴，在后方接近，向前分开，在成人两轴往后延伸大致构成 45° 角，但各人明显有变化。儿童时期，其角度较小，成人较大，此种变化可以影响眼球在眶内的位置。眶轴角随年龄增长而增大，故儿童内斜视常能随年龄长大而得到矫正，因此儿童时期在除其他原因如屈光不正等因素所引起的内斜视外，很少进行手术治疗，一般都要等到青年时期再行矫正。

2. 眶的容积（orbital volume） 因眶内有不少裂与孔，且形状复杂，测定困难。通常以石蜡封闭颅骨眶内的裂、管和孔，眶内充以细沙，测得其容积，在成人平均为 27.4~29.3ml，其与眼球容积之比为 4.5∶1。

3. 眶口的大小、眶深及眶高度（the size of orbital aperture，orbital depth and orbital height） 出生时，眶口的高与宽大致相等，整个眶口均比较小，发育过程中其宽度迅速加大，尤以男孩为然。在成人眶口的平均高度为 34.9~36.7mm，宽度为 38.5~39.8mm（由泪上颌缝顶点与额骨连接处算起）。眶深：自蝶骨小翼根前缘至眶高线中点的距离，正常：男为 48.3mm，女为 47.0mm。眶高度：眶上缘中点至眶下缘中点的距离，平均为 35.2mm，男为 35.4mm，女为 34.8mm。若发现眼眶高度增加 2mm 以上称眼眶扩大，提示眶内有占位病变的可能，值得注意。

4. 眶指数（orbital index） 通常用以下公式求得眶指数。

$$眶指数 = \frac{眶高（眶宽垂直的最大距离）\times 100}{眶宽 [mf（眶内侧缘）-ef（眶外侧缘）]}$$

（1）高眶型或大眶（hypsiconch type or large orbit）：也称巨型眶，眶指数大于 89 者属于此型，眶呈圆形，为黄种人的特征，中国人的眶指数平均为 92.05~93。

（2）中眶型或中眶（middle orbital type or middle orbit）：眶指数在 89~94 之间，为白种人的特征。

（3）低眶型或小眶（lower orbital type or small orbit）：也称小型眶，眶指数小于 84 者，眶呈长方形，为黑种人特征。

5. 眶间宽（interorbital breadth，d-d 马丁编号 49） 眶间宽指眶内缘间的宽度，即两眶内侧缘间的距离，平均为 20.8mm。

6. 两眶宽（width of two orbits）（ek-ek） 两眶宽指眶外缘间的宽度，即两眶外侧缘间的距离，平均为 94.2mm。

7. 眶面宽（upper ficial breadth，fmt-fmt，马丁编号 43） 眶面宽又称为上面宽或外侧两眶宽（魏东等.2012），指左右颞额颧点（fmt）之间的直线距离。平均为（105.24±1.75）mm（杨斌，黄洪章等.2000）。云南男性（102.79±3.91）mm，云南女性（96.79±3.96）mm，华北男性（103.17±3.72）mm，欧洲男性（106.57±4.29）mm，欧洲女性（102.72±3.79）mm（周文莲，吴新智.2001）。

第二节　眶壁的裂与孔
Section 2　Fissures and Foramina of Orbital Wall

眶壁有许多裂孔，供血管神经通过。但由于眼眶通过这些裂孔与周围的空腔相通，因此，眶内、外病变可以互相蔓延。

一、眶上裂 Superior Orbital Fissure

眶上裂也称蝶裂或蝶骨裂，位于眶上壁（superior wall of orbit）与眶外侧壁（lateral wall of orbit）之间，为蝶骨大、小翼之间的裂隙。此裂通常可分为两部，即较狭的外侧部和较宽的内侧部。

眶上裂长径为 15.0~25.0mm，平均为 20.1mm；宽径为 5.0~11.0mm，平均为 7.9mm，为眶与颅中窝最大的交通处，其尖端距额颧缝约 30.0~40.0mm，其内侧端借蝶骨小翼（small wing of sphenoid）与视神经孔（optic foramen）相隔。

通过眶上裂的有动眼神经、滑车神经、三叉神经第一支即眼神经、展神经、眼静脉、脑膜中动脉的眶支及交感神经纤维等主要结构，故创伤时，常出现眶上裂综合征，值得注意。

二、眶下裂 Inferior Orbital Fissure

眶下裂位于眶下壁与眶外侧壁之间（located between inferior and lateral walls of orbit），起自视神经孔的下外方，眶上裂内侧端的附近，由后向前外行，其前端距眶下缘约15.0~20.0mm。眶下裂在后下方与翼腭窝相交通，在前下方与颞下窝相贯连，向后则借圆孔通颅中窝。

眶下裂长径平均为30.7mm；宽径为5.6mm。眶下裂的宽度与上颌窦的发育有关，一般在胎儿及幼儿较宽大。通过眶下裂有：三叉神经的上颌支（$N.V_2$）、颧神经、眶下动脉及邻近翼静脉丛的眼下静脉的小支。

三、视神经孔或管 Optic Foramen or Canal

视神经孔（optic foramen）由蝶骨小翼的两根所围成，实际上是一骨管而不是孔故也称视神经管（optic canal）。中国人体质资料其上壁平均长度为9.2mm；下壁为6.0mm。该管的眶口长径为7.6mm，宽径为5.5mm；颅内开口的长径5.2mm，宽径为7.2mm。视神经孔向后内走，与正中矢状面约呈36°，两侧视神经孔在眶尖开口处的距离，平均为28.0~30.0mm；颅内端开口的距离为14.7mm。通常是视神经管愈长，则管腔愈窄；反之，视神经管愈短，则管腔也就愈宽。视神经孔临床资料：垂直径为4~9mm，宽为4~6mm，直径为4.8~5.2mm。并认为视神经管直径超过7mm，尤其比对侧明显增大者，被称为视神经管扩大。若为均匀性扩大可见于视神经胶质瘤，神经纤维瘤，或视网膜母细胞瘤扩展至颅内，若为不规则性扩大，则有可能是视神经管硬脑膜瘤，或视神经纤维瘤所造成。神经孔缩小是指视神经孔直径小于4mm者。可见于脑膜瘤及外伤性挤压时所致。通过视神经管有视神经（optic nerve）以及包视神经的三层鞘膜、交感神经的分支及眼动脉等。

四、筛前孔和筛后孔 Anterior and Posterior Ethmoid Foramina

筛前孔和筛后孔分别位于眶上壁与眶内侧壁之间的前、后，有同名的血管、神经通过筛前孔，距眶缘约20.0mm。在进行某些手术（如泪囊鼻腔吻合术）时，常在此处进行筛前神经阻滞麻醉。

第三节　眶与鼻窦的关系
Section 3　Relationship between Orbit And Paranasal Sinuses

眶的周围有鼻窦（图Ⅰ-1-5、图Ⅰ-1-6），上有额窦（frontal sinus），下有上颌窦（maxillary sinus），内侧有筛窦（ethmoid sinus），后有蝶窦（sphenoidal sinus）。因此，眶与鼻窦的关系甚为密切，临床上鼻窦的炎症与肿瘤等，常侵入眶内，致成眼球突出症。眼眶蜂窝织炎的主要原因便是鼻窦炎，其中以筛窦炎最为多见。这是由于眶内侧壁的筛骨眶板极薄，感染容易通过该处蔓延的缘故；其次为额窦炎，再则为上颌窦及蝶窦炎。儿童鼻窦不发达甚至缺如。鼻窦炎的发病率远比成人为低。但儿童鼻窦黏膜的抵抗力低，全身防御机制也差，一旦发生鼻窦炎便容易扩散至眼眶。故儿童的鼻窦炎同样是眼眶蜂窝织炎的主要原因之一。

鼻窦癌多见于上颌窦和筛窦，与各窦的横纹肌肉瘤一样，可对眼眶造成严重影响。鼻窦气化过度时，可累及视神经骨管段，引起视力障碍。还有，鼻咽部位于眼眶的后内方，也被覆呼吸上皮。鼻咽的鳞状上皮癌可引起进行性眼球运动麻痹、眼球突出和眼球向外侧移位。

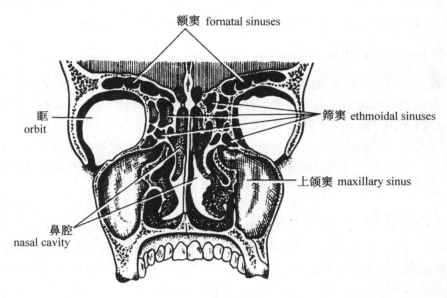

图 I -1-5　眶与鼻旁窦的关系图
Diagram relating to the orbit and paranasal sinuses

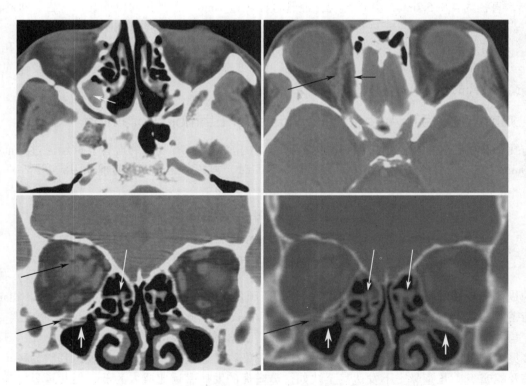

图 I -1-6　双侧上颌窦、筛窦炎，累及右侧眼眶及眶下管
Bilateral Maxillary and Ethmoidal Sinusitis, Involved in Right-side Orbit and Suborbital Canal

白色短箭、长箭分别示上颌窦及筛窦炎症；黑色长箭示眼眶内及眶下炎症，黑色短箭示上斜肌
The white short and long arrows to show the inflammation of maxillary and ethmoidal sinuses, respectively; The black long arrow to show the intraorbital and infraorbital inflammation, black short arrow to show superior oblique

（许家军　王啟华）

第二章 眼 球
Chapter 2 Eyeball

视器的眼球部分，实际上并不真正呈球形，而是由大小不同的两个半球相接而成。前半部的球面小，其弯曲度比后半部球面为大。眼球前后径约24.0mm，而垂直径约23.0mm，比横径约23.5mm稍短。

眼球前面的顶点叫前极（anterior pole），后面的顶点叫后极（posterior pole），两极的连线叫眼轴（occular axis），眼轴又区别为眼外轴与眼内轴。其中从角膜外表正中心到巩膜后面正中心的连线叫眼外轴（external occular axis），其长度约24.0mm；从角膜内面正中心到视网膜内面正中心的连线叫眼内轴（internal occular axis），其长度约为22.12mm。从角膜（或瞳孔）之中点至视网膜中心凹之连线叫视轴（visual axis）或叫视线。眼轴与视线相交呈锐角。

眼球前后极正当中的圆周线叫赤道线（equator），即中纬线，通过中纬线可将眼球切成前、后两半；环绕前后极方向的连线叫经线，即子午线（meridian），它和眼赤道线相交成直角。眼球经线圆周的长度约74.91mm。巩膜前部的弯曲度比后部稍小（图Ⅰ-2-1）。

婴幼儿眼球前后径短，约12.5~15.0mm，垂直径长，约14.5~17.0mm，故常表现为短眼轴的远视眼。出生后第1年眼球增长最快，渐呈球形。3岁时眼球前后径为22.5~23.0mm，接近成人，3岁以后发育渐慢。眼球后部的生长较前部为快，故眼轴渐加长，远视减轻，眼球前后轴发育完全时可成正视眼。如出生时眼球轴长接近正常，而随着发育眼轴增长后眼球便向近视发展。新生儿眼球前后轴短不呈正圆形，为不对称地向外后方向膨出，使视盘与中心凹的距离加大，新生儿视轴方位亦随之变化，以后随眼球发育至成人眼球形状视轴方向角度才与成人一致。

眼球位于眶的前部，距离眶顶比距离眶底为近。距离眶外侧壁也比距内侧壁为近。眼球在眶内的正常深度，如果用直尺靠近眶上下缘时，就能看见直尺恰好和角膜顶点相接触，或角膜顶点稍为超越尺的前方。如果将眶内外侧缘连一直线，则眼球几乎有三分之一部分位于该线的前方，突出外侧眶缘约14.0~15.0mm。通常一眼向前突出，超过另一眼2.0mm以上，可能为病态。因眶外侧缘比其他眶缘向后，所以眼球受眶外侧壁的保护较少，以致由下外方向来的暴力，常使眼球的上内部分遭受损伤。

眼球的构造可以分为两部分，即眼球被膜和眼球内容物（tunicae and inclusions of eyeball）。

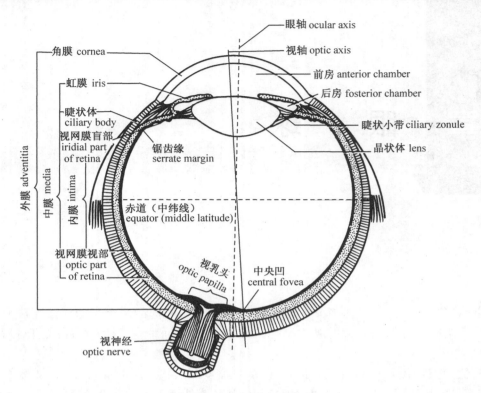

图Ⅰ-2-1　眼球的水平切面
Horizontal section of the eyeball

第一节　眼球被膜
Section 1　Tunicae of Eyeball

眼球被膜由外往内有三层膜，即外膜、中膜及内膜，分述如下：

一、眼球外膜 External Ocular Tunica

眼球外膜位于眼球的最外面，组织坚韧，又名纤维膜（fibrous tunica），对眼球有良好的保护作用。它的前 1/6 透明部分称角膜（cornea），后 5/6 色白不透明部分称巩膜（sclera），角膜和巩膜交界处，称角膜缘（corneal limbus）。

（一）角膜（cornea）

角膜位于眼的正前方，俗称"黑眼珠（black eyeball）"。其实，角膜是一清晰透明的组织，很像手表玻璃。表面光滑发亮，它的弯曲度比眼球外壁的其他部分为大。角膜为向前凸的凹透镜，其边缘呈楔状，嵌在巩膜前孔的边缘中，就像手表玻璃嵌在表壳沟中一样。角膜和巩膜组织彼此密切相连接。由前方观看，角膜呈椭圆形，即水平径大于垂直径。从后方看角膜呈圆形（图Ⅰ-2-3）。新生儿期：角膜横径平均值为（9.21±0.92）mm，多分布在 8~9mm 之间；婴儿期：平均值为（10.5±0.55）mm，多分布在 10~11mm 之间。3 岁以上儿童接近成人。成人期：平均值期平均值为（11.4±0.55）mm，多分布在 11~12mm 之间；老年期：平均值为（10.69±0.49）mm，多分布在 10~11mm 之间。当角膜直径大于12mm 或小于 9mm 者，均为病理状态（图Ⅰ-2-1~图Ⅰ-2-3）。

中国人测定结果：角膜前面水平径的平均值，男性为 11.04mm，女性为 10.95mm。垂直径的平均值，男性为 10.13mm，女性为 10.08mm。一般以横径（水平径）作为大小的尺度。当横径大于 13mm 者为病理性大角膜，小于 10mm 者为病理性小角膜。

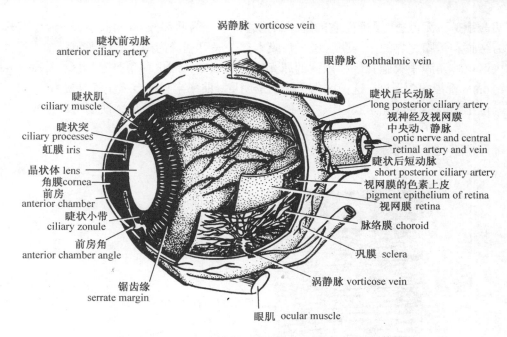

图 I-2-2　眼球的三层膜
Three layers tunicae of the eyeball

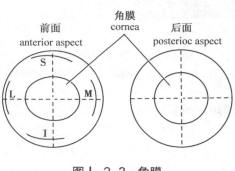

图 I-2-3　角膜
Cornea

前面椭圆形（an ellipse of anterior aspect）；后面圆形（a circle of posterior aspect）

S. 上直肌止点（attachment of superior rectus muscle）

L. 外直肌止点（attachment of lateral rectus muscle）

I. 下直肌止点（attachment of inferior rectus muscle）

M. 内直肌止点（attachment of medial rectus muscle）

　　角膜外缘的平面，叫角膜基底。从这个基底到角膜顶点的垂直距离大约有 2.68mm。

　　角膜的曲率半径前面为 7.84mm，后面为 6.8mm，屈光指数为 1.37。青年人的角膜凸度比老年人大些。由于角膜前面接触空气，后面浸浴于房水，二者各有不同的屈光指数，因此角膜成为眼球的主要屈光面。当这些数值发生改变时，则出现屈光不正。

　　角膜的厚度，一般的描述是周围较厚约 1.0mm，中央较薄约 0.5~0.8mm（平均 0.565mm）。但据尸体解剖的检查，角膜中央厚约 1.1mm，可是在活体用裂隙灯显微镜测定角膜时，其中央部分仅为 0.583~0.641mm。这个差别可能是由于尸体角膜水肿所致有关。角膜的中央薄而四周较厚，这样就使它的边缘部能合适地与巩膜孔缘相连接。角膜缘后面的沟，称角膜环形沟（corneal circular sulcus）。它和巩膜内的巩膜内沟相适合。

13

角膜像凹透镜是一无色透明的膜，它的组织结构通常可分为两部分：即角膜本部，为角膜的透明部分；角膜缘部，为结膜和角膜交界的半透明区域。角膜本部一般可划分为两个区，即角膜中央区及角膜中间区。角膜中央区也称角膜中央瞳孔区，该区的屈光度最为规则，故也称角膜光学区（optical region），即是角膜中央约4mm直径的圆形区。这一区内角膜的透明度，曲率半径的改变，将对视力产生极大的影响。角膜中间区，位于角膜中央区和角膜边缘之间的区域。此区的病变如炎症，溃疡将对中央区产生影响而妨碍视力。

角膜本部即角膜的透明部分，从外到内，可分为五层（图 I-2-4）。

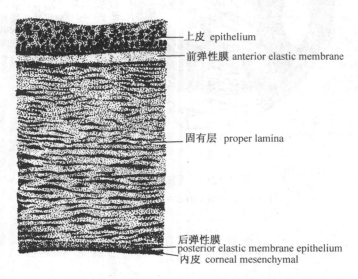

上皮 epithelium
前弹性膜 anterior elastic membrane
固有层 proper lamina
后弹性膜 posterior elastic membrane epithelium
内皮 corneal mesenchymal

图 I-2-4　角膜的组织结构
The histological structures of cornea

1. 上皮细胞层（前上皮）为未角化的复层扁平上皮细胞（stratified squamous epithelial cell）约有5~6层，厚约50.0~100.0μm，是由球结膜上皮细胞延续而来。细胞排列极为整齐，上皮的基部平整而没有乳头，基层细胞多呈矮柱状，表面细胞呈扁平，十分光滑。健康的角膜上皮细胞再生力强，受伤后很快修复。外伤性脱落后，在没有感染的情况下，24小时就可以再生复原，不留瘢痕。角膜上皮更换期约7天。角膜不同部位，其再生能力不同。Ebato把角膜缘与角膜周边部（距角膜缘1.0~2.0mm）比较，24小时再生率分别是47%±8%和41%±10%，细胞加倍所需时间分别是（80±14）小时和（131±25）小时；核分裂能力分别是2.9%±1.2%和0.8±0.6%，可见角膜缘的再生能力强，增殖旺盛。

2. 前弹性膜（anterior elastic membrane）或前界膜（anterior limiting membrane）亦称 Bowman 膜（Bowman's membrane）。此层厚10.0~13.0μm，是一层透明均质的膜，由胶原纤维和基质所组成，与其下方的角膜主质层是分不开的。此膜实际上是主质层的变相，故不是真正的弹性膜，也无再生能力，对外来侵害有一定的抵抗力。

3. 角膜主质层也称角膜基质（corneal stromal layer），又称固有层（proper lamina）此层最厚，占角膜全厚的90%，由成层排列的胶原纤维组成，相邻的胶原纤维互成一定角度。纤维间有硫酸软骨素和硫酸角质素组成的基质和少量细长的成纤维细胞。角膜主质层的纤维与巩膜相连续。角膜与巩膜交界处的纤维，由透明而变成白色不透明，形成明显的界限。损伤后由不透明的纤维组织修补。

4. 后弹性膜（posterior elastic membrane）也称 Descemet 膜（Descemet's membrane），是一层均质膜，由内皮细胞产生，后弹性膜由直径10.0μm的胶原纤维和基质组成。中央厚5.0~7.0μm，周边厚8.0~10.0μm。本层与主质层间有明显的境界，后面与内皮细胞层则紧密结合，不易分离。后弹性膜在角膜缘处增厚形成环形结构。此环除含后弹性膜成分外，还有结缔组织小束，用前房镜检查时，此处呈一条白色略为突起的线条，称 Schwalbe 线（Schwalbe's line），它是角膜与小梁的分界线，它在前房角处分成帚状细条移行于小梁组织中，它较前弹性膜坚固，抵抗炎症的能力较强，病理损伤后，可迅速再生。

5. 内皮细胞层（endothelial cellular layer）为一层扁平细胞，覆盖在角膜的后面。周围绕过前房角并和虹膜前面的上皮相连续。内皮细胞为多面形，边界呈锯齿状，互相嵌合，游离面有微绒毛伸向前房，细胞侧面顶部有紧密连接（闭锁小带）封闭，胞质内线粒体丰富，内质网发达，高尔基复合体发育良好。角膜内皮细胞层可作为房水和角膜基质之间的一道"屏障"，对防止过多的水分进入角膜具有十分重要的作用。所以，必须牢记在施行任何眼内手术时，尽可能不使角膜内皮遭受过多的损伤，否则将会引起顽固性的角膜水肿，组织增厚混浊，甚至引起大泡性角膜变性，将不但摧残视力，还会给病人带来莫大的痛苦。人角膜内皮细胞损害后不发生分裂增殖，由邻近细胞扩展和移行代偿修复。

此外，角膜表面有泪膜，又称角膜前泪液膜（precorneal tear film）所覆盖。从外到内分三层：表层（superficial layer）也称泪膜脂质层或脂质层，泪膜浅层。由摩尔腺、睑板腺和蔡氏腺分泌物组成的类脂层；中间层（intermediate layer）也称泪膜泪水层（aqueous layer），是泪腺分泌的黏蛋白。泪液内含溶菌酶、乳铁蛋白和补体的水样液；最内层（innermost layer）黏液也称泪膜黏液层（mucous layer）或黏蛋白层（mucoprotein layer），富于蛋白，是由结膜杯状细胞睑结膜表面的 Henle 腺及角膜外缘的 Menz 腺分泌而来。泪液膜有防止角膜干燥、保持角膜平滑和光学特性的重要作用。泪液膜厚约 9μm，瞬目后变成 4μm，含泪液量约 7μl。

角膜之所以透明是因为它无血管、无色素，主质层内纤维均匀，排列规则，屈光指数相同，以及基质中含有硫酸软骨素、硫酸角质素和适量的水分。

据美国《眼科学》杂志报导称英国诺丁汉大学研究人员哈明德·杜瓦教授发现新角膜层，它位于角膜后部，在角膜主质层（基质层、固有层）与后弹力膜之间。由于角膜这一深层被发现，可能大大提高角膜手术的安全性和便捷性。这一层被命名为杜瓦层（Dua's layer）。

角膜的内皮细胞对保证角膜的透明及维持其正常厚度非常重要。内皮细胞侧面顶部的紧密连接是内皮对抗溶质渗透的主要物理屏障。内皮有液泵，细胞膜有钠 - 钾 ATP 酶，此称为内皮的泵漏系统（endothelial pump system）。其作用是防止过多的水分和溶质通过，并主动输出液体，使角膜永远处于相对脱水状态。人死后的角膜混浊，是由于死亡的角膜内皮不能防止房水浸入固有层（proper lamina）而引起固有层水肿（edema of proper lamina）所致。动物实验损伤角膜内皮后，则在缺损的范围内形成膨胀和混浊，这种现象随同内皮的修复而消失。手术、创伤、药物毒性、炎症和其他病理刺激，可使内皮细胞大量死亡。圆锥角膜移植术，术后头 3 个月，中央内皮细胞至少丢失 20%~30%；第 2 年达 50%~60%，以后丢失速度慢些，为保持术后角膜透明，内皮细胞密度应在 1000 个 /mm² 以上。

角膜组织分别与结膜、巩膜和虹膜相连续，从病理学来看有重要的意义。因为结膜的病变容易连累角膜上皮；巩膜的病变容易牵涉到角膜主质层；色素层的病变则容易连累后弹性膜和内皮细胞层。

角膜本身并无血管，其营养主要来自角膜缘血管网和房水的渗透。由于角膜新陈代谢很低，此两种营养途径具备其一，即可维持角膜的透明性。角膜虽然新陈代谢很低，但还是需要通过两面的上皮自空气和房水中摄取氧气，并将二氧化碳自上皮排出。若将角膜置于无氧条件下，则迅速变为混浊。由于角膜本身无血管，毛细血管网围绕角膜缘，故在任何时候发现血管超越角膜而进入透明的角膜部分，即可认为是病理过程。有些疾病可引起严重的早期血管新生，而新生血管的位置与特征有时是协助诊断的依据。例如：从角膜缘进入深层而且较直的新生血管，是主质炎的特征；从结膜蔓延至角膜表面并呈弯曲状的血管，是各种结膜角膜炎的特征；从角膜上缘进入的血管伴有上睑结膜乳头和滤泡的病变，则高度提示患有沙眼。

角膜的感觉神经极为丰富，特别是表层，都是来自三叉神经第一支即眼神经的分支；一部分是由睫状神经，另一部分是由球结膜的神经而来，形成神经丛，约 60~70 支，呈放射状进入角膜的主质层，由此反复分支，穿前弹性膜，后又在上皮下面形成神经丛，并伸入上皮细胞之间，而达上皮最浅层细胞。所以角膜感觉最为敏锐。对任何细小异物或损伤都会引起极疼痛的感觉、流泪和眼睑痉挛等症状。当全身麻醉时，角膜感觉是最后消失者。因此，角膜反射是否存在及其存在的程度，被作为麻醉深浅的标志。深度昏迷的病人，角膜反射消失，也可作为区别昏迷程度的依据之一。

（二）巩膜（sclera）

巩膜位于角膜后方，占眼球外膜约后 5/6，质地坚固，呈乳白色，不透明，对眼球主要起保护作用（图 I-2-5）。巩膜前部露于眼裂的部分，其颜色的变化，有一定的病理意义。先天性薄巩膜呈蔚蓝色。黄色巩膜是黄疸的重要体征之一。巩膜的外面覆盖着一层内皮，使眼球表面光滑，以便在眼球筋膜囊内能自由活动。眼球与筋膜间的腔称巩膜外腔，腔内有极微细的纤维组织把两者连接起来。巩膜内面是脉络膜，两者之间为一层疏松结缔组织所连接，含有较多的弹性纤维及一些色素细胞，故呈棕色。其实这层属于脉络膜，所以也称脉络膜外层。儿童巩膜较薄，脉络膜外层的颜色可以透露出来，故巩膜呈蓝白色。老年人的巩膜因有脂肪沉积，故呈淡黄色。在睫状前血管穿过巩膜处，常有色素细胞层移至眼球外，积存在巩膜表面，很像黑斑，尤其是皮肤黑的人较为明显，名叫巩膜黑变病（scleral melanosis）。且血管穿过处亦常为眼内恶性肿瘤的转移通路。

巩膜的厚度不一致，后极最厚约 1.0mm，向前则逐渐变薄，到赤道部仅厚 0.4~0.5mm，到眼直肌附着部的巩膜更薄，厚仅 0.3mm，但是与肌腱融合后的厚度则为 0.6mm，由此向前直达角膜缘，其厚度始终在 0.6mm 左右。一般说，女性的巩膜比男性稍薄。高度近视眼患者的巩膜明显变薄，据统计，大于 -25.00D 之高度近视眼，其巩膜厚度有改变，在锯齿缘为 0.48mm，赤道部为 0.34mm，后极部为 0.21mm。

高度近视者的眼轴可长于正常人 4.0~5.0mm，其他标志的距离相对也延长，巩膜赤道更薄，黄斑部的位置可延至下斜肌上端之后 4.0~6.0mm，故手术时眼球表面标志应因人而异。

巩膜虽是完整的球形纤维膜，但因其前方与角膜相接，后方有视神经穿出及一些血管和神经穿过，故有一些孔。依其解剖位置和大小，可分为如下二类（图 I-2-5）。

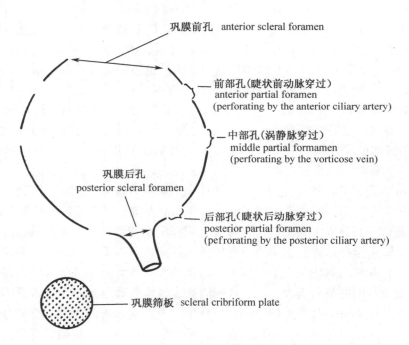

图 I-2-5　巩膜上的孔及巩膜筛板示意图
The schematic diagram of foramina on sclera and scleral cribriform plate

1. 巩膜上的大孔（greater foramen on sclera）　①巩膜前孔（anterior scleral foramen）也称角膜孔（corneal foramen）或角膜间隙（corneal gap）：系由巩膜在前方与角膜相接处所围成的孔，孔隙横径为 11.6mm，纵径为 11.6mm。在角膜缘处有不规则的巩膜纤维移行到排列整齐的角膜纤维内，两者相连接处好像手表玻璃嵌入表壳沟内一样。两者在相重叠部分，巩膜在前遮盖角膜上下缘比左右缘宽，所以由前面看巩膜前孔为横椭圆形，由后面看则呈圆形；②巩膜后孔（posterior scleral foramen）也称巩膜管（scleral canals）或巩膜脉络膜管（scleroticochoroidal canal）：系巩膜后部由视神经通过而成的孔道，呈漏斗形。孔的外径较大，约 3.0~3.5mm，内径较小，约 1.5~2.0mm。故漏斗的方向恰与巩膜前孔相反。巩膜后孔视神经穿过处，分为二层：外层向后延伸和视神经的硬脑膜相续；内层质薄，横过巩膜后孔处，被视神经纤维穿过形成筛状膜，膜内有很多小孔，这种筛状组织叫巩膜筛板（scleral cribriform plate）。筛板上的孔称巩膜筛孔（scleral cribriform foramen），是由视神经纤维穿过构成的众多小孔。这些小孔在眼镜检查时，在视盘凹陷处，在白色的背景上呈灰白色斑点。原发性视神经萎缩、单纯性青光眼视盘水肿或炎症时消失。

　　由于巩膜后孔的解剖结构是眼球外壁较薄弱的部分，抵抗力甚弱。当眼球内压力增高时，容易向后突出，引起视盘凹陷，即青光眼的典型特征；另一方面，因为视神经纤维密集于此处，在炎症或水肿时，筛板小孔扩张力小，通过小孔的视神经纤维容易受孔壁的压迫导致视神经萎缩。

　　2. 巩膜上的小孔（stigmata on sclera）　巩膜上的小孔是一些神经和血管穿过的地方，这些小孔依位置可分为后、中、前三组。①后部孔（posterior stigma）：位于视神经的周围，有睫状后长、短血管和神经通过，行径的方向不一致，有的直向通过，有的则斜向通过。睫状后长血管和神经通过的管孔皆斜向且纤曲前行。血管和神经虽然都从一个管孔通过，但两者中间有桥状纤维组织予以分隔；②中部孔（middle stigma）：在赤道后 4.0mm 处，有收集虹膜、睫状体、脉络膜所成的涡状静脉的出口，皆斜向穿过巩膜，这些管孔长约 3.0mm；③前部孔（anterior stigma）：睫状前动、静脉由此孔经过，是巩膜前部的薄弱点，管孔呈垂直方向，所以很短。有时伴有不规则的睫状神经网通过，在神经网内可含有神经节细胞。所有这些管孔的内壁，都附有结缔组织纤维索，一方面把经过管孔的组织附着在管孔壁上，另一方面向外与巩膜外腔，向内与脉络膜周围组织相连接。因此，色素细胞可由管孔外出，显露在巩膜表面，前已述及。如在慢性炎症作用下，易加重此薄弱区而向前突出形成前巩膜葡萄肿；眼内肿瘤也可以经过这些孔道向外发展，故在临床上有重要意义。

　　巩膜是由大量胶原纤维（collagenous fibres）和少量弹性纤维（elastic fibres）所构成，这些结构决定了巩膜的机械性能，它不仅有赖于纤维的性质（张力坚固性），而且与它们的空间排列有关。从组织学观察（图Ⅰ-2-6）可见在角膜的边缘及巩膜距内，纤维呈环形，同样也见于眼球前半部的表层及眼球特别坚固的地方。在巩膜的中层内，主要是呈锐角相交的纤维束网，这些纤维在赤道附近成经线方向，它们被外面的环行纤维束所约束，以防散开。错综交织的经线纤维束向前后方聚集。胶原纤维的波形弯曲在眼球赤道部更甚于眼球的后半部，比较由环行纤维束箍紧的前半部更有轻度的松弛性。由于相邻的胶原纤维束

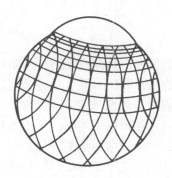

图Ⅰ-2-6　巩膜内纤维排列概况示意图
Diagram of the fiber arrangement in sclera

常常以弹力纤维作为张力纤维而连接起来，故能恢复它们原来的波浪形和锐角相交的状态。巩膜的构造和眼内压，对确定眼球的形状及正常视力所需要的眼轴长度都很有关系。先天性的巩膜薄弱，主要表现在眼球后半部的改变能引起眼球的畸形，因而落在视网膜上的物像不清晰。在病理条件下，青光眼所致的眼内压升高，使巩膜呈现极度扩张。巩膜的感觉受睫状神经支配，当巩膜极度紧张时会引起难于忍受的疼痛。

　　综上所述，巩膜虽有多数血管通过，但属于巩膜本身者很少，故血运较差。由此，足以说明为什么巩膜的再生能力差。巩膜创伤或手术时所致的缺损，是由眼中膜或巩膜周围的结缔组织所形成的肉芽组织去补偿。

　　（三）角膜缘（corneal limbus）

　　角膜缘也称角巩膜带，或角膜缘部、边缘处角膜、边缘部角膜、角巩膜缘、角巩膜界。是角膜至巩膜之间宽约 1.0mm 的移行带，并不是一条简单的分界线，在解剖学上，它是角膜、巩膜、巩膜上组织和球结膜的汇集区，在结构上有五个特点：①没有前弹力层；②后弹力层移变成梳状韧带；③角膜缘有

血管和淋巴管；④表面不光滑，有许多放射状突起，自巩膜开始逐渐消失于角膜；⑤角膜缘带有色素沉着。这一部位的重要性在于它和滤帘（filtrating trabecula）、巩膜静脉窦或施莱姆管（scleral venous sinus or Schlemm's canal）等房角结构关系密切（图Ⅰ-2-7）。

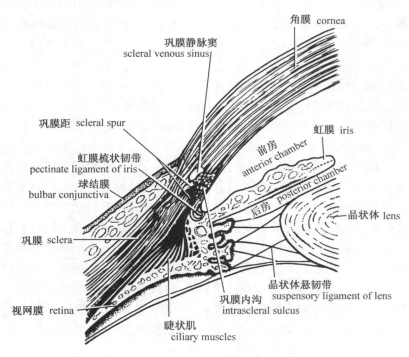

图Ⅰ-2-7　角膜缘结构的示意图
Diagram of the structures of corneal limbus

　　它的前界也称角膜缘前界或角膜缘内界，在手术学上故称角膜解剖缘（anatomic corneal limbus）。它是角膜缘与角膜的分界，也是透明的角膜缘与灰白色半透明的角巩膜之间的交会线，即相当于球结膜的止端，前弹力膜的末端，与后弹力膜末端的连线，此界线在 Schwalbe 线前 0.75~1.0mm，虹膜周边切除术或白内障等眼内手术时，手术切口应在此界线后 0.5~0.75mm 处作垂直切口，才可能避免损伤小梁区。角膜缘的后界或角膜缘的外界也称角膜手术缘。它是灰白色半透明的角巩膜带与不透明的巩膜带的交会线。角膜后界缘后 0.5mm 即是 Schlemm 管，手术时如青光眼外引流切口要牢记尽量避免损伤 Schlemm 管。在角膜缘后部有不透明的巩膜覆盖于角膜之外层，但在深面则相反，即透明的角膜稍突向后方。因此在角膜缘做切口时，眼科医生要牢记这种关系。在角膜缘的外面稍向下凹，称巩膜外沟；内面也稍向下凹，称巩膜内沟。巩膜内沟的后缘向内形成一环状隆起，在切面上呈一棘状突起，形似禽距（calcar avis），称距状突，巩膜突（scleral process）或巩膜距（scleral spur）或巩膜嵴，是睫状肌附着处，也称色素层的前附着环。在巩膜距的前方，巩膜内沟底有环形不规则的小管间隙，称巩膜静脉窦（scleral venous sinus）或 Schlemm 管（Schlemm's canal），腔隙内壁衬有一层内皮，内皮细胞核突向内，它借许多小管和巩膜内的静脉网相交通，与房水循环密切相关。Schlemm 管矢状径为 0.32~0.43mm。按 Poiseuille 定律，直径为 12.0μm 的圆柱血管即足够眼房水排水系统应用。因此，Schlemm 管容积较大，只有当管被挤扁时才会有影响房水排出。这一解剖位置特点在青光眼的发病机制上占有重要位置。在正常条件下，管内含有无色透明的液体，在病理情况下，则有血液进入。在这个小小的范围中必须了解，巩膜距（scleral spur）、巩膜内沟（medial scleral sulcus）及巩膜静脉窦（scleral venous sulcus）均为环形的结构，环绕眼球的前方，在角膜缘的深面。由于角膜缘深面有巩膜静脉窦，此处结构稍薄弱，当眼球受到外伤时也就容易在此处破裂。同时，也是大多数眼内手术切口的必经之路。此外，在围绕角膜缘宽约 6mm 的睫状体区，因该处的穿通性外伤易形成交感性眼炎，而被称之为"睫状体危险区"。

（四）角膜和巩膜的先天性异常（congenital abnormality of cornea and sclera）

1. **圆锥角膜（keratoconus）** 其主要的形态特点是：角膜弧度过度向前膨隆，幼年期即可显示，至青春期更为显著（图Ⅰ-2-8）。在裂隙灯光学切面下，可见角膜锥形顶端变薄，前弹力层皱褶，有时后弹力层发生裂变，房水入侵膜基质肿胀混浊，有圆锥形角膜线（是圆锥形角膜深层混浊区间的稍微迂曲的平衡线）和 Fleischer 环（是指圆锥形角膜的圆锥基底附近所出现约 1mm 的黄色或绿色的色素带，它是上皮深层细胞含铁血黄素沉淀物），随着病变的发展角膜过度扩张而变薄。有可能使后弹性膜破裂，在房水的入侵下，角膜基质可突然发生肿胀和混浊现象。此外角膜顶端由于慢性退行性变的影响后可陷入永久混浊状态，连同不规则的散光，使视力高度减退。圆锥角膜为先天发育异常，它是在先天畸形的基础上，逐渐演变成继发性原因不明的角膜变性。但有人认为与内分泌紊乱有关。多见于 10~25 岁的青少年是导致青少年视力严重低下的常见病之一。其病程发展缓慢，9% 为双眼先后生病，双眼病变多不一致，有遗传性。

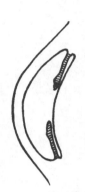

正常角膜弧度
normal corneal radian

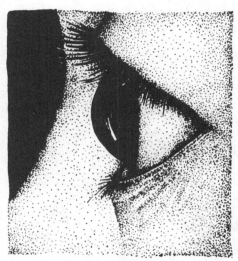

圆锥角膜（左眼）
keratoconus(left eye)

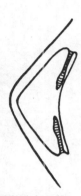

圆锥鱼膜弧度过度向前
keratocous with an ateriad
hyper-extension radian

图Ⅰ-2-8 圆锥角膜示意图
Diagram of the keratoconus

2. **大角膜（macrocornea）与球形角膜（keratoglobus）** 大角膜也称先天性大角膜（congenital macrocornea）是一种较少见的畸形，一般认为横径大于 12mm 者为大角膜。男性居多，有遗传性，常双眼发生。其形态特点是：大角膜直径超过 13.0mm，有的可达 14.0~16.0mm 以上，而无器质性改变者；角膜亦透明，曲率半径正常，虹膜后移，前房变深，晶状体大小无明显改变。除稍有近视或散光，平常呈静止性，无症状。为家族遗传病。但到晚年偶见角膜后弹性膜破裂，房水突然进入角膜实质层内，使角膜发生混浊，影响视力。

球形角膜（keratoglobus）也称不完全性牛眼。其形态学特点是；角膜透明、直径增大不明显，而弯曲度明显增加，故膜中央部分呈现球形向前突出，角膜实际变薄，周边部分更薄，常伴有巩膜变薄而呈蔚蓝色调。多为双侧性，有家族倾向性（图Ⅰ-2-9）。

3. **小角膜（microcornea）与扁平角膜（flat cornea）** 小角膜通常是指横径小于 10mm 者。其形态特点是：小角膜（microcornea）指角膜比一般小，角膜直径小于 10.0mm，常伴有高度远视或小眼球或其他先天异常，如虹膜缺损等（图Ⅰ-2-10A）。扁平角膜（flat cornea）是指膜弧度异常减小，甚至完全扁平，但它与角膜大小无关。本病多为常染色体显性遗传，常常伴有其他先天缺陷。由于小角膜与扁平角膜两者都有角膜扁平故前房角变浅，也较易发生闭角型青光眼（图Ⅰ-2-10B）。

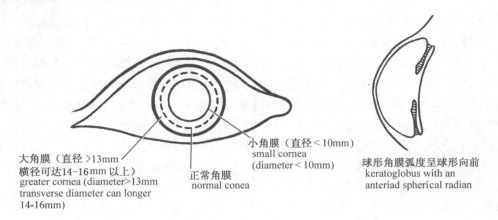

大角膜（直径＞13mm
横径可达14-16mm以上）
greater cornea (diameter>13mm
transverse diameter can longer
14-16mm)

正常角膜
normal conea

小角膜（直径＜10mm）
small cornea
(diameter＜10mm)

球形角膜弧度呈球形向前
keratoglobus with an
anteriad spherical radian

图 I-2-9　大角膜和球形角膜示意图
Diagram of greater cornea and keratoglobus

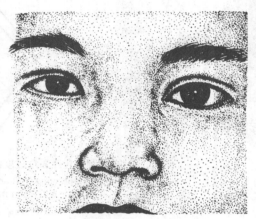

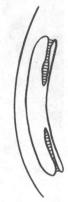

A. 右眼小角膜左眼正常
small cornea in right eye, normal left

B. 扁平角膜弧度过小、几呈扁平
flat cornea with a too small radian,
appearing near flat

图 I-2-10　小角膜与扁平角膜示意图
Diagram of small conea and flat cornea

4. 先天性角膜白斑（congenital corneal leukoma）　先天性角膜白斑也称先天性角膜混浊（congenital corneal opacity）。据广东省清远市人民医院自 2013—2016 年对新生儿眼底筛查 9760 例见到先天性角膜混浊 1 例，患病率为 0.10‰（未发表资料）。其主要特征是：婴儿出生时角膜实质层出现浓厚的白色混浊，有时虹膜也粘连于白斑区，但也有前房良好者（见文末彩图 I-2-11）。出生后，有时白斑逐渐膨隆甚至可发生穿孔。白斑可位于角膜中央部或周边部，可以是单眼或双眼。有时除角膜白斑外，尚可合并有虹膜缺损或虹膜前后粘连或小眼球。

先天性角膜白斑有两种解释：一是认为在胎生期间角膜发生炎症。炎症来源可能是感染通过母体的胎盘血液传至胎儿，故常合并有虹膜睫状体与前部脉络膜炎；另一种认为，并非由于炎症而是发育异常所造成，即外胚层晶状体泡发育异常或分离延迟，或由于中胚层发育障碍所致。

5. 蓝色巩膜（blue sclera）或脆骨－蓝巩膜－耳聋综合征（blue sclera-osteopsathyrosis-deafness syndrome），或 Van der Hoeve 综合征属有家族遗传性疾患，多发生在婴幼儿，临床上较少见。此病由 Henzschell（1831年）最早发现。Spurway（1896 年）做了专题报道，故也有人称 Spurway 综合征（Spurway's syndrome）。Van der Hoeve（1917 年）做了更详细的描述。此后就称为 Van der Hoeve 综合征（Van der Hoeve's syndrome）。其主要特征是：蓝色巩膜，即巩膜很薄，睫状体的颜色透过菲薄的巩膜而呈蓝色；且同时有骨质变脆，受累部分骨皮质变薄，哈佛管变宽，正常的成骨细胞被成纤维细胞所代替。因此极易发生骨折，有时无外伤也可发生。X线检查可见骨质疏松，但血清钙可能增高，碱性磷酸酶活力可能增加。耳聋为传导性耳聋，可为中耳型也可为迷路型，多数双侧，呈进行性。患者还可合并有身体短小，头颅大，毛发少，牙齿发育不良等体征。其发病原因尚未确切明了。但被认为是由于钙与磷代谢紊乱，与甲状腺（thyroid gland）、甲状旁腺（parathyroid gland）和肾上腺（adrenal gland）功能低下有关。

（曾明辉）

二、眼球中膜 Middle Tunica of Eyeball

眼球中膜（middle tunica），也称色素膜（pigmentary tunica），位于外膜与视网膜之间，由于此层富有血管和色素，因为剥去巩膜层后颜色深紫，形似紫色葡萄，故又名葡萄膜（uvea）或血管膜（tunica vasculosa）（图Ⅰ–2–1、图Ⅰ–2–2）。眼球中膜的功能主要供给眼球内部组织的营养，与视觉光线的调节和房水产生有关。此膜由后往前依次可分为：脉络膜（chorioid）、睫状体（ciliary body）及虹膜（iris）三个相连续的部分，分述如下。

（一）脉络膜（chorioid）

脉络膜是眼球葡萄膜最后的一部分，是一层柔软光滑，具有弹性和富有血管棕黑色的薄膜，它由视神经周围开始伸延到锯齿缘（锯齿缘即是视网膜前方不整齐的锯齿状线，也是睫状体的起点）。脉络膜几乎完全是由粗细不同的血管所构成，较大的血管靠近巩膜，稍向内即是较细的血管，最内层为毛细血管，其中静脉尤多，有点像勃起组织，这些足以说明它对眼内压力的调节起着相当重要的作用。所以脉络膜是眼部最富于血管的组织，它具有眼部最大的血流量。在正常情况下，它为无血管的视网膜外层和黄斑区提供血液，对视功能的正常运转，起着重要的作用。目前认为老年性黄斑变性（senile macular degeneration）、急性后极部多发性鳞状色素上皮病变、周边性视网膜变性及眼底玻璃疣等均可能与脉络膜循环障碍有关；而临床上常见的三角综合征（triangular syndrome）系指以眼底后极为顶点，眼底周边部为底边的三角形病灶，显然是由于脉络膜大血管阻塞所致。脉络膜的真正厚度很难估计，此乃由于离体眼球组织的皱缩及水分的脱失后再行固定，则厚度自然减小。很难反映出活体组织的实际情况。据病理解剖研究，脉络膜厚度约170~220μm。在黄斑部最厚。

通过增强深部成像的相干光断层扫描（enhanced depth imaging optical coherence tomography，EDI-OCT）。测得：

1. 正常人黄斑中心凹处脉络膜厚度　中国人为262~305μm，外国人为265~354μm。并通过各种观察表明正常人脉络膜厚度随着年龄增加而变薄，很可能是随着年龄增长而出现脉络膜血流速度下降，脉络膜毛细血管及小血管的逐渐减少，色素上皮萎缩及光感受性变性有关。并认为位于黄斑部的脉络膜较厚，是由于黄斑中心凹为视锥细胞最密集区，相对于视网膜其他区域，代谢最为旺盛，因而为其提供血供的脉络膜也最厚，此与结构与功能需要相吻合。观察还见到男性脉络膜厚度稍厚于女性，但机制不明，有推测认为可能与不同性别的激素水平有关。值得提及的是吸烟对脉络膜厚度有一定影响，但对吸烟史、吸烟量等相关因素则未有提及，故需要进一步探索和研究。

2. 近视眼的脉络膜厚度　众所周知近视已成为当今世界范围内发病率最高的眼病之一，自然也是困扰人类的一大难题。随着新技术的不断涌现和研究的进展，人们关注的焦点，已从眼前段的屈光物质转向眼后段组织，随着OCT（optical coherence tomography，相干光断层扫描）的应用，使得探讨近视眼黄斑区脉络膜厚度观察成为可能。中国人采用EDI对134例近视眼患者（268眼）的黄斑区脉络膜厚度进行研究，显示为（230.4±70.2）μm，较正常人要薄，且见到中心凹处脉络膜萎缩较周边更为明显。Flores-Morene等对等效球镜度数（-14.34±5.46）的高度近视患者观察显示：黄斑脉络膜厚度为（131.3±98.4）μm，眼轴长度与中心凹下脉络膜厚度（subfoveal choroidal thickness，SFCT）呈负相关。莫亚等、戚沆等对高度近视和中高度近视SFCT的观察厚度约（142±63）μm，均较健康人明显变薄；且与眼轴长度变化关系密切。故均表明屈光度和眼轴长度与SFCT相关，似乎有随着屈光度的增加，眼轴不断被拉长，脉络膜厚度也逐渐变薄，因此应用 EDI-OCT 这种对机体无损害而又能较客观反映脉络膜厚度的检测手段，将有助于人们监测病变的进程，也对病情的发展及可能出现的并发症进行评估有莫大的助益。

3. 糖尿病视网膜病变患者的脉络膜厚度　糖尿病视网膜病变（diabetic retinopathy，DR）是糖尿病常见的微血管并发症，其中糖尿病黄斑水肿（diabetic macular edema，DME）是成为损害 DR 患者视力的主要原因。Quergues 等用 EDI-OCT 技术检测 DME 黄斑区脉络膜厚度：（190.84±48.40）μm，较正常人显著变薄，中国人对 DME 患者检测 SFCT 结果为（223.81±43.74）μm，也同样比正常人群要薄。还有其他研究也是相同的结果；DR 患者黄斑部脉络膜厚度均较正常人群薄，并认为这可能是导致局部血流灌注量减少，组织缺氧而刺激血管内皮因子表达增加，从而破坏血-视网膜屏障的完整性，这一非侵入性手段最终导致黄斑水肿。综上所述，使用 EDI-OTC 的新技术，能直接观察测量脉络膜厚度，且具有重复性好，和提供清晰的脉络膜全层结构截面图，可初步检测脉络膜的血流情况，等借此提供客观的可量化的数据，对探寻眼疾病的认识，以及对相关疾病的预防、诊断和鉴别治疗等方面都具有实用的指导意义。可以预见，随着 OTC 技术的进一步的改进和发展，今后会给越来越多的眼底疾病的诊断和治疗提供更多的帮助。

脉络膜外面贴近巩膜，但在两者之间有脉络膜周围间隙（perichoroid space）。后者在固定的标本上显出，但在活体上不过是一个潜在的缝隙而已，这个间隙终始与葡萄膜附着，即前起于睫状肌附着的巩膜距，向后到视盘处。在间隙内有脉络膜血管及神经通过。此外，在间隙中还有脉络膜浅层的板片横过，并且与巩膜的外层相融合，板片质极薄弱，所以脉络膜容易和巩膜剥离。

脉络膜与视盘边缘连接亦甚紧密，与血管和神经进入处则连接松弛，脉络膜虽有神经分布，但在炎症病变时，痛觉不明显。

脉络膜构造的特点是富有色素细胞和血管。但它的两面是无血管组织，在其外面贴近巩膜间有结缔组织形成的脉络膜周围层，又称脉络膜上板，此层构造疏松，是由脉络膜到巩膜的没有血管的许多纤维薄板组成，填充于脉络膜周围间隙中，而使脉络膜周围间隙成为一潜在性间隙，在病理情况下，间隙充满液体而变为清晰，间隙内有一层小网眼的弹力纤维网。通常在涡静脉穿过处，脉络膜周围层构造较致密。在其内面则为玻璃状膜。脉络膜富有血管的部分可分为三层。因此由外向内可分为五层（图Ⅰ-2-12）：

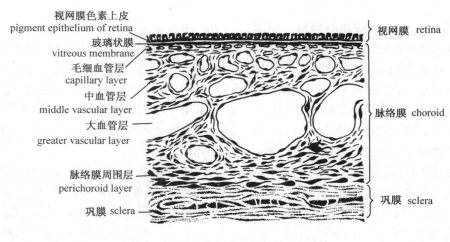

图Ⅰ-2-12　脉络膜组织结构示意图
Diagram of histology of the choroid

（1）脉络膜周围层（perichoriod lamina）：又称脉络膜上板（suprachoriod lamina），约厚 10.0~30.0μm，内有结缔组织形成网状，与巩膜相连接。其中有弹性纤维、色素细胞、内皮细胞和平滑肌纤维等。睫状后长、短动脉及睫状神经均由此层穿过。

（2）大血管层（greater vascular lamina）或称 Haller 层（Haller's layer）：大部分由吻合的静脉形成，都没有静脉瓣。各血管间充满结缔组织、色素细胞和平滑肌。此层的动脉为睫状后短动脉，其静脉汇集于涡静脉。

（3）中血管层（middle vascular lamina）或称 Sattler 层（Sattler layer）：与大血管层无明显分界，仅血管渐渐变小，而且色素较少。

（4）脉络膜毛细血管层（capillary lamina of choroid）：为稠密的毛细血管网所构成，不含色素，供给视网膜外层及黄斑部营养。它为单层毛细血管结构，是脉络膜循环的功能性营养单位。以往认为脉络膜毛细血管是一个连续的血管床，并互相吻合成网。这一概念很难说明单支的脉络膜血管阻塞后，如何能导致缺血性梗塞。近 20 多年来 Krey（1975）、Koyama（1982）等众多学者先后用荧光血管造影、组织化学等方法进行研究结果认为，脉络膜血管不仅在睫状动脉主干上，而且其后各级分支直至毛细血管层均呈明显的分区分布状态。它们由大到小呈扇状形逐渐分支，最后形成互相分割的脉络膜毛细血管小叶。它由前毛细血管小动脉相应的毛细血管网和引流的后毛细血管小静脉构成。这种小叶结构形式上很像肝小叶。其中输入小动脉位于小叶中央，输出小静脉则位于周边。通过用树脂铸型对猴眼脉络膜毛细血管的观测，见到毛细血管的密度以黄斑区为最高；直径则以赤道部最大（16.6μm）。张惠蓉等对人眼脉络膜毛细血管直径测量也显示类似结果，后极部 25.2μm，赤道部 23.4μm，周边部 28.1μm。脉络膜毛细血管管径最大之所以在周边部而不是在后极，是否可能由于周边区脉络膜毛细血管小叶多为静脉叶的缘故。电镜观察证实脉络膜毛细血管壁由有孔内皮细胞、基底膜和少量的周皮细胞组成。Hogan 测量人眼脉络膜毛细血管通透性窗孔的大小约为 70.0~80.0nm，窗孔处仅见一层薄膜，周围偶可见吞饮小泡。故认为脉络膜毛细血管为通透性血管。内皮细胞通透性窗孔绝大部分靠近视网膜色素上皮（retinal pigment epithelium，RPE）侧的毛细血管壁上，此处胞浆也最薄，而位于毛细血管侧的 RPE 细胞，其内的细胞器及细胞核处于 RPE 的上端。这一现象被称为脉络膜毛细血管的极化性。电镜检查提示示踪微粒是从通透性窗孔离开脉络膜毛细血管管腔的。因此，对 20.0nm 甚至更大的微粒、蛋白质等具有通透性。电镜研究还表明在组织胺类物质的作用下，脉络膜毛细血管的通透性明显增高，但示踪剂则不能自脉络膜血管间进入视网膜。是否可以认为有屏障存在，即脉络膜 - 视网膜屏障。与脉络膜毛细血管不同，视网膜血管为非通透性血管。

关于脉络膜血流量的分布，由于技术方法的限制，现在还不能定量测量人眼各组织血管床的血流量。据 Alm 等（1973）用核素微粒标记技术，测得猴眼脉络膜、睫状体、虹膜及视网膜的平均血流量分别为 67.7mg/min、81.8mg/min、34mg/min，约有 65%~84% 流入脉络膜，仅有约 2%~4% 进入视网膜。因此，脉络膜的血流量是人体内最高的，也大大高于视网膜。脉络膜有如此丰富的血流量，这是视网膜及黄斑区的营养和代谢所必不可缺的解剖学基础。

（5）玻璃状膜（vitreous membrane）或称 Brüch 膜（Brüch's membrane）：是一层均质性透明玻璃样薄膜，紧贴视网膜色素上皮层外面，厚约 1.5~4.0μm。在光镜下可分为内外两层，即外弹性层和内玻璃层。电镜下由外向内可分为五层：①脉络膜毛细血管内皮的基板层；②胶原纤维层；③弹性纤维网层；④胶原纤维层；⑤视网膜色素上皮的基板层。前三层相当于光镜下的外层；后两层相当于内层，当视网膜剥离或被移去时，视网膜色素上皮层仍然和 Bruch 膜粘着，据认为主要是由于：①玻璃状膜的外层来源于中胚叶，而内层则由视网膜色素上皮分泌所形成，属外胚叶；②视网膜色素上皮层与视杆、锥细胞层联系较松所致。脉络膜除有营养眼球和维持眼内压等作用外，有些哺乳动物的脉络膜还起着反光器的作用，这对昏暗照明的视觉是有意义的。在肉食类有一细胞毯，它成自 10~15 层中胚层的多角形扁平细胞，其胞浆含有几乎平行于视网膜表面似晶体的细丝（猫为 0.1~5.0μm）。

脉络膜是眼内转移性肿瘤的好发部位。瘤细胞栓子通常是经睫状后短动脉停留在脉络膜后部黄斑周围。常发生于单眼，也可相继发生于两眼。其原发瘤在女性多为乳腺癌，男性则以肺癌最为常见。少数病例临床尚未发现原发灶而眼的转移瘤首先被发现，这种情况常见于肺癌、胃癌及某些发生于黏膜的恶性黑色素瘤。对于转移瘤的治疗，应采用放射治疗或同时并用化学治疗。放疗后有时能一定程度地提高患者的视力，特别当病人只有单眼视力时，就显得格外重要。如已继发青光眼，视力完全丧失且有疼痛时，则应将眼球摘除。

脉络膜也是葡萄膜黑色素瘤（uveal melanoma）的最好发部位。本病是成年人中最常见的一种高度恶性眼内肿瘤。大多数认为起源于黑色素痣。部分认为源自睫状体的神经鞘细胞。根据瘤细胞形态可分为四型：①梭形细胞型（spindle cell type）：分化较好，恶性度较低；②上皮样细胞型（epithelioid cell type）：分化最差，恶性度最高；③由梭形细胞和上皮样细胞组成的混合型（mixed type）；④坏死型（necrosis type）：坏死明显，其死亡率不及上述梭形细胞型和上皮样细胞型高，并可出现自发性退化。肿瘤血管丰富，其坏死可能是免疫细胞的杀伤机制所造成的，似乎与免疫状态有关。根据肿瘤生长方式，可表现为：①局限型（local type）：典型者呈蕈状外观（图Ⅰ-2-13），并可渐导致继发性视网膜剥离、继发性青光眼及血行转移等；②弥漫型（diffuse type）：病程长，发展慢，眼底无明显隆起，视力较少受累，易漏诊，且较早出现眼外多发性蔓延，故预后比局限型差。

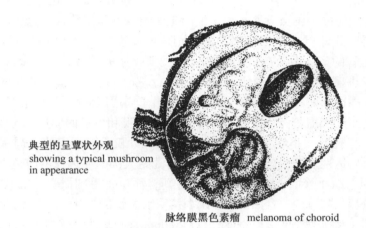

典型的呈蕈状外观
showing a typical mushroom
in appearance

脉络膜黑色素瘤　melanoma of choroid

图Ⅰ-2-13　脉络膜黑色素瘤，示典型的蕈状外观
Melanoma of choroid, showing a typical mushroom-like appearance

早期手术摘除是最主要的治疗措施，手术时不宜过多扰乱肿瘤附近的眼球筋膜，以免造成人为扩散的可能。有少数可能沿视神经向球后蔓延，故手术时尽可能将视神经剪得长些。同时应立即检查摘除的眼球，若有球外蔓延的肿瘤结节存在或眶内已发现肿瘤，则应立即施行眼眶内容剜出术。受累的骨质及鼻窦也应一并切除。

此外，由一些原因引起的急性高血压，如妊娠毒血症（toxemia of pregnancy）、肾病（nephrosis）、嗜铬细胞瘤（pheochromocytoma）、原发性高血压（essential hypertension）患者均可使脉络膜发生病变。起初眼底可呈现一些浅白色或带红色斑，位于视网膜深层色素上皮的平面（Elschnig 斑），荧光血管造影见相当于脉络膜毛细血管低灌流区。在眼底后极可见局限性浆液性视网膜脱离。在中心的周围区 Henle 纤维内可见硬性渗出（黄斑星芒），视网膜动脉局部性收缩伴视网膜静脉轻度充盈。在赤道部可见沿脉络膜血管呈线状分布的色素斑。病变进一步发展，脉络膜动脉和小动脉显示增生改变伴纤维素样坏死，致使血管腔大部分被阻塞。脉络膜毛细血管广泛被阻塞。此后阻塞的脉络膜动脉开始机化再通，脉络膜循环随即重建。

（二）睫状体（ciliary body）

睫状体是葡萄膜的中间部分，其前缘和虹膜根部相连，界限明显；后缘界限不清，以锯齿缘与脉络膜相接，可作为睫状体的后界，其结构特点是由睫状肌层、血管层和睫状上皮及基膜层所形成的组织（图Ⅰ-2-14）。如将眼球在赤道部切为前、后两半，再把玻璃体、晶状体和视网膜取出，就可以看见脉络膜（choroid）、睫状体（ciliary body）和虹膜（iris）相连的情况。

脉络膜向前伸展，止于锯齿缘（serrate margin）。睫状体较锯齿缘略高，在肉眼查看睫状体内面时，可在锯齿缘稍前的部分，看到平滑的、宽约 2~3.5mm 的平坦部，或叫睫状环（ciliary ring）。由于平坦部血管少又无重要组织，是玻璃体手术入路解剖学部位。在用低倍显微镜检查时，则可看到平坦部并不光滑，而是显有睫状条纹。这种条纹为呈微黑色的隆起线，互相平行，由锯齿缘一直延伸到睫状突间的浅凹，称之为睫状谷或睫状体凹谷。再向前方，约有 70~80 条大小不等的纵行嵴，这就是睫状突（ciliary process），它的颜色比中间的浅凹略浅，睫状突所在的区域，又叫睫状冠（ciliary crown）或皱襞部（plica part），由睫状突到晶状体赤道部约 0.5mm。在无创活体超声生物显微镜（ultrasound biomicroscope，UBM）图像观察下，测得每一条睫状突长约 2mm，高约 0.5mm，突起内没有肌纤维组织，是由丰富血管组成，被认为是全眼最多血管的区域。

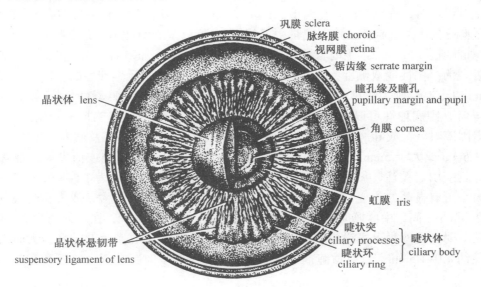

图 I -2-14 眼球前半（后面观）示睫状体及瞳孔（晶状体部分已移除）
The anterior half of eyeball（posterior view）to show the ciliary
body and pupil（part of lens was removed）

整个睫状体形成一个环，但其宽窄不一，在鼻侧宽约 5.9mm，颞侧宽为 6.7mm，其中睫状冠约占 2.0mm 宽。

由于睫状环的低皱襞逐渐增高到睫状突处最高，故睫状体在眼球的矢状切面上相应地呈楔形，睫状体的边缘增厚主要是由于睫状肌所致。睫状体是由两层结构所组成：外层为平滑肌即睫状肌（ciliary muscle），内层即血管层（vascular lamina），为脉络膜的延续。睫状肌是宽约 3.0mm 的平滑肌环，在横切面上呈三角形，常把它区分为两种方向不同的肌束，即大部分起自脉络膜外层，向前附着于巩膜距呈放射状排列的纤维和位于前内部的环状纤维或称 Müller 肌（Müller's muscle）。在肌纤维内贯穿着结缔组织，其中包含着血管和神经。虹膜动脉大环（greater arterial circle of iris）就藏在睫状肌内。内层为血管层，紧靠睫状肌内面，由血管及疏松结缔组织所构成，内含色素细胞。平坦部血管层与脉络膜相连，但血管较细，且缺乏毛细血管层；冠部的血管层变厚，血管密集，并以极细的血管束直伸于睫状突内，为全眼球血管最多的区。睫状体的内表面覆盖着两层上皮，即色素上皮和非色素上皮。前者是含有许多黑色素的单层柱状上皮细胞，相当于视网膜色素上皮向前伸展的部分。它的内面是非色素上皮，细胞大部分为立方形，仅在近锯齿缘和部分睫状缘处为柱形。细胞有发达的质膜内褶，侧面顶部有闭锁小带（occluded zonule）、黏合小带（adhesion zonule）和桥粒（desmosome）。胞质内含大量线粒体，丰富的内质网和发达的高尔基器，具分泌上皮细胞特征。睫状突及其上皮与房水产生、睫状小带的合成有关。

由睫状突的表面，借着无数纤细的均质透明胶样纤维，呈辐射状连于晶状体，称睫状小带（ciliary zonule）或 Zinn 小带或悬韧带（suspensory ligament）。所有的小带纤维都达到晶状体赤道部而附着于其被膜，从前面来的一部分纤维到达晶状体的后面，后方来的一部分纤维到达晶状体的前面，所以纤维发生交叉。在平时，睫状小带借它的张力使晶状体保持较小的凸度，在视近物时，睫状肌收缩，牵拉脉络膜和睫状体向前，松弛睫状小带的张力，使具有弹性的晶状体变厚，特别在前面，折光率加强，使焦点投于视网膜上。

（三）虹膜（iris）

虹膜是圆盘状的膜，位于角膜后方，晶状体前方，位于葡萄膜的最前部（图Ⅰ-2-15）。中央有一孔，名瞳孔（pupil），其位置稍偏鼻侧。瞳孔的边缘，称瞳孔缘，镶以深褐色花边，此系由虹膜背面色素上皮外翻所形成。正常的瞳孔为圆形边缘整齐，黑色透明，两眼对称，瞳孔直径约 2.0~3.0mm 之间。一般瞳孔小于 2.0mm 以下时，称绝对性瞳孔缩小（absolute miosis），中医称"瞳神紧小症"。瞳孔缩小可以是痉挛性（如虹膜睫状体炎、脑桥出血、吗啡中毒等）；也可以是麻痹性（如交感神经麻痹所致的 Horner 综合征等）；如瞳孔大于 6mm 以上时称绝对性瞳孔散大（absolute mydriasis），中医称"瞳神散大症"。瞳孔散大可表现为一侧性或双侧性，若两侧瞳孔均散大则应判断是属生理性的，还是病理性的；若瞳孔直径在 6mm 以上时，则为病理性，如果瞳孔在 5mm 左右，散大呈持续性时也应视为异常现象，如若伴有反射异常，则病理性可以肯定。瞳孔散大也可以是痉挛性（如交感神经受刺激时、精神兴奋、酒醉及用可卡因滴眼等）或麻痹性（如见于动眼神经功能障碍、眼球挫伤及颅内疾患等）。所以，若瞳孔直径小于 1.5mm 或大于 5mm，边缘不规则，色泽异常，对光反应迟钝或消失等，常常会揭示一些疾病的发生，均应引起关注，做进一步的检查。瞳孔缩小与散大的极限为 1.5~8.0mm。瞳孔在各种生理情况下其大小可有显著的改变，正常时在强光下缩小，在弱光下则扩大，成人在晴天昼光之下，瞳孔直径约在 2~4mm 之间，中度照明条件下，瞳孔直径约在 3~4mm 之间；在暗处约为 7.5~9.5mm 之间。因此，它能调节射到视网膜上光线的多少，很像照相机的光圈。但在新生儿瞳孔开大肌尚未发育，瞳孔较小，直径约 1.0~1.5mm，且对散瞳剂的反应较迟钝，到 5 岁时瞳孔开大肌发育完善，瞳孔大小与成人一致。

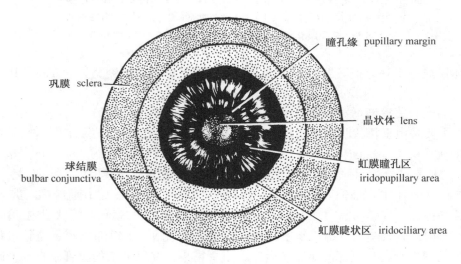

图Ⅰ-2-15 虹膜前面观（角膜已移除）
The anterior view of iris （cornea was removed）

正常情况下光线进入瞳孔后会被视网膜，脉络膜吸收，瞳孔无反光，所以瞳孔在肉眼状态下看似黑色。当瞳孔至视网膜间有白色物如晶状体混浊、渗出、机化、肿瘤或脉络膜缺损时瞳孔区反射出白光，外观上瞳孔区呈白色，称之为"白瞳症"，如果儿童瞳孔呈现白色，要考虑到以下的可能：①先天性白内障；②视网膜母细胞瘤；③永存性原始玻璃体增生症（persistent hyperplastic primary vitreous，PHPV）；④渗出性视网膜炎（Coats 病）；⑤早产儿视网膜病；⑥外伤性白内障；⑦眼内炎。

正常瞳孔位于虹膜中央稍偏于鼻下方，且双侧等大，为边缘整齐的圆形孔，对于光线及调节辐辏等都有灵敏的缩小反应。如果出现双侧瞳孔缩小，可见于流行性乙型脑炎、交感神经麻痹；也可以是服用或局部使用吗啡、氯丙嗪、巴比妥类或毛果芸香碱等药物影响。如果眼睛因局部炎症、外伤、异物刺激等因素，亦可发生双侧或单侧瞳孔缩小。当出现双侧瞳孔放大，多见于脑血管意外，如中风；久病后瞳孔散大可能是濒临死亡先兆；全身用过阿托品、溴丙胺太林等药物或眼睛局部应用阿托品等扩瞳药物，也可出现瞳孔散大。如果是双侧瞳孔不等大，常见于脑疝、脑外伤或严重的脑肿瘤等疾患，亦可见于颈动脉狭窄等。所以，熟悉瞳孔的正常形态及其相应的变化，是人体健康与否的观察点之一，也是许多疾病的诊断依据之一。

用肉眼或放大镜由前面看虹膜时，可见有放射状及环状纹理，这些纹理是由于血管在虹膜实质内所形成的。近瞳孔缘处有一交错隆起的锯齿状隆起线，是虹膜卷缩轮，又称虹膜小环（lesser circle of iris）、虹膜褶边（iris frill）、虹膜小领圈、虹膜领带、虹膜血管小环和瞳孔领（图Ⅰ-2-16）。此轮将虹膜表面分为狭窄的瞳孔区（pupillary zone）与较宽的睫状区（ciliary zone），两区的颜色不同。在卷缩轮附近，可见大小不规则的陷凹，称虹膜陷窝（iridial lacuna）或 Fuchs 隐窝（Fuchs' recess）。新生儿虹膜卷缩轮及隐窝均不明显，这些结构是出生后逐渐形成的。

有学者认为瞳孔的形状可能帮助某些动物区分捕食者与猎物。如山羊等动物瞳孔是水平的，而响尾蛇、家猫等动物的瞳孔是垂直的。美国学者对两百多种动物的研究表明，并用羊的眼睛进行计算机建模验证得出不同属的动物因水平、垂直和圆形瞳孔而受益。这可能与动物生存优势有关；垂直和圆形瞳孔可以帮助食肉动物狩猎，而水平瞳孔则可以帮助其他种属的动物观察到远处的狩猎者。因为，水平瞳孔无疑可以从眼睛的左右方向捕捉更多光线，而从眼睛上下方捕捉到的光线则较少一些。这样的形态结构更便于食草动物发现来自四方八面的捕猎者。故提出瞳孔的形状与"食物链"的位置有关。但也有学者质疑垂直瞳孔的优势，可以通过锐化处理景深和焦距，借此帮助伏击的食肉动物估计与猎物的距离，而准确、及时捕捉到猎物。但老虎、狮子等大型狩猎动物的瞳孔是圆形的，而不是垂直的；食草动物毛丝鼠的瞳孔是垂直的。这些都无法说明千百万年来，进化和自然选择如何优化眼睛的功能。从另一个侧面也说明瞳孔形态各异的功能，多样性依然是还有许多未解之谜有待探索。

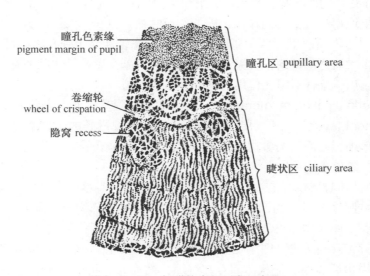

图Ⅰ-2-16　虹膜的表面形态示意图
Diagram of the surface appearance of iris

虹膜与睫状体连接处，名睫状缘也称虹膜根部（root of iris），此处组织较薄，当眼球挫伤时，此处易发生离断。瞳孔缘略较睫状缘位置稍偏于前方，自后方观察，虹膜向前呈漏斗状。瞳孔缘的后面紧贴晶状体而受其支持，得以静止，当无晶状体或晶状体脱位时，虹膜常发生震颤。

虹膜的颜色，与虹膜的基质内所含色素多少有关。白种人所含色素甚少，故呈浅蓝色或灰色，这是由于虹膜后面的色素上皮透过半透明的虹膜基质而成。黑种人的虹膜多含色素，前面显得平滑一致，呈丝绒状，其结构为黑色素所遮掩。中国人虹膜色素较多，故呈棕褐色。

虹膜的组织由前向后分五层（图Ⅰ-2-17）。

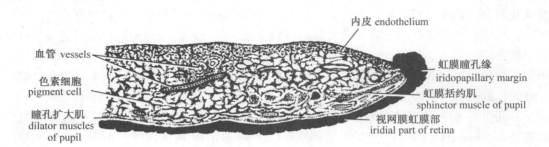

图Ⅰ-2-17　虹膜的组织结构示意图
Diagram of the histological structures of iris

1. **内皮细胞层（endothelial layer）**　在虹膜表面，由一层不连续的扁平细胞和色素细胞组成，扁平细胞来自中胚层，有转变为成纤维细胞的能力，故有人称为成纤维细胞。

2. **前界膜（anterior limiting membrane）**　在虹膜内皮下，无血管，含有多数色素细胞。白种人此膜较薄，仅有少许色素细胞。

3. **基质层（stromal layer）**　本层血管较多，也称血管层。由疏松结缔组织组成，内含色素细胞、血管和神经。在虹膜内面靠近瞳孔缘的部分有瞳孔括约肌，该肌为薄而扁的环形肌，厚约0.1mm，宽0.5~1.0mm，收缩时可使瞳孔缩小，受动眼神经来的副交感神经支配。此肌借血管和放射状结缔组织束与邻近组织紧密相连，故虹膜部分切除后，余下的括约肌可保持原来的位置而不收缩，瞳孔仍有对光反应。在瞳孔括约肌后有瞳孔扩大肌。瞳孔扩大肌纤维呈放射状排列，收缩时使瞳孔扩大，受交感神经支配。这里应指出的是瞳孔括约肌与瞳孔扩大肌，组织结构上并非截然分开，而是彼此发生合体式的联系，这样就使两肌在功能上取得良好的协同作用，即括约肌收缩，拉长扩大肌，另一方面扩大肌收缩时，松弛了括约肌的紧张性。正常情况下，两种肌肉处于平衡状态，即介于瞳孔之极度扩大与极度缩小之间。如果我们把括约肌与扩大肌之间的解剖关系，与交感神经与副交感神经之间所存在的互相制约、又互相促进的关系联系起来认识，这样对瞳孔作用的理解是有帮助的。

4. **后界膜（posterior limiting membrane）**　后界膜为虹膜基质下无明显结构的透明膜。

5. **色素层（pigment layer）**　色素层在虹膜的内面，是视网膜的延伸部分，由二层色素上皮细胞组成。前层为扁平梭形细胞，后层为多边形或立方形细胞。在瞳孔缘前、后色素层细胞互相衔接，一般向前卷缩，形成显著的黑色素边缘。

在UBM观察下，活体虹膜的形态变化多样。从虹膜的大体观察，将虹膜表面可平均分为中央、中周和周边三个区，按虹膜厚度可分为四种形态（图Ⅰ-2-18）：三部均匀一致的（图Ⅰ-2-18A）；中央虹膜最厚向周边逐渐变薄（图Ⅰ-2-18B）；周边虹膜最厚向中央逐渐移行变薄（图Ⅰ-2-18C）；中周部虹膜最厚向中央和周边逐渐移行变薄（图Ⅰ-2-18D）。这一观察与既往的组织学观察到以瞳孔括约肌区最薄并不一致。在虹膜周边后表面与睫状体间存在缝隙，被称为睫状沟；该沟是一个重要的解剖学空间，在后房型人工晶状体植入时，晶状体襻常在睫状沟内固定。

虹膜的神经来自睫状神经。睫状神经围绕视神经周围穿过巩膜走行于巩膜与脉络膜之间。分布于虹膜的神经纤维为数很多，形成各种不同的网状，一部分至前界膜，其功能可能是司感觉；另一部分在瞳孔扩大肌层前方，形成神经丛，分支支配扩大肌。以放射状走行的无髓神经纤维，进入瞳孔括约肌，主要是在它的前面，这些神经纤维在环行肌束上形成细致的纤维丛。据知每一肌纤维都受一神经末梢支配。

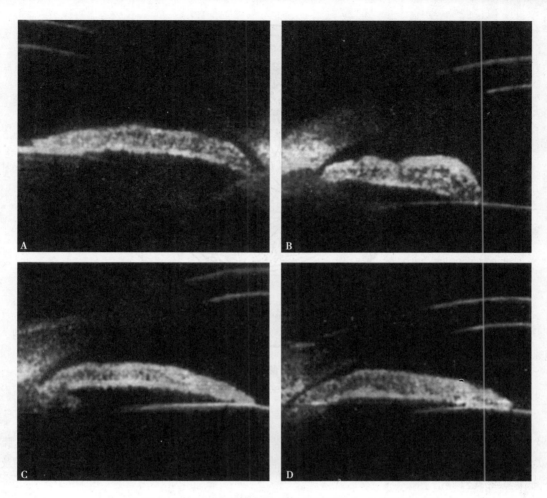

图 Ⅰ-2-18　活体虹膜的形态变化多样（UBM 图）
The variety forms of the living iris（images of UBM）

（四）中膜（葡萄膜）的血管（blood vessels of middle tunica or uvea）

葡萄膜的血管来自睫状血管系统，都是眼动脉走向眼球的分支，临床应用甚为重要（图 Ⅰ-2-19）。因为熟悉眼球血管分布的特点，可以用来正确地阐明许多疾病的原因，尤以眼球血管层的炎症性疾患为然。现按动脉和静脉介绍如下：

1. 睫状动脉（ciliary artery）　睫状动脉进入眼球的睫状动脉可分后、前两支（图 Ⅰ-2-20）。

（1）睫状后动脉（posterior ciliary artery）：自眼动脉发出后即走向眼球后方，于视神经周围穿过巩膜分布于眼球血管层内。睫状后动脉可分长、短两种，其走行及分布均各不相同。睫状后短动脉（short posterior ciliary artery）自眼动脉分出时多为 4~6 条，然后在眼球后方又分出 18~20 小支，于视神经周围穿过巩膜，随即分成粗细不等的血管网，分布于自眼球后极至睫状体之间的脉络膜，仅有少数呈子午线走行的分支至睫状体，并与睫状体的血管吻合。

睫状后短动脉（short posterior ciliary artery）在穿巩膜进入眼球之前便互相吻合（一部分与视网膜中央动脉的分支吻合），于视神经周围形成血管环，称 Haller 或 Zinn 血管环，由其分支来营养该部视神经及巩膜筛板等。通常睫状后短动脉在眼内不与视网膜中央动脉吻合，仅在变异情况下，睫状后短动脉发出细支，出现在视盘之上，即视神经睫状动脉（optic ciliary artery），或分布于视盘附近的视网膜内，即视网膜睫状动脉（retinal ciliary artery）。此种情况颇具临床意义，因为当视网膜中央动脉之本干栓塞时，视网膜的相应部分即可通过上述动脉而继续获得血液供应（见文末彩图 Ⅰ-2-21）。

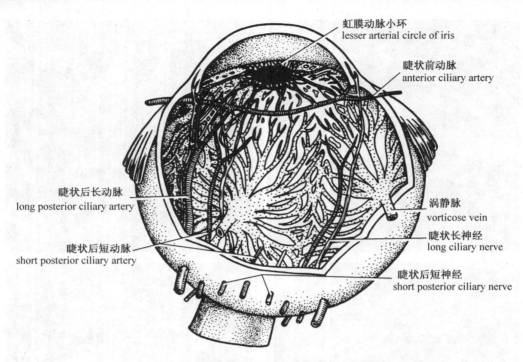

图Ⅰ-2-19 中膜（葡萄膜）的血管示意图
Diagram of the vessels in media（uvea）

睫状后短动脉在血管极丰富的脉络膜内分为三层密集的血管网，最外层是大血管层，与巩膜内面相贴，其次为中血管层，最内层为毛细血管层或脉络膜毛细血管层，朝向视网膜神经上皮（视杆及视锥细胞），并直接供给其营养。

由此可见，供给视网膜的血液是来自两个系统，即视网膜内层的营养是来源于视网膜中央动脉，而外层则来自血管膜的脉络膜毛细血管层，即从睫状后动脉获得营养。

睫状后长动脉（long posterior ciliary artery）常为二支，由眼动脉干发出。初与睫状后短动脉并行，至眼球后部时，则沿视神经两旁行走，因其较睫状后短动脉长，故仍继续前行，斜穿巩膜进入眼球，到达脉络膜上间隙内，最后达睫状体。此动脉在脉络膜上间隙内的走行途中，通常不分支至脉络膜，但其他分支则有：①返回支，返回间隙后伸入脉络膜区与睫状后短动脉支相吻合；②分往睫状肌的分支；③分往虹膜动脉大环的分支与睫状前动脉吻合，它们主要是营养睫状体及虹膜。

在睫状体内靠近虹膜处，每一睫状后长动脉又分出小的分支，彼此连接，并与睫状动脉吻合共同形成虹膜大动脉环。其中有二支睫状后长动脉，通常沿水平径线前行，当该动脉穿过巩膜到达眼球表面时，能看见其相当长的一段距离，因此可利用此动脉作为确定方位的一种标志。

（2）睫状前动脉（anterior ciliary artery）：是伴随眼球四条直肌而行的肌动脉之延续。这些动脉并非终止于四条直肌附着于巩膜之处，而是沿眼球巩膜表面在巩膜浅层继续前行（因而称为睫状前动脉）。至距角膜缘约3.0~4.0mm处，穿巩膜而入眼球，在虹膜根部与睫状后长动脉之支相吻合，共同营养睫状体和虹膜。除外直肌之动脉仅发出一睫状前动脉外，其他每一肌支均各发出二支，故进入眼球的睫状前动脉总数通常为七条。

虹膜血管网的结构特点是呈放射状走行，并且形成两个动脉环：动脉大环（greater arterial circle）位于虹膜根部，动脉小环（lesser arterial circle）位于瞳孔游离缘附近。不论大环或小环，均非如字义所形容的形成真正的环形动脉，而只是形成弓状的吻合而已（图Ⅰ-2-22）。

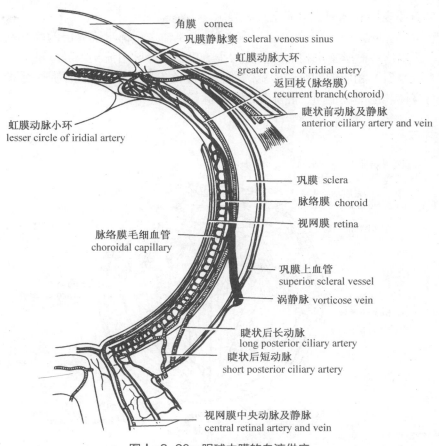

角膜　cornea
巩膜静脉窦　scleral venosus sinus
虹膜动脉大环
greater circle of iridial artery
返回枝（脉络膜）
recurrent branch(choroid)
睫状前动脉及静脉
anterior ciliary artery and vein

虹膜动脉小环
lesser circle of iridial artery

巩膜　sclera
脉络膜　choroid
视网膜　retina

脉络膜毛细血管
choroidal capillary

巩膜上血管
superior scleral vessel
涡静脉　vorticose vein

睫状后长动脉
long posterior ciliary artery
睫状后短动脉
short posterior ciliary artery

视网膜中央动脉及静脉
central retinal artery and vein

图 I -2-20　眼球中膜的血液供应
Blood supply in the media tunic of eyeball

　　睫状前动脉对于眼前部的血液供给起着非常重要的作用。此动脉除有上述穿支进入眼球之外，也发出许多分支至角膜缘、角膜周围之结膜及巩膜上组织，并彼此吻合而形成所谓之角膜缘环状丛（circular plexus of corneal limbus）。该丛对于角膜的营养颇为重要。众所周知，角膜本身并无血管（正常情况下），其营养的来源主要是依靠这些血管（一部分依赖房水）渗出的组织间液。睫状前动脉除向角膜缘发出分支外，尚有分支至球结膜（详见结膜血液供应）。

　　由于睫状前动脉是伴随 4 块直肌而行的动脉的延续。当施行眼外肌手术、视网膜脱离手术时，若切断直肌过多，也可影响葡萄膜前部的血液供应，可造成眼的局部缺血，以致使术后发生虹膜脱色甚至坏死（图 I -2-23）。Girard（1906）发现幼儿较成人对缺血的耐受性强。通常对成人的眼外肌手术一次不得同时累及三条肌肉，需要时则应分期手术，待侧支循环建立以后再进行手术。

　　2. 睫状血管系统的静脉

　　（1）涡静脉（vorticose vein）或睫状后静脉（posterior ciliary vein）：通常有四条，在上、下直肌的两侧，上、下各二，位于眼球赤道的后方，斜向穿出巩膜。其穿出巩膜之点大致是：上内静脉在赤道后方 7.0mm，上外静脉在赤道后方 8.0mm，且和上斜肌腱紧贴，下外静脉最前，在眼球赤道后方 5.5mm，下内静脉在眼球赤道后方 6.0mm。涡静脉有时可多至六条。涡静脉干在穿出巩膜之前，扩张呈壶腹状，后又为短放射状与弯曲状，支间联合，呈现漩涡形式，故称涡静脉。涡静脉在前部接收虹膜、睫状体及脉络膜前部的静脉支，在后部接收脉络膜后部及视盘的静脉支。两条上涡静脉直接进入或通过肌支再进入眼上静脉，两条下涡静脉进入眼下静脉或先通过吻合支，再进入眼上静脉。

　　（2）睫状前静脉（anterior ciliary vein）：一般较同名动脉细，于眼球前部穿出巩膜，它是肌静脉的支流，主要输送睫状肌的血液。在巩膜内与巩膜静脉窦有支联系，形成巩膜内静脉网。在穿出巩膜表面时还接收前部巩膜表层静脉网，引流至眼肌静脉。

（3）巩膜小静脉支（lesser scleral venous branch）：主要输送后部巩膜表层的静脉网，相当于睫状后短动脉的巩膜支，所以这些静脉支也相应较动脉为小。巩膜小静脉引流至眼静脉系。

就睫状血管系统来看，相应的动脉和静脉的数目、行径和其分支的方式不是一致的，动脉常较静脉为大，这种情况与身体其他部位不同，静脉都没有静脉瓣。

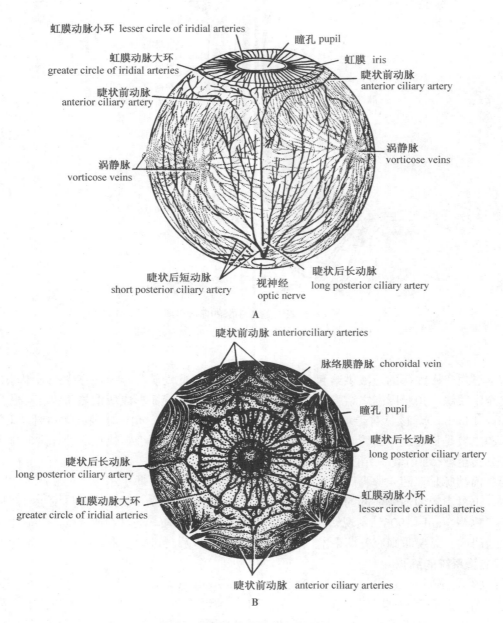

图Ⅰ-2-22　虹膜动脉大环及小环
Greater and lesser circles of iridial arteries

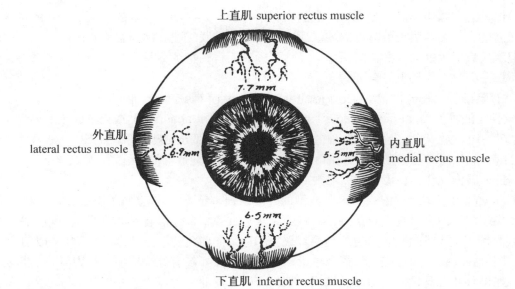

图 I -2-23　睫状前动脉伴四直肌至肌止端分支概况示意图
Diagram of the bifurcation of the anterior ciliary artery at the insertions of four rectus muscles

（五）葡萄膜的解剖结构在临床应用上的意义（the significance of anatomical structure of uvea in clinical application）

1. 虹膜、睫状体和脉络膜从解剖角度言是一个互相紧密联系的结构，但又有其明确的分工。虹膜是屈光系统的隔光板，依靠瞳孔的扩大和缩小对进入眼内的光线进行调节。睫状体产生房水对保证晶状体与玻璃体的透明度和营养及眼内压的维持起着重要作用。在临床上有采用破坏睫状血管的方法使房水生成减少。例如在青光眼时，施行睫状体冷冻术、睫状体透热术及血管透热术等破坏睫状血管的手术，目的是限制房水生成以降低眼内压。但如果过多的损伤可以造成眼前部的缺血性病变，可引起虹膜睫状体坏死，甚至眼球萎缩。因而在手术行透热或冷凝睫状体时应掌握好温度、电流时间和范围。因为每个人巩膜厚度不同。应根据具体情况估计冷冻到何种程度才可使睫状体发生改变。此外借睫状肌弛张，改变晶状体形态保证视物清晰。脉络膜则由于其毛细血管层有丰富的储血量，除对视网膜外层供给必需的营养物质外，并在某种程度上起着保证眼内压的作用。

2. 葡萄膜结构和特点是有丰富的血管。这样的结构虽然满足了眼内营养供应的需要，但通过血流的联系，葡萄膜对于全身疾病所产生的影响，反应特别敏感，也为这些组织带来一些不利的后果，任何栓子都有机会引起葡萄膜的血管栓塞。同时，因为葡萄膜对眼内液的产生及对视网膜外层营养供应保证整个眼球的生理功能十分重要，所以该组织的任何病变也必然对眼球的其他组织产生十分明显的影响。此乃由于葡萄膜炎性组织播散开来的毒素，首先侵犯脆弱的视网膜神经感觉部，然后通过房水干扰玻璃体和晶状体的新陈代谢，使之混浊。炎性血管组织的高度扩张不仅引起眼内血流量的急剧增加，同时也使血管壁通透性改变，导致大量蛋白质的渗出物灌注于前后房或玻璃体内，造成房水引流困难和玻璃体混浊，更由于积聚在虹膜与晶状体之间的纤维素性渗出物的机化结果，前、后房的交通可能被阻塞，这样必然引起不同程度的眼压升高，演变成继发性青光眼。所以不难理解葡萄膜组织的破坏势必影响整个眼球的血供；睫状体破坏导致房水生成的功能障碍，使整个眼球陷于萎缩状态，在视网膜方面使神经感觉层和神经组织遭受损害，最后的转归是视觉功能的丧失。

3. 根据睫状前动脉、睫状后长动脉供应虹膜、睫状体和前部脉络膜，睫状后短动脉供应全部脉络膜的较有规律的分布情况，从两个侧面可以见到：葡萄膜各个部分的病变，如炎症的发生常因不同血管的分布而局限于一定部位。例如脉络膜炎一般并不立即导致虹膜睫状体炎，虹膜睫状体炎也不一定同时引起脉络膜炎。但在另一方面，却由于共同的血供也使虹膜炎在一定程度上累及到睫状体和前部脉络膜组织。睫状体炎症在临床实际上是非常少见的。其中特别是某一部分急剧的或长期存在的炎症更有可能蔓延扩散而演变成全葡萄膜炎的高度趋向。所以，尽管有虹膜、睫状体与脉络膜局部部位的区分和组织上差异，但就疾病发生的原因和治疗措施以及估计预后而言，把葡萄膜作为一个整体来看待，从解剖学方面看，不仅是必要，而且也是合理的。

（六）虹膜和瞳孔先天性异常（congenital anomaly of iris and pupil）

1. 先天性无虹膜（congenital aniridia）和虹膜缺如（iridial absence）或无虹膜（aniridia）　　典型的先天性无虹膜一般都是双侧。但先天性无虹膜有时仍存有一小部分虹膜根部。在形态上表现为全部角膜区域皆为瞳孔区，晶状体的边缘完全暴露在角膜缘处，晶状体悬韧带也常能见到（见文末彩图Ⅰ-2-24）。由于不能控制进入眼内光线，患者怕光、弱视或出现眼球震颤。

先天虹膜缺损可发生于单眼或双眼。典型的虹膜缺损多位下方6点钟的部位（图Ⅰ-2-25）。缺损一般呈梨形，尖端向下但也可是倒置状态，从虹膜缘直达虹膜根部，但有时亦可略偏外侧。瞳孔裂成钥匙形或呈其他形状。瞳孔缘的色素镶边总是沿着缺损的边缘向前包绕缺损的全部，这是与人工虹膜缺损的主要区别。同时瞳孔括约肌在先天缺损部位上多少也存在。如仅有虹膜缺损，视力可不受影响，仅出现畏光现象。如果合并有晶状体、脉络膜缺损，则将产生严重的视力障碍。一般认为，如果眼杯边缘的胚胎裂由于某种原因未能完全闭合，就会产生虹膜缺损。

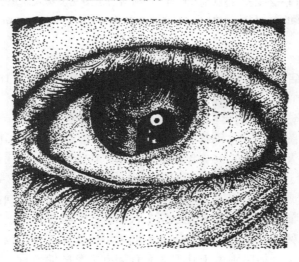

图Ⅰ-2-25　虹膜缺损示意图（鼻侧下方缺损）
Diagram of the iridocoloboma（coloboma in inferior nasal side）

无虹膜和虹膜缺损在一定程度上可互相过渡，即最大范围的缺损与最小范围的无虹膜之间并不存在明显的界限。事实上常可见到一侧无虹膜而另一侧为虹膜缺损的情况。在前房角镜观察下真正的无虹膜并不存在。因为在前房角里可见到处在卷缩状态的宽窄不等的虹膜残根，尽管这些组织在结构上皆残缺不全，但有些病例即使用肉眼观察也能见到。由于虹膜残根将大部分房角填塞，导致这一解剖结构的改变，以致房水流出障碍，继发性青光眼就将成为不可避免的后果。无虹膜患者有明显的遗传倾向，多表现为常染色体显性遗传。据武汉眼科协作组资料，在289 268人数中见到了3例，发病率为0.010‰（1∶96 423）（未发表资料）。

2. 多瞳症（polycoria）和残存瞳孔膜（persistent pupillary membrane）　　多瞳症是指一眼出现一个以上的瞳孔，甚为罕见。瞳孔的形态可由正常的圆形而变为杏仁状裂隙。在虹膜上出现孔洞，临床并非少见。但大多数皆属虹膜缺损的范畴。由于这些多余的瞳孔不具备瞳孔括约肌，故称为假性多瞳孔症。真性多瞳必须是每个瞳孔都具有完整的瞳孔括约肌，即对光线或药物有反应。故真性多瞳孔极少遇见，在文献检索中仍未见有在组织学上证实过的真正的多瞳症，所以，人们见到的多数是假性多瞳孔类型。从上面提到的根据色素镶边的有无的形态结构之特征，是不难区别真性多瞳和假性多瞳。多瞳状态可以是单侧或双侧。

残存瞳孔膜或瞳孔残膜，在临床上较常见。主要是由胚胎时期晶状体前血管膜残留所致。残膜的特点是：条状组织常发源于虹膜卷缩轮，横过瞳孔粘连至对侧卷缩轮，数目不等，而不像炎性后粘连那样直接起自瞳孔缘和晶状体前囊膜发生愈合。典型的残膜一般是有与虹膜表面完全一致的色素。残膜组织的厚薄、粗细与范围可以有很大的差别，但只要不存在先天性晶状体混浊，条状残膜对视力的影响不大。残存瞳孔膜随年龄增长而逐渐被吸收，故在老年时发现瞳孔残膜的机会远较年幼者为少。

此外，病理性瞳孔畸形，如瞳孔呈垂直长轴畸形，可能有下肢动脉炎；水平长轴畸形为全身衰弱征象；斜长形畸形可能有脑偏瘫和脑溢血。瞳孔畸形通常提示畸形侧有严重脑血管、脑本身或颈动脉处病变等等。

3. 先天性瞳孔缩小（congenital meiosis）、先天性瞳孔散大（congenital myriads）和先天性瞳孔不等（congenital anisocoria）。

先天性瞳孔缩小也称先天性小瞳孔。是瞳孔开大肌先天性缺如，致瞳孔括约肌缺乏对抗所致的瞳孔缩小。先天性小瞳孔为瞳孔直经小于 2mm，多数直径为 1.0~1.5mm，通常为双眼发病，多伴有瞳孔调节痉挛、瞳孔对光反应减弱或消失。用 0.5% ~1.0% 阿托品液等散瞳药滴眼后，瞳孔难以散大；昼盲，有时伴有近视、先天性小角膜、小眼球及白内障。

先天性瞳孔散大又称先天性大瞳孔。瞳孔直径大于 4mm，瞳孔对光反应消失，亦无瞳孔的集合反射。

先天性瞳孔不等，又称异瞳症。通常是指双眼瞳孔在休息状态时或瞳孔反应时，大小相差大于 0.25mm 者。一般又可分为生理性瞳孔不等（physiological anisocoria）和病理性瞳孔不等（pathological anisocoria）。前者为双眼瞳孔相差 0.25mm，经用可卡因（cocaine）扩瞳后，两侧相差不明显者；后者又称病理性瞳孔不等，主要由于眼源性和神经性病变所致双侧瞳孔不等。其中眼源性瞳孔不等，也称眼病性瞳孔不等，常见的眼病有：角膜炎、虹膜睫状体炎、虹膜粘连、青光跟、视神经乳头炎等；神经性瞳孔不等，又称脑神经性瞳孔不等，是由于支配虹膜肌肉的一侧交感神经或副交感神经的病变所引起双侧瞳孔不等。常见的疾病有颅底骨折、海绵窦病变、视交叉征候群、脑肿瘤、脑出血、小脑幕切迹疝早期症状等。

4. 瞳孔异位（corectopia），也称偏心性瞳孔（eccentric pupil）。通常是指瞳孔在发育过程中出现瞳孔异常的解剖位置。一般可分为先天性和后天性。

（1）先天性瞳孔异位（congenital ectopic pulpil）：先天性瞳孔异位通常为双眼对称，也可位于双眼相反的方向。单眼瞳孔异位者少见。瞳孔异位一般位于虹膜上半部偏颞上方，亦可位于其他处。其形态可呈圆形、卵圆形或不规则形。瞳孔对光反应迟钝或消失；可伴有近视或视功能低下；常伴晶状体部分脱位，脱位方向常与瞳孔异位的方向相反，但也可位于相同方向或中间位。此外，还可伴有瞳孔膜、虹膜缺损、玻璃体动脉残留或小眼球等。

（2）后天性瞳孔异位（acquired ectopic pupil）：是指出生后由于手术或外伤所致瞳孔偏离虹膜中心稍偏内侧的正常位置。较常见于白内障手术切口不佳，或由于玻璃体溢出造成的瞳孔移位，多上移呈梨形；虹膜嵌顿或虹膜穿孔伤虹膜嵌顿于伤口，粘连愈着均可能引起虹膜异位变形。

（七）脉络膜的先天异常（congenital anomaly of choroid）

1. 脉络膜缺乏症（choroideremia）或视网膜脉络膜缺陷（retinochoroid deficiency）和脉络膜缺损（coloboma of choroid）　脉络膜缺乏症是指脉络膜有局部的缺失，是较常见的先天性眼底异常之一，为眼球先天性组织缺损的一部分。脉络膜缺乏症是脉络膜与视网膜色素上皮除黄斑一带以外，均先天性完全缺如。男性患者通常为进行性，临床症状一般都较突出。在早期，于幼年时眼底周边部出现视网膜色素上皮变性改变，呈胡椒状眼底，脉络膜血管逐渐消失。20 岁以后眼底出现明显改变，大约到 40~50 岁时整个眼底变成光亮的白色，仅在黄斑中心凹处有红色反光，有时在眼底周边部有岛状残留脉络膜。视盘仍可保留其正常形状，视网膜血管走行正常，但视网膜动脉轻度收缩。黄斑区有散在色素点与小部分的睫状血管。最后整个眼底变成白色，巩膜完全显露，眼前部与屈光间质正常。男性患者多数在幼年时即出现夜盲症，视野呈向心性缩小，色觉仅在注视点存在，视野改变出现在 20 岁以前。女性患者多为非进行性。眼底所见与年轻男性相似，眼底周边呈胡椒状萎缩，黄斑区仅有细小色素沉着。女性患者病变一般不发展，因此女性患者可无症状，视力与瞳孔反应皆可正常。

脉络膜正型缺损又称典型先天性脉络膜缺损（typical congenital coloboma of choroid）多发生在眼球下方。缺损可能呈椭圆形或作慧星状，其圆端向上，向下则消失于眼底的极边缘部位。在检眼镜下脉络膜缺损区暴露出白色巩膜，并发出闪光耀眼的光辉。缺损边缘清晰，常有色素沉着。缺损部底面常呈凹陷状，低于正常眼底平面，该处眼球略向下外膨出。典型的络膜缺损常合并有睫状体与虹膜缺损。且有斜视、眼球震颤、中心视力一般显著减退。脉络膜缺乏症和脉络膜缺损均是先天性遗传性疾患。

脉络膜异型缺损也称非典型性先天性脉络膜缺损（nontypical congenital coloboma of choroid）。凡出现在下方以外、眼底其他区域的先天性缺损，统称为非典型缺损。多为单侧范围较小，一般不超过 1~2 个视乳头直径，可以发生在视乳头的上方或侧方，不包括视乳头，也可发生在黄斑区即称黄斑缺损。位于视乳头边缘的微小脉络膜缺损，因缺乏基底膜和色素上皮，有可能引起视盘水肿或局限性浆液性视网膜脱离。如缺损不在黄斑部，视力下降不严重或仅有部分视野缺损，致病因素通常认为可能是由于外胚层或中胚层发育异常，子宫内期的脉络膜炎症可能与本型缺损关系较大。

2. 黄斑部脉络膜缺损（choroid coloboma of macula lutea） 黄斑部脉络膜缺损系指缺损区在眼底的中央部分，大小能有 1~10 个视盘直径。形状多样呈圆形或横椭圆形，边缘规则或不规则，色素分布多少不定，有些病例呈不规则色素块，分布于整个黄斑缺损区内，其上面的视网膜血管走行正常，而其下面脉络膜毛细血管缺如，有的缺损区并无色素，巩膜完全暴露，呈现白色区域，并向眼内膨出。患者常有眼球震颤，且大多数有屈光异常，致视力受影响，出现绝对暗点。若缺损范围小，仍可保持一定的视力。

3. 白化病（albinism） 白化病为一种先天性遗传性色素缺乏症，属于家族遗传性疾病，为常染色体隐性遗传，常发生于近亲结婚的人群中。据武汉市和豫、辽、冀、川等省筛查，总计 985 550 例中，见到白化病例 50 例，占 0.051‰（1：19 711）；广东省清远市人民医院自 2013–2016 年新生儿眼底 9760 例中见到 2 例，占 0.20‰（1：4880）。属较罕见的病例（均为未发表资料）。它是由于体内缺乏酪氨酸酶，或酶的功能减退，引起的一种皮肤及附属器官黑色素缺乏所导致的遗传性白斑病。正常情况下，酪氨酸酶使酪氨酸转变为多巴（dopa，3，4- 二羟苯氨基丙酸）后，进一步转化为黑色素。该酶缺乏导致黑色素细胞制造黑色素的能力丧失，其结果是眼部、皮肤、头发、眉毛、睫毛等部分或全部呈现无色素状态。白化病的遗传图谱为：患者双亲均携带白化病基因，但本身不发病。如果夫妇双方同时将所携带的致病基因传给子女，子女就会患病。

眼白化病为 X 连锁隐性遗传，是由母亲所携带的白化病基因传给儿子时才患病，传给女儿一般不患病。眼白化病的程度以视网膜色素上皮色素缺少为标准。患者仅在黄斑区有少量色素，进入眼内的光线可全部透过球壁反射回来，眼球就像照亮的"灯笼"一样呈现一片红光。故患者高度怕光，有不等程度的近视、斜视和弱视状态。眼底表现为色素高度减少或全部消失，使整个眼底呈现黄白色网（见文末彩图 I -2-26），与正常眼底一般呈深桔红颜色有明显区别，白色巩膜背景可完全暴露无遗。

（曾明辉　冯家骏）

三、眼球内膜 Internal Tunica of Eyeball

（一）视网膜（retina）

视网膜即内膜，为眼球的最内层，是一种高度分化的神经组织，故也称眼神经性膜（ophthalmic nervous membrane）（图 I -2-1、图 I -2-2）。在活体上呈紫红色，因视杆细胞中含有一种色素称视紫红质，此色素遇到光慢褪色。死后由于光的作用，视紫红质消失，视网膜遂迅速变白，色发暗。其范围自视盘起，直至虹膜的瞳孔缘为止。从功能上视网膜可分为两部：一为感光的视部（optic part）；另一为不感光的盲部（blind part）。视部的范围与脉络膜相当，故也称视网膜脉络膜部（choroid part of retina），盲部相当于睫状体和虹膜的后面，故称视网膜的睫状体虹膜部（iridociliary part of retina）。两部的分界线相当于锯齿缘，通常所指的视网膜，系指视网膜视部而言。当用直、间接检眼镜检查时，所能见到的视网膜部分称为眼底。一般指眼球内可见到的内表面，可分为眼底后极部，眼底赤道部和眼底锯齿缘部。眼底后极部，即中央部视网膜，或视网膜中央区，指位于视乳头颞侧大致相当于弧形的颞上、下血管所包围的范围；眼底赤道部，即中间部视网膜，或视网膜赤道部、眼底赤道部。指位于中央区和锯齿缘部之间；锯齿缘部，即周边部视网膜，或视网膜周边；眼底周边部，即由涡状静脉巩膜管进口点后缘的环形连线向前至锯齿缘。当施行视网膜脱离等有关手术时，下述的解剖学数据在计算裂孔位置时有参考意义（图Ⅰ–2–27）。但常以视盘（直径约1.5mm）去推算视网膜裂孔大小和距离位置。由于眼球不是一个正圆的球形，颞侧和鼻侧发育并不对称，故正常人角膜缘至锯齿缘的距离，鼻侧为6.5~7.0mm，颞侧为8.0mm，上为7.4mm，下为6.9mm（远视眼则分别为6.2mm、6.7mm、7.0mm和6.5mm；而近视眼分别为7.0mm、8.4mm、8.1mm和8.0mm）。从锯齿缘至赤道长约6.0~8.0mm，从赤道到黄斑部长约18.0~20.0mm（以上均以弧长计算）。

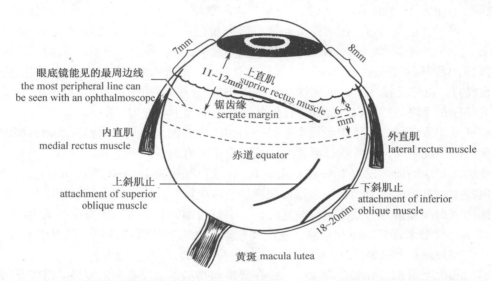

图Ⅰ–2–27　检眼镜所能见到的眼底周边部、锯齿缘、赤道、斜肌止端及黄斑位置示意图
Diagram of the positions of the periocular fundus, serrate margin, equator, insertion of oblique muscle and macula lutea can be seen with an ophthalmoscope

在充分扩瞳下，直接检眼镜能见到的最周边眼底约离角膜缘后11.0mm，要在巩膜外面加压才能看到锯齿缘。

在解剖学实习时，如果自赤道部横断眼球，取出玻璃体，观察视网膜后部，能清楚见到下列结构（见图Ⅰ–2–1、图Ⅰ–2–28）。

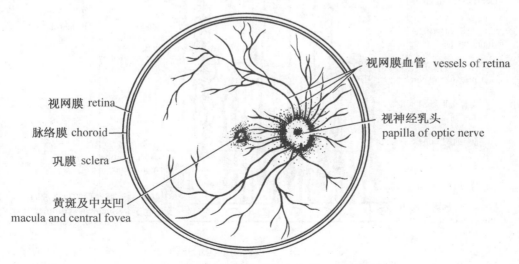

图Ⅰ–2–28　眼球后半（自赤道切开、前面观）
Posterior half of the eyeball（meridianal section viewed in front）

1. 视盘（optic disc）　它位于眼球后极鼻侧（内侧）约 3.0mm 处。Brigg（1688）以视神经乳头（optic papilla）命名，可能由于尸体解剖所得的印象，此乃由于在解剖时所见的乳头一般都呈现水肿的缘故。其实在正常情况下，视盘和视网膜在同一平面并非凸向玻璃体。因此，以"乳头"命名不甚确切。视盘直径约 1.5mm 之圆盘，是视网膜神经纤维穿过筛板与视神经相接之处，也是视网膜中央动、静脉出入的解剖位置。在视盘的中央有一凹陷，称生理凹陷（physiologic excavation）或生理杯（physiological cup）或视杯（optic cup）。生理杯的形状、大小、位置和深度有个体差异。视盘处无感光细胞，故无感光作用，在视野中称生理盲点（physiological blind spot）、阴性暗点（negative scotoma）或 Mariotte 生理盲点；此盲点在正常人的生活中是感觉不到其存在，只有在视野计上方能觉察到。

2. 黄斑区（region of macula lutea）　位于视盘的颞侧（外侧）约 3.0~4.0mm，基本上与眼球后极位置相吻合，直径约 1.0~3.0mm。在活体上此区一般有黄色色素沉着，故名黄斑（macula lutea）。但由于有血管掩盖，一般并不显著。只有在死后 15 分钟内剖开眼球，或在无赤光检眼镜下方可见到。黄斑的中心为一浅凹，名中心凹（central fovea），直径约 0.2mm，是视力最敏锐之处，主管中心视力（central vision）。中心视力，也称直接视力、中央视觉、中央视力，指的是视网膜黄斑中心窝的视敏度，它具有识别两个发光体间最小距离的能力。此处有任何病变均可引起中心视力障碍。

视网膜有两处附着较紧，一为视盘周围，另一为锯齿缘。锯齿缘是视网膜视部和盲部的分界线，但锯齿缘向前伸展的情况不同，通常在鼻侧和上侧较颞侧和下侧为多。

与中心视力相对应的周边视力（peripheral vision），或称间接视力（indirect vision）。它是指视网膜黄斑部以外视网膜辨别形体的能力，它是由视杆细胞功能所决定的。周边视力其敏锐度虽然比中心视力相差很大，但周边视力能觉察方位及辨别行驶速度，否则就很难完善地辨别本身所处的生活环境，给人体的各种活动甚至生存带来许多不便和危险。视网膜色素变性患者的管状视野，虽然中心视力尚未损害，但很难单独行走和处理日常事务。

在视网膜的切片上可见到分层结构，这一点在脊椎动物基本上没有多大差异。组织学习惯地由外向内分为十层（图 I-2-29），即：①色素上皮层（pigment epithelial layer）；②视细胞层（visual cell layer），

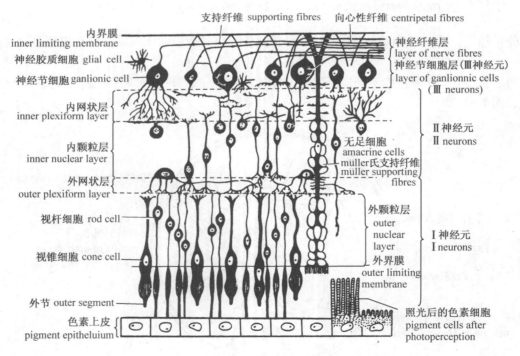

图 I-2-29　人视网膜结构示意图
Diagram of the structures of human retina

即视锥细胞和视杆细胞层；③外界膜（outer limiting membrane）；④外核层（outer nuclear layer）；⑤外网状层（outer plexiform layer）；⑥内核层（inner nuclear layer）；⑦内网状层（inner plexiform layer）；⑧神经节细胞层（ganglion cell layer）；⑨视神经纤维层（optic nerve fibre layer）；⑩内界膜（inner limiting membrane）。

但上述那种依形态上将视网膜结构简单地分为十层，从应用角度言意义不大。可另从神经元的连接和功能分为色素上皮细胞层、视杆细胞层、双极细胞层和节细胞层，故通常把视网膜分为四层（图Ⅰ-2-30）。

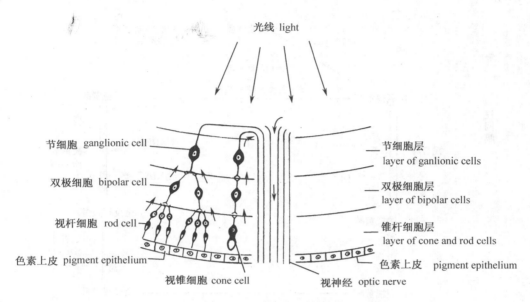

图Ⅰ-2-30　视网膜功能上四层结构示意图
Diagram of the four layer structures of retina function

（1）色素上皮层（pigment epithelial layer）：为单层矮柱状上皮，基部紧贴于玻璃膜，细胞呈矮六角形，长约 12.0~18.0μm，高 6.0μm，其胞质充满着色素颗粒，顶部有许多突起，并伸入视杆细胞与视锥细胞之间，将它们隔离。眼受强光刺激时，上皮细胞的色素颗粒便向细胞突移动，使每个视杆细胞和视锥细胞均被色素包围；若外界光线微弱时，则色素颗粒又从突起缩回到细胞体内，这种所谓视网膜上皮细胞运动现象的意义是：由于色素的笼罩使光线的刺激集中于光感受器上，防止邻近成分也随同兴奋而减弱了视觉的敏锐度。黄昏或弱光时，色素的返回是有利于充分利用在视觉敏锐上所需的光线。因此，色素上皮这种物理作用能起到遮隔光感受层的作用，对维持正常视物清晰是有意义的。白化病人之所以怕见阳光就是因为眼球内层缺乏色素的缘故。

由于色素上皮层与脉络膜紧贴，而与视网膜其内各层并非紧密接触，留有一潜在性腔隙，此腔隙有黏多糖类（mucopolysaccharide）介质所填充。因此，在病理条件下视网膜脱离时，常在视网膜色素层与神经层间劈开，而色素层残存在脉络膜上。

（2）视锥细胞（cone cell）和视杆细胞（rod cell）：属第一级神经元。这些细胞能感受光的刺激，是视觉的感受器。视杆细胞较多，约有12500万个，多位于视网膜周边部；视锥细胞约700万个，多位于黄斑部，视杆、视维细胞的构造与神经细胞相似，即有胞体和突起，所不同的是胞突的外端分化为锥状体或杆状体，它们是感光的特殊结构。通常是视锥较粗短，视杆则细长。每一视杆或视锥都有内、外两节，只有外节是感光部分。视杆的外节含有一种色素称"视紫红质"。视锥的外节则没有这种色素，但含有另外一种物质称"视紫蓝质"。由于所含色素质的差异，故视杆和视锥的功能也不相同；视杆细胞感受微弱的光，如黑夜的星光或月光，在强光下它没有什么作用；视锥细胞的作用则相反，它有感应强光和色光的能力。

视杆细胞中的感光色素为视紫红质（rhodopsin），该物质由顺视黄醛和暗视蛋白组成。在光线作用下，视紫红质分解为反视黄醛和暗视蛋白触发神经冲动。其后，反视黄醛受醇脱氢酶等的催化，还原为反维生素 A。反维生素 A 随血液循环至肝，进一步转变为顺维生素 A，再经醇脱氢酶的催化作用氧化为顺视黄醛，回到眼内，暗处合成视紫红质。但顺维生素 A 不能百分之百恢复，故必须不断地从外部加以补充。因此视杆细胞的功能必须以维生素 A 的贮备不受破坏为先决条件；当维生素 A 缺乏时，视杆细胞即发生变性过程，即所谓夜盲症。

视杆细胞的视紫红质的作用和再生成，综合如图 I-2-31：

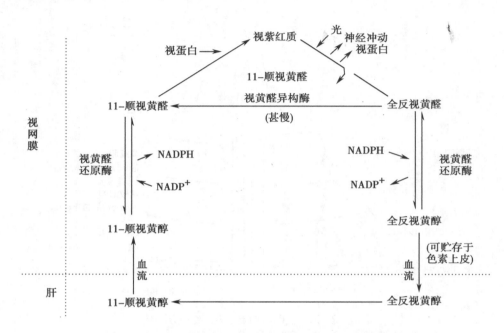

图 I-2-31 视杆细胞的视紫红质的作用和再生成流程图

视锥细胞的感光物质较复杂，目前仅知和视紫红质相似的一种叫视紫蓝质，遇光后也分解为视黄醛和视蛋白，所不同的是视蛋白为明视蛋白，而且反应也较快。当我们由暗处至明处时，会感到有一种耀眼过程，这是由于视紫红质大量分解释放较强的能量，刺激视神经之故。通常经过 3~10 分钟，视紫红质大部分被破坏，只剩下视锥细胞感受强光的物质，故怕光现象消失。此一过程即一般称明适应（light adapation）。反之，当我们由明处走向暗处，开始是一片漆黑，约经 20~30 分钟，视网膜的敏感度迅速增加，刺激阈值显著降低，特别是从开始 7 分钟最显著，通常认为是视锥细胞的暗适应阶段。此一过程通常称暗适应（dark adapation），暗适应是视紫红质逐渐合成的过程。

眼能辨别颜色的能力，即一般指的色觉，关于色觉形成的理论，一般以 Young-Helmholtz 三色学说较为人们所公认。他们的理论基础是色混合，即任何一种颜色都可以用三种基色（红、绿、蓝）混合而成。在视锥细胞内存在与有三种基色相对应的感色物质，每一种感色物质都可吸收一定波长的光线，而产生光化学变化，经视神经纤维传导至枕叶视中枢，而形成色觉。当视网膜中缺少某种感色物质，甚至完全缺如时则称为色盲。

（3）双极细胞（bipolar cell）：属第二级神经元。它们是中间神经元，连接视锥、视杆细胞和神经节细胞。细胞核大而胞浆少，其含核的胞体部分构成内核层的最大部分。据知在黄斑区，一个双极细胞只与一个视锥细胞联系，但其他部分可与几个视锥视杆细胞联系。双极细胞的树突分支与视锥、视杆细胞的轴突互相联系，组成外网状层。此外尚有水平细胞及无长突细胞和网间细胞（interplexiform cell），它们是横向联系的中间神经元，胞体与双极细胞同居一层，水平细胞和无长突细胞是视网膜内局部环路神经元。它们在内、外网状层中和其他细胞形成复杂的局部环路，视觉信息在此整合后传给节细胞。

（4）节细胞（ganglion cell）或视束神经节（ganglion of optic tract）：属第三级神经元。为视网膜最内

面的一层细胞，它的特点是神经节细胞比上述两种细胞大。在视网膜周围多为大型的节细胞，在黄斑和中心凹内则小型的节细胞较多。节细胞的树突短，上升入内网状层，其轴突离开视网膜，进入视神经纤维层内，并排列成束，呈波浪状趋向视盘。它们经视神经终止于间脑的外侧膝状体。小的节细胞只联系一个双极细胞，而这一个双极细胞也只与一个视锥细胞联系，大的节细胞则通过多个双极细胞（bipolar cell）与好几个视锥或视杆细胞相联系。

视网膜的神经细胞之间有神经胶质细胞，其中一种称为放射状胶质细胞（Müller 细胞）。胞体呈长柱状，细胞的外侧端伸到视细胞之间与视杆和视锥以连接复合体形成外界膜。细胞对其周围的神经细胞起支持营养和绝缘作用。此外还有星形胶质细胞、小胶质细胞。

视觉在眼内的传导主要就是通过视网膜的三层神经细胞来完成。关于第一级神经元（视杆或视锥细胞）的轴突与双极神经细胞树突末端构成一个特殊的突触连接。以视锥细胞为例，视锥细胞（cone cell）的向内突起伸向内网层（inner plexiform layer），其末端膨大成足状，称为锥小足（cone pedicle）。电镜下可见锥小足表面胞膜内陷，胞质内有一条与表面膜相垂直的致密板，称为突触带（synaptic ribbon）或突触板（synaptic lamella），周围有突触小泡聚集。此外，锥小足的胞质还有糖原颗粒（图 I -2-32），水平细胞的突起和双极细胞的树突伸入锥小足的凹陷，水平细胞突起在两侧，双极细胞的轴突在中央。锥小足、水平细胞和双极细胞互相接触的胞膜比较致密，锥小足凹陷的胞膜亦有一弧形的电子密度高的增厚区，称弧形致密区（arciform dense area），水平细胞的两个突起和双极细胞的树突，三个突起称为三联体（triplet），锥小足和三联体之间的陷入性突触组成三联体突触复合体。从灵长类动物的视网膜至少已检出 15 种不同类型的神经元，这些神经元互相形成至少有 38 种不同的突触。

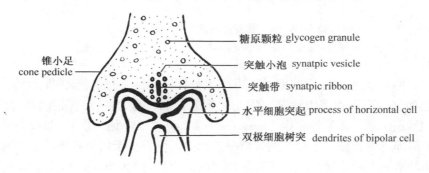

糖原颗粒 glycogen granule

锥小足
cone pedicle

突触小泡 synatpic vesicle

突触带 synatpic ribbon

水平细胞突起 process of horizontal cell

双极细胞树突 dendrites of bipolar cell

图 I -2-32 三联体突触复合体示意图
Diagram of the Triad Synaptic Complex

视网膜虽然约有 12 600 万个视细胞（其中视杆细胞 12 000 万个，视锥细胞 600 万个），但这些视细胞所收集到的信息并非全部传到中枢神经系统，因为视神经只有不到 100 万根轴突，所以必然有许多视细胞收集到的信息在通过双极细胞和节细胞时受到筛选和处理，这两种细胞可能把所得到的信息进行整编，只把信息资料的摘要送给中枢。

起源于视网膜核层（核层）原始细胞的恶性肿瘤——视网膜母细胞瘤（retinoblastoma），是眼球较常见的恶性肿瘤之一，患者以婴幼儿占绝大多数，尤以 3 岁以下儿童多见（图 I -2-33）。病变多从视网膜后极下方开始，起源于内核层者（内生型）易向玻璃体内生长占

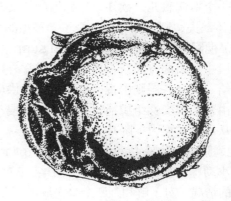

图 I -2-33 视网膜母细胞瘤示意图
Diagram of Retinoblastoma
肿瘤向内外两方面发展，形成巨大肿块，几乎占据整个玻璃体腔
the tumor develops towards the two sides of inner and outer, and formed a gaint mass to occupy nearly the whole cavity of vitreous body

多数；起源于外核层者（外生型）易向视网膜下间隙发展，早期引起视网膜脱离，故对儿童之原发性视网膜脱离应提高警惕。有的肿瘤不形成肿块（扁平型），而沿视网膜蔓延致视网膜弥漫性增厚，易被误诊为脉络膜炎或视网膜血管瘤病。

　　肿瘤主要由未分化视网膜母细胞构成。分化较好的瘤细胞成菊花形或作菊花形排列；前者为瘤细胞围绕圆形空腔（图Ⅰ-2-34），后者为瘤细胞围绕血管排列，由于肿瘤生长迅速故常呈广泛坏死，坏死灶内有钙盐沉积，X线检查显示钙化阴影而有助于本病的诊断（儿童其他疾病中很少出现钙化灶）。

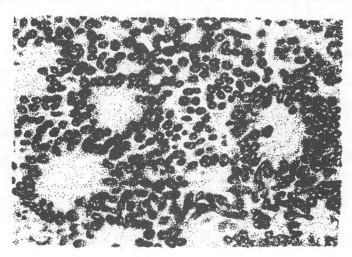

图Ⅰ-2-34　视网膜母细胞瘤（菊形图型）
Retinoblastoma（Crysanthemun-Shaped Type）

　　按其发展过程，临床上通常分为四期：①内眼生长期；②继发性青光眼期；③眼外蔓延期及4转移期。由于患儿年幼，不会诉说视力情况，故在就诊患者中，绝大多数是因肿瘤已侵入玻璃体，瞳孔呈现黄光反射，即所谓出现"黑矇性猫眼（amaurosis cat's eye）"时才被注意。其视力障碍程度与发生的部位有关，发生于前部，生长慢，可较长期保留一点视力，而发生于后极者则较早引起视力减退。随着肿瘤的增长，影响脉络膜及前房角时，常伴有眼压增高而出现青光眼的症状。肿瘤尚可穿破角膜、巩膜进入眶内，沿视神经蔓延到颅内或经淋巴、血行转移到骨、肝、肺等器官。

　　视网膜母细胞瘤因具高度恶性，故争取早期明确诊断，及时摘除眼球是最有效的治疗措施。此外由于本病有家族遗传倾向，故如何预测患者后代或双亲再育子女罹患本病的危险是值得重视的问题，如当双亲有一个本病患儿，欲知以后妊娠的子女有否罹患此病，则应对患儿作染色体分析，如发现患儿有13号染色体缺失，则意味着下一个子女罹患的危险性大，同时还应检查双亲的染色体。

　　（二）视网膜的血液供应（blood supply of retina）

　　视网膜主要由两方面获得血液供应，靠外层的视杆细胞和视锥细胞以及外核层等则主要由脉络膜毛细血管供给，其余各层则由视网膜中央动脉供应。对维持视网膜正常视功能，两者缺一不可。例如葡萄膜炎，是由葡萄膜炎性组织播散的毒素首先侵犯脆弱的视网膜，使视网膜的视神经感觉层和神经组织遭受破坏，从而导致视力下降甚至失明。

　　1. 视网膜中央动脉（central artery of retina）　视网膜中央动脉是在视神经孔的前方附近由来自眼动脉的一条小动脉，直径约0.28mm（图Ⅰ-2-35）。它是体内唯一能被直接观察到的动脉，因此检查眼底视网膜血管的情况，对了解和判断全身血液循环系统的状态具有很重要的意义。所以，动脉硬化症患者检查眼底很有必要。此动脉蜿蜒向前，在视神经下面前行，达到眼球后10.0~15.0mm处，于视神经下方或稍偏鼻侧，几乎垂直（70°~80°角）地突然弯向上穿过包被视神经的硬脑膜和蛛网膜，再转向前行，经一短距离后即穿过软脑膜，到达视神经中央。所以这条血管初被蛛网膜下腔的小梁所包被，后又为软脑膜所包裹。视网膜中央动脉后部被Tiedemann神经丛所围绕。视网膜中央动脉在视神经内初向前弯，并伴同在其颞侧

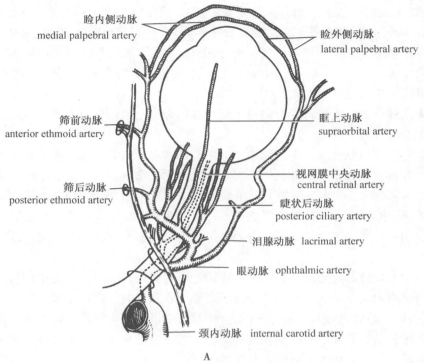

睑内侧动脉
medial palpebral artery

睑外侧动脉
lateral palpebral artery

筛前动脉
anterior ethmoid artery

眶上动脉
supraorbital artery

筛后动脉
posterior ethmoid artery

视网膜中央动脉
central retinal artery

睫状后动脉
posterior ciliary artery

泪腺动脉 lacrimal artery

眼动脉 ophthalmic artery

颈内动脉 internal carotid artery

A

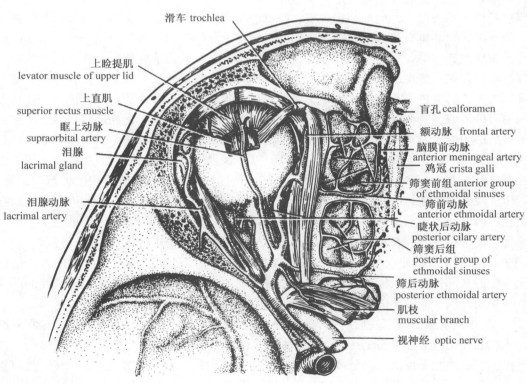

滑车 trochlea

上睑提肌
levator muscle of upper lid

上直肌
superior rectus muscle

眶上动脉
supraorbital artery

泪腺
lacrimal gland

泪腺动脉
lacrimal artery

盲孔 cealforamen

额动脉 frontal artery

脑膜前动脉
anterior meningeal artery

鸡冠 crista galli

筛窦前组 anterior group
of ethmoidal sinuses

筛前动脉
anterior ethmoidal artery

睫状后动脉
posterior cilary artery

筛窦后组
posterior group of
ethmoidal sinuses

筛后动脉
posterior ethmoidal artery

肌枝
muscular branch

视神经 optic nerve

B

图 Ⅰ-2-35 眼动脉及其分支
ophthalmic artery and its branches

的静脉向前行，穿过巩膜筛板而入眼球内，居于视盘的浅面。开始分为上、下两支，成直角或近于直角折入视网膜内。在视盘边缘（也可能在视盘内），每支又分为上、下鼻侧动脉与上、下颞侧动脉，鼻侧支通常比颞侧支为小。如此，在视盘平面上，即有 4 支血管出现。这些动脉反复分支，走向锯齿缘，最后形成不和其他血管系统吻合的毛细血管。据检眼镜下所测动、静脉管径比例，颞侧支为 2：3，鼻侧支为 3：4。并认为凡动、静脉管径之比达 1：2 以上者，均可认为血管具有器质性病变，值得注意。

视网膜中央动脉（central artery of retina）主要居于神经纤维层内，并分支到神经节细胞内，后又形成毛细血管，直到内核层的外面。

视网膜中央动脉较大分支的行走方向与神经纤维的方向一致，鼻侧支由视盘放射而出，颞侧支向中心区的上下方作弧状行走。

黄斑区的血管供应由颞侧上、下支而来，但中心凹本身无血管存在。由黄斑上、下血管分出的小支呈辐射状形成血管襻，致使中心凹 0.4~0.5mm 处，成为无血管区。黄斑上、下的血管支，其供给中心凹周围的范围，恰与通过中心凹水平线的上下两半几乎相等，但因小动脉支的分布不仅限于水平线，其上、下各支也互相重叠，所以血管分布的水平线并不一直沿着神经纤维水平线，而是呈不规则的波纹状。

视网膜中央动脉，属终末血管，故一旦闭塞可致失明。若有前已述及的视网膜睫状动脉存在，尚可保存若干视力。

正常视网膜中央动脉的压力高于眼压，所以用一般检眼镜检查时看不见眼内动脉搏动。当血压低于眼压时，如主动脉瓣闭锁不全或眼压高于舒张压而低于收缩压时，则可见视网膜动脉搏动。测定视网膜动脉血压对诊断颈内动脉血栓形成、主动脉综合征等疾患以及观察疗效、估计预后都有相当意义。对诊断颈动脉、椎动脉和基底动脉阻塞、动脉性高血压、眼血管硬化、颈内动脉瘤、初期颅内压升高、动脉硬化性视神经萎缩以及无脉症等也同样是有参考价值。

视网膜血液供应虽有分工，但据临床观察，脱离的视网膜复位后，一般仍可恢复相当的视力，或许外侧视锥、视杆细胞营养也有来自视网膜中央动脉血管系统。视网膜的血管可因一些疾病如高血压而出现改变，开始表现血管收缩，视网膜动脉局部性狭窄，病程较久呈普遍性狭窄；高血压持续一段时间则发生硬化性改变，此时可表现动脉普遍狭窄、动静脉压陷，血管壁光反射改变，血管纡曲及动脉和小动脉分支角度增大等；病变进一步发展，破坏了血 – 视网膜屏障。血 – 视网膜屏障（blood-retina barrier），也称血液视网膜屏障或血管视网膜屏障，它是指视网膜毛细血管由互相紧密相连接的内皮细胞，基膜和壁间外膜所构成的毛细血管和视网膜之间的天然屏障。在正常生理情况下，荧光素分子不能经过毛细血管内皮进入视网膜组织内，仅在视网膜血管内循环，从而保证可以得到清晰的眼底荧光图像。但在血管阻塞，炎症或某些药物影响下，使这一屏障遭受破坏。从循环系统中漏出液体和血细胞，血管壁破损，视网膜出现出血及渗出现象，为小线状或焰状出血，多数在视盘周围的神经纤维层内；硬性蜡样渗出呈有光泽的黄色，最常分布于后极、可在黄斑中心区呈星芒状，从黄斑区沿 Henle 纤维层放射；以及灰白或黄色的棉絮状斑，在视网膜神经纤维层内，大多位于后极，尤其是围绕视盘周围。经过一段时间，棉絮状斑可消失，此时视网膜外观变薄，内界膜出现反光的不规则外观，这些部位被称为"斑状凹陷"，表明有梗死导致的局部性内层视网膜结构的损失。视网膜的血管改变可重新恢复，无灌注的动脉再管道化，毛细血管重新开放，但常不能恢复梗死视网膜前的视觉功能。

"眼中风"是指视网膜血管阻塞后所致的眼科急症之一。由于起病急，故 90 分钟是抢救视网膜中央动脉阻塞病人的黄金时间。如果超过 90 分钟，视网膜神经组织常常会发生不可逆转的损伤。对一些有糖尿病、高血压、血液黏滞度高、动脉硬化等病人，特别是在冬季由于突然受寒血管痉挛最容易得眼中风。血糖高、血脂高、血液粘滞度高等一些血液流变学指标异常也是眼中风发生的危险因素。因此，中老年人尤其是有心血管病史者，如果出现眼突然出现视力下降甚至无光感，特别是曾有一过性黑矇者需迅速至医院眼科就诊，对于眼底血管阻塞性疾病，及早治疗至关重要。

2. 视网膜静脉（retinal vein） 视网膜静脉行程大致与动脉相同，有时在短距离内与相应的动脉伴行，在某些地方一个静脉可能横过动脉的前面或后面，或者和动脉有些距离，静脉比伴行的动脉直径粗 1/3~1/4。视网膜中央动脉直径约 200μm，静脉直径约 250μm。视网膜静脉不相吻合，但在近锯齿缘处，它的终支转而和视网膜周围缘平行，作环行形成一个不完整的环。在视网膜周边处有毛细血管弓，但此弓也达不到锯齿缘，所以在此处存在一个无血管地带。动脉终止的地方比静脉远。视网膜中央静脉是由视网膜上、下静脉在巩膜筛板平面处汇合而成。

视网膜中央静脉（central vein of retina）在视神经内居于同名动脉颞侧，在动脉的近端离开视神经，动、静脉可能一起通过蛛网膜下腔。但多半是在视神经内或到达神经边缘的不同处，两者成直角彼此分开，静脉在蛛网膜下腔内有较长的行程，所以在动脉的近端才穿出并离开硬脑膜。

（三）正常眼底所见

眼底通常系指全部可见到的眼球内表面而言。在多数情况下，眼球扩瞳后可清楚见到前达眼球赤道部的组织（图Ⅰ-2-36、见文末彩图Ⅰ-2-37）。由于不少全身性的疾病如高血压（hypertension）（高血压异常眼底，彩图Ⅰ-2-38），肾炎、动脉硬化、糖尿病（其相应异常眼底，见彩图Ⅰ-0-2~彩图Ⅰ-0-4），妊娠毒血症（toxemia of pregnancy）等在眼底部都常会有所改变，故此眼有"脑之门，肾之窗"之称。所以，了解正常眼底结构，是做出一切眼底疾病正确诊断的基础，因此熟悉正常眼底的结构在应用上颇为重要。就眼底所见的内容主要有：视盘（optic disc）、视杯（optic cup）、盘沿（neuroretina rim）、乳头旁区（parapapillary region）和有关血管、黄斑等结构，描述如下。

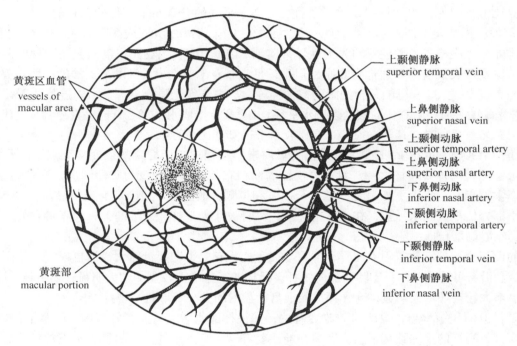

图Ⅰ-2-36　视网膜的血管（正常眼底所见）
Blood vessels of retina（seen in normal ocular fundus）

1. 视盘（optic disc）　视盘是眼底最明显的结构。用检眼镜检查时，一般总是先观察其内容。它的形态呈竖卵圆形，其垂直径大于水平径约9%。临床上习惯应用其直径1.5mm这个指标作为眼底检查记录，表示病变部位距离及比较眼内损害大小的单位，即视盘直径PD=1.5mm计算。但据Jonas和Naumann等观察认为视盘的直径不是一个常量，其均值为1.76mm（0.91~2.61mm），其变异比为1:2.9。视盘的面积如视盘直径一样，也不是一个常数，其面积均值为（2.69±0.70）mm²（0.86~5.86mm²），变异比为1:7，视神经异常及疾病的发生频率与视盘的面积有关。例如视盘疣、假性视盘水肿和非动脉性前节缺血性视神经病变，此三种情况的视盘面积明显的小于正常的面积。依据视盘面积大小的正态分布曲线，大视盘为：均值为（2.69mm²）+2SD（2mm×0.70mm），即4.09mm²，小视盘为：均值减2SD即1.29mm²。其中大视盘可进一步划分为：①原发性大视盘（primary macrodisc），若无其他形态结构上的异常，是无症状的；如有视盘小凹，将出现牵牛花综合征（morning glory syndrome）的症状。牵牛花样综合征是一种病因不明的先天性疾病，多单侧受累，特征是视盘扩大，生理凹陷深，覆有白色纤维，很像牵牛花（morning glory），因而得名。眼部其他的表现为视力减退，视网膜渗出、出血、脱离，视盘周围出现新血管，斜视、白内障、前房发育异常，玻璃体动脉残留等；②继发性大视盘（secondary macrodisc），如高度近视和先天性青光眼。

正常的视盘呈淡红色，边界清楚，这一点在诊断上有重要意义。但是即使境界最清楚的视盘，其各部分也不是同样清楚的；一般是内侧（鼻侧）像不如外侧像（颞侧）清楚，此乃由于颞侧黄斑乳头纤维横越乳头边缘处为一薄层，故其边缘是一清楚的分界线。在鼻侧由于大小纤维较厚，在其上、下边缘有血管经过，故视盘边界较模糊，颞侧边缘有时可见白色或棕黑色晕轮，分别称之为巩膜轮或色素膜轮。

从视盘的解剖学、眼底观察要特别注意视盘的色泽、大小、边界是否清楚。视杯有无扩大加深；有无出血、渗血、充血及水肿；视盘上的动、静脉有无搏动及血管行径异常等。

2. 视杯（optic cup）与视杯/视盘比值（optic cup/optic disc，C/D）　视杯即视盘中央，呈漏斗形凹陷，又称视盘陷凹。为横卵圆形，水平径大于垂直径约8%。色泽稍淡，凹陷部隐约可见有暗灰色小点，称之为巩膜筛孔（scleral cribriform foramen）。视杯呈圆而陡峭形，或颞侧缓坡形。正常眼视杯的大小与视盘面积有关，即视盘越大视杯也越大。由于视盘是竖卵圆形，视杯为横卵圆形，在正常眼的视杯和视盘比值（C/D），水平径明显大于垂直径，即水平径的C/D与垂直径的C/D的比大于1.0，只有6.8%属于例外。正常人视杯/视盘（C/D），经常在0.3以下，若超过0.6或两眼C/D比之差超过0.2都应进一步行排除青光眼检查，并注意与先天性异常鉴别。C/D比值与视盘大小也相关，视盘越大C/D也越大，这提示原发性大视盘合并假性青光眼，但生理性大视盘C/D为0.8可以是正常的。而小视盘（视盘面积<1.8mm^2）C/D为0.2，可能是青光眼的视神经萎缩。由于青光眼会出现盘沿切迹且位于颞下和颞上方，所以青光眼的垂直径C/D比的改变多于水平径C/D。这就造成水平径C/D与垂直径C/D之比小于1.0，所以在描记青光眼视盘时，其垂直径C/D之比较水平径C/D比更有意义。

3. 盘沿（neuroretinal rim）　盘沿是指视盘内视网膜和视神经纤维的彼此交合点，因此它也是视盘的生物形态测定的重要指标之一。盘沿与视盘的面积有关，根据视盘为竖卵圆形，视杯为横卵圆形，盘沿的形态学特点是：盘沿下方最宽，其次是上方和鼻侧，颞侧水平最窄。有资料显示，99.2%的正常眼盘沿最小部分位于颞侧水平位，在正常情况下，尽管被认为视神经纤维的丢失与年龄有关，但盘沿的面积并未随年龄的增长而缩小。

盘沿的面积也不是常数，因人而异，但它与视盘面积有关，即视盘越大盘沿也越大。然而，在此相关趋势中，盘沿又可分为三组：①圆而陡的视杯，视杯随视盘增大较盘沿增大明显；②颞侧缓坡形视杯，盘沿随视盘增大较视杯增大明显；③无杯形的视盘，盘沿的大小和形状与视盘相同。

通常是盘沿面积缩小与视盘的参数改变有关，如视杯面积增大，血管暴露增加，盘沿位置的改变，小的盘沿与大的视杯的不一致和视盘旁区参数的改变等等。青光眼的盘沿明显小于正常眼的盘沿，且由于盘沿缺损、盘沿的形态也随之改变。若盘沿缺损明显的则称之为"盘沿切迹（rim notch）"，这现象多见于下方；较明显的青光眼视神经萎缩的例子，视野缺损上方多于下方，相应的盘沿切迹则下方较上方多见。

4. 视盘旁区（collateral region of disc）　视盘旁区包括视盘旁的Elschnig巩膜环及 α 和 β 区，Elschnig巩膜环为白色环环绕视盘，它的内缘为视盘的外界，它的外缘与视盘旁的脉络膜视网膜萎缩或视网膜相连。在颞侧水平较易见到。鼻侧最不清楚。在青光眼时更易查见，仅比正常眼稍增大。因而，它的定量测量对青光眼的诊断意义不大；但明显所见的Elschnig巩膜环可能是视神经损害的非定量性体征。

视盘旁的脉络膜视网膜萎缩，它可分为两个区：α 区其外缘与视网膜相连，其内缘为 β 区或Elschnig巩膜环。α 区特征是不规则的色素增生和减少，脉络膜层变薄。而 β 区则为明显的视网膜色素上皮萎缩，在白色背景上有小灰色区，可见到脉络膜大血管和巩膜，变薄的脉络膜视网膜，其外侧被 α 区包绕，内侧为Elschnig巩膜环，如果在同一部位两个区均存在，β 区总比 α 区靠近视盘。正常眼

的 α 区和 β 区在颞侧水平处较大且常见；其次是颞下，颞上，最后为鼻侧。α 区出现率常为 83.9%，多于 β 区（16.3%）。在青光眼这两个区明显增大，且 β 区出现常明显增多，β 区与盘沿面积、视杯面积水平径 C/D、垂直径 C/D、视网膜颞下和颞上动脉、视网膜神经纤维层及视野指标有相关性，β 区的相关系数高于 α 区。

5. **血管（blood vessel）** 视网膜中央动、静脉（central artery and vein of retina）进入眼球后一般分支情况已如前述。这些血管穿入视神经内，且于视盘附近开始分支，但由于分支迟早不尽相同，故每个人眼底视网膜血管分布情况也稍有差异。一般是动脉鲜红，血管细而较直，其中央部有鲜红的反光带。静脉色紫红，血管粗而较弯曲，反光带也较暗；在青年人的视网膜上可见不规则之反光，尤以血管两旁较为显著，并随检眼镜的移动而有所变化，此种反光随年龄的增长可逐渐消失。动静脉粗细的比例为 2:3 或 3:4。视网膜血管呈分支状而不互相吻合。动脉或静脉本身相互间从不交叉，但动静脉彼此则可以交叉；当视网膜血管出现走行弯曲，尤以静脉较为显著时，则多见于视盘水肿、视神经炎、视网膜中央静脉阻塞、海绵窦血栓形成或眶内肿物等情况。如视网膜血管变直，则可见于高度近视眼及视网膜中央动脉粥样硬化等情况。视网膜动脉变细，见诸肾炎引起高血压、中心性视网膜动脉阻塞、急性失血后眼底改变、奎宁中毒等。如果视网膜颜色加深则见于各种原因所致的视网膜紫绀症；颜色变浅则见于贫血及白血病。当动脉反光加强或增宽，甚至呈铜丝样，则为视网膜动脉硬化之表现；当血管附近有水肿或渗出时，则血管反光可消失。因此，当检眼镜检查时，从解剖角度来看，值得注意的是血管径路、口径、颜色及反光等方面的变化。

6. **黄斑（macula lutea）** 检眼镜检时首先看见黄斑位于视盘颞侧，相当于 2~2.5PD，并略在水平线的稍下方。从形态上来看，以下特征值得注意：黄斑大小与乳头相仿，呈椭圆形，横径较大。此处视网膜最薄、脉络膜较厚、脉络膜颜色容易透露，故色深，呈暗红色，无血管。黄斑中心，由于光线反射可见有一针尖大小的反光点，称中心凹光反射（foveolar reflex），也称黄斑中心窝反光点或黄斑中心凹反射或黄斑正中凹反射。黄斑周围有一圆形或椭圆形的光晕，称黄斑反射轮，在青少年时期较为明显。检查时应注意中心凹反射是否存在有无水肿出血、渗出、色素紊乱及黄斑裂孔等形态结构的改变。中心性浆液性脉络膜视网膜病变（central serous chorioretinopathy）及黄斑盘状变性（disciformis degeneration of macula lutea）都会出现中心凹光反射消失。

视网膜颜色的明与暗，主要取决于视网膜和脉络膜色素细胞的多少，如黑种人含色素最多，眼底差不多成暗灰色，中国人的眼底则呈均匀的橘红色。如视网膜色素少，脉络膜色素多时，则将下面呈带状交叉的脉络膜血管透出，形成所谓豹纹状眼底（leopard fundus）（见文末彩图 I-2-39）。

肤色较白的人，特别是先天性色素缺乏症，如白化病者，视网膜和脉络膜色素均少，可透过视网膜见到带状交叉的鲜红色脉络膜血管，形成所谓"白公"眼底（albinotic fundus）。视网膜血管与脉络膜的血管区别见表 I-2-1。

表 I-2-1 视网膜与脉络膜血管区别
Table I-2-1 The Differences between Retinal Blood Vessels and Choroid Blood Vessel

	视网膜血管	脉络膜血管
管径	较细	较粗
形态	分支不互相交叉、无交通支持	呈带状互相交叉
光反射所见	血管中央部有反射光带	无
位置	居前	居后

（四）与视网膜有关的先天异常（congenital anomaly relating to retina）

1. **视网膜色素变性（pigmentary degeneration of retina）** 视网膜色素变性也称为毯层视网膜变性，是一种较常见的进行性、遗传性、营养不良性退行性病变，以男性多见，主要表现为慢性进行性视野缺失、夜盲、色素性视网膜病变和视网膜电图异常，最终可导致视力下降。其遗传方式有常染色体隐性、显性与 X 性连锁隐性三种，以常染色体隐性遗传最多，显性次之，性连锁隐性遗传最少。双基因和线粒体遗传也有报道。该病属原发性视网膜神经上皮变性，呈进行性视网膜色素增殖，并将引起视网膜与视神经萎缩。在幼年期即可出现有夜盲的特征，早期眼底可完全正常，随病程进展而渐次出现眼底改变。检眼镜检查时，病变最显著的是视网膜色素增生沉着，多位于眼球赤道视盘鼻侧，在病程早期即可出现。色素呈群集或彼此相连，疏密不等的蜘蛛样或骨细胞样形态，集合的色素可以遮盖部分血管或包绕血管周围，在眼底呈网状分布，色素数量可以逐渐增加，最后可达视盘边缘附近。以后视网膜萎缩，脉络膜暴露，视网膜血管显著变细，最后呈线状。典型的眼底改变主要有视乳头颜色蜡黄、视网膜血管狭窄和骨细胞样色素散布三联征（见文末彩图 I-2-40）。

视网膜色素变性，在幼年期即可出现有夜盲的特征，有时可合并黄斑色素变性和白点状视网膜炎，全过程中眼底无炎症现象，最后患者往往完全失明。视网膜色素变性被业界称为"不是癌症的癌症"，作为一种遗传性眼病，目前在国内外尚无根除该病的治疗方法，为世界眼科重点研究的难题之一。《中国科学报》2014 年 9 月 15 日报道，日本理化学研究所多细胞系统形成中心的研究团队年世界首例 iPS 细胞（Induced pluripotent stem cells，诱导性多能干细胞）手术，用患者自身皮肤诱导的 iPS 细胞再转化为视网膜色素上皮。移植给一位 70 岁女性，因"渗出型老年黄斑变性"而视力减弱的患者。该手术虽然具有维持视力的效果，但从检查上未能确认是否恢复了感光功能。到 2017 年 1 月 10 日，该理化研究所又发表一项研究成果，确认 iPS 视细胞能让眼睛恢复感光。据报道结果显示，研究者让诱导多能干细胞（iPS 细胞）变为视网膜的视细胞，并移植到因晚期"视网膜色素变性症"失明的老鼠眼中，结果老鼠变得眼睛能够感光了。这是首次确认使用 iPS 细胞能够恢复感光功能。日本理化学研究所等团队 2017 年 3 月 28 日宣布，将异体的 iPS 细胞（人工多功能性干细胞）转换为视网膜细胞后，移植入可能面临失明的视网膜病变患者体内，手术很顺利，此次是世界首例在临床手术中利用他人 iPS 细胞。这些研究成果将进一步拓展临床治疗的可能性。

2. 先天性视网膜皱襞（congenital retinal fold） 先天性视网膜皱襞也称视网膜隔或先天性镰状视网膜剥离。其特点是：在眼底的水平线由视盘向外至晶状体边缘部有隆起的皱襞。视网膜皱襞虽较多发生于颞侧（外侧）水平线，但也可发生在视网膜任何部位。有时常常合并有双眼对称性永存透明样动脉。在视网膜皱襞的部位常合并有幕状视网膜剥离，其范围有时可以较广泛。对于发病原因目前尚未有满意的解释。有人认为在胚胎早期玻璃体与眼杯内层的一部分发生粘连，因此阻止了继发玻璃体长入所致；但也有人认为是 Bergmeister 视盘胶状质组织增生、晶状体血管膜与睫状体之间结缔组织粘连，收缩时造成视网膜幕状剥离。

3. 遗传性黄斑变性（hereditary macular digeneration）或黄斑营养不良（macular malnutrition） 它们均被认为黄斑变性、视力不良，并伴有精神或智力发育不全等特点，有如下三种类型。

（1）家族性黑矇性痴呆（amaurotic familial idiocy）或黑矇性先天白痴：又称 Tay-Sachs 综合征（Tay-Sachs syndrome）。Tay（1881）首先报道了患者眼底黄斑部可见对称性改变。继之 Sachs（1887）以中枢系统的病理变化去解释眼底现象，故称 Tay-Sachs 综合征。本病患儿出生时正常，生后 3~6 个月发病，眼底改变十分典型，黄斑部反光强烈，约有 90% 以上的患儿黄斑部可见暗红色樱桃小点。组织学证明黄斑附近的视网膜外层肥厚，神经节细胞层肿胀，变性，最后有类脂质沉积，中心窝处变薄，有时形成小洞，是为樱桃红点之解剖学基础。视网膜血管狭窄，视盘可有继发性萎缩，但脉络膜不受累。在此同时患儿早期表现为迟钝不活泼、神态淡漠，对外界环境不感兴趣，运动减少，肌张力减低，患儿抬头、起坐困难，呈进行性肌无力表现；随着病情的进展，发育停滞、喂养困难，逐渐出现视网膜视神经萎缩和失明。最后患儿完全进入痴呆，一般在短期内死亡。

本病为常染色体隐性遗传，一家中有一个或几个孩子都患此病。目前认为本病是由于特异的氨基己糖苷酶 A 缺乏，使 GM2 神经苷脂分解受到阻滞而发生沉积于大脑和视网膜节细胞而引起组织变性。病理解剖学显示中枢神经系统神经细胞胞浆内有大量脂质沉积，神经元也发生变性和消失；电镜下可见沉积物为"膜状包浆小体"，内含胆固醇、蛋白、磷脂和 GM2。故也称婴儿型 GM2 神经节苷脂沉积瘤。

（2）家族性大脑黄斑变性（familial cerebromacular degeneration）或少年型家族黑矇性痴呆（juvenile amaurotic familial idiocy）或 Batten-Mayow 综合征（Vogt-Spielmeyer 综合征）：Sjögren（1931）报道本病 120 例，并对该病 56 个家族中的 4500 人进行了调查及家谱分析，认为本病是常染色体隐性遗传，可在一家中有一个或几个孩子同患此病，患儿主要特征为视力丧失和智力障碍及进行性痴呆，本病多见于 5~15 岁儿童间，开始发育正常，一般 5~6 岁开始发病。眼底改变为黄斑部樱桃小点，中白外红，以后改变为视网膜动脉狭窄，在黄斑部外围有波浪形条纹反光出现，最后黄斑部萎缩、变性，伴以细碎色素沉着、视力障碍，由夜盲或中心视野缺损开始，数年后发展为全盲。除眼底症状外，患儿另一特点是进行性智力衰退，表现精神淡漠、谈话低慢、吐词不清、动作笨拙，多数在 4 岁以后出现痴呆，而在青春期死亡。

由于本病的解剖位置与临床症状与 Tay-Sachs 综合征相类似，以往总是把它共属于黑矇性痴呆这一组疾患。但现已证实 Batten-Mayow 综合征病理改变除上述的眼底改变外，尚显示大脑、小脑、基底节和丘脑的神经细胞产生肿胀、胞浆有脂色素沉积，大胶质细胞肥大。可能与脂肪酸过氧化酶缺乏有关，但确切原因还不清楚。故又称为少年型神经性蜡样质脂褐质沉积病。

（3）蜂窝状脉络膜炎（honeycomb choroiditis）或青年性黄斑变性（juvenile macular degeneration）或 Doyne 征或视网膜后极胶质退行性变（posterior retinal polar colloid degeneration）：此病以眼后极部萎缩变性而不伴有神经症状和精神异常为其特点。发病年龄多在 20~30 岁之间。眼底有黄斑萎缩变性，在黄斑区内常有等大的黄白色小点，周围有环形暗影，状似蜂窝而得名。30~50 岁间病变可进一步恶化，逐渐使这种白色小点相互融合成片状，形成白色融合性萎缩区。这白色小体的解剖特点恒定地发生在视盘的鼻侧。

Doyne 病亦与常染色体显性遗传有关，病因尚未十分清楚。多在青年期发病，到壮年期进一步恶化，甚至导致失明。如果不累及黄斑部则预后较好，通常在 35 岁前后黄斑仍未受累将可能是终身保持一定视力的征兆。

由于进行性视力减退是本病特征之一。因此对 20 岁以上的青年人，临床出现进行性视力减退而又未见有任何屈光不正或晶状体、玻璃体及角膜等组织混浊的病者，从解剖学角度去考虑，做检眼镜检查实属必要。当发现上述恒定的位于视盘鼻侧的小白点或小白点互相融合成片时，诊断即可成立。

4. 先天性夜盲兼眼底灰白变色症（congenital night blindness and pale discoloration of eyeground）　即小口病（Oguchi disease），是一种有遗传性的先天性双眼静止性疾患。小口（Oguchi）（1907）首先在日本描述此病，故也称小口病。随后在日本有较多报道，其他地区少见。本病唯一的自觉症状是夜盲。可自幼出现，中心视力无明显影响，故视力、色觉正常。眼底呈灰白色调，各部表现程度很不一致，视网膜血管非常清楚，血管的一侧呈发亮的白色，另一侧则显出暗景；视盘正常。但在黑暗中停留 2~6 小时后则原来灰白色调逐渐消失而恢复常态，称水尾 - 中村现象（Mizuo-Nakamura phenomenon）。通常在暗处停留数小时后视力可逐渐恢复。

5. 视网膜有髓神经纤维（myelinated nervous fibre of retina）　正常情况下，视神经纤维的髓鞘，在出生前穿越巩膜筛板时即告消失。因此视网膜的视神经不带髓鞘，质地透明。但有时由于发育异常，髓鞘偶尔也可穿过筛板进入眼底而形成特有的眼底形态（图Ⅰ-2-41）。由于这些有髓神经纤维多位于视盘的上方或下方或不定位出现不透明的白色丝质混浊，并从视盘边缘向外扩展变薄，呈羽毛样，可以遮盖视网膜血管或在血管的后面。如果髓鞘不侵犯黄斑，视力一般不受影响。髓鞘在视盘周围者生理盲点往往相应扩大些。

6. 双视盘（double optic papilla）及假性双视盘（false double optic papilla）　前者是指眼底有两个视盘，并有两套视网膜血管系统，两个视神经孔及眼球内的视神经束成两束的异常现象。此两个视盘可以等大或一大一小，小的视盘多位于大视盘的下方或邻近其他地方。可以是单眼或双眼，视野检查时有两个生理盲点。后者也称双视盘样缺损，主要是在眼底炎症或外伤后，所形成的瘢痕将视盘分成两个的征象，此种征象无两套视网膜血管系统，但伴有其他的眼底的改变。

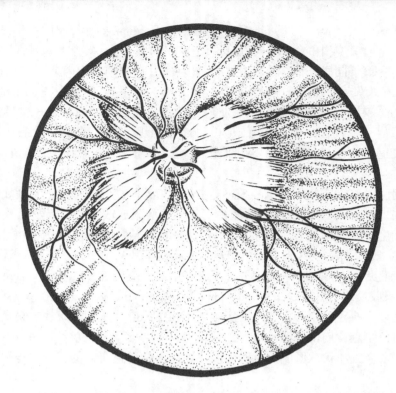

图 I-2-41 视网膜有髓神经纤维示意图
Diagram of the Myelinated Nerve Fibres in Retina

7. 大视盘（greater optic papilla） 大视盘指的是视盘直径超过正常值的 2 倍者称之为大视盘。小瞳孔时检查眼底只能见到全部视盘的一部分，色泽正常一般无凹陷（见文末彩图 I-2-42），可能为胶质纤维增多所致，临床可分为真性和假性两种。真性大神经乳头系由各种原因所造成，也可由先天性视盘缺损而造成视神经穿入孔的异常所致的增大现象，如视盘水肿弥漫性视神经炎，视神经结核瘤或玻璃疣等。假性大视盘（false greater optic papilla）是由于该神经周围有异常的弧形缺损或视盘缘脉络萎缩，检眼镜下形似较大者。如近视眼的视盘等。真性小视盘，是由先天性异常或萎缩及外伤性视神经撕脱或裂孔而致的视盘变性征象。假性小视盘，是由于眼轴变短，如近视眼或晶状体缺失，当光线入眼后不能在视网膜上聚焦，而形成一弥散的光圈之故，在检眼镜下视盘显小的征象。

8. 视神经发育不全（dysgenesis of optic nerve） 视神经发育不全是一种较为罕见的先天性异常，男性多见，可以是双侧或单侧，两者之比为 1.5∶1，家族发病不常见，无种族差别。患眼可以是小眼或正常大小，有各种不同视力障碍。视乳头甚小，可以是正常大小的 1/2~1/3，通常呈灰色，周围呈灰白区。该区颜色苍白无血管；根据部位不同可出现不同程度的视野缺损。

9. 先天性视盘凹陷（congenital excavation of optic disc）及先天性视盘水肿或先天性视盘炎（congenital edema of optic disc or inflammation of optic disc） 先天性视盘凹陷是指正常的生理凹陷扩大加深（7.0~8.0mm），可发生于双侧或单侧。通常是静止性的，不引起视力减退或视野改变。检眼镜下所见的形态学特点是：先天性视盘凹陷一般仅限于视盘范围之内，不大会达到视盘的边缘（偶尔可见达到颞侧边缘），更不会包括视盘的全部；可呈穿凿状凹陷，形成喷火口样，具有清晰的边缘。由于其状似真性青光眼视盘凹陷，故亦称先天性视盘凹陷为假性青光眼视盘凹陷。两者的区别在于：青光眼病理性凹陷可达整个视盘的底面，可再结合病史及眼压等情况，鉴别一般不难。

从解剖学角度看，在临床工作中如果发现视盘生理凹陷较大且深，或一眼的生理凹陷比另一眼大些，都应注意有无真性青光眼的可能，进行随访追踪观察实属必要。

先天性神经盘炎或先天性视盘水肿，在临床上较常见到，大多发生于双眼。眼底的形态特点是：轻者仅见视盘的鼻侧边缘模糊和隆起；严重者往往整个视盘明显隆起，甚至高达 10 个屈光度，色泽红里带灰，边界不清，其表面的血管多呈弯曲状，由隆起的视盘上，向较低的视网膜平面爬行。视盘直径比正常平均值较小，且多为远视眼、常有散光，其视力即使经过屈光纠正，也难提高至正常。病情不是进行性。它和真性视盘炎的主要区别在于：前者为先天性，没有视网膜出血或渗出物，视网膜血管管径无改变，没有静脉淤血、回流障碍等表现，而且更重要的它不是进行性的，真性视盘炎则刚好相反。

先天性视盘凹陷或先天性视盘水肿的产生，一般的解释是：在胚胎时期眼杯与眼茎交界处的裂口即未来的视盘，永不闭合，当胚胎早期尚无视神经纤维产生时，视盘处为一裂口，其周围由眼杯内层的神经外胚层细胞所围成，这些细胞以后构成原始上皮乳头（Bergmeister乳头），在组织学上属神经胶质的一种。以后神经纤维由眼杯内层产生，经此走向球后，使这一神经胶质细胞与眼杯内层逐渐脱离联系，以后伴随着玻璃体动脉的退化而萎缩，其萎缩程度及残余多寡决定了正常生理凹陷的深浅。如果高度萎缩时，则生理性凹陷显得扩大变深，成为先天性视盘凹陷；相反，发生过度增生时，则可形成视盘边缘模糊，并向玻璃体方向突出，形成先天性视盘水肿。

10. 先天性视盘边缘弧形斑（congenital arcuate macula of optic discolimbus） 先天性视盘边缘弧形斑是出现在视盘边缘一个白色半月形弧形斑，多位于视盘的下方，或其他部位，眼底有显著的形态学改变，属先天性畸形，出生后再无变化，多发生在远视而又有散光的眼球中，且视力难纠正到正常。弧形斑在组织学上的观察是：该处缺乏色素上皮和脉络膜毛细血管层，脉络膜大、中血管层发育不良或不发育，假如视盘下方有局限性色素上皮缺乏，则该处脉络膜的发育也受到障碍，背后的巩膜或脉络膜大血管层乃尽行暴露，这样就形成了下方弧形斑的形态学基础。目前认为这种先天性弧形斑的发生也是与胚胎裂闭合不全有关。

另一种是视盘近视性弧形斑，依据其眼底形态学的表现几乎有90%呈新月状，且多数位于视盘的颞侧，范围可以相当广大，眼底后极部分常伴有明显的改变。由于发生在比较高度的近视眼中，并且常伴随着近视程度而逐渐扩大等特点。这样也就可能与先天性视盘弧形斑相鉴别。

11. 先天性黄斑异常（congenital abnormity of macula lutea） 其常见的如黄斑缺损及黄斑异位。黄斑缺损多为单眼，亦可为双眼。呈圆形或椭圆形轻度凹陷，位于黄斑或其附近，颜色变异很大，多在儿童早期因视力不佳而被发现，可伴有四肢末端发育不良、假性视盘水肿、视盘或脉络膜缺损、先天性无虹膜、小眼球、眼球震颤及色觉异常。黄斑异位指黄斑不在正常位置，可远离或靠近视盘，常位于颞上或颞下方较远部位。视网膜血管也随之异常分布。患者视力障碍，一般无双眼单视功能，视力不能矫正，视野检查生理盲点移位，常伴视神经入口转位、脉络膜缺损、玻璃体动脉残留、小眼球、小角膜、圆锥角膜等先天异常及斜视、弱视等。

（卢亚梅 刘 靖）

第二节 眼球的内容物
Section 2 Contents of Eyeball

眼球的内容物（contents of eyeball）包括房水、晶状体和玻璃体。它们形态结构的特点都是无血管分布的透明结构，与角膜共同组成透明的屈光介质或屈光系统。它们的折光指数和曲率半径都不相同，但通过它们之间互相精巧配合，使物体发出的光线经过多次折射后，能精确地成像于视网膜上。所以，要在视网膜上清晰成像需要二个条件，一是折光系统要透明；二是折光力和眼球的形态正常。如白内障（cataract）是由于晶状体混浊而破坏了其正常的折光功能使视力下降甚至失明；或者由于角膜或晶状体曲度的改变，使物像前移或后退，都将是视网膜上成像模糊，视物不清。此外，由于折光成像的原理与凸透镜成像原理基本相同，常常把眼的折光系统看作一种物质组成的凸透镜，简化为单球面的折射系统，生理学上称之为简化眼（reduced eye）（图Ⅰ-2-43）。

通常以晶状体分为眼前节或眼前段和眼后节或眼后段。如一般指的眼前节或眼前段损伤，是指晶状体或晶状体以前的巩膜、虹膜、角膜的损伤。眼后节或眼后段外伤是指外伤波及玻璃体及视网膜或脉络膜的损伤。

51

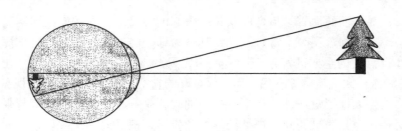

图 I-2-43　简化眼及其成像示意图
Diagram of reduced eye and its image

一、眼前房和眼后房 Anterior and Posterior Ocular Chambers

眼球内晶状体和玻璃体前面的空间称眼房。眼房被虹膜分成前、后两部，位于虹膜前面者称眼前房，位于虹膜后方者称眼后房。前房和后房充满着透明液体，称房水或眼内液。前、后房借瞳孔相通（图 I-2-44、图 I-2-45）。

（一）眼前房（anterior chamber of eye）

前房前面主要为角膜和一小部分巩膜，后面为虹膜、睫状体的一部分及瞳孔部位的晶状体。前房中央部相当于瞳孔处，最深时约 2.2~3.0mm，最浅时约 1.6mm，向周边逐渐变浅，再向外略变宽。前房最浅处，不是在房角，而是在房角稍内侧处。据研究有年龄上的变化，20 岁以前，前房逐渐增深，20 岁左右达到最大深度，此后又逐渐变浅。并发现近视眼者其前房较深，远视眼则前房较浅。

前房角（angle of anterior chamber）（图 I-2-44），从解剖学观点来看，前房角可分为前壁、后壁以及前壁和后壁相互移行的小区，即房角隐窝（recess of iridocorneal angle）。由于陷窝的底部为钝圆形，严格地讲不能称之为"角"（几何角）。前房角又名虹膜角膜角或滤角（iridocorneal or filter angle），是一个很重要的解剖部位，其前壁又称角巩膜壁（corneoscleral wall），即角膜巩膜之交界部位。房角后壁主要为虹膜根部组织，较易辨认，是衡量房角宽窄的主要标志。所以，虹膜的形态与位置与房角的宽窄有关，如虹膜位置靠前，虹膜背向前隆起，则房角后半部的结构都被阻挡而不能被房角镜所窥见，房角就窄；反之，虹膜平坦，且位置靠后，则房角隐窝能清楚显示，房角就宽。房角隐窝通常指位于巩膜突与虹膜根部之间，由睫状体的前端所构成，房角镜下呈现一条灰黑色的带子（睫状带）。前房角的前壁由于组织疏松而呈海绵状网，称滤帘（filter trabeculae）或角巩膜小带（corneoscleral zonule）。由一些有孔的板构成，板在切片上呈小梁状，这些小梁称为虹膜梳状韧带（pectinate ligament of iris），梳状韧带之间的空隙称虹膜角间隙（space of iridocorneal angle）或 Fontana 腔，乃前房角和巩膜静脉窦之间的连接。前房角之网状结构即小梁网（trabecular network），也称滤帘或小带、房角网状组织（图 I-2-45）；在切面上呈三角形，三角之尖附着于角膜后弹力层的止端，它既是透明角膜的后界，又是小梁网的前缘，此处在前房角镜下呈微隆起的半透明环带，称 Schwalbe 线，即前界线（anterior limiting line）。小梁网（trabecular network）内侧与前房相邻，外侧面的前半覆于巩膜主质上，无滤过房水的功能，有称之为非功能区小梁（non-functioning trabecula）；外侧面后半与 Schlemm 管相贴，是房水通过的部位，称功能区小梁网（functional trabecular network）。因此小梁网从内到外可依次分为葡萄膜小梁、角巩膜小梁和水管旁小梁三个部分，其底部连接巩膜突，巩膜之后紧附睫状体。虹膜根部就附着在睫状体上。

小梁中轴为胶原纤维，外覆以内皮，内皮细胞与纤维之间以一层厚约 100nm 的基膜分隔，内皮细胞有突起，其胞质突互相交错地伸入虹膜角间隙中，内皮细胞内有微丝，它赋予内皮细胞有收缩性和适应性，可改变小梁间隙的宽度，调节房水排出的速度。通过计算显示，房水排出的阻力主要来自于小梁网，临床上小梁的硬化或变性或小梁网的闭塞，均可影响房水排出而引起眼压升高，是开角性青光眼的主要病因。近年来的研究进一步表明（袁莉娅，1992）：小梁网的内皮细胞除有收缩功能外，还具吞噬和合成及分解糖蛋白的功能。小梁网内皮细胞外还存在着细胞外间质，其主要成分是葡萄糖胺多糖（glycosaminoglycan，GAG），GAG 常与蛋白质结合形成糖蛋白，发挥其生理功能。GAG 的总量与成分的

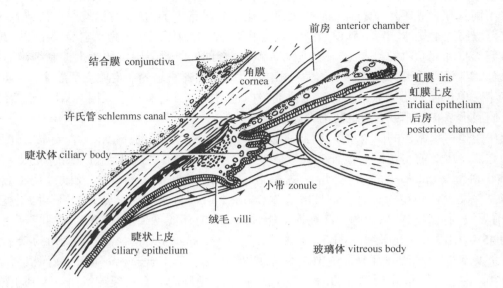

结合膜 conjunctiva
角膜 cornea
前房 anterior chamber
虹膜 iris
虹膜上皮 iridial epithelium
许氏管 schlemms canal
后房 posterior chamber
睫状体 ciliary body
小带 zonule
绒毛 villi
睫状上皮 ciliary epithelium
玻璃体 vitreous body

图Ⅰ-2-44　眼房
Chambers of the Eye

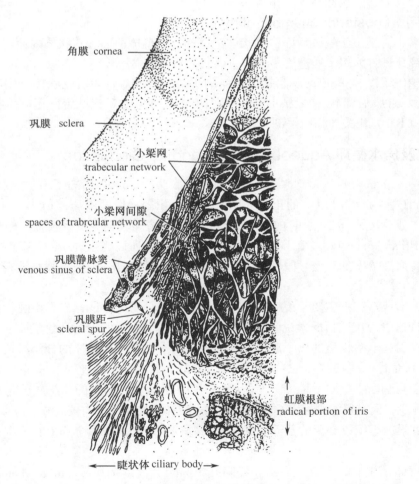

角膜 cornea
巩膜 sclera
小梁网 trabecular network
小梁网间隙 spaces of trabrcular network
巩膜静脉窦 venous sinus of sclera
巩膜距 scleral spur
虹膜根部 radical portion of iris
睫状体 ciliary body

图Ⅰ-2-45　巩膜静脉窦、小梁网结构示意图
Diagram of Structures of Sinus Venosus Sclerae and Trabecular Network

53

改变与开角型青光眼的发病机制有关，在小梁网中存在着斑块物质。发现正常眼与青光眼的斑块中 GAG 的组成成分不同。在青光眼小梁器官培养中发现小梁中有异常多的 GAG 蓄积现象。在培养的小梁细胞已被证明有糖皮质激素受体。肾上腺皮质激素引起眼压升高的原因现在认为是它能稳定内皮细胞的溶酶体膜使其分解 GAG 的酶释放减少。于是细胞外 GAG 聚合的同时肾上腺皮质激素抑制细胞的吞噬功能，导致细胞外 GAG 增多阻塞房水通道，于是房水排出阻力增高。器官培养用皮质激素灌注，可使小梁增粗，小梁间隙变窄，单位面积小梁数目增加，基质糖蛋白也增加。目前对眼小梁网 GAG 的不断深入研究和了解，向人们展示了有可能更有效地防治青光眼的前景。

由于前房角是房水循环的一个重要途径，也是房水流出的重要解剖部位，对青光眼的分型定性，手术选择极为重要。因此前房角镜的检查被认为是对了解前房角的有关病变，如诊断青光眼（glaucoma）、虹膜睫状体区肿瘤（iridocycloma）、房角异物（foreign body of chamber angle）及眼外伤（injury of eye）等有重要意义。用前房角镜检查时，正常房角按 Gorin&Posner 分类法，可分为三级，即①宽角（wide-angle），从前界线到巩膜突前房角的全部结构都能看到，有时还能见到梳状韧带，虹膜与房角前壁间的交角宽度约 45°，中国人正视眼约占 71.5%；②中等宽角（moderate wide-angle），交角约 25°。睫状带看不到，或仅能见到它前缘的一部分，中国人约占 22.8%；③窄角（narrow angle），虹膜根部前移，与角膜交角只有 10° 左右，只能见到滤帘的前 1/3，甚或虹膜与角膜间只有一裂隙状而看不到小梁，但房角仍开放，中国人约占 5.7%。一般指的闭角是指虹膜根部与角膜完全紧贴，房角结构完全看不到。但要注意的是，房角分级往往带有人为的硬性规定，故不一定与实际情况相吻合。从解剖的角度看，随意性相对会大一些，以上的分级标准仅能作为临床工作中参考。

（二）眼后房（posterior chamber of eye）

眼后房较窄小，是位于虹膜后面，晶状体赤道部，玻璃体前面和睫状体内面之间的环形裂隙，其中有晶状体悬韧带穿过。为房水通道之一部分。

UBM 的临床应用，为房角的观察提供了新的手段。以往对虹膜后睫状体，用房角镜是无法被观察到；用 UBM 揭示虹膜后睫状体成为可能。有关 UBM 对房角的观察见后：超声生物显微镜（ultrasound biomicroscope，UBM）相关的临床解剖学。

二、房水及房水循环 Aqueous Humor and Its Circulation

房水（aqueous humor）为无色透明的液体，位于眼房内，是决定眼内压的主要因素之一。正常眼压为 10.0~21.0mmHg，约有 1/2 以上的正常人两眼压完全相等，但两眼压差值小于 4.0~5.0mmHg 以内者，仍属正常范围。正常人眼压 24 小时内稍有波动，通常是清晨较高，黄昏较低，但最高与最低差值不应超过 5mmHg（1kPa=7.5mmHg）。由于机体有调节眼压功能，所以当生理条件改变时，眼内压仍可保持恒定，例如在全身血液浓度的改变、眼部血流受阻和饮用大量咖啡、浓茶、啤酒饮料之后，通常不会引起眼压升高。

有关房水的形成有三种主要学说：一是由睫状突上皮分泌的学说；二是由睫状血管滤出的学说；三是由睫状体毛细血管内皮透析的学说。近年来据生物化学的探讨，了解到睫状体上皮细胞色素氧化酶的生理氧化作用，引起电解物质的离子离位，从而证明房水主要由睫状体的分泌渗透功能所产生。房水的全量为 0.15ml~0.3ml，呈弱碱性，pH 为 7.2~7.7，屈光指数 1.3336，比重较水略高，其主要成分是水占 98.1%，此外还有氯化钠、蛋白质、糖、维生素 C 及无机盐等。房水的化学成分与血液不同，在房水中蛋白质少，抗体少，而有机酸则较多，特别是抗坏血酸和乳酸的含量均较血液中为高。房水内含有营养物质和氧气，可供眼内组织以必要的营养和移除其新陈代谢产物。房水全部更新一次约需 45~50 分钟或更长时间。

房水自睫状体产生后，先进入后房，经瞳孔（pupil）流入前房（anterior chamber）。在正常情况下由于瞳孔括约肌的张力，使瞳孔部的虹膜紧靠晶状体表面，很像一个阀门控制着前后房的交通，称生理性瞳孔闭锁（physiologic pupillary atresia）。待房水积累到一定分量，使后房压力超过前房时，房水才能越过瞳孔而进入前房。故认为房水自后房流入前房是间歇性的。房水再经虹膜角膜角的虹膜角间隙，滤帘，渗入巩膜静脉窦，经房水静脉（又称外集合管）和巩膜内静脉丛相通，再通过很多小静脉分支，导入巩膜表层静脉丛，然后注入睫状前静脉，再经涡静脉回流。由于巩膜静脉窦内压低，因而使房水沿一定方向引流。房水正常的排出被认为是单向性的，虽然有时也可出现反流现象，但它不至于流入前房内。这种精巧的功能是由滤帘网来进行。滤帘网的功能与神经系统的蛛网膜绒毛结构相类似，它只允许房水进入静脉系统，而不允许静脉血倒流于前房内。正常情况下房水的产生与排出是保持恒定的动态平衡，借此以完成眼内新陈代谢功能，光学功能和维持生理性眼内压。后者又是前两个功能的基础。如果房水循环发生障碍将引起眼内压升高，若治疗不及时，其最后转归必然是视力受损或青光眼（glaucoma）。

　　据电子显微镜的观察，巩膜静脉窦的壁由内皮、不连续的基膜和薄层结缔组织构成，其外侧壁借小量结缔组织与巩膜相连。巩膜静脉窦内皮细胞以黏着小带相连接，细胞内有微丝（microfilament）、微管（microtubule）。其收缩使内皮细胞间隙增大，内皮细胞有由内皮细胞吞饮小泡融合而成的暂时性穿内皮管，穿内皮管与细胞间隙与小梁网的间隙相沟通，这是房水进入静脉窦的通道。通过研究关于吞饮小泡在房水排出途中的出现，已普遍为形态学家所承认，其出现的部位有人认为衬于 Schlemm 管内皮处，也有人认为在近管组织处。但不论在何处，吞饮小泡是一个动态的产物而非静止不变，是大家所公认的。Tripathi 认为，在近管组织区域，房水静水压力压陷内皮细胞壁，结果形成一闭合小泡。此泡继续充满扩展，最后将其内容排入 Schlemm 管，这一过程称之为大型胞饮作用（macropinocytosis）或内皮空泡形成（endothelial vacuolation）。保持此一功能的完整性，将可维持正常的眼内压。巨饮细胞作用形成周期过程（图Ⅰ-2-46）。这个解剖学上的发现，说明房水的导流并非是经过细胞之间，而是经过细胞本身，这样也可以解释房水回流的某些功能特点。

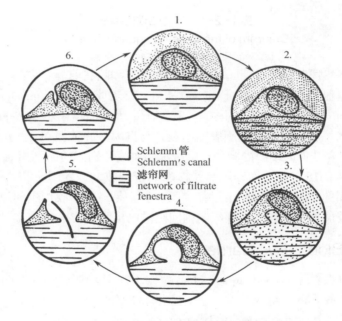

图Ⅰ-2-46　巨饮细胞作用形成周期过程示意图
Diagram of the Process of Forming Period of Macropinocytosis

1. 正常静态下的内皮细胞 normal endothelial cell in static state
2. 由于静水压力梯度而致细胞基底面内陷 the invagination of the basic surface of the endothelial cell due to the hydrostatic pressure gradient
3 和 4. 继续内陷形成巨泡 continuing invagination to form giant vacuole
5. 巨泡向 Schlemm 管破裂形成细胞内通道，以允许房水、血细胞及其他碎屑排出 The giant vacuole is broken into Schlemm's canal（scleral venous sinus），so as to form a passage in the endothelial cell，which permits aqueous humor，blood cells and other oddments to be removed.
6. 细胞浆移动于细胞基底面而封闭口 The cytoplasma of the cell moves at its basic surface to close the broken part

房水经巩膜静脉窦相连的外流管道系统，认为是通过约 30 根左右外集合管来实现的。外集合管的形态可以是漏斗形，圆柱形或椭圆形。最大的集合管相当于活体显微镜检查下所见到的房水静脉。有学者检查了 127 人的 238 只正常眼，年龄在 10~75 岁之间，结果均找到了房水静脉，出现率为 100%（图Ⅰ-2-47）。有人统计了中国人房水静脉的数目，平均有 20~30 条；房水静脉管径大至 0.1mm，小至 0.01mm。对房水静脉流速，房水静脉压，房水注入及血液注入现象等的观察，是对青光眼的重要研究项目，因而被人们所注意。

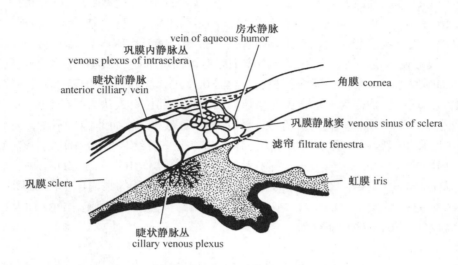

图Ⅰ-2-47　房水出路示意图
Diagram of the outlet of aqueous humor

新近有学者证实，在巩膜静脉窦（scleral venous sinus）和睫状前静脉之间，有四个血管丛，自巩膜内面至表面，依次为深巩膜丛（deep scleral venous plexus）、巩膜内丛（intrascleral venous plexus）、接近巩膜表面的巩膜上丛（suprascleral venous plexus）和位于最表面的结膜丛（conjunctival plexus）。深巩膜丛接受房水静脉来的房水，房水静脉在巩膜表面出现，与巩膜丛静脉相吻合。房水静脉在角膜缘附近穿出，含有纯净的房水，并入其他的结膜静脉，其中房水和血液分别流动而不相混，故有人称为分层静脉。

此外，由睫状体产生的房水在后面则经晶状体悬韧带间隙，进入围绕晶状体赤道的 Petit 管，又经晶状体后面与玻璃体之间的小裂隙，循两个途径出眼球：一是经脉络膜周围间隙和涡静脉通入视神经鞘外间隙淋巴；另一是经玻璃体管，通入视神经鞘内间隙淋巴出眼球。

三、血 - 眼屏障 Blood-Eye Barrier

血 - 眼屏障由血 - 房水屏障（blood-aqueous barrier）、血 - 玻璃体屏障（blood-vitreous barrier）及血 - 视网膜屏障（blood-retina barrier）组成。

（一）血 - 房水屏障（blood-aqueous barrier）

Smith（1973）等用辣根过氧化物酶（HRP）注入血管进行追踪实验，发现 HRP 很快透过睫状突内有孔毛细血管内皮，进入周围结缔组织中，但被睫状上皮的紧密连接阻挡，不能进入后房，故认为血液和后房房水之间存在着一道血 - 房水屏障。它由睫状体的有孔毛细血管内皮及其连续的基膜，睫状突中少量的结缔组织，睫状上皮的紧密连接与内外基膜构成。其中起关键作用的是紧密连接的睫状上皮（图Ⅰ-2-48），此外有人认为虹膜后表面的上皮和虹膜内连续的毛细血管也参与血 - 房水屏障的组成。

虹膜血管有一连续的紧密结合起来的内皮细胞层。这些细胞虽能积聚左旋多巴（levodopa），但缺乏单胺氧化酶和多巴脱羧酶（dopa decarboxylase）等酶类（这些酶则见于脑毛细血管内）。据报道这些细胞内含饮液空泡，由于房水蛋白质含量低于血浆，饮泡运输肯定没有重要意义。虹膜静脉对组织胺的敏感性，可能是由于该药物对周围平滑肌的刺激，拉宽结合紧密的内皮细胞所致。

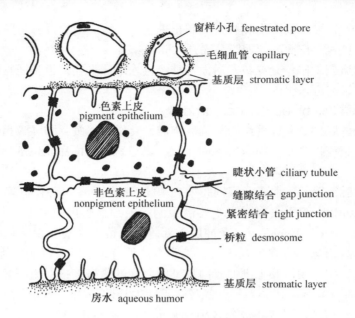

窗样小孔 fenestrated pore
毛细血管 capillary
基质层 stromatic layer
色素上皮 pigment epithelium
睫状小管 ciliary tubule
缝隙结合 gap junction
紧密结合 tight junction
非色素上皮 nonpigment epithelium
桥粒 desmosome
基质层 stromatic layer
房水 aqueous humor

图 I-2-48　睫状上皮结构示意图
Diagram of the Structure of Ciliary Epithelium

睫状突和虹膜前房角具有小孔样的睫状毛细血管至眼前房的直接通道。这些通道代表着血－房水屏障的一种缺陷，其在兔比在人类或恒河猴较明显。

从下面的一些事实，可部分说明不同药物进入房水的不同比率。例如很多水溶性物质，包括蔗糖、棉子糖，能通过有裂隙的睫状上皮而达到 0.2~0.3 的稳定状态的房水／血浆浓度比。脂溶性物质，包括氯霉素这样的物质，由于可通过睫状上皮从房水吸收而运走，故不管其脂溶性如何，也只达到低的房水／血浆浓度比；另一方面，属于睫状体分泌物的水溶性的抗坏血酸和类似的物质，可使其房水／血浆浓度比提高至 0.3 以上。最后，单糖以及碱性、中性、酸性氨基酸等物质一样从高血酸浓度进入房水，则是使用了睫状上皮内的立体结构特异性加强运输系统（stereospecific facilitated transport system）的缘故。

已知由穿刺而引起房水减少的结果，可以可逆地增加睫状上皮对血浆蛋白的渗透性，同时在睫状上皮细胞之间产生大的空泡。这些改变都是由穿刺后和眼受其他损伤后由虹膜所释放的前列腺素，C20 脂肪酸所诱发的。

血－房水屏障对各种各样可以增加睫状上皮蛋白质和其他溶质的渗透性的损伤是极为敏感的。静脉注射内毒素、炎症、感染、虹膜的物理性损伤，交感神经兴奋，黑色素细胞激素注射剂和穿刺等，都可以引起屏障的毁坏。当穿刺和其他毒素刺激眼之后，前列腺素可能使睫状上皮形态学和渗透性改变，C20 脂肪酸是在虹膜内合成和受刺激后释放。前列腺素抑制剂如阿司匹林和消炎痛可防止穿刺后的睫状上皮的渗透性的早期增加，而非特异性的抗炎药物，如抗组织胺则无效果。前列腺素也促进睫状上皮的 Na+ 运输，并可能有助于细胞间囊泡的形成。

（二）血－玻璃体屏障（blood-vitreous barrier）

血－玻璃体屏障调节玻璃体液的成分，代谢和视网膜的离子分布情况。它的组织结构是睫状上皮，视网膜色素上皮和沿着视网膜行走的血管内皮层，其中每种组织都含有紧密结合而连结起来的细胞层。由于睫状上皮面向玻璃体液，特别是在平坦部；以及弥散交换是在后房与玻璃体液之间通过一个较大的表面积发生，因而这部分即被认为是屏障的位置所在，很多物质是在面对玻璃体液的视网膜细胞、视网膜血管或色素上皮而通过玻璃体液运走的。溶质也可以离开玻璃体液而弥散至后房房水内。

经证实血管内蛋白质示踪剂是被阻于血－玻璃体屏障（blood-vitreous barrier）的各个部位，而不能到达玻璃体液内。可见示踪剂往前面由睫状上皮制止进入，往后面则通过脉络膜血管的小窗，而被其用紧密结合环连结起来的色素上皮而与视网膜分隔开。

血–玻璃体屏障的微弱缺陷，是在巩膜后面视神经进入眼球巩膜筛板和视盘的毛细血管。可见血管内荧光素就在这些部位渗漏进入眼内。

（三）血–视网膜屏障（blood-retina barrier）

视网膜起源于神经外胚层，其血管结构与脑部相似，其作用与血–脑屏障相类似。此屏障阻挡了血液中某些有害成分，如免疫复合物（immune complex）、淋巴毒素（lymphotoxin）等对视网膜的侵害，维持视网膜环境的稳定。

视网膜的血供来自脉络膜毛细血管及视网膜中央动脉，故视网膜屏障由内屏障和外屏障组成。

1. 内屏障（internal barrier） 内屏障主要由视网膜毛细血管内皮细胞及细胞间的紧密连接和中间连接构成。Kissen、Hisotter、Cunha-Vaz 及冲坂重邦等在电镜下观察到视网膜毛细血管内皮细胞之间有紧密连接，内皮细胞外有数量较多的周细胞，基膜厚，外有神经胶质细胞包围，没有血管外周空隙。Ashton 等用组织胺实验证明，视网膜毛细血管内皮细胞之间的紧密连接对组织胺（histamine）或高渗液有高度的抵抗力。Cunha-Vaz 等（1966）用电镜观察不同生长期的视网膜血管，发现小动物的视网膜仅有内皮，缺乏胶质细胞包绕，基底膜不完整，但仍有屏障功能。用辣根过氧化物酶（HRP）作示踪剂，可见血管内的 HRP 受阻于细胞间隙，管腔外的 HRP 很容易通过内皮细胞间的中间连接，但到达紧密连接时突然中止，故紧密连接（闭锁小带）是内屏障的关键。

2. 外屏障（external barrier） 外屏障由视网膜色素上皮细胞及其连接构成。色素上皮细胞连接包括有顶部的缝隙连接，中间的紧密连接和底部的中间连接，亦有人认为 Bruch 膜参与外屏障的构成。

脉络膜毛细血管有孔，细胞间无紧密连接，基膜不完整，血流缓慢，易进行物质交换，但也容易造成免疫复合物沉积，炎症时，浆细胞和淋巴细胞渗出。因此，脉络膜是眼部免疫性疾病的好发部位。外屏障使视网膜组织液与脉络膜组织液分离。颈内动脉注射某些高渗溶液，可使毛细管内皮细胞脱水、皱缩，从而引起内皮细胞间的紧密连接暂时开放，而促使血–视网膜屏障开放。这种开放是有时间性的和可逆的，一旦药物作用消失，屏障即关闭。

眼外伤、眼内炎、球内异物等均可引起血–视网膜屏障受损，以致炎症细胞、视网膜色素上皮细胞侵入玻璃体造成增殖性玻璃体视网膜病变。

血–眼屏障（blood-eye barrier）对生理的和非生理的物质有选择作用。用 Throtrast 作血的示踪剂，其移行被内皮细胞阻断，亦无胞饮作用，而用铁蛋白则可见有胞饮作用。

血–眼屏障有方向性，经血给予二胺吖啶时不出现在房水，但将其投入房水中却很容易通过睫状体上皮细胞进入血中。用中性吖啶黄注于前后房和玻璃体腔，很容易进入视盘（屏障的外侧）。可见，屏障在阻止无用物质向内侧透过的同时，还有直接把向内侧投入的同一物质向屏障外侧快速排出的作用。

四、晶状体 Lens

（一）晶状体的形态构造（morphological structure of lens）

晶状体（lens）为一双凸面的扁形弹性透明体，后面较前面隆凸，位于虹膜（iris）和玻璃体（vitreous body）之间（图 I -2-49）。前面与瞳孔（pupil）缘微有接触，后面坐落在玻璃体前面的晶状体窝内，借晶状体悬韧带来保持其位置。晶状体前面的弯曲半径为 9.0mm，后面弯曲半径为 5.5mm，其核部曲折率为 1.406，前皮质为 1.387，后皮质为 1.385。此等屈光上的差异，可以减少晶状体的球面差。

晶状体（lens）前后面的中心，称为前极（anterior pole）和后极（posterior pole）。两面相接的边缘，称为晶状体赤道部（equator of lens），成人在静止状态下，赤道部的直径约 9.0~10.0mm，厚约 4.0mm，初生儿为 6.0~7.0mm 和 3.7mm。由这些数字可知，出生后晶状体的增大，主要是在赤道部的生长。晶状体中心叫晶状体核。它在幼年早期就开始表现硬化，通常在 30 岁以上的成年人晶状体中间形成一个较硬的核，以后随着年龄增加，晶状体核也逐渐变大，形体也逐渐变扁，它之所以还能保持屈光力，是因核的屈光指数有所增加的缘故。核周围的软纤维叫皮质。晶状体的重量，新生儿约为 80mg，至青春期约为 160mg，至 70 岁时约为 200mg。

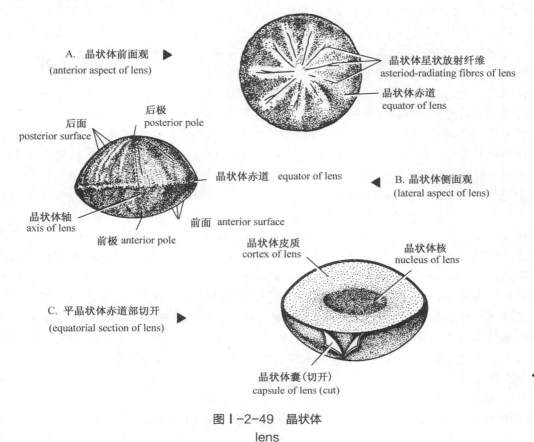

A. 晶状体前面观
(anterior aspect of lens) ▶

晶状体星状放射纤维
asteriod-radiating fibres of lens

晶状体赤道
equator of lens

后极
posterior pole

后面
posterior surface

晶状体赤道　equator of lens

◀ B. 晶状体侧面观
(lateral aspect of lens)

晶状体轴
axis of lens

前面　anterior surface

前极 anterior pole

晶状体皮质
cortex of lens

晶状体核
nucleus of lens

C. 平晶状体赤道部切开
(equatorial section of lens) ▶

晶状体囊（切开）
capsule of lens (cut)

图Ⅰ-2-49　晶状体
lens

晶状体由晶状体囊（lens capsule）和晶状体纤维（lens fibers）所组成。晶状体囊为一厚度不均匀具有高度弹性的薄膜。其厚度在前面约 10.0~20.0μm，在后方只约 5.0μm，厚度始终不变。晶状体囊是人体中较厚的基底膜，由晶状体上皮形成的。前囊内面覆有一层晶状体立方上皮细胞，而后囊则无此层细胞。晶状体之所以前面较厚，是由于这里终生存在的晶状体上皮的增殖能力所致。晶状体上皮在晶状体的新陈代谢上有重要意义，因此上皮受损后也将导致晶状体混浊。

囊腔内充满着晶状体纤维。各纤维以胶质粘合在一起，排列成层状。在晶状体的前面和后面呈三条辐射线，三条辐射线在极的中央互相连接，呈 Y 字形称晶状星或晶状体缝合（图Ⅰ-2-50）。组成这些星的缝线相互间构成 60° 角。晶状体纤维与星的关系是：一切起于前面缝线的晶状体纤维弯曲地绕过赤道达到背面的缝线，通常是其起端距晶状体轴愈近，则其止端距该轴愈远。

晶状纤维由上皮细胞发生，在人的一生中不断生长，新生的纤维加在旧有的外面。故愈表面的纤维愈幼稚，愈老的纤维被围在中心这样的层层包围，状似"洋葱"。到成年人晶状体纤维不断形成，据统计新生儿约有 1400 层，成人 2000 层，老年人可继续增加，但速度已经减慢。按 Priestley Smith 的意见，65 岁的人晶状体比 25 岁的只大 1/3。所以，越是年龄老的人，行白内障手术时切口也要相应的加大。

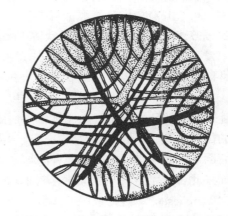

图Ⅰ-2-50　晶状体三条辐射线的结构示意图
Diagram of structure of three radiant rays in the lens

据知晶状体内含水分 65%~77%，蛋白质 29%~35%，脂肪和胆固醇 1%，维生素 C 与谷胱苷肽（glutathione）含量很高，K⁺ 含量几乎比房水高 25 倍，而 Na⁺ 的浓度仅为房水的 1/7 这些离子含量的维持与 Na⁺–K⁺ ATP 酶的存在方式有关。其中蛋白质含量是全身人体中最高的部位。蛋白质分溶于水和不溶于水两种。其中约 12.5% 为不溶于水的类蛋白（硬蛋白），约 85% 为可溶于水的清蛋白（α、β 结晶蛋白）以及 1%~2% 的 γ 结晶蛋白。有年龄上的变化，年龄愈长，则不溶于水的蛋白质及胆固醇、钙、磷等有所增加，而对细胞呼吸起主要作用的半胱氨酸则随之减少。

晶状体是眼屈光系统中的一个重要组成部分。晶状体来源于外胚层，本身无血管、神经及中胚叶组织，故其营养完全通过晶状体囊的弥散与渗透作用，以吸收房水的营养物质和排出晶状体的代谢产物进行交换。由于这些解剖学上的特点，因而晶状体的病理变化较为简单。因此，当房水成分或晶状体囊的弥散与渗透作用的改变，以及由于谷胱甘肽（glutathione）、维生素 C（vitamin C）及核黄素（riboflavin）等物质减少所致的组织新陈代谢障碍都有可能引起退行性改变，即晶状体混浊，称为白内障（cataract）。比较少见的是脱位和畸形。至于临床上和病理上所看到的炎症反应或恶性变，则完全是由于眼内其他组织的病变蔓延而来，与晶状体本身无关。

晶状体调节主要是借晶状体悬韧带（suspensory ligament of lens），亦称睫状小带或 Zinn 小带的作用去完成。睫状小带是由一系列纤维组成，一部分起自睫状突，以各种不同方向朝着晶状体的赤道部伸展，而附着于后囊膜上；另一部分起自睫状环，自锯齿缘开始，在其向前伸展过程中与一部分睫状突相接触，然后轻度转弯，与起自睫状突的部分相交叉，附着于赤道部前面的囊膜表面。通过睫状肌的收缩与松弛可以调整晶状体的弯曲度，使物像清晰地落在视网膜上。通常年龄渐长，一般人到 45 岁后晶状体弹性开始下降，晶状体逐渐硬化而失去弹性，调节作用亦随之减低，看近物发生困难，但远视力不受影响，此即老视现象俗称老花眼（presbyopia）。此外，晶状体对眼内组织有保护功能，即对侵入眼内的紫外线有吸收作用。

（二）晶状体的先天异常（congenital abnormity of lens）

1. 先天性无晶状体和晶状体缺损（congenital aphakia and coloboma of lens） 先天性无晶状体非常少见。从胚胎学角度言，原发性先天性无晶状体极为罕见，因为只有在胚胎早期外胚层受到某种不利因素的影响，根本无晶状体板形成，这时才有可能产生原发性无晶状体。比较多见的是继发性先天性无晶状体状态，就是晶状体在形成之后，又因变性而大部分消失，在瞳孔领内只留下少数几条白色绒毛和瞳孔膜相连；或者是晶状体纤维全部吸收，只有一个收缩的囊状组织，成为继发性膜性内障。这种异常往往合并眼部其他异常，如小眼球或葡萄膜部分缺损。无晶状体者眼球运动时虹膜出现震颤，患眼呈高度远视、视力减退。

晶状体部分缺损较常见，常为单眼，缺损多在内下方稍偏内侧或外侧，也可发生在晶状体周围的任何部位。缺损部分可出现形状大小并不一致的缺口，多为三角形或半月形，缺损大者可占晶状体直径的 1/3~1/4。可合并有白内障，混浊可限于某一区域，一般对视力影响不严重。

2. 先天性小晶状体或球形晶状体（congenital microphakia or lentiglobus） 是一种极少见的异常，可以单发，但多为双侧。眼症状常在 10 岁前出现。其形态学特点是晶状体直径远较正常者为小，其前后径可以相应增大，故可使晶状体前极和角膜靠近或相接触。乃致前房变浅。由于虹膜和晶状体的异常关系，常有生理性瞳孔闭锁产生，有的到一定年龄后，可发生反向性青光眼（reverse glaucoma），即使用扩瞳剂时眼压反而下降，而瞳孔缩小后眼压升高。晶状体悬韧带也往往伸长或发育不全，其结果是晶状体的位置可随头部姿势的改变，可产生半脱位或全脱位而插入玻璃体内。由于球形晶状体高度屈光能力，而调节功能几乎缺如，故此种眼球多成为高度近视。

如果此种异常合并有身材矮小（平均身高仅为 1.48m），四肢及腕骨、跖及趾骨骨化延迟等异常时，则称为 Marchesani 综合征或眼-短肢-短身材综合征。

另外，还有 Marfan 综合征，除有眼部异常如晶状体半脱位，偶见白内障和视网膜脱离外，与上述 Marchesani 征相反，体形瘦长，特别是四肢骨骼较长，手指和脚趾细长，及有心脏病等，它是一种常染色体显性遗传病。

3. 先天性白内障（congenital cataract）　　其同义词为婴幼儿白内障（infantile cataract）。先天性白内障系指大多数在出生前后即已存在及一小部分在生后才逐渐形成的一种带有先天遗传或发育障碍的白内障。它是儿童弱视和失明的主要原因，约占盲童失明的10‰~38.5‰。据统计新生儿白内障发生率约为4‰。另据眼科遗传协作组资料，在53170人数中见到28例，发病率为0.53‰；广东清远市人民医院新生儿眼底筛查9760人数中仅见到1例，患病率为0.10‰（未发表资料）。先天性白内障可以有各种各样，但主要有如下六种：

（1）先天性前极性白内障（congenital cataract of anterior pole）：先天性前极性白内障是一种常见的先天性白内障，可以双眼对称性混浊；但形态上有较大的变异，其混浊深浅可相差甚大；可以仅限于前极部晶状体囊膜及皮质浅层，也可以累及较深而呈放射状混浊；或从前囊表面向前凸出，且分层排列，形态宛如锥形，可称为锥形白内障。

以往认为先天性前极白内障系在胚胎早期晶状体泡为表面外胚层延缓分离所致。但由于此病并存角膜混浊，以及婴儿时期角膜溃疡穿孔所产生的前极性白内障，在临床外观和病理改变上，均与先天性前极白内障毫无区别。故目前认为先天性前极白内障是由于胎生期间发生感染，以至在发育的晶状体和发炎的角膜相接触而引起。

前极性白内障多为静止型，可以不影响视力，但也可发展成全白内障，将影响视力。

后极性白内障呈黑点状混浊，位于晶状体后极部位。但应与后晶状体圆锥相鉴别：后者在后极部变薄，且为晶状体后囊局限性隆起，并向玻璃体突出。

后极性白内障被认为是胎生时期透明样动脉的附着点，它可以与透明样动脉残存同时存在。一般对视力无影响。

（2）先天性绕核性白内障（congenital perinuclear cataract）：常为双侧性。可发生在胚胎7周以后的任何时期，一般为静止性，是常见的白内障之一。其形态特点是晶状体中央有一盘状混浊，即围绕晶状体核作分层排列，周围绕以透明的皮质，当瞳孔放大时可见其全貌。一般认为混浊位置的深浅和发生白内障的时间早晚有关；如果发生在胚胎早期的胚胎核，它是紧贴并围绕胚胎板排列。如果发生在胚胎4个月期间，混浊小点则位于胚胎核的范围内。若出生以后则混浊区将围绕胚胎核之外。这种白内障由于晶状体中央呈现浓厚的混浊，可严重影响视力。如果板层内大部分透明，也可不影响视力。

（3）点状白内障（punctate cataract）：是指灰白色点状混浊均匀地分布于整个晶状体内，但主要位于皮质层的周边部。通常在扩瞳下进行裂隙灯观察，常可在大部分幼年儿童的晶状体发现极其细致的点状混浊，这些点状混浊在光的直接照射下，呈灰色或蓝色网，边界清楚，一般并不影响视力，通常属于生理范畴。只有混浊增大到肉眼可见并影响视力时，才称点状白内障。一般是静止性的，常为双眼，具有家族遗传性。

（4）囊膜性白内障（capsular cataract）：真正的囊膜性白内障比较少见。前囊膜混浊，常合并永久性瞳孔残膜或角膜混浊。裂隙灯下，表现为瞳孔正中对应部位囊膜呈局限性灰白混浊。如混浊范围很小，不会严重影响视力，则无需治疗。

（5）缝合白内障（sutural cataract）：Y字缝合代表了原始晶状体纤维发育中止在不同部位的接合部，并形成了胚胎核的前后界线，缝合白内障即在这一点上形成。双侧发病，一般不影响视力；混浊呈白色或浅绿色，仔细辨认它是由极细的白色斑点组成。位于更表浅的缝合白内障在起源上属发育性，具有错综复杂的类型，如星形、珊瑚形、花簇形等。

（6）先天性全白内障（congenital total cataract）：临床上，先天性全白内障发病仅次于板层白内障，约占总数的20%。其形态以生后即存在的晶状体各层次混浊为特点，晶状体核呈致密白色混浊。风疹是最重要的致病因素。妊娠前3个月如感染风疹，胎儿中约50%会发生先天异常，其中一半表现在眼部。临床上，先天性全白内障突出特点是晶状体不能被分辨出细微结构。这是因为，不仅胎儿期内晶状体纤维遭到破坏，而且出生后新晶状体纤维产生也发生障碍。手术时，截囊后即可见牛乳样基质涌入前房，代表白内障基质全部液化。

很多人认为先天性白内障是遗传的。事实上，先天性白内障有 1/3 是遗传的；1/3 是由于母亲在怀孕期间不当使用药物、感染、胚胎发育异常等导致的；另外 1/3 则是原因不明的。

五、玻璃体 Vitreous Body

（一）玻璃体的形态结构（morphologic structure of vitreous body）

玻璃体（vitreous body）为无色透明具有光学性能的胶质体，含水量约 98%，玻璃体液体成分（玻璃体液）含有粘稠的透明质酸。玻璃体位于晶状体的后面，约占眼球容积的 4/5。它的前面有一与晶状体后面相适应的凹面，称晶状体窝或玻璃体窝，以容纳晶状体，两者之间有间隙，已由裂隙灯显微镜检查时所证实。

在正常状态下，玻璃体内没有固定的细胞和血管。以相差显微镜及电镜观察，可确定其有由分支的原纤维构成的格子网，此网包埋在均质的玻璃体液内。玻璃体不仅是屈光物质，同时是维持眼内压和对视网膜施加均匀一致压力的一种结构，使视网膜不易与脉络膜分开。它与视网膜仅有少许粘连，但在视盘周围以及锯齿缘前 1.0~2.0mm 处结合较为紧密。当发生病变时，玻璃体在此二处仍然与之粘在一起；甚至在严重损伤时，也不易与之分开。玻璃体的周围组织较为浓稠，形成所谓界膜，但并非真正的膜。在玻璃体中央部分可见有密度较低的狭长管道，称为玻璃体管（hyaloid canal）或 Stilling 管（Stilling tube），它形似漏管经过玻璃体内，宽约 1.0~2.0mm，管之两端分别与晶状体后面及视盘相连。成年人此管不一定像一般所描述的那样一直向前。它可能因地心引力而下沉，并且随着眼或头的转动而活动。玻璃体管为胚胎时期玻璃体动脉的遗迹，出生后消失，但有时在玻璃体或视盘前可见此动脉的残迹。

由于玻璃体的化学成分不很稳定，故易受机械性或化学性（新陈代谢）的影响，使之由原来胶凝状态进入胶溶或浓缩状态，从而形成液化或脱离等变化，而且由于玻璃体抵抗力甚低，也常成为细菌在眼内的良好培养基。玻璃体和晶状体都是没有血管的透明组织，新陈代谢缓慢，全靠邻近的葡萄膜和视网膜血管供给营养。因此，当这些组织发生病变时，玻璃体也会因营养障碍而变得不透明，因而造成不同程度的视力障碍。

（二）玻璃体的先天性异常（congenital anomaly of vitreous body）

透明样动脉残存是较常见的玻璃体先天异常。可以多种多样。在检眼镜下，可见从视盘附近区域，呈一细长的纤维条索伸入玻璃体内，向前达晶状体后极，除了血管系统本身组织外，还有包绕血管的胶质纤维；或在视盘上有一黄白色索状突出于玻璃体内，其长度不定，可随眼球的活动呈蛇行移动；也有的残存动脉如膜样，其中并有小血管。通常对视力无影响，但也有引起弱视者。

通常认为，在胚胎 6 周左右，原始眼泡与发育的晶状体之间有许多原生质突起，将二者结合起来，并和中胚层发源的原纤维相混合，这就是原始的玻璃体基础。在玻璃体腔内充满玻璃体血管系统。在正常情况下，胚胎第 7 个月时，由于玻璃体发育，玻璃体动脉曾旺盛一时，但至胚胎晚期便逐渐退化，乃至消失，仅留下管道的残迹，称玻璃体管（hyaloid canal）。如果在发育过程中出现障碍，将可导致透明样动脉残存。

先天性玻璃体囊肿：多为单眼。在晶状体后方有一细丝连着一个球形或梨型透明小囊肿，直径 2mm 左右，外壁很薄，内呈多房性。囊可浮动，常投影子视网膜上。据认为是先天变相的血管残留或由部分残留的中胚叶组织发育而成。

原始玻璃体增生症（primordial hyperplasia of vitreous body）：临床上少见。原始玻璃体残留增生不含血管，见于足月产婴儿，90% 为单眼发病，常伴有小角膜、小眼球、虹膜新生血管等；睫状突长，晶状体小呈球状，混浊。在晶状体后面，尤其在鼻侧有灰白色膜，并伴有血管，使瞳孔呈白色反光，称为白瞳症（leukocoria），此为假性视网膜母细胞瘤的一种。发生于眼球后部者，多合并局限性视网膜脱离和玻璃体牵引视网膜，称为后部原始玻璃体增生症。本病为进行性，而且常引起继发性青光眼。

（卢亚梅　王启华）

第三节　眼内压
Section 3　Intraocular Pressure

眼内压也称眼压（intraocular pressure）系指眼球内所包含的内容物如房水（aqueous humor）、晶状体（lens）、玻璃体（vitreous body）及眼内血容量对眼球壁施加一种均衡的压力，借此维持眼内压在一个比较恒定的数值，以保证眼球各种透明屈光质发挥其最大的光学性能，从而实现正常的视力功能。所以，正常的眼内压是保持眼球正常形态的一种非常重要因素。我国正常人眼压是 10~21mmHg（1.33~2.8kPa）但每个人正常眼压并不一致，这主要与每个人的视神经对自身高眼压的耐受程度有关；例如有些人眼压经常保持在 10mmHg，当眼压升高到 20mmHg，虽仍在正常范围之内，但视神经已受损害。另外有些人正常眼压超过 21mmHg，而没有发生青光眼。因此，正常眼压范围不是一个机械数值，应将眼压分为正常眼压、可疑及病理眼压三种范围。可疑性眼压：眼压值在 21~24mmHg（2.8~3.2kPa）之间者，也可称为可疑性病理眼压值。病理性眼压：眼压值大于 24mmHg（3.24kPa）或低于 10mmHg（1.33kPa）时称病理性眼压，但要注意的是，病理性眼压的界限不仅靠测量几次眼压，还必须结合眼底检查所见、视野检查情况和前房角等结合分析才能得可靠结论。

正常情况下，房水生成率，房水排出率及眼内容物（晶状体、玻璃体、房水和血液）的容积，三者处于动态平衡状态，如果三者的动态平衡状态失调，将出现病理性眼压。此外，眼球坚硬度，及巩膜静脉压、血液的渗透压、内分泌及血管神经机制、年龄、性别、体位、血压、气候等多种因素的改变都将影响正常眼压。

在维持眼内压稳定的许多因素中，房水对眼内压的调整至为重要。由于眼压持续升高所致的青光眼，可引起角膜上皮水肿和角膜混浊。这些变化都将使视力受到影响。当不正常的眼压得不到改善，必将进一步引起眼内其他组织，特别是晶状体、视网膜、视神经的变性和萎缩，终将使视功能遭受到更为严重的损害。

在正常情况下，房水的产生和排出，通过神经系统的调节始终保持动态平衡。房水排出的速度与眼压的高低和眼内血管舒缩有关，当眼内压升高，房水排出量加速；反之排出量减慢。而且正常入眼球血管的压力总比眼内压高些，否则血液不能进入眼内。一旦眼内压增高，流人眼球内的血液即减少，房水分泌也随之减少；反之眼内压下降，则血流量相应增加，房水分泌也相应增加。

影响眼内压的因素有各种各样，但都未能完全解释临床上所遇到的种种现象。目前认为主要有如下的四个方面。

一、神经系统的反射性调节 Reflex Regulation of Nervous System

以往偏重认为眼内压的改变，主要是局部的解剖因素。但局部毕竟是整体的一个部分。故许多学者认为眼内压的改变同整个机体有着重要而密切的关系，尤其是神经系统的调节反射。此乃由于眼内压之所以能经常保持稳定，是由于眼内液的流动，对眼内血管神经——自主神经（automatic nerve）系统（又称为植物性神经系统）的一种刺激，从而引起反射性的血管舒缩性变化，借此调节眼内压血容量与房水产生量，使眼内压始终保持相对恒定。例如在正常情况下全身血液浓度改变，眼部血流受阻或饮用大量咖啡、浓茶、啤酒等饮料之后，一般情况下都不会引起眼内压升高。这就是由大脑皮质通过神经反射途径进行调控的结果。反之，青光眼患者的全身和局部都处于不健全的情况下，当生理条件改变时，如大量饮水和压迫颈静脉等，眼内压调节功能代偿不全的现象就容易显示出来。这就是一般所谓激发试验的理论基础。

二、眼内血液的量与质的改变 Change of Quantity and Quality in Intraocular Blood

由于眼内血管中血液是眼内容物的重要组成部分，其中特别是脉络膜的毛细血管，它的收缩与扩张都会直接引起眼内压的变动，如头部的静脉回流受阻，眼内压会立即升高，但在正常情况下，这种眼内压升高只是暂时性的。再就一些血管收缩剂和血管扩张剂，如阿托品可使眼内血管扩张，同时还有强大的扩瞳作用使房角拥挤。对正常人来说这些影响并不十分显著，但对闭角型青光眼患者则可引起眼内压剧烈上升。此外静脉注射高渗的盐水或葡萄糖以及血液酸碱度的改变，都将影响眼内压的改变。

三、房水的产生与排出 Production and Drainage of Aqueous Humor

正常情况下房水的产生与排出始终保持恒定的比例已如前述。如果这种平衡遭到破坏，将对眼内压产生十分显著的影响。通常情况下房水分泌过多是比较少见，如葡萄膜炎症或血管病变时因血管通透性的改变，房水的生成量可超过正常。房水分泌减少，多与睫状体功能降低有关，如眼球萎缩或葡萄膜炎后睫状膜形成时的眼压降低就是一个明显的例子。

房水排出受阻是导致房水循环障碍主要因素之一，也是临床上重点讨论的课题。从房水排出的解剖途径，房水流阻的部位可分为前阻滞（anterior block）、中阻滞（middle block）及后阻滞（posterior block）。前阻滞包括房角阻滞（angular block of chamber）、滤帘阻滞（blocked by trabecular meshwork）、Schlemm 管阻滞等；中阻滞或瞳孔阻滞（pupillary block），以及后阻滞即睫状体阻滞（block of ciliary body）。通过光镜和电镜的研究证明：房水排出的调节功能主要在滤帘，也就是说房水排出阻力部位主要在滤帘区。所以引起房水出路障碍有两种情况。一是滤帘系统本身的结构与功能正常，但滤帘以外的因素，如闭角型青光眼（angle closure glaucoma）、虹膜睫状体炎渗出物（exudate of iridocyclitis），或肿瘤（tumor）等阻塞了滤帘而导致房水排出受阻；二是滤帘系统本身的变性，如开角型青光眼或单纯性青光眼（open angle glaucoma or simple glaucoma），其病理学形态的改变，主要是滤帘的网状组织肿胀变性和硬化，而使房水经该处时增加阻力所引起。在观察滤帘组织变性时见到滤帘组织硬化及内皮细胞增多，在开角型青光眼中更为多见，而且此种变化的严重程度基本上和房水排出率的减少相一致。上述两种情况尽管可以人为地这样区分，但是也可以同时存在或互为因果。例如闭角型青光眼的早期，滤帘结构基本正常，由于虹膜根部阻塞了房角而引起眼压升高，若能及时处理眼压可恢复正常；如果处理不及时，滤帘本身结构也会进一步发生变性，从而丧失其正常功能。

四、外界压力加在眼球上的影响 Influence of Outside Pressure to the Eyeball

眼轮匝肌与眼外肌的收缩都会对眼球施加压力，使眼内压有上升的可能。

（曾明辉）

第四节　青光眼
Section 4　Glaucoma

房水循环解剖途径的某一环节出现形态和功能的障碍，最后的转归都是眼内压间断或持续升高，都有可能出现青光眼（glaucoma）。由于持续升高的眼压可以给眼球各部分组织和视功能带来损害，以及青光眼视觉损害发展缓慢或者只影响病人的周边视力，故有人称青光眼为"视力的窃贼"。因为当青光眼患者感到视力下降时已为晚期，失去了最佳的治疗机会。从临床资料显示，世界各地都有此病例，据估计约占世界人口的 1.0%。且普遍认为青光眼是世界范围内第一位不可逆性致盲眼病，是仅次于白内障的第二大致盲眼病。白内障可通过手术治愈，但青光眼将导致不可逆性盲，据世界青光眼协会预计至 2020 年底世界将有 7960 万人患有青光眼，其中 1120 万人最终可能成为双眼盲。在中国原发性青光眼患病率 0.52%，50 岁以上人群患病率高达 2.07%。目前国际上青光眼的未诊断率约为 50%，而我国青光眼未诊断率高达 90% 左右，值得关注。因此，在防盲工作中，青光眼是非常值得重视的一种眼病。

尽管青光眼的主要表现都会有早期的眼压升高，以及晚期的视盘凹陷和视野改变。但根据不同的发病原因，其形态、功能和病理的改变依然是有所不同，通常可将其分为两类。

按 1978 年全国青光眼协作组在广州会议根据病因、房角、眼压描记、视力、视野等提出的分类方法较全面，也便于应用。主要分为原发性青光眼、继发性青光眼、先天性青光眼和混合性青光眼。

一、原发性青光眼 Primary Glaucoma

其发病机制目前尚不十分明确。多系双侧性，但发病时间常有先后，且有一定的家族史；国外报道为 13%~25%；中国（上海第一医科大学眼科）资料中可肯定有家族史者仅占 3% 左右。由于前房角是房水循环的一个关键部位，依据房角解剖结构的形态作为本病的病因，可分成闭角型青光眼和开角型青光眼两种类型。如何确诊为闭角型或开角型，两者在早期治疗有原则上的差别，因此需要很好地加以区别，以求得正确诊断及时处理，使病眼得到康复。

（一）闭角型青光眼（angle closure glaucoma）

其形态学特点是前房比较浅，房角变得狭窄，虹膜的周边部与滤帘相距较一般近。因此，只要虹膜稍向前移就有可能与滤帘接触而堵塞房角，阻断了房水排出的通道。故称为闭角型青光眼。在早期滤帘等房水排出管道结构一般是正常的。如果仅仅有前房浅、房角窄等这些局部解剖学上的因素，并非都会产生青光眼。全身其他因素的作用，如机体血管神经调节中枢发生故障而导致血管舒缩功能失调，从而使毛细血管扩张、血管通透性增加造成睫状体水肿而堵塞房角；在此同时也可使房水产生过多，眼后房压力升高，也会使虹膜前移，致本来已经窄的房角堵塞。在情绪波动、脑力疲劳、用目过多的情况下，常常亦会引起闭角型青光眼发作。这些都可能与血管舒缩功能失调有关。

闭角型青光眼的病理改变，在早期和急性阶段表现为循环障碍和组织水肿；到晚期和慢性阶段则显现组织变性和萎缩，如角膜水肿，虹膜睫状体充血、水肿乃至渗出，视网膜血管扩张充血以致出血以及角膜变性，虹膜睫状体萎缩和色素脱落，视网膜、视神经萎缩，以致出现典型的视盘凹陷和萎缩，视野也将逐渐缩小，最后可能完全失明。这些都是组织萎缩和变性的结果。

在闭角型青光眼的病理眼球切片上，虹膜周边部的粘连，以及由此而引起的前房角部分或全部的闭塞，是突出的病理改变（图Ⅰ-2-51）。此乃由于反复发作而导致虹膜根部和滤帘长期接触之后，这两部分组织之间产生永久性粘连，虹膜基质和房角网状结构都发生变性和纤维化，巩膜静脉也因受压而变形，以致最后完全消失。这样，闭塞的前房角无法再度开放，此时，房角也就不再具有任何引流功能。

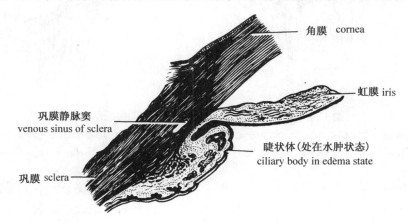

角膜 cornea
虹膜 iris
巩膜静脉窦 venous sinus of sclera
睫状体（处在水肿状态）ciliary body in edema state
巩膜 sclera

图Ⅰ-2-51　闭角型青光眼的虹膜根部前粘连示意图
Diagram of the adhesion in front of iridial radix in the angle closure glaucoma

在原发性青光眼中，闭角型青光眼是比较常见的一种类型，且多见于女性，男女发病的比例约 1:3，年龄多在 40 岁以上，50~70 岁者较多，30 岁以下者很少见到。所以，凡是年龄在 35 岁以上，其中特别是女性，且有前房浅，房角窄的解剖学特点，虽然一切似乎都"正常"，但患眼看见彩圈，即虹视、同时还有视物模糊、头痛或鼻根酸胀等症状，千万不可轻视，很有可能是闭角型青光眼小发作，进行严密观察，随访并进行各种必要检查实属必要。此外，闭角型青光眼易被误为红眼病，胃肠炎。此乃由于冬季气温骤降时寒冷的刺激会使交感神经兴奋，此时青光眼患者的瞳孔容易放大，诱发房水出口突然关闭，房水流出受阻，引起房水涨满，眼压升高导致青光眼急性发作。患者会出现剧烈眼胀、头疼、眼球紧硬如石、结膜充血、恶心呕吐、血压升高等表现。如果不及时诊治几小时内患眼有可能失明。所以，当见患者双眼通红、用手痛苦地托住头部，一手捂着嘴吧、头晕眼胀、恶心呕吐的不适感觉；尤其是在冬季气温突然下降时，都要及时到医院眼科排查，非常必要。

（二）开角型青光眼（open angle glaucoma）

开角型青光眼是原发性青光眼的另一种类型，也称单纯性青光眼。其形态学主要的特点是前房角大多是宽角，眼压升高不像闭角型那样是由于虹膜堵塞房角所致，而是由于滤帘等房水排出系统结构局部变性或硬化，而使房水流经该处时阻力增加所致。

开角型青光眼，病情一般进展缓慢，且没有明显的症状。因此，不易在早期被发现，甚至有些患者一眼已失明尚不知何时起病。基于此，当病人刚开始有视力模糊、眼胀和头痛等感觉，眼压波动较大或眼压水平较高时，有必要进行检眼镜检查，如果见到视盘生理凹陷较大，较深或一眼的生理凹陷比另一眼的大些，这些现象都应引起注意；此乃由于开角型青光眼的早期，视盘生理凹陷可以是正常，随着病变的进展，视盘生理凹陷才逐渐加大加深，最后形成盂状形态，整个视盘呈蓝白色，凹陷可直达视盘的边缘，视网膜中心血管在越过视盘边缘处呈屈膝或爬坡状，形似"中断"。通常将视神经乳头萎缩和凹陷、视野缺损及高眼压合称为"青光眼三体征"，且多见于慢性单纯性青光眼（图Ⅰ-2-52）。因此，跟踪随访观察是完全必要的。

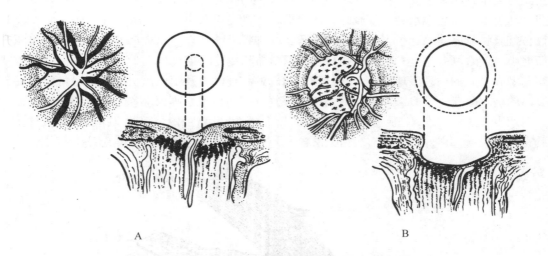

图Ⅰ-2-52　开角型青光眼视盘凹陷变动情况示意图
Diagram of optic disc concave-changed condition of open-angle glaucoma
A. 正常视盘（normal optic disc）　　B. 病理凹陷性视乳头（optic papilla of pathological concavity）

虽然闭角型与开角型青光眼同属原发性青光眼，但形态结构有所不同。两者的早期治疗有原则上的区别；其中特别是开角型青光眼，可能在没有症状下致盲，也就更具危险性。因此，十分需要将两者加以区别。从房角的解剖形态、病理学及眼部的种种表现，也许将有可能及时的作出正确诊断和处理。

以下四点可供鉴别时参考：

1. 前房角（angle of anterior chamber）　前房角形态结构上的差异，这是很重要的鉴别标志。开角型的房角多较宽，无粘连，即使眼压升高时房角仍是开放的；但闭角型刚相反，几乎都是较窄的房角，在眼压升高时房角呈关闭状态，眼压下降时又可重新开放，且可见到滤帘及房角随眼压的升降有所改变。因此，当病人眼压升高时进行房角检查，如果房角开放，无虹膜粘连，则可排除闭角型，而应考虑开角型或继发性青光眼。如果房角较窄，又不能确定有无粘连，则闭角型可能性较大，但亦不可能排除开角型的窄角患者，在此情况下鉴别之法是等待眼压下降后复查房角，并做眼压描记，如房角较前变宽，并无粘连，房水流畅系数见改善，则属闭角型；反之则为开角型。这是由于开角型青光眼在眼压升高或降低时，房水流畅系数多无明显改变，而闭角型青光眼（angle closure glaucoma）则有房角闭（angle closure of chamber）、眼压高（high intraocular pressure）、流畅系数低（lower flow coefficient）。开角型青光眼（open angle glaucoma）则有房角开（open angle of chamber）、眼压低（lower intraocular pressure）、流畅系数高（high flow coefficient）随之得到改善的相应变化。

2. **年龄与性别（age and sex）**　闭角型青光眼比较集中在 40 岁以上，特别是 50~70 岁者最多，30 岁以下者很少见到。因此，对 30 岁以下的原发性青光眼患者首先应该想到开角型。

开角型青光眼男性多于女性，而闭角型则女性多见于男性。所以，对 40 岁以上的女性应多考虑闭角型；而 30 岁以下的男性，则几乎都属于开角型。

3. **屈光形态与眼部的表现（dioptric morphology and expression of eyeball）**　从临床观察高度远视患者开角型青光眼的可能性较少；而高度近视者则很少患闭角型青光眼。因此，闭角型患者远视较多；而开角型则无明显差异或近视者略多。

小角膜青光眼，多为闭角型，房角常浅，虹膜呈膨隆现象，开角型青光眼的前房可以正常或较深，虹膜多平坦，较少呈膨隆现象。

4. **眼压与眼底关系（relation between intraocular pressure and eyeground）**　如眼压高达 60.0mmHg 左右，而眼底视盘尚正常者，则闭角型青光眼可能性较大，此乃由于开角型青光眼要到晚期眼压才能达到较高水平，且多有视盘凹陷；如果眼压仅在 30.00mmHg 左右，视盘凹陷又甚明显，则开角型青光眼的可能性就较大。

此外，先天性青光眼或原发性婴幼儿青光眼是由于胎儿时期前房角发育不全或不发育，巩膜静脉窦及滤帘组织闭塞或缺如，大多数在出生前已存在。房角结构发育异常，使房水外流受阻是眼压升高的主要原因。以往认为先天性青光眼的前房角覆盖着一层无渗透性薄膜，使房水与滤帘交通阻断，即所谓：Barkan 膜理论。但 Anderson 等在电镜下却未发现有任何膜样的证据，只见到压缩的滤帘形成的致密物，而在光镜下不能分辨为单个细胞或薄板，给人以膜的错觉。Maumenee 注意到巩膜距未发育，这样睫状肌纵行纤维异常附着于滤帘，当睫状肌收缩时，使滤帘薄板紧闭，滤帘间隙封闭，导致房水流出阻力增加，使眼压升高。

二、继发性青光眼 Secondary Glaucoma

在通常情况下，如果眼部的原发病变比较明确，继发性青光眼的诊断一般都不会发生困难。但由于一些继发性青光眼的原发病变并不十分典型，有可能因原发病变的症状掩盖了继发性青光眼的存在，而贻误了诊断或作出截然相反的不同处理方案，将可能造成严重后果。例如角膜前粘连性白斑引起的继发性青光眼，由于虹膜前面与角膜发生粘连，前房和前房角也随着发生变化（角膜中央大范围的前粘连性白斑可使整个前房角变得很浅）。通常情况下，前粘连性白斑对前房和前房角的影响越大，患继发性青光眼的机会也越多。由于前房形态的改变，可以有眼压升高，但也并不一定有高眼压的典型症状，此乃由于前粘连性白斑本来已使视力受损害，由青光眼造成进一步的视力障碍，常常不易引起病人的警觉。如果我们能从角膜前粘性的病变势必改变前房及房角的解剖关系这一角度去考虑，对于每一个角膜前粘连性白斑的患者，即使没有青光眼的症状，也必须作常规的眼压测量和眼底检查，将是合理和必要的。眼底血管病变如视网膜中央动脉、静脉的阻塞也可引起继发性青光眼，其中特别是视网膜中央静脉血栓形成之后，发生继发性青光眼的可能性就越大，这种继发性青光眼的形态学特点是虹膜上形成纤维性血管膜，以致虹膜发生"虹变"。这种血管膜逐渐向房角伸展，导致虹膜根部组织和前房角愈着在一起，使房角完全闭锁，造成"假角"，眼压乃随之升高。由于虹膜上的新生血管容易破裂，可反复出现前房积血，故又有出血性青光眼之称。发病率约在 10%~20% 之间。从血管病变到青光眼出现的时间，自 3 个月到 3 年不等。

眼内肿瘤可以引起继发性青光眼较易理解。这是因为随着肿瘤的不断长大，眼内容积也不断增加，当达到某一限度时，眼内压升高。然而，眼内压升高程度和快慢，并不一定和肿瘤发展的速度与大小成比例，但与肿瘤所在的解剖位置有关。如虹膜和睫状体的肿瘤，由于直接向前房角蔓延，引起眼压升高就可能较早；眼底赤道部分的肿瘤，因容易压迫涡状静脉，造成脉络膜血液回流障碍，与眼底后极部的肿瘤相比较，易引起继发性青光眼。但也有一些眼内肿瘤，直到穿破眼球之前，始终未有高眼压症状。因此，不能把有没有青光眼作为鉴别眼内真假肿瘤的唯一依据。

此外，眼外伤所引起的继发性青光眼也值得注意。不论穿孔性、钝性或化学性眼外伤都有可能引起继发性青光眼。例如穿孔性外伤后的继发性青光眼，如果穿孔位置涉及角膜，多可导致和虹膜的前粘连，晶状体囊破裂，引起晶状体皮质膨胀，或晶状体囊与角膜发生粘连等因素都可导致房水循环障碍。如果穿孔部位在巩膜上而不涉及角膜、虹膜和晶状体时，继发性青光眼的可能性相应减少。因此，当急诊抢救穿孔性外伤时，应妥善处理虹膜和晶状体，尽量把伤口内的虹膜组织或晶状体膜彻底切除，按解剖结构将伤口整复、对齐，然后直接缝合。为了房角畅通，术后必须充分散大瞳孔，不能使虹膜贴在伤口内面，尽可能地减少或避免前粘连。这样处理，对预防继发性青光眼有重要意义。

三、先天性青光眼 Congenital Glaucoma

先天性青光眼属于常染色体隐性遗传性疾病。大约 12% 的病人有家庭史。据河南、武汉眼科协作组资料，在 429 865 人数中见到 7 例，发病率为 0.016‰（1∶61409）；广东清远市人民医院新生儿眼底筛查 9760 人数中见到 1 例，患病率为 0.10‰。（均为未发表资料）。该病是由于胎儿时期前房角组织发育异常而引起，大多于出生时已存在，这也是先天青光眼主要的解剖学体征之一。因婴儿眼球壁软弱易受压力的作用而扩张，致使整个眼球不断增大，故又名"水眼"。从形态学角度看，房角的先天异常可能有两种情况。一是前房角结构不发育或发育不全，巩膜静脉窦及滤帘组织闭塞或缺如。睫状肌的前端超越巩膜突之前，肌纤维伸入巩膜静脉窦或进入房角滤帘组织内，可能引起房角发育异常的病理解剖学基础。二是房角组织被一层中胚层残膜所覆盖，使房水与滤帘的交通阻断。

（一）婴幼儿型先天性青光眼（infant congenital glaucoma）

婴幼儿型青光眼指初生或出生后 6 岁以内出现的青光眼，据估计约占全部先天性青光眼的 50%~55%，其中有 30%~40% 的先天性青光眼出生时已很明显，出生后 6 个月内 70%~80% 的病例已能显现出来；到一岁时，90% 患儿均能被发现，其余约 10% 的病例在 1~6 岁始被诊断出来。国内资料男性多于女性。常为双侧性。出生后前 3 年，眼的胶原纤维组织具有高度的弹性，升高的眼压使眼球扩张，角巩膜相互移行的角膜缘受牵拉延长更明显。新生儿角膜横径为 10.0~10.5mm，先天性青光眼患儿的角膜横径可达 16mm。由于眼球的过度膨胀牵拉角膜内皮及 Descemet 膜，发生哈氏纹（Haab's striate）即线状破裂，引起角膜基质和上皮水肿。长期眼压升高，角膜形成瘢痕，内皮变性。眼压升高也使虹膜组织变薄，后部巩膜环扩大，使视盘陷凹也扩大，婴儿期青光眼视盘陷凹扩大的速度比成人快得多；当眼压下降后，眼球容积恢复正常，后巩膜环缩小，视盘陷凹可以变小恢复正常。先天性青光眼的晚期，虹膜及小梁变薄，Schlemm 管消失，睫状体、脉络膜及视网膜萎缩，晶状体韧带变性，晶状体容易脱臼，视盘完全萎缩。羞明、溢泪和眼睑痉挛是患儿最主要的表现，为角膜上皮水肿引起的刺激症状，患儿常常啼哭，烦躁不安，不睁眼睛；角膜水肿，线状破裂可以单发或数条，位于周边与角膜缘呈同心圆排列，也可以位于中心相互交叉。角巩膜缘延长加宽可达 5mm，巩膜变薄呈淡蓝色，前房加深，虹膜变薄，瞳孔中度散大，对光反应不敏感或消失。有时伴随晶状体半脱臼，视盘陷凹扩大，视盘颜色相对红润，超声波检查眼前后轴延长。婴幼儿型青光眼发生越早，症状越重，预后越差。用 Koeppe 型或 Goldmann 型前房角镜进行房角检查，表现为虹膜根部附着点前移，位于巩膜突以前或小梁后部，虹膜根部平坦，虹膜根与巩膜突之间没有隐窝。小梁无色素沉淀为婴幼儿的特点。随着年龄的增长，色素首先在与 Schlemm 管对应的小梁网出现。

（二）青少年型青光眼（juvenile glaucoma）

青少年型青光眼又称青年性青光眼，发育型先天性青光眼或迟发性先天性青光眼，是指青少年（6~30 岁）因房角发育异常所致的青光眼，及 30 岁以内慢性单纯性青光眼。此型青光眼的临床过程与慢性单纯性青光眼相似，但其青光眼的症状出现较晚，多数患者可无任何症状，直到一眼失明或因视野缩小，走路碰物才引起注意而就诊。

（三）青光眼合并先天异常

指有眼部先天发育异常所并发的青光眼。此类青光眼致病原因复杂，其症状亦多样不一，诊断主要依据眼部某些先天异常，常见的有：

1. **蜘蛛指综合征（Marfan syndrome）**　本症于 1896 年首先由 Marfan 所报道，除眼部畸形外还伴有肢体细长，臂长过膝，掌骨、指骨和趾骨均细长（蜘蛛指），先天性心脏血管和肺部畸形等。Marfan 综合征中约 80% 有眼部病变。最主要的是晶状体小且呈球形，悬韧带脆弱，易于断裂，常有晶状体半脱臼或脱臼，房角发育异常，有中胚叶组织残存，Schlemm 管的大小、形状和部位不规则等。部分病例可合并青光眼，常因晶状体脱臼和房角发育异常所致。此外，尚可有视网膜脱离、瞳孔残膜、虹膜残损、斜视和眼球震颤等。

2. **球形晶状体短指综合征（Marchesani syndrome）**　本症是一种眼部畸形合并骨骼改变的先天性疾病，与 Marfan 综合征的骨骼改变相反，其肢体、指、趾短粗，皮下脂肪丰富，肌肉发育良好；除晶状体小、呈球形及伴有脱臼外，常由于悬韧带松弛致使晶状体前后凸度增大而形成瞳孔阻滞和晶状体性近视。由于瞳孔阻滞、房角异常和晶状体脱臼等，所以青光眼的发生率较 Marfan 综合征明显增多。此外，尚可发生白内障、上睑下垂、瞳孔残膜和眼球震颤等病变。

3. **同型胱氨酸尿症（homocystinuria）**　本症是一种隐性遗传的代谢性紊乱。是由于先天性缺乏胱硫醚合成酶（cystathionine synthetase）而引起代谢性紊乱，血浆和尿中的同型胱氨酸增多。除眼部改变外，还可出现神经系统损害，如智力迟钝和惊厥；心血管系统损害，发生在冠状血管、脑和肾血管血栓而导致死亡；骨骼异常包括脊柱后凸、关节松弛、蜘蛛指、骨质疏松和骨折等。有些病人的表现很像 Marfan 综合征：肢体伸侧可有网状青斑以及面色潮红等皮肤损害。眼部表现主要为晶状体移位，因瞳孔阻滞而引起继发性青光眼。不少病人可能只有晶状体脱臼和同型胱氨酸尿。

4. **颜面血管瘤青光眼综合征（Sturge-Weber syndrome）**　Sturge（1879）和 Weber（1929）对本病做了详细叙述，故称为 Sturge-Weber 综合征。皮肤血管瘤常位于三叉神经第一支分布区域，口腔和鼻腔的黏膜也常受侵。在眼部主要表现为青光眼、脉络膜血管瘤和视网膜血管扩张等。常在儿童或成年时才发现青光眼。成年者为慢性单纯型。发生机制可能是：由于眼内血管瘤淤血，增加了眼内容积，或由于血管增多、扩张而使房水生成增加，或因中胚叶组织残留或虹膜有异常血管阻塞房角，以及涡状静脉回流受阻，上巩膜静脉压升高等所致。脑膜血管瘤及颅内钙化点可引起癫痫、偏瘫及精神异常等症状。

5. **弥漫性神经纤维瘤（neurofibromatosis）或 Von Recklinghausen 病（Von Recklinghausen disease）**　本病为家族性遗传性疾病。全身的末梢神经纤维增殖，形成广泛的大小不等的结节，多发生于皮肤，也可发生于内脏，同时有皮肤色素沉着。神经纤维瘤常侵犯眼睑和眼眶，引起眼睑下垂，眼球突出而眼眶扩大。在眼部受侵者中约 50% 合并青光眼。虹膜表面有散在的小结节及大片颜色加深的区域，可直达房角。神经纤维瘤也可直接侵犯房角，或由于肿物使虹膜移位而发生周边前粘连，或因房角发育不全而使眼压升高。

6. **无虹膜（aniridia）**　本症为先天性虹膜畸形。常在周边部残存少量虹膜组织。由于发育不全的虹膜与角膜粘连或房角内充满中胚叶组织致使约 30% 的患者发生青光眼。

7. **房角发育不全（goniodysgenesis）**　本病又名中胚叶发育不全（mesoderm hypoplasia）。本症是眼前节的中胚叶发育不全引起的，为显性遗传性疾病，包括后胚胎环（posterior embryotoxon）和 Rieger 综合征。

后胚胎环即初生儿环。表现为 Schwalbe 线特别突出，在角膜缘内呈一玻璃样半透明的环；Rieger 综合征：是双侧虹膜实质发育不全，后胚胎环，房角异常，伴有瞳孔异位及多瞳症等。

四、混合性青光眼 Mixed Glaucoma

混合性青光眼是指两种或两种以上的原发性青光眼，继发性青光眼或原发性与继发性青光眼合并存在者，均称为混合性青光眼。如：急性闭角型青光眼合并分泌过多性青光眼；慢性闭角型青光眼合并开角型青光眼；分泌过多性青光眼合并开角型青光眼。属于两种或两种以上原发性青光眼合并存在。属于继发性青光眼与继发性青光眼并存者；如各种继发性开角青光眼手术后发生房角广泛粘连者；晶状体摘出术后又合并玻璃体疝，而引起瞳孔阻滞者等。

第五节　低眼压
Section 5　Low Intraocular Pressure

低眼压一般是指眼压低于正常压的最低平均值，即 10mmHg 时则认为是低眼压。如果是显著的低眼压，用手指触诊法即可确定，而其数值可以低到无法用眼压计加以测量。在此情况下眼球多已开始萎缩变小，然后逐渐陷入眼球痨状态，以致失明。因此，低眼压（low intraocular pressure）和高眼压（high intraocular pressure）一样也属于病理状态。

引起低眼压的原因甚多，但主要的是由于房水生成减少，而房水的排出如故，房水排出量超过生成量，正常的生理平衡被破坏。低眼压主要有如下原因产生。

一、外伤 Trauma

特别是大量房水与玻璃体外溢的穿孔性外伤。因此，低眼压常是诊断穿孔伤的重要依据之一。主要引起睫状体损伤的严重钝性外伤，以及穿孔性角膜溃疡或穿孔留下的角膜瘘管，都有可能使房水排出量增加而引起低眼压。严重挫伤后可引起房角劈裂、睫状体及脉络膜脱离和视网膜脱离等情况，往往引起持续性低眼压。

二、视网膜脱离 Detachment of Retina

可能由于眼内液通过视网膜裂孔漏出到视网膜下间隙造成低眼压。多伴有轻度低眼压，有孔源性视网膜脱离的猴眼，以荧光标记的葡萄聚糖，可迅速从玻璃体移向视网膜下间隙。可以设想有孔源性视网膜脱离者，视网膜色素上皮将视网膜下的液体转运到脉络膜，这就起着另一种方式的房水排出的作用。而正常情况下视网膜完好，几乎没有这种房水排出方式。

三、炎症 Inflammation

最常见于长期严重未愈的虹膜睫状体炎，使睫状体受到损害。从而影响房水分泌的功能。轻度的低眼压多伴有虹膜睫状体炎，是由于房水屏障被破坏，房水生成率减低所致。虹膜睫状体炎严重者，由于睫状体血管炎可引起血管阻塞，进而房水生成率明显降低。另外，由于睫状上皮体通透性增加，睫状体间质水肿，间隙增大，房水经睫状体上腔，色素膜巩膜路径排出增加，因此，可引起明显的低眼压。

四、睫状体脱离 Detachment of Ciliary Body

由于睫状体脱离，房水流入脉络膜上腔的易度增加，故引起低眼压，也有人认为是由于睫状体脱离区的组织发生病理改变，使房水生成减少所致。另外，一些患者同时存在房水屏障崩解，也可造成房水生成率减低。

五、脉络膜脱离 Detachment of Choroid

常伴有低眼压，所以被认为是低眼压引起脉络膜脱离。而且脉络膜上腔积液者，房水生成量减少。排出积液后低眼压可恢复。浆液性脱离只引起中度眼压降低，然而房水生成率正常，故眼压降低可能与排出量增加有关。

六、内眼手术 Intraocular Operation

内眼手术后常因房水流出过强而产生短时间内低眼压。典型的内眼术后的低眼压，常与脉络膜脱离、睫状体上腔积液和严重的虹膜睫状体炎有关。可能由于睫状体血管水肿及蛋白质渗漏引起睫状体间质水肿，液体又自睫状体基质流向脉络膜上腔，同时房水也容易经水肿的间质由前房进入睫状体上腔，增加了经葡萄膜巩膜路径的排出量；另一方面睫状体水肿时，基质内蛋白含量增加，渗透性房水生成率减少，睫状体上皮崩解，液体不能有效地运转，房水生成全靠超滤作用。因此，在引起低眼压的房水动力学异常改变中，睫状体的炎症起着极为重要的作用。事实上，临床上大多数低眼压的确同时伴有虹膜睫状体炎，且房水闪光阳性。

七、各种类型的抗青光眼引流术 Drainage of Anti-glaucoma

若滤帘过于通畅或滤帘有瘘管形成也可以形成低眼压。

八、一些全身因素 Some Systemic Factors

如糖尿病性昏迷（diabetic coma）可伴有低眼压，其发生机制尚未十分明了。各种原发性贫血，特别是粒细胞缺乏症（agranulocyte）和恶性贫血（pernicious anemia），也可出现一定程度的低眼压，但一般不显著，并可随贫血情况的改善而恢复正常。

低眼压所引起的后果，除了引起角膜后弹力层皱褶外，尚可造成整个葡萄膜血管扩张，导致血浆从血管中逸出，引起虹膜、睫状体、脉络膜和视网膜的水肿性变化；如果血浆漏出至前、后房，则使房水中蛋白含量大量增加；进入脉络膜上间隙时，造成脉络膜脱离，严重时也可造成视盘水肿。

（刘红艳）

眼的辅助装置包括：眼睑（eyelid）、结膜（conjunctiva）、泪器（lacrimal apparatus）及有关的筋膜。分述如下。

第一节　眼睑
Section 1　Palpebra

一、眼睑表面能见到的结构 Superficial Structure of Eyelids

眼睑（palpebra），俗称"眼皮"，位于眼球前方，为能活动的皮肤皱襞，双侧对称，是眼眶出入口的屏障（图Ⅰ–3–1）。它正常是保障眼球安全的必要条件，能避免异物、强光、尘烟等对眼球的损害。所以眼睑的病变也特别引人注目，加之病变有可能对眼球造成的危害性也比较严重，故对眼睑病变也不能等闲视之，应及时诊治至为重要。在正常情况下，上、下睑必须紧贴于眼球表面，中间仅留下一潜在性空隙，并通过瞬目（blinking），即俗称眨眼或霎眼，无意识的眨眼一直被认为是保护眼睛的动作。我们要眨眼，其实是因为需要使泪液借间隙的虹吸作用朝向泪湖的方向导流，并在眼球表面始终保持一层"泪膜"覆盖在其表面，使眼球表面经常保持湿润状态及角膜的透明性。否则眼睛会变干并被感染。据估计成年人每分钟眨眼 12~15 次，加起来一天眨眼估计超过约一万次。此乃由于覆盖在眼球表面的"泪膜"能维持将近 18 秒，也就是说我们眨眼次数 3 倍于生理所需要的次数。不过，每个人眨眼的频率并不完全相同，婴儿每分钟只眨眼 1~2 次，眨眼似乎是随着人的成长而越来越频繁；此外，眨眼也许与心理因素有关，如人们所熟知的紧张时眨眼多，聚精会神时眨眼少，当人们使用电脑时眨眼频率可能至一分钟 3 次，这也许是为何电脑使用者较常患干眼症原因之一。眨眼被认为是灵长类动物特有的动作。狗和猫几乎很少眨眼，而黑猩猩、日本猴每分钟眨眼次数却超过 10 次。日本京都大学灵长类研究所的研究显示，群体规模越大的灵长类生物眨眼的次数就越多，这些生物似乎在通过眨眼进行眼神交流一类的沟通。

上、下睑缘各自保持与眼球表面相适应的弯度，使睫毛保持正常的方向不致触及眼球。当上、下睑紧闭如睡眠时不暴露角膜表面，保证角膜表面保持经常湿润，对防止有害物的侵入有重要意义。此外也帮助瞳孔调整进入眼内的光线，所以仅在闭睑时，视皮质方能获得休息。因此，眼睑正常解剖位置的改变，必将以不同的方式和程度影响眼正常生理功能，势必给眼球带来不同程度的危害。

睑分上睑和下睑（superior and inferior palpebra）。中医称为上下睑胞，在五轮中系肉轮属脾经 flesh-orbiculus（V.S.spleen），在八廓中为地廓。

上睑（superior palpebra）以眉毛（eyebrow）与额部皮肤清晰地分开；下睑的下方无明确的境界，仅相当于眶下缘稍下处，渐次移行于颊面部皮肤。但此处皮肤常显两浅沟或皱褶，即鼻睑沟（nasopalpebral sulcus）与颧睑沟（zygomaticopalpebral groove）。此沟在老年人较显著。鼻睑沟由内眦向下外进行；颧睑沟较不明显，由外眦向下内进行。此两沟或皱褶为下睑疏松组织与颊部致密组织接合处的标志。

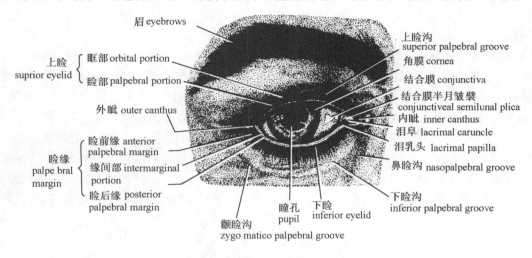

图Ⅰ-3-1　睑外观
external appearance of eyelid

　　在上睑的表面，常有两条明显的横沟，一位于眶上缘下方，称额睑沟（frontopalpebral groove）；一位于上睑缘上 3.0~5.0mm 处有一内窄外宽的皱襞，称上睑沟（superior palpebral groove）。一般上睑沟较深，在上睑提肌收缩，上睑举起，特别于睁眼时明显，而于闭眼时则仅呈浅皱襞状。如果上睑提肌功能减退或丧失时，则此沟可以消失。因此，可以认为上睑沟的形成，系由于上睑提肌牵张所致。普通所称的单重睑与双重睑，俗称单眼皮（single fold eyelid）与双眼皮（double fold eyelids），即以此沟的有无而鉴别，故上睑沟也称重睑沟。单重睑或双重睑与外观有关，但在眼的功能上则毫无差别。下睑沟与眶下缘处于同一水平线上，以向下方注视时明显。

　　睑的游离缘名叫睑缘（palpebral margin），上下睑缘在睁眼时的裂缝，称睑裂（palpebral fissure），为结膜囊进口处；上、下睑内外两端连接的部分称睑外侧连合和睑内侧连合（lateral and medial palpebral commissure），睑裂的内侧（鼻侧）端叫内眦（inner canthus）（角），也称大眼角，外侧（颞侧）端叫外眦（outer canthus）角或称小眼角。内、外眦在中国医学中称为大、小眦。外眦形成一锐角，约有 60°~70°，内眦角约 48°~55° 左右。内、外眦连线与水平线夹角约 10° 左右（见图Ⅰ-3-2）。外眦距眶缘有 5.0~7.0mm，距额颧缝约 10.0mm。

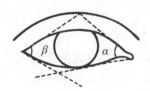

内眦睑裂角（α）48°~55°
angle（α）of poalpebral fissure in inner canthus about 48°~55°

外眦睑裂角（β）60°~70°
angle（β）of poalpebral fissure in outer canthus about 60°~70°

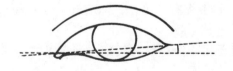

内外眦连线与水平线夹角（γ）约10°
angle （γ） interdigitating between the linking line of inner and outer canthi and the horizontal line about 10°

图Ⅰ-3-2　睑裂角示意图
Diagram of the angle of palpebral fissure

　　内眦所形成的角钝圆，其与眼球之间隔以小湾，名叫泪湖（lacrimal lacus），其中有一色微红肉样半椭圆形小隆起，名叫泪阜（lacrimal caruncle）。泪阜外侧有一皱襞，呈新月状，名叫结膜半月皱襞（conjunctive semilunar plica），为动物第三眼睑（瞬膜）的残迹。在内直肌手术时之切口应居于半月皱襞之颞侧，以防术毕时误将皱襞当鼻侧的切口与颞侧球结膜相缝合而致伤口不愈。泪阜下方与内直肌紧密相连，术时应仔细分离而不应将泪阜牵向眶内，或将半月皱襞、泪阜拉向颞侧使伤口呈永久性红色隆起而影响美观。

　　上睑游离缘的宽度约有 2.0mm（1.5~3.0mm），下睑缘宽约 1.5mm（1.0~2.0mm），绝大部分（99.6%）人睑缘均匀一致，表面平滑。每一睑缘均有前、后两缘（也叫前唇与后唇），前唇钝圆，以下睑尤为显著。前缘（anterior margin）以睑皮为界，睫毛即由此缘成行生出，正常睫毛方向应向前向外。后缘（posterior margin）锐利，紧接眼球，以睑结膜面为界，且与结膜面呈直角，在正常状态下，其界限非常明显，直角形的消失和变平，常为病理情况的征象，是某些睑缘或结膜病的后果。睑后缘上有睑板腺的开口，前、后两缘之间，名叫缘间部（intermarginal part），其间有一条浅灰色线，名叫缘间线或灰线（intermarginal or gray line），沿此线可将睑分成前、后两部，即睫部和睑部（图Ⅰ-3-3）。睫部含有皮肤与眼轮匝肌，睑部包括睑板与结膜，此线为睑成形术的重要标志。闭睑时上、下两睑的缘间部与睑后缘均彼此相接合。

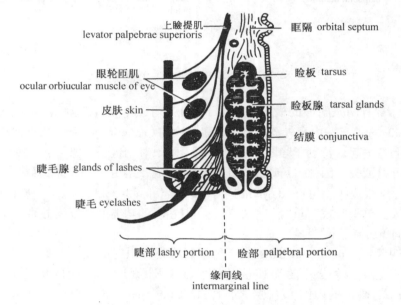

图Ⅰ-3-3　上睑纵切面示意图
Diagram of the longitudinal section of upper eyelid

　　上、下睑游离缘的内睑部，相当内 1/6 与外 5/6 接合处，有一隆起小结节，名泪乳头（lacrimal papilla），其中央有一小孔，称泪点（lacrimal punctum），为泪小管的入口处。过剩泪液即由此下行，通过泪道，进入鼻腔。

　　通常借泪点分睑缘为两部：泪点以内的部分名叫泪部（lacrimal part），此部平滑钝圆；泪点以外的部分名叫睫毛部（eyelash part），此部肥厚扁平，直达外眦，占眼睑的大部，一般在泪点内侧部的睑缘上无睫毛与睑板腺，但少数在 10 岁以后也见有睫毛。

　　睑裂的大小、形状和位置，因人而异，并随年龄而变化。多数人正常眼球大小实际上左、右几乎相同，但平时所说的眼大和眼小，并非指眼球的实际形状、大小而言，而是指眼裂的大小而已。

　　正常情况下睁闭眼时眼内角固定不动，仅仅是眼外角产生位置的移动。睁眼时，外眼角略高于内眼角；而闭眼后，外眼角又低于内眼角 2.0~3.0mm，因此眼裂的轴不呈水平，由内向外，稍为高起。一般睑缘弯曲最大的部分，在上睑为内眼角附近；在下睑为外眼角部分，普遍上睑比下睑弯曲度较大。

　　眼裂的大小依其长短及高度的测量而定，且与性别、年龄、种族有关，左、右眼而有所不同。一般男性比女性的睑裂在长径与高度上均稍大，欧洲人比东方人稍大。睑裂在出生后随年龄而增大至一定阶段；而同一人左、右睑裂的大小不等者约占 36%。

在正常状态下，由前方看，经睑裂（palpebral fissure）可以看见角膜（cornea）、虹膜（iris）和瞳孔（pupil），并可见外侧的巩膜（sclera）（呈一三角区），内侧的巩膜（呈新月状）以及内侧的泪阜和结膜半月皱襞等结构。

初生儿睁眼时，上睑缘举起，常超过角膜的上方，下睑缘则在角膜下缘处；在青少年时期角膜对称的出现于上、下两睑中间；在成人则上睑遮盖角膜的上部，下睑缘多位于角膜下缘的高处。因此暴露最多的部分恰好是角膜中心以下的区域，这一区域因无眼睑遮盖，故为外伤、角膜溃疡、退行性变化的好发部位。

临床上诊断眼睑位置异常的病理变化（如睑下垂、睑裂闭合不全等）以及有关眼球的位置的病理状态（如眼球突出，眼球凹陷等）时，熟记上述关系有实用意义。

关于睑裂与眼球一定部位的关系见表 I-3-1。

表 I-3-1　睑裂与眼球一定部位的关系
Table I-3-1　The Relationship between Eyelids and Some Parts of Eyeball

眼的部位	角膜	泪湖与结膜半月皱襞	瞳孔	横轴位置
新生儿	角膜上缘在上睑游离缘的高度	看不见	接触下睑游离缘	瞳孔中央
婴幼儿	角膜上下缘对称地被遮盖一小部	稍能看出	瞳孔距上下睑游离缘的距离相等	瞳孔中央的下方
成人	角膜缘相当于下睑游离缘的高度	能看见	接近上睑游离缘	瞳孔下缘
老人	角膜下缘距下睑游离缘稍有距离	易于看见	接触上睑游离缘	接近角膜下缘

二、眉 Eyebrow

眉位于眶上缘上方，相当于眼睑的上界。是一对自内向外呈弧形隆起，由丛生的短毛组成。眉毛一般呈黑色，延至老年，有时会变成灰白。在少数病理情况下，如交感性眼炎眉毛也可变白。眉毛的功能有防止汗水自额部流入眼内；表达情感，也是构成面容不可或缺的一部分。

三、睫毛 Eyelash

睫毛在上、下睑的睑前缘，排列整齐，成 2~3 行的粗杆的短毛。上睑的睫毛根数较多，约 100~150 根，其行走稍向上方弯曲；下睑者为数较少，约 50~75 根，并向下方弯曲，所以闭睑时，上、下睑的睫毛并不互相交织。睫毛的弯曲形状，有人认为是由于眼睑闭合所引起。正常状态下，中国人的睫毛的倾斜度，在上睑男性睫毛的倾斜角在睁眼平视时为 110°~130°，闭眼时为 140°~160°，男、女性大致相同。在下睑男性睫毛的倾斜度，睁眼平视时为 100°~120°，女性则平均小 10° 左右。

睫毛的色泽较头发为黑，至老年多不变灰白，仅外伤或少数病理情况下例外。睫毛的长短，一般上睫毛稍长，约为 8.0~12.0mm；下睫毛稍短约为 6.0~8.0mm。如按部位，则上、下睑中央部睫毛最长，两端者较短。在年龄方面，儿童时期睫毛最长，且最弯曲。睫毛的平均寿命为 3~5 个月，不断更新。睫毛如果被拔除，即重新长出，其生长速度与年龄无关。在拔除睫毛的第 1 周，即可重新生长，长达 1.0~2.0mm；约在 10 周左右，可达原来长度。

睫毛的功能：一为防止异物进入眼内；二是由于上睑的睫毛较长，在上睑微垂时可以遮着瞳孔，其作用似竹帘，既能避免强光的内射，又不引起视力障碍，因而可以保护视力。

四、睑的结构 Structures of Palpebra

眼睑（eyelid）在结构上，前有皮肤，后有结膜，中间夹有肌层和睑板，由前往后依次为：皮（skin）、皮下组织（subcutaneous tissue）、肌层（muscular layer）、睑板（tarsal plate）及睑结膜（palpebral conjunctiva）等五层（图Ⅰ-3-4）。但在临床应用上常分为：皮肤、皮下组织及肌肉的浅层以及结膜、睑板的深层。深浅二层在睑缘间部，呈一明显浅灰色线，此线恰在睑缘的中央，称睑缘间线或灰线（interpalpebral margin or gray line）。前半部有睫毛（eyelash），后半部有睑板腺（tarsal glands）的开口，是睑部某些手术的重要标志（图Ⅰ-3-4）。

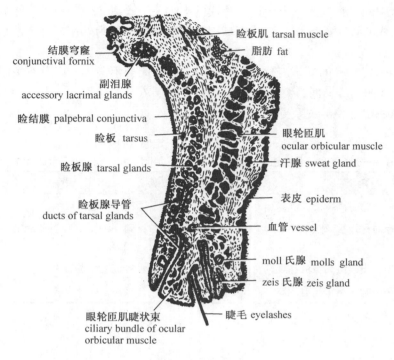

结膜穹窿 conjunctival fornix
副泪腺 accessory lacrimal glands
睑结膜 palpebral conjunctiva
睑板 tarsus
睑板腺 tarsal glands
睑板腺导管 ducts of tarsal glands
眼轮匝肌睫状束 ciliary bundle of ocular orbicular muscle
睑板肌 tarsal muscle
脂肪 fat
眼轮匝肌 ocular orbicular muscle
汗腺 sweat gland
表皮 epiderm
血管 vessel
moll 氏腺 molls gland
zeis 氏腺 zeis gland
睫毛 eyelashes

图Ⅰ-3-4 睑的结构
structures of eyelid

在一定程度上，眼睑各部组织在病变上各有特点。例如，眼睑表层在结构与疾病上，与身体其他部分的皮肤具有共同性；深层组织受结膜病变的密切影响；而居于表层与深层之间的睑缘结构既可受表层或结膜方面病变的影响，也可基于其特殊腺组织的存在，而表现其独立的病变过程。如睑缘炎（blepharitis），是睑表面、睫毛毛囊及其腺组织的亚急性或慢性炎症，也是一种非常普遍的眼病。此乃由于睑缘部富于腺体组织和脂肪性分泌物，又在经常暴露的过程中，容易沾上尘垢和病毒，从而遭至感染。基于睑缘是皮肤与结膜的交汇移行区这一组织结构上的特点，不难理解无论哪一方面的疾病均可能累及睑缘。

（一）皮及皮下组织（skin and subcutaneous tissues）

皮肤（skin）薄而柔软，为全身皮肤最薄者，容易形成皱襞，老年时更明显。真皮内含有丰富的弹性纤维，故富有弹性，易于伸展，为眼睑皮肤形成皱襞提供了条件，在眼睑整形外科上有重要的实用意义。正常情况下睑部皮肤并不会下垂；到了老年，睑部皮肤弹性纤维变性，弹性减退而松弛变长，由此可出现假性上睑下垂或下睑内翻。当外伤感染而引起结疤，皮肤变厚，均可产生不同程度眼睑闭合不全，甚至出现"兔眼"（lagophthalmus），使角膜暴露。睑部皮肤仅由6~7层复层鳞状上皮构成，特薄，而且很少角化，加上所处位置又比较暴露，受日光照射的机会相对较多，容易受到慢性损害。故被认为是睑部好发癌肿的原因之一。

值得一提的是，结核杆菌（mycobacterium tuberculosis）可以在身体任何部位引起结核病（tuberculosis），单是在皮肤，从头皮到脚底都可以生病，眼睑自然也不能例外。但是发生在眼睑的皮肤结核（眼睑结核），因不宜随便手术活检，以免影响容貌，一般难于诊断明确，故称之为"可疑睑结核"。睑皮肤结核常发生于眼睑，局部略肿或稍逐渐扩大，常有顽固传染性，上下睑缘或左右睑缘可以互染。麦粒肿与睑缘结核相似；麦粒肿可一个或多个，先后发生，对症治疗，效果明显。临床实践认为：可疑睑结核用异烟肼

（isoniazid，又称雷米封 rimifon）则明显好转，并在数月内治愈，不妨试治。

眼睑皮下组织的柔软疏松，足以说明在各种局部炎症，或有静脉循环障碍，或全身性疾病时（如血管神经性水肿、肾病等），可以发生显著的眼睑浮肿。睑缘疖或眼睑皮肤脓肿时发生显著的眼睑浮肿。颈淋巴结核（瘰疬）病人发生持续性眼睑痉挛时，也可产生显著的浮肿。这些浮肿都是由于眼轮匝肌纤维的持续收缩，而挤压通过肌纤维的静脉所致。此外，有时见到的眼睑气肿，其本质虽非浮肿，但近似浮肿，多见于外伤时，由于损坏了与各鼻窦为界的眶壁（一般是损伤筛窦、眶内侧壁破裂），致使鼻窦中的空气，达于眼睑皮下之疏松组织中而形成气肿。

此外，愈近眼睑独立缘，皮下组织愈减少，且较紧密地附着于其深面的眼轮匝肌。眉弓部的皮下组织很薄，但有较明显的筋膜。额肌的终末纤维一部分止于眉弓部的皮下，另一部分通过帽状腱膜附着于眶上缘的骨膜上，因此，帽状腱膜出血而不会向眼睑扩延。

（二）肌层（musclar layer）

肌层由眼轮匝肌（orbicularis oculi）、上睑提肌（levator palpebrae superioris）及睑板肌即 Müller 肌（tarsal or Müller muscle）组成。

眼轮匝肌（orbicularis oculi）（图Ⅰ-3-5）位于眼睑皮下组织与睑板之间，形似一扁环，以睑裂为中心环绕上、下眼睑。从局部位置上来看，此肌可分为两部，即眶部（orbital part）及睑板部或睑板前部（tarsal part or anterior part of tarsal plate）。眼轮匝肌的睑部为眼轮匝肌的主要部分，其一部分肌纤维在眼内侧角起于睑内侧韧带，另一部分起于泪前嵴及其前面之骨膜，与眶缘平行，作弓形向外侧，附于睑外侧韧带。由此，眼轮匝肌睑部之纤维呈两个半椭圆形。眶部与睑部不同，眶部略呈环状，其肌纤维起自额骨之鼻部、上颌骨额突及睑内侧韧带，围绕睑裂后又止于此韧带，与眶缘平行，形成一完整之圆环（其实是卵圆形）。此外，眶部的肌纤维有一部分至颞部及颊部，而附于该部皮肤；另有一部分纤维向上，到达眉弓部皮下额肌之前方而告消失。

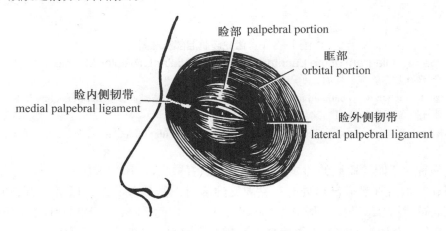

睑部 palpebral portion

眶部 orbital portion

睑内侧韧带 medial palpebral ligament

睑外侧韧带 lateral palpebral ligament

图Ⅰ-3-5　眼轮匝肌示意图
Diagram of the ocular orbicular muscle

上述眼轮匝肌之不同纤维，各具其功能，睑部（内部）肌肉的收缩可引起眼裂闭合，在睡眠和瞬目运动即属于此部。眶部肌肉的收缩能使眼睑紧闭，这可以随意进行。许多眼病（如异物进入眼内、某些眼的炎症疾患等）均可以发生这种反射性的反应。不过当眶部肌肉收缩时，通常睑部亦同时收缩。

1. 眼轮匝肌泪部即泪肌或 Horner 肌（lacrimal part of orbicularis oculi or lacrimal or Horner muscle）此肌虽不大，但功能很重要。此肌纤维之深部，起始于泪后嵴稍后方的骨面，经泪囊之后，到睑板的前面，加入眼轮匝肌睑部的纤维中。泪肌这样附着，可使眼睑接触眼球前面，所以有时亦名张睑板肌（图Ⅰ-3-6）。起始于泪后嵴的深部的眼轮匝肌纤维与起于泪前嵴的浅部纤维，以其肌组织共同包绕泪囊。这些肌纤维在排泪功能上有很重要的意义，当其收缩与松弛，即闭眼和开眼（瞬目动作）时，由于使泪囊有秩序的缩小与扩大，借此虹吸作用驱使泪液由结膜囊排出至鼻腔。但当眼轮匝肌软弱无力，如在老年，或泪囊呈现瘢痕性收缩或无张力的扩大，则正常泪液引流将受影响或消失，而引起所谓无张力性溢泪现象。这种泪囊功能不全的特点是：冲洗泪道时仍完全畅通无阻，做泪囊碘油造影一般都可得到准确诊断。

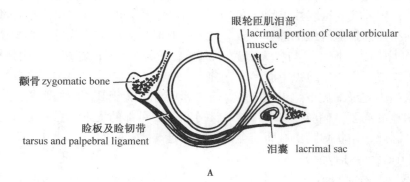

A

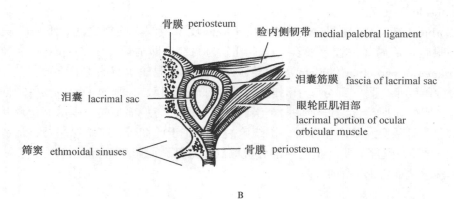

B

图 I-3-6　眼轮匝肌泪部示意图
Diagram of the Lacrimal Portion of Ocular Orbicular Muscle
A. 眼球与上睑的水平切面，示眼轮匝肌泪部
horizontal section of eyeball and upper lid to show the lacrimal portion of ocular orbicular
B. 水平切面示眼轮匝肌泪部与泪囊的关系
horizontal section to show the relation to lacrimal portion of ocular orbicular muscle and the lacrimal sac

此外，尚有一种由于眼轮匝肌的功能无力，或无张力的扩大，所造成比较特殊的溢泪原因是泪囊气肿。正常情况下，鼻泪管在鼻腔出口处有一黏膜瓣的活门，称 Hasner 瓣，可阻止鼻腔中的空气窜至结膜囊内。如果 Hasner 瓣关闭不全，抽烟时可有烟自"眼"内喷出；而在鼻出血时，由于血倒流入泪道而产生"血泪"。有时窜至泪囊的空气也可因 Hasner 瓣的紧闭而长期滞留在泪囊内，表现出典型的捻发音，被称为泪囊气肿。

眼轮匝肌泪部之纤维束也紧密地围绕着泪小管。所以，此肌对排泪作用更加明显，这部分肌纤维可因外界环境变化的影响而引起收缩，例如寒冷的刺激可使泪点口及泪小管缩窄而发生流泪。

按临床实用从眼轮匝肌纤维的走行方向，亦容易了解，与睑缘垂直之小创口易于裂开；反之，与眼轮匝肌纤维一致的创口，通常则不致裂开，甚至相当大的创口也多不需要做特别缝合而常能自行愈合。所以睑部手术做皮肤切口时，应与肌纤维平行方向切开，以利于切口的良好愈合。

2. 睑肌（palpebral muscle）

（1）上睑提肌（levator palpebrae superioris）：亦属眼睑的肌肉，位于浅层，且扁薄呈三角形，起自眶尖靠近视神经孔总腱环上直肌的上方。其起端窄为腱性，迅即变阔而成肌性，经眶顶向前下至上睑（图 I-3-7、图 I-3-8）。上部分纤维止于眶隔上部分，下部分纤维止于上睑板的前面及结膜上穹窿，其中间纤维贯过眼轮匝肌而附于上睑皮下，受动眼神经支配。上睑提肌这样的分布在功能上有重要意义，在运动时可同时提起眼睑皮肤、睑板和睑结膜之全部。此外，上睑提肌与上直肌之间有筋膜联系，以及它们均受动眼神经支配，所以是这两块肌肉在功能互相协调的解剖学基础。当眼球向上运动时上睑也必然向上运动，以免遮住视线。两肌的这种配合作用也说明为什么先天性上睑下垂多数与上直肌麻痹紧密相关的道理。

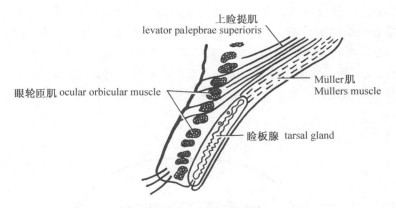

图 I-3-7   上睑肌切面示意图
Diagram of the Section of Levator Palpebrae Superioris

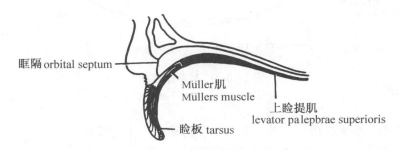

图 I-3-8   上睑提肌示意图
Diagram of the Levator Palpebrae Superioris

上睑提肌全长 50~55mm，腱膜部分长 15~20mm。在功能正常时，上睑缘约可掩盖角膜上缘下方2.0mm，瞳孔上缘上方 2.0mm。当上睑提肌功能障碍时，主要表现为上睑下垂，上睑沟亦变平（但要注意与交感性垂睑相鉴别）。上睑下垂（ptosis，blepharoptosis）也称睑下垂。是指两眼平视前方时，上睑不能上举到正常解剖位置而遮住瞳孔的上部或全部。睑下垂通常要有：①正常人双眼平视时睑裂纵径两眼差别大于 2mm；②平视时上睑遮盖角膜上缘 2~3mm 左右，上睑部分或全部遮盖视轴形态学条件。

值得注意的是，极轻度的上睑下垂，在早期容易被忽略，故及时细致检查，能做到及早发现及时治疗有重要意义。检查时必须做两侧对比，嘱患者眼作睁闭运动，然后观察在睁眼情况下，若有轻度睑下垂，则可见患侧较健侧眼裂变小，通过两侧上睑缘遮盖角膜程度来确定；或在闭目时，检查者在患者眉毛上方触摸有无额肌代偿性收缩。此外，轻度睑下垂也容易与假性睑下垂相混。假性睑下垂可见于浮肿、皮肤炎、眼睑肿瘤、脓肿眼睑弛缓症等等。只要掌握眼睑正常结构的相关知识，仔细检查，均可以鉴别。

Marcus-Gunn 综合征（Marcus-Gunn syndrome）又称莫－古综合征或 Marcus-Gunn 现象），是一种奇异的先天性上睑下垂现象，多为单侧性。其主要特征是：当患者闭口时上睑下垂非常明显；但当病人咀嚼、张嘴下颌向侧方运动时，下垂的上睑可以突然上提，甚至超过对侧的程度。例如右上睑下垂，则下颌向左移动时，右眼上睑则被提起。这样患者吃饭时，眼睑经常随着咀嚼运动而出现不停的瞬目现象。目前尚未有令人满意的形态学依据给予解释。通常被认为是三叉神经运动核（支配翼内、外肌）与动眼神经的上睑提肌核之间在中枢或在外周间有异常联系之故。

（2）睑板肌即 Müller 肌（Tarsal muscle viz Müller muscle）：是位于睑板上缘的腱纤维束间的平滑肌，起源于上睑提肌，止于睑板上缘；下睑内亦有类似肌肉叫下睑板肌，起源于下直肌，止于睑板下缘，但此肌不明显。上、下睑板肌均受交感神经支配，有辅助开上、下睑之作用。

（三）睑板（tarsal plate）

睑板作为睑的支架，借以保持睑的形态。眼睑之所以具有硬度和能与眼球外形相适应，是由于眼睑之内有一弹性的壳样坚韧结缔组织板，它是由胶原纤维编织而成的，称为睑板（图 I -3-9）。睑板稍呈弯曲，上、下各一，上睑板较大，略作半月形，其中部的宽度，在男性为 7.0~9.0mm（占 82.5%），女性 6.0~8.0mm（占 88.5%），一般男性比女性宽 1.0mm。睑板在距内、外眦 5.0mm 处，宽度为 3.0~4.0mm（占 68.7%~87.5%），男女之间无显著差别。下睑板较小，稍带长方形，中部宽约 5.0mm。每一睑板的长度约 29.0mm，厚为 1.0mm。

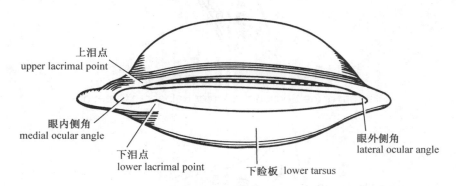

上泪点
upper lacrimal point

眼内侧角
medial ocular angle

下泪点
lower lacrimal point

下睑板　lower tarsus

眼外侧角
lateral ocular angle

图 I -3-9　睑板示意图
Diagram of the Tarsus

每个睑板可分为前、后面，内、外端，游离缘与附着缘。分述如下。

睑板前面隆起，它与眼轮匝肌之间以疏松结缔组织相隔，因此，该肌得以在睑板上自由活动。上睑睑板的前面，尚有上睑提肌，此肌一部分附着于睑板下 1/3 部分，但在下睑睑板前面，则仅有眼轮匝肌覆盖。睑板后面凹陷，直接贴近睑结膜，并与之密切结合，致使两者之间不能滑动，其本身的弯度，与眼球的凸面相适应。睑板的内、外两端，在相当于内、外眦水平处，借两个水平行走的睑内、外侧韧带固定于眶缘上。睑板的游离缘形成睑缘，外观肥厚，呈水平状。睑板的附着缘较薄，渐次移行于睑板筋膜中。睑板筋膜即眶隔（orbital septum），为一弹性结缔组织膜，围绕眶缘，它一方面与眶缘的骨膜相联系，另一方面与睑板相融合，故睑板与眶隔犹如一体。眶隔的内侧端附着于泪骨和泪囊的后面；外侧端则与睑外侧韧带相连合。因此，眶隔在眼睑与眼眶间形成一隔障，在一定程度上可防止炎症性病变互相蔓延。

在睑板内有伸长变态的皮脂腺，形态上属复泡状腺称睑板腺或 Meibom 腺（tarsal glands or Meibom's gland）（图 I -3-10）。此腺向睑缘垂直行走，排列呈一单行，开口于睑缘间线的后部。睑板腺于上睑较多，约 30~40 个，下睑较少约 20~30 个。上睑板腺形体稍大，有些人能于结膜面透见，呈黄色线条穗状，在含色素较多的人则不能透见。每腺体都含有一中心管，其一端闭合，另一端则直接开口于睑缘。多数腺泡都开口于中心管。睑板腺在睑缘开口的数目与腺体的数目相当。

睑板腺的分泌物富含脂肪、脂酸及胆固醇。它的作用是使睑缘滑腻，以防止泪液经过睑缘流出结膜囊外，并可防止两睑彼此粘着。当睡眠时，由于睑缘有睑板腺的分泌物，可使睑裂紧密闭合，防止泪液外溢和蒸发，以免角膜干燥。对溢泪和眼睑痉挛的患者，当强迫分开上、下睑时，泪液立刻涌出，从这一事实当能更好理解睑板腺的作用。

除睑板腺外，尚有 Moll 腺和 Zeis 腺（见图 I -3-4）。Moll 腺（Moll's gland）又名睫腺，是一种汗腺，形体较大，位于睫毛囊间，并伸入睑组织中，甚或深达睑板。但并非每根睫毛均附有一个。其腺管开口于 Zeis 腺管内，或直接开口于睫毛囊中，甚或开口于睑缘表面两根睫毛之间。Zeis 腺又名睑缘腺，为一变态的皮脂腺，直接与睫毛囊相连，通常每根睫毛附 1~2 个，每个腺由一短而宽的小管开口于睫毛囊中。

　　此外，上、下睑板的内、外两端各连以睑内、外侧韧带（medial and lateral palpebral ligaments）（图Ⅰ-3-11）。

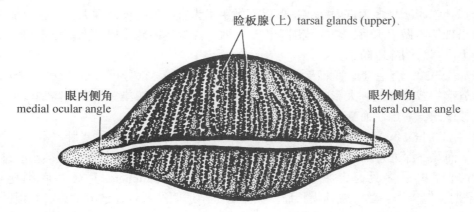

图Ⅰ-3-10　睑板腺示意图
Diagram of Tarsal Glands

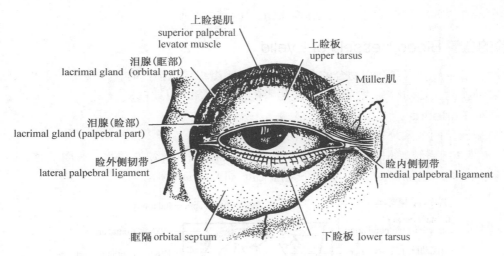

图Ⅰ-3-11　睑内、外侧韧带
Medial and lateral palpebral ligament

　　睑内侧韧带（medial palpebral ligament）较明显，由上、下睑板在内侧相连而成，将内眦向内上方牵引，使皮肤紧张时，可见睑内侧韧带更明显隆起，在内眦处易于摸到，尤以瘦人为明显。睑内侧韧带分成深、浅两部：深部者薄，向后绕泪囊，附着于泪后嵴；浅部横跨泪囊窝前方，与睑筋膜相连。附着于泪前嵴及上颌骨的额突。眼轮匝肌纤维即由此部起始，内眦动、静脉由其表面穿过。睑内侧韧带（medial palpebral ligament）为手术时寻找泪囊的一大标志。一般如于内眦内侧方 2.0mm 处行垂直切口，再沿切口的外唇分离组织，即可找到韧带。

　　睑外侧韧带（lateral palpebral ligament），由上、下睑板在外侧会合而成，附着于颧骨的眶结节上。此韧带位置较深，不像睑内侧韧带那样明显。睑外侧韧带含纤维组织，但不很致密。其前方与眼轮匝肌纤维混合，后方与外侧节带有联系（外侧节带系由外直肌鞘膜所构成）。其上缘与上睑提肌扩展部连接，下缘与下斜肌及下直肌扩展部汇合。

（四）睑结膜（palpebral conjunctiva）

睑结膜位于睑的内面，与睑板牢固紧贴（详见结膜）。

基于眼睑上述的组织学特点，眼睑肿瘤种类较多，既可起源于皮肤，也可起源于上述各种腺体及其他组织。良性肿瘤以色素痣、血管瘤和囊肿最为多见。

色素痣（pigmented nevus）一般出生时即有，婴幼儿时期生长较快，部分可自行萎缩，还有皮内痣、交界痣和复合痣。临床所见多为皮内痣，一般以不做手术为宜，如痣突然肿大，或颜色加深，或痣的外围有卫星结节出现等需做手术时，切除范围应广泛一些，深部达眼轮匝肌平面。位于眼睑缘的色素痣易受损伤，原则上应尽早切除以防恶变。

血管瘤（angioma），有毛细血管瘤及海绵状血管瘤。发展慢，部分可自行萎缩，一般不需治疗。但发展较快的血管瘤，或肿瘤的肿大影响了眼睑功能或有反复出血、感染等情况则需加以治疗。毛细血管瘤对放射治疗较敏感，海绵状血管瘤有包膜者手术摘除较为方便。

眼睑囊肿（palpebral cyst）种类繁多，发病率最高的是表皮囊肿和皮样囊肿。有的皮样囊肿在眼睑皮下部分甚小，而眼眶深处蒂部宽广，甚至和脑膜有某种程度粘连，手术切除时，须小心避免损伤脑膜。

眼睑恶性肿瘤中最多见是基底细胞上皮瘤（basal cell epithelioma）或基底细胞癌（basal cell carcinoma）。早期可似斑疹、黑痣或乳头状瘤。典型者呈半透明结节状，结节中央可有侵蚀性溃疡形成。病变进一步发展，可侵蚀眼睑、鼻背及面部的软组织。临床上对于40岁以上，眼睑出现透明结节、黑痣、斑疹样或乳头状瘤样小肿块，且达数月者，应怀疑此病。需做病理切片检查，才能确诊。外观上和鳞状细胞癌或恶性黑色素瘤相似者，更应慎重对待。本瘤为一种低度恶性肿瘤，病程长，发展缓慢，很少转移，且对放射治疗极为敏感，治愈率高达90%以上，故预后较好。

五、睑的血管 Blood Vessels of Eyelid

睑的血液供应良好，富含互相吻合的血管，故在眼睑组织严重损伤时，亦具有高度再生与修复能力。因此，严重睑外伤时，切勿轻易去掉组织，应尽可能予以缝合，以期修复。

（一）动脉（arteries）

睑的动脉来源于两个系统（图Ⅰ-3-12）。

1. 来自面部动脉系统（origin from facial arterial system）者（属颈外动脉）有面动脉（facial artery）、颞浅动脉（superficial temporal artery）和眶下动脉（infraorbital artery）。

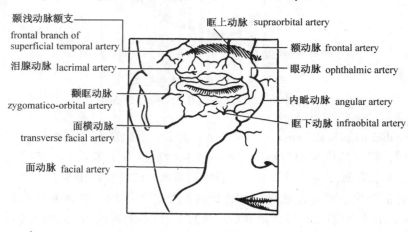

图Ⅰ-3-12　睑的动脉
palpebral arteries

（1）面动脉（facial artery）：在颈动脉三角处起自颈外动脉，经二腹肌深面至下颌下腺窝，行走于下颌下腺的深面，在咬肌前缘越下颌骨下缘至面部（当面部出血可在此压迫止血），向口角迂曲而行，然后绕过鼻侧至眼内眦改名为内眦动脉而终。内眦动脉在此处位于睑内侧韧带及泪囊的浅部，内眦静脉在其外侧，表面仅覆以皮肤及一些眼轮匝肌纤维，与眼动脉的鼻支相吻合，并与面横动脉、眶下动脉及对侧的同名动脉吻合。面动脉除供应内眦、泪囊与下睑附近外，在面部还分支供应口唇和外鼻等处。

（2）颞浅动脉（superficial temporal artery）：为颈外动脉一个终支，在耳屏前方上行，穿腮腺越过颧弓根达颞的浅部，在此位居皮下，故易触及搏动，并可在此压迫止血。其分支：①面横动脉（transverse facial artery）：在腮腺中起自颞浅动脉，横越咬肌浅面，沿颧弓与腮腺导管之间行走，至睑的外侧部；②颧眶动脉（zygomaticoorbital artery）：在颧弓上方行走，分支供应上下睑的外侧部及眶；③额支（frontal branch）：至额部，供应眼轮匝肌的外侧部以及上部。

（3）眶下动脉（infraorbital artery）：为颌内动脉第三段（即翼腭窝段），在翼腭窝的一个分支，经眶下裂入眶下沟及眶下管，最后经上颌骨的眶下孔到面部，供应下睑的终末支，特别是睑的内半部及泪囊。

2. 来自眶部眼动脉系统（origin from ophthalmic arterial system in orbital part）者（属于颈内动脉）有鼻背动脉（dorsal nasal artery）、额动脉（frontal artery）、眶上动脉（supraorbital artery）和泪腺动脉（lacrimal artery），均为眼动脉的分支。

来自颈内动脉系统，由眼动脉发出至睑的动脉有睑内侧动脉，是较小的皮支，在眼上斜肌的滑车下分出上、下两支，循行睑板之二缘，与睑外侧动脉吻合，参加睑板动脉弓。

（1）鼻背动脉（dorsal nasal artery）：为一小动脉，经睑内侧韧带上方出眶，沿鼻梁下行，分支至泪囊、鼻根以及鼻背之外面与内眦动脉吻合。

（2）额动脉（frontal artery）：是眼动脉的终末支，通常与滑车上神经同行，在眶上内角出眶至额部，与眶上动脉及对侧同名动脉吻合。

（3）眶上动脉（supraorbital artery）或额外侧动脉（lateral frontal artery）：为眼动脉于视神经上方时发出的一分支。眶上动脉先在上直肌与上睑提肌内侧向前行，继在上睑提肌与眶上壁之间，后与眶上神经同行，经眶上切迹或孔达前额，与额动脉、颞浅动脉等吻合，供应上睑的邻近区。

（4）泪腺动脉（lacrimal artery）：是眼动脉位于眶外侧较大的分支，循外直肌上缘至泪腺，其较大的支为睑外侧动脉与睑内侧动脉吻合，形成睑动脉弓。供应上、下眼睑的外侧部。

睑的浅部组织由这些动脉吻合的动脉网分支来营养。其深部组织则由睑动脉弓供应，每一眼睑有两个睑动脉弓，系由睑内、外侧动脉形成。

睑内侧上、下动脉发自眼动脉。睑内侧上动脉供应泪囊及附近组织；睑内侧下动脉与一支由眶下动脉来的动脉支相连，以营养鼻泪管。至睑后，每一睑内侧动脉又分成两支：一为较大的睑缘支；一为较小的周围支，两者沿睑板的上、下缘行走，与泪腺动脉的睑外侧上、下动脉吻合，形成两个动脉弓，即睑缘动脉弓（arterial arch of palpebral margin）与周围动脉弓（peripheral arterial arch）。

睑缘动脉弓较大，上睑缘动脉弓距睑游离缘约 1.0~2.0mm，下睑缘动脉弓位于游离缘下方 1.0~3.0mm，位于睑板及眼轮匝肌之间（相当于睑下沟之处）。

周围动脉弓较小，且不恒定，尤以下睑常缺如。此动脉弓沿睑板上缘行走，在睑板的前面与后面，有一些小动脉支由一弓交错到另一弓，形成睑板前、后动脉丛。睑板前动脉丛供应睑板前的各种组织及睑板腺。睑板后动脉丛（或结膜下动脉丛）则营养结膜。当进行各种眼睑手术时，应注意这些动脉弓的位置，以减少损伤和出血，尽管出血并不严重，却常导致术后不良的并发症，故值得注意。

（二）静脉（vein）

睑的静脉与同名动脉伴行，除相当于上述睑缘动脉弓的比较深的静脉外，在睑部还有比较浅在的静脉网。通常于上睑板前、后各有一睑板前静脉网（anterior venous rete of tarsus）和睑板后静脉网（posterior venous rete of tarsus），位于睑板前的一切浅组织，包括皮下组织的静脉，均回流于睑板前静脉网；睑结膜的静脉回流，则注入睑板后静脉网。睑痉挛时，皮下小静脉由于受眼轮匝肌收缩的挤压，引起静脉回流障碍，常导致水肿（图Ⅰ-3-13）。

睑的静脉回流，向内侧主要到内眦静脉；外侧至泪腺静脉和颞浅静脉。内眦静脉系由额静脉、眶上静脉及鼻额静脉会合而成。向下外至平眶下缘处，易名为面前静脉，故面前静脉为内眦静脉的直接延续。内眦静脉位于内眦部，距内眼角约 8.0mm，在内眦动脉的外侧，且较内眦动脉表浅，有时在皮下可见，尤其在瘦人更为明显。面前静脉（anterior facial vein）位于面动脉的后外方向下，但不似面动脉那样迂曲，经鼻翼（wing of nose）及口角（angle of mouth）的外侧，再向后下方达咬肌前缘（anterior margin of masseter），经下颌下腺浅面，然后于下颌角附近与面后静脉前支会合，形成面总静脉（common facial vein），最后注入颈内静脉（internal jugular vein）。

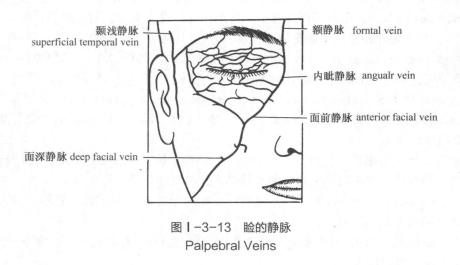

图 I-3-13　睑的静脉
Palpebral Veins

内眦静脉（angular vein）与眼睑静脉、筛静脉、泪腺静脉及眼静脉等均有广泛的吻合，通过眼静脉与海绵窦有联系；而且由于内眦静脉、眼静脉及面静脉等均无静脉瓣，因此眼睑、眼眶的血液可经两个或三个方向回流至海绵窦（cavernous sinus）、翼腭窝的静脉丛及面静脉（facial vein）。因此眼睑炎症或化脓性病变时，可由浅部组织蔓延至海绵窦，而导致严重后果。

内眦静脉的局部位置，在泪囊手术范围之内，故在行泪囊摘除或泪囊鼻腔吻合术时，常会碰见的一条较大的血管。手术时应尽量避免损伤，以保持手术野的清楚和很好的显露。

六、睑的淋巴 Palpebral Lymph

睑的淋巴系统发育甚好，由两个彼此连接的淋巴网所组成。睑板前淋巴丛（anterior lymphatic plexus of tarsus）与睑板后淋巴丛（posterior lymphatic plexus of tarsus）。两者通过睑板组织互相交通。其中睑板前淋巴丛输送皮肤与眼轮匝肌的淋巴；睑板后淋巴丛输送结膜与睑板的淋巴（图 I-3-14）。

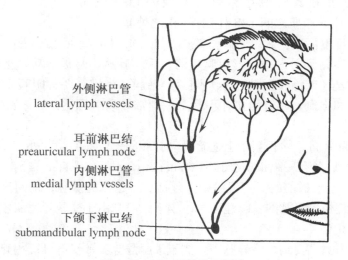

图 I-3-14　睑的淋巴引流
Drainage of Palpebral Lymph

睑的淋巴由内侧与外侧两组淋巴管输送。

内侧组：输送下睑大部分、上睑内 1/4 部分及内眦联合部分的淋巴，淋巴管之去向与面静脉方向一致，向下注入下颌下淋巴结（submandibular lymph nodes）。

外侧组（lateral group）：输送上睑的大部分及下睑外侧的一部分淋巴，注入耳前淋巴结（preauricular lymph nodes）。

下颌下淋巴结与耳前淋巴结的输出管均于面总静脉与颈内静脉的交接处附近，注入颈深淋巴结（deep cervical lymph nodes）。

熟悉与睑淋巴的引流有关的淋巴结有重要的临床意义。在睑疾患如脓肿与恶性肿瘤等时，必须查明局部淋巴结的情况。

七、睑的神经 Nerves of Palpebra

睑的神经包括：运动神经有面神经（facial nerve）和动眼神经（oculomotor nerve）；感觉神经即三叉神经（trigeminal nerves）分出的眼神经（ophthalmic nerve）和上颌神经（maxillary nerve）；交感神经（sympathetic nerve）。

（一）运动性神经（motor nerve）

1. 面神经　面神经（facial nerve）（图 Ⅰ-3-15）为睑的运动神经，由脑桥小脑角出脑，经内耳道、面神经管，然后由茎乳孔出颅，即在腮腺组织内分成 5 个终支，支配面部表情肌（面神经行程详见第二篇第一章）。其支配睑部眼轮匝肌者有：

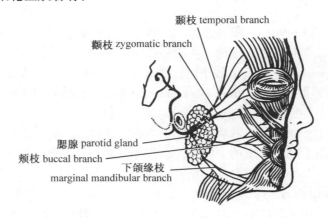

图 Ⅰ-3-15　面神经
Facial Nerve

（1）颞支（temporal branch）：由腮腺上缘分出，在眶外角上方越进颧弓与眶上缘平行，支配眼轮匝肌上部、耳前肌、耳上肌与额肌等。

（2）颧支（zygomatic branch）：由腮腺前上方分出，有数支，横进颧骨及眼外角，支配眼轮匝肌下部、颧肌、上唇方肌等。并有纤维与上颌神经的眶下支交通形成眶下丛。

面神经与三叉神经感觉支在形态上有广泛的吻合。面神经功能丧失时，眼轮匝肌呈不完全麻痹或完全麻痹，造成不能闭眼的症状。

当进行与切开眼球有关的许多手术，如白内障摘出术时，为了避免眼睑突然发生反射性收缩而引起某些并发症，常于面神经有关分支或于眼轮匝肌组织内注入 2% 普鲁卡因。使该肌丧失功能，以利于手术操作，且避免并发症之发生。

2. 动眼神经（oculomotor nerve）　为运动大部分眼外肌的主要神经，由脚间窝出脑后，在眶内分成上、下两支。上支较小，分支支配上睑提肌及上直肌。下支较大，沿视神经下方向前，再分成三支至内直肌、下直肌及下斜肌。

（二）感觉性神经（sensory nerve）

睑及其邻近皮肤的感觉神经，主要由三叉神经的第一支眼神经和第二支上颌神经的分支供应（图Ⅰ-3-16）。

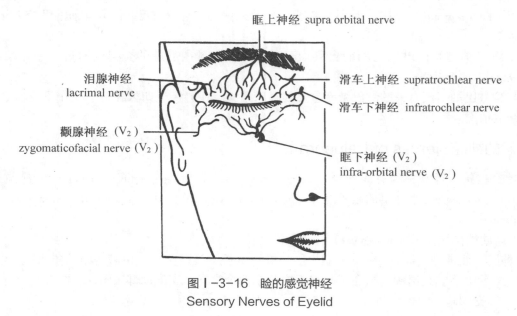

眶上神经 supra orbital nerve

泪腺神经 lacrimal nerve

颧腺神经（V₂）zygomaticofacial nerve（V₂）

滑车上神经 supratrochlear nerve

滑车下神经 infratrochlear nerve

眶下神经（V₂）infra-orbital nerve（V₂）

图Ⅰ-3-16 睑的感觉神经
Sensory Nerves of Eyelid

1. **眼神经（ophthalmic nerve）** 眼神经是三叉神经三支中最小的一支，在眶上裂后方由外往内依次分为泪腺神经、额神经及鼻睫神经。额神经为眼神经中最大的终支，在眶内分为眶上神经、额支及滑车上神经。眶上神经（supraorbital nerve）经由眶上切迹（孔）走到上睑的皮肤。其出眶上切迹之点，即为检查眼神经支疼痛的敏感点。额支（frontal branch）发出部位不恒定，在眶上神经之内侧，主要分布于额部皮肤及上睑。滑车上神经（supratrochlear nerve）经上斜肌滑车的上外侧，穿眶隔、眼轮匝肌及额肌，分布于睑内侧韧带以上一小部分皮肤。在滑车下方有鼻睫神经的分支滑车下神经，分布于睑内侧韧带下方的皮肤和鼻侧壁皮肤。相当于眶的上内角，在睑外侧韧带上方有泪腺神经的分支，分布于睑外侧的一小部分皮肤。

2. **上颌神经（maxillary nerve）** 眶下神经（infraorbital nerve）为上颌神经的延续，于眶下缘中点下方出眶下孔，至面部分布于下睑大部分皮肤。下睑外侧部分则由颧神经的分支颧面神经和颧颞神经支配。

至睑部神经的主支，位于眼轮匝肌与睑板之间，由此分支向前至皮肤，向后至睑板腺与结膜。

综上所述，上睑主要由眶上神经支配，内侧则由滑车上神经（supratrochlear nerve）、滑车下神经（infratrochlear nerve）；外侧由泪腺神经（lacrimal nerve）支配。下睑主要由眶下神经（infraorbital nerve）支配，外侧由颧面神经（zygomaticofacial nerve）、颧颞神经（zygomaticotemporal nerve）；内侧由滑车下神经（infratrochlear nerve）支配。

（三）交感神经（sympathetic nerve）

交感神经系颈交感神经颈上神经节的分支，支配上、下睑平滑肌与血管等。

八、眼睑的位置异常及先天性异常 Positional Abnormality of Eyelids and Their Congenital Abnormality

睑虽属附属结构之一，但正常的眼睑解剖位置是保持眼正常生理功能所必需。如对睑板、眼轮匝肌、上睑提肌的损害，以及眼球摘出或眼球萎缩，眼球突出等，都会导致眼睑正常解剖位置的改变。因此任何足以引起眼睑解剖位置的反常，终将以不同方式和程度影响到眼球正常生理功能。

（一）睑内翻与倒睫（blepharelosis and trichiasis）

睑内翻系指睑缘向眼球方向内卷，致使睫毛倒向眼球刺激角膜的反常状态（图Ⅰ-3-17），可由不同原因所引起，但主要有下列三种：

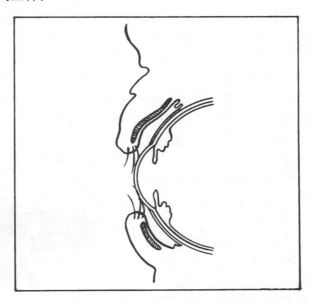

图 I-3-17　睑内翻与倒睫示意图
Diagram of the Blepharelosis and Trichiasis

1. **先天性睑内翻**（congenital entropion）　本病较少见。多见于婴幼儿，较常发生在下睑内侧，多由于内眦赘皮所引起；无眼球或小眼球畸形，以及睑缘部眼轮匝肌的纤维过度发育或睑板发育不全等等，都可造成睑内翻。双行睫（distichiasis），也称双列睫，属先天性双行睫，是一种更为少见的先天性异常，有家族史。除正常的位于睑前缘的睫毛外，在睑后缘睑板腺开口处，另外再生一行睫毛多少不一，可倒向眼球刺激角膜。

2. **痉挛性睑内翻**（spastic entropion）　本病系由于眼轮匝肌发生痉挛性收缩所致，多见于老年人，且多发生于下睑。此乃由于老年人睑皮肤比较松弛，以致失去牵制眼轮匝肌收缩作用，或因老年人眼眶脂肪减少，致使睑后面缺乏足够的支撑。结膜炎，角膜炎的刺激，有时也可引起眼轮匝肌痉挛性收缩造成睑内翻。

3. **瘢痕性睑内翻**（cicatricial entropion）　本病多由于沙眼，或结膜烧伤，结膜天疱疮等引起睑结膜、睑板瘢痕收缩所致。

不管是哪种原因引起的睑内翻，其转归都将导致倒睫而刺激角膜，在睫毛长期磨擦的影响下，角膜浅层可出现混浊，血管新生，甚至形成角膜溃疡。

（二）睑外翻（ectropion）
睑外翻是指睑缘离开眼球，向外翻转的反常状态，可由不同解剖原因引起，通常有以下5种。

1. **老年性睑外翻**（senile ectropion）　本病仅限于下睑部，多由于老年人眼轮匝肌功能减弱，眼睑皮肤及外眦韧带也较松弛，下睑不能紧贴眼球，终因下睑本身重量使之下坠而引致下睑外翻。

2. **麻痹性睑外翻**（paralytic ectropion）　本病也多见于下睑，由于面神经麻痹，眼轮匝肌收缩功能消失，下睑因其本身重量而下垂；造成睑外翻。对面神经麻痹的患者要及时注意其下睑外翻的程度而采取相应的措施。

3. **痉挛性睑外翻**（spastic ectropion）　本病多见于年轻人或小孩。正常情况下，青少年眼球及眼眶脂肪组织给予眼睑充分的支撑，如湿疹性角膜结膜炎所致的眼轮匝肌痉挛性收缩，由于睑板受到压力而引起外翻。此外，高度的眼球突出，结膜水肿或结膜的肥厚性变化均可诱发睑外翻。

4. **瘢痕性睑外翻**（cicatricial ectropion）　本病可因眼睑皮肤烧伤、创伤、疖肿、睑缘溃疡、化学伤等所致的睑部皮肤瘢痕收缩的基础上导致睑部解剖位置的改变，而引起睑外翻。

5. 先天性睑外翻（congenital ectropion）　本病极为少见，一般为上睑受累，单侧或双侧，发生在初生儿多伴有眼部或其他先天性异常，如兔唇或腭裂及并指等。

睑外翻虽可由于各种原因引起，病情也可能有轻有重，但无论如何，睑缘与眼球正常解剖关系已发生紊乱，而不仅仅是睑外翻。轻者只是睑缘离开眼球，重者则睑缘外翻，部分睑结膜暴露。因此，失去泪液的湿润，久之则变为干燥，粗糙肥厚。由于下睑外翻，也改变了泪小点的解剖位置，即离开泪湖而引起流泪。通常向下揩拭眼泪的习惯动作，势必促使外翻加重。因睑外翻而致的睑裂闭合不全，使角膜失去保护，最终将引起角膜溃疡。

（三）眼睑先天性缺损（congenital palpebral coloboma）

眼睑先天性缺损是一种较为瞩目的眼睑先天性畸形，较少见，且有家族遗传性。上睑较多（图Ⅰ-3-18），多在上睑内侧 1/2 处，常伴有眼部或身体其他先天性异常，如睑球粘连，小眼球，内眦赘皮或兔唇、腭裂、并指等。眼睑缺损一般呈三角形，基底在睑缘，大小很不一致，缺损也可呈四边形或不规则形、可限于上睑或下睑，或上、下睑和双侧均有，甚者可全睑缺如。缺损产生原因被认为是由于胚胎期眼睑皱襞闭合不全所致。

下睑缺损，无论是先天性，外伤性或其他原因所引起，由于解剖结构的改变，均同下睑外翻一样，引起溢泪。

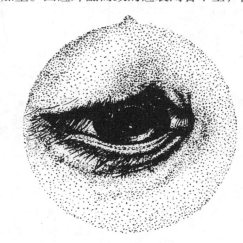

图Ⅰ-3-18　睑先天性缺损示意图（右上睑）
Diagram of the Congenital Blepharocoloboma
（Right Upper Eyelid）

（四）先天性小眼睑和隐眼畸形（congenital microblepharia and cryptophthalmos）

先天性小眼睑的眼睑特别小，甚至缺如，见于先天性小眼球或无眼球。眼部完全被皮肤遮蔽而无眼裂，同时睑、肌肉、结膜及泪腺等均不存在，但常有眼球的遗迹。也见于先天性眶内巨大囊肿，下睑显肿大，囊肿与眼球相连，其内含视网膜组织。

隐眼畸形，是一种罕见的先天异常，眼部完全被皮肤遮盖而无睑裂，仅有眼球遗迹或完全无眼球，常伴有颅面或全身其他先天性畸形。如小眼球综合征（microphthalmia syndrome），又称眼－齿－指发育不良（oculo-dento-digital dysplasia）或 Ullrich-Feichtiger 综合征（乌－费综合征）。其主要表现先天性小眼球及牙齿，指（趾），鼻部发育异常为特点的常染色体隐性遗传性疾病。其发病原因不明。临床上可有单侧或双侧隐眼，或一侧隐眼而另一侧小眼球，或双侧小眼球，小角膜（6~7mm 直径），色素膜缺损，眼睑缺损或睑裂缩小，牙釉质发育不全显褐色，鼻翼发育异常及鼻前孔外翻，四肢畸形有指弯曲，多指（趾），内翻足等；亦可能有生殖器，心脏、肾及脑，脑膜等异常。

（五）眼睑闭合不全（hypophasis）

由于上、下眼睑不能完全闭合，致使部分眼球暴露，称为兔眼（lagophthalmos or hare's eye）。轻者在患者用力闭眼时，眼睑尚可闭合，但在睡眠时则不能闭合。较重者下部球结膜经常暴露在空气中，初起时仅暴露部分发生充血，日久则发生炎症和干燥。因闭眼时眼球上转（Bell 现象），所以角膜仍可被上睑掩盖，故不受累。在重度兔眼时，眼球虽然上转，但角膜下部仍暴露在空气中，因而发生干燥，上皮细胞脱落而发生兔眼性角膜炎。此外，大部分兔眼病患者，由于眼睑不能紧贴眼球，泪小点也往往不能与泪湖密切接触，因而都有一定程度的溢泪。造成兔眼症的原因主要有：

1. 面神经麻痹：中枢性者多合并其他脑神经症状或桥脑症状；周围性面神经麻痹，临床较为多见，常伴有口角歪斜、咀嚼功能障碍等症状。

2. 交感神经受刺激：如肿瘤、炎症等压迫刺激副交感神经均可使睑裂开大，但用力尚可闭合，故对角膜损害不大。此型常伴有 Claude-Bernard 综合征。

3. 眼睑缺损或外翻。

4. 眼球增大或突出。

5. 甲状腺功能亢进常合并 Graefe 征、Gifford 征、Möbius 征、Kocher-Meane 征、Stellwag 征及 Dalrymple 征等。

6. 生理性睑裂闭合不全，即在熟睡时眼睑闭合不全等。

7. 功能性眼睑闭合不全，如深度麻醉、全身衰竭、昏迷、球后麻醉等患者可发生睑裂闭合不全。

（六）内眦赘皮（epicanthus）

内眦赘皮通常为双侧性。其特殊症状为上睑鼻梁之两旁有竖立的皮肤皱褶，略弯曲且遮盖内眦，甚或泪阜及泪点。多见于黄种人，尤其在儿童时期，特别鼻梁扁平者为显著，过剩的皮肤延向内眦部所致。可由上睑向下延伸；另一型为倒向性，是由下睑向上伸展，严重的内眦赘皮，不但遮盖内侧眼球部分，同时可致使鼻侧视野部分受限，而眼球及其他附属器常不受累。由于双侧内眦赘皮遮盖内侧部分眼球，可造成内斜的假象。部分病例可合并上睑下垂、睑缘赘皮和倒睫及小睑型等。

（张　黎　张文光）

第二节　结膜
Section 2　Conjunctiva

结膜为一薄层透明的黏膜，表面光滑，有一定的湿润度，覆盖在眼睑内面与眼球前面而止于角膜缘，因其连接眼球与眼睑，故得此名。覆盖上、下眼睑内面的结膜部分，假若不翻转眼睑，则不能看见。如果以睑裂为口，角膜为底，则结膜闭合时形成囊状结构，称结膜囊（conjunctival sac）（图 I-3-19）。据精确的测量表明，中国人结膜囊最大容量约 20μl。结膜囊的位置，其上部与外部较深结膜也多，所以眼科行各种结膜整形术时，多由上部与外部移动结膜。

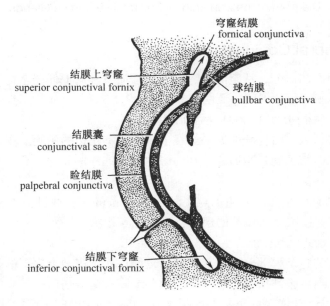

图 I-3-19　眼球矢状切开，示结膜囊
Sagittal Section of Eyeball to Show Conjunctival Sac

正常状态下，开睑时角膜和两侧的部分结膜，不为睑遮盖，即所谓睑裂部结膜（conjunctiva of palpebral fissure part）。在内眦部，紧接结膜半月襞，睑裂部的结膜因常显露在空气中与外界接触，所以极易受外来的侵害而罹疾病。当遇风、尘、烟、雨，眼裂即变窄，通常仅露出约 4.0~6.0mm 宽的角膜下部与其两侧的结膜，以避免较多的刺激。因此，在睑裂部常发生球结膜黄斑（macula of bulbar conjunctiva）、翼状胬肉（pterygium）、角膜带状混浊（corneal band-shaped turbidity）、结膜和角膜干燥

（conjunctiva and corneal xerosis）等病。在"兔眼（lagophthalmus）"患者因睑裂不能完全闭合，角膜和结膜因长期暴露在空气中，可发生充血（hyperemia）和兔眼性角膜炎（lagophthalmic keratitis）。此外，由于年龄之增长，在色泽上也常略有改变。

结膜由于薄而透明的关系，常能透见其深面的组织，如睑板腺和巩膜上的血管等。整个结膜的各部是彼此相互连接，但在解剖位置上和临床应用上可分为三部：即睑结膜、球结膜与穹窿结膜（图Ⅰ-3-20）。

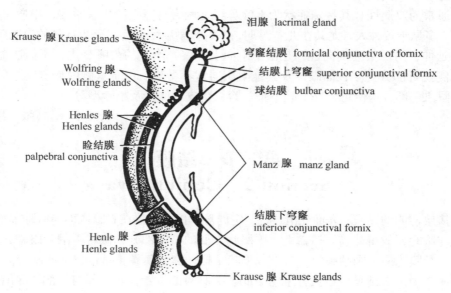

图 Ⅰ-3-20　结膜的分区及其腺体示意图
Diagram of the Zonation of Conjunctiva and Its Glands

一、睑结膜 Palpebral Conjunctiva

睑结膜为覆盖眼睑内面的部分，从睑的内缘起，分别向下和向上伸展至穹窿结膜处，依其位置可分为睑缘部结膜和睑板部结膜，但两者间并无明显界限。

（一）睑缘部结膜（palpebral limbal conjunctiva）

此部为睑与皮肤的移行区，由皮肤的复层鳞状上皮变为不角化的黏膜上皮，由约 3~5 层扁平上皮组成，实际上为黏膜。睑缘部结膜起自睑后缘，在睑缘内约 2.0~3.0mm 处，有一与睑缘平行的浅沟，称睑板沟，此沟常为结膜异物存留之处。

睑缘结膜的内眦端，有一小孔，名叫泪点（lacrimal punctum），通过泪点，经泪道而与下鼻道直接交通，由于此种解剖关系，结膜囊与鼻腔的疾患，可彼此互相感染。

（二）睑板结膜（tarsal conjunctiva）

睑板结膜即一般所称的睑结膜部分，此部结膜为复层柱状上皮，上皮下的薄层固有膜与睑板结合甚牢。两者难于分离，因此当结膜创伤时，不能分离此部结膜去掩盖伤口。结膜的厚度通常是：在睑板处约 0.25mm，而穹窿处结膜逐渐增厚。正常的睑板结膜，平滑而透明，肉眼可见其下的血管，由于血管的衬映，而呈红色或淡红色，因此在疑有贫血病人时，常检查睑板部结膜的情况，以供参考。

二、穹窿结膜 Fornix Conjunctiva

介于睑结膜与球结膜之间，穹窿结膜形成结膜囊的上界和下界，其上界稍超过上睑眶沟，下界相当于下睑眶沟。从睑缘算起，上穹窿深约 10.0mm，下穹窿深约 8.0mm，故上穹窿较下穹窿为深。其与角膜缘的距离以颞侧最远（可达 14.0mm），上、下次之（8.0~10.0mm），内侧最近（7.0mm）。穹窿部与各直肌鞘膜间有纤维相连，以保持其正常位置，穹窿结膜可随直肌的收缩与弛张而移动。穹窿结膜为结膜最松弛的部分，此乃由于该部结膜柱状上皮增厚，与下方固有膜疏松连接。穹窿部结膜形成横位的皱襞，致使眼球得以自由转动，不受筋膜的限制。由于穹窿部结膜富有扩张力，故当眼科进行各种结膜整形手术，移动球结膜时，在上部或外侧部较易。结膜炎时，此部结膜易显肿胀与水肿，同时也是沙眼（trachoma）的好发部位。

三、球结膜 Bulbar Conjunctiva

球结膜为覆盖眼球前 1/3 的部分与穹窿结膜连续，其特征是以多层扁平上皮代替柱状上皮。由于球结膜上皮与角膜上皮有解剖学上的直接联系，因此有些结膜炎较易蔓延至角膜，从而造成一定程度的视力障碍。中医上所说的"白眼"，即指球结膜而言。球结膜的宽度，上方为 8.0~10.0mm，下方亦为 8.0~10.0mm，内侧 7.0mm，外侧 14.0mm（图 I-3-21）。球结膜较薄，且甚透明。因此，可透见其下面的白色巩膜。

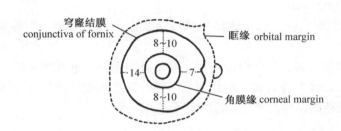

图 I-3-21   球结膜的宽度示意图（mm）
Diagram of the Width of Bulbar Conjunctiva

球结膜在角膜缘外 3.0mm 处与结膜下组织结合比较紧密，适合安放牵引线，其他部分则仅与其下之眼球筋膜借纤维松弛相连，如轻轻剪开结膜，可不损伤下面的眼球筋膜。

球结膜与其下方的组织结合疏松，能随眼球的运动而移动。另外，也正因其与下层组织连接疏松，临床上常见球结膜水肿与结膜下出血。

球结膜下方因与遮盖眼外肌肌腱的眼球筋膜联系较紧，在进行眼肌手术暴露肌腱时，必须首先剪开结膜，再切开眼球筋膜，方能找到肌腱。

在距离角膜缘 3.0mm 处，球结膜（bulbar conjunctiva）、眼球筋膜（bulbar fascia）和巩膜（sclera）三者彼此结合紧密，手术时常于此部固定眼球。由于此种关系，切开球结膜时，如果切口距角膜缘在 3.0mm 以内，即直接切开眼球筋膜。距离角膜缘 3.0mm 以外的部分，球结膜与眼球筋膜之间，则充填着疏松蜂窝组织，彼此分离，其间有结膜下血管行走。在眼球筋膜的前部，结膜与巩膜之间，有疏松的巩膜表面组织，其间有睫状前动脉经行。此动脉于角膜缘部形成角膜周围血管丛，在角膜与葡萄膜的重症炎症时，常见角膜周围充血，即此血管丛充血之故，称之为睫状充血。

还得注意的是，人到老年球结膜也会出现松弛，称结膜松弛症。有资料显示：我国 60 岁以上的老年人群有结膜松弛症眼占 39.95%。较常见于眼球与下睑缘之间的球结膜过度松弛而形成皱褶，常见于眼球下方中央部，其次是内、外侧；或还可见到一些松弛的结膜，甚至突出"跨"在下睑缘上，患者可以出现流泪，异物感，灼痛等不适症状。

四、结膜的腺体 Conjunctive Gland

结膜的腺体种类较多，主要有（图 I-3-20）：

（一）杯状细胞（goblet cell）

杯状细胞见于各处的结膜上皮，但以穹窿结膜较多，尤以结膜下穹窿处为最多。能分泌黏液，湿润结膜与角膜，有保护作用。Nelson 等对 90 例 173 眼的杯状细胞密度进行研究，正常组的杯状细胞每平方毫米睑裂部球结膜有（443±226）个，下部球结膜有（1972±862）个。而干燥性角膜炎，睑裂部球结膜有（184±101）个，下部球结膜有（791±744）个。研究认为杯状细胞密度可反映眼表面的健康情况，睑裂部杯状细胞密度低于350个/mm²，说明有眼表面疾患。据知，如果结膜正常，虽摘除泪腺，也无大害；反之如杯状细胞受到破坏，虽有多量泪液分泌，也可引起结膜干燥。

（二）Krause 腺（Krause glands）

Krause 腺是一种副泪腺，位于上、下穹窿结膜，也可见于泪阜部，以上穹窿部为最多。上睑约有42个，下睑约有6~8个，其排泄管合成一大导管后，开口于穹窿结膜。

（三）Wolfring 腺（Wolfring glands）

Wolfring 腺也是一种副泪腺。但腺体较 Krause 腺大，数目较少，上睑约2~5个，下睑2个，位于睑板上缘的中部，睑板腺末端附近。

（四）Henle 腺（Henle glands）

Henle 腺位于睑结膜上。并非真正的腺体，由结膜上皮下陷所形成。

（五）Manz 腺（Manz glands）

Manz 腺为一囊状或小泡状腺，位于近角膜缘球结膜上，多见于猪、牛等动物，在人类虽有报道，但未被完全公认。

结膜的腺体和分泌细胞较多，血管也较丰富，对角膜的保护有重要意义。当结膜受任何刺激都会引起充血，水肿、渗出及出血等炎性表现；而长期或剧烈的炎性病变过程，又可招致结膜腺体分泌细胞遭到破坏，以致发生不可逆转的结膜角膜干燥症，甚至造成失明。

五、结膜的血管 Blood Vessels of Conjunctiva

（一）动脉（arteries）

结膜的动脉有两个来源，此二来源要加以区分，对临床应用上非常重要（图 I-3-22）。即：

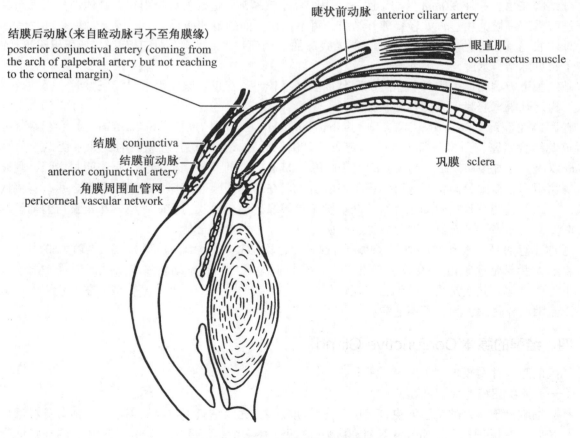

图 I-3-22 结膜的血管示意图
Diagram of the Conjunctival Vessels

1. 眼睑血管系统（palpebral vessel system）　营养睑结膜、穹窿结膜及部分球结膜。

2. 睫状前动脉（anterior ciliary artery）　睫状前动脉来自眼动脉的结膜前动脉（anterior conjunctive artery），营养球结膜近角膜缘处。

睑结膜的血管是来自睑板弓的血管，上睑者又称上睑板弓，它位于睑板上缘，在上睑提肌两部中间，由此动脉弓发出的分支，越过睑板上行，穿过 Müller 肌达结膜，在结膜下方发出一些上行及下行支。下行支几乎供应全部睑结膜，这些动脉支垂直行进，抵达睑缘，与睑缘动脉的短支相吻合，后者在睑板下沟处穿过睑板；上行支向上行至穹窿结膜，然后绕过穹窿部，在球结膜下面向下行进而为结膜后动脉，距角膜缘 4.0mm 处，与睫状前动脉的分支——结膜前动脉相吻合。结膜后动脉可随球结膜的移动而移动。

下睑缘动脉弓（arterial arch of inferior palpebral limb）　也称下睑板弓（inferior tarsal arch），此弓发出穿支，经过睑板，在睑板下沟处，达结膜的深面，这些穿支分成睑缘小支与睑板小支。睑缘小动脉垂直行进至睑缘，形成一丰富之血管区；睑板小动脉也垂直行进，与来自睑内、外侧动脉的支相吻合，分布于下睑结膜、结膜下穹窿及球结膜的一部分。

睫状前动脉（anterior ciliary artery）有 7~8 支，在眶深部不是直接起自眼动脉，而是来自眼肌动脉，沿巩膜表面向前行。睫状前动脉并不止于直肌腱的巩膜附着部，而是在角膜缘附近 2.0~3.0mm 处穿巩膜，发出一些分支进入眼内与虹膜大动脉环连接。在未进入巩膜前又分前、后 2 支：前支形成细小分支，环绕角膜缘，并结成网状营养角膜；后支向后，即所谓结膜前动脉，与结膜后动脉相吻合。结膜前动脉位置较结膜后动脉深，故不随结膜之移动而移动。这些营养角膜缘周围结膜之血管，起源于睫状前动脉，与营养角膜等处的睑内、外侧动脉之支来源不同。

由此可见，在角膜周围之血管，形成深、浅两个血管网，围绕角膜缘。浅层来自结膜血管，位置表浅，血管可自由移动，称结膜角膜周围血管网（periconjunctivocorneal vessel network）；深层来自睫状前血管，位于巩膜表层的组织内，正常情况下看不见，血管走向较直，在角膜缘部呈放射状排列，称巩膜表面角膜周围血管网（vessel network between episclera and pericornea）。此为临床上结膜充血与睫状充血的解剖基础。如果能确定其是结膜充血时，则为角膜浅层的疾患，如某种初期炎症性疾患或某种结膜炎，这种病变一般不严重且预后也好。倘确定为角膜周围充血，即睫状充血时，则往往为眼球本身的疾患，如虹膜角膜炎等指征。所以，在认识结膜各部血液供应的基础上，区别结膜充血和角膜周围充血（睫状充血）是不很困难。因此，应注意下述的基本鉴别点：结膜炎结膜充血时，愈近穹窿结膜愈显著，愈靠近角膜愈轻微，血管能随结膜移动而移动，即由穹窿至角膜缘，其充血程度依次减轻；反之睫状充血，则为深部血管扩张所致，血管不随结膜移动而移动，即充血强度由角膜至穹窿结膜方向依次减弱，并以角膜缘部最为明显（图Ⅰ-3-23）。

此外，在角膜主质炎时，新生血管由睫状前动脉发出，通过巩膜侵入角膜主质，但因巩膜不透明的关系，仅能追踪至角膜缘部。

（二）静脉（vein）

结膜的静脉伴随相应的动脉行走，但为数较多。结膜大部分静脉血入眼睑静脉，流入面静脉系统，仅有一小部分静脉血由结膜前静脉流入睫状前静脉，然后至眼静脉系统。

此外，由睫状前动脉供应的角膜周围区，其静脉不如相应的动脉显著，该处静脉形成一约

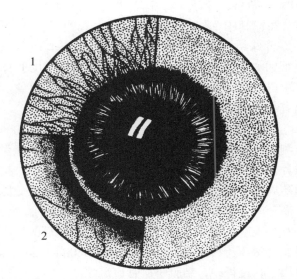

图Ⅰ-3-23　眼球前部结膜充血及睫状充血示意图
Diagram of Anterior Conjunctival Hyperemia of Eyeball And The Ciliary Hyperemia
1. 结膜充血（conjunctival hyperemia）　2. 睫状充血
　　（ciliary hyperemia）

5.0~6.0mm 宽的静脉网，血液回流于肌静脉内，在充血状态下，此静脉网变为明显。

六、球结膜的微循环及其临床意义 Microcirculation of Bulbar Conjunctiva and Its Clinical Significance

球结膜的血管来源有两个系统，即眼睑血管系统及睫状血管系统。它们的末梢互相吻合构成不同部位各种形态的毛细血管网。由于球结膜正常循环的结构，似为整个人体微循环中能无痛苦无损伤地被直接观察到的小血管及其内微循环情况的唯一的窗口，因此，被临床学家和基础学家所关注。有关球结膜微循环的研究已有近百年的历史，Bajandi 首先描述了退行性血管病患者结膜微循环的改变，后来被Zeller（1921）、Ruedemann（1933）、Landau（1968）等许多学者所确定。检索 1983—1988 年有关文献就有 143 篇涉及这方面的基础研究和临床研究等内容。

关于球结膜微循环的血管分布概况是：睫状血管系统自后向前，由睫状前动脉分出结膜前动脉，然后再分出许多细支抵角膜缘，部分成返回支，背向角膜缘分布。睫状前动脉较粗大，显而易见，管径约 100.0μm 或更大些，而睫状前静脉较细而分支多。由角膜缘毛细血管网回流而形成的结膜前静脉，向后回流构成睫状前静脉。来自眼睑动脉弓的结膜后动脉，其形态特点：管径细而略直，通常在距角膜缘 2.0~3.0mm 处终止。回流之结膜后静脉则较之粗大而明显，其主干多与结膜后动脉伴行。

据宋振英等对 300 例年龄 50 岁以上，眼底检查明确诊断为典型动脉硬化患者，进行微循环的观察，主要有以下四种表现：①血管宽窄不一，即一段宽一段窄。普遍的宽窄不一者占 63.3%；②呈毛细血管瘤（telangioma），毛细血管、小动脉、小静脉局部性扩张呈球状，棒状或其他各种形状。几乎有 94.3% 都可见到血管瘤；未见血管瘤者仅占 5.7%；③动脉变窄（stenosis of artery）基本上都可见到；④血流不畅（resistance of blood flow）即血流不稳，血流偶有变缓，或有外因使血流改道者，流速不一或时缓时速，或见改流或倒流者占 96.3%，无血流改变者只占 3.7%。通过对动脉硬化患者球结膜微循环的观察被认为对了解动脉硬化的发展与诊断有一定的参考意义。

通过大量的流行病学与实验观察，较一致的认为吸烟是很多心血管疾病易患因素，吴良全等统计40 例患者，男 32 人女 8 人，年龄在 45~65 岁之间，其中有冠心病，高血脂症及心血管病（心肌炎、瓣膜病、动脉粥样硬化）者。全部均有 10 年以上吸烟史。实验观察吸烟对心血管患者球结膜微循环的影响。发现在吸烟后 5 分钟变化最明显。主要有三种表现：①吸烟后 15 分钟出现自觉症状的改变如头晕、心悸、恶心、冷汗、心率增快、脉搏细微、血压增高等症状中，三项以上者为阳性，计有 15 例占37.5%；其中 1 例吸烟后立即发生心绞痛；②吸烟后结膜血管均缩小者有 33 例，占 82.5%；③吸烟后患者球结膜微循环流速及红细胞流态有改变，在 38 例中有 36 例，占 94.7%。通过观察认为长期吸烟的心血管病患者连续吸烟 2 支以上，几乎有 95% 以上的患者出现不同程度的微血管痉挛，微血流中红细胞有严重积聚，流速明显减慢等现象。因此，提倡戒烟在预防和减慢心血管病的发生发展上有积极意义。

从临床的资料认为，通过对球结膜微循环的研究可探讨疾病的病因和病理机制，并通过结膜氧分压监测能反映出各种病理情况下的脑灌流及组织氧量。Rutherford 等曾报道 1 例心脏骤停复苏的 82 岁男性患者，采用结膜氧分压检测仪测定结膜氧分压，结果复苏后 60 分钟内结膜氧分压升高及精神状态改善，而随后 3 个小时结膜氧分压稳定下降。结膜氧分压升高和继之而来的下降与精神状态相平行。认为可能与循环骤停复苏实验模型上观察到的脑组织重灌流及低灌流现象相一致。De Nicola 等（Z Alternsforsch，1983）观察了老年人血管活性药物及微循环的临床药用监控研究，用垂直显微镜观察静脉注射及长期服用血管活性药物（如烟胺羟丙茶碱 xanthinol nicotinate，CPD-choline）后，在老年人的结膜上观察到，在服用药物过程中，结膜小血管血流灌流好转，侧支循环现象及血管内红细胞积聚减少。

通过以上的临床观察，诸如动脉硬化、高血压、冠心病、眼科的某些疾病等均可见到结膜微循环的改变，但在各种疾病中出现的微循环改变的具体指标特异性都不强。因为各部位微循环的构形，微血管受体分布和功能不同，因此反映的规律也是一个比较复杂的问题，有待进一步探索。但由于球结膜微循环能在无损伤下，直接被观察到等优点，可以预见通过研究手段的改进，和各方面的共同努力下，球结膜微循环直接观察的临床应用将有广阔前景的应用价值。

七、结膜的淋巴 Lymph of Conjunctiva

结膜的淋巴网发育良好，位于结膜下组织内。临床上所见的淋巴管扩张症，即为结膜局部淋巴管扩张所致。

结膜的淋巴形成两个系统：一为浅层淋巴网（superficial layer of lymphatic network），由小淋巴管组成，位于结膜固有层内；二为深层淋巴网（deep layer of lymphatic network），含有较大的淋巴管，位于结膜的纤维层，接受浅层淋巴丛而来的淋巴。

由深、浅两层来的淋巴，向两眼角方向汇流，并与睑的淋巴会合。其中上睑结膜的淋巴，回流于腮腺淋巴结（parotid lymph nodes）；由下睑结膜来的淋巴，则回流于颌下淋巴结（mandibular lymph node）。

八、结膜的神经 Nerve of Conjunctiva

结膜的神经供应十分丰富，主要来自三叉神经（trigeminal nerve）的分支，其中上睑结膜内侧半由滑车下神经睑支、中部由眶上神经睑支、外侧由泪腺神经分支支配。下睑结膜则由眶下神经睑支支配。球结膜受睫状神经的分支支配；穹窿结膜则由睑结膜与球结膜的神经丛，以及睑支的分支支配。

由于结膜能直接与外界接触的特有解剖关系，且又有较丰富的血管和神经，因此，结膜的炎症占结膜病的首位，也是眼科门诊的主要对象。结膜炎症的病因也极为广泛，可以直接来自外界，也可来自角膜，巩膜等；眼球本身或全身感染也可能通过血流或淋巴液至结膜（如结核）。有人认为结膜炎诊断较易，一般也不影响视力，因而把结膜炎看作无足轻重。但如果结膜炎未能得到及时彻底治疗，则结膜上皮的杯状细胞可在炎症的反复刺激下丧失而形成长期难治愈的结膜病，结膜组织可遭受破坏，其结果是分泌停止造成结膜干燥病（xerosis of conjunctiva），有可能导致失明。因此，由于诊断较易而把结膜炎视作无足轻重，从解剖学角度言是十分错误的。

（罗　利）

第三节　泪器
Section 3　Lacrimal Apparatus

泪器结构上与功能上均可分成两部分，即泪液分泌部和泪液导流部（图Ⅰ-3-24、图Ⅰ-3-25）。

泪液分泌部（secretory part of tears）是产生泪液的结构。包括泪腺（lacrimal gland）及在结膜内的副泪腺（accessory lacrimal gland），分泌泪液入结膜囊内，以湿润眼球，减少睑与眼球的摩擦。

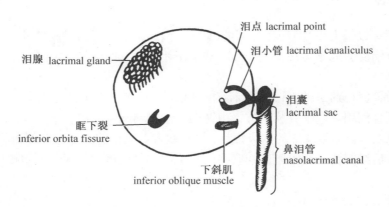

图Ⅰ-3-24　泪器结构示意图
Diagram of Structures of Lacrimal Organs

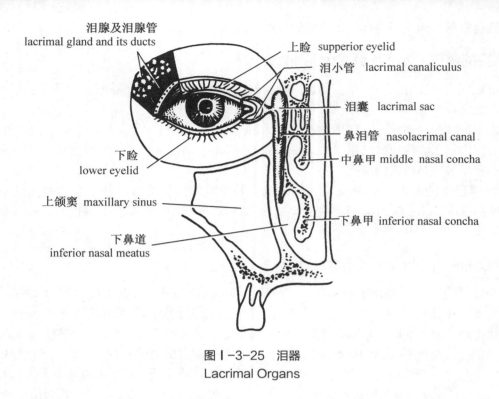

图 I-3-25　泪器
Lacrimal Organs

泪液导流部（excretory part of tears）即泪道系统（lacrimal meatus system），是导流多余泪液的结构。由泪点（lacrimal punctum or dacryon）、泪小管（lacrimal canaliculus）、泪囊（lacrimal sac, or dacryocyst）与鼻泪管（nasolacrimal duct）四部分组成，其作用主要是将结膜囊内过剩的泪液，通过此部下达至鼻腔。其实结膜囊、泪阜、半月皱襞与泪湖等亦有导流泪液的作用，也可归属于泪道系统。但通常不是这样区分，而认为泪点才是引流泪液的起始部。

一、泪腺 Lacrimal Gland

泪腺位于眼眶上外方（图 I-3-24、图 I-3-25），额骨的泪腺窝内，恰在眶缘内，即眶隔的后方，故在正常时隔着睑皮难以触及。但在病理情况下，如泪腺肿瘤或炎症时，则泪腺下垂或肿大，可触及。正常时，如果将上睑翻起，并用力向上牵引，同时使眼球用力转向下内方时，也可透过结膜看出泪腺前部的轮廓。泪腺的后部，则直接与眶组织相连接，并借结缔组织索（即外侧支持带）将其隔开。

泪腺的上方为额骨泪腺窝，下方则依附于眼球外前方，由内向外依次为一薄层脂肪和眶隔，后方深部则与脂肪相接。

泪腺的形状颇不一致，大小约似杏仁，由前面看，泪腺被上睑提肌腱膜的外角分隔成两部：即上方较大的眶部（或名上泪腺）和下方较小的睑部（或名下泪腺）；上、下两部在后方由桥状腺样组织即峡部相连接（图 I-3-26）。

泪腺的眶部较大，横径约 20.0mm，矢状径约 10.0mm，具有上、下二面，前、后二缘及内、外侧端。其上面凸隆，位于额骨泪腺窝内眶骨膜下方，由薄弱的小梁与眶壁连接。下面稍凹，接连于上睑提肌的向外扩展部及外直肌之上。泪腺眶部的前缘锐利，紧贴眶隔，故由前方探查此部泪腺时，必须分开皮肤、眼轮匝肌与眶隔。其后缘圆滑，与眶脂体相联系。泪腺眶部的内侧端倚居于上睑提肌上；外侧端则位于外直肌上。

泪腺的睑部较小，为眶部的 1/2~1/3，可再分成 2~3 个小叶，由上至下，形状扁平，其前缘恰在上穹窿结膜外侧部的上方。因此反转上睑后，透过结膜即可看到。

泪腺的排泄管约有 10~20 个，导出全部泪腺分泌的泪液；其中眶部泪腺的排泄管在通过睑部组织时与睑部泪腺管相汇合，排泄管的大部分均开口于结膜囊内，位置相当于上穹窿结膜的外上侧，约在睑板上缘外侧端 4.0~5.0mm 处。但常有 1~2 个排泄管开口于外眦联合部，甚或开口于其下方，即下穹窿结膜的外侧部。实际上，泪腺的全部排泄管均通过睑部泪腺，故手术切除睑部泪腺时，在功能上等于切除掉全部泪腺。

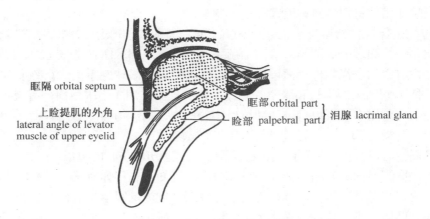

图 Ⅰ-3-26　泪腺分部示意图
Diagram of the Parts of Lacrimal Gland

　　泪腺有其固有的固定装置，即以结缔组织索附着于眶上壁的骨膜上，称泪腺支持带；另有下支持带或 Lockwood 韧带的外侧端，也从下面支持着泪腺。此种固定装置，可使泪腺保持其正常位置，当此韧带紧张度减弱时，便可发生泪腺下垂。此外，上睑提肌的腱膜也对泪腺起支持作用，当上睑提肌紧张力减弱时，也可发生轻度的泪腺下垂，此时可见泪腺突出于眶上缘的下方，通过睑皮即能触及。

　　泪腺本身的疾病，特别是急性炎症，较为少见。这是由于泪腺在眶缘受到很好的保护，不易受外伤影响。同时，泪腺的排泄管口向下，亦不易为结膜上行性感染所累。另外，泪腺周围的网状细胞对微生物的侵犯，也具有一定的防御作用。反之，泪道系统的炎症则较多见。但泪腺肿瘤是原发性眼眶肿瘤中发病率最高的一种。其中以混合瘤最多，大部分为良性，起病缓慢，典型者在眼眶外上方可触及一质地坚硬、表面呈结节状肿块。早期可无任何症状，以后可出现眼球突出和视力减退。因有完整的包膜，较易行局部切除，预后较佳，但切除时应连同包膜完整取出，否则，术后易再发，再发瘤一般保持其良性形象，但也可恶变。良性混合瘤病程越长，其恶变危险性越大。从泪腺导管肌上皮起源的圆柱瘤也是较多见，患者年龄较轻，女性多于男性，病程较短，平均在 2 年以内，主要症状为疼痛（包括眼疼和头痛），且在眶缘或眼睑皮下能扪到肿块，并有粘连和压痛。此瘤属恶性肿瘤，一经确诊，应立即施行眼眶内容剜出术。受累的骨质也应加以切除，尤其要注意泪腺窝和眶尖两部位。

　　泪液为一种透明稍带乳白色的水样液体，呈弱碱性，除含有少量蛋白及无机盐外，尚含有特殊的溶菌酶。在正常情况下，每天分泌泪液量不多，只有 0.5ml~1.0ml 左右；泪液的渗透压与 1.4% 盐水相似，pH 为 7.0~7.5。睡眠时即停止分泌。在正常情况下，每分钟分泌泪液约 0.9~2.2μl；如果超过 100μl，即使泪道排出正常，都有可能出现"溢泪"。泪液分泌检查通常用 Schirmer 泪纸法，用 5mm×35mm 的滤纸将一端折叠成 5mm，置于睑内侧 1/3 睑结膜囊内，其余部分悬垂于下睑皮肤面，轻闭双眼。5 分钟后，测泪液渗湿的长度。正常平均为 15mm 以上，不足 5mm 者为异常。

　　泪液分泌可受精神、物理、药物等因素的影响，如在情绪激动、异物进入结膜囊、强光刺激等均可以引起泪液的大量分泌。泪液分泌始于出生后第 3 个月，在此之前因支配泪腺分泌的神经尚未发育成熟，故常见婴儿有哭而无泪的现象。通常认为，正常人在正常情况下 10~20 岁泪液分泌量比任何年龄泪液分泌量要多。

泪液分泌后导流的情况，首先是眼轮匝肌的收缩，依赖睑结膜与眼球表面之间存在着毛细管样的潜在性间隙的吸力，引导泪液至内眦部的泪湖；聚集在泪湖的泪液，在瞬目过程中，通过眼轮匝肌围绕泪小管部分纤维，所谓 Horner 肌，对泪小管发生牵扯和压迫作用。当开睑时泪小管轻微扩大，闭睑时由于上述肌纤维的压迫，将泪液挤入泪囊。此外，瞬目时泪囊外壁被附着该处的眼轮匝肌所牵扯，而泪囊内侧壁则因附贴在骨壁不被牵动，结果囊腔扩大，而泪液被吸入，接着睁眼时眼轮匝肌被放松，泪囊壁依借其弹性产生压迫作用，将泪液向鼻泪管排送至鼻腔。

泪液的功能首先是保证供给眼球表面正常的湿润度，能调节角膜上皮的膨胀度，借以维持角膜固有的透明度；其次是维持眼球表面清洁，抑制细菌繁殖，因眼前部暴露在空气之中，随时都有灰尘、烟雾等侵入，需要经常有眼泪洗涤眼球表面以维持其清洁；对保持眼球健康，防止感染有重要意义。泪液里还含有溶菌酶，能抑制细菌的生长和繁殖。此外，还有抗炎作用，当眼球前部有炎症时（如角膜炎），病人流泪不止，泪液分泌增多，可以机械地冲掉炎症的产物，如溃疡面的细菌、毒素、分泌物、破坏的组织及代谢产物等。当炎症消退时，流泪现象也随即而减轻。

社会学家认为眼泪有三种；一是喜极而溢的眼泪；二是悲伤或伤心的眼泪；三是一种看不见"愈合"或称之为"感动"的眼泪；这种眼泪不为人所见，只有自己知道；例如对某一心爱的事或人被破坏、损伤，经过艰辛努力而得"愈合"恢复后真情流露于心底深处倒流的眼泪。但也有学者认为：眼泪还有其他的附加的意义。此乃由于人类常常为感情哭泣流泪是人类所独有的。所以人类能流下快乐的眼泪，愤怒的眼泪，以及一大堆其他感情的眼泪。有科学家认为：人类这种被感情激惹哭泣流泪现象，是为了在语言出现之前作为交流感情的方式。

除上述的泪腺外，尚有一些小型的副泪腺，这些小腺体是位于结膜上、下穹窿内，构造与泪腺同（见结膜腺）。

二、泪腺的血管及淋巴管 Blood Vessels and Lymphatic Ducts of Lacrimal Gland

泪腺动脉为眼动脉的分支，属颈内动脉系（internal carotid artery system）；泪腺静脉回流至眼上静脉（superior ophthalmic vein）；泪腺淋巴管与睑淋巴管系相连，注入耳前淋巴结（preauricular lymph nodes）。

三、泪腺的神经 Nerves of Lacrimal Gland

（一）泪腺的神经支配（innervation of lacrimal gland）：

1. 泪腺的感觉神经三叉神经第一支即眼神经（ophthalmic nerve），其中一小分支为泪腺神经（lacrimal nerve），司泪腺、上睑外侧皮肤、结膜等的一般感觉。

2. 泪腺的运动神经（即泪腺的分泌神经）　属于植物性的交感神经和副交感神经。

（二）泪腺神经的分泌纤维（secretory fibre of lacrimal nerve）

通常认为泪腺神经的分泌纤维是起于脑桥的上泌涎核（superior salivary nucleus），出脑后即加入面神经（facial nerve）内，至膝状神经节（geniculate ganglion）。然后离开该节出面神经管裂孔，向前行，在破裂孔处与来自颈内动脉丛的交感纤维岩深神经合并形成翼管神经（nerve of pterygoid canal）又称 Vidii 神经，止于蝶腭神经节（sphenopalatine ganglion）（图Ⅰ–3–27）。由上泌涎核来的副交感纤维在该节内交换神经元，其节后纤维经由三叉神经第二支即上颌神经（maxillary nerve），再入颧神经（zygomatic nerve），借由颧神经发出的交通支，连于泪腺神经，随泪腺神经分布至泪腺，司泪腺分泌。关于至泪腺的交感神经，也有些学者认为并不经过颧神经，而是随眼动脉的分支至泪腺。

（三）鳄鱼泪（crocodile tears）

鳄鱼泪是一种较为罕见的症病，Tames 和 Russel（1951）报道，在 58 例面神经麻痹中有 6 例鳄鱼泪现象；Axellson 等（1961）也在 118 例中见到 8 例有鳄鱼泪；王守敬等（1928）也报道过 7 例（4 男 3 女），年龄 6~70 岁，其中 3 例有面瘫史，1 例有先天性颈椎畸形，1 例有典型的眼球后缩综合征，眼球不能外转，另 2 例则未见有明显的病因。

鳄鱼泪亦名食欲流泪或发作性流泪综合征（syndrome of appetite or paroxysmal lacrimations）。早在1908 年为 Oppenhein 和 Engelen 所描述，Bogorad 在 1928 年发现鳄鱼总是伴泪而食而命名鳄鱼泪，故又名 Bogorad 综合征。其主要特征是：每当进食咀嚼或唾液分泌时即发生程度不等的流泪现象，特别是有些带味食物如苹果或巧克力最易引起大量流泪，并常伴有面神经麻痹亦有面神经痉挛，无味觉、味觉减退或亢进等。在病因上认为可能是因支配腮腺的神经纤维与泪腺之神经纤维发生异常联系所致，故有谓与先天性外直肌麻痹，后天性面瘫，或岩浅大神经切除后腮腺与泪腺分泌纤维受损有关等等，但均未能作较为全面的解释。目前也缺乏较为有效的治疗。

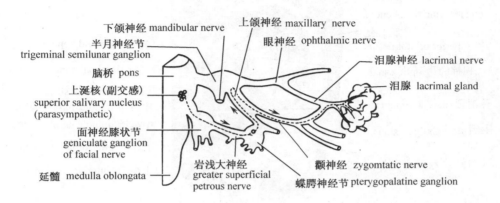

图 I-3-27   泪腺的分泌神经示意图
Diagram of the Secretory Nerve of Lacrimal Gland

（四）先天性无泪症（congenital alacrimia）

先天性无泪症是一种较为罕见的先天性异常，其特点是出生后从不流泪，哭泣时也不流泪，也不因加入催泪剂而使泪液分泌。Thurman（1948）首先提出，至 1952 年 Sjögren 一共收集 14 例，单侧更少，仅有 2 例。中国山西省眼科医院的沙洛也见到 2 例（女 9 个月，左侧；男 3 岁，右侧）均为单侧。

（五）泪液分泌过多

该疾病的先天性异常较为罕见，常伴有多汗，多毛和弥漫性颅骨增生。曾有家族性病例的报道。

四、泪道系统 Lacrimal Passage System

泪道系统即是导流泪液的部分，从结构上可分为泪道骨性部及泪道的膜性部等两个部分。

（一）泪道骨性部（bony part of lacrimal passage）

1. 泪囊窝（fossa of lacrimal sac）   泪囊窝位于眶内侧壁的前下部，是由位于前方的上颌骨额突的泪前嵴和后方泪骨的泪后嵴、泪沟共同构成。

泪囊窝的前部由上颌骨形成，颇为牢固；其后半部由泪骨形成，薄而脆弱。泪囊窝向下延长成鼻泪管，故泪囊窝的下半部与中鼻道为邻，通过泪囊窝后下 1/4 区，即易于到达中鼻道。泪囊窝的上半部与筛窦前组的关系，则情况不一。

2. 骨性鼻泪管（bony nasolacrimal canal）   泪囊窝向下延伸至下鼻道，其外侧壁由上颌骨的泪沟形成，内侧壁较薄弱，由泪骨的降突与下鼻甲的泪突构成，其上口相当于眶下缘的水平与泪囊窝相接，下口则位于下鼻道的中 1/3 处，其确切位置约在下鼻甲前端的后方 16.0mm、鼻腔底部的上方 17.0mm 处（图 I-3-25、图 I-3-28）。

鼻泪管行走的方向，因鼻外形与鼻孔宽度的不同而有较大差异。一般鼻泪管稍向后方作 15°~25° 倾斜，下方稍为向外，管的全部可稍向外方倾斜，其偏向内方者极少。

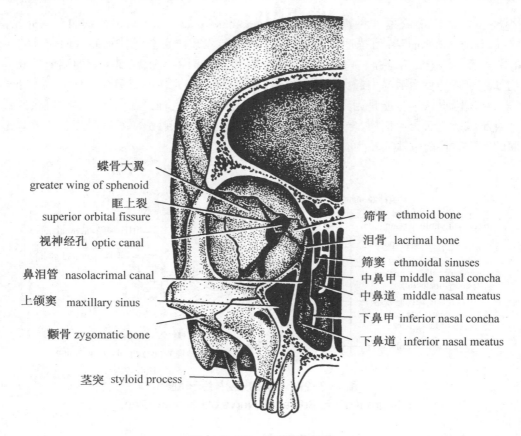

图Ⅰ-3-28　泪道的骨性部
Bony Part of Lacrimal Passage

（二）泪道膜性部（membranous part of lacrimal passage）

泪道膜性部由泪点、泪小管、泪囊、鼻泪管四部组成（图Ⅰ-3-29）。

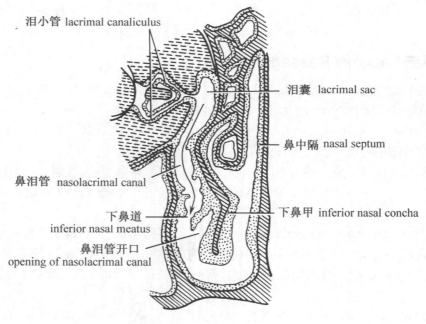

图Ⅰ-3-29　泪道膜性部
Membranous Part of Lacrimal Passage

1. **泪点（lacrimal punctum）**   泪点是泪道系统的起始部，为一针眼大小的小孔，上、下睑各一，位于内眦睑后缘的内侧，泪乳头的尖端。泪点的直径约为 0.2~0.3mm，上泪点在内眦外侧 6.0mm，其位置是向下向后；下泪点在内眦外侧 6.5mm，向上向后，即上泪点位于下泪点之内方。因此闭睑时，上、下泪点彼此不相接触。正常的上、下泪点借泪乳头紧贴眼球表面，即使眼球向上下转动时泪点亦不外露，使泪点浸于泪湖之中，以便吸取泪液。在正常情况下，仅在翻转眼睑后，方能见到泪点。泪点的局部位置关系颇具实用意义，如老年性、麻痹性、瘢痕性或机械性所致的睑外翻、结膜或泪阜的肥大增殖及睑缘炎和黏液性水肿引起的睑缘变厚等等都有可能使泪点变位、泪点异常以及泪点外翻等，这些不惹人注目的微细的局部关系的改变，都会引起临床上的溢泪（epiphora）。

每一泪点均绕以致密的结缔组织环，其中富于弹性纤维，此环具有括约肌作用，在老年人此环发生萎缩，致泪点更为隆起。

泪点区的血管比较贫乏，致使周围区色泽苍白，如向外方强拉下睑，则泪点区苍白更为明显。

2. **泪小管（lacrimal ductule）**   泪小管起自泪点，为连接泪点与泪囊的小管，长约 10.0mm，管径约 0.5mm。泪小管最初与睑缘垂直，继则呈直角向内转弯。故每一小管由两部组成：即垂直部与水平部；前者短，后者长，两者相交大致成一直角，相交处有一稍扩张部分称壶腹。因此行泪道探查术时，需了解泪小管的行走方向，探针先垂直进入，再转成水平方能探入，以避免损伤。

上、下泪小管的水平部分均向内眦倾斜，即上泪小管向下内行，下泪小管向上内行。一般上泪小管较下泪小管短，上、下泪小管可单独或联合成一短干开口于泪囊，但以先汇合成一短干者为多见。泪小管进入泪囊的部位，常在睑内侧韧带水平，恰在泪囊外侧壁的上部，距泪囊顶点约为 2.5mm 处。

泪小管覆有复层鳞状上皮，上皮深面富弹性纤维，具有伸展性，能使泪道扩张至正常的 3 倍；如将睑向外侧牵引，泪小管垂直部与水平部的交角易于变直，便于探针通过。泪小管距睑缘较近，如用有色液体注入泪小管内，即可以透过睑缘表面看出。

泪小管的垂直部，绕有眼轮匝肌纤维，具有括约肌作用，成为泪小管的收缩肌。泪小管的水平部也同该肌有密切关系，有些学者认为此肌呈螺旋状围绕泪小管，当其收缩时，牵引泪点向内，使泪点直接浸于泪湖中。

3. **泪囊（lacrimal sac）**   泪囊为位于泪囊窝内的膜样囊，长约 10.0~15.0mm，前后径约 5.0~6.0mm，左右径约 3.0~4.0mm，泪小管即开口于此。泪囊有 1/3 位于睑内侧韧带上方，其余的 2/3 在睑内侧韧带下方；泪囊的顶端闭合成一盲端，位置约在内眦上方 3.0~5.0mm 处，下端移行于鼻泪管。泪囊与鼻泪管间很难作出准确的界限，主要的区别是泪囊位于泪囊窝，鼻泪管则位于骨性鼻泪管内（图Ⅰ-3-29）。

在平泪囊处的水平切面上，能见到泪囊位于三角形的间隙内（图Ⅰ-3-6）。泪囊与周围组织的关系是：内侧为骨性泪囊窝，眼轮匝肌纤维与泪筋膜；前方为睑内侧韧带与附着于韧带上的眼轮匝肌泪囊部纤维；后方为眼眶筋膜。因此，在做泪囊手术时，到达泪囊的途径依次是：皮肤、眼轮匝肌筋膜浅层与睑内侧韧带、肌纤维及位于眼轮匝肌深面之泪筋膜。当切开此筋膜时，即可到达位于筋膜囊内的泪囊。因此睑内侧韧带与泪筋膜是泪囊手术时寻找泪囊的两大标志。

相当于泪囊部的皮下，有一不大的内眦动脉与稍大的内眦静脉，在距内眦约 8.0mm 处越过睑内侧韧带，动脉在内，静脉在外。泪囊手术时如受损伤，则常引起出血，至手术野不清，造成手术操作的困难，故切口不宜过于偏向内侧（图Ⅰ-3-30）。

泪囊部位有肿块出现，除炎症外要警惕泪囊的肿瘤，因绝大多数是恶性，尤以乳头鳞状细胞癌最为多见。且往往分化较差，病程短者仅为一个月；长者可达 5 年以上。未分化者发展较快，尽管局部肿块小，但可能已有颌下或颈部淋巴结转移，甚至可能临床上还未出现明显的局部肿块，就已有癌组织蔓延到鼻泪管出口处，而 X 线显示泪囊见骨质破坏，常可藉此协助诊断；泪囊肿瘤早期表现为溢泪，恶性度低，溢泪可长达数年以上，颇似一般慢性泪囊炎，少数则有黄水或血水挤出，这极可能是恶性肿瘤的征兆。对于可疑的病例，应尽早取材作病理切片检查，以便及时确诊。

4. **鼻泪管（nasolacrimal duct）**   鼻泪管为连接泪囊下方的膜性管道，长约 12.0~24.0mm，管径约 3.0~6.0mm。从行程上鼻泪管可分为两部：即骨内部，是位于骨性鼻泪管内的部分，长约 12.4mm，以及鼻内部，是在骨性鼻泪管以下，鼻外侧壁黏膜的部分，长约 5.32mm。

鼻泪管的骨内部，包藏于骨性鼻泪管中。鼻泪管向后、外及下方进行，其表面位置，相当于同侧内眼角至上颌第一磨牙连线，此线上 1/3 相当于泪囊的位置，中 1/3 与鼻泪管位置相当。

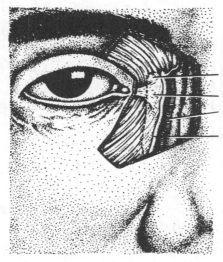

泪囊（虚线）lacrimal sac (dotted line)
睑内侧韧带 medial palpebral ligament
内眦动脉 angular artery
内眦静脉 angular vein

图 I-3-30　内眦动、静脉与泪囊的关系
Relation among the Angular Artery and Vein and the Lacrimal Sac

鼻泪管下口的位置与形状，个体差异很大。形状可为圆形、卵圆形、垂直或水平裂隙状，或呈复孔状，下口多位于下鼻道外侧壁上，鼻前孔外侧缘的后方 30.0mm，鼻底的上方 16.0mm 处或下鼻甲前端后方 16.0mm 处；也有位置较高，在下鼻道顶部附近开口者。开口处常有鼻泪管黏膜皱襞，称之为 Hasner 瓣（Hasner valve）。鼻泪管也可变成膜状管，下降至骨性鼻泪管下口稍下方，在鼻黏膜下方行走一段距离后，可达下鼻道外侧壁的不同部位。当其向下行走时，有呈裂隙状的，致难以寻出其下口。

鼻泪管的内侧与中鼻道有关，外侧在上颌窦前部形成一嵴。此种关系可以说明在上颌窦内发生肿瘤时，流泪是一常见症状的原因。

鼻泪管下口的周围，常有鼻黏膜静脉丛围绕。此种关系也可说明，在急性伤风感冒时，多有流泪现象。这是由于鼻黏膜高度充血与肿胀，压迫膜状鼻泪管口，使泪液不能排泄于鼻腔所致。

较多的资料表明，正常的泪道黏膜对细菌的侵袭有一定的抵抗力。泪液具有一定的抑菌作用，因此正常泪道的形态结构与功能，是保证泪道不发生细菌感染的先决条件。但当鼻泪管发生阻塞，使泪液长期滞留在泪囊内，则将刺激黏膜，使之发炎而变厚，有利于细菌生长，因此鼻泪管阻塞或狭窄被认为是造成慢性泪囊炎的基本因素。而鼻泪管的通畅程度可决定于骨性管道的直径与长度，黏膜的厚度，下鼻道出口处 Hasner 瓣的活动性，出口的大小以及膜组织管道与骨性管道相互长度比例等解剖因素。通常认为黑种人眶指数较小，属低眶型或小眶，鼻泪管短而宽也较直，管道较通畅，因此黑种人泪囊炎患者较少见；而黄种人眶指数较大，属高眶型或大眶，故黄种人患泪囊炎可能性就要大些。

总之，正常泪道系统的解剖结构是导流泪液所必不可缺的形态学基础，已如前述。通常认为：泪小点、泪小管与泪囊的连接处，泪囊和鼻泪管的连接处以及鼻泪管的出口处是较易发生阻塞或狭窄的解剖位置。在外伤、炎症、结石、息肉或肿瘤生长、增殖性结瘢或先天性畸形等等因素，都可引起泪道系统的某一个部位发生不同程度的狭窄或阻塞性变化，其最终转归必然是泪道系统排泄功能的障碍，以致泪液不能正常的排入鼻腔，导致"溢泪（epiphora）"。

（三）泪道的血管、淋巴管及神经（blood and lymphatic vessels and nerves of lacrimal passage）

泪道的动脉有两个来源，即来自眼动脉的分支（颈内动脉系统）及来自面动脉（facial artery）、上颌动脉（maxillary artery）（颈外动脉系统）的分支。

泪道有一静脉丛，位于黏膜下方，向上方回流于内眦静脉至面静脉，在下方通过蝶腭静脉注入翼静脉丛与颌内静脉（internal maxillary vein）。

由泪囊来的淋巴收集管伴同面静脉至颌下淋巴结（submandibular lymph nodes），从鼻泪管来的淋巴管与鼻的淋巴管通连，亦至颌下淋巴结，并向后借咽淋巴系统至颈深淋巴结（deep cervical lymph nodes）。

泪道的感觉神经，主要为三叉神经的分支。泪囊、泪小管及鼻泪管等系由眼神经的鼻睫神经的分支即滑车下神经及筛前神经的鼻支和上颌神经的眶下神经分支支配。

（四）泪道系统的先天性异常（congenital anomaly of lacrimal passage system）

1. 先天性泪小点（congenital coloboma）和泪小管闭锁或缺损及副泪小点（atresia of lacrimal punctum or lacrimal canaliculus，and supernumerary lacrimal punctum）　先天性泪小点和泪小管缺损或闭锁一般都比较少见，有显著的遗传性。通常是由于泪道始基上端未发育或虽发育而未发育成管状，结果形成实体的细胞索，也有时发育成很小的泪点，如果泪小管发育尚好，但泪小点未出现，而被结膜上皮组织覆盖，在该处有一小凹陷或隆起，若能见到泪小点痕迹，可用细小探针扩张，然后再用粗探针扩张。如果无泪小管痕迹，可在眼睑内侧相当于泪小管开口的解剖位置切开，再用泪道探针扩张。多发生在下眼睑或两侧上、下眼睑均具有此种异常；有时也可合并有泪囊异常。

副泪小点是指在正常泪小点之外，在鼻侧又出现一个或一个以上的泪小点，且每个泪小点都有一个泪小管或共同开口于一个泪小管；也有多余的泪小点为一盲端与泪囊无联系。天津医学院附属医院曾见到1例左侧下睑两个泪小点共同开口于一个泪小管内，两个泪小点相距1.5mm，位于原泪小点鼻侧，眼睑未见其他异常。

2. 先天性无泪囊（congenital absence of dacryocyst）和先天性泪道扩张（congenital dilation of lacrimal duct）　先天性无泪囊是由于泪道始基在胚胎35mm时，向下生长的部分未发育，致使生后也无泪囊形成的先天畸形。先天性泪囊扩张，是由于某种因素影响了胚胎期间的融合过程，鼻泪道缺如，导致泪囊被分泌物占据而扩张，且可同时伴有泪囊漏管或唇裂畸形。

3. 先天性鼻泪管闭锁（congenital atresia of nasolacrimal duct）和先天性泪囊炎（congenital dacryocystitis）　先天性鼻泪管闭锁较常见，也具有遗传性。可以发生在上端，但较常见发生于下端开口部位。常常是上皮碎屑所造成的膜样阻塞，但也有根本未发育成管道或有骨性管道阻塞；如果阻塞不严重，滴抗炎剂控制感染，按摩泪囊窝局部，如不成功，可采用冲洗或泪道探查，熟记它的解剖位置细心谨慎操作多可成功，治愈率约30%~90%。若以上方法均不奏效则应考虑是否存在鼻骨畸形，待年龄增大，根据情况选择合适的手术。

先天性泪囊炎由于在出生后不久即被发现，故也称新生儿泪囊炎，临床上并不少见。正常情况下胎儿8个月时，鼻泪管下口开放，出生前泪道系统已完全通畅，泪液流向鼻腔，如果新生儿出生后鼻泪管被上皮碎屑所造成的膜样组织阻塞，泪液不能通过鼻泪管流到鼻腔而是滞留在泪囊和结膜囊内，就会"泪汪汪"的表现，所谓"孩子泪汪汪"查查泪囊也就顺理成章。先天性泪囊炎病程缓慢，最初症状为流泪，当挤压泪囊区时可有脓液自泪小点排出，有结膜充血，一般都较轻微。但这种情况需要与新生儿脓漏眼病相鉴别。脓漏眼一般多发生在产后2~3天；而新生儿泪囊炎则很少在产后6周以前出现；且结膜充血程度也远较泪囊炎显著。如果不是由于鼻骨畸形而造成鼻泪管阻塞者，在用消炎剂控制感染，用泪道针探查或冲洗清除阻塞处的上皮碎屑，一般都可治愈。

综上所述，泪道系统的任何部分均有可能发生先天性发育异常，可以一部分或甚至全部缺如。戴绍闻等（1979）报道1例先天性无泪囊、泪小点；王长龄等（1981）介绍先天性泪道扩张1例；王新民（1982）报道29例先天性泪囊瘘管；黄志芳等（1985）报道先天性鼻泪管异位畸形，在面部呈皮赘样生长并伴有同侧鼻部畸形，经手术治疗一期愈合，拆线后出院。

4. 先天性泪腺脱垂（congenital prolapse of lacrimal gland）　先天性泪腺脱垂较罕见，有遗传性。常双侧，多在女性25岁前发病。后期睑皮肤可松弛。上睑反复红肿，皮肤变薄，松弛而多皱，上睑外侧饱满，轻度睑下垂，上睑皮下可打到一质硬、杏仁大小、分叶而能自由移动的包块，容易用手推回并复位于泪腺凹，但松手后常又脱出。当刺激反射泪分泌，脱垂泪腺变大而紧张。

5. 先天性泪腺异位（ectopia of lacrimal gland）　先天性泪腺异位或称泪腺迷走，多发于眼睑、结膜、角巩膜缘、角膜，也可见于眶内、眼球内，葡萄膜内较常见，偶见于鼻黏膜下。异位的泪腺常并发炎症和退变。本病也称迷行性泪腺，一般无症状，刺激蝶腭神经节，局部流出水性泪。如在结膜，表现为淡红色肿物；在角膜常表现如假性胬肉或皮样血管胬，常在活检后确诊。

（张文光　施兆平）

第四节　眼眶内的骨膜、筋膜与脂肪体
Section 4　Periosteum，Fascia and Adipose Body of Orbit

眼球只占眼眶的一部分，眼眶的其他部分，则由脂肪组织、筋膜、肌肉等填充。这些组织对固定眼球于眼眶内有重要意义。

一、眶骨膜 Periorbita

眶骨膜衬于眶腔里面，一般疏松附着于眶壁上。因此在某些疾病时，血液或脓液可自眶壁将眶骨膜的大部分被顶起。但眶骨膜在眶缘、骨缝、各个眶裂、孔，泪囊窝和滑车小凹等处与眶骨壁牢固愈着，不易分离，使病变受局限，不易蔓延（图Ⅰ–3–31）。

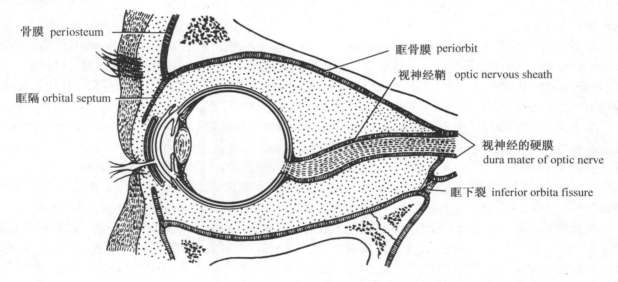

图Ⅰ–3–31　眶的矢状切面，示眶骨膜的连接情况
Sagittal Section of the Orbit to Show the Connection of Periorbit

眶骨膜通过眶上裂、视神经孔及筛骨管而与硬脑膜相连接。在视神经孔内，眶骨膜分裂成两层，内层与硬脑膜连续，包绕神经；外层被覆于眶骨壁上，故行眶内容摘除术时，沿眶缘切开骨膜后，向眶尖分离骨膜并不困难。

在泪后嵴处的眶骨膜亦有类似情况，即一层衬于泪囊窝骨壁底部，另一层则至泪囊表面。眶骨膜在眶缘处，向前和面部的骨膜相融合，且变为肥厚，形成一嵴，称为缘弓。此嵴标明眶缘与眶隔的分界线。

眶骨膜在被覆眶下管及泪后嵴的部分，容易发生骨化。

二、眼眶的筋膜 Fascia of Orbit

眼眶的筋膜包括眼球筋膜（fascia of eyeball）、眼肌鞘（sheath of ocular muscle）及其所形成的有关韧带等。

（一）眼球筋膜（fascia of eyeball）

眼球筋膜又名 Tenon 囊或眼球囊（ocular capsule）。为一致密的纤维组织膜，包绕眼球的大部，前方起自角膜缘部，后方止于视神经周围。前部较薄，在角膜缘后方 1.0~2.0mm 处与巩膜融合；后部稍厚约 3.0mm，但围绕视神经的部分又变薄。眼球筋膜几乎包绕除角膜和视神经穿出部外的眼球大部分。眼球筋膜与眼眶间，尤其在后部有眶脂体密切相接，难以分离，这些脂肪丝毫不会妨碍眼球在囊内的运动。

眼球囊将眼球保持在一定的位置上，且由于眼球囊与眼球并非密切相连，其间尚有眼球筋膜间隙，在间隙内穿插以十分微细而疏松的纤维，故不妨碍眼球的运动。支配眼球之全部神经进入眼球之前，均须通过此间隙。在局部麻醉时，可在此间隙内注入麻醉剂，以达到止痛的目的。当作眼球摘除术时无须打开筋膜，以防止颅内感染。术后也可作为放入假眼的眼巢，还可作为防止眼球后间隙感染和出血蔓延的屏障。

眼球囊及其在眶缘的附着和眶筋膜，好似容纳眼球的托盘。依此，眼球囊可划分为囊内的眼球部分和囊后的眼球后部分。在球后部分又可分前筋膜囊和后筋膜囊，前筋膜囊包着眼直肌的前 2/3 段及肌间膜，至角膜缘处与结膜融合，在肌止端前，前筋膜囊与结膜及巩膜之间均有潜在性间隙。后筋膜囊由肌鞘与肌间膜组成（图 Ⅰ-3-32）。

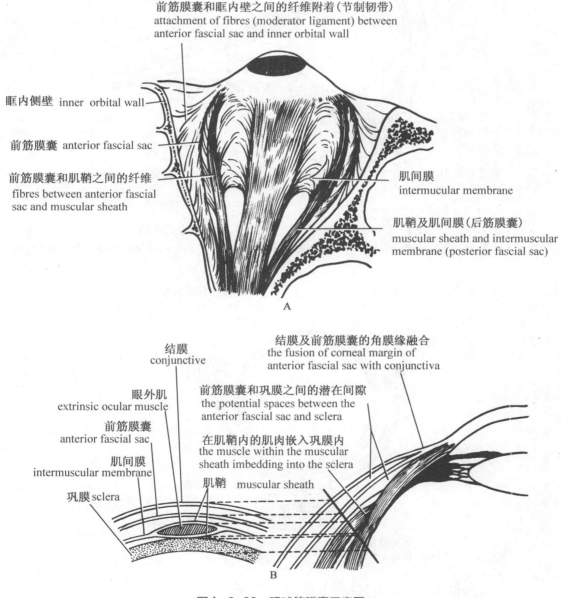

图 Ⅰ-3-32　眼球筋膜囊示意图
Diagram of the Fascial Sac of Eyeball

（二）眼肌鞘与肌间膜（sheath of ocular muscle and intermuscular membrane）

眼肌鞘系指包绕在眼外肌周围的结缔组织膜。近眼球时，筋膜为6条眼肌腱穿过，筋膜由此反摺向后包围肌腱成为眼肌鞘，如同手指套戴在手指上一样。由眼肌鞘发出纤维薄膜（肌间膜）和薄束（系带），扩展到其他部位起支持和固定作用。在前筋膜囊与肌鞘之间，直肌与斜肌肌鞘之间，上、下直肌鞘与上、下结膜穹窿之间均有纤维联系，都可称之为节制带。其中外直肌肌鞘之纤维附着于颧骨眶结节上，内直肌肌鞘纤维则止于泪骨，此内、外直肌肌鞘附着于眶内、外侧壁的纤维发育一般较强大，能在一定程度上限制眼球运动，故又称为内、外侧节制（支持）带（图Ⅰ-3-33、图Ⅰ-3-34）。在做直肌手术时应将之与直肌分离，以防止牵拉入直肌影响手术效果。

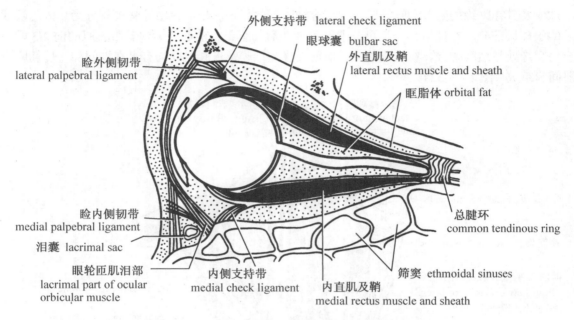

图Ⅰ-3-33 眶的水平面，示眶筋膜、眼球囊及眼肌鞘
Orbital Horizontal Section to Show the Orbital Fascia, Bulbar Sac and Muscular Sheat of Eye

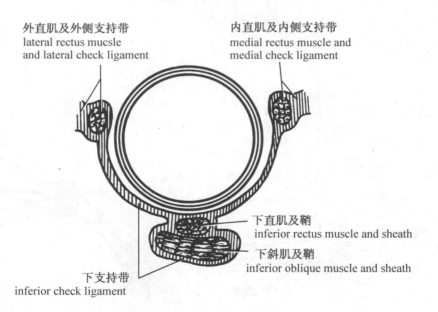

图Ⅰ-3-34 下支持带
Diagram of the Inferior Check Ligament

上直肌肌鞘与上睑提肌连接，下直肌肌鞘与下睑联系，故在生理上有协同作用。即上直肌运动时，眼球上转，同时上睑亦随之上举；下直肌肌鞘与下斜肌肌鞘及眼球筋膜互相连接，形成宽厚的系带，称下支持带或 Lockwood 韧带（图Ⅰ-3-34），内、外侧两端分别附着于泪骨和颧骨眶结节上，形似吊床，有固定眼球在正常位置的作用；甚至在上颌骨切除后，此支持带仍能支持眼球的正常位置不使其下降。此外，各肌鞘间尚有蹼状连接结，形成薄膜，名肌间纤维鞘，此鞘与肌肉向前呈漏斗状散开，故名肌漏斗（muscular funnel），有关肌漏斗的记述见后面眼肌章节。

三、眶脂体 Adipose Body of Orbit

眶脂体充填于眼眶内（见图Ⅰ-3-33），一般以肌漏斗而分成中央与周围两部：中央部脂肪位于眼球后肌漏斗内，较为疏松；周围部脂肪较致密，位于肌漏斗与眶骨膜之间，眶脂体在眼球周围，对眼球、视神经、血管、神经及泪腺等都有保护作用，借此可固定各个软组织的位置，使其充分发挥功能，使眼球运动圆滑，对眼球本身起软垫作用。由于眼球周围的组织与眼球筋膜紧密贴连，所以当眼球大范围转动时，这些组织在一定程度内也能随眼球运动。

（汪华侨　刘　靖）

眼肌（ocular muscles）位于眼眶内，可分成两组：一组是眼内肌（intraocular muscle），在眼球内，其中有瞳孔括约肌（sphincter of pupil）、瞳孔开大肌（dilator of pupil）和睫状肌（ciliary muscle），均受自主神经系（又称为植物神经系或内脏运动神经系）支配；另一组是眼外肌（extraocular muscle），有眼肌（ocular muscle）、睑肌（palpebral muscle）（见中篇第三章第一节眼睑项）及眶平滑肌（orbital smooth muscle），前二者系横纹肌，后者为平滑肌。其中眼肌共6块，包括4块直肌和2块斜肌，主司眼球的随意运动，由躯体神经支配。

第一节　眼外肌
Section 1　Extraocular Muscles

一、四块直肌 Four Recti

四块直肌均起自眶尖视神经孔周围漏斗形总腱环（common tendious ring）（图Ⅰ-4-1），也称 Zinn 肌环

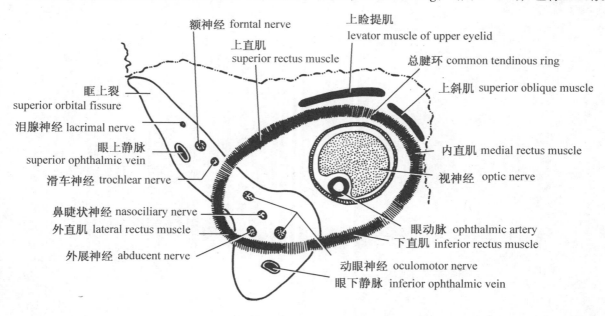

图Ⅰ-4-1　四直肌和总腱环示意图

Diagram of Four Rectus Muscles and Common Tendinous Ring

或肌圆锥、肌内环，肌锥。该环为一结缔组织环，其上、内、下缘围绕视神经孔，外缘离视神经孔较远，跨越眶上裂。此环的生理意义在于其中有与埋于脂肪内的动眼神经、展神经及三叉神经分支眼神经的鼻睫神经，在环中通过；滑车神经则穿过环的外侧缘，当眼球运动时可自由活动不受压迫。四条直肌即由此腱环发出，向前行进，分别附着于眼球巩膜表面。除非做眶内容除去术，否则应在这里进行分离或剪开。

四块直肌的长度均各为 40.0mm 左右，其中以上直肌最长，次为内直肌、外直肌，下直肌最短。上直肌与内直肌在后方紧贴视神经鞘，因此，球后视神经炎时，转动眼球常伴有疼痛。

四块直肌均沿眶壁向前行进。分别在四面附着眼球赤道部以前的巩膜上，肌腱在靠近止点处穿过眼球筋膜，每一直肌在巩膜上的附着点距离角膜缘各不相同，分述如下（图Ⅰ-4-2、图Ⅰ-4-3）。

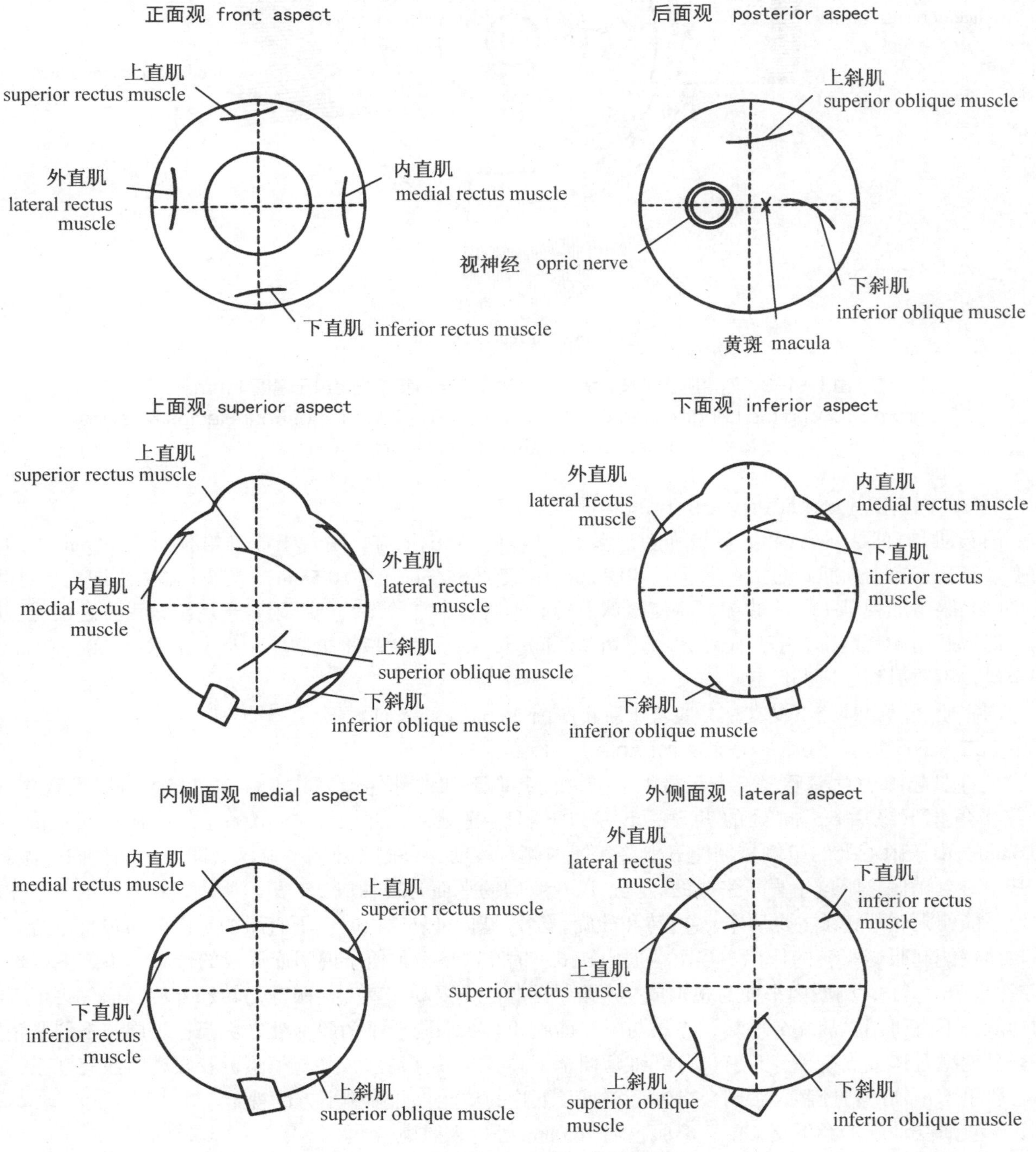

图Ⅰ-4-2 眼外肌附著处的位置及形状
Position and Shapes of Attachment of Extrinsic Ocular Muscles

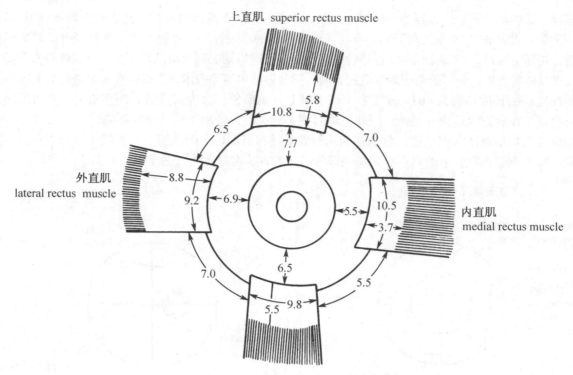

图 I-4-3　四直肌止腱长、宽度及其附著点与角膜缘之距离示意图（mm）
Diagram Showing the Lengths and Widths of the Ending Tendons of Four Rectus Muscles
and Its Distance from the Corneal Margin（mm）

（一）内直肌（medial rectus muscle）

内直肌是直肌中最大和力量最强者，起于总腱环内侧偏下方，附着于鼻侧角膜缘后 5.5mm 处的巩膜上，其上方有上斜肌跨过。此肌全长 40.8mm，止腱长 3.7mm，宽 10.5mm，该肌由眶尖端向前行进时，其平面与眼球的视轴平行，收缩时主使眼球内转。本肌节制带稍差，前部附着于后泪嵴后方之泪骨、眶隔、泪阜及内侧穹窿部，若后退手术时不切断肌间膜，则手术效果将被削弱。后退手术以 5.0~6.0mm 为安全量，不致退到赤道部以后。

内直肌受动眼神经下支支配，通常于肌止端前 26.0mm 处入肌。

（二）下直肌（inferior rectus muscle）

下直肌起源于总腱环之下方，沿眶下壁向前，向下和向外伸展，其走行方向与上直肌大致相同，附着于角膜下缘后 6.5mm 处的巩膜，下方与下斜肌腱交叉。此肌全长 40.0mm，止腱长 5.5mm，宽 10.0mm。由于附着处的鼻侧较颞侧靠前些，即内侧端较前，颞侧（外侧）端靠后即肌止端稍向外倾斜。且其中心点稍偏于眼球垂直子午线的鼻侧，以及肌肉的平面与视轴成 25° 角。所以，在收缩时（眼球在原位）能使眼球下转（主要动作）、内转和外旋。当眼球向外转 25° 时，下直肌的平面就与视轴重合，它的收缩仅能起眼球下转的作用。当眼球向内转 65° 时（这是为了便于说明而假设的位置，事实上眼球不可能内转 65° 角），则肌肉平面与视轴成 90° 角，该肌的主要动作就变为眼球内转和外旋，而失去了下转的功能。下直肌鞘膜前端分两层，上层与眼球筋膜相联系而附着于角膜缘处之巩膜；下层与下斜肌鞘膜在交叉处融合形成支持带，且有部分纤维延伸至下睑板及下穹窿部，并与下睑板及眼轮匝肌有联系，故下直肌手术量须严格控制，否则会影响下斜肌及下睑的功能，并影响下方的视野。

下直肌受动眼神经下支支配，离肌止端 26.0mm 处进入肌肉。

（三）外直肌（lateral rectus muscle）

外直肌一部分起自总腱环的颞侧；另一部分起于眶上裂外侧缘的骨突，沿眶外侧壁行进，其方向与内直肌平行，最后附着于距角膜缘颞侧6.9mm处的巩膜上。此肌全长40.6mm，止腱长和宽均为9.0mm，中点距角膜缘7.0mm，因外直肌纤维的平面与眼球的视轴重合，所以肌肉的收缩（当眼球在原位时），主要使眼球向外转。

外直肌受展神经支配，距离肌止端26.0mm处入肌。

（四）上直肌（superior rectus muscle）

上直肌起自总腱环的上方，在上睑提肌下面，向前、向上、稍向外伸展；此肌开始时细小，向前则逐渐变粗，最后以薄腱止于巩膜。其终止情况与下直肌相同，即肌止端稍向外倾斜。手术时要注意肌止端情况，不然将影响功能。止端距角膜上缘7.7mm，当经过赤道部附近时，上斜肌腱居于其下。此肌全长41.8mm，止腱长5.8mm，宽10.6mm。因为附着处不与角膜缘平行而是鼻侧较颞侧靠前些，且附着处的中心是在眼球垂直子午线的鼻侧，以及肌肉平面与眼球视轴形成25°角。故当眼球在原位时，上直肌的收缩能使眼球上转（主要）、内转和内旋；当人眼球向外转至25°时（图Ⅰ-4-4、图Ⅰ-4-5），则肌肉的平面与视轴重合，此时上直肌仅能使眼球上转，其副动作（内转和内旋）则完全消失；当眼球向内转65°时（图Ⅰ-4-8、图Ⅰ-4-9），则肌肉的平面与视轴成90°角，收缩时仅能引起眼球的内转和内旋，而不能使眼球上转。上直肌为4块直肌中力量最弱之肌。在上直肌上方，肌鞘与上睑提肌下方鞘膜于鼻侧互相融合，在附着点后6.0~7.0mm处此融合较为明显，而肌肉接触部分均有不同程度的联合，故二条肌肉的作用互相关联。上直肌下面鞘膜与上斜肌上面鞘膜间的联系则较为疏松，易分离。如上直肌过多的变位，手术后的广泛粘连可影响上睑提肌，上斜肌的运动和功能，故上直肌手术以4.0~5.0mm为安全限度。

上直肌受动眼神经上支支配，距离肌止端26.0mm处入肌。

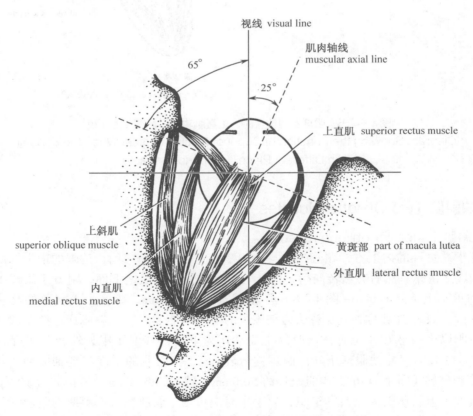

图Ⅰ-4-4　上直肌起止和功能示意图（上面观）
Diagram of the Origin and Insertion，and Function of Superior Rectus Muscle（Superior Aspect）

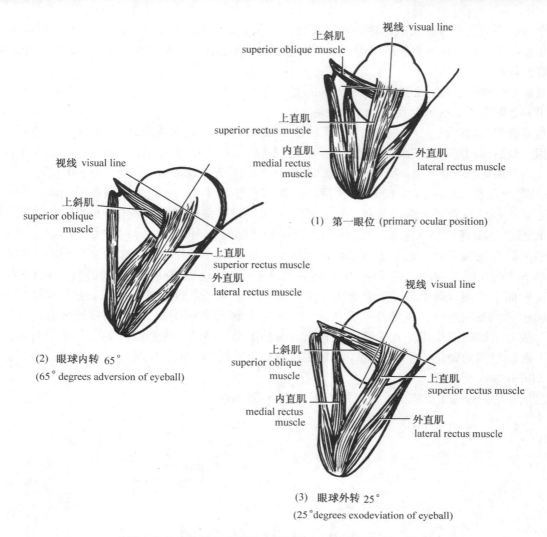

视线 visual line
上斜肌 superior oblique muscle
上直肌 superior rectus muscle
内直肌 medial rectus muscle
外直肌 lateral rectus muscle

(1) 第一眼位 (primary ocular position)

视线 visual line
上斜肌 superior oblique muscle
上直肌 superior rectus muscle
外直肌 lateral rectus muscle

(2) 眼球内转 65°
(65° degrees adversion of eyeball)

视线 visual line
上斜肌 superior oblique muscle
上直肌 superior rectus muscle
内直肌 medial rectus muscle
外直肌 lateral rectus muscle

(3) 眼球外转 25°
(25° degrees exodeviation of eyeball)

图 I-4-5 眼球不同位置时，上直肌功能示意图（上面观）
Diagram Showing the Function of Superior Rectus Muscle When the Eyeball is in Different Place（Superior Aspect）

二、两块斜肌 Two Oblique Muscles

（一）上斜肌（superior oblique muscle）

上斜肌起于总腱环的内上方，顺着眶顶与内侧壁之间的内上角向前，达眶的内上缘附近，穿过由纤维组织所构成之滑车，然后突然转向后，向外转折，经过上直肌之下面，附着于眼球中纬线或赤道稍后偏外侧的巩膜上（图 I-4-4~ 图 I-4-6）。止腱宽 8.0~10.0mm，事实上上斜肌的功能只限于滑车与眼球间的一段，故上斜肌的滑车常被认为是该肌的生理功能起点。上斜肌穿过滑车向后转折时与视轴成 55° 角，所以当眼球在原位时，该肌的主要动作为下转，其副作用为外转和内旋。当眼球内转 55° 时，上斜肌的收缩仅能使眼球下转。眼球向外转 35°，上斜肌的平面与视轴成 90° 角，其主要动作就变为内旋和外转（图 I-4-6）。本肌全长约 50.0mm，腱长约 30.0mm（滑车前为 10.0mm），为眼外肌中最长的肌肉，上斜肌腱为无血管组织，故手术时应包括上斜肌鞘。上斜肌的附着线，其前端距上直肌附着点外端平均 4.5mm。附着点距角膜缘为 13.0mm，上斜肌受第Ⅳ对脑神经（滑车神经）支配，在滑车后 26.0mm 处入肌。

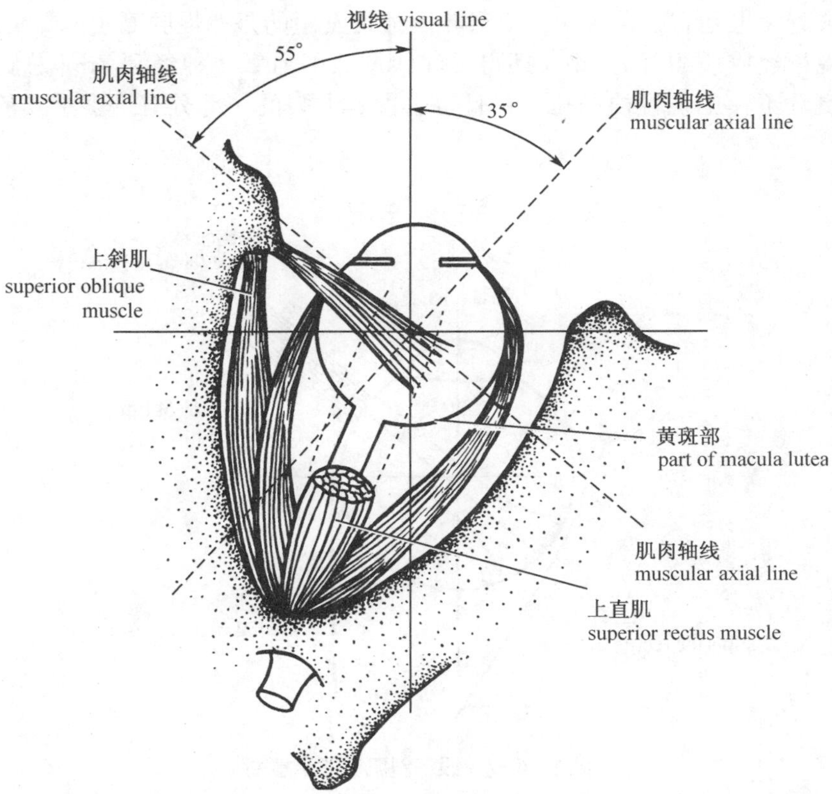

图 I-4-6　上斜肌起止和功能示意图（上面观）
Diagram of the Function of the Origin and Insertion of Superior Oblique Muscle（Superior Aspect）

（二）下斜肌（inferior oblique muscle）

下斜肌位于眶底之前部分，起于上颌骨的眶面在泪沟外侧，初向外后上方伸展，在下直肌与眶底之间，继经外直肌与眼球之间止于眼球外侧赤道后方，上斜肌稍后处外直肌稍下的巩膜上。此肌全长37.0mm，腱长约 1.0~3.0mm，腱宽 9.55mm，为眼外肌中最短之肌。下斜肌上端距角膜缘 12.0mm，黄斑位于下斜肌止端后 2.0mm、上 1.0mm，距视神经 4.0mm。下斜与视轴成 51° 角（图 I-4-7），所以与上斜肌并不重合，其主要作用为上转，副作用为外转外旋。其附着点稍靠眼球水平线之后，向后上方走行而与眼球水平面成 15°~20° 角。在高度近视时，附着点稍靠后，其水平角亦较大。下斜肌止线前端在外直肌附着点后 9.5~10.0mm，又稍高于外直肌下缘 2.0mm，平均在赤道后 2.0mm，与上斜肌前端相距 16.0mm。斜肌附着线后端稍上方为黄斑部，距上斜肌止点 13.0mm。其后端上方约 4.2mm 为视神经，10.0mm 为上外侧涡静脉，视神经与其后端之间 2.0~3.0mm 为后睫状血管及神经。其下方 8.0mm 靠后缘前约 1.0mm 为下外侧涡静脉。涡静脉取后前方向斜行穿出巩膜 3.0~4.0mm，故自其出口前方缝针时有损伤此静脉的可能，而在分离下斜肌与下直肌筋膜时，又易损伤在下直肌外侧与之交叉进入肌肉的下斜肌的血管和神经。下斜肌受第Ⅲ对脑神经即动眼神经下支支配，约在下直肌止端外侧缘之后 12.0mm 处入肌。

所有眼外肌除下斜肌外，眼球诸肌均起于总腱环，向前形似漏斗，已如前述。临床上常可借此"肌漏斗"确定眶内各种病态（主要是眶内肿瘤）的重要位置标志。因为从解剖位置上来看肌漏斗内与肌漏斗外所发生的肿瘤，其临床症状是有所不同。

在肌漏斗内发生的肿瘤，其典型症状是眼球直接向前突出，眼球的运动不受限制或限制很小，通常用检眼镜可以发现视盘和视力减退的变化。而在肌漏斗外所发生肿瘤的典型症状，则是眼球突出，并向某一方向移位，通常眼球的运动也受限制，在最初阶段往往是无眼底和视力上的变化。另

113

外从预后的观点来看，也是有一定意义，肌漏斗内最常发生的是恶性肿瘤（主要是肉瘤）；而肌漏斗外是良性肿瘤（视神经胶质瘤等）。此外还得关注肌漏斗的血管、神经和 Zinn 总腱环的关系，也值得注意。因为总腱环不仅围绕视神经孔，并且也占据眶上裂的一部分有许多重要的神经和眼静脉通过此裂。

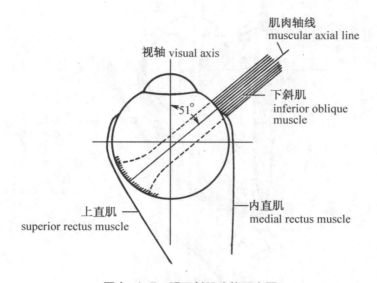

图 I -4-7　眼下斜肌功能示意图
Diagram of the Function of Inferior Oblique Muscle
图中表示下斜肌与视轴成 51° 角，所以与上斜肌并不重合，其主要作用为上转，次要作用为外转和外旋
The picture shows that the inferior oblique muscle and visual axis is crossed to form a 51° angle，so its function of this muscle is not coincided with that of superioe oblique muscle.The main function of the inferior oblique muscle is superversion of the eyeball，its secondary functions are to make the eyeball abversion and extorsion

（曾明辉　王啟华）

第二节　眼外肌的功能综述
Section 2　Summary of Extraocular Muscle Function

一、第一眼位 the First Ocular Position

第一眼位即解剖学眼位（anatomical ocular position），或称原在位注视，当头部保持正直，双眼球直向正前方，这种眼位称解剖学眼位或原在位注视。

二、第二眼位 the Second Ocular Position

第二眼位又称副在位注视，即在原眼位以外的其他眼球的位置，都称为第二眼位或副在位注视。眼球副在位注视是根据 Fick 三坐标为依据（图 I -4-8），即①X 轴 = 水平轴或横轴：当眼球绕此轴旋转时，角膜的中心转向上方（上转）或转向下方（下转）。如两眼共同运动，即称同向垂直运动；分别称之为同向上转和同向下转。当两眼做斜的同向垂直转动时，如眼球向上向右、称右方上转；向上向左则称为左方上转；同样如眼球向下向右，称为右方下转；向下向左则称为左方下转；②Z 轴 = 垂直轴或竖轴：即眼球绕此轴旋转时，角膜的中心转向内方（内转）或外方（外转）。如两眼共同转动，即称为同侧方向转动，分别称为同向右转或同向左转；③Y 轴 = 矢状轴或前后轴：眼球绕此轴运动时，称回旋。如角膜在垂直子午线的 12 点钟处转向鼻侧即称为内旋；如转向颞侧称为外旋。

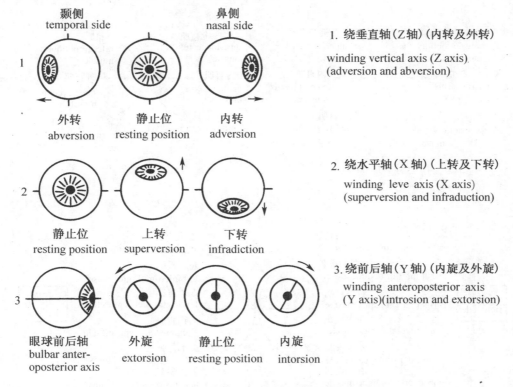

1. 绕垂直轴（Z轴）（内转及外转）

winding vertical axis (Z axis) (adversion and abversion)

2. 绕水平轴（X轴）（上转及下转）

winding leve axis (X axis) (superversion and infraduction)

3. 绕前后轴（Y轴）（内旋及外旋）

winding anteroposterior axis (Y axis)(introsion and extorsion)

图 I -4-8　眼球的运动三坐标示意图（右眼）

Diagram Showing the Three Coordinates of Bulbar Movement （Right Eye）

三、主动肌、协同肌、拮抗肌及配偶肌 Initiative Muscle、Synergist Muscle、Antagonistic Muscle and Yoked Muscles

（一）主动肌（initiative muscle）

主动肌即眼球运动时起主要作用的肌。如眼向外时外直肌（lateral rectus）即为主动肌（agonistic muscle）（图 I -4-9）。

（二）协同肌（synergist muscle）

六块眼肌中，每块肌肉均有其主要作用和次要作用。所以眼球的任何运动，不论向哪个方向，都必然牵扯到一块肌肉以上。如眼向外转时外直肌的主要功能是外转，但上斜肌和下斜肌的次要作用也是外转，因此上、下斜肌（superior，inferior oblique muscle）是外直肌（lateral rectus）的协同肌（图 I -4-9）。

新生儿的双眼球运动并不协调，而且双眼可不呈同向运动。故出生后一周出现的斜视为生理现象，有时还合并眼球震颤。出生后 4 周眼球有协同运动，5~6 周双眼可随物向运动，随着中枢调节的发育，2~3 岁才有辐辏功能，伴随辐辏的平衡发展，5 岁时辐辏双眼注视及立体视觉才逐渐完善。

（三）拮抗肌（antagonistic muscle）

当一块眼外肌作用时，与其相对应的肌肉必然要松弛，如眼球外转时，内直肌松弛。因此，就这动作而言，内直肌（medial rectus）是外直肌（lateral rectus）的拮抗肌（图 I -4-9）。

（四）配偶肌（yokemate muscles）

人们的两眼动作必须一致。如向右注视时，右外直肌和左内直肌，必须同时而且要相等地收缩，否则不能得到双眼单视，这种同时发生动作的肌肉称配偶肌。配偶肌共六对（图 I -4-9）。各眼肌之形态与功能已如上述，但为了诊断之目的，需要一种眼球位置，在该位置上能表示该肌肉的单纯主要作用，而不合并次要作用。这样的眼位称为诊断眼位，诊断眼位有六个（图Ⅰ-4-10，表Ⅰ-4-1）。

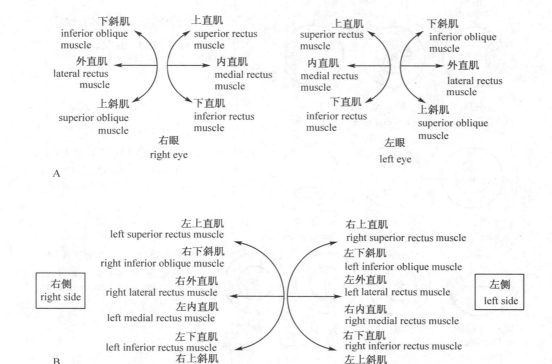

图Ⅰ-4-9　主动肌、协同肌、拮抗肌及配偶肌
Diagram of Initiative，Synergist，Antagonistic and Yoked Muscles
A. 单眼注视时各肌动作的基本方向示意图（the basic direction of every muscular action staring with single eye）；
B. 两眼同时运动时配偶肌之最大效能方向示意图（diagram of the movement of two eyes simultaneously，the most effective orientation in every yoke muscle）

四、眼外肌的协调运动 Synergic Movement of Extraocular Muscle

各眼外肌的动作至为复杂。因为必须使分开的两眼活动协调一致，俨如一个器官。为了维持平稳的眼球运动，在主动肌和拮抗肌之间必须保持一定的联系，此即所谓交互神经支配。有关两侧眼肌的统一运动现象，可用 Sherrington 和 Hering 定律予以解释。Sherrington 定律（Sherrington law）指的是一条眼外肌的收缩必须同时伴有其拮抗肌相应松弛，此法则适用于一系列有关同向或异向的双眼运动的各组肌肉。如向右侧注视时，所出现的右眼外直肌及左眼内直肌一致的收缩，而右眼内直肌与左眼外直肌相应地弛缓，即每当一组配偶肌收缩时与之相拮抗的一组配偶肌相应的松弛。

Hering 定律（Hering's law）是：两眼运动时，双眼的动作必须是相等的和对称的。即任何起自中枢神经系统使眼球运动的神经冲动，必然是同时和等量地到达双眼。假若中枢神经系统传出使眼球向右看的神经冲动时，这神经冲动并不单独地支配右眼外直肌，同时使配偶肌（左内直肌）也收缩，而且还使后者的拮抗肌（左外直肌）松弛。否则拮抗肌的反抗和协同肌的不协调，会使眼球的运动颤动或固定不好。Sherrington 和 Hering 定律是诊断眼外肌功能失调的准绳，临床上常常应用。

一块眼外肌麻痹时，可出现：①对侧眼的协同肌的过度运动；②直接（同侧眼）拮抗肌的挛缩；③对侧眼拮抗肌继发性抑制性麻痹等现象。例如：在右外直肌麻痹时即出现：①左内直肌的过度运动；②右内直肌的挛缩；③左外直肌的继发性抑制性麻痹（图Ⅰ-4-11）。

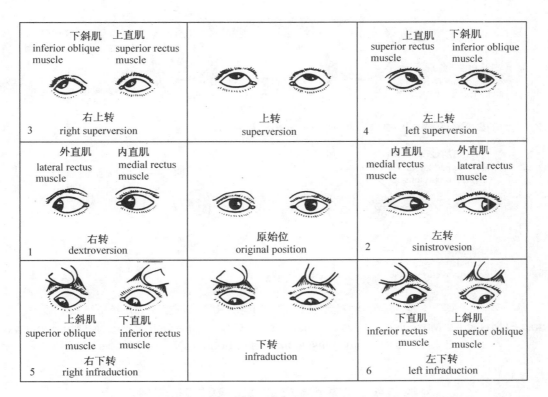

图 Ⅰ-4-10　伴有同一定向运动的 9 个方向，以示眼球运动的六个诊断位置
Diagram of the Nine Directions with the Same Oriental Movement to Show the Six Diagnostic Positions of Bulbar Movement

表 Ⅰ-4-1　表示眼球运动的六个诊断位置
Table Ⅰ-4-1　The Table Shows the Six Diagnostic Positions of Eyeball Movement

眼位	ocular position	作用肌肉	muscular action
1. 水平向右方	level dextroversion	右外直肌、左内直肌	right lateral and left medial rectus muscle
2. 水平向左方	level sinitroversion	右内直肌、左外直肌	right medial and left lateral rectus muscle
3. 上右方	right superversion	左上直肌、右下斜肌	left superor rectus musce，rigt inferior oblique muscle
4. 上左方	left superversion	左下斜肌、右上直肌	left inferior oblique muscle，right superior rectrs muscle
5. 下右方	right infraduction	左下直肌、右上斜肌	left inferior rectus muscle，right superior oblique muscle
6. 下左方	left infraduction	左上斜机、右下直肌	left superior oblique muscle，right inferior rectus muscle

　　如上述各种变化达到完全的平衡状态，则眼球的偏斜变成一种"共同性集合性斜视"。
　　又例如，左上斜肌的麻痹引起以下的变化：①右下直肌的过度运动；②左下斜肌的挛缩；③右上直肌的继发性抑制性麻痹（图 Ⅰ-4-11）。
　　如上述各种变化达到完全的平衡状态，则眼球的偏斜变成一种"左右转时的共同性垂直性斜视"。
　　现将眼球运动时，各眼外肌的协同肌、拮抗肌及配偶肌综合于表 Ⅰ-4-2、表 Ⅰ-4-3。

117

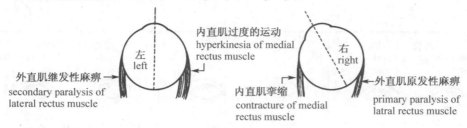

1. 右眼外直肌麻痹（lateral rectus musclar paralysis of right eye）

内直肌过度的运动
hyperkinesia of medial
rectus muscle

外直肌继发性麻痹
secondary paralysis of
lateral rectus muscle

内直肌挛缩
contracture of medial
rectus muscle

外直肌原发性麻痹
primary paralysis of
latral rectus muscle

左 left　右 right

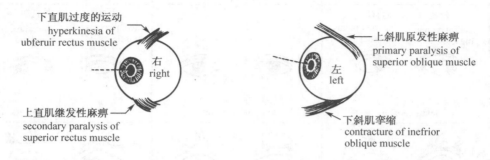

2. 左眼上斜肌麻痹（superior oblique muscular paralysis of left eye）

下直肌过度的运动
hyperkinesia of
ubferuir rectus muscle

上斜肌原发性麻痹
primary paralysis of
superior oblique muscle

上直肌继发性麻痹
secondary paralysis of
superior rectus muscle

下斜肌挛缩
contracture of inefrior
oblique muscle

右 right　左 left

图Ⅰ-4-11　某一块眼外肌麻痹时对其他眼外肌的影响示意图（以右眼外直肌和左侧上斜肌为例）
A Certain Extra Ocular Muscular Paralysis Influences the Other Extra Ocular Muscle （for Example：the Right Lateral Rectus Muscle and Left Superior Oblique Muscle）

表Ⅰ-4-2　眼球运动时各眼外肌之间合作及拮抗关系
Table Ⅰ-4-2　The Relationship of Cooperation and Antagonism Between the External Ocular Muscles During the Eyeball is Moving

肌肉	协同肌	拮抗肌	配偶肌
右内直肌	右上直肌	右外直肌	左外直肌
	右下直肌	右上斜肌	
		右下斜肌	
右外直肌	右上斜肌	右内直肌	左内直肌
	右下斜肌	右上直肌	
		右下直肌	
右上直肌	右下斜肌	右下直肌	左下斜肌
	右内直肌	右上斜肌	
右下直肌	右上斜肌	右上直肌	左上斜肌
	右内直肌	右下斜肌	
右上斜肌	右下直肌	右下斜肌	左下直肌
	右外直肌	右上直肌	
右下斜肌	右上直肌	右上斜肌	左上直肌
	右外直肌	右下直肌	

表 I -4-3　主要运动中之协同及拮抗关系
Table I -4-3　The Main Relationships Between Cooperation and Antagonism During Movements

方向	协同	拮抗
内转	内直肌、上直肌、下直肌	外直肌、上斜肌、下斜肌
外转	外直肌、上斜肌、下斜肌	内直肌、上直肌、下直肌
上转	上直肌、下斜肌	下直肌、上斜肌
下转	下直肌、上斜肌	上直肌、下斜肌

五、眼外肌的神经支配 Innervation of Extraocular Muscle

两眼的动作经常是协调地完成各种各样的运动。这些运动有些是有意识的，有些是反射性的。要达到清楚明晰的双眼单视，就需要两眼的运动和协调，而控制和调节这些运动的中枢所在部位，目前尚不十分明确。有关这方面的多数资料，主要有两个来源：一方面利用猴、猫、兔等动物实验；即以微电极或破坏脑某部组织去观察两眼共同运动及其障碍，同时结合病理检查以作出推论。但由于动物与人眼的结构不尽相同，其结果是否适用于人类，尚值得怀疑；另一方面运用临床上因脑部病变而引起的两眼运动障碍的病例，结合病理检查作出分析与推论，也尚欠全面。

尽管如此，一般认为两眼的共同性运动受大脑皮质眼运动中枢的控制，由此发出下行纤维至皮质下中枢，再由皮质下中枢发出纤维直接支配眼外肌的神经核或经内侧纵束与动眼、滑车、展神经核相联系，以实现两眼共同性运动。但这些运动的协调中枢的精确定位，尚未完全解决。

两眼共同性运动可分为同向运动和异向运动两类，今就眼球同向运动的皮质中枢、皮质下中枢作简单介绍，而着重讨论眼外肌的核上性及核下性的联系情况。

（一）皮质中枢（cortex centre）

1. 额叶中枢（centre of frontal lobe）　一般认为随意性两眼侧方同向运动中枢，位于额中回的后部（posterior part of middle frontal gyrus），即相当于 Brodmann 第 8 区，而头部的转动中枢则位于第 6 区。该两区甚为接近，故往往在一起出现破坏症状或刺激症状。如该区受刺激时，头和两眼转向病灶的对侧；如该区受破坏，头和两眼则转向病灶侧。在人类，两侧中枢有病变时产生永久性两眼侧视麻痹。两侧中枢并无直接联络纤维。

2. 枕叶中枢（centre of occipital lobe）　一般认为在枕叶后部（posterior part of occipital lobe），相当于 Brodmann 第 17、18、19 区，有不随意两眼侧视运动中枢，它与视觉功能有密切联系。如该中枢被急性病变所破坏，可引起两眼暂时性的注视病灶侧。但其强度较额中回后部受破坏时为轻。此外，据知在颞叶也有眼球运动的侧视中枢，与听觉反射活动有关。

（二）皮质下中枢（subcortex centre）

1. 两眼侧方同向运动中枢（centre of lateral conjugate movement of both eyes）　该中枢又称副展神经核。目前从动物实验及临床观察均比较确认这些中枢存在于脑桥（pons）的展神经核的附近。每侧副展神经核接受对侧大脑半球神经支配，并由核发出纤维至同侧展神经核，亦借内侧纵束至对侧动眼神经核支配内直肌。亦有人认为它是在前庭神经核附近。因此，它的准确位置尚有争论。

两眼侧方同向运动的神经通路，尚未十分明确。目前认为由颞叶中枢发出的纤维，大概行于皮质脑干束内，经内囊膝部（其中小部分终止于基底神经节），大部分纤维下行于大脑脚。在脑桥上段交叉至对侧，终止于脑桥侧方同向运动中枢（副展神经核），由此中枢发出二级纤维终止于同侧的展神经核，交换神经元后司同侧外直肌运动，同时经内侧纵束与对侧的动眼神经核相联系，交换神经元后，支配对侧的内直肌，这样完成两眼侧方同向运动（图 I -4-12）。

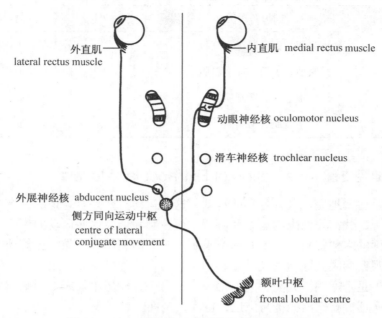

图Ⅰ-4-12 随意性两眼侧视中枢及通路示意图
Diagram of the Centre and Pathway of Side View of Two Eyes At Random

2. 两眼垂直同向运动中枢（centre of vertical conjugate movement of both eyes） 一般认为此中枢位于中脑四叠体上丘（mesencephalic superior colliculus of quadrigeminal body）及其附近。四叠体上丘之上半司眼球的向上运动，并由其发出纤维至双侧动眼神经核；四叠体上丘之下半司眼球向下运动，由其发出纤维至动眼神经核及滑车神经核。因此临床上当松果体肿瘤压迫上丘时，最先出现的症状是两眼上视障碍，以后出现两眼下视麻痹。

两眼垂直同向运动传导通路，据认为纤维由额叶中枢发出后，最初与侧方同向纤维同行于皮质脑干束中，经过内囊，然后分离，经上丘臂至上丘，交换神经元后，由上丘发出的二级纤维，经内侧纵束下行与同侧有关的动眼神经核及滑车神经核发生联系，而使眼球完成向上或向下的运动。迄今此通路尚未有形态上的充分证明，仅系推论而已（图Ⅰ-4-13、图Ⅰ-4-14）。

3. 双眼集合运动中枢（convergence centre of both eyes） 两眼集合运动中枢受双侧大脑皮质支配，其中枢亦位于额中回后部（posterior part of middle frontal gyrus）。Brouwer首先认为动眼神经核的正中核（Perlia核）为皮质下的集合运动中枢。因此，凡具有集合运动功能的动物都可能有这不成对的细胞群存在。临床上也有报道，当此核有退行性病变时，可引起内直肌麻痹。但在一些动物实验中，用微电极刺激此核时则未见有集合运动出现。

两眼集合运动的神经传导通路，一般认为当物体由远移近时，为保持两眼视轴相遇于物体，必须进行集合运动。但司两眼集合运动的皮质中枢，皮质下中枢及彼此之间的联系途径，目前尚未肯定。根据临床观察，当脑桥有广泛性病变或内侧纵束被破坏时，集合运动仍似乎存在。因此可以肯定集合运动纤维不是与侧方同向运动纤维伴行，也不到达脑桥。动物实验证明，在中脑下方横断时，也不影响集合运动的出现。故目前一般认为由额叶或枕叶发出的纤维向下至Perlia核，在此交换神经元后，发出的二级纤维再经动眼神经外侧核，由此发出的纤维再至两侧内直肌，以完成集合运动（图Ⅰ-4-15）。

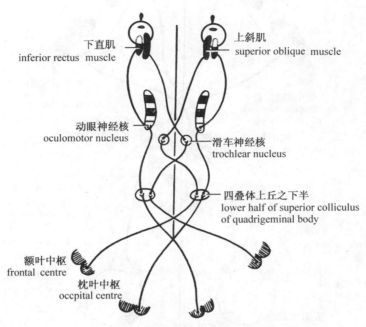

图Ⅰ-4-13　两眼垂直同向下视的机制示意图
Diagram showing the Function of Upper Vertical Conjugate Vision of Two Eyes

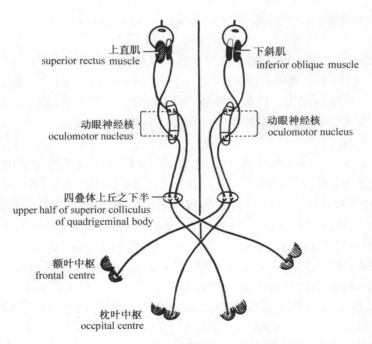

图Ⅰ-4-14　两眼垂直同向上视的机制示意图
Diagram Showing the Function of Lower Vertical Conjugate Vision of Two Eyes

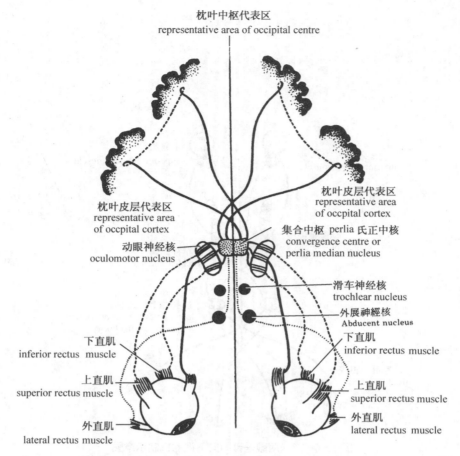

图Ⅰ-4-15　两眼集合运动及通路示意图

Diagram of the Converging Movement and Its Pathways of Two Eyes

（三）眼外肌的核性及核下性的联系情况（nuclear and infranuclear connections of extraocular muscle）

1. 动眼神经（oculomotor nerve，N. Ⅲ）　动眼神经核（oculomotor nucleus）位于中脑被盖部，大脑导水管腹侧灰质内，相当于四叠体上丘的部位，内侧纵束的背侧，全长约10.0mm，前端达第三脑室底的后部，后端与滑车神经核相连，连接处界线不明确。此核由五个细胞群组成，即成对的外侧核、成对的中枢副交感神经核（缩瞳核）即E-W核（Edinger-Westphal nucleus），及在中央部不成对的正中核（图Ⅰ-4-16、图Ⅰ-4-17）。

外侧核（lateral nucleus）：由星状大细胞组成，为四条眼外肌及上睑提肌的运动核。由核内各组细胞发出的纤维有的交叉至对侧，有的不交叉，分别支配不同的眼外肌。对于定位的意见，Berheimer（1898年）通过猴子的实验，认为由该核的前端向后端排列所支配肌的顺序为：①上睑提肌（levator palpebrae superioris）；②上直肌（superior rectus）；③内直肌（medial recus）；④下斜肌（inferior oblique muscle）；⑤下直肌（inferior rectus）。支配上直肌及上睑提肌的纤维是不交叉的。支配内直肌主要是不交叉的，支配下斜肌主要是交叉的。支配下直肌的完全交叉。此说法得到Brouwer（1918年）病理切片检查的支持。目前多数学者同意这种意见。但Bender和Weinstein（1943年）利用电流刺激不同的细胞群，都发现由核的前端向后端排列所支配肌的顺序为：①瞳孔括约肌（pupillary sphincter）；②下直肌（inferior rectus）；③睫状肌（ciliary muscle）；④下斜肌（inferior oblique muscle）；⑤内直肌（medial rectus）；⑥上直肌（superior rectus）；⑦上睑提肌（levator of upper eyelid）。他们认为眼球上转及提睑的中枢是在核的下端接近滑车神经核处，由于管理瞳孔括约肌与下直肌的细胞群很接近，可以解释眼球向下转时常伴有瞳孔缩小。

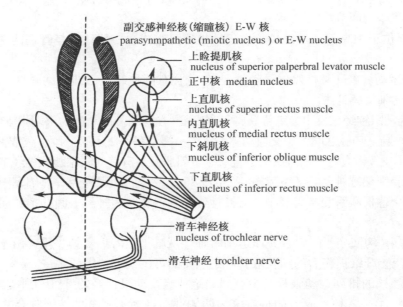

图 I -4-16　动眼神经核示意图
Diagram of the Oculomotor Nucleus

副交感神经核(缩瞳核) E-W 核
parasynmpathetic (miotic nucleus) or E-W nucleus

上睑提肌核
nucleus of superior palperbral levator muscle

正中核 median nucleus

上直肌核
nucleus of superior rectus muscle

内直肌核
mucleus of medial rectus muscle

下斜肌核
mucleus of inferior oblique muscle

下直肌核
nucleus of inferior rectus muscle

滑车神经核
nucleus of trochlear nerve

滑车神经 trochlear nerve

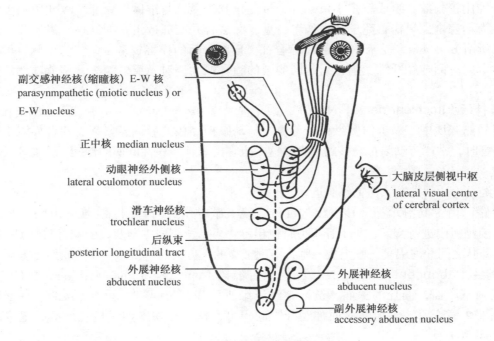

图 I -4-17　动眼神经核及其联系
Oculomotor Nucleus and its Connections

副交感神经核(缩瞳核) E-W 核
parasynmpathetic (miotic nucleus) or
E-W nucleus

正中核 median nucleus

动眼神经外侧核
lateral oculomotor nucleus

滑车神经核
trochlear nucleus

后纵束
posterior longitudinal tract

外展神经核
abducent nucleus

大脑皮层侧视中枢
lateral visual centre
of cerebral cortex

外展神经核
abducent nucleus

副外展神经核
accessory abducent nucleus

动眼神经副核（Edinger-Westphal nucleus）又称缩瞳核或 E-W 核，由小梨状形和梭形细胞组成，位于外侧核前方的内侧，为副交感神经核。此核发出的副交感节前纤维不交叉，随同侧动眼神经出脑，终止于睫状神经节。始于睫状神经节的节后纤维，绝大部分分布于睫状肌，只有 3% 分布于瞳孔括约肌。司瞳孔的收缩和晶状体的调节。

Perlia 正中核：位于中央部，是由较小的运动神经元组成，一般认为是管理两眼辐辏（集合）运动的中枢。

动眼神经：为运动神经（又称躯体运动神经），包含有两种纤维，即运动眼外肌的运动纤维及司瞳孔括约肌和睫状肌的副交感纤维。

神经径路：中脑动眼神经核发出的纤维—脚间窝出脑（在此与基底动脉的末端相毗邻），由后往前外行，位于大脑后动脉与小脑上动脉之间，后交通动脉的下方→海绵窦→眶上裂→眶，分成两支：①上支→上睑提肌及上直肌；②下支（粗大）→内直肌、下直肌、下斜肌及另有一支联系睫状神经节的副交感根。

由中脑动眼神经副交感神经核（缩瞳核）发出的纤维，伴同动眼神经→海绵窦→眶上裂→眶，随动眼神经下支→以副交感根联系睫状神经节（交换神经元）→睫状短神经→瞳孔括约肌，司瞳孔缩小及睫状肌运动。

当小脑幕切迹疝（钩回疝）时，首先压迫动眼神经从脑干至海绵窦的一段，由于脑疝病人多处于昏迷状态，对眼球副交感纤维损伤后的瞳孔散大，是重要的可供检查的体征之一。

就上述动眼神经核的排列、动眼神经中有副交感神经及动眼神经的纤维和所支配的眼外肌等情况，如下两点值得注意：第一，核性麻痹的特点多为两侧性，且为不完全性，同时合并有集合功能瘫痪和瞳孔调节障碍。当核的尾端受损，下直肌和下斜肌较早受累，如果核的头端受损，则先累及上睑提肌，所以在上行性病变中，如浸润性肿瘤，上睑提肌最后受累，故有"收场戏幕下垂"（at the end of the play the curtain fall）之称；第二，核下性损害较为常见，多为单侧性。在脑干内段（自核至出脑干前），由于神经纤维比较分散，组成较多小束，且穿过红核和黑质，与锥体束紧邻。故此段损害时，有两个特点：①多为不完全性损伤，完全性损伤者少见；②多合并有邻近组织如红核、黑质和锥体束的损伤症状，形成所谓 Benedikt 综合征和 Weber 综合征。出脑干后的损害较常见，多为单侧，可以是完全性或不完全性。如一侧神经纤维受损，引起同侧眼的瞳孔散大，对光反射消失，调节功能消失，眼球向外下方斜视。

2. 滑车神经（trochlear nerve，N. Ⅳ）　滑车神经核（trochlear nucleus）位于中脑下丘平面，大脑导水管的腹外侧灰质中，靠近内侧纵束的背侧，与动眼神经核的后端相紧邻，两者界限不明显，故滑车神经核损害时，常伴有动眼神经核的损害，这一点在滑车神经核性麻痹的诊断上有意义（图Ⅰ-4-17~图Ⅰ-4-19）。

滑车神经：为运动神经，司上斜肌运动。

神经径路：由中脑滑车神经核发出的纤维，绕大脑导水管向背侧行（唯一由脑干背侧出脑的脑神经）→在前髓帆内进行交叉，于下丘下方背侧出脑→再由背侧绕中脑及大脑脚行向腹侧→经大脑后动脉与小脑上动脉之间→海绵窦→眶上裂→眶，沿眶上裂的下方向前内行，位于上直肌上方至上斜肌。

3. 展神经（abducent nerve，N. Ⅵ）　展神经核（nucleus of abducent nerve）位于脑桥背面，相当于第四脑室底面，面丘的深面，被面神经纤维所环绕，与面神经纤维（膝部）有密切关系，故当展神经核发生病变时，多合并有面神经纤维的损害，这一点在展神经核性麻痹的定位诊断上颇有意义（图Ⅰ-4-20）。

展神经：属运动神经，司外直肌运动。

神经径路：由展神经核发出的纤维经桥延沟出脑→跨小脑前下动脉向前→海绵窦→眶上裂→眶，至外直肌内侧面进入该肌。

上述眼外肌神经的周围行程上，均经海绵窦，眶上裂至眶，支配眼外肌的运动。当海绵窦有病变或眶上裂骨折时，对这些神经都会造成一定的损害，形成所谓海绵窦综合征和眶上裂综合征。

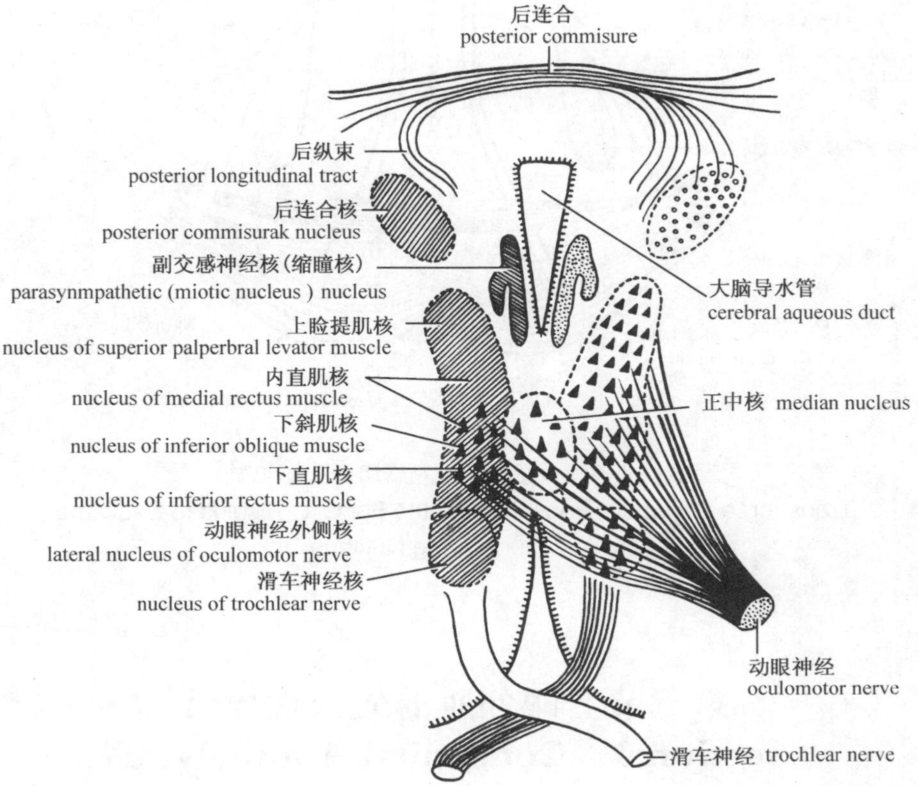

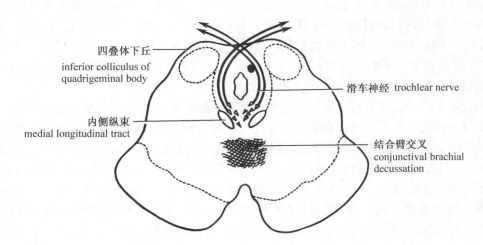

后连合
posterior commisure

后纵束
posterior longitudinal tract

后连合核
posterior commisurak nucleus

副交感神经核（缩瞳核）
parasynmpathetic (miotic nucleus) nucleus

上睑提肌核
nucleus of superior palperbral levator muscle

内直肌核
nucleus of medial rectus muscle

下斜肌核
nucleus of inferior oblique muscle

下直肌核
nucleus of inferior rectus muscle

动眼神经外侧核
lateral nucleus of oculomotor nerve

滑车神经核
nucleus of trochlear nerve

大脑导水管
cerebral aqueous duct

正中核 median nucleus

动眼神经
oculomotor nerve

滑车神经 trochlear nerve

图Ⅰ-4-18　动眼及滑车神经示意图
Diagram of the Oculomotor and Trochlear Nerves

四叠体下丘
inferior colliculus of
quadrigeminal body

内侧纵束
medial longitudinal tract

滑车神经 trochlear nerve

结合臂交叉
conjunctival brachial
decussation

图Ⅰ-4-19　滑车神经出脑示意图
Diagram of the Outlet from Brain of Trochlear Nerve

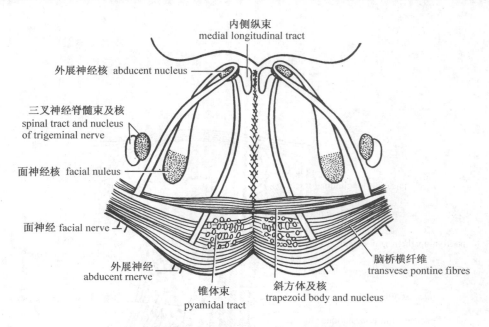

图Ⅰ-4-20　经面丘的脑桥横切面示展神经核
Transverse Section of Pons through the Facial Colliculus to Show the
Abducent Nerve Nucleus

（王啟华　罗　利）

第三节　眼外肌的先天性异常
Section 3　Congenital Anomaly of
Extraocular Muscles

一、眼球后缩综合征 Eyeball Retraction Syndrome

　　本征是一种具有家族遗传先天性眼部发育障碍的综合征，通常为单眼，左眼多见。其主要表现：眼外展障碍、内收受限、内收时眼球后缩、眼裂缩小和向上或向下偏斜；外展时睑裂变宽，眼球稍突出，并有辐辏（集合）不能等体征。由于内收时眼球后缩，故称眼球后缩综合征。Stilling（1889）首先报道，Türk（1899）相继报道了许多病例；Duane（1905）对本征作了详细分析，故称 Duane 综合征或 Stilling-Türk-Duane 综合征。

　　其形态学表现为：外直肌发育不良，变性和纤维化，肌纤维由结缔组织和脂肪组织取代。有的眼内直肌附着点变位，即除正附着点外，在眼球后分还有一附着点。有人认为本病可能是展神经核和展神经发育不全。眼肌电图有助于诊断本病。临床可分为三型，它们的共同点是：当内收时均可见眼球后缩，眼裂缩小。其中：Ⅰ型：外展障碍，内收程度受限，眼肌电图检查可见内收时外直肌放电多，内直肌放电正常；Ⅱ型：内收受限明显，外展障碍较轻，眼肌电图检查可见内收外展时，外直肌放电明显，内直肌放电无异常。内收受限是内、外直肌同时收缩所致；Ⅲ型：内收外展均受限，内外直肌拮抗作用消失，像同一块肌肉收缩，即内收时二肌有同等程度放电，外展时放电完全抑制，而且呈持续 30~60 秒的 3~4cps 放电。

　　本征在正面自然眼位时多处于中立位（少数呈外斜或内斜）。对眼肌功能不良的患者，从解剖学角度言，在自然状态下眼球在中立位而检查结果又不符合展神经病变时，要特别注意观察眼球内收时睑裂改变和眼球后缩的情况。

　　有人认为本征可能是展神经核和展神经发育不全，且有一部分病例有动眼神经的分支支配外直肌之故。也有尸检材料说明外直肌确有动眼神经分支存在，这种异常从支配关系分析可使本征较完满得到解释。即要求患者眼外展时，由于外直肌无作用，因而出现外展受限制，但内直肌神经支配正常，内收时外直肌和内直肌同时发生收缩，而使眼球后缩。在有些病例作眼肌电图时可发现内直肌和外直肌均有异常的神经支配，故也有可能存在核上性的异常神经支配。部分病者可伴有其他先天性畸形，如面神经麻痹致颜面不对称，眼、耳、手畸形，脊柱侧弯或腭裂等。

二、先天性固定性斜视 Congenital Fixed Strabismus

先天性固定性斜视（congenital fixed strabismus）是一种先天性眼球运动异常，主要是由于部分或全部眼外肌被纤维组织所取代或肌鞘呈纤维实体的改变。常因内直肌过短且呈纤维化僵硬状态，并有一较宽部分肌肉紧附于赤道附近的巩膜表面，而显现出异常的和显著的牵引综合征的症状。若为双眼患者，则外直肌也呈纤维性改变，以致眼球内转运动完全不能，眼球将一直保持内转位置，完全不能外展。有些严重的病例两眼全部眼外肌纤维化，并有眼球筋膜和巩膜粘连，导致眼球上、下方向运动不能，侧向运动严重障碍。这类患者常表现为上睑下垂，两眼球固定于下转位置，头向后仰。曾有四代连续罹患的报道。

对先天性固定性斜视的治疗较为困难，施行多数眼外肌切除后和后徙的手术，虽可在一定程度上改善眼的外视，功能上可在视野的中央部获得双眼单视，但在注视一侧或另侧时发生同侧或交叉复视（homolateral or crossed ambiopia）。

三、完全性和部分性眼外肌麻痹 Complete and Partial Paralysis of Extraocular Muscle

完全性先天性眼外肌麻痹极为少见。多数病例表现为部分性麻痹，即在眼球运动有意识用力牵引肌肉的情况下，可引起眼球的轻微运动或眼球震颤，或仅某一方向出现小的跳动，这些病例常有一定程度的瞳孔强直。若为多数性（或部分性）眼外肌麻痹单伴有提上睑肌损害，而出现上睑下垂。

先天性眼外肌麻痹有较明显的遗传性，通常表现为常染色体显性遗传，可数代接连出现，故常称为遗传性先天性眼肌麻痹综合征。但也有少数隐性遗传，只在一代中出现。由于本病患者的眼部病变终生不变，视力很差。手术治疗多半可能有较大的帮助。

四、进行性先天性眼外肌麻痹 Progressive and Congenital Paralysis of Extraocular Muscle

进行性先天性眼外肌麻痹或进行性肌营养不良（progressive muscular dystrophy），是生后或生后不久即出现的眼外肌麻痹，儿童和成人均可出现，有较强的家族发病倾向，为常染色体显性遗传。该征轻型病例其眼肌麻痹症状常比其他肌肉明显，开始时表现为上睑下垂，以后出现眼外肌麻痹，常为双侧性。诊断一般并不困难，如有疑难，可试肌肉注射 0.5~1.0mg 新斯的明，30 分钟后如症状好转，即可明确诊断。

五、垂直后退综合征 Vertical Retruded Syndrome

上述的 Duane 后退综合征系水平肌的异常，而垂直后退综合征系上、下直肌的异常。即当眼球向患侧转动时再向上或向下转时，出现眼球后退，常见的是出现在侧上转时，但一般不如水平肌异常所致眼球后退明显。临床表现主要为：①原眼位时可无偏斜，但对上转明显障碍，外下转亦有受限。因此，当两眼向患侧外上方看时，患眼眼位低，而患侧外下方看时，患眼眼位反而又较高；②双眼向患侧水平运动无障碍，而当外上或外下转动时障碍或受限，同时出现眼球后退，并有其相应的配偶肌功能过强表现。

六、上斜肌鞘综合征 Superior Oblique Tendon Sheath Syndrome，Brown's Syndrome

在正常情况下，上斜肌鞘对下斜肌起着节制韧带的作用。本病系上斜肌鞘发育正常、肌鞘缩短或纤维化，因而造成下斜肌功能受限，本病的主要临床表现为：①原眼位时，患眼正位或轻度下斜；②有的有代偿头位，常表现为上下颌上抬，睑向外侧转，头向同侧歪；③患眼向上转显著受限，甚至不能超过水平线，被动转眼试验阳性，即被动牵引内上转时，也很困难，故可与下斜肌麻痹相鉴别。

（罗　利　刘　靖）

第一节　眶的血管系统
Section 1　Vascular System of Orbit

一、眶内的动脉 Arteries in Orbit

所有的眼眶组织，包括眼球在内的血液供应有两个来源：即主要来自颈内动脉（internal carotid artery）的分支——眼动脉（ophthalmic artery）（见图 I –2–35），以及来自颈外动脉（external carotid artery）的上颌动脉（maxillary artery）的分支眶下动脉（infraorbital artery）。

（一）眼动脉的主要分支（chief branches of ophthalmic artery）

1．泪腺动脉（lacrimal artery）　泪腺动脉通常自眼动脉起始部发出，绕视神经的外侧至其上方，此动脉居眼动脉所有分支的最外侧，在眼眶的上外部行于上直肌及外直肌之间。发出许多分支，分布于泪腺、上直肌及外直肌，待穿出眼眶筋膜后，即分布于眼睑皮肤。于睑外侧联合的上方，发出睑外侧上、下动脉，由该支再分出结膜后外侧动脉。泪腺动脉有时还与脑膜中动脉相吻合。

泪腺动脉的皮支在面部与邻近区域的其他动脉（颞浅动脉等）的皮支吻合。

2．视网膜中央动脉（central artery of retina）　按其口径而论为一较小的动脉，由于视网膜中央脉是终动脉，其分支又是视网膜内层供血的唯一来源，此动脉轻微的血液供应紊乱，也将引起严重后果（详见眼球结构视网膜）。

3．筛动脉（ethmoid artery）　筛动脉通常有二，即筛前及筛后动脉：筛前动脉较筛后动脉为大，伴同名神经通过筛前孔入鼻腔，分出前脑膜动脉，再经筛骨筛板前部的筛孔入筛窦前组、部分额窦和鼻腔。筛后动脉较筛前动脉为小（有时缺如），行至眼眶内侧壁，穿筛后孔离眶，分支供应筛窦后组和鼻上部的黏膜等。

4．眶上动脉（supraorbital artery）　眶上动脉为眼动脉本干向前延续的大支，在眼眶上部直向前行，通过额骨的眶上切迹而至眼睑及额部之皮下。该动脉沿途发出营养眼肌、眼眶骨膜、额骨、上眼睑、额部肌肉及皮肤（详见眼睑血液供应）。

5．睫状动脉（ciliary artery）　睫状动脉以睫状后短动脉和睫状后长动脉营养眼球中膜等（详见脉络膜的血管）。

（二）上颌动脉的分支（the branches of maxillary artery）

其发自上颌动脉的眶下动脉，经眶下裂入眶，即沿眶下沟，通过眶下管，出眶下孔而达面部。其主干在眶内时，居骨膜之下，并发出许多小支，穿过骨膜，分布于邻近肌肉（眼下直肌、下斜肌）、泪腺（在眼眶外侧部）及泪囊（在眼眶内侧部）。眶下动脉在面部的分支亦分布于下眼睑。

二、眶内的静脉 Veins in Orbit

眶内有眼上、下静脉。收集包括眼球在内的全部眶内组织的静脉血液，并常在眶尖部合成一总干（称眼静脉窦），通过眶上裂离眶，向后流入海绵窦（图Ⅰ-5-1）。

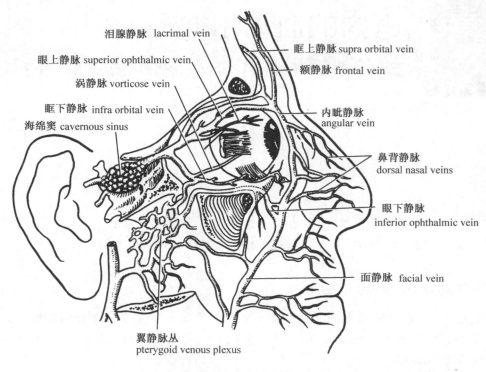

泪腺静脉 lacrimal vein

眶上静脉 supra orbital vein
额静脉 frontal vein

眼上静脉 superior ophthalmic vein

涡静脉 vorticose vein

眶下静脉 infra orbital vein

海绵窦 cavernous sinus

内眦静脉 angular vein

鼻背静脉 dorsal nasal veins

眼下静脉 inferior ophthalmic vein

面静脉 facial vein

翼静脉丛 pterygoid venous plexus

图Ⅰ-5-1　眶内静脉的联系示意图
Connection among the Intraorbital Veins

眼上静脉（superior ophthalmic vein）常较眼下静脉（inferior ophthalmic vein）为粗（后者有时缺如），它由起于眼眶上内角周围组织的小静脉汇合而成，并在该处与内眦静脉及鼻额静脉等吻合。筛静脉、泪腺静脉、眶上静脉、肌静脉、视网膜中央静脉（此静脉有时可单独注入海绵窦，但较少见）、巩膜上静脉、眼睑静脉、结膜静脉及两个上涡静脉均注入眼上静脉。

眼下静脉在眼眶前下部组成静脉丛，多分为两支：一支流入眼上静脉共同合成一总干入海绵窦（cavernous sinus）；另一支行向外下方，通过眶下裂，流入面深静脉及翼静脉丛。眼下静脉收纳从睫状前静脉部分的肌静脉，下面一对涡静脉及面静脉来的小交通支的血液。眼上、下静脉在其行程中通常借较垂直的交通支彼此相通，此等交通支居于眼眶内侧半。

要特别注意眼静脉与面静脉、海绵窦、鼻腔、翼腭窝等静脉有丰富的吻合，且这些静脉无瓣。因此，眼眶的血液可向两个甚至是三个方向回流，即至颅腔进入海绵窦、翼腭窝静脉丛及面静脉。由于上述特点，若面部皮肤（脓肿、丹毒等），或鼻窦感染（急性鼻窦炎、积脓）均可通过这些吻合蔓延至眼眶内，再进入海绵窦。

（张振弘）

第二节　眶内的神经
Section 2　Intraorbital Nerves

眶内的神经包括：运动眼外肌的神经与运动眼内肌的自主神经，以及眶和眼球的感觉神经。眼外肌的运动神经及瞳孔运动的有关神经在眼肌及瞳孔等内容中已有描述。视神经因在眼科应用上颇为重要，故将在视路中加以详述。

现仅就眼内的自主神经及感觉神经介绍如下。

一、眼的自主神经 Autonomic Nerves of Eye

眼部有些生理活动，如瞳孔的运动，晶状体的调节，泪腺的分泌，提上睑平滑肌及眶底平滑肌的收缩，以及眼球血管舒缩功能等均由自主神经所管理。

自主神经可分为交感神经与副交感神经。它们有一个共同的特点，即到达支配器官前必先终止于一个神经节，交换神经元后，发出节后纤维至所支配的器官。与眼部有关的交感神经节有颈上神经节；副交感神经节有睫状神经节和蝶腭神经节。

（一）眼的交感神经通路（sympathetic pathway of eye）

眼的交感神经通路是颈上交感神经节的节后纤维通路（图Ⅰ-5-2）。眼部的交感神经纤维均来自颈上交感神经节。换言之，即均属颈上交感神经节的节后纤维。这些纤维先随颈内动脉入颅，在动脉周围形成交感丛，经过海绵窦及眶上、下裂，伴同其他神经入眶。另外有一些纤维与颈外动脉伴行，支配面部皮肤，司血管舒缩。入眶的交感纤维有：

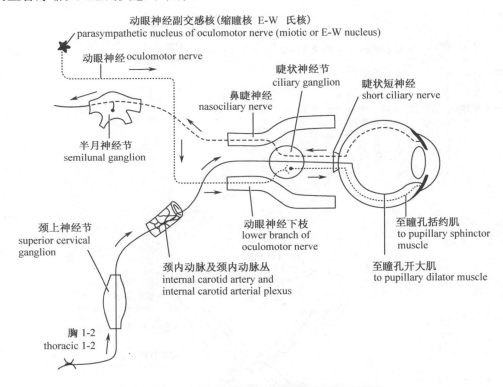

图Ⅰ-5-2 颈上神经节与睫状神经节联系示意图
Diagram of Ciliary Ganglion Connecting with Superior Cervical Ganglion

1. 支配提上睑平滑肌纤维，与动眼神经的上支伴行，协助提睑。

2. 支配瞳孔开大肌纤维，随三叉神经的眼神经入眶，经鼻睫神经，分两路进入眼球，一路经睫状长神经，穿过巩膜，支配瞳孔开大肌。另一路径睫状神经节的交感根及睫状短神经后，在眼球后部穿过巩膜，进入眼内支配瞳孔开大肌。

这些纤维进入眼球后也管理眼球内血管的舒缩，有人认为还协助支配睫状肌。

关于支配瞳孔开大肌的节前纤维究竟来自哪一节段，意见尚不一致。一般认为是由颈段至胸段，但个体变异甚大，即使在同一人两侧的部位亦有不同。

3. 支配眶底平滑肌纤维，由颈内动脉周围丛发出，经岩深神经、翼管神经、蝶腭神经而进入上颌神经，经眶下裂入眶，支配眶底平滑肌，使眼球保持正常位置。当交感神经受损伤时，眶底平滑肌麻痹，是为解释 Horner 综合征（Horner syndrome）出现眼球轻度内陷的解剖学基础。但也有人认为人类眼眶底并无平滑肌，故一般认为此症状并非真正存在，而系因睑裂缩小引起观察者的错觉所致。

（二）眼的副交感神经（parasympathetic nerve of eye）

与眼平滑肌运动有关的副交感神经，均与动眼神经有关，其中与泪腺分泌和司瞳孔收缩有关的神经的起源和行程，均在前面提及，下面仅就瞳孔对光反射传导通路加以介绍。

（三）对光反射（light reflex）

以光线照射，引起双侧的瞳孔收缩，称瞳孔对光反射。被照射侧的瞳孔反射，称直接对光反射；另一侧瞳孔对光反射，则称间接对光反射。其传导通路：当光线照射一眼时，引起视觉冲动，始于视网膜中的视杆细胞和视锥细胞，经两次交换神经元后，其纤维沿视神经向后至视交叉时，一部分交叉至对侧视束；另一部分不交叉而进入同侧视束，至外侧膝状体前，离开视束，经上丘臂进入顶盖前区。在此交换神经元后，发出纤维，一部分绕过中脑导水管，至同侧的缩瞳核 E-W 核，另一部分经后连合交叉至对侧的缩瞳核 E-W 核，交换神经元后，由两侧所发出的纤维随动眼神经入眶终止于睫状神经节，在此交换神经元，节后纤维形成睫状短神经，至瞳孔括约肌，使瞳孔缩小。

其对光反射的传导通路，归纳如图Ⅰ-5-3。

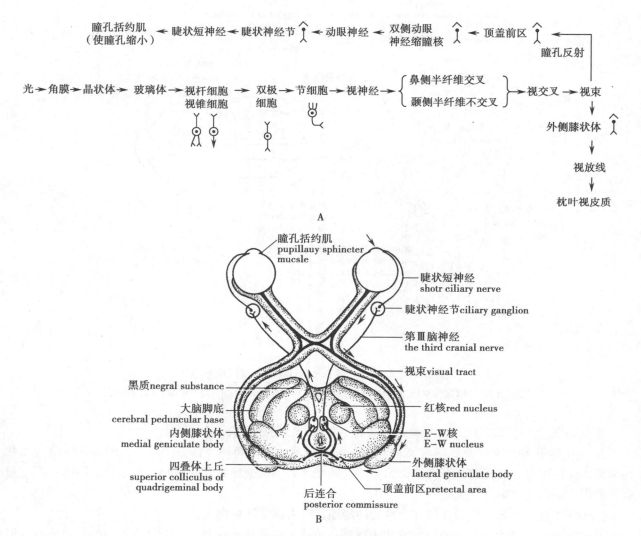

图Ⅰ-5-3　瞳孔对光反射通路示意图

Diagram of the Pathway of Light Reflexion

　　瞳孔反应是受交感神经和副交感神经交替控制，已如前述。从表面看瞳孔大小的反应好像是这两种神经拮抗作代数式总和的结果。但从通过切断动眼神经而引起瞳孔扩大和对光反射的完全消失；而切断颈部交感神经则仅仅引起轻微的瞳孔改变的现象来看，多少可以认为在这两种神经作用之间，副交感神经在起主导作用。一般情况下，通常认为交感神经的作用，仅仅在于维持瞳孔扩大肌的张力，借此补充括约肌的松弛作用。事实上交感神经最重要的作用，还是在对瞳孔收缩中枢的控制作用，例如情感冲动刺激所引起的瞳孔扩大就是这种控制作用的表现。即使在交感神经切断的情况下，它对中枢抑制也仅仅在程度上有所减小；而当动眼神经被切断时，这种抑制才消失。睡眠、昏迷或深麻醉状态下，瞳孔之所以缩小，也正是由于这种对中枢抑制作用消失的缘故。

　　（四）近反射的传导通路 (conducting pathway of near reflex)

　　当两眼突然注视一近距离目标时，立即出现瞳孔缩小，晶状体凸度增加及两眼集合的辐辏反射和调节反射。

　　1. **辐辏反射** (convergence reflex)　其又称集合反射，即两眼集合的动作，其反射通路有两种说法。即经大脑皮质与不经大脑皮质。一种说法是集合反射通路亦由视神经传到枕叶视皮质，再由枕叶传至额叶，然后由额叶发出纤维至 (中脑) 正中核，交换神经元后，至动眼神经核及缩瞳核，随动眼神经至两侧内直肌发生两眼集合运动及瞳孔缩小 (图 I−4−15)。另一种说法是与视觉传导无关，其兴奋起自双侧内直肌收缩的冲动，由三叉神经或眼神经传入，终止于三叉神经中脑核，交换神经元后至正中核，交换神经元后至动眼神经核和瞳孔缩小核，随动眼神经至两眼内直肌及瞳孔括约肌 (图 I−5−4)。

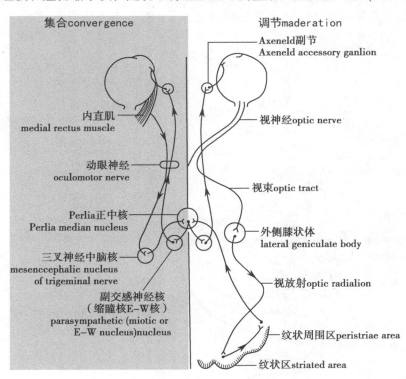

图 I−5−4　集合反射及调节反射传导通路示意图
Diagram of the Conductive Pathways of Converging and Accommodation Reflexions

　　2. **调节反射**（accommodation reflex）　一般认为调节反射是要经过大脑皮质的，其反射通路与视路的传入相同（图 I−5−4）。始于视网膜，经视神经传至枕叶视皮质，相当于 Bromdannl 7 区，在此交换神经元后至 19 区。在 19 区交换神经元后，乃经枕叶中脑束至正中核，自正中核发出纤维至双侧瞳孔缩小，然后随动眼神经至瞳孔括约肌及睫状肌。由瞳孔缩小核发出的调节纤维可能不经过睫状神经节，而是另外经过 Axenfeld 副交感神经节，在此交换神经元后，节后纤维至瞳孔括约肌和睫状肌。从睫状神经节被切除后的实验，对光反射消失，但调节反射仍存在的事实，是支持上一说法的。同时由正中核发出的纤维至两眼内直肌，引起两眼辐辏。

一般认为瞳孔缩小与集合反射间的联系，较瞳孔缩小与调节反射间的联系更密切。破坏枕叶后，调节反射消失，但辐辏反射与缩瞳仍存在。从上述瞳孔对光反射与调节反射的解剖途径去认识 Argyll-Robertson 瞳孔，即对光反射与调节反射分离，双侧对光反射甚微或消失，但调节反射存在，是较易理解的。

近反射传导通路如图 I-5-5。

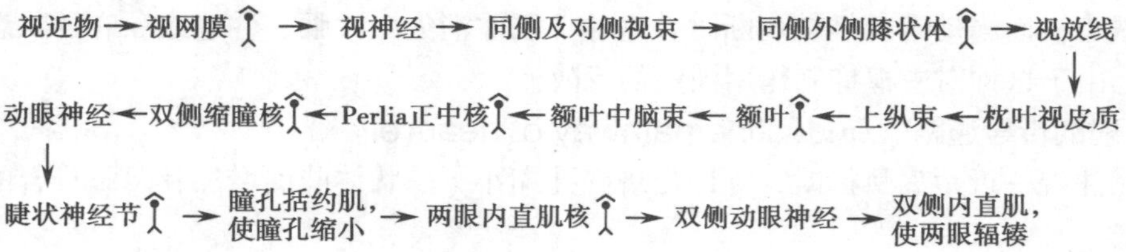

视近物 → 视网膜 ↑ → 视神经 → 同侧及对侧视束 → 同侧外侧膝状体 ↑ → 视放线

动眼神经 ← 双侧缩瞳核 ↑ ← Perlia正中核 ↑ ← 额叶中脑束 ← 额叶 ↑ ← 上纵束 ← 枕叶视皮质

↓

睫状神经节 ↑ → 瞳孔括约肌，使瞳孔缩小 → 两眼内直肌核 ↑ → 双侧动眼神经 → 双侧内直肌，使两眼辐辏

图 I-5-5　近反射传导通路示意图
Diagram of the Conductive Pathways of Near Reflex

二、眼的感觉神经 Sensory Nerves of Eye

眼及其有关结构的感觉神经，主要由三叉神经（trigeminal nerve）的第一分支眼神经管理（第二分支上颌神经亦有部分分支参加）。与眼有关的感觉分支如下（图 I-5-6）：

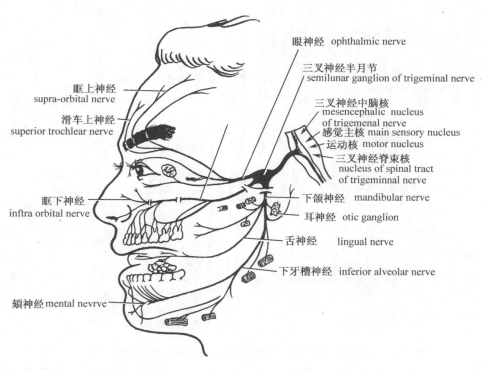

图 I-5-6　三叉神经分布示意图
Diagram of the Distribution of Trigeminal Nerve

（一）眼神经（ophthalmic nerve）

眼神经是三叉神经三支中最小的一支，起自半月节，与动眼神经、滑车神经同经海绵窦外侧壁，未到眶上裂时，先分成三支，分别经眶上裂至眶。眼神经的三个分支是：鼻睫神经、额神经与泪腺神经（图 I-5-7）。

1. 鼻睫神经（nasociliary nerve）　其为眼神经三支中最先分出的一支。自眼神经内下方发出，通过眶上裂入眶，伴眼动脉向内经视神经上方，在上直肌与上斜肌下方行进，至眶内侧壁，改名为筛前神经，经筛前孔入颅腔，再经筛板至鼻腔，分支支配鼻腔前部的黏膜，其终支经鼻骨和鼻软骨面穿出，改名为鼻外侧支，支配鼻翼、鼻尖及鼻前庭的皮肤。

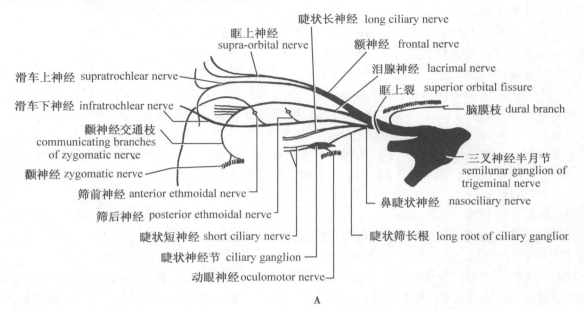

A

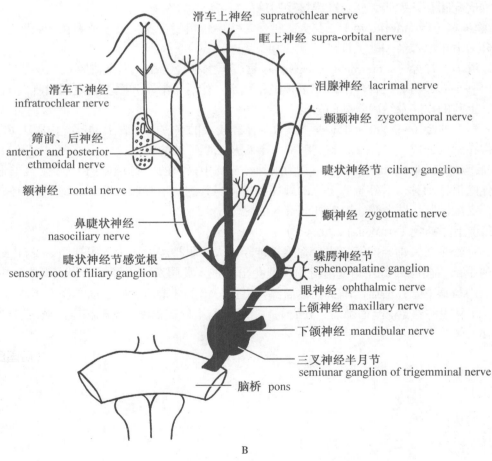

B

图 I-5-7　眼神经的分支

Diagram of the Branches of Ophthalmic Nerve

其分支有：

（1）睫状长神经（long ciliary nerve）：约有 2~3 条，由鼻睫神经跨越视神经处发出，伴睫状短神经行走，穿过巩膜，在视神经周围，前行在巩膜与脉络膜之间，发出感觉纤维至虹膜、角膜。该神经内混有至睫状肌与瞳孔开大肌的交感神经纤维。

（2）筛后神经（posterior ethmoidal nerve）：经筛后孔，至筛窦后组及蝶窦的黏膜。

（3）滑车下神经（infratrochlear nerve）：发自鼻睫神经将通过筛前孔处发出，循内直肌上缘，紧贴上斜肌下缘前行，至近滑车下方出眶，最后分成小支，支配内眼角周围的皮肤、结膜、鼻根部、泪囊、泪小管和泪阜等处的感觉。

（4）睫状节长根（long root of ciliary ganglion）：为一细长神经，沿视神经外侧，向前至睫状神经节。

睫状神经节（见图Ⅰ-5-2、图Ⅰ-5-7）：与鼻睫神经有联系，但属副交感神经的神经节。色灰红，仅约针头大小，扁平长方形小体（前后径 2.0mm，垂直径 1.0mm），位于眶尖部视神经孔前方约 2.0mm 处，在眼动脉外侧，视神经与外直肌之间，与视神经紧密贴近，而与外直肌隔以疏松脂肪组织。由于此节是眼球感觉神经的集中点，当眼科手术行球后麻醉时，常沿眶外侧壁向眶后方注入麻醉剂可麻醉浸润此神经节，达到止痛目的。

睫状神经节交感根（sympathetic root of ciliary ganglion）：为一细支，来自海绵窦丛，此根有时与感觉根合并到达睫状神经节，含有至眼血管的收缩纤维及至瞳孔开大肌的纤维。由睫状神经节发出为数 6~10 条的睫状短神经，呈细丝状，分两组由神经节的上角与下角分别发出，其中以下组较大。当其向前行进时，可彼此吻合，并与睫状长神经相吻合，在视神经周围穿过巩膜；在巩膜与脉络膜之间行进，分布于睫状肌、虹膜及角膜。睫状短神经为混合性，其中的副交感纤维支配瞳孔括约肌和睫状肌，交感神经纤维支配瞳孔开大肌，感觉纤维接受眼球的一般感觉（疼痛）。

2. 额神经（frontal nerve）　其为眼神经三支中较粗的一支，经眶上裂在诸眼肌之上入眶，约在眶的中部分为滑车上神经和眶上神经。

（1）滑车上神经（supratrochlear nerve）：远较眶上神经为小，向前内越过上斜肌滑车上方，在滑车附近发出一小支，与鼻睫神经的滑车下神经相联系。然后于滑车和眶上孔之间出眶向上至额，分支支配额下部、上睑的皮肤及结膜等处的感觉。

（2）眶上神经（supraorbital nerve）：为额神经较大的终支，伴眶上动脉，由眶上切迹或眶上孔离开眼眶，常在眶内分成内、外支，支配额部、上睑及结膜等处的感觉。

3. 泪腺神经（lacrimal nerve）　其为眼神经三支中最小的一支，位于最外侧，经眶上裂外侧而入眶，在眶内伴随泪腺动脉，沿外直肌上缘的外侧行进，当其到达泪腺前，发出一吻合支与颧神经相连。然后至泪腺，支配泪腺、结合膜、上睑外侧等处的感觉。

（二）上颌神经（maxillary nerve）

上颌神经是三叉神经的第二支，系感觉神经，大于眼神经而小于下颌神经，发自三叉神经半月节前缘凸面的中部，循海绵窦外侧壁前行，经圆孔出颅进入翼腭窝，再经眶下裂入眶内，更名为眶下神经。经过眶下沟与眶下管，最后出眶下孔达面部，沿途分出上牙槽后、中、前神经至上颌牙齿、牙龈、上颌窦等处，司黏膜的感觉。至面部后，分成下睑、鼻外与上唇支而终。支配相应区域皮肤和黏膜的感觉（见图Ⅰ-5-6）。

（初国良　徐　杰）

第六章　视路的解剖学基础

Chapter 6　Anatomical Basis of Visual Pathway

视路（visual pathway），也称视径或视道，是从视网膜到大脑皮质枕叶视中枢的视觉传导通路；包括眼球的视网膜、视神经、视交叉、视束、外侧膝状体、视辐射及枕叶视觉皮质，它与神经系统有着十分密切的关系。在介绍视觉通路的局部解剖、视觉通路的血液供应和视觉通路各段的纤维排列情况前，先叙述视网膜各部与正常视野有关的知识，如视力（visual acuity）和视野（visual field）等一些基本概念，对理解视觉传导通路的有关内容是有益的，也是必要的。

视力（visual acuity），也称视锐、视觉敏度、视敏度或视锐度，它又可分为中心视力（central vision）和周围视力（peripheral vision）。相当于黄斑注视点的视力称为中心视力。黄斑视力以外视网膜的视力称为周围视力。通常指的视野检查系指测量周围视力而言，但视野（visual　field）则包括中心视力。因为视野又分中心视野（central visual field）和周边视野（peripheral visual field）。当一眼固定注视正前方空间一物体时，不仅能清楚地看见被注视的物体，同时也能看见注视点以外一定空间范围内的物体，所看见的范围就叫视野（field of view）。每眼的鼻侧半视野与颞侧半视网膜相关（不交叉）；颞侧半视野与鼻侧半视网膜相关（交叉纤维）。每侧视野又可分为上、下象限。因此，每个眼球的视网膜可分为四个象限相对应。即视网膜鼻侧下象限司颞侧上象限的视野，视网膜鼻侧上象限司颞侧下象限的视野，其余类推。这样的情况对四个象限内的黄斑纤维同样是适用的。正常人视野的范围在鼻侧及上侧约达60°，下侧约达70°，颞侧约达90°，此即周围视力。黄斑部相当于视野的中央部，此为中心视力，此部在盲点的内侧，自注视点向周围扩展约15°。此区域内的视野缺损称为中心性或旁中心性缺损称暗点。盲点区系指自盲点的内侧开始，向外扩展至25°的环形区域。视盘在视野中所引起的生理盲点，一般是垂直的卵圆形，宽约5°~6°，高约7°~8°，跨于水平子午线上，在该线上方约2°，下方约5°，其内侧距注视点约13.5°~15°，如扩大到20°以上者始为病理现象。如青光眼、视神经乳头水肿、视神经炎等。前已述及一侧颞侧半视野与另一眼鼻侧半的视野相适应。但颞侧半视野较鼻侧者大30°~40°（在水平visual线上）。如果将左、右眼的视野彼此重叠，以使注视点相一致（在垂直和水平线上）并使一眼的鼻侧视野遮盖另一眼的颞侧视野，则在颞侧视野的外侧边缘有一不很大的半月形部分不被遮盖，称颞侧半月。这种颞侧半月部分称为单眼视野，而其余部分则称为双眼视野。

值得提及的是：据加拿大麦克马斯特大学一位心理学、神经科学及行为学系的凯瑟琳·墨菲教授及其团队新近研究发现人类的视力发育可至40岁。该研究成果刊登在美国《神经科学》杂志上（J.Neuroscience 2017，37（25）：6031-6042）。此前人们认为有脑的视觉信息处理中心视皮层在出生后数年就已经成熟和稳定下来。该研究成果是由凯瑟琳·墨菲所领导的团队，使用了取自60天至80岁不等的30名死者的脑组织样本，对脑后部（枕叶）视皮层神经元活动的蛋白质进行了观察和分析，见到这一区域成熟状态的脑组织，其最后期限可延长至36岁，误差为4.5岁。由此颠复了此前对视皮质在生命早期已成熟和稳定下来的理解。关于人类视皮质发育至40岁的发现，以往对弱视等疾病的治疗一直基于只有儿童能从矫正疗法中获益这种观念，并认为成年人已过了大脑作出反应的年龄，对他们的治疗是无意义这一想法，无疑得到极大的鼓舞。

从解剖生理学角度而言，以往认为感官区域在童年期发育，然后静止不变是有待商榷的。因为当下大脑对日常生活中如何处理大量信息，尚存在很多未知的大量缺口。尽管此研究仅限于视皮层，但大脑其他区域是否也存在同样更长时间内具有某些更大的可塑性？颇值得人们去思考、去探索。

此外，当视野检查时，视野改变有几种情况，一种是周边视野缩小；另一种是在视野范围内有视觉减低或视觉消失的区域，临床工作中这两种视野改变常同时存在。在视野检查到的称生理盲点（physiological blind spot）；如果患者在日常生活中，自行察觉到，并被视野计检查到的则称为暗点（scotoma），在眼部疾病中如视网膜外层疾患所致。

此外，一个正常人究竟能看多远？据论文报导，正常视力的人站在地面上可以看到1.6km远的树林和房屋。晴朗的天气在海平面上可以看到16~25km远的船只。在高山顶，人的视野可以扩大到320km。如果仰头朝天上看，能看到高度约6~8km的卷积云。一千多公里高空中的人造卫星，在晴朗的夜晚，也能用肉眼看见。

视觉传导通路与身体其他器官一样，也与中枢神经系统有着直接的联系，从眼眶一直到大脑枕叶。视传导通路在颅腔和脑内的行程遥远，同时有着相当长的一段行程位于结构复杂的颅底；所以颅内，包括脑组织及其被膜和血管以及颅骨的各种病变，常可侵犯视觉通路的某一部分而引起眼部的临床症状。

视觉通路也与其他神经通路一样，由一系列的神经元所组成，通常全程以四个神经元加以描述。即位于视网膜内的视杆和视锥细胞为第一级神经元，双极细胞为第二级神经元，节细胞为第三级神经元，外侧膝状体为第四级神经元。但临床上则常以外侧膝状体为准，将之区分为前部神经元及后部神经元（图Ⅰ-6-1）。

按视觉通路的结构可分为下述六个部分：视神经（optic nerve）、视交叉（optic chiasm）、视束（optic tract）、外侧膝状体（lateral geniculate body）、视辐射（optic radiation）及枕叶纹区（striated area of occipital lobe，视皮质）。分别介绍如下（图Ⅰ-6-2）：

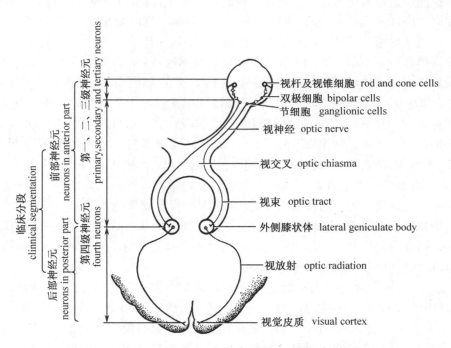

图Ⅰ-6-1　视觉传导通路的临床和解剖学分段示意图
Diagram of the Segmentation in Clinic and Anatomy of Visual Pathway

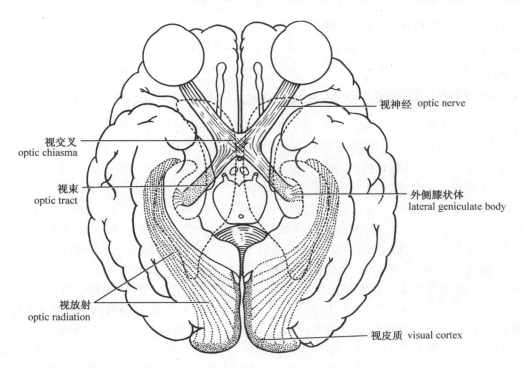

图 I -6-2　视觉通路分部示意图
Diagram of the Divisions of Visual Pathway

（王启华）

第一节　视神经
Section 1　Optic Nerve

一、视神经的分段 Segmentation of Optic Nerve

视神经（optic nerve）是指由视盘至视交叉的一段，全长约 35.0~50.0mm，个体差异显著，同一个体两侧也常不等，相差约 1.0~7.0mm。依其位置可分为如下四段：

（一）眼球内段（intraocular segment）

眼球内段长约 1.0mm，自视盘至巩膜后孔出口处，即巩膜筛板，包括视盘及巩膜孔道内的部分。由于位于巩膜筛板以前（内）的视神经是视神经的起端，这部分的视神经纤维属无髓鞘型，质透明，略呈灰色，但在通过筛板时，全部变为有髓鞘型，色白，同时整个视神经干的直径也较筛板前段为粗。这种神经纤维通过筛板的高度拥挤情况，是导致视盘部发生淤血或水肿病变的形态学基础。

（二）眶内段（intraorbital segment）

眶内段是自巩膜后孔至视神经孔之间的一段，长约 25.0~30.0mm 左右。而由眼球后端至视神经孔之间的距离仅有 18.0mm，因此，视神经在眶内形成螺旋状弯曲。这一解剖特点，使眼球转动时可以避免神经纤维的牵扯，以保留眼球活动的余地。据报道视神经眶内段的长度有时长到即使眼球自眶内脱出也不致使视神经断裂的程度。

（三）骨管内段（segment in bony canal）

骨管内段系指视神经通过视神经管的一段，长约 5.0mm，视神经连同脑膜鞘的直径约为 3mm，而骨管的直径仅约 5mm，富余空间不大，故视神经骨管段很容易受该处的骨折或病变的压迫而引起视力障碍，即使很小的肿块或轻度骨管变窄也可引起明显的神经压迫，故有重要的外科意义。

（四）颅内段（intracranial segment）

颅内段指视神经入颅处至视交叉之间的一段，此段长度颇有变化，平均为 13.0mm（据 Brusova 资料为 5.0~14.0mm，平均 10.0mm；Schaeffer 的资料为 4.0~17.0mm，而 Zander 的资料是 6.0~12.0mm）。

二、视神经纤维及其鞘膜 Fibres and Sheath of Optic Nerve

视神经是视觉传导道路的一个部分，观测了 19 例正常人的眼球视神经纤维数量均值为：① 159 000±196 000（816 000~1502 000）。这表明人类只有 38% 的大脑输入和输出纤维在视系统中起着重要的作用。解剖学上个体差异为认识对进行性视神经疾病的病理改变如青光眼成为可能。来自视网膜的神经纤维，在穿过巩膜筛板后才具有髓鞘。视神经大约由 1000 条小束构成，并为含有血管的软膜薄层结缔组织作不完全分隔，在相邻小束之间，有神经纤维互相联络。②视神经纤维直径均值为（1.00±0.06）μm（0.1~8.3μm），其形态学上的大小变异性与视功能信息的转换相对应。如中央和周边的视力、对比敏感度、色觉，闪光融合频率和在暗处或明处环境下的光阈值，它可能相当于不同类型视网膜节细胞的功能。

视神经的横径约 4.0mm，其断面积均值：（8.09±1.38）mm²（5.50~10.89mm²）。

由于视神经与脑密切相关，故视神经的表面也有三层膜，分别与三层脑膜相连续，外层覆盖为硬脑膜，中层为蛛网膜，内层为软脑膜（图Ⅰ-6-3）。硬脑膜在视神经管眶口处分为两层：外层覆盖于眶内面，形成眶骨膜；内层成为视神经眶内段的硬脑膜，向前行与巩膜相融合。蛛网膜的内外两面都被有内皮细胞，它与硬脑膜之间的空间叫硬脑膜下腔，与软脑膜之间的空间叫蛛网膜下腔，两腔均与颅内的硬脑膜下腔和蛛网膜下腔相通，间隙内有许多纤维小束把相邻的两膜联系着。蛛网膜向前行，其外层与巩膜相融合，内层与脉络膜相融合，因此使两腔均变为盲管。盲端相当于筛板处，这种关系有着重要的临床意义。当颅内压增加时，脑脊液压力增加，盲管扩大，施压于视神经纤维，以致产生视盘水肿。此外，盲管内脑脊液压力增加时，可直接压迫在球后 10.0mm 处，使穿过硬脑膜的视网膜中央静脉的血流受阻，加剧视盘水肿及静脉充盈的程度。

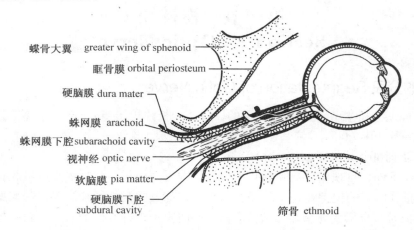

图Ⅰ-6-3　视神经与三层脑膜示意图
Diagram of the Relation of Optic Nerve and Three Layers Of Meninges

视神经被膜各层是由走向不同的胶原纤维所组成，而其走向是与机械的牵引及压力相适应的。坚韧的硬脑膜鞘的外层纤维为纵行，但其内层纤维则几乎采取环行的方向，并且构成纤维束的网格状结构。此外，在硬脑膜的胶原纤维上，尚附有许多弹力纤维。软脑膜鞘的外层纤维主要为环行，而其内层则为纵行，恰与硬脑膜的排列相反。总之，纵行的纤维可以对抗牵引力，环行的纤维可抵抗压力。由于蛛网膜在硬脑膜与软脑膜间的联系作用，并且和硬脑膜间借小量液体相分隔，因此视神经在一定范围内有自己的独立性，不必完全随其被膜而移动。同时，硬脑膜在视神经管内形成骨衣，与骨壁紧密相贴而几乎无活动的余地。当眶顶视神经孔处骨折时，容易造成视神经及其动脉的损害。一般在上方贴得最紧，致颅内脑脊液只能由下部通至眶部视神经周围。此种解剖特点，说明临床上当颅内肿瘤直接压迫视神经颅内段时，视盘水肿不出现在同侧而出现在对侧。

另外，视神经的外膜是硬脑膜的延续，而硬脑膜具有丰富的感觉纤维；致急性球后视神经炎或眶部炎症患者眼部疼痛。但当颅内压增高引起视盘水肿时，是视神经纤维本身受挤压，反而无疼痛，这也就说明疼痛多来自硬脑膜。

三、视神经与邻近组织的关系 Relation Between Optic Nerve and Neighboring Tissue

视神经骨管内段，其内侧与蝶窦（sphenoid sinus）及筛窦后组（posterior group of ethmoidsinus）相邻，仅以薄骨板相隔，为鼻窦疾病可引起球后视神经炎的解剖学基础。

颅内段的上方为大脑额叶（frontal lobe），大脑前动脉（anterior cerebral artery）行经视神经的上方，视神经的下外侧与颈内动脉（internal carotid artery）及眼动脉（ophthalmic artery）相邻。

第二节　视交叉
Section 2　Optic Chiasma

视交叉（optic chiasma）是两侧视神经联合的部分。位于蝶鞍前上方及视交叉沟中。由于视交叉在前方连于两侧视神经；在后方连于两侧视束，所以视交叉有四个联合，即左侧及右侧前联合，由视神经与视交叉连接而成；左侧及右侧后联合，由视束与视交叉连接而成。这四个联合也称视交叉的角，而中部则称为体。视交叉呈横椭圆形，其体积颇不一致，其左右宽度为 10.0~20.0mm，平均 13.28mm；前后宽度为 4.0~13.0mm，平均 8.0mm；上下径即厚度约为 3.0~5.0mm。视交叉与周围如大脑、脑膜、血管及颅底之间的关系非常复杂，而这些邻近结构的病变常常引起视交叉的损害，以临床症状被反映出来。事实上视交叉很少是病变的原发部位，多数是因附近病变而遭受损害，故其毗邻关系值得注意。

一、视交叉下方与鞍膈及垂体关系 Relation among Sellar Diaphragm, Hypophysis and Infra-chiasma

视交叉的下方与垂体相邻，但由鞍膈分开，鞍膈是颅底硬脑膜覆盖在蝶鞍上面的部分。视交叉位于蝶鞍上方的位置颇有变化，影响变化的因素主要取决于视神经颅内段的长度，视交叉真正位于视交叉沟中者较少。据 Schaeffer（1924）对 125 例的观察，视交叉的位置可分为前置位、后置位及正常位等三种情况。其中属前置位即在视交叉沟中者占 5%（图Ⅰ-6-4A），整个视交叉位于蝶鞍上方者占 12%（图Ⅰ-6-4B）；属于正常位者，即视交叉位于蝶鞍的稍后部，其后缘在鞍背上方者占 79%（图Ⅰ-6-4C）；属于后置位者即视交叉一部分位于鞍背上方，一部分则在其后上方者占 4%（图Ⅰ-6-4D）。

视交叉（optic chiasma）与鞍膈（sellar diaphragm）之间并非直接接触而为脚间池所分开，其间的距离约为 0~10.0mm。这种位置关系说明，当垂体肿瘤扩大并突破鞍膈向上生长时，因有此缓冲余地，可在相当时间内不出现视交叉的压迫症状。鞍膈的坚厚程度，个体差异亦颇大，这对于垂体肿瘤扩展方向有重要关系。如鞍膈坚厚，肿瘤即向前方或侧方扩展；反之，则肿瘤易将之突破而向上方扩展。

此外，视交叉（optic chiasma）与垂体（hypophysis）的关系，完全决定于视交叉与蝶鞍的关系。如前所述，在前置位时，视交叉位于垂体中部上方。当视交叉系正常位时，垂体的前部即不被视交叉所覆盖。在后置位的视交叉，全部垂体位于视交叉的前下方。这些视交叉与垂体的局部关系的变异，在垂体肿瘤的临床方面，具有重要的参考意义。因为由于视交叉位置的不同，肿瘤压迫视交叉的部位及由此引起的视野变化也不相同。当视交叉全部或近乎全部位于蝶鞍上方，肿瘤生长时即可压迫视交叉的下方，引起典型的（视交叉型）视野变化，被称为特征性的"双颞侧偏盲"。如视交叉位于视交叉沟或接近视交叉沟时，则肿瘤不仅压迫视交叉，且可压迫视束。如视交叉是后置位时，则肿瘤在两侧视神经间生长，可完全不侵犯视交叉或仅侵犯其前缘。

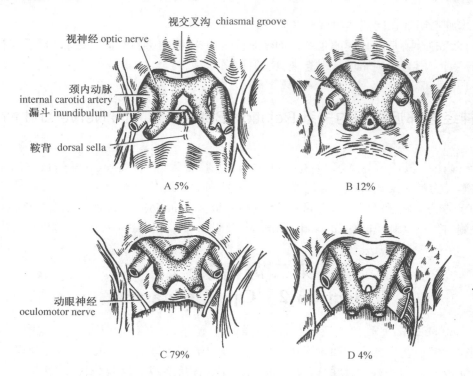

视交叉沟 chiasmal groove

视神经 optic nerve

颈内动脉
internal carotid artery

漏斗 inundibulum

鞍背 dorsal sella

动眼神经
oculomotor nerve

A 5%　　　　B 12%

C 79%　　　　D 4%

图 I-6-4　视交叉蝶鞍的毗邻关系，示四种解剖位置
Relation of the Optic Chiasma and Sella Turcica to Show the Four
Types of Anatomical Position

二、视交叉与脑底血管的关系 Relation between Optic Chiasma and Blood Vessels of Encephalic Base

在脑底有一脑底动脉环，即 Willis 动脉环。它是由来自颈内动脉的大脑前动脉、大脑中动脉以及来自基底动脉的大脑后动脉，借前交通动脉及后交通动脉共同连接而成。其中与视交叉（optic chiasm）、视神经（optic nerve）有局部关系的是大脑前动脉（anterior cerebral artery）和前交通动脉（anterior communicating artery）（图 I-6-5）。正常情况下，大脑前动脉由后往前经视神经的上方；其中大脑前动脉近侧段和前交通动脉位于视交叉的前上方者 56%（图 I-6-5A）；在视交叉上方或少数在视交叉一侧与对侧大脑前动脉近侧段借前交通动脉相连者约 44%（图 I-6-5B、C）。视交叉邻近血管行径的异常，亦具有一定的临床意义。当肿瘤使视交叉移位时，可将其紧压在动脉上，并由于动脉的坚韧性及搏动性可在视交叉上压成深沟。因此，在视交叉附近发生肿瘤时，不仅视交叉受到肿瘤的压迫，同时还可受到动脉的压迫，而引起视野的改变及神经纤维的萎缩。当血管行程异常或视交叉偏前时，前交通动脉可居其上方。如这一动脉发生动脉瘤，可由上向下压迫视交叉，即可出现两侧颞下象限的视野缺损。

此外，颈内动脉瘤，多发生于脑底动脉，亦常累及视觉通路。

三、视交叉与两侧的关系 Relation between Optic Chiasma and Its Bilateral Structures

它与颈内动脉及后交通动脉相邻，在外下方还有与海绵窦外侧壁相贴近的动眼神经、滑车神经、三叉神经的第一、二支和展神经等相邻。这些结构距离视交叉稍远，这种位置关系，对于视交叉疾患，虽没有直接关系，但这一部位病变，亦可能同时引起视交叉及眼球运动神经的损害。

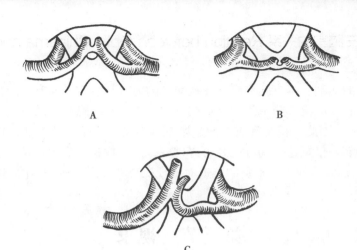

图 I-6-5　大脑前动脉与视神经、视交叉的毗邻关系
The Optic Nerve and Chiasma Relating to the Anterior Cerebral Artery

四、视交叉与后方的关系 Relation between Optic Chiasma and Its Posterior Structures

视交叉的后方有脑底的脚间窝及此窝前方的间隙（图 I-6-6）。其主要结构有灰结节以及由灰结节发出的漏斗。垂体漏斗紧靠视交叉的后缘向下行，穿过鞍膈而联于垂体，其中以漏斗与视交叉的关系最为密切。视交叉与垂体的关系中的不同位置都会影响到漏斗与视交叉的位置关系，在前置位的视交叉，漏斗与视交叉的后缘相邻接；如视交叉后置位时，则漏斗进至垂体之前，必须沿着视交叉的下面走过相当长的一段路程，因此漏斗即与视交叉的后缘及下面相邻接。当垂体肿瘤生长时，漏斗紧压视交叉的下面。

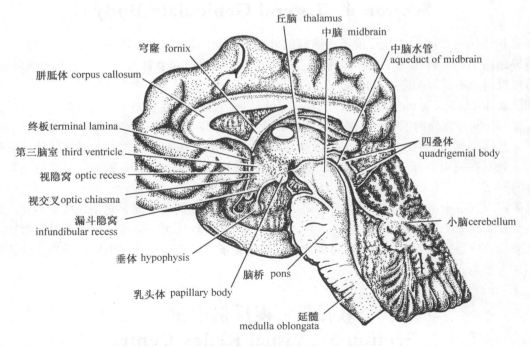

图 I-6-6　视交叉后方的毗邻关系
Relation of Position behind the Optic Chiasma

143

五、视交叉与第三脑室的关系 Relation between Optic Chiasma and Third Ventricle of Cerebrum

它紧邻着第三脑室的前端。第三脑室底部在视交叉的前方和后方，各有一隐窝，在前方者称为视隐窝，其前壁与终板相连，构成第三脑室的前壁；在后方者称为漏斗隐窝，随漏斗下降达垂体，其后壁与灰结节相连（图Ⅰ-6-6）。因此，视交叉有三面与第三脑室发生关系，即上面借视隐窝，后面及下面借漏斗隐窝与第三脑室相邻。依据这些局部关系可以理解，当颅内疾患有脑压增高及脑室系统扩大时（如颅后窝肿瘤），有时可因扩大了的第三脑室的压迫而出现视交叉方面的症状，使定位诊断复杂。

（曾明辉 王啟华）

第三节 视束
Section 3 Optic Tract

视束是指由视交叉至外侧膝状体之间的一段（图Ⅰ-6-2、图Ⅰ-6-6），它含同侧颞侧半不交叉纤维（接收鼻侧半视野）和对侧半鼻侧半交叉纤维（接收颞侧半视野）。形如扁圆的索，长度约为4.0~5.0mm，两侧的视束自视交叉后外侧发出，在视交叉的后方形成一个锐角，但愈向后方，两侧视束愈渐分离。视束刚离开视交叉时经过灰结节（tuber cinereum）与前穿质（anterior perforated substance）之间，随即向外后方，绕过大脑脚的下面，并与大脑后动脉（posterior cerebral artery）相邻近。视束仅前部较小的部分位于脑底部，其后部则被颞叶所掩蔽。当视束在内囊及豆状核的下方向后行进时，颞叶位于视束的外下侧。当视束到达丘脑的后外侧时，每一视束又分为内侧及外侧两个大小不等的根，外侧根较大，进入外侧膝状体（lateral geniculate body），内侧根较小连于丘枕及中脑的上丘。至视皮质的视觉纤维几乎全部在外侧根中，而内侧根中则仅含有瞳孔反射的纤维及与视反射有关的纤维。内侧根的内侧为Gudden联合纤维，一般认为它与视觉无关，是联系一侧内侧膝状体与对侧下丘间的纤维，是否与听反射有关，尚未完全清楚。

第四节 外侧膝状体
Section 4 Lateral Geniculate Body

外侧膝状体属间脑的一部分，位于大脑脚的外侧，丘脑的后外方，呈椭圆形的小隆起，左右各一，是视觉传导通路上一个转接站（见图Ⅰ-6-1、图Ⅰ-6-2）。由外侧膝状体发出的纤维称膝距束或视辐射，经内囊后部投射至距状裂两旁的视皮质。

外侧膝状体（lateral geniculate body）是一个分层的细胞集团。在切面上呈马蹄形，凹入的门朝向下内方，它有六层同心排列的细胞，各层间以纤维带分隔。外面四层含小型和中型的细胞；里面两层较窄，其细胞巨大且排列稀疏，称Malone巨细胞（Malone giant cell）。在种系发生上，外侧膝状核最初分化为三层细胞，只有在视束有部分交叉的动物才见有六层。据Minkovski，Clark观察，交叉与不交叉的纤维各占交叠的三层。

现已确定，视束中的纤维只有一大部分进入外侧膝状体，而另外一部分则至丘枕及上丘。外侧膝状体仅在人类及其他哺乳动物才高度发达；人类及猿类的外侧膝状体由于高度进化而向外侧翻转，以致在人类从原来的外侧位变成为在内侧膝状体的腹侧，这种情况在后面讨论视网膜的纤维进入外侧膝状体的部位时，甚为重要。

第五节 视反射中枢
Section 5 Visual Reflex Centre

视反射中枢主要有：上丘与顶盖前区及丘枕（丘脑枕）

一、上丘与顶盖前区 Superior Colliculus and Pretectal Area

上丘（superior colliculus）为位于中脑背面，四叠体上方的一对扁平隆起小丘，左右上丘之间有一条正中沟，沟之上端是松果体。上丘有复杂的分层结构，灰白二层重叠排列，从外向内有下列四层，即：①在外的纤维层为带状层，此层的细纤维主要来自枕叶皮质，经上丘臂进入上丘；②灰质层或浅灰层，成自放射状排列的细胞，它们的树突伸向表面，轴突进入内部，部分视觉纤维也终止于此层；③视性层或浅白质层，成自视觉纤维，自视网膜和外侧膝状体来的纤维，经上丘臂进入上丘，主要终止于灰质层，也有些则止于上丘较深的层次；④丘系层，它可再分为中灰质和中白质层。因此，上丘接受来自枕叶皮质、外侧膝状体和视网膜等处来的纤维，在此交换神经元后，发出的纤维经顶盖脊髓束和内侧纵束与眼球、颈部、面部肌肉发生联系，可能与躯干也有联系。

目前认为上丘与视觉引起的两眼垂直同向运动及光反射有关。

顶盖前区（pretectal area）系指紧接上丘上方，在中脑和丘脑交界处过渡地带的一个小区，通常认为是中脑的一部分（见图Ⅰ-5-3）。此区有数个界限不清的大小细胞群，它接受来自视束、外侧膝状体和顶叶后部皮质来的纤维，由此发出的纤维至中脑被盖和黑质。有些学者如 Brouweer 和 Zeeman 认为对光反射的传入纤维终止于上丘。但 Ranson 根据一些临床资料，则认为中脑瞳孔反射的中枢是"顶盖前区"。瞳孔对光反射的纤维，经视神经、视交叉、视束、上丘臂而终止于顶盖前区，在此交换神经元后，每一个到达此区的纤维，皆与同侧及对侧的缩瞳核相联系。Argyll-Robertson 瞳孔（Argyll-Robertson's pupil）主要是顶盖前区受侵犯所引起，对光反射消失，但聚合反射存在（图Ⅰ-6-7）。

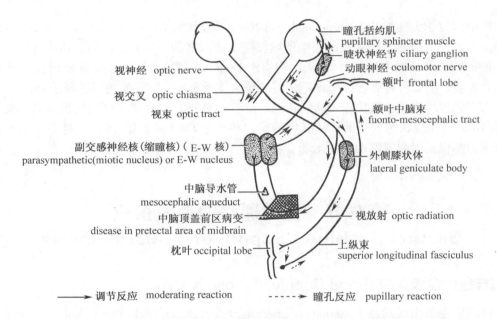

图Ⅰ-6-7　瞳孔对光反射与调节反射的传导通路及 A-R 瞳孔的发生原理示意图
Diagram of the Light and Moderating Reactions of the Pupil and the Occurring Principle of A-R Pupil

二、丘枕 Pulvinar

丘枕，又称为丘脑枕，是丘脑后端的膨大部。以前有人认为视束内的部分纤维终止于丘枕（丘脑枕）。但据：Brouwer 和 Minkovski 等的动物实验，破坏视网膜或枕叶纹区，亦不引起丘枕（丘脑枕）的变化。故有人认为丘枕（丘脑枕）与直接视觉无关。但它接受来自丘脑别的核及内、外侧膝状体的纤维并和顶叶后部及颞叶的皮质有纤维联系，因此丘枕（丘脑枕）可能与视觉及听觉的完整性有关。

第六节　视辐射
Section 6　Optic Radiation

视辐射起始于外侧膝状体（lateral geniculate body）（见图 I-6-2），向后通过内囊后肢（posterior crus of internal capsule），位于感觉纤维之后及听觉纤维之内侧，由此作为 Gratiolet 束的外层（外矢状层）向后行。此后视辐射向上方和下方呈扇形散开，其腹侧或下部的纤维先朝向前外侧进入颞叶，在视交叉的平面绕过侧脑室下角（颞角）前端上方形成弯曲，称颞袢（temporal ansa）或 Meyer 袢，然后再转向后方绕过侧脑室（lateral ventricle），终止于枕叶距状裂（calcarine fissure）的下唇；背侧或上部的纤维则直接在颞叶及顶叶内后行，至枕叶视皮质距状裂的上唇。由此可知视辐射自外侧膝状体发出后，通过顶叶（parietal lobe）、颞叶（temporal lobe）及枕叶（occipital lobe）。这种局部解剖关系，说明颞叶及顶叶的病变，可引起不同的视野缺损。即颞叶的病变（如肿瘤），可引起对侧同向性上 1/4 偏盲，而顶叶的病变则引起对侧同向性下 1/4 偏盲。

此外，由于视辐射在内囊时与感觉及运动纤维邻近，所以内囊出血，常引起视辐射的损害而发生同向偏盲。

第七节　视皮质
Section 7　Visual Cortex

视觉皮质中枢位于大脑枕叶（occipital lobe）内侧面的纹状区（area striata），此区位于距状裂的两旁，且被距状裂分为上、下两唇。距状裂的前端伸展至胼胝体压部的后下方，向后到达枕叶后极，并绕过后极向枕叶外侧面扩展（见图 I-6-2）。纹状区相当于 Brodmann 第 17 区。Lenz 从事研究一些长期两眼失明患者的枕叶皮质，证实所有患者都呈现距状裂区域的皮质萎缩，而萎缩的范围限于 Brodmann 第 17 区。因此目前认为视觉皮质中枢主要限于 Brodmann 第 17 区。此外，紧靠纹状区的区域称纹状旁区，相当于 Brodmann 第 18 区。在纹状区周围的称纹状周围区，相当于 Brodmann 第 19 区。这两区虽不直接接收视觉纤维，但认为与视觉引起眼部的反射运动有关。

（罗　利　刘　靖）

第八节　视觉通路的血液供应
Section 8　Blood Supply of Visual Pathway

一、视神经的血液供应 Blood Supply of Optic Nerve

视神经眶内段主要由眼动脉（ophthalmic artery）分支所供给（图 I-6-8、图 I-6-9）。但据 Francois 和 Neetens（1954）以塑料注入法的研究结果，证明视神经眶内段除接受眼动脉的直接分支供养外，也接受泪腺动脉及脑膜中动脉分支的供养。并且认为视网膜中央动脉只供给视网膜，并不供给视神经。而视神经由眼动脉直接发出的视神经中央动脉进入处的后方 5.0~10.0mm 处进入视神经，当斜行穿至轴心时，分前、后两支：前支向前行，与供给筛板部的 Zinn 动脉环相吻合；后支则向后行，供给骨管内段。因此 Francois 和 Neetens 证明：①一般所公认视神经有周围与轴心动脉网的看法是正确的；② Zinn 动脉环确由睫状后短动脉所组成；③脉络膜的血管供给视盘部分；④轴心血管网一方面供给黄斑乳头束纤维，另一方面是视网膜中央动脉壁的滋养血管。

视神经骨管内段由颈内动脉直接发出的软脑膜动脉供应。颅内段则由颈内动脉、大脑前动脉及前交通动脉分别发出的分支供应。

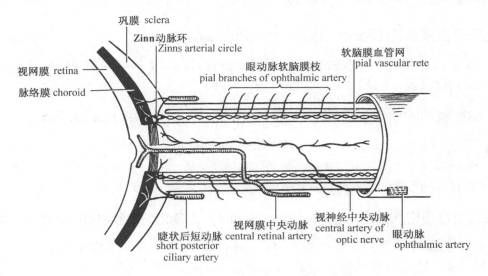

图 I-6-8 视神经眶内段的血液供应示意图
Diagram of the Blood Supply of Optic Nerve in Intraorbital Segment

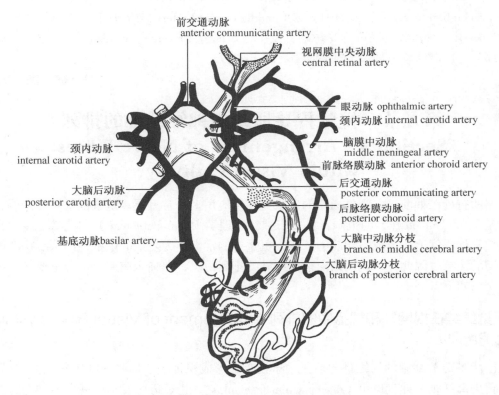

图 I-6-9 视觉通路血液供应示意图
Diagram of the Blood Supply of Visual Passage

二、视交叉的血液供应 Blood Supply of Optic Chiasma

视交叉的血液主要由颈内动脉（internal carotid artery）、大脑前动脉（anterior cerebral artery）、大脑中动脉（middle cerebral artery）及前、后交通动脉（anterior and posterior communicating arteries）等的小分支供应。但也有人认为前脉络膜动脉亦有分支至视交叉（图 I-6-9）。

三、视束的血液供应 Blood Supply of Optic Tract

视束（optic tract）大部分接受前脉络膜动脉（anterior choroidal artery）的供应，但其前端还接收颈内动脉、大脑前动脉及后交通动脉的分支供给（图 I –6–9）。

四、外侧膝状体的血液供应 Blood Supply of Lateral Geniculate Body

外侧膝状体（lateral geniculate body）的前部及外侧部由前脉络膜动脉（anterior choroidal artery）供应。其后部、内侧部及中央部则由大脑后动脉和后脉络膜动脉（posterior chroidal artery）的小分支供应。黄斑部纤维的投射区则可能分别由前、后脉络膜动脉的分支供养（图 I –6–9）。

五、视辐射及视皮质的血液供应 Blood Supply of Optic Radiation and Visual Cortex

视辐射（optic radiation）主要由大脑后动脉（posterior cerebral artery）的分支供应，但视辐射的前部及内囊的后部则由前脉络膜动脉（anterior choroidal artery）供给。视辐射的最后部还由大脑中动脉（middle cerebral artery）的小分支供给。近来由于血管造影的广泛应用，已加以证实。

视皮质即纹状区，主要由大脑后动脉（posterior cerebral artery）分出的距状动脉（calcarine artery）所供给，其枕极部还接收大脑中动脉（middle cerebral artery）的血液供应。黄斑的中央区位于大脑后动脉（posterior cerebral artery）和大脑中动脉（middle cerebral artery）所分布区域之间，血液供应较好。所以在距状动脉闭塞时，黄斑区可不受影响，发生黄斑回避（macular avoidance）现象。黄斑回避系指视野缺损的部分，可能保留一部黄斑视野而言（图 I –6–9）。

（徐　杰　初国良）

第九节　视觉传导通路内神经纤维的排列
Section 9　Arrangement of Nerve Fibres within Visual Pathway

视觉通路的行程已如前述，视觉通路的疾患在临床应用上非常重要。从解剖学角度来看，视路的疾患既属眼科学（ophthalmology）的范围，也属于神经病理学（neuropathology）的范畴。因为，视觉通路的疾患不仅在某种程度上会造成眼功能的障碍，更重要的常常作为复杂的中枢神经系统病变的症状之一而引起医师们的注意。因此，认识视路内神经纤维的排列情况，在临床应用上十分重要。有关视觉纤维的排列情况介绍如下。

一、视觉纤维在视网膜和视盘中的排列 Arrangement of Visual Fibres within Retina and Optic Papilla

来自视网膜各部节细胞的纤维都向后集中于视盘，形成视神经，这些纤维按其在视网膜中的位置，可分为来自黄斑部纤维，即盘斑束（discomacular fasciculus），指黄斑区发出至视盘的神经纤维）和周围部的纤维（即来自黄斑以外的视网膜部分的纤维）两个部分（图 I –6–10）。

来自黄斑部的纤维和周围部的纤维，都可以分为交叉与不交叉两种。目前认为（Posner 和 Schlossmann）视网膜交叉与不交叉纤维的交界线，不是经视盘（optic papilla）的垂直线，而是经黄斑部（macula lutea）的垂直线。位于垂直线鼻侧的纤维是交叉到对侧的，经视盘的鼻侧部分进入视神经；在垂直线颞侧的纤维是不交叉的，经视盘颞侧部分进入视神经。来自黄斑部的纤维形成卵圆形的乳头黄斑束（papillomacular bundle），位于视网膜的颞侧，自黄斑向鼻侧进行，直到乳头的边缘，也和视网膜周围部的纤维一样，来自黄斑鼻侧半的纤维为交叉的纤维；来自颞侧半的则为不交叉的纤维。黄斑范围虽小，但乳头黄斑束纤维数量甚多，排列也密，占视网膜纤维总数的半数以上（50%~60%），但所占位置仅为视网膜面积的 1/20，黄斑纤维约占视盘全部周边的 1/3。这样就为保证黄斑区高度生理功能需要而提供了特殊的解剖学基础。

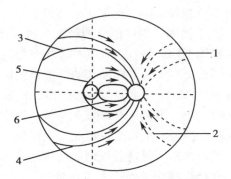

图 I-6-10　视觉纤维在视网膜和视盘中的排列情况示意图
Diagram of the Arrangement of Optic Fibres In Retina And Optic Papilla

1. 鼻侧上辐状交叉纤维：系来自鼻上限之纤维（接收颞下象限视野）。

Superior nasal radiate crossed fibres：comingfrom upper nasal quadrant （receiving the visual field of superior temporal quadrant）

2. 鼻侧下辐状交叉纤维：系来自鼻下限之纤维（接收颞上象限视野）。

Inferior nasal radiate crossed fibres：coming from lower nasal quadrant （receiving the visual field of inferior temporal quadrant）

3. 上颞侧弓状不交叉纤维：系来自颞上限之纤维（接收鼻下象限视野）。

Superior temporal arcuate uncrossed fibres：coming from the upper temporal quadrant （receiving the visual field of inferior nasal quadrant）

4. 下颞侧弓状不交叉纤维：系来自颞下限之纤维（接收鼻上象限视野）。

Inferior temporal arcuate uncrossed fibres：coming from the lower temporal quadrant （receiving the visual field of superior nasal quadrant）

5. 黄斑颞侧部的纤维（不交叉）黄斑乳头束

The fibres from temporal macula （uncrossed） maculopapillary tract.

6. 黄斑鼻侧部的纤维（交叉）黄斑乳头束

The fibres from nasal macula （crossed） maculopapillary tract.

　　视网膜鼻侧半的纤维向视盘集中的情况较为规则，绝大部分纤维简单地向视盘集中，所以鼻侧上部的纤维进入视盘鼻侧的上部，而鼻侧下部的纤维进入视盘鼻侧下部。但视网膜颞侧的纤维，由于乳头黄斑束（papillomacular bundle）的存在致使颞侧上半部和下半部的纤维分布在乳头黄斑束的上方和下方呈弓状向乳头集中，在黄斑纤维的外侧、上、下方的周围纤维彼此呈近于直角的关系互相分离，其间呈一假想的水平线分隔。无论在颞侧和鼻侧，上半部和下半部的纤维都不重叠。因此，视网膜的视觉纤维可分为四个象限，即颞侧上、下象限和鼻侧上、下象限。所以视网膜周围部纤维根据来自不同的象限可分为：①上颞侧弓状纤维（superior temporal arcuate fibres，上弓状纤维），系指来自视网膜颞上象限的纤维，由视盘颞上区进入视神经；②下颞侧弓状纤维（inferior temporal arcuate fibres，下弓状纤维），系视网膜颞下象限发出的纤维，由视盘颞下区进入视神经；③上辐射状纤维（superior radiate fibres），系视网膜鼻上象限发出的纤维，由视盘鼻上区进入视神经；④下辐射状纤维（inferior radiate fibres），系视网膜鼻下象限发出的纤维，由视盘鼻下区进入视神经。

　　至于视觉纤维在视盘中的排列关系，尚未完全确定。但一般认为来自视网膜周围部分的纤维，位于视盘的周围部分（即接近脉络膜），而来自视网膜中央部的纤维，则位于视盘的中央部分（即接近玻璃体）。

二、视神经内视觉纤维的排列 Arrangement of Visual Fibres within Optic Nerve

　　来自视网膜各部的神经纤维，在视神经各段占据不同的位置。关于黄斑乳头束（maculopapillary bundle）在视神经中的位置，依 Uhthoff 在 11 例酒精中毒性视神经萎缩的病例研究观察中，发现视神经在接近眼球处，黄斑乳头束位于视神经的周边部分。在视神经横切面上，占据下外侧1/4，并呈三角形，其底部朝向神经的中心。在离开眼球稍远，即视网膜中央动脉离开视神经以后的视神经，黄斑乳头束逐渐移至中央的位置，在眶内段的后部及骨管内段，此束在横切面上呈垂直的椭圆形。在颅内段由于整个视神经内旋，故呈水平横椭圆形。至于视网膜周围部分的纤维在视神经中的位置，Henshen 的研究结果得出的概念最为完整。他认为视网膜周围部的纤维，在视神经中各段的位置是：在接近眼球处，由于乳头黄斑束居于颞侧部位，故颞侧（不交叉）上、下周围部的纤维被黄斑乳头束所分开，而不能相遇于水平线上；在离眼球后约 10.0~15.0mm，黄斑乳头束转向中心位置，使颞侧上、下周围部的纤维彼此接近于水平线上。当视神经接近视交叉时，上、下两束纤维彼此合并，形成一个镰刀形的束，而位于视神经的腹外侧。鼻侧半（交叉）的纤维在视神经的全长中只形成一束而位于视神经的背内侧。因此，由视网膜各象限发出的周围纤维，在视神经内基本上保持着视网膜的排列关系。例如来自颞上象限者位于颞上方，来自鼻下象限者位于鼻下方。在接近视交叉处，由于视神经呈内旋 45° 的现象，因此，各象限纤维束的地位稍有改变。颞上象限的纤维改居正上方，鼻下者改居正下方，颞下者居正外侧，鼻上者居正内侧（图Ⅰ-6-11）。

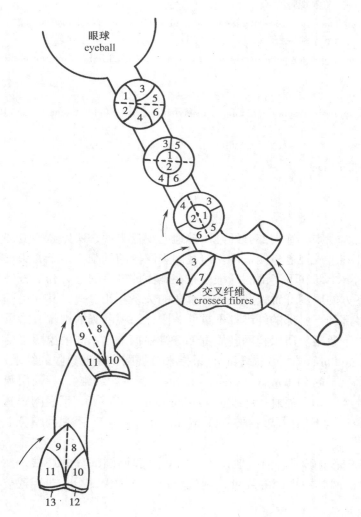

图Ⅰ-6-11　视觉纤维在外侧膝状体以前视觉通路各段排列情况示意图
Diagram of the arrangement of optic fibres in every segment of optic pathway in front of the lateral geniculate body
1. 黄斑上部纤维（superior macular fibres）
2. 黄斑下部纤维（inferior macular fibres）
3. 颞上部纤维（superior temporal fibres）
4. 颞下部纤维（superior temporal fibres）
5. 鼻上部纤维（superior nasal fibres）
6. 鼻下部纤维（inferior nasal fibres）
7. 黄斑颞侧半不交叉纤维（uncrossed fibres of temporal half of macula）
8. 黄斑上部纤维（superior macular fibres）
9. 黄斑下部纤维（inrerior macular fibres）
10. 上象限纤维（superior quadrant fibres）
11. 下象限纤维（inrerior quadrant fibres）
12. 对侧鼻上周边部纤维（superior perinasal fibres form oppiosite side）
13. 对侧鼻侧周边部纤维（inferior perinasal fibres from opposite side）

三、视觉纤维在视交叉内的排列 Arrangement of Visual Fibres within Optic Chiasm

视觉纤维在视交叉中通过的情况颇为复杂。迄今，关于人类视交叉中视觉纤维有部分交叉的情况已无所怀疑。在此之前对此问题却经历了近 30 多年的争论。经组织学家、神经病理学家和眼科学家在这一问题上进行了大量的工作。他们在犬身上作切断视交叉和视束的实验研究，发现沿前后方向切断视交叉时，并不引起任何眼的失明；切断一侧视束的也不引起任何眼的失明，如不遮盖动物的两眼，它就能很好的避开障碍物；但是如将其一眼包扎遮盖，则动物就会碰在置于未切断的视束同侧的障碍物上。他们由此证实了在视交叉中具有不完全交叉的纤维的结论。关于视觉纤维在视交叉中排列的详细情况，经过许多学者顽强的钻研，基本上得到了阐明。其中特别是 Wilbrand 关于这一问题多年研究的结果。他指出，视交叉中的纤维交叉，在视神经交叉前就已经作好了准备。当用显微镜检查时，在视神经将要进入视交叉时，有一软膜间隔自背侧进入视神经中，这样使鼻侧和颞侧的纤维分开，鼻侧纤维（交叉）位于视神经的背内侧，颞侧（不交叉）纤维位于腹外侧。此间隔即标志着纤维交叉的开始。

颞侧不交叉的纤维居视神经的腹外侧，沿视交叉的外侧呈卵圆形扁带，通过视交叉后，进入同侧的视束。当通过视交叉时，颞上部的纤维位于背侧，颞下部的纤维位于腹外侧。

由于交叉的纤维在通过视交叉时，并非采取同一的路径。因此，来自视网膜各部的纤维，在视交叉中也有多种不同的交叉方式。通常是来自鼻下象限的纤维，进入视交叉后，立即沿视交叉的前缘下方交叉到对侧。当越过中线后，这些纤维向对侧的视神经中伸入若干距离，并在该处形成弓状弯曲，称视交叉前膝（prechiasmatic genu），然后再转向后方，直接进入对侧视束的腹内侧。有时视交叉前膝可向前突入视神经中达 3.0mm。来自鼻上象限的纤维进入视交叉后先在同侧后行，在同侧视束的起端向视束内作弓状弯行，称视交叉后膝（retrochiasmatic genu），以后沿视交叉的后缘的上方交叉到对侧，进入对侧的视束的背内侧。黄斑乳头束的纤维，也分为交叉与不交叉两种。不交叉的纤维在其通过视交叉的全程中，始终位于视交叉的侧部，向后进入同侧视束；交叉的纤维来自黄斑的鼻侧半，入视交叉后，逐渐向内、向上进行，最后在视交叉后部的上面附近进行交叉，然后走向对侧视束。因此，黄斑乳头束在视交叉中有"视交叉中的小视交叉"（small optic chiasm within optic chiasm）之称。

综上所述，在视交叉中部只有交叉的纤维，而在其两侧部则同时有交叉的和不交叉的纤维。由于视交叉中纤维排列的情况及视交叉的特殊局部解剖关系，因此，视交叉的损害在症状方面表现得非常典型，即双颞侧偏盲。但由于交叉纤维排列的不同，因此，当病变来自下方（如垂体肿瘤）时，由于鼻下象限的交叉纤维，系在视交叉的前缘下方至对侧，所以出现颞上象限视野缺损。反之，当来自上方压迫视交叉的病变（如蝶鞍上肿瘤，主要为颅咽管瘤、血管瘤等），则将出现颞侧下象限视野偏盲。这是因为鼻上象限的纤维，走行于视交叉的后缘上方至对侧的缘故。这些常可以一眼先出现，也可以两眼同时出现。由于视觉纤维仅在视交叉内发生部分交叉，所以只有视交叉的损害，才会出现双颞侧偏盲。换言之，双颞侧视野缺损为视交叉损害的特征，这一点对视交叉的定位诊断，从解剖学角度来看是非常重要的。因为，黄斑乳头束也同样要在视交叉中进行交叉，故中心性两颞侧视野缺损，也具有同等重要性（图 I-6-10、图 I-6-12）。

此外，当病变侵犯视交叉前角时，因前角被侵犯的位置不同而出现不同的视野障碍。当病变自某一侧角的内侧向外扩展时，由于同侧交叉纤维被侵犯而出现同侧的颞侧偏盲，同时由于对侧眼的鼻下象限纤维被侵犯而出现对侧颞上象限偏盲。当病变侵犯视交叉后角，其病变是由后角内侧向外扩展时，引起对侧眼的颞侧偏盲；其后，由于外侧不交叉纤维的被侵犯而发生同侧眼的鼻侧偏盲，结果形成同向性偏盲。这些情况从视交叉纤维的解剖学去理解是不难认识的。因此，熟悉视交叉纤维排列的解剖特点，在临床定位诊断上有重要的实际意义。

四、视觉纤维在视束内的排列 Arrangement of Visual Fibres within Optic Tract

视束内的视觉纤维有来自同侧视网膜不交叉与对侧视网膜已交叉的纤维，故每侧视束含有以下四种纤维：①不交叉的同侧眼的颞侧纤维（undecussating temporal fibres of homolateral eye）；②交叉的对侧眼的鼻侧纤维（decussating nasal fibres of contralateral eye）；③不交叉的同侧眼的黄斑纤维（undecussating macular fibres of homolateral eye）；④交叉的对侧眼的黄斑纤维（decussating macular fibres of contralateral eye）（图Ⅰ-6-10、图Ⅰ-6-13）。

交叉和不交叉的纤维自视交叉进入视束后则逐渐汇集在一起，由同侧颞下象限及对侧鼻下象限发出的纤维居腹外侧；同侧颞上象限及对侧鼻上象限的纤维居腹内侧；由同侧黄斑部交叉的纤维汇集在一起居背部；其中来自上象限者居背内侧；来自下象限者居背外侧。

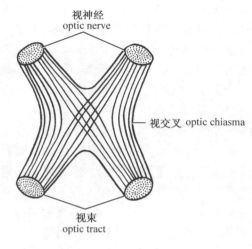

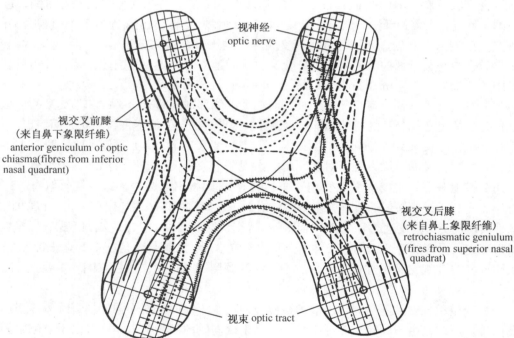

图Ⅰ-6-12　视交叉相关示意图

Diagram of the Optic Chiasma

A. 交叉纤维与非交叉纤维的排列情况示意图

diagram of the arrangement of crossed and uncrossed fibres

B. 视觉纤维在视交叉中经过情况示意图

diagram of the optic fibres pass through the optic chiasma

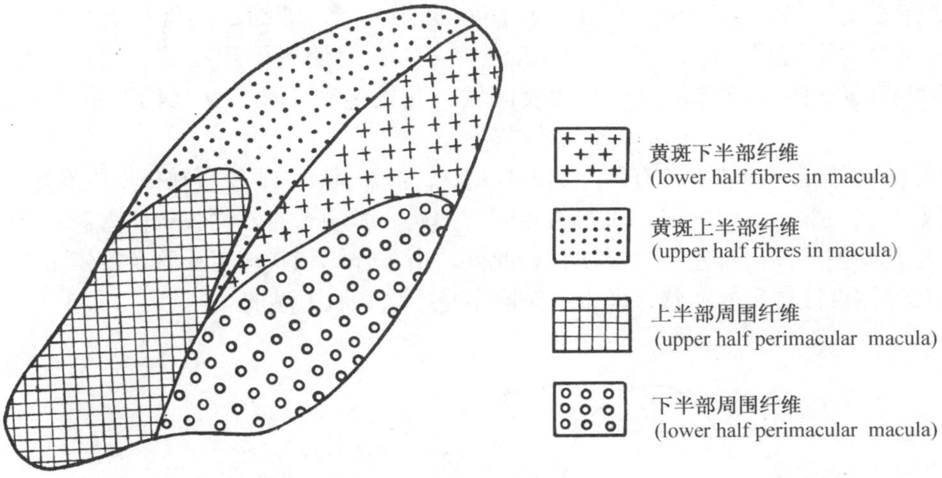

+ + +　黄斑下半部纤维
+ + +　(lower half fibres in macula)

黄斑上半部纤维
(upper half fibres in macula)

上半部周围纤维
(upper half perimacular macula)

○ ○ ○　下半部周围纤维
○ ○ ○　(lower half perimacular macula)

图 I-6-13　视觉纤维在视束内的排列示意图
Diagram of the arrangement of optic fibres in intra optic tract

　　由于视束包含有交叉和不交叉的视觉纤维，故视束的疾患，典型的视野缺损为同向偏盲，即同侧眼的鼻侧视野及对侧眼的颞侧视野同时缺损。这种缺损一般是两侧不一致的，即两侧视野缺损的范围大小不等。视束疾患引起不一致性的同向偏盲，从解剖学来看，乃在于交叉与不交叉的纤维在视束中各占有一定位置而并非彼此掺杂伴行，以及视束内交叉与不交叉纤维的汇集现象，仅仅发生在开始阶段，而并非两眼视网膜对应点纤维的精确汇集之故。

　　由于视束的纤维紧密地聚集在一起，当遭受病变侵犯时，视网膜周围部的纤维和黄斑部纤维同时受到损害，而出现黄斑分裂，这是视束疾患的视野缺损的另一特点。从瞳孔对光反射的传导来看，Wernicke偏盲瞳孔现象，也称偏盲性强直瞳孔（hemianopic pupil –rigidity）对视束疾患的诊断有一定意义。因为瞳孔对光反射传入通路，随视神经进入视束，在外侧膝状体前方离开视束而经上丘臂进入中脑的顶盖前区。所以在视束疾患的偏盲，当光线仅照射无功能的一半视网膜时，没有瞳孔反应，而照射有功能的一半时，则有反应。

五、视觉纤维在外侧膝状体中的终止情况 Final State of Visual Fibres within Lateral Geniculate Body

　　关于视觉纤维在外侧膝状体（lateral geniculate body）中的终止情况，也曾有过一些争论。但近数十年来经过许多学者（Henshen，Ronne，Brouwer和Zeeman）的研究较肯定地认为，来自视网膜的纤维在外侧膝状体中，各有其固定的投影区域（图 I-6-14）。根据Brouwer和Zeeman在猿类的实验研究，认为视网膜周围的纤维位于外侧膝状体的腹侧，上半部的纤维在腹内侧，下半部的纤维在腹外侧。黄斑部的纤维终止于外侧膝状体的背侧及中央的大部分；黄斑上半部的纤维位于背内侧，下半部者位于背外侧。视网膜鼻侧半的边缘部分（即接受对侧单眼视觉的颞侧半月视野的部分），则终止于外侧膝状体腹侧部的狭窄小区域中。

　　人类及猿类的外侧膝状体，由于高度进化而向外侧呈90°翻转，致使视网膜上半部的纤维投影于外侧膝状体的内侧，而不在背侧，下半部的纤维投影于外侧，而不在腹侧。但这种视觉纤维排列部位的扭转，至视辐射又恢复原状。因此，在全部视路中除外侧膝状体外，在视网膜上部的纤维永远在上方，下部的纤维永远在下方。

　　至于交叉和不交叉的纤维，在外侧膝状体也各有其固定的投影问题。Minkovski的研究具有重要的意义，他在许多摘除一侧眼球的动物和一眼长期失明的患者进行病理研究时，发现在外侧膝状体中神经纤维和节细胞的萎缩，在两侧膝状体中，萎缩现象有规律地散布在节细胞的各层，在每侧外侧膝状体中皆有节细胞萎缩层与正常层交替存在。在摘除眼球之侧，萎缩层的部位与对侧正常层相对应，即在两侧相同部位的细胞层，眼球摘除一侧者维持正常，对侧者即现萎缩。因此，他得出结论是，每个眼在两侧外侧膝状体中都有其固定的代表区域，并且是交叉和不交叉的纤维终止于不同的细胞层中。

虽然视觉纤维在外侧膝状体中各有其一定的投射区，但在其疾患，视野缺损则没有定位诊断的特征。其视野缺损根据病变的部位，可能与视束损害相同。如病变影响右侧外侧膝状体内侧时，可出现左下象限偏盲，如侵犯其外侧，即出现左上象限偏盲。此外，由于外侧膝状体与丘脑及锥体束相邻近，故也常同时伴有丘脑及锥体束被侵犯的症状，即出现对侧半身疼痛和肌力减弱。

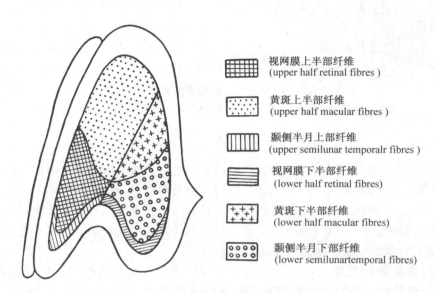

视网膜上半部纤维
(upper half retinal fibres)

黄斑上半部纤维
(upper half macular fibres)

颞侧半月上部纤维
(upper semilunar temporalr fibres)

视网膜下半部纤维
(lower half retinal fibres)

黄斑下半部纤维
(lower half macular fibres)

颞侧半月下部纤维
(lower semilunartemporal fibres)

图 I -6-14　视觉纤维在外侧膝状体的终止情况示意图
Diagram of the termination of optic fibres in lateral geniculate body

六、视觉纤维在视辐射中的排列 Arrangement of Visual Fibres within Optic Radiation

许多临床病理学家的观察和动物实验表明，视网膜各部的纤维，在视辐射中有明确的对应点。在视辐射中，来自两眼相应部位的交叉和不交叉的纤维是精确地汇集在一起并列进行的（图 I -6-15）。这种解剖关系可以说明当视辐射有疾患时，患者两眼的视野缺损具有很大程度的一致性。从 Poliak 对于视网膜在视辐射中的投影问题所作的详尽研究表明：①视辐射的纤维仅由外侧膝状体发出，与丘枕（丘脑枕）及上丘没有联系；②视辐射位于 Gratiolet 束的外层（外矢状层），由背侧、腹侧及中间三部分组成。背侧部分起于外侧膝状体的内侧部，终止于距状裂的上唇，这些纤维与视网膜上部纤维联系。腹侧部分起始于外侧膝状体的外侧部，而终止于距状裂的下唇，这些纤维与视网膜的下半部相联系。黄斑部的纤维起自外侧膝状体的背部和中部，它位于视辐射的中部，并将周围的纤维分隔开，最后终止于枕叶的后极。

因此，就上述的资料可以确定每一侧视辐射都有三组纤维。即中部 1/3 为黄斑来的纤维，向后终止于距状裂上、下唇的后部；另一组占据视辐射上部（背部）的纤维来自视网膜上半部，向后终止于距状裂的上唇；再一组占据视辐射下部（腹侧）的纤维来自视网膜的下半部，向后终止于距状裂的下唇。视网膜鼻侧边缘部分的纤维即单眼视野颞侧半月的纤维，据 Poliak 的研究认为鼻上象限的单眼视野纤维止位于视辐射的最上部，鼻下象限的纤维位于视辐射的最下部。

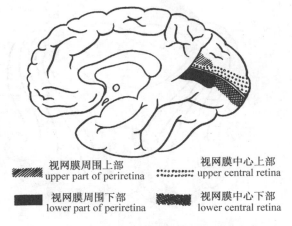

D. 背侧纤维（dorsal fibres）;

V. 腹侧纤维（这部分纤维向前方绕过脑室纤维，称为颞襻）(ventral fibres (this part of fibres winds anteriorly the ventricular fibres,termed temporal ansa));

Ma. 黄斑纤维（macular fibres）

图 I -6-15　视觉纤维在视辐射的排列示意图
Diagram of the arrangement of optic fibres in optic radiation

综上所述，有两点值得注意：①视辐射自外侧膝状体发出后，向后经颞叶、顶叶而终止于枕叶视皮质。因此，这些相应部位的病变如外伤、肿瘤及血管性疾病等都有可能侵犯视辐射的纤维，而且还伴有相应脑部损害症状；②视辐射自外侧膝状体发出后比较集中，然后又稍作扇形分散为背、腹部纤维，再往后，背、腹部纤维又逐渐集中。因此，视辐射损害的部位不同，所引起的同向偏盲性缺损也各异。如损伤在前部（接近内囊）可引起完全的同向性偏盲；损伤在稍后部，由于视辐射已分散，故常损害一部分纤维而引起象限性同向偏盲。因此，从视辐射的解剖来看，其损害的特点应该是：一致性的同向偏盲性视野缺损，黄斑回避，颞侧半月视野缺损等。

七、视觉纤维在纹状区的终止情况 the Termination of Visual Fibres within Striated Area

有关视网膜在视觉皮质中枢的投影问题，是一切有关视路系统中最复杂的问题之一。经过许多学者长时间的研究，基本上已确定视网膜在枕叶视皮质中有一定的精确投影，即：每一侧的纹状区与两眼同侧一半的视网膜有联系，例如左侧纹状区与左眼颞侧和右眼鼻侧一半的视网膜相联系。视网膜各部在纹状区各有一定的投影部位，视网膜上半部的纤维终止于距状裂的上唇，视网膜下半部的纤维终止于距状裂的下唇；而黄斑部的纤维则终止于纹状区的后部。在视网膜中逐步向周围离开黄斑的部分，在纹状区所占据的部分也相应地自黄斑投影区依次向前推移。因此，视网膜周围部分的纤维占据纹状区的中部，而颞侧半月的纤维则位于纹状区的最前部（图 I -6-16）。

视网膜周围上部
upper part of periretina

视网膜中心上部
upper central retina

视网膜周围下部
lower part of periretina

视网膜中心下部
lower central retina

图 I -6-16　视觉纤维在纹状区的终止情形示意图
Diagram of the termination of optic fibres in the striate area

Kleist 依据一系列的比较解剖学的资料所得到的结论是：交叉与不交叉的纤维分别止于一定的细胞层，即大脑皮质第Ⅳ层：内核层（inner granular layer）。他认为交叉的纤维终止于深内核层；而不交叉的纤维则终于浅内核层。Henshen 研究了三例长期一眼失明患者的枕叶皮质，发现当左眼球萎缩时，在左侧枕叶纹状区节细胞层发生萎缩，见于浅内核层；而在右侧纹状区则发生深内核层。从而证实了 Kleist 见解的正确性。即与两眼同一部位相联系的交叉和不交叉纤维在纹状区皮质中终止于同一部位，但不是同层的节细胞。

从每一侧的纹状区代表对侧一半视野的基本关系，视觉皮质的损害将引起对侧同向性偏盲，并伴有黄斑回避。此外，如果突然发生边缘不规则的象限性同向偏盲，或小的中心性同向偏盲性暗点，而又无其他神经症状者，从视网膜在纹状区的解剖学投影来分析，以定位为视皮质的损害是合理的。

在介绍了视觉传导通路的有关内容后，就光线自眼球至视皮质的传导通路如图Ⅰ-6-17及有关说明。

由于视觉通路行程遥远，局部关系多样，纤维排列复杂，有关部分损害后临床症状各有其特异性。现综合如图Ⅰ-6-18。

八、视神经再生 Regeneration of Optic Nerve

长久以来，一直认为掌管视力传导的视神经遭到损坏想要恢复是不可能的。这一信条几乎是人们的确共识。然而近期，由美国史坦福大学（Stanford Universty）神经生物学副教授安德鲁·休伯曼（Anderew Huberman）及其研究小组，在英国 2016 年的《自然·神经学》月刊．发表了他们研究的进展，称他们已经成功地让视神经遭到破坏的老鼠重获视力。尽管实验成果尚不能投入实验应用，但仍指明了一个充满希望的研究方向。

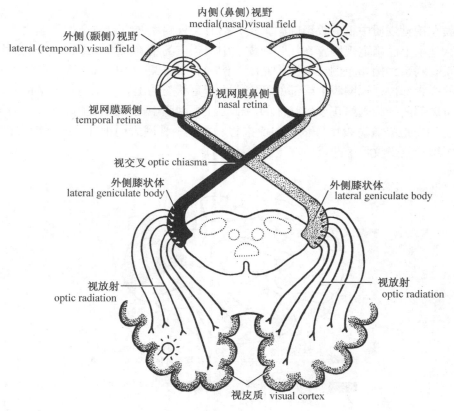

图Ⅰ-6-17　视觉传导通路
the visual pathway

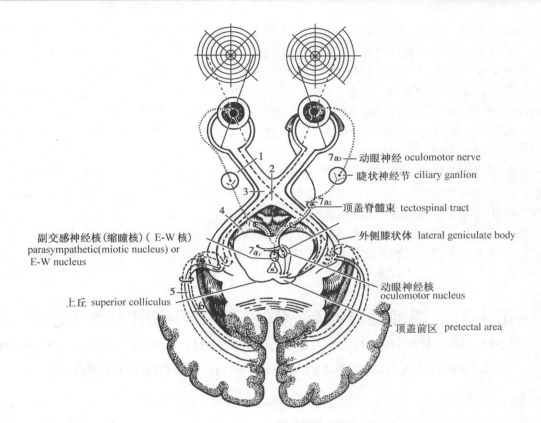

图Ⅰ-6-18　视觉通路损害示意图
Diagram of the injury of visual pathway

1. 左眼全盲。盲侧瞳孔强直；盲侧瞳孔比健侧稍扩大。直接对光反应消失，间接对光反应存在。健侧保存直接对光反应，间接对光反应消失。两眼辐辏皆存。

Total blindness of left eye .Rigidity of blind pupil；blind pupil is somewhat larger than normal one.Light direct reaction disappears but indirect reaction exists.Light direct reaction preserves in health side but indirect reaction disappears.Convergences in both eyes are existed.

2. 双颞偏盲。并出现半盲性瞳孔强直。在两眼颞侧给光刺激视网膜鼻侧半时，两眼直接与间接对光反应消失；但在两眼鼻侧给光刺激颞侧视网膜时，则直接与间接对光反应均存在。两眼辐辏皆存。

Double temporal hemianopsia.Rigidity of half-blind pupil appears.Both the nasal halves of retina are stimulated by light from bitemporal sides of two eyes，light direct and indirect reactions in two eyes are disappeared，but from both nasal side，the reaction are existed.The convergences of two eyes are existed.

3. 左侧鼻侧偏盲。左颞侧半视网膜给光刺激时，直接对光反应消失，间接对光反应存在，两眼辐辏皆存。

Nasal hemianopsia in left eye.When the retina of left temporal half is stimulated by the light，the direct reaction is disappeared and indirect reaction is existed.The convergences of two eyes are existed.

4. 双右侧偏盲。右侧半盲性瞳孔强直。从两眼右侧向射入光线，刺激左侧半视网膜时，直接与间接对光反应均消失；如从左侧照射时，则直接与间接对光反应均存在。

Double right hemianopsia.Rigidity of half-blind pupils in right halves.Light comes from both the right sides of eyes and stimulate the retina of left sides，the light direct and indirect reactions are disappeared；if the light come from left sides，the direct and indirect reactions are existed.

5. 右下 1/4 偏盲，无性偏盲瞳孔强直。

Right inferior quadrant hemianopsia has no hemianoptic rigidity of pupil.

6. 右上 1/4 偏盲，无性偏盲瞳孔强直。

Right superior quadrant hemianopsia has no hemianoptic rigidity of pupil.

7. a_1，a_2，a_3，病变在副交感神经核（缩瞳核）或其他传导通路上，瞳孔完全强直，直接与间接对光反应消失外，右眼辐辏能力消失，左眼则直接、间接对光反应及辐辏均存在。

a_1，a_2，a_3 pathological changes in the parasympathetic nucleus （miotic nucleus）or at its pathway，the pupils are complete rigidity，except the light direct and indirect reactions are disappeared，the capacity of right ocular convergence is disappeared but the light direct and indirect reactions and convergence of left eye are existed.

休伯曼及其研究小组为了视神经生长方式，他们破坏了老鼠的视神经然后对视神经施加视觉刺激，再用上促进神经生长因子，就可以见到"轴突"的延伸，并诱导它们向大脑中掌管视觉的部分建立相应的关联，使盲鼠重见光明。而另一些视神经遭到类似破坏没有加以视觉刺激和加以神经生长因子的老鼠，它们的"轴突"却未见有明显的"再生"。他们还见到视神经受到破坏三周后，"轴突"从眼睛重新延伸至大脑的某些迹象；并且可见在视觉刺激的同时，给予老鼠神经生长因子，将使"轴突"再生效果提高500倍。当然并不是所有的"轴突"均能再生，但能够做到已经受到破坏的"轴突"再次延伸至大脑的速度和距离，无疑令人惊讶和充满期待。

研究小组还见到：实验鼠一旦受到诱导再生后，受损视神经仍保留着在大脑视觉中枢中找到正确关联的指令；这表明神经细胞从未忘记，还记得回家的路。从休伯曼研究小组结果显示：如果受损的"轴突"接受足够多的刺激，再加上神经生长因子，让盲鼠获得视力，重见光明是可能的。虽然这一方法要应用在人类，用休伯曼的活来说是满怀希望。如对一些青光眼等眼疾患者来说如果受损的"轴突"能接受到合适的足够多的刺激，再加上神经生长因子，盲人就有可能重获视力。

（卢亚梅　王启华）

第十节　视神经纤维轴浆流在眼科的病理生理学意义
Section 10　Pathophysiological Significance of Axoplasmic Flow of Optic Nerve Fibre in Ophthalmology

自 Weise 和 Hiscoe（1948）用实验方法证实轴浆流以来已经过去了60多年。由于实验手段不断的改进，对神经元的胞体和轴突在结构和功能上是一个整体有了更深入的了解。神经元的轴突有的长达100.0cm以上（长颈鹿40.0~450.0cm）。被众多的学者认为由胞体合成的物质如蛋白质、脂类、线粒体、神经分泌物和递质囊泡等，均需通过轴浆流输至轴突末梢；通过轴浆流以保持胞体至轴突末梢的物质输送具有特别重要的意义，并借此保证神经系统的正常生理功能。

视网膜（retina）和视神经（optic nerve）均属于神经系统的一部分，但其位置却在中枢神经系统的外部。在视网膜节细胞的轴突内（即视神经纤维内）通过下列的实验，证明上述浆流也同样存在，并且也是双向流动的。

用放射性核素 ^{3}H 作示踪标记的氨基酸（如亮氨酸、脯氨酸）向玻璃体内注射，同时用光显微镜或电镜观察，通过闪烁计数器（scintillation counter）和放射自显影技术可见到示踪标记的氨基酸首先在视网膜节细胞体内出现，然后逐渐依次在轴突近端和远端出现，示踪标记不仅向同侧外侧膝状体和上丘流动，同时也向对侧的外侧膝状体和上丘流动。示踪标记运输的速度不完全相同，最快的每日为150.0mm，最慢的每日为20.0mm。如果向外侧膝状体的背侧注射辣根过氧化物酶（horseradish peroxidase，HRP），则 HRP 可被该处的轴突末梢以吞饮的方式入轴突内，并且可被反方向地转移到视网膜节细胞的溶酶体颗粒（lysosome granules）内。

通过不少的研究显示，不管是正向流动还是反向流动，视神经节细胞轴突内的轴浆流都因缺氧、低温、局部麻醉、贫血、机械性压迫或某些药物如秋水仙碱的作用而发生中断。因此，轴浆流存在这一事实，为神经再生提供了理论依据。因为，在用电镜观察神经纤维再生时，可见到轴突的生长端有一膨大部，它具有许多伪足，并不断地伸长和退缩，这种变形运动与轴浆流的变向流动有关。当正向流动超过反向流动时，伪足膨大部伸长，反之则退缩。轴突之所以能再生和不断地向外周生长，完全是与正向流动大于反向流动有关。同时也说明了，由于轴浆流是变向的，这就为某些致病因素可能从外周逆行进入中枢神经系统。例如破伤风、狂犬病的发病，也就是由于轴浆流的逆向流动，把外周的病毒向中枢转运的结果。

在眼科，利用动物实验研究，依据轴浆流的学说对说明青光眼、视神经和视网膜疾病方面的发生和发展，取得了可喜的应用前景。

一、视盘水肿与轴浆流 Axoplasmic Flow Relating to Papilloedema

用 ^{3}H 作示踪标记的亮氨酸向玻璃体内注射。在正常情况下，标记物在注射后12天将在视盘上完全消失。但当视盘发生水肿时，12天后在视盘仍可见被示踪标记物所充满。实验证明当颅内压升高或眼内压降低时，视盘内轴浆流的快相和慢相都将发生阻滞。电镜观察肿胀的轴突可见到轴浆内有的线粒体（mitochondria）变得相当大，其体积可为正常线粒体的30~60倍。这种巨大的线粒体（megamitochondria）可由多个线粒体融合而成，也可由单个线粒体发展而来，或者两者兼而有之。因为，在正常情况下线粒体的内膜凹陷，在表面形成许多高低不一的嵴（cristae）。当轴浆肿胀时，此种嵴就发生形态上的改变，有的嵴变得短而小，有的嵴则向四周移行。在某些肿胀的轴突内，还可发生线粒体的密集或皱缩。线粒体形态上的上述改变，意味着轴突内氧化代谢的增高，这是一种病态象征，很好地说明了视盘水肿的某些病理生理过程。除了这些线粒体在体积、形态和数量方面的改变外，尚可见到数量较多的层状体（laminated body）和细胞样体（cytoid body）。轴突内的神经微管（microtubule）几乎遭到完全破坏。部分轴突甚至出现水肿变性（hydropic degeneration）。Tso和Harnen根据大量的实验资料指出，轴浆流受阻导致轴突肿胀。位于视盘最表层的视神经纤维层，也就是视网膜节细胞的轴突层。当视盘发生水肿时，位于此层的轴突可明显肿胀而呈液泡样外观（vacuolated appearance），是产生视盘水肿的主要机制；而视盘水肿时，由于轴浆流受阻而产生轴突肿胀，是视盘水肿的一种最基本的病理改变。

肿胀的轴突不但给人以视盘水肿的外观，而且还可以压迫视盘表层和筛板前区的血管（包括视网膜中央静脉），引起视盘及邻近视网膜血管的扩张、出血、静脉瘀滞或微动脉瘤的形成。然而，由于神经冲动的传导主要依靠轴突的膜而不是轴浆流，加之视盘水肿时轴浆流之运行并非完全停止，因此在视盘水肿的早期，尽管轴浆流受阻，但只要轴突的膜保持完整，患者的视功能尚可保持正常。但引人注目的是：轴突的上述改变，仅限于视盘筛板以前的区域，在筛板以后的视神经中，虽可见到部分轴突的消失和髓鞘的塌陷，但绝无轴突的肿胀。至于视盘水肿时为什么轴浆流的受阻部位是在筛板处，而不是在别的地方，可参看下述的两个生理事实：①视盘是处在两个具有不同压力的腔隙之间，即筛板前区视盘前方承受眼内压力，后方承受颅内压（即蛛网膜下腔压力）。在正常情况下，眼内压为18.0~25.0mmHg，脑脊液压为9.0mmHg，两者间的压力差，恰好构成了轴浆流自视网膜节细胞向远方运动的动力；②据观察在巩膜的筛板上有一种特殊类型的星形神经胶质细胞（spider cell）构成了多层的筛板支持海绵网（supportive spongework）。层与层之间的网状小眼上下对齐，构成了一条条直线隧道，以便使视神经纤维直线通过。眼内压与颅内压之间的压力差是维持上述层间网状小眼的直线对合（alignment）。如果眼内压与颅内压之间的压力差由于某一种原因，如颅内占位性病变，眶内新生物或眼球穿孔伤等发生了改变，层间的网状小眼的对合就可发生偏离而不再保持直线对合。于是，本来呈直线对合走行的神经纤维发生扭曲，从而导致轴浆流受阻甚至中断。这些生理事实虽仍未能十分有力的说明为什么轴浆流的受阻是在筛板处而不在别的地方。但是，这些清楚的生理现象将会有助于人们认识视盘水肿的病理生理改变。

二、青光眼视盘凹陷与轴浆流 Papillary Excavation of Glaucoma and Axoplasmic Flow

关于青光眼视盘凹陷的成因，随着人们对轴浆流的深入研究，特别是在它的早期，可能与神经纤维轴浆流传递障碍有关。以恒河猴动物实验证明，用3H作示踪标记的氨基酸，注射到玻璃体内，当动物的眼压处于正常阶段时，示踪标记物约8小时后可经过视神经到达外侧膝状体；如果眼压中等度升高，在筛板前就可见到示踪标记物的堆积，且到达外侧膝状体的示踪标记物也大大减少，这表明轴浆流有不完全阻滞。当眼压升高至接近动脉压时，尽管视网膜节细胞合成蛋白质的功能和轴浆向视盘方向的运行仍然正常，但示踪标记物却完全被沉积在筛板区。若眼压超过动脉压时，则视网膜节细胞的合成蛋白质的功能完全停止。在进一步的研究中，见到受阻仅见于轴浆流的快相，至于轴浆流的慢相和反向流动仍属正常。

Quigley等通过动物实验，也同样证明视盘轴浆流受阻的情况与眼压升高的程度及高眼压持续时间密切相关。即眼压升高至50.0mmHg时，轴浆流被阻于巩膜筛板区；若高眼压持续不超过1周，则在眼压恢复正常后，在一些轴突中可恢复正常的轴浆流，而在另一些轴突中可开始出现节细胞变性，其细胞死亡的进程包括一个从视盘到脑的快速上行性变性，约3~4周后，继之一个节细胞体及其附着之轴突下行性变性。视盘上、下部分的轴突较之鼻侧和颞侧轴突的损害范围要大。

在电子显微镜下观察筛板附近的神经纤维时，可以见到一部分纤维发生水肿样变性，而另一部分则发生反应性轴突肿胀。在发生水肿样变性的轴突里，早期可见到线粒体肿胀，神经微管崩溃，小泡状成分（vesicular element）凝集，而轴突附近的胶质细胞仍属正常。稍晚，受累的轴突本身则可完全变成空泡，此等空泡状的轴突被扩大了的髓鞘所包围，其周围的神经胶质细胞则发生水肿、崩溃，与此同时纤维组织也增生，正是由于这种纤维组织的收缩，才导致了筛板的后缩和杯状凹陷的形成。视盘的上述改变，早期是可逆的。但实验证明，当眼内压急剧升高时，由于轴浆流在筛板处堆积，以致筛板后轴突部分空虚，视盘筛板向后突出，可以形成杯状凹陷。当眼压被控制，轴浆流逐渐恢复，杯状凹陷可在几天内变浅。如果眼压持续升高，筛板后的轴突消失，并逐渐为空泡和增生的纤维组织所代替，在这样的情况下就可形成永久性的杯状凹陷。

值得强调的是：青光眼高眼压对轴突的直接压迫，导致青光眼轴浆流的传递障碍，但在另一方面，与高眼压引起的缺血也有很大关系。因为缺血本身也可引起轴浆流的阻滞。至于高眼压对轴突的直接压迫与高眼压引起缺血而导致对轴浆流的影响，两者究竟以何者为主，目前尚不完全清楚。但结扎实验动物的视网膜中央动脉或将睫状体后动脉切断，1周后视网膜电流图的b波就可熄灭，视网膜神经纤维中的示踪标记物也随之大大减少。而在视网膜节细胞体内，却可见到用放射性核素标记的氨基酸在此堆积。因此，有理由认为缺血对轴浆流的影响，主要表现在视网膜节细胞合成蛋白的功能受到抑制。

尽管从动物实验的大量工作都显示青光眼性视盘凹陷与轴浆流受阻有关。但对高眼压为什么只影响轴浆流的快相而不影响轴浆流的慢相和反方向流动、青光眼时所发生的轴浆流传递方面的障碍与缺血性的改变和机械性压迫之间有什么相互关系、以及在个别实验动物中，虽然出现轴浆流快相可因高眼压而发生阻滞，但为什么在眼高压持续了6周后仍无神经纤维变性等等，都尚未能得到满意的解释。但随着实验手段的不断更新，可以预料，不久将来人们对轴浆流的认识将日趋丰富，这些尚未解决的问题，将会逐渐被揭示和阐明。

三、视网膜棉絮斑与轴浆流 Cotton Wool Patches of Retina and Axoplasmic Flow

视网膜棉絮斑（cotton wool patches of retina）其形状与棉花团相似，是一种用检眼镜可直接观察到的视网膜病理改变。边缘不清楚，大者如同视盘直径，小者如同针头大小；其组织成分，目前多数学者认为是神经纤维的一种细胞样体（cytoid body）。此乃由于将含这种改变的视网膜作纵切片（与视网膜节细胞长轴一致的方向所作的切片）在光镜下观察时，可见到该处的神经纤维有肿胀样改变，呈纺锤状（fusiform），用苏木精—伊红染色后，它的中央表现为深红色反应和真正的细胞染色反应十分相似，故称"细胞样体"。电镜下观察，见到这种细胞样体，实际上是由线粒体、致密体（dense body）、膜样漩涡（membranous whirl）和泡状颗粒堆积而成。通过将猪分成甲乙两组的动物实验，即：甲组用氩激光照射眼底，与此同时向玻璃体内注射示踪标记物，乙组则先向玻璃体内注射示踪标记物，两天后再用激光照射眼底。用激光照射眼底的目的是封闭视网膜中央动脉中的某一支，借此造成相应供应区缺血。结果发现：在甲组所有示踪标记物都积堆在轴突的近端A处（图Ⅰ–6–19甲组）。而在乙组示踪标记物则分别地被堆积在轴突的近端A处和远端B处（图Ⅰ–6–19乙组）。实验表明，甲组激光照射和注射示踪物是同时进行，所以轴浆流正向传递向轴突远方运行示踪物，还未来得及到达轴突末梢就被阻断了（激光封闭了视网膜血管，血管供应区缺血而产生轴浆流的中断）。而在乙组，激光照射是在注射示踪标记物后2天，因此，示踪标记物就有足够的时间随轴浆流的正向传递向轴突的末梢运行。所以，当在2天后用激光照射眼底时，已有一部分轴浆随着逆向传递到达B处。通过此实验认为引起上述物质堆积的原因，可能和轴浆流受阻有关。

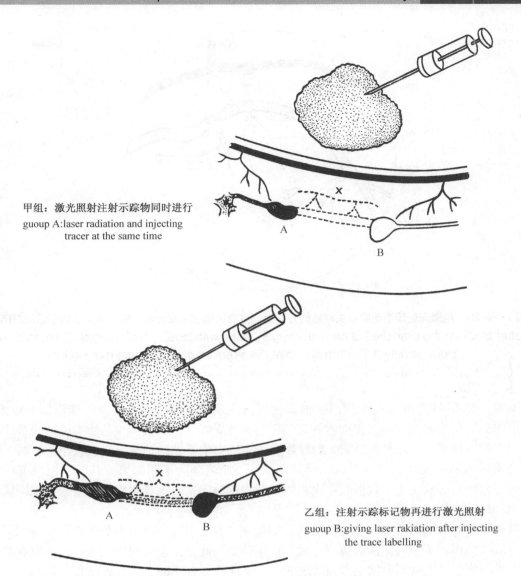

甲组：激光照射注射示踪物同时进行
guoup A:laser radiation and injecting tracer at the same time

乙组：注射示踪标记物再进行激光照射
guoup B:giving laser rakiation after injecting the trace labelling

图 I -6-19　视网膜棉絮状斑与轴浆流动物实验示意图（甲组、乙组）
Diagram of the cotton wool-shaped patches of retina and axoplasmic flow in the animal experiment（group A and group B）

　　为了进一步说明视网膜棉絮状斑的病理本质，McLeod 将视网膜中央动脉的某一分支血管的视网膜划分为近侧区、中间区和远侧区，分别以 PZ、IZ 和 DZ 表示之（图 I -6-20），当用激光封闭视网膜的相应血管后，在 PZ 区可以见到轴突呈肿胀样的外观，轴突内的神经微管基本被瓦解，神经微丝（neurofilament）堆积于轴突的中央。紧靠着轴膜（axolemma）密集地排列着众多的细胞器（organelles）和部分包涵体（inclusion）；位于 IZ 区内的轴突则呈液泡样外观（vacuolated appearance），在轴突内见不到细胞器的密集，仅见到一些空泡，偶尔也可见到皱缩或膨胀的线粒体；位于 DZ 区的轴突则常呈球状外观，致密的线粒体堆积在轴突内，其附近有神经微丝和膜样漩涡密集。

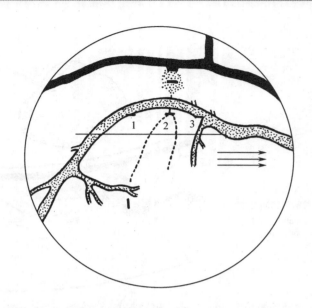

图 I-6-20 用激光封闭视网膜中央动脉的分支后，其血供区轴突变化示意图（箭头示轴浆运行方向）

Diagram after blocking the branches of central artery in retina with laser, the changes of axons in the area of blood supply（The arrows point the direction of axoplasma moving）

1. PZ（近侧区 proximal zone） 2. IZ（中间区 intermediate zone） 3. DZ（远侧区 distal zone）

通过实验，McLeod 等提出关于视网膜棉絮状斑白色外观的线粒体不正常的堆积根本原因应该是，由于贫血引起的轴浆流阻滞。视网膜棉絮状斑颜色的深浅受线粒体数量多少的影响，而线粒体数量之多少又取决于受累区轴突层（神经纤维层）的厚度和受累轴突中流动的轴浆流量的大小。同时，视网膜节细胞的轴突对缺氧的耐受性有个体差异，反映在眼底上则表现为不同的患者其混浊情况可以完全不一样。视网膜棉絮状斑通常发生于视网膜中央血管或颈内动脉闭塞、视盘水肿、高血压性视网膜病变等病例中。

通过系列的研究对视网膜棉絮状斑的形成与轴浆流的改变有关，已为多数学者所接受。但视网膜棉絮状斑的形成单纯用轴浆流的阻断去解释，显然是不够的。此乃由于视网膜棉絮状斑的形成除了轴浆流的改变外，尚与化学、物理和生物电方面的改变有关。这些均有待进一步去研究和探索。

四、视盘玻璃疣与轴浆流 Axoplasmic Flow and Papillary Vitreous Warts

视盘玻璃疣（papillary vitreous warts）是在视盘病理切片上见到的白色或黄色的圆形或椭圆形隆起物，其形状、大小不等，数目不一，可位于视盘的任何部位。通常真正用检眼镜看到的比较少。

视盘玻璃疣目前认为是由于视盘上的轴浆流受阻所引起。此乃由于视盘玻璃疣的形成，首先经历了视盘内轴浆流停滞，然后在这个基础上发生部分轴浆物质的钙化而致，从下面一些事实可得到论证。

从临床资料看，视盘玻璃疣最初出现的部位，毫无例外的首先在视盘的边缘，从视神经纤维在走向筛板的过程中，必然要经过巩膜脉络膜管的边缘，位于这个部位的神经纤维因直接和较硬的巩膜脉络膜管接触，因此，也最容易受巩膜脉络膜管绞勒。所以，也是最容易发生神经纤维的肿胀，轴浆流的停滞。视盘玻璃疣之所以在这个部位首先出现，也就意味着它和受阻的轴浆流间存在着一定的内在联系。

从病理切片的观察，视盘玻璃疣的典型位置是在筛板前方的巩膜脉络膜管内，也就是在筛板前区。它相当脉络膜和 Bruch 膜平面。此外，对 107 只未固定的人眼的测量筛孔总面积为（0.920±0.222）mm²，明显的小于视盘面积（2.59±0.27）mm²。Minckler 等认为 Bruch 膜平面及筛板上的筛孔是视神经纤维通道上最狭窄的部位，因此，视神经纤维在这个平面上最易受压迫，也就不难理解。也有理由认为 Bruch 膜平面及巩膜筛板区在视神经形态学和病理学中的重要性。向玻璃体内注射 ³H 示踪标记的氨基酸，当眼压升高，视神经纤维肿胀时，电镜下观察到，示踪标记物几乎全部都在相当于 Bruch 膜平面上沉积。因此 Minckler 的观点被得到证实。视盘玻璃疣和脉络膜玻璃疣在来源及组织学检查都是有所不同，脉络膜玻璃疣通常认为是视网膜色素的分泌产物，在组织学上显示为沙粒体（psammoma body），而视盘玻璃疣主要是由于视盘轴浆流受阻而引起，是层状体经过钙化和相互积聚而成的一种球形颗粒。由于层状体典型地出现在肿胀的轴突内，因此它的出现也就意味着轴浆流受阻。

　　视盘玻璃疣的产生与轴浆流受阻有关已如上述。但视盘玻璃疣几乎都发生在较小的视盘上，由于大量的神经纤维通过如此狭小的巩膜管，必然显得十分拥挤，也就较易引起轴浆流的阻滞。如果说小乳头是引起轴浆流阻滞的原因，那么，远视眼发生玻璃疣的机会就一定会较多。而事实上在临床和病理切片上则很少见到远视眼并发视盘玻璃疣。只用小视盘去解释，将很难使人信服。因此，视盘玻璃疣除了与轴浆流受阻这一原因外，将会还有其他的因素尚未被揭示。但随着研究手段的不断更新和完善，可以预言在探索的科研征途上这些因素必将得到阐明。

（张　黎　刘　靖）

第七章 眼的年龄变化

Chapter 7 Changes of Eye with Age

眼也和人体其他器官一样，经历着发育、生长、成熟和衰老的过程。人类通常在40岁以后为初老期，60岁以上为老年期。眼部也随着年龄的增长而有年龄的变化。据目前所知，主要表现为：老年环皆可见到，老年期视功能变化，视网膜动脉硬化，老年性白内障，鼻泪管狭窄，角膜混浊，以及眼睑内翻等。

第一节　眼的辅助装置及眼眶的年龄变化
Section 1　Changes of Accessory Apparatus of Eye and Orbit with Age

一、眼睑的年龄变化 Palpebral Changes with Age

青年人眼睑皮肤光滑，红润且紧张；老年人则渐次松弛，发生皱褶，外眦部多出现放射状皱纹。

睑裂的形状，在儿童期，男女均多为扁桃型，纺锤型者少，随着年龄的增加，有从扁桃型移行于纺锤型的倾向，以后出现性差。两外眼角的距离，从幼年时起随年龄的增加而逐渐变宽，通常在20~23岁左右发育完成，以后男女基本相同。从30~40岁起呈有渐次缩短的倾向，但在女性的变化约早1~2年。

通常50岁可出现眼睑萎缩，比较瘦弱者或更早些，发展缓慢。眼睑衰老变化的特点是：皮肤变薄，皱纹多，眼睑皮肤松弛，眼轮匝肌松弛肥大，眶隔脂肪突出，在下眼睑呈现眼袋；眉毛稀疏，上眼睑下垂或下睑皮肤下垂等等。当上眼睑皮肤松弛严重呈现下垂状时，可以遮挡住部分或大部分瞳孔，睁眼乏力，使眼裂缩小。若上睑皮肤松弛均匀下垂使眼裂呈一条缝，称"眯缝眼（narrow eyes）"；若外侧下垂而内侧不下垂，则表现为"三角眼（triangular eye）"，外侧垂重，内侧垂轻则呈"八字眼（splay eye）"，单眼上睑皮肤下垂成"大小眼（big and small eye）"等等。而下眼睑皮肤松弛严重者，往往由于眶隔以及眼轮匝肌失去弹力，使眼睑皮肤下坠，可引起一定程度的老年性睑外翻和伴随流泪现象。有些肥胖的老年人，松弛的眶隔可使眶内脂肪脱出于眼睑组织内，形成眼睑内部突起和下眼睑典型的袋状膨出，即所谓眼睑脂肪疝。

不同的职业，眼睑的衰老表现会给人带来忧伤。眼睑除皱术则可使人变得年轻，精神焕发。

二、泪器的年龄变化 Change of Lacrimal Apparatus with Age

泪器方面，较少有老年人特有的变化。年轻人的泪腺内结缔组织很少，以后随着年龄的增加，结缔组织也渐次增多。老年人由于眼睑皮肤松弛，泪小点常很小且容易外翻，故使泪液吸入不完全，压迫泪囊部，可见到少量泪液排出。故老年人一般容易有溢泪现象，但这并非是老年人特有的变化。

另外泪液的正常生理功能已前述，而泪液的正常运转又有赖于正常的泪腺分泌以及泪道的畅通。其中泪点很小，常常不引起人们的注意，但泪点正常位置的改变及其一部分泪道的狭窄或阻塞均可引起溢泪症（epiphora）。

三、结膜的年龄变化 Changes of Conjunctiva with Age

年轻人的结膜菲薄半透明，能透见其下面的血管、睑板腺和巩膜等。但老年人球结膜可以渐渐变成暗浅褐色，以睑裂部更为明显。球结膜常有黑色或棕色色素沉着，结膜变得较脆弱，容易破裂。30岁以上的人常出现睑裂斑（pinguecula），特别是长期受风尘刺激的户外劳动者。此斑靠近角膜缘的球结膜上，多数位于鼻侧，也可以在鼻侧、颞侧同时发生，呈黄色轻度隆起的三角形，其底向角膜缘。组织学检查，可见上皮层下结缔组织玻璃样变性与弹力纤维增生。在大多数老年人，几乎都能看到。

老年人结膜血管的变化，主要表现为小静脉及毛细血管的部分扩张与静脉瘤；静脉瘤可以是老年人结膜下出血的原因之一。随着年龄的增长，血管硬化也增进，当用角膜显微镜观察老年人角膜周围的毛细血管及浅层球结膜血管，可见有血流的毛细血管数目减少，而动脉毛细血管呈直线状，并有硬化的表现。静脉毛细血管起初管腔不小，呈现明显扩张和弯曲形状。当发生血管硬化时，则与动脉情况相似，血流呈现缓慢的颗粒状或链球状，与血管壁的通透性显著减少的同时，血管容易破裂出血，血管运动受限制。

四、眼眶的年龄变化 Changes of Orbit with Age

随着年岁的增长，眼球筋膜与眶隔变得松弛，眶内脂肪被吸收，使眼球向内凹陷，此即所谓老年性眼球凹陷（senile excavation of eyeball），一般双侧眼表现相同。

（刘红艳　卢亚梅）

第二节　眼球各结构的年龄变化
Section 2　Change of Eyeball Structures with Age

一、巩膜的年龄变化 Changes of Sclera with Age

巩膜（sclera）色白不透明，与角膜相连构成眼球外壁，主要由结缔组织构成，其间尚有少量弹性纤维。60岁以上的老年人，弹性纤维无多大变化，但结缔组织到老年期出现脂肪变性，这种脂肪变性，称巩膜脂肪样变性或老年性黄色巩膜，病变部位的巩膜呈现黄色，老年性黄色巩膜多属此变性。不过，有时也可发生于巩膜炎或陈旧巩膜瘢痕之后，在脂肪代谢障碍时，也可发生广泛的类脂质沉着。偶亦可见到钙质沉着，称之为巩膜钙化，亦为巩膜组织的一种老年变性；或为炎症后纤维化的结果。此外，老年性巩膜透明斑，也称巩膜玻璃样变性。可见于高年老人直肌止端前方的巩膜上呈现的深色透明斑。

巩膜的厚度在视神经孔附近最厚，约1.0mm，越向前越薄，以赤道部最薄，约0.5mm。通常在3岁巩膜已达到成人具有的厚度；至老年期由于组织水分减少，巩膜稍变薄，尤以眼球后极为甚。此时巩膜的硬度增加，伸展性减少，以眼压计测量，巩膜压力比角膜压力高。

二、角膜的年龄变化 Changes of Cornea with Age

角膜（cornea）为透明椭圆形膜。据观察7~73岁男性其角膜大小平均值为：横径11.04~11.577mm（SD=0.035），纵径为10.13~11.088mm（SD=0.033）。6~69岁女性平均值是：横径10.95~11.473mm（SD=0.033），纵径10.08~10.976mm（SD=0.041），男性较女性为大。通常可见到角膜在年龄上的差别。男女均从新生儿至7~8岁时，发育比较迅速，以后变缓，至25~26岁达到顶点，以后有缩小的倾向，大约由40岁起，其程度稍增。

老人环（arcus senilis）：角膜老人环，是老年人年龄变化最为显著的改变之一，多为双侧性。老人环开始是在老年人角膜上、下方距角膜缘1.0mm处出现灰色弧形混浊带，渐次向上、下扩展，最后连接成环形。这个混浊环宽1.0~2.0mm，向角膜缘部位的边缘境界明显，向中心部位境界不很鲜明，内外侧有时也不甚显著。通常在混浊范围内不见有血管。

据一些人研究，老人环主要由于角膜前弹力层与实质层的脂肪沉着所致。脂肪沉着由 30 岁开始，至 60 岁为必发现象。脂肪主要为胆固醇脂，血中胆固醇往往有增高的现象。

角膜内皮细胞密度随年龄增长而降低，30 岁以前均值为 3000~4000 个 /mm²，31~40 岁 3000 个 /mm²，41~50 岁 2800 个 /mm²，51~60 岁 2600 个 /mm²，61~80 岁 2400~2500 个 /mm²。Laule（1978）研究 17 例 4 个月龄 ~88 岁的眼库角膜，从 3~25 岁内皮细胞密度急剧下降，约从 4450 个减至 2850 个 /mm²。

老年人的角膜透明度与光泽均较年轻人减退。这是由于角膜渗透性随年龄增长而降低。新生儿角膜渗透性比幼童高；至老年角膜渗透性则显著降低，这与老年时期角膜实质组织变得更致密，以及上皮对水分和盐类的渗透作用降低有关。

虹膜睫状体到老年期均发生萎缩及变性。虹膜纹理不如青年时明显，虹膜色素细胞减少，血管硬化，组织中的纤维成分增加，虹膜变硬。虹膜实质的萎缩多发生于 70 岁以上的老年人，并不形成虹膜穿孔。50 岁以上的老年人常常出现虹膜色素上皮层色素脱失现象，此种情况在颜色浅的虹膜更为显著，在虹膜下部的瞳孔缘附近最容易发现。

虹膜色素层外翻常见于老年人。此乃由于虹膜萎缩，虹膜后面的色素上皮层越过瞳孔缘，而外翻于虹膜表面。这是由于虹膜前层及实质层老年萎缩变性的结果。得更为致密，以及上皮的改变，对水分和盐类的渗透作用降低有关。

三、虹膜、睫状体、瞳孔的年龄变化 Changes of Iris, Ciliary Body and Pupil with Age

睫状体的老年性变化，肉眼很难看到。但新生儿睫状突较窄，突起间的距离较宽，睫状突离晶状体赤道部也较远。通常在 60 岁时睫状突已增厚；至 80 岁时，睫状突则显著增厚，呈鼓槌状，可将晶状体赤道部掩盖，睫状突变长，使后房变浅，推虹膜根部向前。因此影响房水的引流，容易发生青光眼。

40 岁以上的人睫状肌明显萎缩，结缔组织增多，但肌力并不减弱。睫状体和睫状肌的环形纤维发生玻璃样化，睫状体平坦部色素上皮出现结节性增殖现象，睫状冠部的非色素上皮也常常发生结节状增生（Fuchs 腺瘤）。

婴儿瞳孔较小，这是由于瞳孔扩大肌发育较晚的缘故。年轻人瞳孔较大，随年龄的增加又逐渐变小。所以瞳孔随年龄的不同而有不同的变化，故瞳孔也是人类年龄变化的指征之一。新生儿与婴儿期绝大多数瞳孔是小的，直径一般在 2~2.5mm 左右，很少超过 3mm，对光反应相应迟滞。这是由于新生儿自主神经系统尚未发育完成有关。幼儿期如 1~2 岁的幼儿瞳孔直径约 4mm 左右，甚或可达 4.5mm 对光反应灵敏。儿童期，2~10 岁儿童瞳孔直径约 4~5mm，有时可为 5.5mm，对光反应灵敏；5~10 岁的儿童有时可见瞳孔稍变形，极少数儿童或可见到瞳孔大小不等；10~15 岁的儿童瞳孔大小仍在 4~4.5mm 左右，基本不出现瞳孔无变形，对光反应灵敏。青春期。瞳孔有三个特征；绝大多数瞳孔直径约 3~4mm 之间，大于 4.5mm 者罕见；对光反应的幅度增大；无瞳孔大小不等及变形。中年及老年；40~50 岁的人，瞳孔直径约 3~3.5mm，大于 4mm 者罕见，大部分人有瞳孔变形，有时相当显著，或有少数人瞳孔大小轻度不等。从 50~60 岁的人瞳孔直径开始变小的在 2~3mm 左右，有时可达 3.5mm，到 60 岁时调节反应可出现迟钝，甚至消失，大多数可见瞳孔变形，部分人可出现瞳孔不等大。60~90 岁的人瞳孔直径大多数在 2~2.5mm，少数为 1~5mm，对光反应和辐辏反应均明显降低，几乎均可见到瞳孔变形。此乃由于随着年龄增长，人体组织变得致密和脱水，眼的屈光质出现老年性混浊，影响了视觉功能及瞳孔对光反应。并认为老年人瞳孔缩小的主要原因，是由于虹膜血管和虹膜实质硬化以及瞳孔括约肌和色素上皮层间的结缔组织玻璃样变性所致。老年人瞳孔皆较小，称老年性缩瞳。瞳孔对光反射也不如青年期灵敏，滴眼散瞳往往也较困难。

四、前房角的年龄变化 Changes of Iridocorneal Angle or Angle of Anterior Chamber with Age

在老年前房角的小梁组织也发生显著硬化，胶原物质显著沉积，使房角纤维网状组织致密，色素沉积增加，致使眼内液体引流不畅，常常是原发性青光眼的主要原因之一。

五、脉络膜的年龄变化 Changes of Choroid with Age

脉络膜主要是由血管网所组成，老年期脉络膜主要改变为血管萎缩硬化，约40~50岁眼球后部血管50%发生硬化，至50~60岁时，血管硬化发生率达80%。脉络膜血管动脉硬化，主要是色素细胞层萎缩消失，用检眼镜检查，可见血管有硬化现象，呈桃红色或橙色，若管腔完全闭塞则呈白线状。在视盘周围有灰白色或黑白色晕轮，称老年性视盘周围晕轮。其次是老年时，玻璃体膜（Brüch膜）有类脂和钙盐沉淀，并在近色素上皮侧的表面出现小结节，电镜研究指出，小结节是由形成基膜样物质的不正常聚集所造成。由于血管的萎缩硬化连带引起色素上皮的营养性障碍，一方面发生变性，一方面产生增殖现象，其结果是上皮细胞产生胶原蛋白沉着于玻璃膜上，即所谓"玻璃疣"。在检眼镜观察下，玻璃疣表面可见圆形的黄白色斑点，边界清晰，作轻度隆起。玻璃疣位于视网膜血管后面，有时尚可因胆固醇结晶的存在而闪闪发光。玻璃疣占据黄斑区，则可引起不同程度的中心视力障碍，这种情况常被称为老年性中心性脉络膜萎缩。

六、视网膜的年龄变化和老年性黄斑变性 Changes of Retina with Age and Senile Macular Degeneration

（一）视网膜的年龄变化（changes of retina with age）

视网膜明显的老年性变化主要在色素上皮层。通常在检查青年人眼底，可见视网膜反光，黄斑反射轮与中心凹反光皆很明显；反之在老年人的视网膜光泽和黄斑中心凹反光反射不明显或消失，视网膜的红色色调也减少，而代之以发黄色的色调，并有污秽现象。在眼底的下半部，视网膜外层的老年性变化往往比较明显。在65岁以上的人几乎皆有视网膜动脉硬化。动脉细而弯曲，静脉较扩张。伴有高血压时，黄斑周围的小静脉呈螺旋状弯曲，在视网膜动静脉交叉处，由于硬化动脉的压迫，静脉血柱常呈各种变形或中断形状，其远侧管径往往变粗。高血压严重时，视网膜与视盘发生水肿。

在老年期视神经和视盘的供应血管发生硬化时，视盘颜色变浅，边界不清楚而且变浊，可以是单眼或双眼，也是一种老年性变化。若发生明显的动脉硬化性视神经萎缩时，有视野缺损，则应视为病理性改变。老年人的视盘上，可有星状体形成，但无病理的意义。此外，据观察视神经纤维数量随年龄的增加而明显减少，每年丢失约5 426根。这可能是正常人在视野检查中不同光感阈值有随年龄改变而改变的原因之一。相应地老年人视网膜处纤维束的可见度下降。从临床角度去考虑，随年龄增长视神经纤维的丢失，对了解视神经疾病的患者很重要。由于疾病的后期只残留小部分的神经纤维。这种因年龄所致的神经纤维丢失，类似一种原发性疾病在发展。

（二）老年性黄斑变性（senile macular degeneration，SMD）

老年性黄斑变性目前是西方发达国家65岁以上的老年人视力丧失的首要原因。由于本病病因不明，治疗棘手，SMD目前是眼科研究的重要课题之一。据一些文献统计SMD的发病率在50~60岁约为1.7%~9%，65~74岁为14.4%~24.0%，而75岁以上者竟高达40.0%~44.4%。我国近年来SMD的发病率也有逐年增高的趋势。由于本病的发病率随年龄增加而递增，也称为年龄相关性黄斑变性（aging macular flava degeneration）。SMD在性别上没有明显差异，却与种族有关。一般认为白种人患病率明显高于黑种人，据认为这是由于白种人种的脉络膜及视网膜色素上皮细胞的色素含量少，对光线的吸收较差，致使大量光线照射视网膜感光细胞而引起损害之故。

SMD的发病原因目前仍不明。其发病可能与遗传、先天性缺陷、光的慢性损害、营养缺乏、中毒、药物作用、免疫异常、慢性高血压、动脉硬化等有关。大多数人均认为SMD可能是多种原因综合作用的结果。随着年龄的增长，发生血管的硬化，血液动力学和血黏稠度的改变，眼底黄斑区可出现一些轻微改变，如在后极部出现色素紊乱，中心凹反射消失及少量硬性玻璃疣，应视为黄斑区的一般性老年性病变，只要视力功能未受损应属正常范围，不应诊断为SMD。

现认为黄斑区玻璃疣（drusen）的存在是SMD的早期诊断的重要临床标志。多数人认为玻璃疣是由于色素上皮代谢功能障碍所形成的异常沉淀物。在人的生命过程中，由于视网膜色素上皮细胞生理性吞噬视网膜感光细胞外节盘膜之后，经消化后所残余的代谢产物不断从视网膜上皮细胞内排泄至 Bruch 膜处堆积起来，形成玻璃疣。玻璃疣在临床上按其外形的坚固度可分为两类：

1. **硬性玻璃疣**（hard drusen）　本病较为常见，呈圆点状，色淡黄发亮，边界清楚，常有玻璃样变，位于色素上皮下。荧光造影呈透见荧光，后期荧光消退。

2. **软性玻璃疣**（soft drusen）　本病较大，边界模糊，由细或粗的颗粒状物质所组成。很少玻璃样变，荧光造影，后期常有残余荧光。

SMD 在早期阶段，大多数病例视力可不受损害或仅为轻度损害，但随病程发展，当玻璃疣数量不断增加，玻璃疣之间不断融合增大，玻璃疣色素增加时，变性的危险性增高。从而引起 Bruch 膜及视网膜色素上皮细胞发生变性，视网膜色素上皮细胞的基底膜及 Bruch 膜内胶原纤维层增厚，以及弹力纤维层断裂，致使脉络膜的毛细血管通过裂损的 Bruch 膜进入视网膜上皮下及神经上皮下，形成视网膜下新生血管膜。随后经过一系列的渗出、出血以及机化等病理过程，在眼底后极部形成广泛的盘状瘢痕，致使黄斑功能丧失。当合并有渗出性或萎缩性黄斑病变时，视力就会发生严重的损害。临床上出现黄斑色素增殖，玻璃疣的软化或融合都是 SMD 病情向前进展的临床征象。SMD 大多数发展为渗出型，而少数为萎缩型。

（1）萎缩性（干性）老年性黄斑变性（atrophic or dry senile macular degeneration）：患者多为 50 岁以上的老年人，常为双眼发病。基本病理变化为后极部视网膜色素上皮萎缩，色素脱失与沉着。后极部散在一些圆点状边界清晰的黄色硬性玻璃疣。眼底荧光血管造影在早期由于视网膜色素上皮的萎缩，可见脉络膜荧光，即窗形缺损。病程晚期由于脉络膜毛细血管的萎缩而呈现弱荧光，可见一些残留的脉络膜粗大血管，且还出现视网膜神经上皮囊样变性甚至板层黄斑穿孔，此型临床表现的特点为视力呈缓慢性减退。这是由于进行性色素上皮萎缩，导致感光细胞的变性，引起中心视力减退或视物变形。

（2）渗出性（湿性或盘状）老年性黄斑变性（exudative or moist or discoid senile macular degeneration）：此型多见于 60 岁以上老年人，常为一眼先发病，对侧眼正常或处于萎缩性 SMD 早期。病理改变与上述萎缩型（干性）的最大区别为视网膜色素上皮下有活跃的新生血管膜，由于其存在而引起一系列的渗出性和出血性改变，后期出现机化、瘢痕等改变。在临床表现上与干性 SMD 的视力缓慢进行性减退迥然不同，往往出现视力的突然减退。病程虽长，但若出血及渗出未损及黄斑中心凹时多无自觉症状，一旦病变损及中心凹时，常于短期内突感视力骤降。

目前仍未找到能防止 SMD 病程进展的药物治疗。萎缩性 SMD 无特殊治疗。近年对渗出性 SMD 多主张用激光来封闭视网膜下新生血管，避免病变进一步发展扩大。

七、晶状体的年龄变化与老年性白内障 Changes of Lens with Age and Senile Cataract

（一）晶状体的年龄变化（changes of lens with age）

人体各部，一般到 25 岁时即停止生长，而晶状体纤维仍继续生长。30 岁左右时，晶状体中心部失去水分，收缩硬化变为致密，形成晶状体核；而晶状体赤道部之前新生的纤维，位于晶状体核与囊之间，它富有弹性，且质地柔软，是晶状体皮质。50 岁后，晶状体核硬化度增加，使核与皮质的境界变为明显。随着年龄的增加，皮质部分减少，核变大。至高龄时晶状体内部可成为一硬块，以致核与皮质不易区分。晶状体自身的弹性减低，睫状肌和悬韧带也有改变，致使眼的屈光力发生变化。通常 40 岁以上的人，由于晶状体核硬化，皮质减少与弹性减低，以致调节力减退而成为老视。

新生儿晶状体几乎近无色，随年龄增加，晶状体的色调也增加，成年时稍黄并略带有褐色，至高龄时则呈暗褐色。

老年人晶状体的透明度已大为减退，在 40 岁左右，无特殊原因而晶状体发生进行性混浊者，称为老年性白内障。

晶状体的重量、体积、比重等皆随年龄增加，囊也增厚。

（二）老年性白内障（senile cataract）

1. **老年性白内障的研究（investigation of senile cataract）**　老年性白内障为最常见的致盲性眼病。它是指在中年以上（一般发生在 40~50 岁以上），晶状体本身逐渐产生变性混浊，而全身或局部未能查出病因的情况。引起白内障的因素是多方面的，至今仍未明了，所以老年性白内障的发病机制，除了已有的一些学说以外还在继续探讨之中。

近年来对于老年性白内障的原因及机制作了进一步研究，普遍认为晶状体细胞膜的氧化是大多数老年性白内障发生的重要因素，也是早期的作用因素。晶状体内有一个复杂的抗氧化的防御系统，包括有谷胱甘肽 – 过氧化物酶（GSH-PX）、过氧化氢酶（CAT）和超氧化物歧化酶（SOD）以及维生素 E、维生素 C 和 β 胡萝卜素。因此现认为维生素 E 和其他抗氧化物有预防白内障形成方面的保护作用，可以推迟或减轻晶状体白内障形成。由于老年人晶状体与氧和光的持续接触，对光诱导的脂质过氧化是非常敏感的，而且老年人维生素 C 和谷胱甘肽不足等因素也促进晶状体蛋白的氧化。研究表明，老年人晶状体蛋白的氧化与白内障的发生高度相关。

此外，研究进展表明白内障的发生与晶状体蛋白新陈代谢改变有关。晶状体透明的基础，除因其无血管和特殊的新陈代谢以外，主要是由于具有高浓度的蛋白质分子。晶状体蛋白质含量可高达 25%~35%。这些蛋白质分子间的空间波动比光线的波长要小，是光线通过晶状体不发生散射之故。当晶状体的新陈代谢发生改变，一则可以使晶状体出现变性或分解，使囊膜内的胶体渗透压升高，房水就通过囊膜进入晶状体；结果使晶状体纤维水肿，散射的光线就增多，致晶状体混浊，形成白内障；二则会使晶状体渗透压增高。Green 认为老年人晶状体由于代谢改变，乳酸、磷酸的积聚，造成酸度增高，晶状体 pH 值的降低使蛋白酶活性增加，晶状体蛋白分解生成蛋白胨、肽和氨基酸增多；另一方面 pH 值降低使 ATP 酶受抑制，ATP 生成减少，使钠泵不能维持正常功能，同时也导致晶状体细胞内 Na^+ 增多。其结果晶状体渗透压增加，细胞水肿，细胞膜被破坏，从而加速了白内障的形成。

2. **老年性白内障的分型（types of senile cataract）**　临床上根据晶状体混浊的部位和发展阶段，将老年性白内障分为：

（1）核心性白内障（nuclear cataract）：核心混浊是正常晶状体因年老而硬化发展的结果。因其质地较硬，故又称为硬性白内障。这种白内障的混浊从胚胎核开始，逐渐发展而至成年核完全混浊。其特点是愈近中心部混浊愈深，核的混浊初呈灰黄色，后逐渐加重而变黄褐色、棕色或棕黑色，当呈黑色时，称黑色内障（black cataract）。早期视力可不受影响，以后因为晶状体核密度增加，屈光指数显著增加，故常呈现近视程度增加，出现老视减轻的现象，俗称返老还童。核心性白内障初起时，由于混浊只限于中心部，晶状体周边部保持透明，故早期视力影响不大。但在强光下因瞳孔缩小，光源受中心部混浊所阻，就会出现视力减退，此种白内障发展极为缓慢。当病程发展到相当程度，仍能保持相当好的近视力，亦为本病的特点，直至晶状体核变成深棕色时，才会显著影响近视力。因此，大多数核心性白内障病人，保持有效视力可达数年或更久，而不需进行手术。只有双眼视力障碍均很严重或发展为全白内障时，才需作白内障摘除手术。本病多见于高度近视患者。

（2）皮质性白内障（cortical cataract）：又称软性白内障（soft cataract）。是老年性白内障最多见的类型，按其发展过程可分为四期：

1）初发期（incipient stage）：最初在晶状体赤道部的皮质出现放射状的乳白色楔状混浊，其底部在赤道部，尖端向着瞳孔中心。由于瞳孔区尚未波及，故初发期的白内障多不明显影响视力。在临床上位于晶状体边缘的楔状混浊，在大部分老年人经散瞳后都可以发现，因此，只有当这类混浊侵入瞳孔区域内引起视力障碍时，才算为白内障的开始。

2）未成熟期（immature stage）：此期晶状体皮质混浊继续发展，由于皮质层吸收水分，使晶状体膨胀，并将虹膜向前推，引起前房变浅。在有闭角型青光眼的病人，容易引起青光眼发作。如需作散瞳检查，要特别慎重，不宜用强力散瞳剂如阿托品，一般用 2% 苯肾上腺素，检查完毕即滴缩瞳药。临床上用斜照法检查时，光线投照的一侧虹膜阴影，投照在深层的混浊面上，由于晶状体前囊下尚有浅层的透明皮质，所以在该侧瞳孔内出现新月形的投影，这是未成熟期的特征。此期白内障的晶状体前皮质深层可见狭长的裂隙状的变性带，这是由于晶状体纤维间水分的积聚所致，出现裂隙和空泡，纤维肿胀，甚至变为卵圆形或圆形的泡沫状细胞，核位于中央。晶状体纤维可崩解成为大小不一，球状无核的嗜酸性小体，称为莫干尼小结（Morgagni nodules）。

3）成熟期（mature stage）：此期晶状体皮质完全混浊，晶状体膨胀现象逐渐消失，外观呈弥漫性乳白色。前房深度恢复正常，虹膜阴影观测变为阴性，视力仅存光感，或视力减退至指数或手动之下。此期因混浊的皮质易于脱离晶状体囊，是进行白内障摘除术的最适宜时机。

4）过熟期（hypermature stage）：此期主要有两种表现：一种是晶状体皮质液化如乳状，而硬化的晶状体核呈固体状，漂浮于乳样液体之中，浓缩的晶状体核偶尔也被溶解，但常余下坚硬的核心，由于其重量关系沉着在晶状体囊的底部，当眼球改变位置时，核亦随之移动，在坐或立位时，下沉的晶状体核可离开瞳孔区，出现一些视力。上述表现可称为莫干尼白内障（Morgagni cataract）。另一种是晶状体继续排出多量水分，体积减少，晶状体囊皱缩，整个晶状体变成扁平的黄色斑块，硬度增加，而晶状体核位于不同量的残留的皮质之中。由于晶状体囊变性，常见胆固醇及钙质沉着于其上，呈光亮或白色的小板状；又由于晶状体缩小，虹膜失去支撑，可见虹膜震颤现象。晶状体囊有时会自行破裂，当晶状体内的乳化变性皮质流出晶状体外时，可引起过敏性葡萄膜炎。如乳糜状的皮质流入到前房或玻璃体内，可引起晶状体溶解性青光眼（phacolytic glaucoma）。过熟期白内障手术难度较大，故最好在过熟期以前即予手术摘除。如已进入过熟期，也应及早作手术摘除。

八、玻璃体的年龄变化 Changes of Vitreous Body with Age

作为老年性变化，在玻璃体方面，没有特殊的改变。但多数老年人以裂隙灯显微镜检查玻璃体时，往往发现玻璃体前界膜消失，玻璃体纤维粗大并有形状不整齐的断裂现象，形成光学上空虚的空洞和点状或尘埃状混浊。

第三节　视功能的年龄变化
Section 3　Changes of Visual Function with Age

据统计：人在10~20岁时视力为1.2，从30岁开始逐渐降低，至50、60、70、80岁，视力依次递减为0.9、0.8、0.7、0.6左右。青年人看远近物体时，能极为自由地进行调节。但随年龄的增长，调节功能逐渐减退，到老年看近物时发生障碍，称为老视（presbyopia），通常在40~45岁左右即出现老视症状。一般原有远视性屈光不正的眼，老视症状较正视眼出现较早；原来有近视性屈光不正的眼，老视症状常常较正视眼出现较晚。这种老视的发生，一般认为是由于：①眼轴的改变；②角膜屈光力减小；③房水及玻璃体折光率的异常；④晶状体屈光力减少。其中尤应重视睫状肌的生理性紧张度减少及晶状体自身硬化失去弹性等因素。

老视眼在静止状态时，屈光情况仍正常，仅在近距离视物时，调节力发生老年性减退，所以被视为是一种生理现象。出现老视现象的主要原因是由于晶状体弹性减弱的缘故。

（罗　利　王启华）

第八章 眼的临床解剖纪要

Chapter 8 Clinical Anatomical Summary of Eye

第一节 眶壁的毗邻关系
Section 1 Neighborhood of Orbital Wall

一、眶与鼻窦的毗邻 The Adjacent Relationship between Orbit and Paranasal Sinuses

眶与鼻窦毗邻，因此鼻窦的疾患常常引起眶内结构发生病变。例如，鼻源性视神经炎之所以容易发生，以及鼻窦肿瘤之易引起眶内病变等等，均与鼻窦与眶的密切关系有关。眼眶疾病的发生和发展是与相邻的鼻窦、颅骨和颅内容等组织有着密切的关系。他们之间仅由薄层骨壁相隔，窦腔内的黏膜均由鼻腔黏膜延伸而来，且血管相通。因此，起源于鼻腔的病变，易向鼻窦蔓延而波及眼眶，且向眶内蔓延。颜面部静脉没有瓣膜，且多通过眼眶静脉回流入颅内海绵窦。因此，眼眶、鼻腔和颅腔的某些肿瘤和血管性病变作为病灶互相影响和蔓延，向颅内扩散，表现出极其复杂的严重后果。

二、眶上壁的毗邻 Neighborhood of Supraorbital Wall

眶上壁仅以薄骨板与颅前窝的大脑半球相隔。因此，眶上壁的创伤不应仅仅视为单纯性的眼眶损伤，而应作为颅脑损伤来处理。眶上壁也称眶顶，由额骨的眶板（占前方的大部分）和蝶骨小翼（占后方的小部分）所构成。其最前部为钝圆坚厚的眶上缘，此缘的内 1/3 与外 2/3 交界处有眶上切迹，有时为骨孔称眶上孔，通过眶上神经和额动脉。向上方扩展的外侧开眶术时，有时需要将神经、血管由此切迹剥开以便于锯开较多的眶上缘，以利于手术显露。在眶上缘的内上方有额窦，气化过度时，经额部开颅处理眶内病变时常需锯开此窦，需适当处理以免引起感染。额骨眶板为菲薄的骨板，眶内病变经额入路手术时需切除此板。眶顶的上方为颅前窝底，隔以硬脑膜与大脑额叶底面相邻。蝶骨小翼的内侧有视神经管。眶上壁内前方有一小的凹陷，即滑车凹，有软骨性滑车附着。滑车为眶内唯一的软骨组织。眶上缘的后端有视神经孔，有视神经、眼动脉和交感神经纤维通过。

三、眶上裂综合征 Superior Orbital Fissure Syndrome

眶上裂综合征也称 Rochen-Duvigneaud 综合征（Rochen-Duvigneaud syndrome），或 Collier 蝶裂麻痹综合征。此乃由于眶内的神经很多，但到达眶内前，这些神经的行路均有其共同性，但在功能上又有特殊性。因此要牢记眶内神经均要经过海绵窦及眶上裂才至眶的这个共性，其中特别是眶上裂受损，会累及这些神经同时受损。一般典型的眶上裂综合征是：上睑下垂、眼球强直、瞳孔扩大、三叉神经第一支分布区的感觉障碍、和眼球突出，进行性眼肌麻痹角膜反射消失、有时可发生神经麻痹性角膜炎、眶内静脉回流障碍（眼底静脉和眼前静脉怒张）、眼球轻度突出等。如同时波及视神经则出现"眶尖综合征"。它与眶上裂综合征的不同点是：眶尖综合征出现的眼球麻痹与眼球突出等症状容易恢复，预后一般较好，眶上裂综合征的眼肌麻痹与眼球突出等到症状很难恢复且后遗症较多。

四、眶下裂综合征 Inferior Orbital Fissure Syndrome

眶下裂由视神经孔下方向外下方伸展，长约20~25mm，其前端距眶下缘约20mm。作外侧开眶术时，下方骨切口易与眶下裂相交接。眶下裂有三叉神经的第二支（上颌支）、眶下动脉、颧神经、蝶腭神经节的分支及至翼丛的眼下静脉支经过。当眶底发生病变时，可致上颌部疼痛或有三叉神经的第二支的麻痹及眼突、复视等眶底症状群出现。

五、眼眶占位病变 Spaces-Occupying Orbital Diseases

凡是以引起骨质吸收或破坏，骨质肥厚而引起眼眶扩大及眼球突出的眶内病变统称为眼眶占位病变。如眶内囊肿（眼眶皮样囊肿、眼眶黏液性囊肿等）、肿瘤（眶骨瘤）、慢性非特异性肉芽组织增生（眼眶假瘤）等。

（曾明辉　刘　靖）

第二节　眼球及眼辅助装置的临床意义
Section 2　Clinical Significance of Eyeball and Its Accessory Apparatus

一、眼睑的结构特点 Structural Features of Eyelid

眼睑的结构特点之一是血运丰富，这在眼睑创伤后的治疗和预后上都十分重要。一般眼睑组织即使受到严重创伤，亦具有高度再生与修复能力。故在眼睑外伤作第一次处理时，即使是严重损伤，也尽可能不要切除，而应将其复位。此时凡有可能修复的组织都要加以缝合，就算是最严重的损伤，像这样的姑息治疗从其结构特点来说，也是正确的。同时要尽力保留病人的眼睑，甚至只能保留一小部分也具有意义，因为眼睑是保护眼正常生理功能的必需结构，而且在外观上也有一定好处。所以，眼睑也是面部整容的重点解剖部位之一。

另一特点是，从眼轮匝肌纤维的走向容易了解，在眼睑上与其独立缘垂直的创口总是出现裂开，即使是小创口也是如此；若是贯通全部眼睑的创口，其创缘裂开更甚；对于这样的创口为了使创缘能愈合顺利，缝合必须仔细，使其结实地合并在一起；通常分别进行两层缝合，即结膜与睑板一层，皮肤与肌肉一层。相反，与肌纤维方向一致的创口，一般不会裂开，甚至相当大的创口其创缘也能自行愈合。故睑部切口，应与肌纤维方向一致，否则，切口多难愈合，即使愈合，也会由于瘢痕的挛缩而产生睑缘切迹或"兔眼"（lagophthalmus）。

同样的道理，在翻转眼睑而作睑结膜切口时，切口方向应与睑板腺的垂直走向一致，避免损伤睑板腺。

眼睑覆盖在眼眶的前部，是眼球安全的重要屏障。其形态和功能影响到人们的仪容，眼睑排列着整齐的睫毛，能遮挡尘埃，防止汗水入眼，防止强光对眼球的损伤。反射性的闭睑功能能减少眼球受外来的伤害。眼睑的瞬目活动能将泪液和睑板腺分泌的脂性物，均匀地分布于眼球表面，起着润湿角膜，维护角膜透明的性能。眼睑的皮肤柔细而有弹性，较其他部位皮肤为单薄，皮下不含脂肪，组织疏松，容易引起水肿和皮下淤血，也是对过敏刺激反应较快的部位。眼睑深层组织是很致密的纤维组织，它与表层组织之间隔着一条缝隙，这样在病变或手术时，容易将肌层与睑板分开，而且能表现其独立的病变过程。眼睑的静脉与面静脉之间，无静脉瓣相隔，因而对睑部化脓性炎症，常因挤压而造成炎症扩散，感染进入循环血流，形成海绵窦炎，危及生命。因此，对眼睑病变要及早诊断，及时治疗，防止各种并发症和后遗症的发生和发展。

瞬目（blinking）即俗称眨眼（wink）或霎眼，前已述及仅仅是为了滋润眼球，每分钟只要眨眼3次就够了。而人类平均每分钟眨眼13~15次之多，至于为何如此频繁眨眼必然尚有一些待解之谜。针对这一谜团不少眼科学家和心理学家等的研究中取得一些进展。眨眼被发现还具有放松大脑的功能。日本大板大学从事脑科研究的中野珠实指出："眨眼与大脑内部的信息处理密切相关"。中野通过功能磁共振成像装置对男女各10名受试者观看30分钟电视期间伴随着眨眼的脑活动变化进行观察。当集中注意力时，脑活动和眨眼一起暂时变慢。相反，当放松时（眼球）活动的部位血流增加，动作也随之而活跃。在另外的实验如还发现，当出现不重要情节转折时也会眨眼；而且不存在个体差异，所有的受试者几乎是同时眨眼。中野认为：眨眼似乎具有对进入大脑的信息进行区分并为后续发展做准备的功能。中野还发现，可根据眨眼次数推测其人在吸烟过程中是否产生尼古丁（nicotine）依赖症。根据基因筛查不容易产生尼古丁依赖症的人群与容易形成依赖的人群相对比，眨眼的次数更多。中野期待眨眼或有可能成为医生诊断的参考指标。另据研究，眨眼还具有放松大脑，避免光线长时间聚焦在视网膜上产生的热量对视网膜的损伤等功能。

另据关西福祉科学大学的心理学专家山田富美雄的介绍，操作电脑与疲劳的关系也可以通过眨眼次数做出判断。在山田等人调查的人群中，每天操作电脑两小时以上的人群与不足两小时的人群相比，眨眼的次数更多。由此可见此一人群的眼睛更加疲劳。在心理学领域，以眨眼为指标探索心理活动研究也显示：如消费者在看到感兴趣的商品时，眨眼次序会减少。这一点可以在营销市场和商品陈列方面能起到某些积极作用。山田还认为：当注意力集中时，眨眼次数会减少；当想到不开心的事时，眨眼次数也会增多。在美国有研究发现，眨眼次数多的候选人往往失利几率比较大，此乃由于频繁的眨眼容易给观众留下负面印象。据说很多候选人会在参加辩论前练习减少眨眼的次数。

就像人们所熟悉，形容眼睛会说话一样，眨眼也被认为会暴露心理活动观察的指标。对"眨眼功能学"的研究，不仅医学家，还有许多心理学家，社会学家均参加进来，或许这样多学科交叉之作者的合作，人们期待会有许多新的发现。

还得提到的是：就眼睑和紧邻的局部组织而言，不仅眼睑的病变可以扩散至邻近组织，而且邻近的病变也可蔓延至眼睑。按眼睑的组织结构而言，在一定程度上其病变表现各有特点。例如：眼睑皮肤是全身最薄的，它与皮下组织联系稀松，无疑，自然是眼睑容易发生水肿以及炎症较易扩散的解剖学基础；眼睑皮下全无脂肪组织，即使在肥胖症患者，也不致由于皮下脂肪积累而影响眼睑的正常功能，另一方面，眼睑深层却是致密的纤维组织结构，与表层组织之间隔开一条缝隙，即使肌层与睑板在病变或外科手术时，也比较容易分离。此外，眼睑表层在形态结构与病变上，与身体其他部分的皮肤具有共同性；而深层组织受结膜病变的密切影响，如睑缘炎（Blepharitis）；而位居于表层与深层组织之间的睑缘的解剖部位，既可受表层或结膜方面病变的影响，也可以基于其特殊的腺体存在，而表现其独立性病变过程，如麦粒肿（hordeolum）。

二、眼裂的个体差异 Individual Difference of Palpebral Fissure

在正常情况下眼裂的大小和形状均有个体差异，一般是下睑缘平均距角膜下缘0.5~1.0mm，即在下睑缘与角膜缘之间还留有0.5~1.0mm之狭小巩膜带；上睑缘则遮盖角膜上缘约2.0mm。如上睑发生下垂或兔眼等，眼裂则有所改变。

三、睑结膜与角膜深面血液供应的临床意义 Clinical Significance of Blood Supply of Palpebral Conjunctiva and Deep Layer Cornea

睑结膜的血液主要由睑的血管供应，而角膜深面主要由睫状血管的分支供应。依据这一解剖特点，当出现结膜充血时，其充血程度是由结膜穹窿至角膜而依次减轻的（即穹窿最明显）；反之在角膜周围充血时，其充血程度则由角膜到穹窿之方向依次递减（即角膜缘最明显）。一般在浅层血管充血时，多见于浅部的疾患，如结膜疾病；反之在结膜下血管充血时则多为深部的疾病，如虹膜睫状体病。

四、泪囊摘除术的注意要点 Chief Notice of Dacryocystectomy

泪囊是在骨性泪囊窝内，而泪囊窝是在泪前、后嵴之间。所以施行泪囊摘除术时，必须确认泪前嵴，紧贴泪前嵴进行操作，易找到泪囊，否则极易进入眶内而造成眶内脂肪脱出，常将其误认为泪囊。同时摘除泪囊要十分彻底，否则有部分残留，也会引起黏膜增殖，带来不良后果。

五、角膜正常结构的重要性及其临床意义 Importance of Normal Corneal Structure and Its Clinical Significance

角膜的病理变化有两个特点：一是由于无血管，感染时发生的炎症反应较轻微；二是质地透明，即使轻微的病变，也可能引起不同程度的功能障碍（视力减退）。

角膜的上皮损伤如发生继发性感染，可引起角膜缘血管网的扩张及白细胞的侵入，形成局灶性灰白色隆起，称为角膜浸润。如病变部分因营养障碍而发生变质，连同上皮脱落，引起组织缺损，称为角膜溃疡。角膜上皮再生能力较强，视溃疡严重程度不同，可以部分或完全修复缺损。部分修复的结果，形成角膜表面的透明性内陷，称为角膜小面。而完全修复者，虽可恢复表面结构的完整，但却留下浅在性混浊，称为角膜云翳（corneal nebula），或者较厚的片状瘢痕，称为角膜斑翳（corneal macula）。比较深而且广泛的溃疡，在修复时常形成较厚的瘢痕组织，通常为白色，称为角膜白斑（leukoma）。以上无论云翳，斑翳或者白斑。虽然病变深浅不同，但如果出现在角膜的瞳孔部位，均可不同程度地影响患者的视力。

如果炎症持续存在并加重，可侵蚀角膜的全层，甚至引起角膜穿孔。穿孔时，由于房水急剧涌出，虹膜可被冲至穿孔处，引起虹膜局部脱出，以后在愈合的过程中，虹膜与角膜瘢痕组织发生愈着，称为粘着性白斑。如白斑较大，与虹膜的粘连较广泛，以致部分堵住房水在前房角的出路，则会引起眼压升高，发生继发性青光眼。最终会引起白斑与虹膜愈着处组织的隆起，这种现象称为角膜局部葡萄肿（local corneal staphyloma）。如白斑组织占据全部角膜，则葡萄肿也为全面性，则称为角膜全葡萄肿（total corneal staphyloma）。黏着性白斑不论大小和部位，常可引起眼内压的升高。

角膜必须具有完全透明的和正确的屈光实质，否则眼球后部组织纵然完好，而视力也受到影响。因此，在眼科手术或角膜发生病变后，应尽可能不使任何程度的混浊遗留在角膜上，以致改变其弯曲度而减低或丧失视力。进行角膜移植术，应选择包括上皮再生能力强，增殖旺盛的角膜缘部。对年轻患者进行移植术，应尽可能选择 10 个月 ~40 岁供体的角膜，高龄供体因角膜内皮细胞量的减少，即使手术成功，移植片将在 5~10 年内，由于内皮细胞密度降低致使移植片水肿而变得混浊。角膜因经常暴露在外面，所以损伤的机会也较多。保持完整的角膜的上皮层，是保护角膜免受外来微生物侵犯的坚强防线，在上皮受到损伤时，一定要采取有效的预防感染措施。

由于角膜本身没有血管，其营养靠角膜缘血管网及房水供应，所以代谢功能及抵抗能力差，病程修复缓慢。角膜组织透明，即使轻微的病变都会给角膜遗留混浊和瘢痕，随之造成不同程度的视功能障碍。角膜具有很丰富的神经末梢，感觉非常敏感，发病以后患者刺激症状剧烈，疼痛难忍，极度痛苦。由于角膜病是眼科常见病和多发病之一，所以，角膜疾病是继白内障之后的第二大致盲眼病，也是眼球摘除的第一致致病因素。有资料显示，中国角膜盲患者约有 300 万（2010 年），临床资料显示表明有 85% 的角膜盲缘自感染性角膜病。且每年新发的感染性角膜病致盲者约 10 万，其中青壮年患者占 85%。感染性角膜病中，单纯疱疹病毒角膜炎（herpes simplex keratitis，HSK）是最常见的感染性角膜疾病，我国每年约有 50 万人发病。青少年时代患上 HSK 后，病毒终身潜伏在人体内，年复一年不停地复发；终至失明。

六、屈光系统的临床意义 Clinical Significance of Dioptric System

1. **正视眼（emmetropia）**　正视眼即正常眼，通常是指 6m 以外的平行光不需要眼进行调节，通过眼的屈光系统正好成像在视网膜，视物清晰经过调节，眼前 10cm 的近物也能看清。所以，正常屈光系统的精确协调配合是完全视物清晰的基本要件之一。如果由于眼的屈光力有异常或眼球形态的改变，其结果必然是：平行光不能在视网膜上清晰成像，称为非正视眼（ametropia）或屈光不正（refractive error）。非正视眼有近视、远视和散光（图Ⅰ-8-1）。

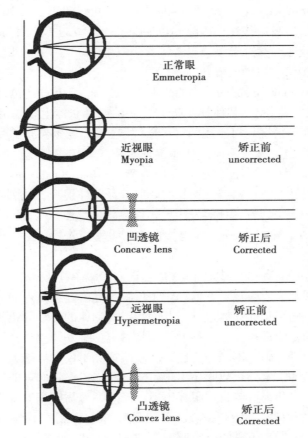

图Ⅰ-8-1　正常眼、近视眼和远视眼示意图
Diagram of the emmetropia, myopia and hypermetropia

（1）近视（myopia）：其原因多是由于眼球前后径过长，或是角膜晶状体的曲度过大，折光力过强，在无调节的情况下，平行光线不能聚焦于视网膜上，而聚焦于视网膜前的玻璃体内，以致视物不清。矫正方法：①配戴适当的凹透镜以延长焦距，使平行光线聚焦于视网膜上，使物像清晰；②用手术方法（如激光手术），将眼轴缩短到合适的长度。

（2）远视（hyperopia）：主要由于眼球前后径过短或折光系统的折光力减弱，远物射来的平行光不能聚焦于视网膜上，而聚焦于视网膜后，使视网膜上物像模糊。矫正方法：配戴合适的凸透镜以增加折光力，使聚焦前移到视网膜上，使物像清晰。

（3）散光（astigmatism）：多半是由角膜的表面不呈正球形，以致折光面在某一方面曲率半径变小，而与它垂直的方位曲率半径大，这样通过角膜的光线就不能同时在一个平面上聚焦，造成视物变形或视物不清，称规则性散光。正常眼屈光系统的折光面都是由球面构成的，也就是说折光面的每一个经纬线的曲度都是一致的，因而从整个折光面折射来的光线都会聚焦于视网膜上。除角膜外，也有由于晶状体曲度异常所致的散光，但比较少见。矫正方法：可用适当的圆柱形透镜眼镜，使角膜的曲率异常得到矫正规则性散光。

2. 晶状体（lens）　尽管造成晶状蛋白质成分含量比例改变而造成混浊的原因及其过程，目前还不清楚，故对白内障的形成的机理也尚不完全明了。但是，在正常情况下晶状体是透明的，光线可以透过，而不被反射回来。有些晶状体内可见到散在的边界清楚的点状白色混浊，不会发展也不影响视力，属于先天变异范围。但晶状体一旦变为混浊，则可折回光线，呈现灰白色调，这就是白内障（cataract）。通常依据晶状体混浊的形态和部位、原因和发暗过程而分为：

（1）先天性白内障（congenital cataract）：是指出生时已发生的白内障（详见晶状体先天性异常：先天性白内障）。

（2）老年性白内障（senile cataract）：详见晶状体年龄变化：老年性白内障。

（3）全身疾病与白内障：如糖尿病性白内障（diabetic cataract），主要发生于年轻、严重的糖尿病患者，以 15~20 岁之间者多见，但也可发生于年长患者，常为双侧性。对一些年龄未及 40 岁，在短期内发生双侧性白内障，应想到有患糖尿病的可能。

（4）外伤性白内障（traumatic cataract）：指的是眼部钝伤、穿孔伤（包括眼内异物）等外伤直接或通过房水传导作用于晶状体，引起晶状体囊膜破裂、变性或晶状体上皮层的损伤，促使晶状体混浊而形成白内障。如穿孔伤与钝伤情况均可出现的"局限性混浊"；其条件是：受伤范围小，囊膜发生小型撕破后立即自行闭合；在撕裂的囊膜下，晶状体出现团状、环状或菊花样混浊。这种混浊可部分自行吸收或静止，也可能发展成全面性混浊。放射性白内障（radiation cataract）指接触 X 线、镭或其他放射性元素人员，未有执行很好的防护措施，均有可能引起晶状体混浊，故名之。电击性白内障（electric cataract）指遭受电击的伤员，可以在两侧眼发生电击性晶状体混浊。

（5）继发性白内障（secondary cataract）：是指白内障手术摘除后所留下来的晶状皮质，而又发生白内障而言。

3. 双眼视觉（binocular vision）　其也称并存视觉或双眼单视（binocular single vision），是指两眼同时注视外界一物体时的视觉。双眼视觉不但补偿了单眼视觉时存在盲点的缺陷，扩大了平面视野，而且增加了深度感，产生了空间视觉即立体视觉，并增强了对物体的大小和距离判断的准确性。所以双眼视觉不是仅仅把双眼看到的物体进行简单的叠加，而是具有三维立体视觉，从而更精确地反映外在的实际空间，使我们的手眼协调更准确。不难理解良好的双眼视觉不仅能清晰地看到清楚远方的美景，还能持久，舒适地阅读。由于某种因素导致双眼病出现了缺陷和障碍，将有可能诱发复视、弱视、斜视、异常视网膜对应、立体视觉丧失、视疲劳，如眼部不适、疼痛、视物模糊复视或文字跳行重叠，阅读不能持久，不舒适等症状。通过各种医学检查排除各种病因后，考虑视觉功能检查，Worth 四点检查，隐斜视检查，AC/A检查，调节功能检查（包括 BCC、调节幅度、正负相对调节、调节灵敏度检查、集合功能等。）将有可能找到病因，得到及时治疗和康复。

4. 玻璃体（vitreous body）　在裂隙灯和显微镜下，正常玻璃体移动度极小，一般看不到颗粒、色素、纤维或不透明质块，对于玻璃体的前部一览无遗。在葡萄膜炎、玻璃体积血，高度近视等疾病时玻璃体都会出现各种不同的改变。如玻璃体炎时玻璃体内可见到灰白色渗出物或棕色色素；玻璃体积血时可见到大量棕红色的血细胞在飘动；而在高度近视的玻璃体，则常有液化、萎缩或变性，表现出玻璃体流动度加大，有絮状、片块状或膜状的不透明体随着眼球运动而翻滚不停，飘动游荡，而在眼球停止运动时则又回到原来的位置。所以只要玻璃体内除正常结构之外的不透明体，均称为玻璃体混浊（vitreous opacity）。其结果均对视力有不同程度的影响。为了测定混浊在玻璃体体内所占的部位，按解剖可先以眼轴为界，把玻璃体腔分为轴以上、下、颞、鼻几个方向，然后再根据混浊与晶状体或眼底的距离关系，作进一步测定。

七、瞳孔的临床意义 Clinical Significance of Pupil

瞳孔的变化在临床上有重要意义，临床工作者常常把瞳孔的变化看作是人体生理和病理状态的一种重要指征。有时可根据瞳孔的改变，作出神经系统病灶的定位诊断。如由于动眼神经麻痹，中枢神经系统感染性疾患；脑膜炎，脑炎、药物中毒（阿托品类等）等所致的麻痹性瞳孔散大，或由于脑桥出血，脑桥肿瘤所致的瞳孔痉挛性缩小等。其他躯体疾病也同样可以通过瞳孔的变化反映出来，所以瞳孔与身体的各个部分均有广泛而紧密的联系，瞳孔这种多方面的联系是通过神经系统来实现的。因此，人们常常将瞳孔看作是人体生理活动改变的特殊"晴雨表"，标志着机体某些生理现象及病理状态。所以，熟悉瞳孔正常结构和生理功能及瞳孔的各种病理改变具有很大的诊断与估计预后的意义。如尿毒症，或酒精中毒，安眠药中毒昏迷时出现的瞳孔缩小而逐渐进行性散大，且瞳孔对光反应丧失，这些变化都意味着死亡之临近。许多躯体性疾病，在濒死期，特别在死亡之前，多半有某种程度的瞳孔缩小，如病变损害了交感神经纤维，延髓、脑桥、第三脑室和侧脑室出血时出现瞳孔缩小。因窒息或尿毒症导致死亡者，瞳孔总是在死亡前显著放大。

八、眼底检查应注意事项 Attention to Examination of Eyeground

视神经是通过检眼镜在临床上唯一可以直接观察到的脑神经，它的被膜与脑膜互相连续，因此绝大部分颅内压增高的疾患，都会出现眼底症状。所以眼底的改变被称为是：反映颅内疾病的一个窗口，故眼底检查对神经系统疾病，特别是对颅内病变的诊断具有很重要的实用意义。神经系统引起的眼底变化，常见的有视乳头改变、球后视神经炎、视神经炎、视神经萎缩、先天性发育异常等五种，从解剖学角度来看，在检眼镜检查时最主要的是视盘，其次是视网膜血管，再其次是视网膜，要注意：①屈光物质是否正常、有无混浊；②视盘的大小、形状、边缘、颜色和有无隆起和凹陷等等；③应注意视网膜中央动脉、静脉血管的粗细比例、弯曲度和管壁的反光情况及动、静脉有无交叉压迫现象等。正常视网膜动脉的特点是：色鲜红，血管细而较直，其中央部有明显的反光带，分支之间不互相吻合，动脉之间不交叉。视网膜静脉的特点是：紫红色，血管较粗且较弯曲，反光带较暗。视网膜动脉与静脉粗细的比例为 2 ：3，视网膜动脉、静脉间可以交叉，但无压迫中断现象；④黄斑有无水肿、渗出物或色素等；⑤注意视网膜有无局部炎性病灶或肿瘤、渗出物、出血等。

九、新生儿视网膜病变的相关解剖学 Relevant Anatomy of Neonatal Retinopathy

1. 在资料浏览过程中，有关新生儿视网膜病变的信息似相对较少广东清远市人民医院自 2013—2016 年对粤北地区出生的新生儿，也对体重小于 2000g 或出生孕期小于 32 周的早产儿眼部视网膜增生的疾患进行了筛查（未发表资料）。在筛查眼前节到眼后节的 9760 病例过程中见到：家族性渗出性糖尿病视网膜病变 55 例，患病率为 5.63‰；视网膜白点（或视网膜白斑，也有学者认为是视网膜色素细胞发育未完成所致，故应称为足月新生儿视网膜病变）46 例，患病率 4.71‰，白化病眼底 2 例，患病率 0.20‰，视网膜色素发育不良 38 例，患病率 3.89‰；黑色素瘤、眼睑缺损、角膜混浊、先天性白内障、先天性青光眼各 1 例，患病率均为 0.10‰。这些许多先天性眼部疾病的临床症状不那么明显，患病率也较低。待到儿童成长到有语言能力表达或患者家属发现异常时，按早发现、早治疗的最佳原则，往往已错过最好的治疗时机。其中特别值得关注的是在筛查九千多例新生儿的病例，竟有高达 30.58% 眼底出血症状。这些眼底出血的新生儿，在产后 1~2 周复查中，大部分出血点明显被吸收；3~4 周再复查时，眼底出血点约有 99% 的绝大多数患儿均已完全被吸收，恢复到常态，但仍有 1% 患儿尚能见到出血点。需加以干预和治疗。这一信息对新生儿眼部疾患早发现、早治疗，无疑具有十分重要的现实意义。

2. **早产儿视网膜病变（retinopathy of prematurity，ROP）**　按 2000 年卫生部颁布了中华医学会制定的《早产儿治疗用氧和视网膜病变防治指南》的规定，对早产儿视网膜病变，依据发展过程进行了分区和分期。

（1）分区　将视网膜分为 3 区（见文末彩图 I-8-2）：I 区，以视盘为中心，以视盘到黄斑中心凹距离的 2 倍为半径的圆形区域，ROP 发生在该区者最严重。II 区，以视盘为中心，以视盘至鼻侧锯齿缘距离为半径，I 区以外的圆形区域。III 区，II 区以外的颞侧半月形区域，是 ROP 最高发的区域。

（2）分期　分 5 期：I 期，视网膜后极部有血管区与周边无血管区之间出现一条白色平坦的细分界线；II 期，白色分界线进一步变宽且增高，形成高于视网膜表面的嵴形隆起（见文末彩图 I-8-3）；III 期，嵴形隆起愈加显著，并呈粉红色，说明新生血管不仅长入嵴内且发展到嵴上。此期伴纤维增生，并进入玻璃体；IV 期，部分视网膜脱离，又分为 A 与 B 两级。IV A 为周边视网膜脱离未累及黄斑，IV B 为视网膜脱离累及黄斑。视网膜脱离多属牵引性，但亦有渗出性；V 期，视网膜全脱离，常呈漏斗型，可分为宽漏斗、窄漏斗、前宽后窄、前窄后宽 4 种。此期有广泛结缔组织增生和机化膜形成，导致晶状体后纤维增生症（retrolental fibrosis，RLF）。

在 ROP 筛查的 87 例中，见到 84 例为 Ⅰ、Ⅱ 期，只需观察，不需治疗；Ⅲ 期及以上的患儿有 3 例，需要及时观察和治疗。

3. 就筛查资料显示，有三点印象极为深刻：

（1）新生儿和早产儿先天性眼部疾病虽少见，但多样性。该如何积极应对值得关注。期望有条件的地区均应进行新生儿、早产儿的筛查。既有必要，也有其重要的现实意义。

（2）新生儿眼底出血并非少见。尽管绝大多数均能在产后一个月左右，出血点被吸收，并回归正常。但仍尚有少数在一个月后，仍能见到出血点的这一客观现实。对这些少数患儿该如何进行跟踪，及早进行干预、治疗，值得很好地去思考，早发现、早治疗的有效对策。

（3）ROP Ⅲ 期及以上的患儿，患病率虽然不算高，但若能做到早发现、早治疗（如先天性白内障），对挽救患儿视力，避免低视力，甚至失明的悲惨结局，无疑是有十分重要的积极和现实意义。

（邱学才）

第三节　活体超声生物显微镜相关的临床解剖学
Section 3　Clinical Anatomy of the Ultrasound Biomicroscope

自上世纪 90 年代，加拿大多伦多大学 Palvin 将超声生物显微镜（ultrasound biomicroscope，UBM）应用于了眼科影相诊断以来，眼下已成为眼科疾病检查常规手段之一。尤其对眼前节疾病的诊断治疗，以及医学基础研究方面影响深远，并具有十分重要的实用意义。由于 UBM 图相分辨率高达 50μm，且能实时，无创地观察到活体、眼前节相关解剖学结构的形态及生理活动。临床应用通常是以晶状体分为眼前节或眼前段和眼后节或眼后段。眼前节的损伤一般是指晶状体或晶状体前的巩膜、角膜、虹膜；眼后节的损伤为玻璃体、脉络膜、视网膜。活体（超声生物显微镜）不仅可以定量测量相关结构的相对位置，也可以就相关结构的形态、生理或病理变化进行观察，为疾病的诊断治疗提供客观、可靠的依据。

由于 UBM 具有许多既往检测手段不能观察到活体眼部的结构优势，下面将讨论 UBM 观察下的眼前节的有关解剖学结构作简要的介绍（图Ⅰ-8-4）。

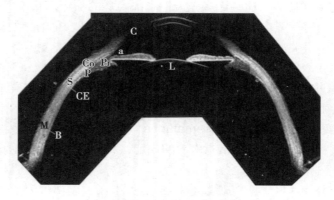

图Ⅰ-8-4　眼前节结构
Structure of Ocular Anterior Segment

C. 角膜（cornea）　Co. 结膜（conjunctiva）　M. 眼外肌（extraocular muscle）　S. 巩膜（sclera）a. 前房（anterior chamber）　L. 晶状体（lens）　Pr. 睫状突（ciliary processes）　P. 睫状体（ciliary body）　CE. 睫状体上皮层（epitheliallayer of ciliary body）　B. 玻璃体皮质分离（separation of vitreous cortex）

一、角膜 Cornea

由于角膜部位表浅，且是光线进入眼内的窗口，无需考虑到其组织穿刺透深度，因此，最适合于 UBM 的应用。UBM 角膜图像所见的各层，与组织学切片极类似，角膜各层均可被清晰显示。由于前弹力层由 25μm 的胶原纤维所组成，大约厚 12μm，它在 UBM 的图像中显示出清晰的高反射线，恰位于上皮层的反射线之下，故角膜上皮层可与 Bowman 层相区分（图 I-8-5）。

角膜基质层是由 200~250 层胶原纤维板构成，厚约 500μm，占整个角膜厚度的 90%；成层排列，每层厚约 1.5~2.5μm，每层板层主要由直径约 24~30μm 的胶原纤维组成。由于组成角膜基质的胶原纤维大小极其均匀一致，而且排列整齐，所以在 UBM 表现为低而规则的回声。Descemet 膜在出生时才厚约 3~4μm，到成人则达到 10~12μm，角膜的内皮层与 Descemet 膜在 UBM 图像中难于区分，它们在角膜后缘共同形成一条单一的较强的反射线。

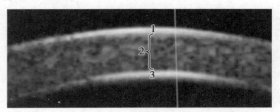

图 I-8-5　正常角膜的 UBM 图像
The UBM Image of Normal Cornea
1. 角膜上皮细胞层（epithelial cell layer of cornea）
2. 角膜基质层（stroma layer of cornea）　3. 角膜内皮细胞层和后弹性层（Descemet 膜）（endothelial cell layer and Descemet membrane of cornea）

在通常情况下，大多数角膜疾病均可用光学仪器进行检查。人们所熟悉，且常用的裂隙灯显微镜，可直接观察到透明角膜和轻度混浊角膜内的病理改变，以及可以决定角膜病变的范围和深度。但裂隙灯显微镜还是有它的局限性，即当角膜完全混浊，或被其他组织，如结膜组织覆盖时，裂隙灯显微就难于诊断角膜的病变而感到乏力。这时用 UBM（超声生物显微镜）则可以客观检查发生在角膜内的病理变化，病变的范围和深度。一些用光学仪器方法观察到的眼前节段的相关情况可以认为临床医生提供十分重要，客观的诊断信息。在此同时，由于角膜不同层次的密度不同，声阻抗也不同，在 UBM 的图像中可以清楚地显示并区别开来；以及还能准确测量角膜厚度和角膜曲率。因此，UBM 在角膜屈光性手术中已显示出十分积极的作用。例如陈旧性眼化学伤或热烧伤后，角膜纤维血管膜性浑浊是一种致盲率较高的眼表疾病，临床多采用板层角膜移植联合角膜缘干细胞移植术重建眼表。通常在板层角膜移植前必须了解角膜病变的深度，术中应切除干净病变的组织。对这些患者进行术前 UBM 检查，查明是否见到部分患者的病变仅限于角膜上皮层内，如果表现为角膜上皮层厚度增加，前弹力层清晰可见，角膜基质层厚度正常，而病变仅限于角膜上皮层内，从而表明角膜内皮细胞功能正常，此时采用板层角膜移植将可取得良好疗效。所以，板层角膜移植前进行 UBM 术前检查，对病变深度的精确了解，对术后疗效评估十分必要。

二、巩膜 Sclera

巩膜位于眼球外膜后方的 5/6，质坚、不透明，主要由致密的胶原纤维组成，在 UBM 图像中呈现出均一的高回声区，仅在一些血管穿过的解剖学部位有可能出现相应的低回声区，借此能与巩膜上组织及其下的组织所显示出的低回声区有明显的差别。如局限性单纯性表层巩膜炎，UBM 检查时可见到巩膜表层组织增厚，而无明显累及巩膜实质层，在增厚的巩膜表层组织与相对正常的巩膜实质层之间，显示出一清晰的界限，即巩膜实质层的厚度及回声基本正常。所以，UBM 的检查不仅能为巩膜组织疾病与巩膜上组织疾病相鉴别提供一种新的检测手段，而且对活体眼的巩膜组织能进行定量测量，为巩膜疾病的诊断，疗效评估提高供较为客观的依据。此外，巩膜通常在巩膜突处最厚，回声也最强。所以巩膜突在 UBM 扫描时是确定扫描方向和测量有用的解剖学标志。但在儿童及房角发育异常时，巩膜突常不明显，此时可通过睫状肌附着去判断巩膜突的位置（图 I-8-6）。

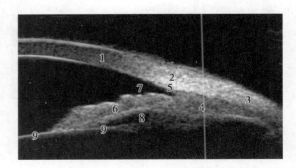

图 I-8-6　正常巩膜的 UBM 图像
the UBM Image of Normal Sclera
1. 角膜（cornea）　2. 角膜缘（corneal limbus）　3. 巩膜（sclera）　4. 睫状体（ciliary body）　5. 巩膜突（scleral process）　6. 虹膜（iris）　7. 前房角（angle of anterior chamber）　8. 后房（posterior chamber）　9. 晶状体前囊膜（anterior capsule of lens）

三、角膜缘 Limbus Corneae

角膜缘也称角巩膜带（corneoscleral limbus）或角巩膜结合部，它是角膜与巩膜之间的一条灰白色过渡地带，解剖学家，病理学家以及眼科临床医生对它的定的意义各有不同，但它是白色巩膜组织向透明的角膜组织的移行区这一方面基本上是相同的。由于它与前房角眼科手术入路有局部解剖学上的紧密关系。因此，角巩膜结合部为解剖学家、眼科临床学者所关注。角膜缘前界，也称角膜前界缘，手术学上被称为角膜解剖缘（anatomic corneal limbus）。它相当于角膜缘与角膜的分界，即角膜缘内界；是透明的角膜与灰白色半透明的角巩膜之间的交合线。此界缘线在 Schwalbe 线前 0.75~1.0mm，周边虹膜切除或白内障内眼手术时应在此界线后 0.5~0.75mm 处作垂直切口，可避免损伤小梁区。角膜后界缘或角膜缘后界，也称角膜手术缘。它相当于角膜缘后界，即角膜缘与巩膜的分界线，是灰白色半透明的角膜缘与不透明的巩膜之间的复合线；此线与其深面的巩膜突之间的垂直线相当，Schlemm 管位于此线后 0.5mm 处。故手术时（青光眼外流）切口不要超过角膜前界缘后 2mm，牢记不能损伤 Schlemm 管（图 I-8-7 角膜缘的 UBM 图像）。

四、虹膜与睫状体 Iris and Ciliary Body

虹膜与睫状体位于葡萄膜的前部，均是眼前节的主要结构。由于它们的组织结构存在差异，用 UBM 检查时回声和形态均存在差异，故能较好地被显示出来。

（一）虹膜（iris）

虹膜位于葡萄膜最前的部分（图 I-8-8），它是分隔眼前后房的主要解剖学结构。自从采用 UBM 在眼科的应用以来，能观察到完整活体虹膜的形态和病理变化。解决了以往用光学仪器检测方法仅能观察虹膜的表面，以及 CT、MRI 分辨率低之不足，无法显示其精细结构之困境成为可能。

由于正常眼的虹膜表面有虹膜表面隐窝的存在，以及虹膜基质（虹膜结构第三层，见眼虹膜组织结构）表现为均匀的低回声区；所以，能与前表面形成鲜明的对比。虹膜后表面为色素上皮层，形成光滑、连续、相对厚的高反射层。通过虹膜色素上皮层的高回声区可以将虹膜与眼后房及睫状体相区别；这一界线在鉴别虹膜或虹膜后的病变有重要的临床意义。

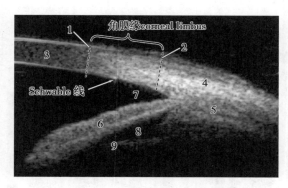

图 I-8-7　角膜缘的 UBM 图像
The UBM Image of Corneal Limbus

1. 角膜缘前界（anterior border of corneal limbus）
2. 角膜缘后界（posterior border of corneal limbus）
3. 角膜（cornea） 4. 巩膜（sclera） 5. 睫状体（ciliary body） 6. 虹膜（iris） 7. 前房角（angle of anterior chamber） 8. 后房（posterior chamber） 9. 晶状体前囊膜（anterior capsule of lens）

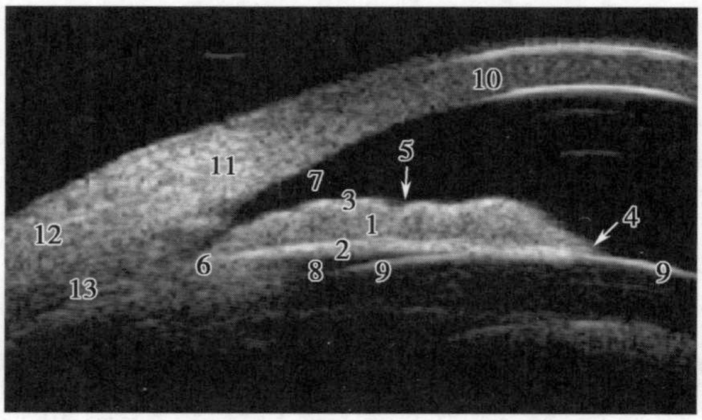

图 I-8-8　正常虹膜的 UBM 图像
The UBM Image of Normal Iris

1. 虹膜基质（iris stroma） 2. 虹膜后表层（posterior superficial layer of iris） 3. 虹膜前表层（anterior superficial layer of iris） 4. 虹膜缘（limbus of iris） 5. 虹膜表面隐窝（superficial recess of iris） 6. 虹膜根（root of iris） 7. 前房角（angle of anterior chamber） 8. 后房（posterior chamber） 9. 晶状体前囊膜（anterior capsule of lens） 10. 角膜（cornea） 11. 角膜缘（corneal limbus） 12. 巩膜（sclera） 13. 睫状体（ciliary body）

　　虹膜根部附着于睫状体上，尽管虹膜与睫状体均表现为低回声区，但虹膜向睫状体逐渐移行的过程中，通过观察虹膜色素上皮层的高回声区消失，以及虹膜睫状体形态上的差异将虹膜与睫状体相区分。但在 UBM 观察中见到虹膜根部附着的位置存在着较大的差异，即使同一只眼也或有所不同，此时可根据前房角隐窝的宽窄去判断虹膜根部的附着。由于虹膜舒缩的变化将直接影响到前房角开放的状态，此乃由于虹膜曲率的微小变化均可导致房角测量的结果，而测量的精确性不仅取决于测量图像的精确性，也有赖于瞳孔舒缩状态的控制。所以在房角检查时尽量避免对房角有影响的外界干扰因素，如光线的干扰和调节等等均应有所顾及。

　　由传统的超声、CT 和荧光血管造影等检查手段均有可能难于显示眼前节的肿瘤。所以，以往对眼前节肿瘤的诊断和鉴别诊断一直是个难点。用 UBM 的检查，可增加对其相关结构深度测量能力，增加了能较准确定量和显示肿瘤变化情况，如估计肿瘤的边界和周围结构受累情况等相关信息，为眼前节肿瘤的检查诊断和估计预后提供有价值的客观资料。

　　如虹膜囊肿是比较常见。由于大多数虹膜肿物倾向于局限，很少见浸润性发展。所以对大多数虹膜的病变临床上多采取长期观察，当一旦见到有临床变化或恶变的可能时才进行手术切除。实际工作中有时会碰上用病理检查也难于诊断为是恶性或是良性肿瘤时，用 UBM 检查也同样存在确诊的困难；尽管如此，用 UBM 检查虹膜囊肿某些特征表现，在分类这些病变时仍然具有相当可信的客观依据，如：①确定虹膜囊肿的性质。主要有虹膜痣（iris nevi）、虹膜黑色素瘤（iris melanomas）及虹膜囊肿（cysts of iris），用 UBM 检查时可根据内反射回声确定肿物是实性，或者是囊性。②确定虹膜肿物的边界方面，用 UBM 检查能较好区分肿物的边界，且能很好地确定虹膜肿物是否向虹膜根部延伸侵患睫状体；通过其形状和内反射的改变，也有可能达到对肿物后界准确定位，对计划切除肿瘤时无疑将具有客观依据价值。③监测虹膜肿物的变化 UBM 有它的独特的优势。用 UBM 检查能为临床医生提供更加准确观察肿物变化的新手段，它不仅能探测虹膜肿物的深度，准确性高，还能参考以前所测量的位置，去判断肿物是否在变化。这些都是以往用裂隙灯等光学仪器难以观察到。此外，虹膜植入性囊肿在临床上也不少见，它主要由外伤或术后所引起。多在穿孔过程中，眼前节的上皮部分，被植入到虹膜内皮发展所形成。植入上皮可为结膜上皮、角膜上皮或眼睑皮肤表皮等等；潜伏时间短者数周，长者直至多年，始逐渐有肿物呈现。用 UBM 检测能清楚地显示植入性虹膜囊肿的大小范围，以及与毗邻相关组织的关系。图中显示前房内虹膜组织有大的薄的囊壁，前方邻近角膜，其内为无回声的反射（图Ⅰ-8-9）。

（二）睫状体（ciliary body）

　　在视觉功能调节上，它是眼前节重要内容之一，在局部位置上由于受虹膜的遮挡，睫状体区，以往被认为临床检查的"盲区"。UBM 应用于眼科不仅能实时、无创地观测到活体睫状体形态及生理活动，而且由于 UBM 图像分辨率高达 50μm，从而可以定量测量睫状体与房角周围结构的相对位置，还可以就睫状体在病理变化过程中进行观察，为疾病的诊断、治疗提供客观、可靠的依据。基于 UBM 对睫状体可以作出任何切面的图像进行观察，但对呈环状的睫状体巨视解剖学而言，其最具代表性的切面有三：①经睫状谷的矢状切面（图Ⅰ-8-10），即不经睫状突，故完全不见睫状突，仅能见到完全为睫状肌的轮廓。此图像能展示睫状肌的整体外形，对有关眼视功能调节方面的研究（如年龄、药物对睫状肌影响等）或有所助益。②经睫状突正中矢状切面（图Ⅰ-8-11）。这一类图像因前部睫状突的存在而不易辨认睫状肌的轮廓，但能清晰显示睫状突的轮廓，它对了解睫状体的形态，测量睫状突前后位置及其对房角结构的影响、隆起高度等。此外，由于睫状突的血管丰富，对各种炎症刺激引起充血反应最敏感。故对观察睫状突的炎症反应将有较大的参考价值。③经上两种切面的冠状切面，即睫状体冠状切面（图Ⅰ-8-12）。图像显示睫状突高度不一，睫状体厚度约为 0.1mm。此类图像不足之处在于不适宜睫状体隆起高度的定量测量，只能用于定性确定肿瘤、异物等相对于眼球壁的局部位置。

　　对睫状体囊肿、睫状体肿大、睫状体萎缩或发育不良等疾病，用 UBM 这种无创检查方法，在临床上可以在活体直接观察到各种生理、病理因素导致的睫状体病变，睫状体自身的生理和病理改变等情况都可进行定性观察，如睫状体囊肿在 UBM 易于诊断且较常见，可单发亦可多发，较多见于睫状沟或睫状冠部（图Ⅰ-8-13）。如果囊肿较大，且位于虹膜根部后面时，将有可能挤虹膜根部向前引起局部周边前房变浅，并有可能房角关闭。用 UBM 观察见到睫状体肿大时，主要表现在睫状突的明显增大，突起增高，睫状突的表面由于肿胀而显得平滑，其中原因主要是睫状体内充血，血管增粗。某些由于先天发育欠佳所致的先天性虹膜发育不良患眼虹膜短小、睫状突发育不良呈小指状。此外，睫状体光凝术是治疗难治性青光眼较安全，有效的方法之一。其原理是利用激光光凝破坏睫状体组织，减少房水分泌，从而降低眼压。在 UBM 问世前，由于无法观察到活体上光凝术后睫状体改变，只能单靠以往的经验和病理结果进行手术。对如何判断光凝效果和控制手术量十分困难。因为光凝不足时，眼压不降低或降低幅度小、达不到治疗效果；若光凝过量，则易产生眼部炎症、眼压过低、甚至眼球萎缩等并发症。当使用UBM 观察能准确地显示出经巩膜睫状体光凝术前、术后睫状体的形态、结构、部位的改变（图 I-8-14）。所以，用 UBM 检测睫状体光凝术的全过程，对提高光凝术的成功率和减少并发症的发生有重要的实用意义。显然，UBM 的临床应用，这些问题均有可能地得到解决。

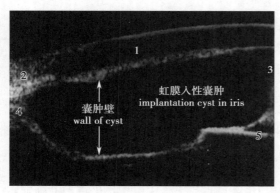

图 I-8-9　虹膜植入性囊肿的 UBM 图像
the UBM Image of Implantation Cystin Iris

1. 角膜（cornea）　2. 角膜缘（corneal limbus）　3. 虹膜（iris）　4. 虹膜根（root of iris）　5. 晶状体前囊膜（anterior capsule of len）

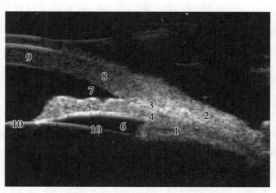

图 I-8-10　睫状体经睫状谷矢状切面的 UBM 图像
The Image of Sagittal Plane through Ciliary Vale of Ciliary Body

1. 睫状肌（ciliary muscle）　2. 巩膜（sclera）　3. 巩膜突（scleral process）　4. 虹膜根（root of iris）　5. 虹膜（iris）　6. 后房（posterior chamber）　7. 前房角（angle of anterior chamber）　8. 角膜缘（corneal limbus）　9. 角膜（cornea）　10. 晶状体前囊膜（anterior capsule of lens）

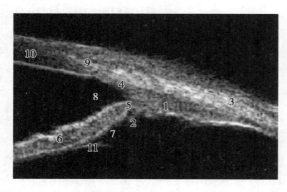

图 I-8-11　经睫状突中心矢状切面的 UBM 图像
The UBM Image of Sagittal Plane through the Center of Ciliary Process

1. 睫状肌（ciliary muscle）　2. 睫状突（ciliary process）　3. 巩膜（sclera）　4. 巩膜突（sclera process）　5. 虹膜根（root of iris）　6. 虹膜（iris）　7. 后房（posterior chamber）　8. 前房角（angle of anterior chamber）　9. 角膜缘（corneal limbus）　10. 角膜（cornea）　11. 晶状体前囊膜（anterior capsule of lens）

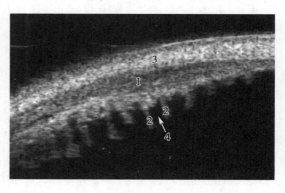

图 I-8-12　经睫状体冠状切面的 UBM 图像
The UBM Image of Coronal Plane through Ciliary Body

1. 睫状肌（ciliary muscle）　2. 睫状突（ciliary process）　3. 巩膜（sclera）　4. 睫状谷（ciliary vale）

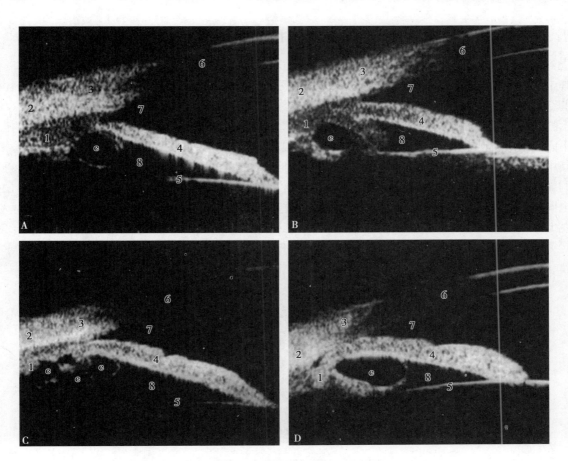

图 I -8-13　睫状体囊肿的 UBM 图像

The UBMI mage of Ciliary Cyst

A. 睫状沟单发睫状体囊肿（single cyst in ciliary groove）　　B. 睫状突中央单发囊肿（single cyst in ciliary process）　　C. 睫状体多发囊肿（multi-cyst in ciliary body）　　D. 虹膜根部后睫状体大囊肿（ciliary large cyst behind root of iris）

c. 囊肿（cyst）　1. 睫状体（body）　2. 巩膜（sclera）　3. 角膜缘（corneal limbus）　4. 虹膜（iris）　5. 晶状体前囊膜（anterior capsule of lens）　6. 角膜（cornea）　7. 前房（angle of anterior chamber）　8. 后房（posterior chamber）

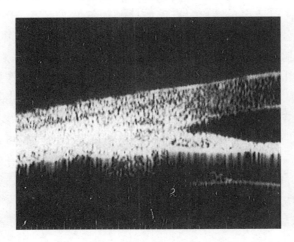

图 I -8-14　睫状体光凝术后睫状体萎缩图像

The UBM Image of Atrophied Ciliary Body after Photocoagulation was Performed on It

正常睫状体形态被破坏，且回声反射增强

the appearance of normal ciliary body is destroyed, and its echo reflection is toned up.

五、前房角 Angle of Anterior Ocular Chamber

提到前房角总会很自然联想到青光眼。此乃由于前房角的结构与眼部许多疾病的病理变化有密切关联，其中尤其是青光眼。以往对房角结构的检查多采用裂隙灯房角镜。用房角镜检查仅能观察到房角前表面的结构变化，对虹膜后睫状体以及后房的形态结构是不可能被观察到。有了 UBM 的应用，能较好地揭示虹膜后睫状体后房的形态。且由于角膜、巩膜、睫状体以及虹膜结构上的差异，所产生的回声也有所不同。故 UBM 能较好显示构成房角的角膜缘、睫状体和虹膜等各个结构（图 I -8-15）。

其中巩膜突由于组织结构致密且突起呈三角形，在 UBM 中呈现为高回声三角形，易与前面的角膜、后方的睫状体低回声组织相区别。所以，巩膜突不仅在房角镜检中一个重要解剖学标志，也是 UBM 检查中也同样是非常实用的参考点。不过还得顾及的是：在某些情况下如先天性青光眼，巩膜突常发育不良，在 UBM 检查时并不显三角形隆起的高回声区。这一现象与先天性青光眼的房角发育异常有关；如果同时见到合并有虹膜、睫状体发育异常，它将提示部分先天性青光眼除房角发育异常外也可能同时伴有虹膜、巩膜突、睫状体异常的可能。

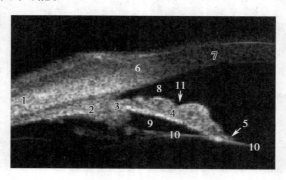

图 I -8-15　UBM 图像下的房角结构
The Structure of Iridocorneal Angleunder UBM Image

1. 巩膜（sclera）　2. 睫状体（ciliary body）　3. 虹膜根（root of iris）　4. 虹膜（iris）　5. 虹膜缘（limbus of iris）　6. 角膜缘（corneal limbus）　7. 角膜（cornea）　8. 前房角（angle of anterior chamber）　9. 后房（posterior chamber）　10. 晶状体前囊膜（anterior capsule of lens）　11. 虹膜表面隐窝（superficial recess of iris）

以往对房角结构的观察与评价，均依靠房角镜检或病理解剖学检查的基础上。不管用任何一种房角镜检查均离不开光线的照射，以及房角镜检时有可能接触到角膜，不可避免地影响到瞳孔的大小，以及虹膜及房角的形态所获得的房角图像是已经发生了光学畸变的图像，无可避免地未能完全客观反映自然状态下的房角结构，从而限制了在自然状态下对房角结构、实时、定量观察，使原发性闭角型青光眼房角关闭机制的研究受到一定限制。针对这些不足。UBM 具有高频超声波作为检测能源，且具有穿过透明及非透明组织，如前段巩膜、角膜缘、虹膜等。所以，用 UBM 不仅能实时观察到虹膜和房角表面形态，而且能很好显示与房角相关结构如虹膜断面，虹膜根附着的位置、睫状体形态、后房形态等，达到全方位了解房角的整体观测。正是由于用 UBM 进行房角检查不依靠照明光，可以在任何设定照明条件下进行，消除了房角镜检时要求一定照明的缺陷；以及 UBM 检查时，探头是在水浴中扫描，不会对眼前节产生机械性干扰。所以，UBM 的这些优势，无疑是对以往房角镜检时无法得到自然状态下的房角解剖结构的缺陷，提供了一种对房角的解剖结构，如：虹膜、睫状体、角膜缘、晶状体、晶状体悬韧带之间的关系等整体，实时清楚被显示出来的工具，也为与房角相关疾病的诊断、治疗和研究提供了新手段。

六、晶状体与白内障 Lens and Cataract

晶状体（lens）是视觉功能调节中主要内容之一。当提到晶状体时总会联想到白内障（cataract），它是导致中国人致盲的主要原因。对一般的白内障及晶状体的疾病诊断，用裂隙灯检查并不十分困难。但是若遇上某些患者由于房角或房水混浊，或瞳孔不能放大等情况时，用裂隙灯检查很难满意地观察到晶状体的真实状况，将影响诊断确立和治疗方案的制定。前已述及 UBM 不仅具高频超声波作为检测能源，更有可穿过透明及非透明组织能力，故用 UBM 则能够克服这些不足。所以，用 UBM 能够显示白内障、晶状体的真实形态及位置异常等相关信息，作出合理诊断有独特的优势。如：

1. **初发期老年性白内障**　若遇上某些不适合散瞳检查患者（如高危房角），其白内障的早期诊断，用 UBM 无疑是一种新的手段，尽管当下的 UBM 探头仅能显示晶状体的前半部分，但随着技术的改进，相信不久将来会得到解决。

2. **膨胀期老年性白内障**　用 UBM 检查时可见到：由晶状体的片状高回声区及皮质水肿的水裂形成的低回声区相交错，及晶状体赤道部增厚，以及观察到由于瞳孔阻滞或虹膜晶状体阻滞所引起的房角关闭时，则可作为晶状体膨胀引起青光眼诊断的依据。

3. **过熟期老年性白内障和过熟期老年性白内障**　UBM 图像显示：前者为：晶状体囊膜增厚，回声增强，晶状体囊膜下皮质和核旁皮质呈洋葱样层状高密度反光硬化核呈高密度反光。后者为：晶状体囊不均匀钙化增厚，回声增强，晶状体皮质呈不规则回声，前房可见由渗出的晶状体蛋白形成的高回声颗粒，颗粒将阻塞房角。

4. **晶状体源性青光眼**　关于多种晶状体病变可导致青光眼的发生，对大多数病例，如晶状体膨胀性青光眼、晶状体溶解性青光眼，以及晶状体脱位引起继发青光眼等，对大部分病例临床不难作出诊断。但若在高眼压状态下角膜水肿，房水混浊，前房积液。由于屈光介质混浊，无法观察到虹膜及其他结构时，用 UBM 检查可见到患者皮质呈不规则回声，在前房内可见大量颗粒并阻塞房角时，作出晶状体溶解性青光眼的依据是客观可信的。

七、眼内异物与 UBM Intraocular Foreign Bodies and UBM

眼内异物（intraocular foreign bodies）又称眼球内异物。它常是眼球穿通伤所带来的后果。异物可从角膜、巩膜或角膜缘进入眼球内。由于角膜局部位置暴露于正前方故异物通过角膜进入眼球内者最多，其次为巩膜，从角膜缘进入者较少。进入眼内的异物可停留于睫状体，眼前房或眼后房、晶状体或眼球壁不同位置.由于眼内异物常因细小，而且部位可能十分隐蔽。用通常直接观察的方法有可能被漏诊和误诊。基于异物通常有呈高回声，但其强度取决于异物的性质有关。采用 UBM 检查能观察到虹膜后、前房角、睫状体后房等结构而且具有显微放大的特点。因此，对眼前节段细小异物的诊断和定位具有其特殊的实用价值。

（刘红艳　卢亚梅）

第四节　眼外肌及其临床意义
Section 4　Extraocular Muscles and Its Clinical Significance

一、眼外肌应用解剖学概况 Applied Anatomy of Extraocular Muscles

眼外肌是维持眼球正常运动以及两眼协调运动不可缺少的主要部分，所以眼外肌功能的改变，必然会影响视力而引起斜视（strabismus）。引起斜视的原因，从形态学角度应该考虑分析：①支配眼外肌运动神经受损；②眼外肌的发育异常；③两眼眶发育不对称；④异常的瞳孔距离或黄斑移位；⑤眼眶内韧带或筋膜的异常；⑥眼眶容积的改变（眶内肿瘤、脓肿等）；⑦年龄因素（如老年人协调功能减退）；⑧大脑皮质中枢控制失调等。

眼外肌的正常功能有赖于其神经支配。这些支配眼外肌神经的神经核，行程和位置等若某一部分受损都会引起眼外肌功能上的障碍。如：①眼外肌神经核下性受损多是单独受损；②眼外肌神经核的核性麻痹，由于有关神经核的不同位置关系，损伤情况亦不同。通常是展神经核常伴有面神经及三叉神经感觉核的同时损害：滑车神经核常合并有动眼神经核的同时受损；动眼神经核较长，故受损时很少有完全性的；③眼外肌核上性的麻痹多表现为两侧眼球联合协调动作障碍。

据此，在眼外肌功能障碍时，可以分析鉴别其损害部位和性质。

二、眼外肌手术的有关解剖学 Anatomy of Operation of Extraocular Muscles

（一）眼外肌解剖生理的特点（anatomicophysiological features of extraocular muscle）

眼外肌肌型薄而纤细，功能配对十分明显，视物时要求两眼功能协调、极为精确等。这些均有赖于大脑高级中枢、神经核及神经核相连的周围神经和肌肉本身一系列解剖结构的完整，才能进行其有效功能活动，形成双眼单视达到立体感觉。当上列结构某一环节出现故障，两眼协调平衡必将被破坏，从而导致斜视，已如上述。

眼外肌手术的目的，就是为了恢复双眼眼肌功能协调，以及矫正外观上的缺陷。由于眼外肌都较纤细，故在矫正斜视手术中都要提到改变每毫米肌肉长度后可矫正多少斜视度，但因存在解剖上的个体差异，神经系统调控和肌肉本身的强弱，以及患者的屈光状况和手术方法等诸多因素的影响，用一个计算公式很难达到完全准确的矫正目的。所以在很大程度上还得在手术台上对眼位反复观察与进行必要的修正，以取得较为满意的效果。然而，一定的计算公式，结合病者的实际情况，作为术前掌握矫正尺度的参考依据还是必要的。从临床实践体会认为，一对拮抗肌的缩短或后移 1.0mm 可矫正 4°~5°。例如内斜 25°，可将内直肌后移 5.0mm，外直肌缩短 5.0~7.0mm 以矫正之。至于手术中哪侧眼球和哪块眼肌如何处理，以下的一些解剖生理原则可供参考。

1. 对有关眼肌及肌腱的长度、附着位置、血管神经分布等应有足够的认识手术中由于过度缩短眼肌会引起后缩，以及使拮抗肌的运动受限制。如果眼肌后移接近赤道，将会影响该肌的有效运动。四块直肌均伴有睫状前动脉分布，故手术时不宜一次剪断超过两块直肌，不然会影响眼前段的血液供应（见图Ⅰ-2-22）。其中特别是二斜肌，由于其附着点均在眼球赤道之后，而颞侧涡静脉又在其附近且位置不恒定，可出现在上斜肌止腱之后或为该肌所遮盖（图Ⅰ-8-16）。故术中对睫状前动脉、涡静脉与眼肌的解剖关系，应有所顾及，以免损伤。

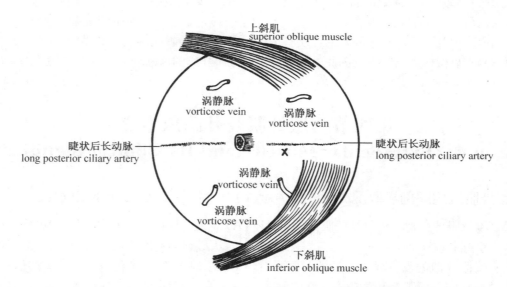

图Ⅰ-8-16　上斜肌及下斜肌止端与涡静脉位置关系示意图
Diagram of the Relation of Position between the Insertions of Superior and
Inferior Oblique Muscles and Vorticose Veins

2. 术中该矫正哪块眼肌，取决于斜视的性质。若为辐辏集合过强而引起的内斜，则应首先考虑内直肌；如因辐辏不全，则应先加强外直肌。同样，如系辐辏过强引起的外斜，可先剪断外直肌；辐辏不足，则前移或缩短内直肌。内直肌后移通常为 3.0~5.0mm，一般以不超过 5.0mm 为度，但当内直肌力量过强，或属单纯性整容目的时，可考虑适当放宽；肌肉缩短通常以 10.0~12.0mm 为限。外直肌后移一般可达 7.0~8.0mm，前移通常最多 2.0mm。至于内、外直肌的手术量应根据眼球运动及远近不同距离的检查结果，然后将手术量适当的分配在内、外直肌上，借此达到眼球运动协调一致。无论内斜或外斜很少能用一条水平肌的手术达到预期的矫正效果，同时也不符合解剖生理要求。

3. 四直肌后退量不宜过小，否则效果微弱，甚至会因断腱时留下少量的肌腱残端，重新缝合于巩膜时又不可避免地缩短了少量肌腱，从而使后退的作用被完全抵消。但后退量也不宜过度，过度的后退，如把内外直肌退至赤道之后，则内外直肌将失去其内转或外转作用，未能达到矫正的目的。但是，由于肌间膜的存在，眼球还多少保留内转或外转的作用。在作肌后退术时，如不顾及肌间膜存在的解剖关系，将会影响到辐辏功能。若上、下直肌后退过量时，将引起上、下睑收缩，势必造成上睑上缩或下睑下坠，从而导致睑裂扩大。下列的一些数据可作肌后退时作参考，肌后退量内直肌 3.0~5.0mm，外直肌 5.0~8.0mm，上直肌 2.5~5.0mm，下直肌 2.5~5.0mm。此外，因上斜肌的前缘约在上直肌的止端之后 5.0mm，故作上直肌后退术时不能超过 5.0mm。

（二）水平肌后退或缩短的手术解剖学（operative anatomy on retropulsion or decurtation of horizontal muscles）

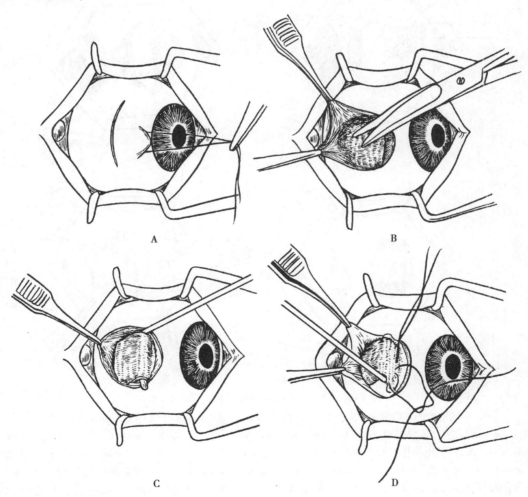

A

B

C

D

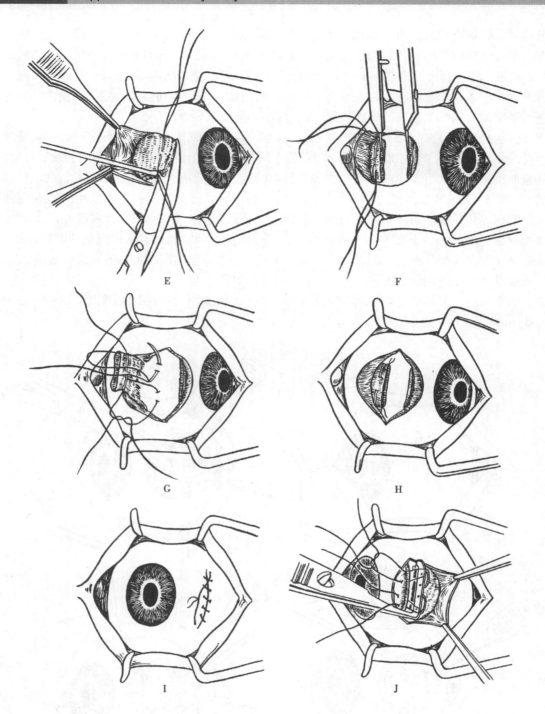

图 I-8-17 水平肌后退或缩短的手术解剖
The Anatomy of Operation on Retropulsion or Decurtation of Horizontal Muscles

A. 切口（The incision） B. 显露眼肌（Exposing the extmocnlar muscles） C. 游离并钩出眼肌（Freeing and booking up the extnxcular muscle） D. 在肌止后作双套环缝线（Doubleamed suture making after the muscular insction） E. 剪断直肌（Incise the rectus muscle） F. 度量肌后退量（Measure the mtngressive quantity of muscle） G. 经后退点巩膜线层作缝线（Making the suture in the superficial scleral lurina through the retrogression point） H. 结扎缝线（Ligating the sutures） I. 缝线经肌止端前巩膜穿出（Sutures through the through the froot of muscular insertion in sclera） J. 缝合结膜切口（Suture the incision in conjunctiva）

　　1. 切口 使眼球固定在手术肌侧的角膜缘作一牵引线，把眼球引向对侧，切口通常在肌止端后 1.0~2.0mm 处切开。如果为内直肌，由于肌止端中点距角膜缘 5.5mm，肌止端附着线宽 10.5mm，故切口应位于半月皱襞外侧 2.0mm，长度为 10.0~12.0mm；若为外直肌，肌止端距角膜缘 6.9mm，肌止端宽 9.2mm，切口距角膜缘 8.0~10.0mm，切口长约 12.0mm，这样，便于显露眼肌而有利于操作。但要避免损伤不必要的组织和必须遵循结膜对齐缝合的原则，这样将可避免在术后有明显的瘢痕（图Ⅰ-8-17A）。

2. **显露眼肌**　从结膜剪开口处向两侧分离，向内侧分离时要认清节制带的解剖位置，不能损伤，并沿肌肉方向分离至眼球赤道部，使带肌鞘的肌肉得以显露。在分离肌鞘时，肌鞘与前筋膜囊之间的节制带要作充分的分离。当做内直肌后退时，如果分离不足会造成泪阜后陷，宜注意（图Ⅰ-8-17B）。

3. **游离并钩出眼肌**　按眼肌的解剖位置，找到相应的眼肌，离肌止端上、下缘 2mm 处，在肌的两侧分别剪开肌间膜一个小口，直达巩膜面。由一侧剪口伸入斜视钩，进入肌鞘深面，紧贴巩膜从对侧剪口穿出，务使肌肉完全被斜视钩钩住。然后，再沿肌肉上、下缘细心剪开肌间膜直至肌肉后退或缩短处之后 1.0~2.0mm，在剪开肌鞘及肌间膜时要特别小心。不然，可能由于手术过分损害眼肌或肌鞘会影响肌肉的血供或发生瘢痕性收缩，术后形成肌肉或筋膜的纤维化与粘连。并且可能逐渐发生手术眼转动受限制或结膜同时收缩（图Ⅰ-8-17C）。

4. **肌肉后退与缝合**　如内直肌后退，由于自赤道距角膜缘为 13.0mm，而内直肌距角膜缘 5.5mm，故内直肌后退限于 5.0mm~6.0mm，不然退至赤道则将丧失功能。可先在肌止端后约 15mm，分别在肌上、下缘作双套环线，最好能将睫状前动脉包在线圈内，用剪于肌止端分段剪断肌腱，再用二脚规计量好后退量，再按原肌宽度分别在后退点缝于巩膜处。眼肌新附着点必须与原来的解剖位置相平行，不可偏斜，不然将影响功能。最好用圆针，不可用锐利三角针。由于肌止端处巩膜仅厚 0.3mm（儿童更薄），故进针要特别注意不可过深，但也不可过浅，以能通过巩膜，隐约能见到缝针为度，必须防止撕破，造成巩膜穿孔。宽度约 1.5mm 即可，然后分别加以结扎。如果不慎巩膜被穿破，有玻璃体脱出时，应用剪刀加以剪除，按穿孔伤处理，穿破处进行电凝并采取预防感染措施，密切观察眼内变化（图Ⅰ-8-17D~H）。

如果做直肌缩短术，在缩短量不大时，可以直接在肌面上度量；若缩短量较大时，可先用眼肌夹在估计缩短处将肌肉夹紧，然后离肌止点后 1.0mm 处剪断肌腱，使肌肉松弛后度量，然后分次剪断，再予以缝合。由于肌肉张力较大，故缝合必须牢固，最好用双套环线或褥式缝合较安全可靠。由于肌止端前巩膜稍厚，而肌止端处巩膜薄的解剖结构特点，缝针应紧靠肌止端进针，经肌止端前巩膜穿出（图Ⅰ-8-17I），这样将不易脱线。结扎缝线前可先用镊子牵引眼肌至缝线达到原肌止端位置，然后再慢慢收紧缝线。结扎缝线时宜先打一活结，待观察眼位满意后再作正式结扎。

5. **缝合结膜**　为了保持结膜面平坦，必须把前筋膜囊和结膜分层作间断或连续缝合，其中特别要注意结膜切口边缘必须对齐，不能让边缘内卷，也不能让筋膜囊露出。如果缝合结膜时有筋膜囊嵌入或结膜囊裂开致筋膜囊露出，均可剪除，并须重新缝合结膜（图Ⅰ-8-17J）。

（三）水平肌前移术的解剖学（anatomy of antedisplacement on horizontal muscles）

水平肌前移与肌缩短术一样，目的是为增强肌力，所以手术方法也类似，所不同的是把肌肉新附着点前移到原肌止端之前约 2.0~3.0mm（图Ⅰ-8-18）。在用缝针通过巩膜时须作较稳固的半层穿过；亦有人先用刀片在巩膜表面搔刮，然后再缝合，目的是使表面粗糙，使前移的肌肉更易与巩膜愈合。缝线可以穿出结膜面结扎，以便于术后拆线。

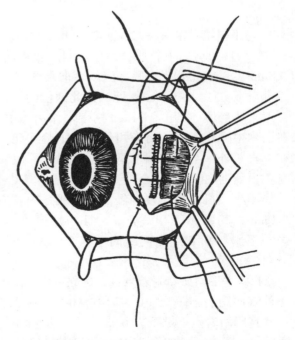

图Ⅰ-8-18　水平肌前移示意图
Diagram of Antedisplacement of Horizontal Muscle

水平肌前移术的优点是：可以借缝线不同的收紧力量略为调整肌肉的缩短度。不过，事实上术后前移的肌肉深面仍将与原肌止端残端相愈合，对眼球的牵拉作用点仍然是原肌止端处。其缺点是肌肉前移术后该处球结膜会略为隆起。

（四）垂直肌手术解剖学（anatomy of operation on vertical muscles）

由于眼球垂直方向运动时所参与的眼肌不像水平运动时那样单纯，而且垂直性斜视手术的目的不仅使眼球达到正位，更重要的是使眼球运动协调一致。由于垂直斜视一般也较小，而垂直肌的作用又较为复杂，涉及的肌肉也较水平肌多一倍，且矫正度数又不很稳定。所以从眼肌的解剖生理去考虑，手术时要谨慎从事。临床实践认为，下列三点有参考意义：①一般以 $10°$ 为手术起点。$10°$ 以下的垂直性斜视如有症状应先考虑用棱镜矫正。如在原位或功能眼位无症状则不必要进行手术；②由于垂直肌手术矫正度不很稳定，而垂直肌的作用又较复杂，故每次手术宜限于一条垂直肌，最多也不超过二条。必须待检查矫正效果后再设计下一步手术。在此同时必须注意到两眼运动的协调问题。所以垂直肌手术不宜将手术量过多地集中在某一条肌；③由于人类从事日常生活工作中，下方视野较为重要，因此在手术设计时，要多考虑保护下方视野，同时要避免过度矫正。其基本方法与水平肌手术解剖学相同，但以下三点值得注意：

1. 上下直肌后退和缩短术的解剖学（anatomy of retropulsion and retraction on superior and inferior rectus）

（1）切口与钩取肌肉：①由于有眼睑的解剖结构，故结膜切开的位置，无需考虑术后瘢痕的暴露，切口可直接在肌止端之前；②因上斜肌前缘和上直肌相距只有 5.0mm，钩取上直肌时，斜视钩不宜伸得太深，最好由鼻侧缘进入，以免误钩上斜肌。

（2）肌肉分离：基于上直肌鞘与提上睑肌和上斜肌鞘之间，上穹隆结膜之间均有纤维联系，分离该肌时要充分分离这些联系，在剪开肌间膜时要注意避免损伤上斜肌腱。如将上直肌缩短或后退 4.0mm，而分离上述联系不够充分，则术后有可能造成上睑下垂或上睑向上退缩。同样的，下直肌鞘与下斜肌鞘及下穹隆结膜间亦有联系，当做下直肌后退或缩短术时，也要充分分离。不然术后亦可能造成下睑下坠，以致睑裂扩大或下睑位置稍为升高，而致睑裂缩小。

（3）肌肉缝合：要顾及上、下直肌止端不是完全平衡于角膜缘，而是内侧端距角膜缘稍近于外侧端的解剖关系，在重新缝合上、下直肌时，不能违背和破坏上、下直肌附着点的这种功能位置，否则将影响其功能。

2. 与下斜肌手术有关的解剖学（anatomy of operation on inferior oblique muscle）

（1）切口及剪断下斜肌：由于下斜肌止点前端在外直肌附着点后 9.5~10.0mm 处，且其附着线长约 9.5mm（8~14mm），当眼球缝线牵向鼻侧时，可在外直肌附着点外 6.0mm 处自外直肌上缘切开结膜并延至下方 12.0~15.0mm 处。在此部位的切口暴露一般较好，且可以不切断外直肌，并保存下斜肌，下直肌筋膜，即 Lockwood 韧带之作用。由于 Lockwood 韧带与下睑皮肤及结膜囊亦有联系。如果在手术中操作不当，将有可能影响下睑功能，应予注意。据解剖观察，供应下斜肌之血管和神经多在下直肌外缘与下斜肌交叉处进入肌肉，故在分离下斜肌时要格外小心该肌相关的筋膜，避免损伤有关血管神经，其中特别要注意下斜肌是否有扩展出一部分筋膜连于其后上方约 4.2mm 视神经处，如不小心可能损伤视神经。下斜肌自附着点剪断时，应顾及黄斑位于下斜肌止端后 2.0mm，向上 1.0mm，其颞侧又有涡静脉，且涡静脉的解剖位置不恒定，以及睫状后长动脉、神经均位于视神经与下斜肌附着点之间距附着点 2.0~3.0mm 等一系列复杂的局部解剖关系，故应避免损伤（图 I-8-19）。

（2）确立下斜肌新附着点：，确立下中 A、B 两点分别为下斜肌附着点之前端和后端，其前端通常位于外直肌附着点下缘（C）后方 9.0~10.0mm 稍上 2.0mm，如欲后退 8.0mm，则新附着点前端（A′）应在外直肌附着点下端下方 6.0mm 处，比原附着点前 3.0mm，即外直肌附着点向后 6.0mm 处；新附着点之后端（B′）可在新附着点（下外侧涡静脉 lateral inferior vorticose vein，Ⅳ）后 6.0mm 处。由于下外侧涡静脉，在下斜肌原附着点下方约 8.0mm，并在下斜肌后前方 1.0mm，作下斜肌 8.0~10.0mm 后退术时，下斜肌新附着点与下方涡静脉紧邻，如涡静脉取后前方向斜行穿出巩膜，而缝针自其出口前方进入，则可能刺伤此静脉，宜注意（图Ⅰ-8-20）。

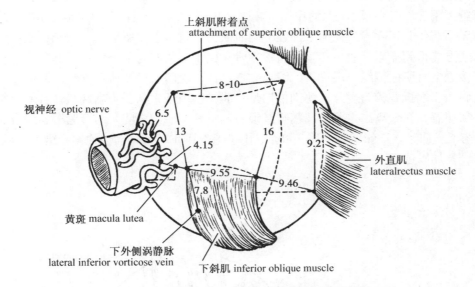

图Ⅰ-8-19　下斜肌附着处周围组织的毗邻关系示意图
Diagram of the Relation between the Inferior Oblique Muscle and the Peripheral Tissues

视神经位于下斜肌附着处后端 4.15~4.2mm；黄斑位于下斜肌后方约 2mm，向上 1.0mm；下外侧涡静脉位于下斜肌附着处后缘下方约 7.8mm，后缘前 1.0mm

The ending of inferior oblique muscle is 4.15—4.2mm from the optic nerve posteriorly, 2mm from the macula lutea posteriorly and 1.0mm upwards，and 7.8mm inferior and 1.0mm anterior from lateral inferior vorticose vein

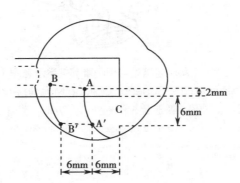

图Ⅰ-8-20　下斜肌缩短确立下斜肌新附着处，以 Fink 定位器后退 8mm 测量示意图
Diagram of the Decurtation of Inferior Oblique Muscle，Establishing the New Insertion of Inferior Oblique Muscle according to the Measurement of Retreating 8mm with Fink Locator

3. 与上斜肌手术有关的解剖学（anatomy of operation on superior oblique muscle）上斜肌在形态结构上有三个特点：①是眼肌中最长者，由肌起端至肌止端其方向完全改变，且要经过腱性滑车，故可认为"滑车"是上斜肌的生理功能起点；②上斜肌在通过"滑车"前后均为条索状的肌腱，而至肌止端则变宽扁，宽约 10.8mm，对上斜肌的功能意义至为重要；③与上直肌的走向几乎交叉，且居其下，止端在

赤道之后，附着点后缘距视神经仪 6.5mm，上颞侧涡静脉位于此肌附着点前端后方约 7.0mm 等系列不稳定的局部关系（图Ⅰ-8-21）。因此做减弱或增强上斜肌的手术方法可分别采用肌后退术或缩短术。基于上述的解剖因素，当做肌后退术时，因上斜肌止端特别靠后，有必要暂时切断上直肌，否则难于暴露；故通常用肌鞘内断腱术或兼作部分切除术代替。但断腱必须在肌腱通过"滑车"以后，据临床实践断腱的位置，越靠近"滑车"，则减弱肌力的作用也越强，故可以通过选择不同的断腱位置，以达到不同的手术效果，而无须兼作肌切除术。但为了加强上斜肌肌力，也可以作肌缩术，这和作肌后退术一样须将上直肌暂时切断方能得到显露，故也多采用肌折叠术。由于上斜肌与上直肌的局部关系，折叠的位置在上斜肌止端至接近上直肌内侧缘一段进行，因再靠近鼻侧，上斜肌已变成条索状，不适于折叠。从临床效果认为在上斜肌止端折叠较为适合，解剖依据是：肌腱已由条索状变为扁阔状；且术后粘连的并发症也少些。但必须注意，在分离出之肌腱及鞘膜必须一同折叠，肌肉之间须结合紧密，缝合肌肉两侧后放平肌腱，防止与上直肌粘连而影响其功能。可是，由于上斜肌止端的解剖位置偏后给手术操作带来困难，故术者可根据经验加以选择。

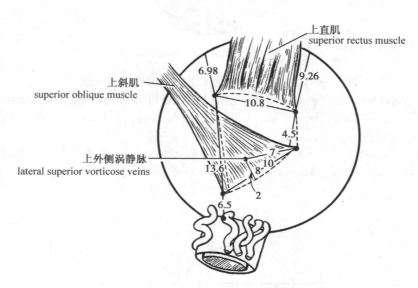

图Ⅰ-8-21　上斜肌附着处与周围毗邻关系示意图（mm）
Diagram of the Relation between the Superior Oblique Muscle and the Peripheral Tissues
视神经位于上斜肌附着处后端约 6.5mm；上外侧涡静脉位于附着处后方 7mm，附着处外侧约 2mm
Optic nerve lies about 6.5mm posterior to ending of insertion of superior oblique muscle；lateral superior vorticose vein lies 7mm posterior to，and about 2mm lateral to insertion of superior oblique muscle

第五节　视觉通路中不同部位损伤后的临床表现
Section 5　Clinical Manifestation after Damage of Various Segments in Visual Pathway

一、视神经炎 Optic Neuritis

视神经炎是视神经任何部位炎性病变的总称。本病多见于青壮年和儿童，临床资料显示 40 岁以下的患者占 86%，老年人较少。约有 2/3 的患者为双侧。典型病状是视力急剧下降，视野改变为中心暗点、傍中心暗点和一定程式度上的眼球压痛和转动痛。由于视神经炎症种类繁多，眼下临床上尚无统一的分类方法。通常根据炎症受累的部位视神经炎而分为：视盘炎、球后视神经炎、轴性视神经炎、周围性视神经炎、视神经视网膜炎、视神经交叉性等等。

二、视神经纤维和视交叉纤维排列的实用意义 The Practical Significance of Fiber Arrangement within Optic Nerve and Optic Chiasma

其意义在于有助于对疾病作出诊断。视交叉在视觉通路上有较复杂的位置关系。据临床统计，颅内肿瘤有 1/3 发生于视交叉附近；视交叉邻近器官的病变必将压迫视交叉，视交叉受压或受损而出现视交叉综合征（optic chiasma syndrome）或称 Cushing Ⅲ 型综合征。患者多为成人，系因视神经交叉处受压或受损，双侧视神经鼻侧纤维功能发生障碍，表现为双眼颞侧视野缺损，被称为视交叉处损害可有的特征性的视野缺损。视力减退，视乳头水肿及原发性视神经萎缩，同时伴颅内损害和全身症状。常见病因是鞘上脑膜瘤引起，也可以是视交叉处占位病变，如脑下垂体瘤、颅咽管瘤、巨大动脉瘤、鼻咽癌、第三脑室扩大、视交叉处神经炎等。此外，由于视交叉前的视神经与视交叉后的视束，所包含的神经纤维来源不同，因此在视交叉前的病变为单侧视野缺损，视交叉后的病变则产生同侧偏盲。再者由于视束后的视传导纤维至外侧膝状体，经视辐射而至视皮质及纤维的排列集中等多种情况。因此，视束病变多引起同向偏盲，而且这种偏盲多是不一致性和有黄斑分裂。而视辐射的损害也引起同向偏盲性视野缺损，但这种缺损有很大程度的一致性，且有黄斑回避（图Ⅰ-6-18）。所以，熟悉视野通路的纤维配布情况，在定位诊断上有重要意义。

三、视力障碍和偏盲 Dysopia or Visual Dysorders and Hemianopia

视力障碍（dysopia），也称视力减退、视力不良、视力不足、眼蒙等，系指低于正常视力而言。引起视力障碍的原因很多，与屈光物质有关的如角膜、晶状体、玻璃体等，视网膜与视路有关的，如视神经等病变。偏盲，也称半盲或象限盲是指视野缺损一半或 1/4 象限缺损而言；通常是指经过注视点的垂直线或少数以水平线切割为两半，一半为缺损，另一半为正常者称之为"偏盲"。从整个视觉通路解剖学角度而言，各个部位的病变均有不同程度的视力障碍，并可伴有各种各样的视野缺损。

如皮质性盲（cortical blindness），称中枢性盲，其特点有：视力无光感，眼球定向不能，瞳孔对光反应存在，近反应消失，强光、恐吓无闭睑反应；伴有全身神经病变体征；眼底早期无改变，晚期可有视神经萎缩。脑血管疾病的视力障碍，由于视觉通路的血供是多元的，其中临床上有意义的一支视网膜中央动脉。由于此动脉是终末动脉，一旦闭塞可以急剧引起失明、视盘苍白、视网膜血管变窄而迂回曲折、视网膜水肿等现象。

偏盲（Hemianopia）是见于视交叉或视交叉以后，视觉通路上病变在视野缺损上的表现。如病变在视神经，若为右侧视神经，则左眼全盲，右眼正常，若病变位置在左侧视束，则表现为双右侧同名性偏盲；病变在左侧视辐射内侧部则双眼右下象限性偏盲等等（见图Ⅰ-6-18）。

（卢亚梅）

第六节   临床眶区 CT 解剖学
Section 6   Clinical CT Anatomy of Orbital Region

除图Ⅰ-8-22 横断位图采用骨窗以外，其余横断位及冠状位图像的左右两半分别采用软组织窗和骨窗，即同一层图像的两部分分别采用适用于观察软组织和骨骼的窗宽/窗位（图Ⅰ-8-22~ 图Ⅰ-8-48）。

（一）横断位（axial images）

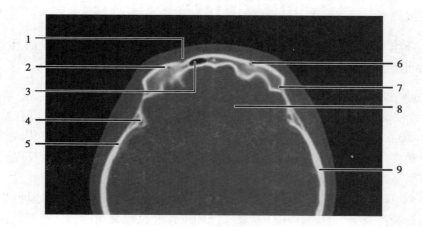

图 I-8-22　眶上切迹层面 CT 影像
CT of Slice through Supraorbital Notch

1. 滑车凹 trochlear fovea
2. 右侧眶上孔 right supraorbital foramen
3. 额窦 frontal sinus
4. 蝶骨大翼 greater wing of sphenoid
5. 蝶鳞缝 sphenosquamosal suture

6. 左侧眶上孔 left supraorbital foramen
7. 额骨眶板 orbital lamina of frontal bone
8. 颅前窝 anterior cranial fossa
9. 颞骨鳞部 squamous part of temporal bone

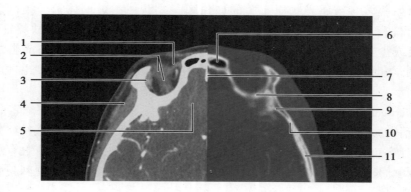

图 I-8-23　滑车层面 CT 影像
CT of Slice through Trochlea

1. 滑车 trochlea
2. 上直肌和上睑提肌 superior rectus muscle and
levator palpebrae superioris
3. 泪腺 lacrimal gland
4. 颞肌 temporal muscle
5. 颅前窝 anterior cranial fossa

6. 额窦 frontal sinus
7. 筛骨鸡冠 crista galli of ethmoid bone
8. 额骨眶板 orbital lamina of frontal bone
9. 蝶骨大翼 greater wing of sphenoid bone
10. 蝶鳞缝 sphenosquamosal suture
11. 颞骨鳞部 squamous part of temporal bone

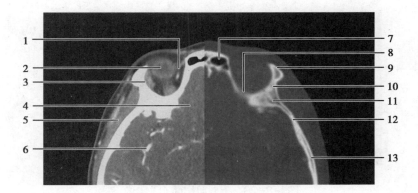

图 I-8-24　眼球上部层面 CT 影像
CT of Slice through Superior Part of Eyeball

1. 眼上静脉前段 anterior part of superior ophthalmic vein
2. 眼球上部 superior part of eyeball
3. 泪腺 lacrimal gland
4. 颅前窝 anterior cranial fossa
5. 颞肌 temporal muscle
6. 脑动脉 artery of brain
7. 额窦 frontal sinus

8. 眼眶上壁 superior wall of orbit
9. 额骨颧突 zygomatic process of frontal bone
10. 额蝶缝 frontosphenoidal suture
11. 蝶骨大翼 greater wing of sphenoid bone
12. 蝶鳞缝 sphenosqumosal suture
13. 颞骨鳞部 squamous part of temporal bone

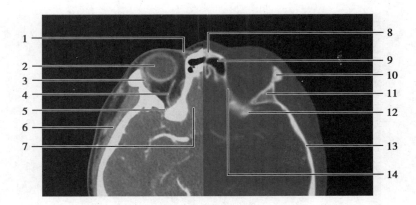

图 I-8-25　眼上静脉层面 CT 影像
CT of Slice through Superior Ophthalmic Vein

1. 内眦部软组织 soft tissue of medial canthus
2. 眼球 eyeball
3. 泪腺 lacrimal gland
4. 眼上静脉 superior ophthalmic vein
5. 眶上裂 supraorbital fissure
6. 颞肌 temporal muscle
7. 颅前窝 anterior cranial fossa

8. 额骨鼻突 nasal process of frontal bone
9. 额窦 frontal sinus
10. 额骨颧突 zygomatic process of frontal bone
11. 蝶骨大翼 greater wing of sphenoid bone
12. 蝶骨小翼 lesser wing of sphenoid bone
13. 颞骨鳞部 squamous part of temporal bone
14. 眼眶内侧壁 medial wall of orbit

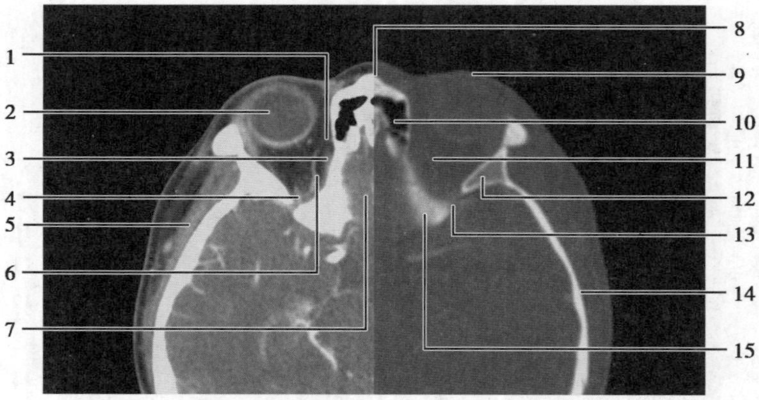

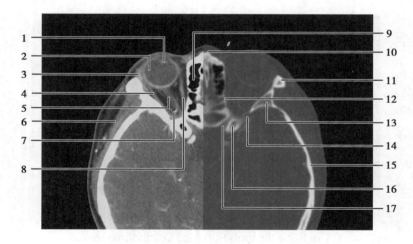

图 I-8-26　上斜肌层面 CT 影像
CT of Slice through Superior Oblique Muscle

1. 筛动脉 ethmoid artery
2. 眼球 eyeball
3. 上斜肌 superior oblique muscle
4. 眼上静脉 superior ophthalmic vein
5. 颞肌 temporal muscle
6. 眼动脉 ophthalmic artery
7. 颅前窝 anterior cranial fossa
8. 鼻骨 nasal bone

9. 上睑 upper eyelid
10. 筛窦 ethmoid sinus
11. 眼动脉 ophthalmic artery
12. 蝶骨大翼 greater wing of sphenoid bone
13. 眶上裂 supraorbital fissure
14. 颞骨鳞部 squamous part of temporal bone
15. 蝶骨小翼 lesser wing of sphenoid bone

图 I-8-27　视神经上部层面 CT 影像
CT of Slice through Superior Part of Optic nerve

1. 晶状体 lens
2. 玻璃体 vitreous
3. 泪腺 lacrimal gland
4. 外直肌 lateral rectus muscle
5. 视神经 optic nerve
6. 颞肌 temporal muscle
7. 眼动脉 ophthalmic artery
8. 内直肌 medial rectus muscle
9. 筛窦 ethmoid sinus

10. 鼻骨 nasal bone
11. 颧骨眶突 orbital process of zygomatic bone
12. 眼眶内侧壁 medial orbital wall
13. 蝶骨大翼 greater wing of sphenoid bone
14. 眶上裂 supraorbital fissure
15. 颞骨鳞部 squamous part of temporal bone
16. 蝶骨小翼 lesser wing of sphenoid bone
17. 视神经管 optic canal

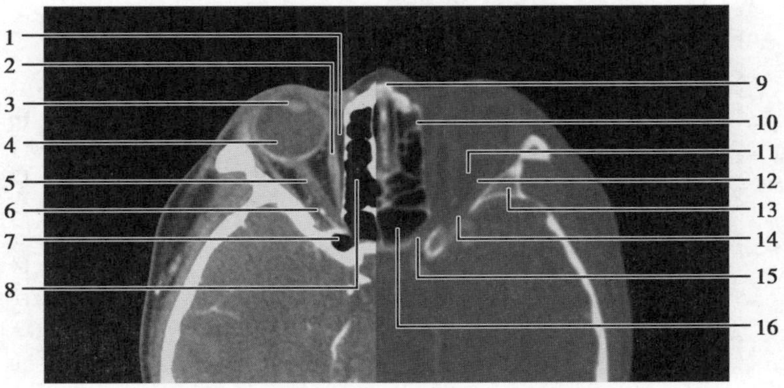

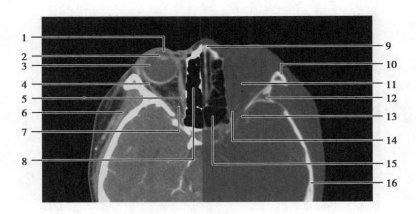

图 I-8-28　视神经层面 CT 影像
CT of Slice through Optic Nerve

1. 肌锥外间隙 extraconal space
2. 内直肌 medial rectus muscle
3. 晶状体 lens
4. 玻璃体 vitreous body
5. 视神经 optic nerve
6. 眼动脉 ophthalmic artery
7. 蝶骨小翼气房 air cell of lesser wing of sphenoid
bone
8. 筛窦 ethmoid sinus

9. 鼻骨 nasal bone
10. 眶内侧壁 medial orbital wall
11. 肌锥内间隙 intraconal space
12. 外直肌 lateral rectus muscle
13. 蝶骨大翼 greater wing of sphenoid bone
14. 眶上裂 supraorbital fissure
15. 视神经管 optic canal
16. 蝶窦 sphenoidal sinus

图 I-8-29　视神经下部层面 CT 影像
CT of Slice through Inferior Part of Optic Nerve

1. 前房 anterior chamber
2. 晶状体 lens
3. 玻璃体 vitreous body
4. 外直肌 lateral rectus muscle
5. 内直肌 medial rectus muscle
6. 颞肌 temporal muscle
7. 眶尖 orbital apex
8. 筛窦 ethmoid sinus

9. 鼻骨 nasal bone
10. 颧骨眶突 orbital process of zygomatic bone
11. 视神经 optic nerve
12. 蝶骨大翼 greater wing of sphenoid bone
13. 眶上裂 supraorbital fissure
14. 眼动脉 ophthalmic artery
15. 蝶窦 sphenoidal sinus
16. 颞骨鳞部 squamous part of temporal bone

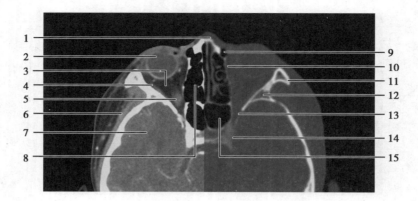

图 I-8-30　泪囊窝层面 CT 影像
CT of Slice through Lacrimal Sac Fossa

1. 鼻骨 nasal bone
2. 眼球 eyeball
3. 眶内脂体 intraorbital fatty tissue
4. 外直肌 lateral rectus muscle
5. 下直肌 inferior rectus muscle
6. 颞肌 temporal muscle
7. 颅中窝 middle cranial fossa
8. 筛窦 ethmoid sinus

9. 泪囊窝 fossa of lacrimal sac
10. 眶内侧壁 medial orbital wall
11. 颧骨眶突 orbital process of zygomatic bone
12. 蝶骨大翼 greater wing of sphenoid bone
13. 眶上裂 supraorbital fissure
14. 海绵窦 cavernous sinus
15. 蝶窦 sphenoidal sinus

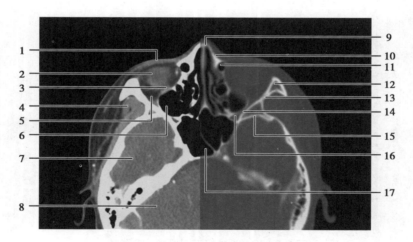

图 I-8-31　眶下裂层面 CT 影像
CT of Slice through Inferior Orbital Fissure

1. 下睑 lower eyelid
2. 眼球下壁 inferior wall of eyeball
3. 下直肌 inferior rectus
4. 颞窝 temporal fossa
5. 眶部肌锥外隙 extraconal orbital space
6. 上颌窦 maxillary sinus
7. 颅中窝 middle cranial fossa
8. 颅后窝 posterior cranial fossa
9. 鼻骨 nasal bone

10. 上颌骨额突 frontal process of maxilla
11. 鼻泪管 nasolacrimal duct
12. 颧骨眶突 orbital process of zygomatic bone
13. 颧蝶缝 zygomaticosphenoidal suture
14. 眶下裂 inferior orbital fissure
15. 蝶骨大翼 greater wing of sphenoid bone
16. 翼腭窝 pterygopalatine fossa
17. 蝶窦 sphenoidal sinus

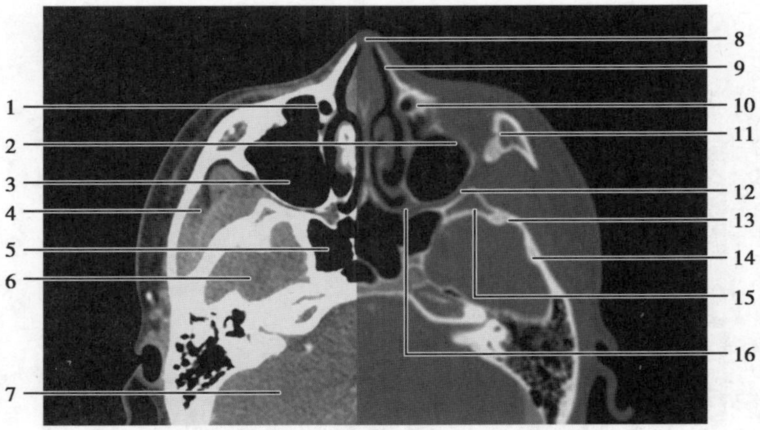

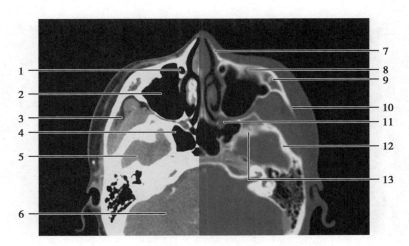

图 I-8-32 颧管层面 CT 影像
CT of Slice through Zygomatic Canal

1. 鼻泪管 nasolacrimal duct
2. 眼眶下壁 inferior wall of orbit
3. 上颌窦 maxillary sinus
4. 颞窝 temporal fossa
5. 蝶窦 sphenoidal sinus
6. 颅中窝 middle cranial fossa
7. 颅后窝 posterior cranial fossa
8. 鼻骨 nasal bone

9. 上颌骨额突 frontal process of maxilla
10. 泪骨 lacrimal bone
11. 颧管 zygomatic duct
12. 眶下裂 inferior orbital fissure
13. 蝶鳞缝 sphenosquamosal suture
14. 颞骨鳞部 squamous part of temporal bone
15. 蝶骨大翼 greater wing of sphenoid bone
16. 翼腭窝 pterygopalatine fossa

图 I-8-33 眶下管层面 CT 影像
CT of Slice through Infraorbital Canal

1. 鼻泪管 nasolacrimal duct
2. 上颌窦 maxillary sinus
3. 颞窝 temporal fossa
4. 蝶窦 sphenoidal sinus
5. 颅中窝 middle cranial fossa
6. 颅后窝 posterior cranial fossa
7. 上颌骨额突 frontal process of maxilla

8. 眶下管 infraorbital canal
9. 颧管 zygomatic duct
10. 颧弓 zygomatic arch
11. 翼腭窝 pterygopalatine fossa
12. 颞骨鳞部 squamous part of temporal bone
13. 蝶骨大翼 greater wing of sphenoid bone

（二）冠状位（coronal images）

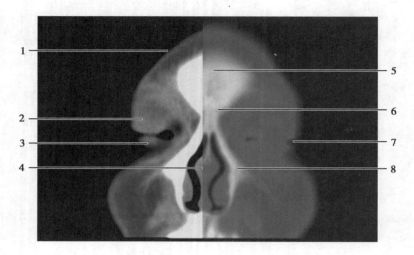

图 I-8-34　眼睑层面 CT 影像
CT of Slice through Eyelids

1. 额部皮肤 frontal skin
2. 上眼睑 upper eyelid
3. 下眼睑 lower eyelid
4. 鼻中隔 nasal septum

5. 额骨 frontal bone
6. 额颌缝 frontomaxillry suture
7. 眼裂 palpebral fissure
8. 上颌骨额突 frontal process of maxilla

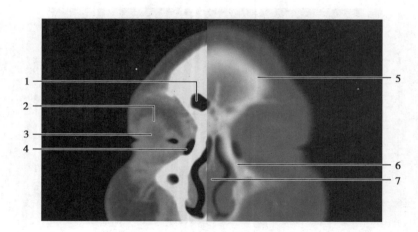

图 I-8-35　前房层面 CT 影像
CT of Slice through Anterior Chamber

1. 额窦 frontal sinus
2. 眼球壁 wall of eyeball
3. 眼球前房 anterior chamber of eyeball
4. 泪囊 lacrimal sac

5. 额骨 frontal bone
6. 上颌骨额突 frontal process of maxilla
7. 鼻中隔 nasal septum

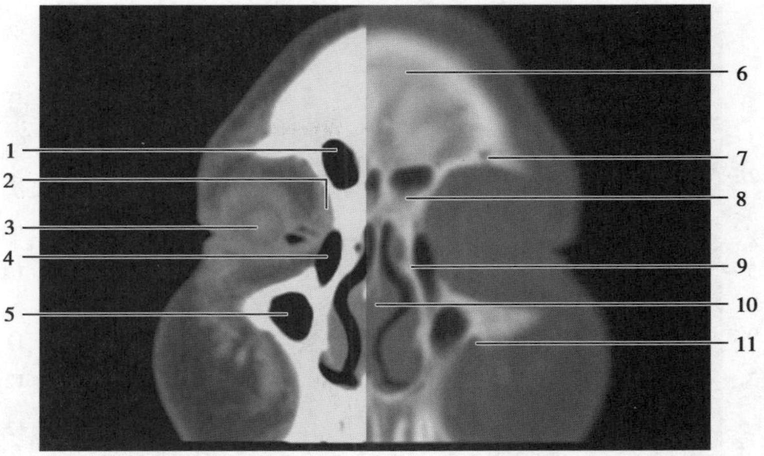

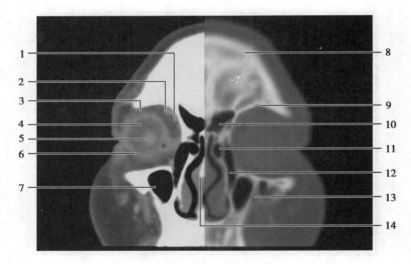

图 I-8-36　晶状体层面 CT 影像
CT of Slice through Lens

1. 额窦 frontal sinus
2. 内眦 medial canthus
3. 晶状体 lens
4. 泪囊 lacrimal sac
5. 上颌窦 maxillary sinus
6. 额骨 frontal bone

7. 眶上孔 supraorbital foramen
8. 额骨鼻突 nasal process of frontal bone
9. 上颌骨额突 frontal process of maxilla
10. 鼻中隔 nasal septum
11. 眶下孔 infraorbital foramen

图 I-8-37　鼻泪管层面 CT 影像
CT of Slice through Nasolacrimal Duct

1. 眼上静脉 superior ophthalmic vein
2. 上斜肌 superior oblique muscle
3. 上睑提肌肌腱 tendon of levator palpebrae superioris
4. 玻璃体 vitreous
5. 晶状体 lens
6. 眼球壁 wall of eyeball
7. 上颌窦 maxillary sinus

8. 额骨 frontal bone
9. 眶上切迹 supraorbital notch
10. 额窦 frontal sinus
11. 筛窦 ethmoidal sinus
12. 鼻泪管 nasolacrimal duct
13. 眶下管 infraorbital canal
14. 鼻中隔 nasal septum

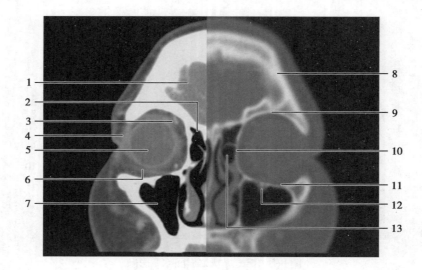

图 I-8-38 下斜肌层面 CT 影像
CT of Slice through Inferior Oblique Muscle

1. 颅前窝 anterior cranial fossa
2. 额窦 frontal sinus
3. 眼上静脉 superior ophthalmic vein
4. 泪腺睑部 palpebral lobe of lacrimal gland
5. 眼球 eyeball
6. 下斜肌 inferior oblique muscle
7. 上颌窦 maxillary sinus

8. 额骨 frontal sinus
9. 眶上壁 superior orbital wall
10. 眶内侧壁 medial orbital wall
11. 眶下壁 inferior orbital wall
12. 眶下管 infraorbital canal
13. 筛窦 ethmoidal sinus

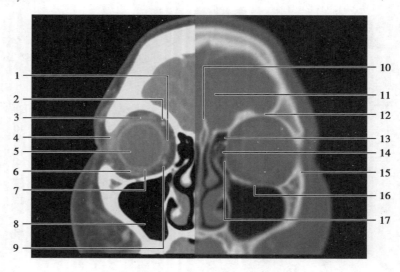

图 I-8-39 眼球赤道层面 CT 影像
CT of Slice through Equator of the Eyeball

1. 内直肌 medial rectus muscle
2. 眼上静脉 superior ophthalmic vein
3. 上直肌及上睑提肌 superior rectus muscle and levator palpebrae superior
4. 泪腺 lacrimal gland
5. 眼球 eyeball
6. 下斜肌 inferior oblique muscle
7. 下直肌肌腱 tendon of inferior rectus muscle
8. 上颌窦 maxillary sinus

9. 眼下静脉 inferior ophthalmic vein
10. 鸡冠 crista galli
11. 颅前窝 anterior cranial fossa
12. 眶上壁 superior orbital wall
13. 额窦 frontal sinus
14. 筛窦 ethmoidal sinus
15. 颧骨眶突 orbital process of zygomatic bone
16. 眶下管 infraorbital canal
17. 眶内侧壁 medial orbital wall

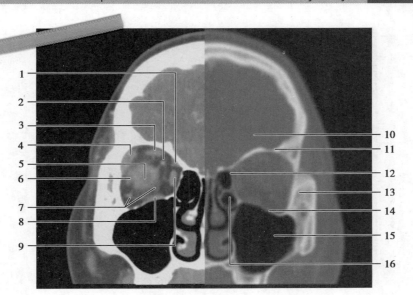

图 I-8-40　眼球后部层面 CT 影像
CT of Slice through Posterior Part of the Eyeball

1. 上斜肌 superior oblique muscle
2. 眼上静脉 superior ophthalmic vein
3. 上直肌 superior rectus muscle
4. 泪腺 lacrimal gland
5. 眼球后部 posterior part of eyeball
6. 外直肌 lateral rectus muscle
7. 眼下静脉 inferior ophthalmic vein
8. 下直肌 inferior rectus muscle
9. 内直肌 medial rectus muscle
10. 颅前窝 anterior cranial fossa
11. 眶上壁 superior orbital wall
12. 眶内侧壁 medial orbital wall
13. 颧骨眶突 orbital process of zygomatic bone
14. 眶下管 infraorbital canal
15. 上颌窦 maxillary sinus
16. 筛窦 ethmoidal sinus

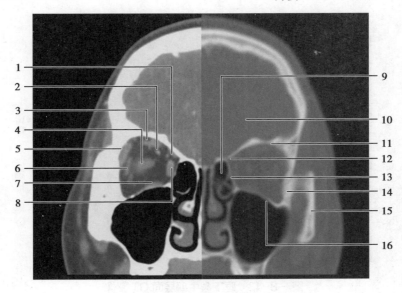

图 I-8-41　筛（前）动脉管层面 CT 影像
CT of Slice through Anterior Ethmoid Canal

1. 上斜肌 superior oblique muscle
2. 眼上静脉 superior ophthalmic vein
3. 上直肌 superior rectus muscle
4. 眼球后壁 posterior wall of eyeball
5. 泪腺 lacrimal gland
6. 外直肌 lateral rectus muscle
7. 下直肌 inferior rectus muscle
8. 内直肌 medial rectus muscle
9. 筛窦 ethmoidal sinus
10. 颅前窝 anterior cranial fossa
11. 眶上壁 superior orbital wall
12. 筛（前）动脉管（anterior）ethmoid arterial canal
13. 眶内侧壁 medial orbital wall
14. 颧骨眶突 orbital process of zygomatic bone
15. 颧弓 zygomatic arch
16. 眶下管 infraorbital canal

203

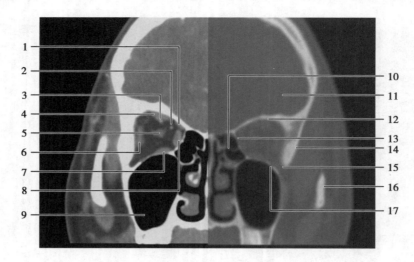

图 I-8-42 眶下裂前部层面 CT 影像
CT of Slice through Anterior Part of Inferior Orbital Fissure

1. 上斜肌 superior oblique muscle
2. 眼动脉 ophthalmic artery
3. 眼上静脉 superior ophthalmic vein
4. 上直肌 superior rectus muscle
5. 视神经 optic nerve
6. 外直肌 lateral rectus muscle
7. 下直肌 inferior rectus muscle
8. 内直肌 medial rectus muscle
9. 上颌窦 maxillary sinus
10. 筛窦 ethmoidal sinus
11. 颅前窝 anterior cranial fossa
12. 眶上壁 superior orbital wall
13. 眶内侧壁 medial orbital wall
14. 眶外侧壁 lateral orbital wall
15. 眶下裂 inferior orbital fissure
16. 颧弓 zygomatic arch
17. 眶下沟 infraorbital groove

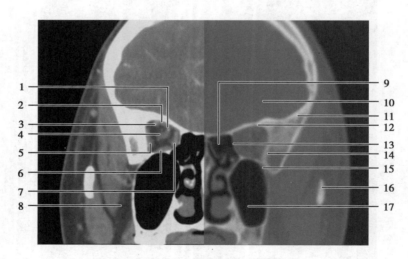

图 I-8-43 眶下裂中部层面 CT 影像
CT of Slice through Middle Part of Inferior Orbital Fissure

1. 眼动脉 ophthalmic artery
2. 上直肌 superior rectus muscle
3. 眼上静脉 superior ophthalmic vein
4. 视神经 optic nerve
5. 外直肌 lateral rectus muscle
6. 下直肌 inferior rectus muscle
7. 内直肌 medial rectus muscle
8. 颞下窝 infratemporal fossa
9. 筛窦 ethmoidal sinus
10. 颅前窝 anterior cranial fossa
11. 蝶骨大翼 greater wing of sphenoid bone
12. 眶上壁 superior orbital wall
13. 眶内侧壁 medial orbital wall
14. 眶外侧壁 lateral orbital wall
15. 眶下裂 infraorbital fissure
16. 颧弓 zygomatic arch
17. 上颌窦 maxillary sinus

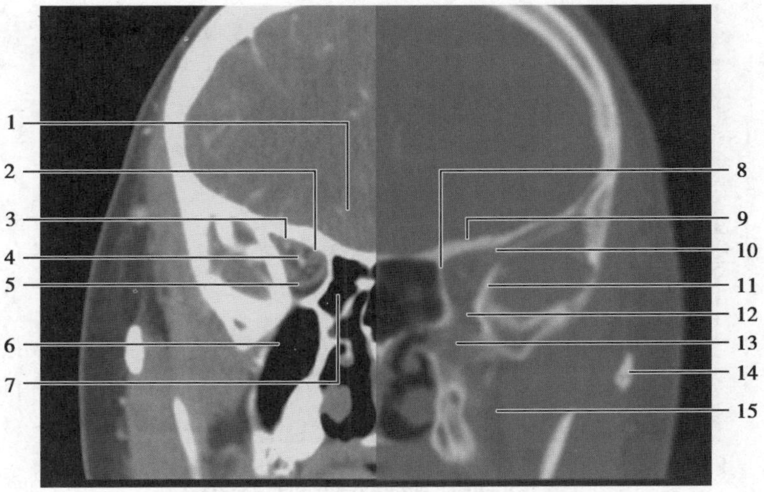

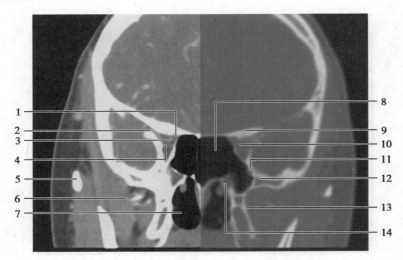

图 I-8-44　眶下裂后部层面 CT 影像

CT of Slice through Posterior Part of Inferior Orbital Fissure

1. 颅前窝 anterior cranial fossa
2. 视神经 optic nerve
3. 眼上静脉 superior ophthalmic vein
4. 眼动脉 ophthalmic artery
5. 总腱环 common tendinous ring
6. 上颌窦 maxillary sinus
7. 筛窦 ethmoidal sinus
8. 眶内侧壁 medial orbital wall

9. 蝶骨小翼 lesser wing of sphenoid bone
10. 眶上裂 superior orbital fissure
11. 蝶骨大翼 greater wing of sphenoid bone
12. 眶下裂 inferior orbital fissure
13. 翼腭窝 pterygopalatine fossa
14. 颧弓 zygomatic arch
15. 颞下窝 infratemporal fossa

图 I-8-45　眶上裂层面 CT 影像

CT of Slice through Supraorbital Fissure

1. 视神经 optic nerve
2. 眶上裂 supraorbital fissure
3. 眼动脉 ophthalmic artery
4. 总腱环 common tendinous ring
5. 颧弓 zygomatic arch
6. 颞下窝 infratemporal fossa
7. 后鼻孔 choanae

8. 蝶窦 sphenoidal sinus
9. 蝶骨小翼 lesser wing of sphenoid bone
10. 眶尖 orbital apex
11. 圆孔 foramen rotundum
12. 蝶骨大翼 greater wing of sphenoid bone
13. 蝶骨翼突 pterygoid process of sphenoid bone
14. 翼管前口 anterior opening of vidian canal

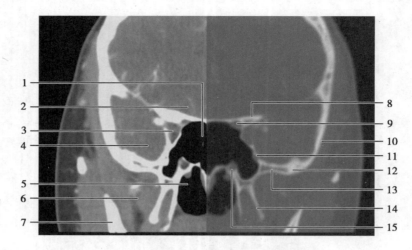

图 I-8-46 视神经管层面 CT 影像
CT of Slice through Optic Canal

1. 蝶窦 sphenoidal sinus
2. 颅前窝 anterior cranial fossa
3. 眶尖 orbital apex
4. 颅中窝 middle cranial fossa
5. 后鼻孔 choanae
6. 颞下窝 infratemporal fossa
7. 下颌支 ramus of mandible
8. 蝶骨小翼 lesser wing of sphenoid bone

9. 视神经管 optic canal
10. 颞骨鳞部 squamosal part of temporal bone
11. 圆孔 foramen rotundum
12. 蝶鳞缝 sphenosquamosal suture
13. 蝶骨大翼 greater wing of sphenoid bone
14. 翼突 pterygoid process
15. 翼管 vidian canal （canalis pterygoideus）

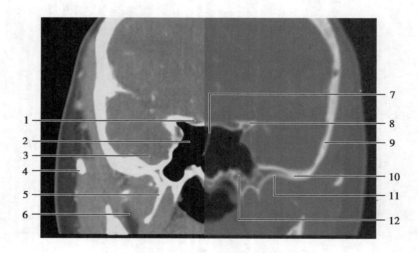

图 I-8-47 视神经管颅口层面 CT 影像
CT of Slice through Cranial Orifice of Optic Canal

1. 视神经管颅口 cranial orifice of optic canal
2. 蝶窦 sphenoidal sinus
3. 颅中窝 middle cranial fossa
4. 颧弓 zygomatic arch
5. 翼突 pterygoid process
6. 颞下窝 infratemporal fossa

7. 蝶窦分隔 septum of sphenoidal sinus
8. 蝶骨小翼 lesser wing of sphenoid bone
9. 颞骨鳞部 squamosal part of temporal bone
10. 蝶鳞缝 sphenosquamosal suture
11. 蝶骨大翼 greater wing of sphenoid bone
12. 翼管 vidian canal （canalis pterygoideus）

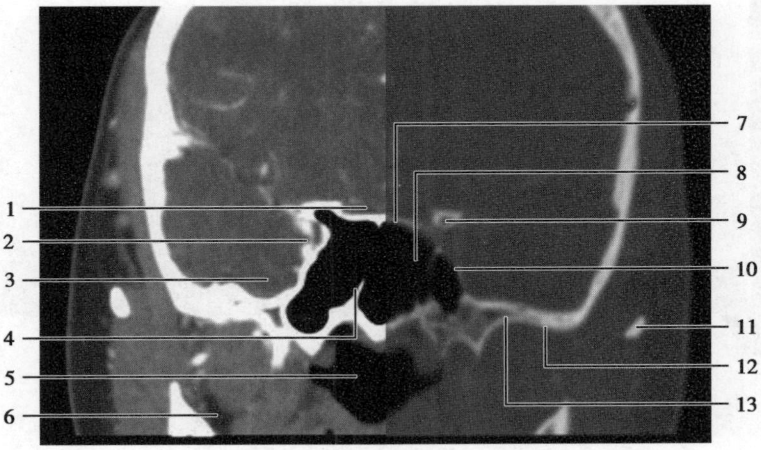

图 I-8-48　视交叉沟层面 CT 影像
CT of Slice through Chiasmal Groove

1. 视交叉沟 chiasmal groove
2. 海绵窦 cavernous sinus
3. 颅中窝 middle cranial fossa
4. 蝶窦分隔 septum of sphenoidal sinus
5. 鼻咽 nasopharynx
6. 颞下窝 infratemporal fossa
7. 蝶窦顶壁 superior wall of sphenoidal sinus

8. 蝶窦 sphenoidal sinus
9. 蝶骨小翼 lesser wing of sphenoid bone
10. 蝶窦侧壁 lateral wall of sphenoidal sinus
11. 颧弓 zygomatic arch
12. 蝶鳞缝 sphenosquamosal suture
13. 蝶骨大翼 greater wing of sphenoid bone

（周正根）

第九章 眼的免疫系统

Chapter 9 Immune System of Eye

眼是由多层次、多性质、多功能的不同组织所构成。眼作为全身组织的一部分，也可发生与全身一样的特异性和非特异性的免疫反应。但是由于眼及其有关结构在形态学、生理学及生物化学等方面的特征，眼的免疫反应也有其特点。眼部的变态反应及一些常见的免疫性眼病，不仅均与免疫系统的体液免疫和细胞免疫密切相关；而且眼免疫病的好发部位与眼部的供血系统和免疫防御系统也密切相关。

第一节 眼各部的免疫功能及其生物学特性
Section 1 Immune Function and Biological Characteristic of Each Part of Eye

一、眼睑及泪液 Palpebra and Tear

眼睑为能活动的皮肤皱襞，有保护功能。眼睑的许多腺体的分泌液参与泪液的形成。睑睫毛有屏障作用，并通过瞬目运动清除眼球表面的灰尘、细菌等，不仅是一种保护防御反应，还可促进新鲜泪液的产生。

泪液在免疫方面占有重要位置。泪液内含有多种免疫物质：

（一）泪液内含有溶菌酶（lysozyme containing within tears）

它是一种低分子碱性蛋白，占泪液蛋白含量的 20%~40%。正常含量约为 1000μg/ml~2800μg/ml。溶菌酶可以破坏细菌细胞膜的黏肽，从而有抑制细菌的作用。泪液中溶菌酶的含量可发生变化，如在晨起后渐次升高，入睡时降低。

（二）泪液中的乳铁蛋白（lactoferrin within tears）

它是一种铁离子螯合物。正常含量为 1.4~2.2μg/ml。由于乳铁蛋白能阻止微生物对某些金属的利用，故有抑菌作用。如某些毒力较强的革兰阴性菌的代谢需要较多的铁离子，乳铁蛋白能阻碍其对铁离子的利用，从而抑制其代谢。同时，它还使溶菌酶活力扩散到细菌体中。

（三）泪液中的免疫球蛋白（immunoglobulins within tears）

其以 IgA 含量最高，为（155.8±6.9）μg/ml。IgG 的含量较少，为（73.2±37.8）μg/ml。IgM 的含量更少，为（4.59±9.23）μg/ml。局部炎症时，泪液中免疫球蛋白的含量增高。通过对正常人和患各种外眼病病人的泪液进行免疫球蛋白测定作比较，发现各种原因所引起的炎症，病情越重，泪液中 Ig 的含量越高。这可能与血清蛋白渗入泪液量的相对增多有关。IgG 从血浆通过血－泪屏障进入泪液。凡是刺激流泪的因素都使 IgG 的含量增高。在超敏感性眼病中，IgE 含量增高。泪液中的免疫球蛋白是泪液内浆细胞的产物，它的主要功能在于可防止细菌与黏膜细胞附着。

（四）泪液内的补体（complements within tears）

含量少，如 C3、C4 等。这些补体与角膜的保护机制的关系以及在一些角膜病的发生机制间的关系都有待进一步的探讨。

二、眼球表面 Surface of Eyeball

包括角膜及球结膜。其免疫功能是多方面的，有非特异性防御功能，包含解剖性防御屏障，如完整的上皮层可阻止微生物的扩散；黏膜表面的正常菌群之间的生态平衡能抑制一些致病微生物，组织中含有天然杀伤细胞（natural killer cells，NK 细胞），可杀伤突变的细胞以及受病毒和其他微生物感染细胞，NK 细胞在非特异性免疫中起重要的作用。

眼球表面还具有特异性免疫防御功能：

（一）淋巴结样结构（lymph node-like structures）

在结膜、角膜缘以及副泪腺的组织内都具有淋巴结样结构，不形成真正滤泡，其中含有淋巴样细胞和浆细胞等免疫活性细胞。在结膜内有黏膜相关的淋巴样组织，其内有大量的小淋巴细胞还有中淋巴细胞和大淋巴细胞。常可见淋巴细胞的分裂象。扫描电镜检查发现这些淋巴细胞表面上皮无皱襞，而有长的微绒毛。这种结构被称为黏膜相关的淋巴样组织（mucosal associated lymphoid tissue，MALT）或结膜相关的淋巴样组织（conjunctival associated lymphoid tissue，CALT）。其功能是：①上皮的微绒毛能黏附和收集抗原；②淋巴结样结构中含有中、小淋巴细胞，基底层常见有进行有丝分裂的较大的淋巴细胞。淋巴细胞接受到上皮微绒毛所黏附和收集的抗原刺激后，经血流移动，再经全身的淋巴组织，致敏的 T 淋巴细胞最后停留在结膜下的区域，B 淋巴细胞停留在泪腺和副泪腺上皮层的附近区域，再发挥其免疫效应。

（二）Langerhans 细胞（Langerhans cells）

近年来借助 ATP 酶法、免疫荧光技术和免疫过氧化物酶技术证实了眼球表面、角膜上皮、角膜固有层及结膜均有朗格汉斯细胞（Langerhans cell，Lc）。Lc 是位于表层和黏膜层的树状突细胞。也是一种免疫辅助细胞，在免疫反应中起着辅助作用。与眼的多种疾病的发生发展和转归有密切关系。

Lc 来源于骨髓，属于单核吞噬细胞系统。它是有树枝状突起的细胞。用 ATP 酶染色，Lc 被硫化钴或硫化铅着色。电镜下观察，Lc 核有缺痕，电子密度高。胞质相对电子密度低，内有特征性的 Birbeck 颗粒，颗粒有膜包裹，呈杆状或网球拍状。胞质内无色素，无张力原纤维。细胞间无细胞连接。

Lc 的膜标志。Lc 表面具有 Ⅰa 抗原、C3 及 Fc-IgG 受体。Ⅰa 抗原在人类为 HLA—DR，人类 Lc 的膜表达为 OKT6，Lc 与上述的黏膜相关淋巴样组织或结膜相关的淋巴样组织关系密切。Lc 与抗原结合，把抗原信号传递给区域淋巴组织的 T 淋巴细胞和 B 淋巴细胞，从而使 T 淋巴细胞停留在结膜实质内，B 淋巴细胞停留在泪腺和副泪腺上皮内，产生 IgA 外与分泌片；两者结合成分泌性免疫球蛋白 A（sIgA）。即 Lc 具有摄取、提呈和传递抗原的能力。

Lc 在眼球表面的分布：Lc 在眼球表面的不同部位数量也不同。按 Thomas E.Gillettle 的方法，把角膜沿半径分为三等分。位于中央的 1/3 为角膜中央部，向外 1/3 为旁中央部，再向外 1/3 为角膜周边部，其外侧为角巩缘，共四个部分。正常人眼球表面 Lc 密度分别是：中央角膜为 0 个 /mm^2，旁中央角膜 25~50 个 /mm^2，周边部角膜为 76~150 个 /mm^2，角巩缘 150~350 个 /mm^2，结膜 200~400 个 /mm^2。可见 Lc 数量自结膜到角膜中央是逐渐减少。推测可能与角膜 Lc 是从有血管的角巩膜缘随上皮细胞被动移行至无血管的角膜中央有关。但在病理情况下，如炎症、外伤或理化因素的刺激，Lc 则向角膜中央移动。对于角膜淋巴细胞的研究同样表明，T、B 淋巴细胞在角膜中央部只有少量分布，数量远不如周边部，尤其是 Th 和 Ts 细胞。

Lc 的功能（图 Ⅰ -9-1）：①具有非特异性免疫功能：它具有微弱的吞噬能力，对摄取小分子物质的能力较显著；②具有特异性免疫功能：近年 Lc 被认为是一种免疫前哨细胞。因 Lc 具有摄取、提呈和传递抗原的能力，它将外来抗原或自身抗原提呈给 T 细胞，具有激发淋巴细胞的作用。一般认为 Lc 提呈抗原能力与其表面的 Ⅰa 抗原表达有关。因而它在眼部的过敏性疾病，尤其是在细胞介导的免疫反应中起重要作用。Lc 所诱发的 T 细胞介导的免疫反应比巨噬细胞更强。Lc 的特异性免疫功能还表现在与 CALT（MALT）关系密切。Lc 将抗原带到区域淋巴结，诱导 T 淋巴细胞增殖，对 B 淋巴细胞也有作用；③释放炎症介质：在眼部的炎症反应时，如单纯疱疹性角膜炎，Lc 释放某些炎症介质如前列腺素、淋巴因子、纤维蛋白溶酶激活物等，引起炎症的浸润和溃疡发生。因而 Lc 被认为是免疫的辅助细胞，又是靶细胞。

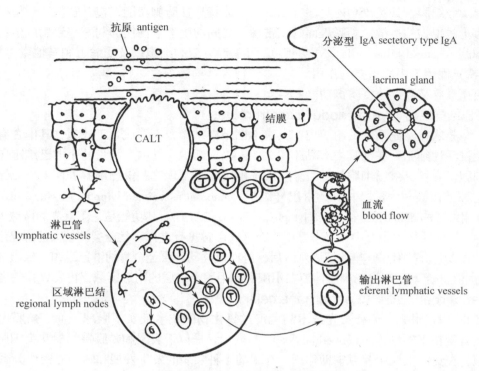

图 I-9-1　Lc 细胞的功能在眼球表面防御机制示意图
Diagram of the defense mechanism of function of Lc cells on the surface of eyeball

Lc 的免疫病理意义：①根据 Lc 的眼部分布的特点以及功能，可以解释眼部和累及眼部的全身性疾病。如边缘性角膜炎、春季卡他性结膜炎、类风湿性关节炎、及全身性红斑性狼疮等疾病时眼部病变主要局限于角膜缘和角膜周边部。而且一旦病变累及角膜缘和角膜周边部，则病程长而且疗效也较差。可见 Lc 对于机体的非特异性和特异性免疫反应，特别是在抗病毒感染免疫，抗恶性转化以及在探讨某些病毒性疾病的发病机制方面都有重要的意义；② Lc 与移植免疫反应的关系：它参与角膜移植及移植排斥免疫。在人类同种移植排斥反应中，HLA-DR 抗原可导致很强的免疫反应，此抗原存在于 Lc 中。在角膜移植的手术中，Lc 有可能混入或残留在移植片内，从而诱发排斥反应。但大多数角膜在 34℃培养 2~3 周以后，Lc 消失。移植片的大小与预后有关，小移植片预后较好。8.0mm 以上的大移植片，特别是移植床新生血管多者预后较差，这可能与周边的 Lc 侵入或 Lc 随血管侵入有关。可见，Lc 在角膜移植的免疫排斥反应的发生和发展及预防方面都具有极其重要的作用。现有报道逐渐掌握一些控制 Lc 数目的方法，这为与 Lc 致病因素有关的疾病提供了新的治疗途径。

（三）角膜（cornea）

从免疫学的角度来看，角膜处于一个特殊的部位，是研究眼部免疫的良好部位。正常的角膜内为完全无血管的结构，也缺乏淋巴系统，其代谢主要由周围的空气、房水及侧支循环向其渗透和弥散，这在人体是一个非常特殊的情况。现在认为角膜是一个多层次多功能的防御器官，并通过多渠道来完成局部的和全身的免疫反应。除前述角膜的 Lc 在免疫方面的作用外，在角膜中五种 Ig 都有，大部分存在于实质层内，角膜内 IgG 和 IgA 分布均匀，含量较高。其中 IgG 为 461mg/100g 组织，IgA 为 63mg/100g 组织。正常的角膜中央区无 Ⅰa 抗原表达。但在单纯疱疹病毒感染时，中央区角膜出现 Ⅰa 抗原阳性细胞。这种细胞作为抗原提呈细胞，从而加速了局部和全身的免疫反应，在角膜炎的发生和恶化中具有重要作用。角膜虽无血管和淋巴，但因角膜缘含有丰富的血管和淋巴毛细管以及多种免疫活性细胞，构成了炎症的好发部位，是眼的免疫活动中心之一。

（四）结膜（conjunctiva）

正常人的结膜有很多淋巴细胞、浆细胞和中性白细胞。这些细胞在吞噬消除抗原和特殊免疫记忆方面起一定的作用。在结膜的基质中，五种免疫球蛋白都可以找到，以 IgG 为最多。结膜囊属于分泌性免疫系统，局部抗原刺激形成了分泌性 IgA，为主要的免疫球蛋白。在沙眼的原发性感染时，沙眼衣原体仅引起急性滤泡性结膜炎，预后好而不留瘢痕。但重复的感染，则会导致迟发型超敏反应。此时由于持续的细胞介导的免疫反应中所释放的细胞素可启动和刺激纤维的变性，造成免疫性损害，临床上可见角膜血管翳、瘢痕和睑板变形、倒睫等，这种有害的细胞介异的免疫反应是由衣原体抗原所致的。由于它在细胞内寄生繁殖，反映出传染性强，而免疫力弱。

三、葡萄膜和视网膜 Uvea and Retina

葡萄膜是眼内唯一含有丰富血管和淋巴细胞、单核细胞的组织。淋巴细胞的聚集具有类似淋巴结的功能。可发生任何类型的变态反应，能合成 IgG。葡萄膜内免疫球蛋白的分布：虹膜内含量低，如 IgG 为 10mg/100g，可能由于虹膜位于房水中，免疫球蛋白常被房水循环带走；睫状体内含量较高，如 IgG 为 24mg/100g 组织；脉络膜的含量最高，如 IgG 为 341mg/100g 组织。现认为葡萄膜是眼球免疫活动的中心。来自身体任何部位的或外界的抗原物质可以通过血液循环进入葡萄膜，并能长期停留，因而容易引起反复发作性疾病。晶状体、玻璃体、视细胞及其外节、色素上皮等组织抗原均可激发葡萄膜的自身免疫病。

而视网膜由于血—视网膜屏障，抗原物质或免疫介质不能进入其内。视网膜内不含免疫活性细胞，其基质内几乎不发生免疫反应。由于视网膜神经细胞被 Müller 细胞充填，在外界膜以内的视网膜测不出免疫球蛋白，仅在视锥细胞视杆细胞层能测得少量。

四、晶状体及玻璃体 Lens and Vitreous Body

晶状体是一个无血管而富于蛋白质（占 20% ~40%）的组织。晶状体蛋白含有 24 种抗原成分。它本身不发生任何炎症反应，但能诱发眼内炎症。

玻璃体是一种无组织结构，95% 为水分的胶状组织。含有微量蛋白质和少数细胞，其中有一种透明细胞（即固有细胞），具有一定的吞噬功能。玻璃体内缺乏免疫球蛋白，很少有抗原抗体反应。由于缺少免疫活性细胞，也很少有细胞免疫反应。玻璃体移植容易获得成功。但进入玻璃体的抗原可长时间储留，从而促进和延长眼内的免疫反应。

五、房水 Aqueous Humor

血 – 房水生理屏障的存在，使各种溶质渗入房水有选择。因而房水中各种溶质的浓度和循环血浆的成分不直接成比例。即房水内各种可溶性物质的浓度与血液内是不一致的。其运转和交换是经睫状体血管、睫状体上皮以及虹膜血管进行的。在生理情况下，大部分蛋白质不能透过血—房水屏障，仅有少量免疫球蛋白能透过。房水中 Ig 含量较低，如 IgG 为 7mg/100g。但在炎症情况下，由于血管充血及血管内皮通透性的增高，致使蛋白和白细胞相对容易地进入房水。

房水循环缓慢，移植物在前房内可存活相当长的时间，一旦有新血管长入，便可立即出现排斥反应。这种反应不通过局部淋巴结，而是直接通过血循环来完成。现认为房水中存在着一类免疫抑制因子，具有抑制淋巴细胞增殖作用；表现为抗原进入前房时，仅引起体液免疫反应，而不引起细胞免疫反应的现象。有研究表明，除房水外，睫状体上皮细胞、角膜上皮细胞和虹膜实质中的固有细胞也都可能分泌此类免疫抑制因子。它们对于维持眼内免疫反应的稳定性具有重要意义。

第二节　几种常见的免疫性眼病
Section 2　Some Common Immune Ophthalmic Diseases

一、花粉过敏性结膜炎 Pollenosis Conjunctivitis

眼睑和结膜是Ⅰ型变态反应的好发部位。现已证实花粉过敏性结膜炎为抗体 IgE 介导的，有遗传因素的免疫性眼病。该病的发病机制为循环抗体对花粉的Ⅰ型变态反应有关。患者血浆和泪液内的 IgE 水平高，这是由于过敏体质的机体初次接触过敏原（花粉）后，产生了相应的抗体 IgE，眼角膜缘、葡萄膜存在较多的肥大细胞，IgE 与肥大细胞相结合，机体即处于致敏状态。当抗原再次进入机体，与吸附在肥大细胞表面的 IgE 结合，肥大细胞内颗粒脱出，释放出组织胺等炎症介质，使结膜、眼睑、葡萄膜等有血管的组织充血、水肿，而发生急性过敏性炎症。

二、单纯疱疹病毒角膜炎 Herpes Simplex Viral Keratitis

单纯疱疹性病毒性角膜炎，是目前最严重的常见角膜炎，属于自身免疫性眼病。机体对自身抗原能产生自身抗体和致敏淋巴细胞，称为自身免疫性反应。正常人体内可有自身免疫反应，如可测出多种自身抗体，但不致引起自身组织的破坏，而是对清除机体内变衰老的自身成分有积极意义。但在某些条件影响下自身免疫反应增强到一定程度，以致破坏自身组织而引起疾病，称之为自身免疫性疾病。

本病的病原为单纯疱疹病毒（herpes simplex virus，HSV），其对人的传染性很强。本病的临床特征有：①自身免疫性眼病的发生常与某些外因有明显关系，本病为单纯疱疹病毒的感染。HSV 侵袭角膜上皮和角膜小体后，使组织破坏，改变细胞膜的自身抗原，产生新的抗原性，并大量释放。产生自身免疫性反应，引起致敏 T 淋巴细胞的浸润，当这种自身免疫性反应达到一定强度，可造成角膜的病理损害。本病角膜及多发性病变是以细胞免疫为主的，导致自身免疫性眼病发生；②在病毒感染中常呈现潜伏感染状态，即病毒进入宿主细胞中，与细胞保持一定的平衡。当机体抵抗力下降或某些因素，病毒被激活而出现临床症状，单纯性疱疹性角膜炎就具有这种特征。

原发感染仅见于对本病毒无免疫力的儿童，多为 6 个月至 5 岁的儿童。初次感染病毒后，通过非特异性和特异性的免疫，机体可获得暂时性或终生的抗该病毒的能力。其中特异性抗体起重要的作用。如 IgG 能中和病毒和溶解有病毒的靶细胞。原发感染后，病毒也会终生潜伏于体内待机再发。病毒可存在于角膜、泪腺、结膜等处。感染眼部的病毒可沿神经进入感觉性及自主神经节，在节细胞内潜伏或繁殖。在一定的条件下，病毒沿神经轴突再进入眼部。复发性感染多见于 5 岁以上的儿童和成人。单纯疱疹性角膜炎的临床表现复杂，除有曲形的树枝状、地图状及盘状角膜病灶形态外，还有多发性复杂病变。

三、葡萄膜炎 Uveitis

在免疫性眼病中，葡萄膜炎占有重要的位置。近年来免疫学家研究认为，葡萄膜与许多免疫机制有关。常为眼内组织抗原的释放和自身组织抗原性的改变而引起的自身免疫性葡萄膜炎。葡萄膜的抗原成分比较复杂，与葡萄膜有关的抗原至少五种。

（一）葡萄膜特异性抗原（specific antigen of uveal tract）

一般认为葡萄膜组织特异性抗原是色素细胞内部的一种成分，而非色素本身。当组织遭受损伤，如眼球穿孔伤，组织结构发生改变，其抗原性也发生改变，而成为自身抗原释放入血。针对自身抗原的致敏 T 淋巴细胞一旦再次接触相同的抗原，则会发生细胞介导的免疫反应，引起自身免疫性葡萄膜炎。

（二）视网膜抗原（antigens of retina）

视网膜本身的特异性抗原大致有三种：

1. 视网膜可溶性抗原（又称 S 抗原）主要存在于视细胞外节及其周围间质中。

2. P 抗原主要存在于视细胞外节，与色素上皮有共同抗原决定簇。

3. U 抗原为色素上皮细胞抗原，其抗原性低于 S 抗原而高于 P 抗原。

视网膜在正常情况下，由于抗原性较弱和自身免疫耐受，不产生异常情况。但由于某些病理因素如眼球壁及眼内容多种组织损伤、感染等，引起视网膜组织结构改变时，则会使其抗原决定簇暴露；或者由于视网膜抗原性的改变；这些抗原大量释放入血，由于针对自身抗原的致敏 T 淋巴细胞的作用，产生自身免疫性反应，引起葡萄膜发炎。

（三）晶状体抗原（lens antigens）

晶状体为机体自身隐蔽抗原。晶状体含有 24 种抗原，按分子量大小分为 α- 晶状体蛋白、β- 晶状体蛋白、γ- 晶状体蛋白。晶状体由于缺乏血管，从而也缺乏正常血液供给的成分。因与血流和淋巴系统隔绝，淋巴细胞"不认识"这些自身组织。正常情况下不发生免疫反应。当晶状体受到刺破伤、手术或其他原因使晶状体囊膜受损，大量晶状体抗原释放进入房水，接触到免疫活性细胞产生抗体或致敏淋巴细胞，可引起免疫反应性葡萄膜炎，又称晶状体过敏性眼内炎。在白内障囊外摘除术后，眼内残留的大量晶状体皮质，可发生肉芽肿性葡萄膜炎。一般认为这与Ⅲ、Ⅳ型变态反应有关。如将残留的皮质取出，炎症往往可随之减轻。

（四）人类白细胞抗原（human leucocyte antigen，HLA）

葡萄膜组织还表达人类白细胞抗原（human leucocyte antigen，HLA）。临床上葡萄膜的免疫病理改变的特点主要表现两点：其一葡萄膜具有类似淋巴结的功能，并具有维持长时间的免疫记忆能力。因而临床上表现为复发性的葡萄膜炎；其二：葡萄膜炎时，特异性免疫反应在眼组织发生后，还产生继发性的一系列的非特异性的炎症反应。能引起邻近组织释放出活性物质，如组织胺、5- 羟色胺等，使血管扩张，渗出增多。同时激活淋巴细胞，释放出各种淋巴因子，从而引起更严重的炎症反应。

（五）光感受器间维生素 A 类结合蛋白（interphotoreceptor retinoid binding protein，IRBP）

光感受器间维生素 A 类结合蛋白，即维生素 A 及结构相关的物质结合蛋白是存在于光感受器间基质（interphotoreceptor matrix，IPM）中的一种糖蛋白，在光感受器和视网膜色素上皮之间维生素 A 类转运过程中起着转运载体作用，在视循环中占有重要的地位。近年来的研究表明，IRBP 具有强烈的抗原性及致葡萄膜炎活性，并发现 IRBP 合成分泌障碍与视网膜色素变性的发生、发展起重要作用。

四、交感性眼炎 Sympathetic Ophthalmia

交感性眼炎是由葡萄膜上的特异性抗原引起的迟发型的由细胞介导的自身免疫性疾病。是一种与眼球贯通伤或内眼手术有关的特殊类型的双侧肉芽肿性葡萄膜炎。个别眼内肿瘤也可引起本病。现认为交感性眼炎是一种对视网膜可溶性抗原（s 抗原）的过敏反应，或是因感光外段被色素上皮吞噬处理后的抗原释放入脉络膜，致敏了 T 淋巴细胞，而发生的自身免疫性疾病。通过 HLA 检查，发现交感性眼炎与遗传因素有关。如日本人 HLA-DR4、HLA-DRH53，阳性者比阴性患者易发生交感性眼炎。而白种人易患急性葡萄膜炎，也与 HLA-B27 阳性率有关，从而认为遗传因素在交感性眼炎的发生中起着重要作用。

对交感性眼炎的治疗，除了常规的辅助治疗外，主要围绕交感性眼炎的自身免疫机制，目前主要采取以下几种措施。

（一）清除自身抗原形成的外因（clear away the exopathic causes to form autoantigen）

包括彻底清创和抗感染治疗。虽然交感性眼炎可能不是直接由于病毒或细菌作用的结果，但病毒及某些细菌有可能引起"佐剂效应物"的作用，增强自身组织的抗原性而产生病理过程。对于创口作凝固处理（电凝、光凝和冷冻凝固），可使局部不发生免疫病理改变。这可能是由于避免了抗原引流入淋巴组织，不会刺激淋巴细胞激发形成免疫反应的结果。

（二）清除自身抗原形成的内因（clear away the endogenic factors to form autoantigen）

主要措施是作激发眼的摘除和玻璃体切除和置换。及时摘除伤眼，避免了自身抗原进入淋巴组织的可能性，从而防止了自身免疫反应的发生。有人认为摘除伤眼是预防交感性眼炎的唯一方法，但对此多持慎重态度。对于伤眼摘除的指征，众说纷纭。一方面由于近年来采用各种先进治疗技术，使保守治疗效果显著提高。另一方面，交感性眼炎的最早临床表现，一般在9~10天出现，有时虽然及时做了伤眼摘除，但已有致敏淋巴细胞形成，仍不能避免交感性眼炎的发生。因此，对于眼球遭受严重外伤，视力又无希望恢复者，目前大多数人认为应及早摘除眼球，即在自身免疫性病变发生之前施行才有意义。

眼外伤后自身抗原进入玻璃体，可以存留很长时间，且缓慢地释放，使眼内的免疫反应加强并延长时间。切除或置换玻璃体可起到清除病灶，缩短病程的作用。

（三）抑制自身免疫反应（restrain autoimmunity reaction）

交感性眼炎属于自身免疫性疾病。应用类固醇激素和环磷酰胺等免疫抑制剂，可通过抑制自身免疫反应的直接作用和帮助机体建立特异性免疫耐受的间接作用以达到治疗目的。

（四）调节机体的免疫反应（regulatory immunoreaction of body）

包括应用左旋咪唑、干扰素、转移因子等以及中医和中西医结合治疗。在免疫治疗中，中医及中西医结合治疗交感性眼炎独具特色。在治疗中应用辨证施治的原则，总体来讲是属于调节机体免疫反应。最大的优点是通过益气养阴，或健脾化湿，可纠正长期使用激素所致的气阴两虚等免疫功能低下的表现。

（五）脱敏疗法（desensitization therapy）

基础免疫研究表明，用小剂量抗原多次注射可以诱导产生免疫耐受，从而使机体对正常情况下可引起免疫反应的抗原物质不发生反应。动物实验证明用纯的 S 抗原脱敏，可以治愈由 S 抗原或整个视网膜匀浆引起的中度，甚至更严重的实验性自身免疫性葡萄膜炎。如能在临床上应用，此疗法比采用抗炎制剂和免疫抑制剂治疗将更有效。

第三节　艾滋病在眼部的表现
Section 3　Ocular Manifestation of AIDS

艾滋病即获得性免疫缺陷综合征（acquired immune deficiency syndrome，AIDS），是由一种逆转录病毒引起的疾病。它感染机体后可导致不可逆的免疫抑制。在免疫缺陷进一步加重的基础上发生一系列的机会性感染，常见有病毒、真菌、原虫（肺囊虫最多见）和细菌的感染。还合并机会性肿瘤，主要为Kaposi 肉瘤，还有各种恶性淋巴瘤。据第八届世界艾滋病大会（1992，Holland）报道，世界卫生组织估计全世界感染 AIDS 的成年人总数在 1000 万 ~1200 万之间，儿童人数为 200 万。AIDS 患者至今尚无痊愈的先例。自从人们发现首例 AIDS 病例以来，这种死亡之症对人类的困扰已带入了新的世纪。截止到2016 年全球艾滋病感染者约 3670 万，累计死亡 3500 多万，仅 2016 年就有 100 万患者死亡。中国 2016年报告有 54360 例，死亡 14091 例。

AIDS 的眼部病变，首次报道于 1982 年初。50%~100%AIDS 患者的眼部检查都有可能出现异常的改变，一般多在 50% 左右。几乎眼部各组织都可以受到直接或间接的影响，AIDS 病人发生眼部病变常表明其免疫抑制程度比无眼部病变者更为严重，因而是预后更为险恶的重要征兆。这些眼部的病变主要包括：微血管性损害、机会性感染性病变、非感染性病变和新生性病理损害以及颅脑损害所致的眼部损害。AIDS 可能出现的眼部损害的部位，主要包括外眼及眼前节和内眼，现就其在眼部的几种主要病变简述如下。

一、外眼及眼前节的病理损害 Pathologic Damages of External Eye and Anterior Ocular Segment

AIDS 所致外眼及眼前节病理损害，主要为机会性感染及新生物。由于这些损害表现较为直观，症状出现得早，甚至可能成为 AIDS 临床首先被发现的征象。因此，掌握这些眼部病变对于 AIDS 的早期诊断，预防及治疗，可以提供有意义的帮助。

（一）外眼主要的疾病（chief diseases of external eye）

1. 眼带状疱疹（herpes zoster ophthalmus）　眼的带状疱疹虽然不能作为 AIDS 的诊断依据。但它往往是 AIDS 病毒（human immunodeficiency virus，HIV）感染的最早表现。因此，在临床工作中对于青壮年带状疱疹患者，应高度警惕怀疑有 HIV 感染的可能性。Sandor 发现在 44 岁以下非选择性带状疱疹患者中，AIDS 的高危组人群占 61%，而在 AIDS 高危人群中带状疱疹病毒感染是免疫缺陷的重要标志。典型的 HIV 感染后的眼带状疱疹所引起的皮肤损害、角膜炎、前葡萄膜炎较严重，且迁延不愈。

2. **传染性软疣和睫毛过度生长**（infectious soft wart and overgrowth of eyelash）　传染性软疣是由痘病毒族的脱氧核糖核酸病毒引起的皮肤损害。在 AIDS 患者中，病变发展迅速。病变呈白色串珠样中心凹陷的脐状丘疹，直径可能为 0mm~5.0mm。丘疹的数量多，损害的面积大，对常规的治疗反应差。

Casava 报道 3 例 AIDS 患者，均未患可使毛发过度增长的有关疾病，如血卟啉症、甲状腺功能减退等；也未服过促毛发过度增长的药物（如大仓丁、皮质类固醇、制斑素等）。但都有睫毛异常增长，眉毛长度也增加，这表明毛发过度增长，是 AIDS 的一种皮肤表现。

3. **角膜结膜炎**（Keratoconjunctivitis）　HIV 感染可以发生单纯疱疹病毒性角膜炎。多为单眼发病，呈树枝状或地图样。病变多位于角膜周边而往往不是中央部，病理损害部位多发、而且严重，病程迁延。AIDS 患者还可以发生细菌性角膜炎，以及真菌性结膜炎。

4. **结膜微血管病变**　大多数 HIV 感染的患者都可以在裂隙灯下观察到结膜血管的改变。病变多见于下方球结膜的周边部。可见到毛细血管扩张、微血管瘤、血流速度减慢等。超微结构可见血管内皮细胞肿胀并堵塞了管腔，血管的基质层增厚。用免疫过氧化物酶染色，表明小动脉内有免疫球蛋白沉积。至于微血管变化的原因，各家研究认为可能是由于 HIV 感染造成循环系统的免疫复合物沉积、血管内皮细胞直接受感染和血液流体力学失常等。

5. **眼部 Kaposi 肉瘤**（ophthalmic Kaposi sarcoma）　Kaposi 肉瘤为 AIDS 的重要并发症，眼部 Kaposi 肉瘤约占 24%~40%，而被日益受到重视。眼部 Kaposi 肉瘤可侵犯眼睑、结膜及泪囊，尤多见于角膜缘眼裂部球结膜处。结膜等眼部的损害常见于四肢出现 Kaposi 肉瘤病变之后。病灶呈淡紫色带粉红色丘疹，块状或结节状，可合并有淋巴瘤。早期就可转移到淋巴结及其他脏器，死亡率很高。位于结膜或眼睑的肉瘤有时很像异物肉芽肿、海绵状血管瘤、恶性黑色素瘤、结膜下血肿等，需要予以鉴别。

（二）眼前节疾病（diseases of anterior ocular segment）

AIDS 患者所发生眼前节疾病可有虹膜睫状体炎和继发于脉络膜渗漏所致闭角型的青光眼，后者是 AIDS 的早期特点。AIDS 患者所发生的虹膜睫状体炎，主要是弓形虫原虫所致的机会性感染。症状严重的虹膜睫状体炎，常伴随鼠弓形虫性视网膜脉络膜炎、梅毒性视网膜炎和真菌性眼内炎。

（三）眼运动障碍（ophthalmic dyskinesia）

AIDS 患者中有 40% 的人存在神经系统的症状。大约有 8% 患者可造成脑神经损害，引起麻痹性斜视、上睑下垂、面瘫等。容易受损伤的脑神经主要有展、滑车、动眼、面神经等。脑神经损害有时可能是临床的第一表现症状，值得重视。造成脑神经受损主要的原因是由于 HIV 的感染和细菌、寄生虫及其他的病毒等机会性感染，还有是由于新生物及脑血管的并发症等。

二、内眼的损害 Intraocular Damage

AIDS 的内眼并发症中，以眼底的并发症最为重要。

（一）视网膜棉絮斑（cotton wool patches of retina）

视网膜棉絮斑是 AIDS 病人中最多见的眼部表现，约占 35%~71%。眼底后极部视网膜神经纤维层出现孤立的，白色絮状混浊斑块。斑块边缘不清，常出现在视盘周围血管处或其附近。Holland 等认为视网膜棉絮斑可能是由于血循环中免疫复合物增多，继发于局部的免疫复合物性血管炎。其组织病理表现为微血管的损害，小动脉内皮细胞的肿胀变性，基底膜变厚，周细胞消失。近棉绒斑处的小动脉部分或完全闭塞。光镜及电镜观察可见免疫复合物沉积于血管壁，视网膜神经纤维层内轴浆流运输停滞，轴索内胞浆及细胞器蓄积，神经纤维层水肿、退变及细胞样小体积聚。视网膜病变的机制可能是由于 HIV 通过血循环，破坏血—眼屏障，到达视网膜。在视网膜各层及色素上皮细胞可见细胞内颗粒及病毒抗原。由于视网膜血管壁上有抗原抗体复合物沉着，导致微血管局部血流阻滞，形成缺血现象及棉絮状斑点。

（二）巨细胞病毒性视网膜炎（cytomegalovirus retinitis，CMVR）

CMVR 是 AIDS 病人眼部并发症中较为常见的一种。近年发现 AIDS 的晚期或者在 AIDS 的病人全身症状出现之前，可发生巨细胞病毒性视网膜炎。大多数病人合并有全身性巨细胞病毒的感染。CMVR 约占 AIDS 病人眼部并发症的 1/4~1/3，往往是预后不良的征兆，也是视力丧失的主要原因。对于一些同性恋者、静脉注射药物的滥用者、接受污染了病毒的血液或血制品的人，与 AIDS 的高危人群，虽然无其他机会性微生物感染或 Kaposi 肉瘤，如有 CMVR，应首先考虑 AIDS，因为本病具特征性。

CMVR 病变主要位于后极部，在周边部也可以发生，主要表现为视网膜静脉周围炎。管腔呈不规则变窄，血管外有成套状的单核细胞浸润及红细胞漏出。内皮细胞肿胀，并可见到 CMV 核内包涵体。病变发展缓慢，先发生密集的软性颗粒状白色病灶，视网膜细胞水肿，并可见 CMV 核内包涵体，随着血管病变加重，视网膜可发生坏死，亦可致渗出性视网膜剥离。荧光血管造影可见异状的微血管及微血管瘤。沿颞上、颞下血管弓，血管闭塞、渗漏，大片视网膜区域无血液灌流。病情严重者可发生视盘水肿、视神经炎、视神经萎缩、渗出性视网膜脱离而致视力丧失。但玻璃体较少累及或可出现轻度玻璃体炎。

单纯疱疹、带状疱疹及弓形虫视网膜炎易与 CMVR 混淆，可做病原体的培养和分离来鉴别。此外尚需与念珠菌性视网膜炎、急性视网膜坏死、脉络膜转移癌等作鉴别。另外，肺囊虫性肺炎视网膜炎，除眼底可见棉絮状软性白色病灶外，尚可找到典型的囊状物。但很少有眼底出血，也见不到微血管瘤。

由于近年来普遍对于 AIDS 在眼部的病变较为重视。Newmann 提出："眼科医生若发现一种看来似乎无害的眼部病变，如视网膜炎、视网膜血管炎、视网膜棉絮斑时，在目前应想到有可能是流行的 AIDS"。Holland 则认为，所有的 AIDS 的病人都应做详细的眼科检查。除了作外眼及裂隙灯检查外，尤其建议对于 AIDS 患者应多次做眼底检查，避免遗漏。因此，眼科医生在 AIDS 的早期诊断、早期治疗、预后的估价中越来越具有重要的地位。

（三）急性视网膜坏死综合征（acute retinal necrosis syndrome，ARN）

ARN 是艾滋病患者中疱疹类病毒视网膜炎的常见类型，多由水痘 – 带状疱疹病毒引起。患者可有眼红、视物模糊、视野缺损和眼前漂浮物等症状。典型的临床表现是出现一个或多个不连续的坏死的视网膜炎区域，累及周边部视网膜，伴有阻塞性视网膜血管炎和其附近的玻璃体反应。视盘病变可导致视功能明显丧失，少数患者中可发生巩膜炎。

（四）进行性外层视网膜坏死综合征（progress outer retinal necrosis syndrome，PORN）

进行性外层视网膜坏死综合征是一种新认识的与急性视网膜坏死综合征不同的疾病，患者主诉视力下降、视野缺损和眼前漂浮物。最典型的临床特征是大片深层视网膜混浊，但内层视网膜未被累及。病变呈黄白色，典型者发生于周边部眼底。但如果在早期累及后极部，伴有严重的视神经病变时，就会导致明显的视力丧失。在疾病早期，常有黄斑部累及，产生特征性黄斑周围混浊，伴有黄斑中心凹樱桃红。这一特征有助于区别进行性外层视网膜坏死综合征和急性视网膜坏死综合征。

（五）弓形虫病（toxoplasmosis）

在晚期艾滋病患者中常见。常侵犯中枢神经系统，一半眼部弓形虫病的艾滋病患者有中枢神经受累。患者表现为急性视力下降、漂浮物、畏光、眼痛和眼红，病变在后极部，可单发或多发，局限或弥漫；单眼或双眼中至重度葡萄膜炎，视网膜有灰白色渗出、水肿，边界模糊及玻璃体炎。病变退行后形成脉络膜视网膜瘢痕。病理检查在视网膜脉络膜坏死区可见弓形虫包裹。

（六）梅毒（syphilis）

在艾滋病患者中神经性梅毒的发生率有上升趋势，因此，所有 HIV 阳性患者疑有梅毒时必须进行腰椎穿刺。艾滋病患者尽管有活动性梅毒，但快速血浆反应素试验（RPR）可以为阴性，而特异性螺旋体抗体试验，如荧光梅毒螺旋体抗体吸附试验（Fluorescent Treponemal Antibody Absorption，FTA-ABS）和梅毒螺旋体抗体微量血凝试验（micro-hemagglutination assay for antibodes to Treponema pallidum，MHApon）常为阳性。临床表现眼部梅毒类似巨细胞病毒视网膜炎。

（七）肺孢子菌脉络膜病变（pneumocystis choroidopathy）

卡氏肺孢子菌是艾滋病人中肺炎最常见的病原，可合并眼部脉络膜病变。患者表现为视力轻度下降，也可无症状。体症为单个或多个黄色，圆形视网膜下病变，大约有 1/2 至 2 个 PD 大小，位于后极部，典型病例无视网膜血管变化和玻璃体炎，本病常常见于重症患者。

（八）神经眼科疾病（neuro-ophthalmological diseases）

2% ~12% 的艾滋病患者由于中枢神经系统感染（如弓形虫）、淋巴瘤或原发性 HIV 疾病可有神经眼科病变，如脑神经麻痹、瞳孔异常、眼运动障碍、缺血性或感染性视盘视神经病变、视野缺损和幻视等。在排除感染以前，患有球后视神经炎或其他视神经病变的艾滋病患者禁忌使用激素。梅毒、隐球菌和 HIV 是感染性球后视神经炎的主要原因。

（卢亚梅　王啟华）

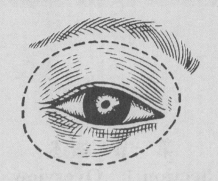

中篇
Middle Part
耳鼻咽喉头颈解剖学
Anatomy of Otorhinolaryngology-Head and Neck

第一节　概述
Section 1　Overview

耳（ear）是位听器，包括位觉器（status organ）和听器（auditory organ）两部分。这两部分在功能上虽明显不同，但在结构上却难于分割。因此，这两部分常在一起描述。听器能灵敏地分辨声音的音调、强度和节奏，它能有效地过滤背景噪音，从中寻找并接受对每一个人最适合和最重要的声音。与此同时还能通过声音帮助人们辨别出方向、速度和距离的感觉。这一点在生活中极为重要。

由于外耳道的骨部、中耳和内耳都是包含在颞骨内。因此，在未介绍耳结构有关内容之前，先认识颞骨的形态结构，对熟悉耳部的构造，不论从解剖学或临床应用上都是有重要的实际意义。

颞骨（temporal bone）：颞骨成对，位于头颅的两侧，形态结构较复杂，一般以外耳门（external acoustic pore）为中心，分为鳞部（squamous portion）、鼓部（tympanic portion）、乳突部（mastoid portion）和岩部（petrous portion）（图Ⅱ-1-1）。

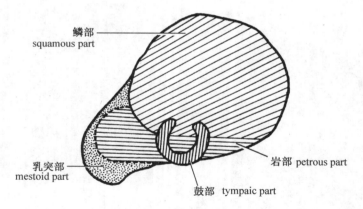

图Ⅱ-1-1　颞骨分部示意图
Diagram of the Temporal Devision

一、鳞部 Squamous Portion

鳞部（图Ⅱ-1-2)或称颞鳞（temporal squama），是一形似鱼鳞状的骨板，位于外耳门的上方，可分为两面及两缘。两面即内侧面和外侧面，其中内侧面也称大脑面，微凹，有脑回压迹(gyrate impressions)

及脑膜中动脉沟 (groove of middle meningeal artery)。外侧面光滑，构成颞窝的一部分，也称颞面 (temporal surface)。此面的中部偏后有不很明显、宛似垂直的颞中动脉沟 (sulcus for middle temporal artery)，有同名动脉经过。在外耳门的前方有呈水平位自颞鳞发出的颧突，与颧骨的颞突相接形成颧弓 (zygomatic arch)。颧突根部扁宽，大致可分为前、中、后三个根。前根呈结节状，称关节结节 (articular tubercle)，形成下颌窝的前界，它与颞鳞和岩部共同构成下颌窝。中根为圆锥形隆起，称关节后突 (retroarticular process)，构成下颌窝的后界，它位于下颌窝与外耳门之间。后根位于中根的后上方，其上缘向后移行于弓形的颞线 (temporal line)，为颞肌的附着部。颞线经外耳门上方向后上延伸，有时呈嵴状，称乳突上嵴 (supramastoid crest)，为乳突手术时确定鼓室的重要标志。后界为通过乳突尖之垂线 (或骨性外耳道后缘的垂线)；前界为外耳道上后缘。在后根与外耳道后壁之间有一小区，称外耳道上三角 (suprameatal triangle)，或称 Macewen 三角 (图Ⅱ–1–3)；从颞骨外侧面观，三角底骨面含有多个数小孔，为导血管通过，故亦称之为筛区 (cribriform area)。骨面婴儿较薄，约 2.0~4.0mm；成人较厚，约 10.0~15.0mm。筛状区最明显者，男性为 17.62%，女性为 10.87%；明显者，男性为 30.7%，女性为 20.7%；微明显者，男性为 40.42%，女性为 44.97%；不明显者，男性为 11.87%，女性为 23.84%。在外耳道上三角处有一小棘，名道上棘 (suprameatal spine)，也称 Henle 棘，它相当于鼓窦的外侧壁，亦是鼓窦顶、硬脑膜及颅中窝的重要标志。据观察外耳道上棘有性别差和年龄的差异，其中极显著者，男性为 8.62%~17.97%，女性为 4.39%~5.63%；显著者，男性为 22.03%~41.80%，女性为 10.60%~20.40%；微显著者，男性为 35.94%~48.08%，女性为 47.28%~61.97%；不显著者，男性为 4.03%~21.26%，女性为 11.90% ~ 37.65%。未成年男性和女性道上棘发育都较差，显著者仅为 6.82%，微显著者为 40.91%，不显著者为 52.92%。筛区和 Henle 棘为乳突手术时寻找鼓窦的标志。

颞鳞有两缘，即上缘及前缘。颞鳞上缘锐薄，掩盖顶骨下缘，后部与乳突部相接；前缘上薄下厚与蝶骨大翼相连，形成蝶鳞缝 (sphenosquamosal suture)。

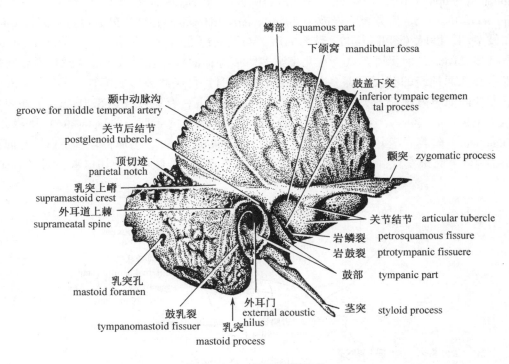

图Ⅱ-1-2　颞骨外侧面观
Lateral Aspect of Temporal Bone

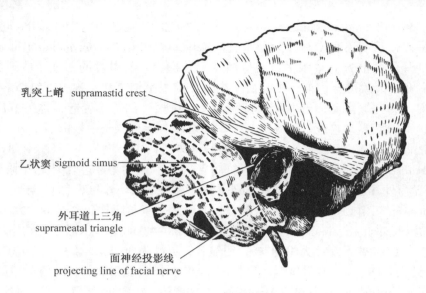

图Ⅱ-1-3　颞骨外侧面示外耳道上三角
Lateral Temporal Bone to Show Suprameatal Triangle

二、鼓部 Tympanic Portion

鼓部或称鼓板（tympanic plate）（图Ⅱ-1-1、图Ⅱ-1-2），是颞骨最小的一部分，位于鳞部的下方，为一向后方卷曲的四方形薄骨板，外观如朝后上的 U 形，作为构成外耳道的前壁、下壁和后壁的一部分。鼓部与颞鳞之间有一裂隙，在此裂隙内有一薄骨片，为胚胎（embryo）时期属岩部的鼓盖下突（inferior tegmental tympanic process），此骨片把此裂隙分成前、后两部分。位于鼓盖下突前方者，称岩鳞裂（petrosquamous fissure），后方者为岩鼓裂（petrotympanic fissure）；在岩鼓裂经过的有鼓索神经（来自面神经）和鼓室动、静脉（图Ⅱ-1-4）。鼓部的后部与乳突部之间形成鼓乳裂（tympanomastoid fissure），在成人此裂虽多已闭合，但仍可辨认；在儿童则多留痕迹；面神经乳突段（垂直段）紧靠此裂的内侧，是乳突手术中确认面神经的有用标志。当患急性乳突炎时，可经此裂形成瘘管。茎突（styloid process）是鼓部后下方伸向前下方细长的突起，长度约为 20.0~30.0mm，有些可长达 52.0mm，最短者仅 2.0mm。有茎突咽肌（stylopharyngeus）、茎突舌骨肌（stylohyoideus）、茎突舌肌（styloglossus）及茎突舌骨韧带（stylohyoid ligament）附着。茎突后面有茎乳孔（stylomastoid foramen），为面神经管下口，有面神经通过。婴儿的茎乳孔因乳突尚未发育，位置很浅，当施行乳突手术时，若作耳后上切口者，切口不宜过于向下

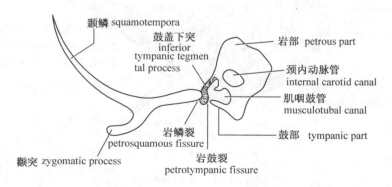

图Ⅱ-1-4　平鼓室盖颞骨横切面示意图
Diagram of the Transverse Section of Temporal Bone Planning the Tympanic Tegmen

延伸，以免伤及面神经。鼓部的内侧端有一带有沟槽的鼓环（tympanic annulus），此沟槽即鼓沟（tympanic sulcus），有鼓膜附着，其上方有一长约5.0mm的缺口，称鼓切迹（tympanic notch）或Rivinus切迹（Rivinus notch），鼓膜松弛部即附在此切迹处的颞骨鳞部上。鼓切迹的前上方有鼓大棘（greater tympanic spine），后上方则有鼓小棘（lesser tympanic spine）。

三、乳突部 Mastoid Portion

乳突部（图Ⅱ-1-2）位于外耳门的后方，肥厚而不规则，向下续成乳突（mastoid process），上方以颞线与鳞部相连，前方借鼓乳裂与鼓部相隔，向内与岩部相接。乳突可分内、外两面，外面粗糙，有胸锁乳突肌（sternocleidomastoideus）、头夹肌（splenius capitis）、头长肌（longus capitis）等附着。乳突外面可见一些小孔，其中近后缘处有1~3个较大的孔，称乳突孔（mastoid foramen），有导血管通过。孔的形态以卵圆形者较多，有些较大，长径达10.0mm。孔的出现率为90.91%，位于枕乳缝者为42.86%，位于颞骨上者为57.14%。乳突尖部的内侧，有一深沟称乳突切迹（mastoid notch），有二腹肌的后腹附着。切迹内侧有与之并列的浅沟，称枕动脉沟（occipital groove），有同名动脉通过。在乳突腔内的尖部可见一与二腹肌沟相对应的弧形隆起的骨嵴，称二腹肌嵴，假想通过此弧形骨嵴分为内外各半的正中切面而向前延伸的平面，且与骨部外耳道后壁相交成一直线，此线即为面神经垂直部的投影，因此在此交线以外凿开外耳道骨段比较安全。

乳突的内侧面光滑而凹陷，形成颅后窝的一部分。此面有弯曲的深沟，称乙状沟（sigmoid sulcus），乙状窦（sigmoid sinus）由此经过。沟的后缘可见有乳突孔的内口，为导血管所经过。乙状沟借一薄骨板与乳突气房分隔。乙状沟的深浅、宽窄及骨壁的厚薄与乳突气房发育程度有关。乳突气房发育良好者，乙状窦沟骨板便较薄且位置偏后，且与外耳道后壁间的距离较大；乳突气房发育较差者，则乙状窦沟骨板较坚实，其位置也相应前移，与外耳道后壁距离较小，甚或互相接近。所以，后者在乳突手术时相对较易伤及乙状窦而引起严重出血，或可发生气栓，导致生命危险。

乳突部是随年龄的增长及乳突气房的发育逐步发展的。故在新生儿，严格地说是无乳突的，可见乳突的底线和外耳道居于同一平面上。通常2岁左右乳突始可辨认，到4岁时方近似成人乳突的外形。总之乳突的形成与乳突气房（mastoid cells）的气化进程有关。不过Winifred Hall就曾发现过1例，4个月的婴儿的乳突已完全气化。

四、岩部 Petrous Portion

岩部因其形似三面的锥体形，故又名岩锥（petrous pyramid），内耳迷路即位于其内（图Ⅱ-1-5、图Ⅱ-1-6）。它位于颅底，介于枕骨与蝶骨之间。岩锥可分为基底、尖端以及三面和三缘。基底指向后外方，与乳突部相连。岩锥尖端指向前内，粗糙不平，嵌入枕骨底部与蝶骨大翼后缘之间，形成破裂孔的后外侧界，有颈内动脉管内口开口于此。

锥体前面朝向前上，构成颅中窝的底部，可见脑压迹（impressions of brain），故也称大脑面。此面的结构要点由前往后是：近尖端处有三叉神经压迹（trigeminal impression），容纳三叉神经半月神经节；压迹的后外侧，称弓状隆起（arcuate eminence），是由于前半规管向上耸起所致；在弓状隆起的外侧，即隆起与岩鳞裂之间的薄骨板，称鼓室盖（tegmen tympani），形成鼓室的上壁。此壁有时很薄，尤其在幼儿为然，有岩鳞裂斜穿过此壁。当此裂尚未闭合时，鼓室黏膜可直接与硬脑膜相接触，成为耳源性脑脓肿（otogenic brain abscess）的一个传染途径。鼓室盖的前方有内、外两个小孔和与之相连的两条小浅沟，其中内侧较大的孔，称面神经管裂口（hiatus of facial nerve canal），有岩浅大神经（nervi petrosus superficialis major）穿出（来自面神经的副交感神经纤维），向前即为岩浅大神经沟（sulcus for nervi petrosus superficialis major）；岩浅大神经是面神经解压和内耳道开放术的重要解剖标志，也是治疗血管运动性鼻炎所必须切断的神经。外侧者较小，称鼓室小管上口（superior aperture of tympanic canaliculus），有岩浅小神经（nervi petrosus superficialis minor）穿出（来自舌咽神经的副交感纤维），向前即为岩浅小神经沟（sulcus for nervi petrosus superficialis minor）。

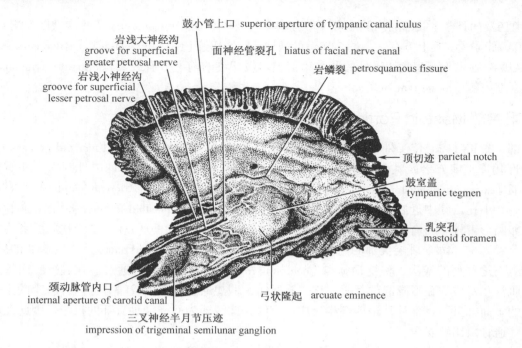

鼓小管上口 superior aperture of tympanic canal iculus

岩浅大神经沟 groove for superficial greater petrosal nerve

岩浅小神经沟 groove for superficial lesser petrosal nerve

面神经管裂孔 hiatus of facial nerve canal

岩鳞裂 petrosquamous fissure

顶切迹 parietal notch

鼓室盖 tympanic tegmen

乳突孔 mastoid foramen

颈动脉管内口 internal aperture of carotid canal

弓状隆起 arcuate eminence

三叉神经半月节压迹 impression of trigeminal semilunar ganglion

图Ⅱ-1-5　颞骨上面观
Superior Aspect of Temporal Bone

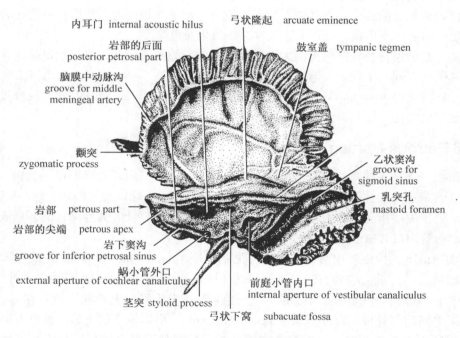

内耳门 internal acoustic hilus

岩部的后面 posterior petrosal part

脑膜中动脉沟 groove for middle meningeal artery

弓状隆起 arcuate eminence

鼓室盖 tympanic tegmen

颧突 zygomatic process

乙状窦沟 groove for sigmoid sinus

乳突孔 mastoid foramen

岩部 petrous part

岩部的尖端 petrous apex

岩下窦沟 groove for inferior petrosal sinus

蜗小管外口 external aperture of cochlear canaliculus

前庭小管内口 internal aperture of vestibular canaliculus

茎突 styloid process

弓状下窝 subacuate fossa

图Ⅱ-1-6　颞骨内侧面观
Medial View of Temporal Bone

　　锥体后面朝向后内，构成颅后窝的前部与小脑相关，故也称锥体小脑面，它被三个静脉窦：岩上窦、岩下窦和乙状窦所围成略呈三角形的骨面，在其中部附近有内耳门，面神经和前庭蜗神经由此进入。内耳门的后下外侧有一纵裂，称前庭小管外口（external aperture of vestibular aqueduct），有内淋巴管通过。内耳门的后方有一小而浅的裂隙，称弓状下窝（subacuate fossa），有小静脉通过。有关内耳道的介绍见后（内耳道的手术解剖）。

锥体下面粗糙凹凸不平（图Ⅱ-1-7），构成颅底外面的一部分。其结构较多，其中主要有：前内侧部有腭帆张肌、腭帆提肌和咽鼓管软骨的附着部。后外侧部有一圆形大孔，即颈内动脉管外口（external aperture of tube of internal carotid artery），由此进入颈内动脉管，此管贯穿岩部，先垂直上行，继而折向前内方，开口于岩部尖端之颈内动脉管内口（internal aperture of tube of internal carotid artery），有颈内动脉通过。在颈内动脉管外口后方有一深窝，称颈静脉窝（jugular fossa），容纳颈内静脉（internal jugular vein）。颈静脉窝与颈内动脉管外口之间内侧有一个三角形的浅窝，称岩小窝（petrosal fossula），窝内有舌咽神经之岩神经节，窝中有一孔，称鼓室小管下口（inferior aperture of tympanic canaliculus），有舌咽神经鼓室支即 Jacobson 神经及咽升动脉鼓室支通过。在岩小窝的后内侧又有一孔，称蜗小管外口（external aperture of cochlear canaliculus），有外淋巴管及静脉通过。此外，在颈静脉窝外侧壁上有乳突小管（mastoid canaliculus）之开口，有迷走神经之耳支即 Arnold 神经通过。

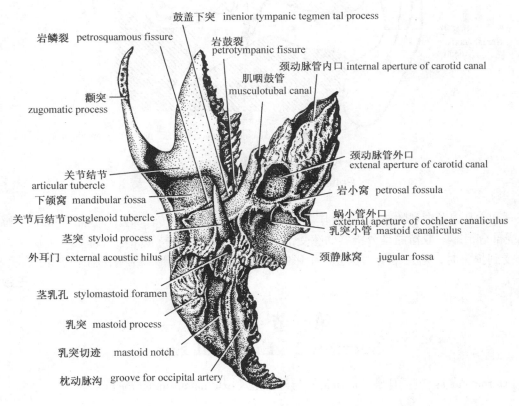

图Ⅱ-1-7　颞骨下面观
Inferior View of Temporal Bone

锥体的上缘最长，为大脑面与小脑面的分界，呈沟状即岩上沟（superior petrosal sulcus）容纳岩上窦，沟缘有小脑幕附着，内端有三叉神经半月神经节的后部。上缘尖端借岩蝶韧带（petrosphenoid ligament）和蝶骨连接并形成小管，内有展神经（abducent nerve）和岩下窦（inferior petrosal sinus）通过，故在岩尖炎时可出现三叉神经和展神经麻痹症状。前缘的外侧借岩鳞裂与鳞部相接，内侧则借蝶岩裂与蝶骨大翼相接，此处有肌咽鼓管开口。管内有发自前缘的薄骨片，即肌咽鼓管隔（septum of musculotubal canal）将之分成上、下两个半管，上半管名为鼓膜张肌半管（semicanal for tensor tympani），鼓膜张肌位于其内；下半管名为咽鼓管半管（semicanal for auditory tube）。下缘将骨分隔为小脑面与下面，其内侧有一浅沟，称岩下沟，与枕骨的同名沟相合。

外耳门之大小颇有变化，根据中国人颞骨测量结果，外耳门上下径均值：左 10.6mm（5.5~15.0mm），右 10.4mm（5.0~12.0mm）。前后径均值：左 9.9mm（5.7~16.0mm），右 8.9mm（5.0~16.5mm）。其形态可以是圆形或长椭圆形，圆形少见，仅占 3.7%，长椭圆形占多数，左 78.3%，右 66.7%。

耳与颞骨关系密切已如上述，而耳一般可分为：外耳（external ear）、中耳（middle ear）和内耳（inner ear）三个部分（图Ⅱ-1-8）。

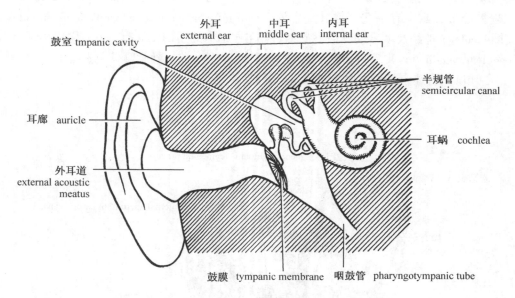

图Ⅱ-1-8　耳结构示意图
Pattern of Structure of the Ear

由于外耳和中耳以及内耳的淋巴，主要作用为传导声音，故合称为传音部分；内耳的螺旋器为感音部分，故也称为感受部分，即一般指的是分析器的感受部分。上述结构对维持正常听觉都是不可缺少的。所以，当某一部分受到损害时，对正常听力都会产生影响。因此，熟悉耳的形态结构在临床应用上有重要意义。

（王启华）

第二节　外耳
Section 2　External Ear

外耳（external ear）：包括耳廓（auricle）与外耳道（external auricular meatus）。

一、耳廓 Auricle

耳廓（auricle）位于头颅两侧，除耳垂由脂肪与结缔组织构成外，其余均为弹性软骨，外覆以软骨膜和皮肤。耳垂（lobule）有圆形、方形及三角形，其中圆形男性占 47.40%，女性 46.95%；方形男性占 23%，女性 12.35%；三角形男性占 29.6%，女性 40.68%。另据临床研究，认为耳垂上出现小小的皱纹也是动脉硬化（arteriosclerosis）异常表现之一，此乃由于耳垂是耳廓唯一由软组织构成而无软骨组织，血运较差，耳垂对这种缺血现象较为敏感，故耳垂出现皱纹，对了解血管硬化（angiosclerosis）有其参考意义。耳廓前面的皮肤与深层软骨膜粘连较后面为紧密，且皮下组织少，故外伤所致之出血不易吸收而易形成血肿，如不及时处理，日后易导致形态改变。此外，在外伤或乳突手术之后，也易诱发软骨膜炎与软骨坏死。如果因炎症发生肿胀时，可招致感觉神经末梢（sensory nerve ending）受压迫而产生剧烈疼痛，由于外伤或耳廓手术不慎，都有可能引起软骨膜炎，甚至发生软骨坏死。此外，由于耳廓血管相对表浅、皮肤又薄，在寒冷的冬季易发生冻伤，宜加以保护。耳廓（auricle）分内侧与外侧两面，或叫前、后两面。外侧面凹凸不平，其周缘卷曲，叫耳轮（helix），它起于外耳门上方的耳轮脚（crus of helix），下端连于耳垂（ear lobe）。耳轮前方有与它平行的弧形隆起，叫对耳轮（antihelix）。对耳轮向上和向前分成上、下二脚，两脚之间的浅窝称三角窝（triangular fossa），对耳轮向下终于对耳屏（antitragus）。对耳屏和对耳轮之间的浅沟称耳廓后沟（posterior sulcus of auricle）。对耳屏之前面，恰在外耳门的前方部分称耳屏（tragus）。耳屏与耳轮脚之间的凹陷称耳前切迹（incisura anterior auris），因此处无软骨连接，故在其间作切口，可直达外耳道和乳突的骨膜，而不损伤软骨。耳屏、对耳轮下脚（inferior crura of antihelix）、对耳轮、对耳屏等围成的陷窝称耳甲（auricular concha）。耳甲被耳轮脚分成上部的耳甲艇（cymbaconcha）和下部的耳甲腔（cavum conchae），耳甲腔的底有外耳门（图Ⅱ-1-9）。

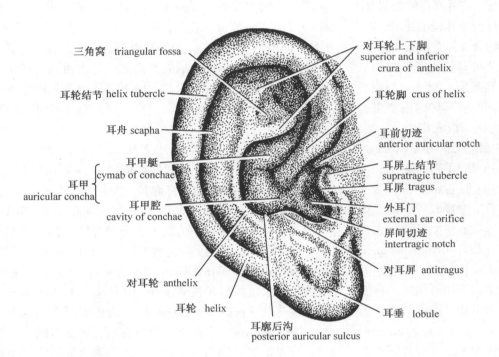

图Ⅱ-1-9 耳廓
Auricle

耳廓借皮肤、韧带、肌肉、软骨等附着于头颅两侧，耳廓软骨（auricular cartilage）连续于外耳道软骨部（cartilaginous part of external acoustic meatus），牵引耳廓时，外耳道软骨部亦同时受牵动。故外耳道炎时，牵引耳廓可发生剧痛。耳廓软骨与外耳道软骨后部交接处，即相当于耳部手术时耳内切口的部位。切口自外耳道上缘12点起，沿耳甲软骨前内缘向下至6点钟处，作一呈弧形的切口。切口上端经耳轮脚与耳屏之间向上延长约20.0mm，外耳道底6点钟处，下端稍向外延长约5.0mm（图Ⅱ-1-10）。均应注意不要切透软骨，以免术后发生软骨膜炎。耳廓对判定声的方向及收集声波，虽不及动物那样有意义，但仍起到一定作用。当我们倾听微细的或遥远的声音时，通常总是把头转到合适的角度，这样声音就较清晰。有些老年人常常把手掌弯起来和耳廓接在一起，这样就能加大耳廓的长度，使收集声波更好些。特别是患有老年性耳聋

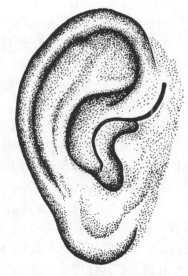

图Ⅱ-1-10 耳内切口示意图
Diagram of the Intra-Auriculae Incision

227

（presbyacusia）的患者，更喜欢这样做。

二、外耳道 External Acoustic Meatus

外耳道起自耳甲腔底之外耳道口至鼓膜，全长约 25.0~35.0mm，由骨部和软骨部两部组成。软骨部约占其外 1/3，骨部占其内 2/3。资料显示，外耳道的骨部和软骨部长度，上壁均值为左侧 26.58mm（19.0~37.0mm），右侧 26.45mm（21.0~36.0mm）；下壁均值为左侧 25.94mm（9.0~37.0mm），右侧 26.45mm（11.0~47.5mm）；前壁均值为左侧 30.47mm（20.5~48.0mm），右侧 29.82mm（16.5~39.0mm）；后壁均值为左侧 24.25mm（18.0~30.5mm），右侧 24.9mm（15.0~28.5mm）。其中骨部与软骨部等长者不少，在个别例子中软骨部反比骨部为长。外耳道之外 1/3 方向乃向内、向后、向上；而内 2/3 转为向内、向前、向下，故外耳道并非一直管。在骨部与软骨部交接处较狭窄，称外耳道峡（isthmus），异物常嵌顿于此。当用耳镜检查成人鼓膜或欲看清外耳道全貌时，须将耳廓向上后提起，使成一直线方可。由于外耳道有几个弯曲形成⌄形，故可避免异物自外界直接损害鼓膜。由于鼓膜向前下方向倾斜，故外耳道前、下壁较后、上壁为长。

新生儿之外耳道由于颞骨尚未发育完全，骨部尚未形成，故软骨部之底与顶相遇，外耳道之横断面不似成人呈椭圆形，而呈一裂隙。婴幼儿外耳道方向是向内，向前、向下，故检查儿童之鼓膜，应将耳廓向下拉，同时将耳屏向前牵引。检查时较成人要困难。由于骨段发育迅速，至 2 岁时，外耳道已相当宽阔，6 岁后则与成人相似。

外耳道骨性部（bony part of external acoustic meatus）由颞骨之鳞部和鼓环骨管（bone canal of tympanic ring）所构成。鳞部外层最后发育成为颅中窝之底，亦即外耳道之顶。故外耳道骨折时，可累及颅中窝（middle cranial fossa）。外耳道骨段后壁由于乳突之发育而与之密切相邻，在临床上常因乳突病变使骨段后上壁肿起或下塌。在外耳道骨段后上缘，有道上棘（suprameatal spine）或 Henle 棘，是做乳突手术时寻找鼓窦之重要标志。此外，由浅至深，依次可作为鼓窦、外半规管、后半规管和内淋巴囊的投影标志。鼓环（tympanic annulus）非一完整之环，其上缘有一切迹，称 Rivinus 切迹，鼓膜的松弛部即附于此切迹。骨性外耳道前壁（anterior bone wall of external acoustic meatus）是下颌关节窝（mandibular fossa）之一部，下颌外伤时，易使此骨段发生骨折，并引起关节强直。外耳道炎（externalotitis）时，由于关节运动牵引外耳道软骨部，而发生咀嚼性疼痛（pain of mastication），即咀嚼时疼痛比平时加重。外耳道软骨部（cartilaginous part of external acoustic meatus）的前下方有时有两三个垂直的、由结缔组织填充之裂隙，称为 Santorini 外耳道软骨切迹，它可增加耳廓的可动性，且外耳道炎症时偶可经此切迹侵犯腮腺和下颌关节，腮腺脓肿时，脓液也可经此流入外耳道。

外耳道的皮肤是耳廓皮肤的延续，软骨部皮肤较厚，富有毛囊（hair follicle）、皮脂腺（sebaceous glands）及耵聍腺（ceruminous glands）。耵聍腺是大汗腺，腺的分泌物呈黄金色或褐色，与脱落的上皮细胞混合成的黏稠物称耵聍（cerumen），也称耳垢或耳屎。耵聍在空气中干燥后呈薄片状，有的耵聍状如黏稠的油脂，俗称油耳。一般认为耳垢的生成是为了保护外耳道免受异物侵扰，耳垢的怪味具有防止昆虫进入的作用。当外耳道炎、湿疹、挖耳或在多尘埃空气中工作均可使局部受刺激，致耵聍分泌增多，逐渐凝聚成团，阻塞于外耳道内，即耵聍栓塞（ceruminal impaction），这也是造成听力减退的原因之一。外耳道骨部皮肤很薄，没有毛和腺体，仅在上壁有纤细的毛和少许皮脂腺。因此，耳疖常发生在外耳道外 1/3 处。外耳道皮下组织很少，皮肤几乎直接与软骨膜或骨膜相贴，故疖长在外耳道比长在身体其他处为痛，因疖肿胀时，外耳道皮肤之固有层无退让余地，少许紧张即引起剧痛。

由于耳廓和外耳道的形态结构似一喇叭，除有收集声波外，对某些频率的声波尚有共振的作用。根据物理学的共振原理（resonance principle），一端密闭的管道，能对波长比它长度大 4 倍的声波发生最好的共振。外耳道的平均长度 2.7cm，它的 4 倍是 10.8cm，它与 3000Hz 声音的波长（11.4cm）相仿。故人类外耳道的共振频率（resonance frequency）为 3000Hz 左右。从结构上来看由于有这种共振因素（resonance factor）的存在，当 3000Hz 的声音传到鼓膜时，经外耳道的作用声压可增加 10dB 左右。但也有人认为外耳道的扩音作用临床意义不大，其理由是，外耳道缓慢逐渐地被耵聍堵塞，甚至被堵塞的管腔达 1/3、1/2 或 2/3，听力曲线尚无变化，直到完全堵塞才有改变。但这种情况需作进一步观察。此外，它还有保护中耳、内耳免受外伤和保持耳道深部温度恒定之作用。

三、外耳的神经供应 Innervation of External Ear

外耳的感觉神经，有脑神经及脊神经的分支供应，即有（图Ⅱ-1-11）三叉神经下颌支、迷走神经之耳支、耳大神经和枕小神经。

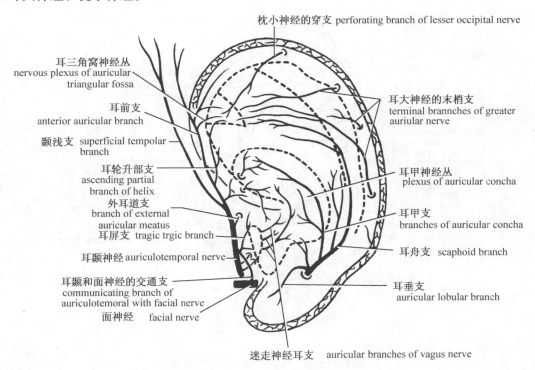

枕小神经的穿支 perforating branch of lesser occipital nerve

耳三角窝神经丛
nervous plexus of auricular
triangular fossa

耳前支
anterior auricular branch

颞浅支 superficial tempolar
branch

耳轮升部支
ascending partial
branch of helix

外耳道支
branch of external
auricular meatus
耳屏支 tragic trgic branch

耳颞神经 auriculotemporal nerve

耳颞和面神经的交通支
communicating branch of
auriculotemoral with facial nerve
面神经　facial nerve

耳大神经的末梢支
terminal brannches of greater
auriular nerve

耳甲神经丛
plexus of auricular concha

耳甲支
branches of auricular concha

耳舟支　scaphoid branch

耳垂支
auricular lobular branch

迷走神经耳支　auricular branches of vagus nerve

图Ⅱ-1-11　耳廓外侧面的神经分布
Distribution of Nerves in the Lateral Auricle

1. 三叉神经下颌支（mandibular branch of trigeminal nerve）分出之耳颞神经（auriculotemporal nerve），沿耳廓前缘上行，分布于耳廓前面和外耳道。牙或舌病之疼痛可传至外耳道，即由此神经反射所致。

2. 迷走神经之耳支（auricular branch of vagus nerve）分两小支供给外耳：一支分布于耳廓后面；一支穿过外耳道骨性部与软骨部交接处，分布于耳甲腔及外耳道。外耳道皮肤受刺激，可发生咳嗽，即由此神经传导反射所引起。

3. 耳大神经（great auricular nerve）自颈丛发出，经胸锁乳突肌后缘中点，沿颈侧皮下组织上升，至耳分为前、后两小支，分布于耳廓后面、乳突表面及外耳道。

4. 枕小神经（lesser occipital nerve）亦来自颈丛，于耳大神经上方上升，分布于耳廓后面及乳突表面（图Ⅱ-1-12）。

根据中国人的观察，耳廓神经在两个地方形成神经丛（见图Ⅱ-1-11），即耳三角窝神经丛（nerve plexus of auricular triangular fossa），位于耳三角窝内，参加的神经有枕小神经、耳大神经及耳颞神经的分支（迷走神经亦有不恒定的分支参加）。

耳甲神经丛（auricular conchal plexus）（耳甲腔神经丛和耳甲艇神经丛），参加的神经有耳颞神经、耳大神经及迷走神经耳支等的分支。

根据中国医学耳针（auricular acupuncture）的研究，认为当胸腹腔有关脏器疾患时，在耳甲部分有一定的代表区（如食管、贲门、胃及大小肠等）。而在解剖过程中，耳甲有比较明晰的神经丛，且有迷走神经的分支参加。同样的，在耳三角窝内也见到有神经丛，且有不恒定的迷走神经的分支参加。所以，根据有些临床经验认为，若脏腑疾患的敏感点如在耳甲部未能发现，则可在三角窝内找到，针刺这些区域后也有很好的疗效。耳针麻醉（ear-acupuncture anesthesia）也有较好的效果。就耳穴（auriculare）的分布也有一定的规律，总的说来，耳穴在耳廓的分布好似一个在子宫内倒置的胎儿，头朝下，脚在上。一般情况大致如（图Ⅱ-1-13、表Ⅱ-1-1）。从这些有关情况看来，在耳廓上用耳针治疗内脏疾患的治疗区域，均有神经丛的存在，且又有迷走神经的分支参加，故其间似有直接关联，这种关系有待进一步去探讨。

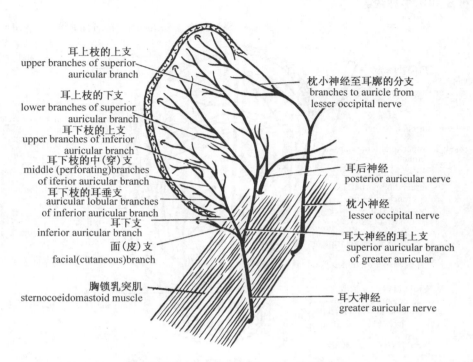

图Ⅱ-1-12　耳廓内侧耳的神经分布
Distribution of Nerves in Medial Auricle

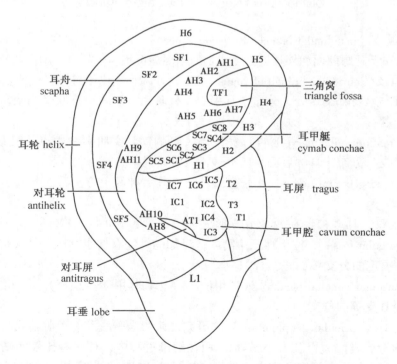

图Ⅱ-1-13　耳针解剖学穴位示意图（说明见表Ⅱ-1-1）
Diagramof the Auricular Acupuncture in Anatomy（Indication Seen in Table Ⅱ-1-1）

表Ⅱ-1-1　耳针解剖学穴位示意图

所在部位	所在部位英文	穴位	对应脏器区域	对应脏器区域英文
耳轮	helix	MA-H1	耳中	ear centre
		MA-H2	直肠	rectum
		MA-H3	尿道	urethra
		MA-H4	外生殖器	external genitalia
		MA-H5	肛门	anus
		MA-H6	耳尖	ear apex
耳舟	scapha	MA-SF1	指	fingers
		MA-SF2	腕	wrist
		MA-SF3	肘	elbow
		MA-SF4	肩	shoulder
		MA-SF5	锁骨	clavicle
对耳轮	antihelix	MA-AH1	跟	heel
		MA-AH2	踝	ankle
		MA-AH3	膝	knee
		MA-AH4	髋	hip
		MA-AH5	臀	gluteus
		MA-AH6	坐骨神经	sciatic nerve
		MA-AH7	交感神经	sympathetic nerve
		MA-AH8	颈椎	cervical vertebrae
		MA-AH9	胸椎	thoracic vertebrae
		MA-AH10	颈	neck
		MA-AH11	胸	chest
三角窝	triangle fossa	MA-TF1	耳神门	ear shenmen
耳屏	tragus	MA-T1	外鼻	external nose
		MA-T2	屏尖	apex of tragus
		MA-T3	咽喉	pharynx and larynx
对耳屏	antitragus	MA-AT1	皮质下	subcortex
耳甲腔	cavum conchae	MA-IC1	肺	lung
		MA-IC2	气管	trachea
		MA-IC3	内分泌	endocrine
		MA-IC4	三焦	triple energizer
		MA-IC5	口	mouth
		MA-IC6	食道	esophagus
		MA-IC7	贲门	cardia
耳甲艇	cymba conchae	MA-SC1	十二指肠	duodenum
		MA-SC2	小肠	small intestine
		MA-SC3	阑尾	appendix

续表

所在部位	所在部位英文	穴位	对应脏器区域	对应脏器区域英文
		MA-SC4	大肠	large intestine
		MA-SC5	肝	liver
		MA-SC6	胰胆	pancreas_gallbladder
		MA-SC7	输尿管	ureter
		MA-SC8	膀胱	bladder

四、外耳的血液供应及淋巴引流 Blood Supply and Lymph Drainage of External Ear

耳廓前面有来自颞浅动脉的分支（图Ⅱ-1-14）。如采用耳内切口作乳突根治手术时，可能伤及此动脉而引起较多的出血。故在此处应采取皮下钝性分离法以避免出血。耳廓后面有耳后动脉（图Ⅱ-1-15），位于耳后皱襞之下及组织深处，分出数小支穿过耳廓软骨与其前面之小动脉支相吻合。如其行程弯曲，则采用耳后上切口作乳突手术时，切口处常有多数小动脉出血，故作耳后上切口时，如能稍远离耳后皱襞，则可避免。上述二动脉皆来自颈外动脉。外耳道及鼓膜外层则由来自颈外动脉的上颌动脉分支，即耳深动脉供应。静脉与动脉同名，但耳后静脉有时经乳突导血管和横窦相通，故外耳感染亦可引起颅内并发病，但极少见。

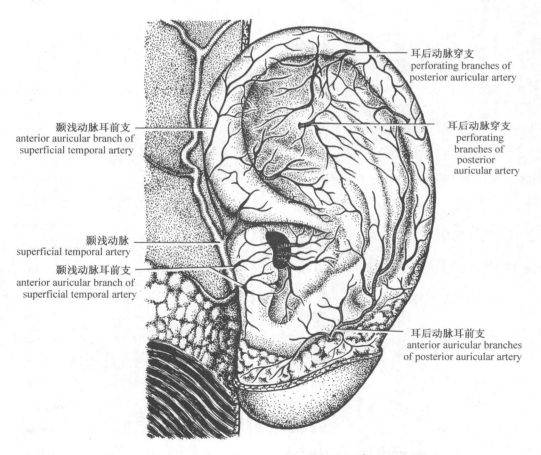

颞浅动脉耳前支
anterior auricular branch of
superficial temporal artery

颞浅动脉
superficial temporal artery

颞浅动脉耳前支
anterior auricular branch of
superficial temporal artery

耳后动脉穿支
perforating branches of
posterior auricular artery

耳后动脉穿支
perforating branches of
posterior auricular artery

耳后动脉耳前支
anterior auricular branches
of posterior auricular artery

图Ⅱ-1-14　耳廓外侧面的动脉分布
Distribution of Arteriesin the Lateral Auricle

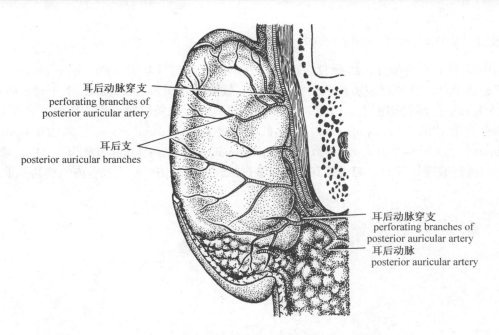

图Ⅱ-1-15 耳廓内侧面的动脉分布
Distribution of Arteriesin the Medial Auricle

耳廓及外耳道之淋巴注入耳前、耳后、颈浅淋巴结，然后至颈上深淋巴结（图Ⅱ-1-16）。

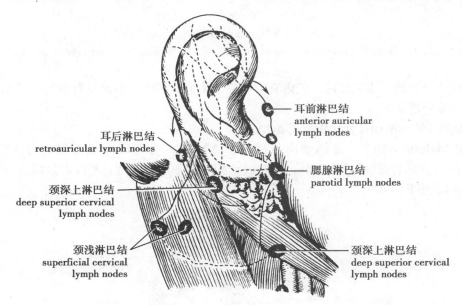

图Ⅱ-1-16 耳廓的淋巴引流
Drainage of Lymph in the Auricle

（罗 利 刘 靖）

第三节 中耳
Section 3 Middle Ear

中耳包括鼓室（tympanic cavity）、咽鼓管（pharyngotympanic tube）和乳突气房（mastoid cells）三部分。位于外耳与内耳之间，是声音传导的主要部分。

一、鼓室 Tympanic Cavity

鼓室是中耳最主要的部分，居颞骨岩部内。分别借鼓膜与外耳道分隔，前庭窗及蜗窗与内耳联系，咽鼓管通鼻咽部，并通过鼓窦与乳突气房相通。鼓室的容积约 1.0~2.0ml，上下径（垂直径）和前后径约为 15.0mm。在额状切面上，鼓室近似一双凹透镜状。依鼓膜紧张部上下缘之水平面，可将鼓室分为三部分：①上鼓室（epitympanum）也称鼓上隐窝（epitympanic recess），宽约 6.0mm；②中鼓室（mesotympanum）宽约 15~20mm；③下鼓室（hypotympanum）宽约 4.0mm（图Ⅱ-1-17）。熟记这些有限的空间，当施行鼓膜切开时，刀尖不宜进入鼓室过深，以免损伤鼓岬或鼓室内侧壁其他重要结构。

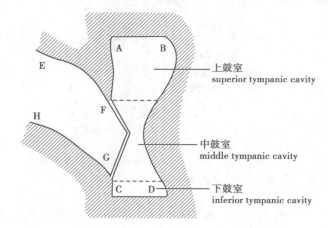

图Ⅱ-1-17　鼓室分部示意图
Diagram of the Partition of Tympanic Cavity
A，B，C，D. 鼓室（tympanic cavity）　　E，F，G，H. 外耳道（external acoustic meatus）

鼓室是具有六个壁的不规则腔隙，腔内有听小骨、关节、韧带、肌肉及有关的神经血管等结构。现按鼓室壁与鼓室腔分述如下。

（一）鼓室壁（Walls of Tympanic Cavity）

1. 外侧壁（lateral wall）　外侧壁由骨部与膜部组成，骨部即构成上鼓室外侧壁的鼓室盾板（tympanic scutum），恰似古代盾牌的上部，其向鼓室的一面平坦而光滑。膜部即鼓膜及围绕固定鼓膜的鼓环（图Ⅱ-1-18、图Ⅱ-1-19）。

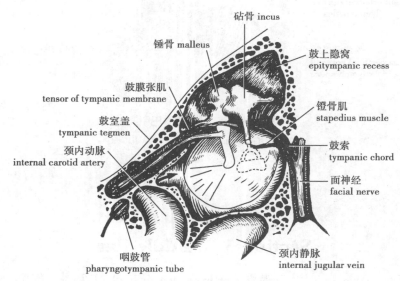

图Ⅱ-1-18　鼓室外侧壁（内侧面观）
Lateral Wall of Tympanic Cavity（Medial Aspect）

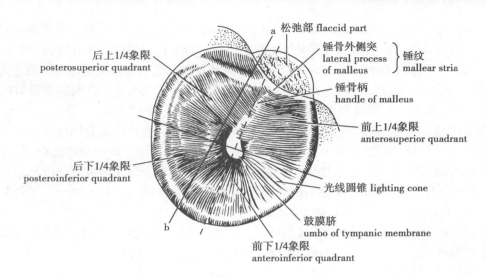

图Ⅱ-1-19　鼓膜外侧面观
Lateral Aspect of Tympanic Membrane

（1）鼓环（tympanic annulus）：为围绕固定鼓膜的骨环，其游离缘的大部分，可见一明显的浅沟，名鼓沟。鼓环的前上部有一切迹，名鼓切迹（或 Rivinus 切迹），该切迹的前、后端各有一骨棘，分别名为鼓大棘（greater tympanic spine）与鼓小棘（lesser tympanic spine）。在鼓环上还有三个小孔：①鼓索后小管的开口（aperture of canaliculus of retrotympanic chord）即鼓索隆起的顶端，位于鼓环后缘的中份，有鼓索神经及茎乳动脉由此进入鼓室；②岩鼓裂（petrotympanic fissure）裂口居鼓环前缘的上 1/3，鼓室神经丛自此离开鼓室；③鼓索前小管（anterior canaliculus of tympanic chord）居岩鼓裂的前内侧份，鼓索神经由此离开鼓室。

（2）鼓膜（tympanic membrane）（图Ⅱ-1-19、文末彩图Ⅱ-1-20）：鼓膜高约 9.0mm，宽约 8.0mm，厚约 0.1mm，呈浅漏斗状，凹面向外。其位置并非垂直，向前外倾斜与外耳道底呈 45°，个别亦有呈直角者。在新生儿则约为 35°。鼓膜可分为大、小两部。小部在锤骨短突、锤骨前襞（anterior malleolar fold）和锤骨后襞（posterior malleolar fold）以上，位于鼓切迹内，称松弛部（pars flaccida）或 Shrapnell 膜。大部附于颞骨鼓部的鼓沟中，较坚实，称紧张部（pars tensa）。

1）鼓膜的结构特点（structural feature of tympanic membrane）（图Ⅱ-1-21）：鼓膜由三层组织组成。外层为复层扁平上皮，与外耳道皮肤相连续；中层由浅层放射状和深层环行的胶原纤维束组成，松弛部缺乏此层，故较薄弱；内层为黏膜层，与鼓室之黏膜相连续，表面覆以单层扁平上皮。鼓膜松弛部黏膜下结缔组织中富含肥大细胞约 300 个 /mm^2。动物实验发现，实验性中耳炎中耳积液的产生随中耳腔组织胺的浓度增高而增多，与松弛部肥大细胞脱颗粒相一致。

2）鼓膜的形态学要点（morphological main points of tympanic membrane）（图Ⅱ-1-19）：也是识别正常鼓膜的标志。鼓膜在儿童呈圆形，在成人呈椭圆形，大小相差不多。正常呈银灰色有光泽。鼓膜中心凹点，相当于锤骨柄之尖端，叫鼓膜脐（umbo of tympanic membrane）。自此向上至紧张部之上缘，有一小突出点，叫锤凸

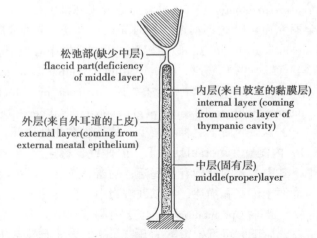

图Ⅱ-1-21　鼓膜结构示意图（图Ⅱ-1-19 a-b 处切面）
Diagram of the Structure of Tympanic Membrane
（Section from a to b in Fig. Ⅱ-1-19）

（malleolar prominence），即锤骨短突（short process of malleus）顶起鼓膜之处。在鼓膜脐与锤凸之间，有

一白色条纹，叫锤纹（malleolar stria），即锤骨柄透过鼓膜表面的映像。自短突向前有锤骨前襞，向后有锤骨后襞，各附着于鼓切迹的两端，故锤骨皱襞作为鼓膜两部分的分界线。用耳镜检查时，由于光反射在鼓膜前下部见有一个三角形光区。此三角的尖端起自鼓膜脐，底朝向鼓膜的边缘，谓之光锥（cone of light）或光反射（light reflex）（见文末彩图Ⅱ-1-20）。这乃是外来光线由于鼓膜集中反射所致。中耳炎用耳镜检查见到鼓膜内陷时，光锥可以变形或消失。

为了说明和记录方便起见，可将鼓膜分作四个象限，由一假设直线沿锤骨柄而延长，另一假设直线经鼓膜脐与其正交，即将鼓膜分成前上、后上、前下、后下四个象限。鼓膜变薄之病例，可透过鼓膜，隐约见到中耳内容物。例如后上象限之内可透出砧骨长突及镫骨影子，正常情况下所见之光反射位于前下1/4象限。在耳硬化（otosclerosis）患者有时可见发红之鼓岬（promontory）映于后下象限之内，亦可见蜗窗龛（niche of cochlear）位于此象限之内。

3）鼓膜的血液供给（图Ⅱ-1-22）：①鼓膜外层（上皮层）由上颌动脉的耳深支供应；②鼓膜内层（黏膜层）由上颌动脉的鼓前支和耳后动脉（来自颈外动脉）的茎突支供应。

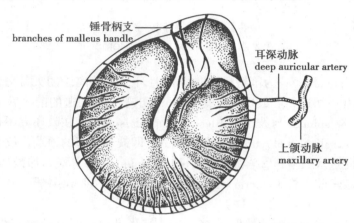

图Ⅱ-1-22 鼓膜的血液供应示意图
Diagram of the Blood Supply of Tympanic Membrane

鼓膜两面之血管互相吻合。鼓膜之血管主要分布于松弛部、锤骨柄和紧张部周围。在鼓膜发炎时，早期充血自松弛部开始，继而延至锤骨柄及其他部分。在急性单纯性中耳炎时，此炎性充血不久即可消退；但在化脓型早期则鼓膜上皮层即可变厚突出，且可能在中耳腔内尚无脓液形成，如此时即做鼓膜切开术（myringotomy），可能只有血液而无脓液流出。在儿童或成人患上鼓室炎（epitympanitis）时，松弛部全面充血可持久不消退。平时如通过耳镜不慎触到正常鼓膜，也可引起充血，但不应与急性中耳炎（acute otitis media）之起始期相混，因在急性中耳炎时，乃首先在松弛部发红。

4）鼓膜的神经分布（innervation of tympanic membrane）：外侧为迷走神经的耳支（auricular branch of vagus nerve）和三叉神经的颞支（temporal branch of trigeminal nerve）；内侧则有舌咽神经的鼓膜支（tympanic membranous branch of glossopharyngeal nerve）供给，故咽喉痛（sore-throat）可放射至耳廓（图Ⅱ-1-23）。鼓膜脐下之神经较少，故鼓膜在此处切开，疼痛也较轻。

2. 内侧壁（medial wall） 内侧壁也称迷路壁（labyrinthine wall），亦即内耳的外侧壁。表面凹凸不平，其中主要的结构有前庭窗、蜗窗、鼓岬、面神经管凸、岬小桥与岬下脚等（图Ⅱ-1-24）。

为便于记忆和描述，常以鼓岬为中心分述如下：

（1）鼓岬（promontory）：位于内侧壁的中央部，为耳蜗底周突向鼓室所形成。其后上方有卵圆形的前庭窗，后下方可见蜗窗龛的开口，岬的表面有鼓室丛。

（2）岬小桥与岬下脚（promontory ponticulus and subiculum）（图Ⅱ-1-25）：为鼓岬后方的两个恒定骨嵴。

1）岬小桥（promontory ponticulus）：为由鼓岬的后上部延伸到锥隆起（pyramidal eminence）根部的骨嵴，多呈桥状故名。但亦有呈嵴状、埂状或板状的。

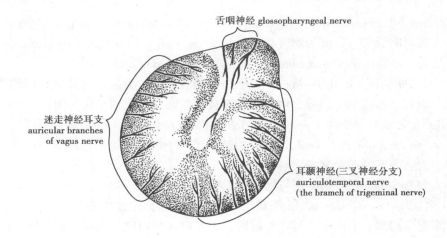

图Ⅱ-1-23　鼓膜的神经分布示意图
Diagram of the Nerves Distribution of Tympanic Membrane

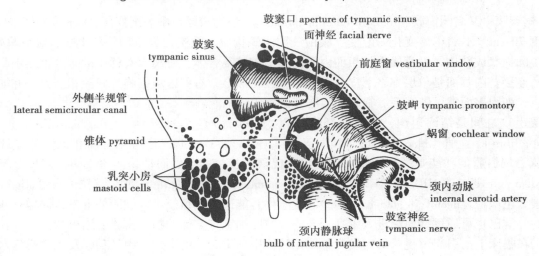

图Ⅱ-1-24　鼓室内侧壁
Medial Wall of Tympanic Cavity

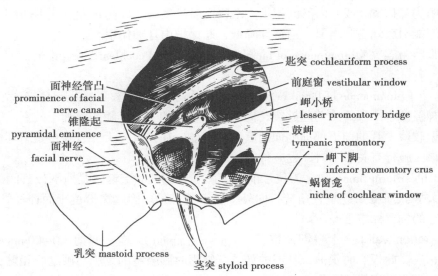

图Ⅱ-1-25　岬小桥、岬下脚、前庭窗等结构示意图
Diagram of the Structures of Lesser Promontory Bridge，Inferior Promontory Crus and Vestibular Window，etc.

2）岬下脚又名岬下托（promontory subiculum or support）：为由鼓岬后部沿蜗窗龛的后上缘向鼓室后壁延伸的骨嵴，大多斜向后下方，成为蜗窗龛（niche of cochlear）与鼓室窦（tympanic sinus）的分界线。

（3）前庭窗与前庭窗龛（vestibular window and vestibular window niche）

1）前庭窗：又名卵圆窗（oval window），位于鼓岬的后上方，为通入内耳前庭部的孔，孔的形状以卵圆形为主，此外尚有肾形或瓜子形等。该孔正常时被镫骨底及环状韧带所封闭。

2）前庭窗龛：又名前庭窗小窝（vestibular window niche or fossula）为前庭窗周围的浅窝，龛的上界为面神经管凸（prominence of facial canal），下界为鼓岬与岬小桥，在龛的后部有一或深或浅的隐窝，称前庭窗龛后隐窝，为后鼓室的四个窝窦之一。

（4）蜗窗（cochlear window）、蜗窗龛与蜗窗膜（cochlear window niche and membrane）

1）蜗窗：又名圆窗（round window），深藏于蜗窗龛的底部，与龛口平面约呈90°，需磨除龛上缘的骨质方能见到。蜗窗呈圆形，向内通入耳蜗的鼓阶，正常时被蜗窗膜又称第二鼓膜所封闭。

2）蜗窗龛：又名蜗窗小窝（cochlear window fossula），位于鼓岬的后下方，从表面只能看到蜗窗龛的开口，偶有蜗窗龛膜封闭，在蜗窗龛口与蜗窗小窝之间，有一被鼓岬掩盖的狭小间隙即蜗窗龛。

3）蜗窗膜：又名圆窗膜（round window membrane），边缘较厚，中央渐变薄，膜向鼓阶方向稍凸出，平均厚度70μm，不随年龄变化而改变。膜由三层组织构成，鼓室面为单层柱状上皮，细胞呈矮柱状，胞质富含圆柱状线粒体、发育成熟的粗面内质网和高尔基复合体，游离面有稀少的微绒毛。细胞顶部侧面有紧密连接。内耳面是单层扁平上皮，细胞边缘互相嵌合，有些区域细胞外间隙相当大，并能容纳无定形物质，细胞表面常见微绒毛。胞质细胞器少，含质膜小泡。

两层上皮之间是结缔组织，内含成纤维细胞（fibroblast）、胶原纤维（collagenous fibres）、弹性纤维（elastic fibre）、血管（blood vessel）和淋巴管（lymphatic vessel），还可见有髓和无髓神经纤维。大多数人认为蜗窗膜的功能是缓冲听骨链到迷路淋巴液的机械能。然而动物实验表明，辣根过氧化物酶（horseradish peroxidase，HRP）、阳离子铁蛋白（cationic ferritin）、1.0μm乳胶微粒（emulsified particle）和新霉素金色微粒（neomycin golden particle）置于中耳能通过蜗窗膜进入鼓阶外淋巴，同样这些物质放在内耳的外淋巴也可通过蜗窗膜进入中耳。人的蜗窗膜细胞有类似动物蜗窗膜的结构特征，即具有半透膜性质，在临床上已引起重视。研究发现急性化脓性中耳炎时，由于整个中耳黏膜及蜗窗膜均水肿，血管扩张，此时蜗窗膜通透性明显升高，细菌毒素（bacteriotoxin）、炎症介质（inflammation mediator）、代谢产物及所用的有毒性滴耳剂，均可通过蜗窗膜进入内耳而引起内耳形态和功能的病理改变，甚至造成高频感音神经性听力障碍和（或）内淋巴积水。动物实验已发现一些药物如氢化可的松－新霉素－多黏菌素B配方滴耳液能引起蜗窗膜增厚，通透性降低，起保护内耳的作用。

（5）面神经管凸与匙突（prominence of facial nerve canal and cochleariform process）（图Ⅱ-1-24、图Ⅱ-1-25）

1）面神经管凸（prominence of facial nerve canal）：也称面神经嵴，为位于前庭窗后上方的一条长枕状隆凸，内含面神经的水平段，它前起匙突，向后达鼓窦口的下方，随即深埋于鼓室后壁的骨质中。此段面神经管的管壁较薄，管的前下部即朝向前庭窗的一侧，往往有先天性裂隙，是中耳炎可能引起面瘫的原因之一，在该区施行有关手术时，也应特别注意。

2）匙突（cochleariform process）：为位于前庭窗前上方的匙状突起，是肌咽鼓管隔的末端向外弯作滑车时形成的，鼓膜张肌腱由此呈直角转折向外，止于锤骨颈。因匙突恰位于面神经管凸的起点附近，是术中寻认面神经的重要标志之一。

3. 上壁（superior wall）　上壁即鼓室盖（tegmen tympani），借一厚约3.0~4.0mm，也有薄如纸的薄骨板与颅中窝相隔。此板有时很薄，甚或缺如。若缺损时则鼓室的黏膜与硬脑膜相贴，当儿童急性中耳炎时，可出现脑膜刺激症状（图Ⅱ-1-26）。

儿童上壁一般在婴幼儿岩鳞裂（fissure petrosquamosa）尚未闭合时，硬脑膜细小血管可经此裂与鼓室相通，可成为中耳感染进入颅内的途径之一。某些成人亦有未闭合者，它为鼓室与颅中窝的交通提供了条件，故此壁为耳源性脑脓肿（otogenic brain abscess）并发症之传染途径之一。据观察约有 1/2 的人在 5 岁时此裂才开始闭合。

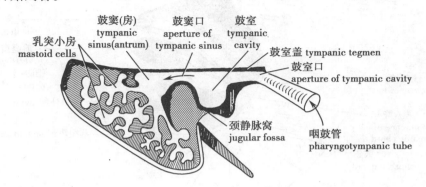

图Ⅱ-1-26　中耳纵切、鼓室盖及下壁示意图
Pattern of Longitudinal Section of Middle Ear，to Show the Tympanic Tegmen and Inferior Wall

在正常情况下，鼓室盖位于眶下缘与外耳道上缘连线之上约 5.0~10.0mm。在 X 线侧位像上，其位置在锥体之前并互相重叠，而且稍低于弓状隆起（arcuate eminence），因此在看片过程中若发现弓状隆凸低位，即足以说明鼓室盖低位。若发现鼓室盖低位要特别加以说明，以免在手术时损伤了颅中窝的结构，应予注意。

4. 下壁（inferior wall）　下壁又称颈静脉壁（jugular wall），将鼓室与颈静脉球（jugular bulb）分隔开（见图Ⅱ-1-7、图Ⅱ-1-24、图Ⅱ-1-26）。此壁前起鼓室下隐窝（infratympanic recess），后达茎突隆起（styloid prominence），其厚度与颈静脉球的大小与位置有一定关系。若颈静脉球很小，且位置偏向后内侧，则此壁的厚度可达 10.0mm，并可有气房存在；若颈静脉球很大，向上突向中耳或内耳，使鼓室下壁变得很薄，甚至出现裂隙，在后者情况下，颈静脉球的蓝色透过鼓膜下部隐约可见，应予重视，以免在术中误伤颈静脉球引起出血。据调查大型高位的颈静脉窝的顶端正对鼓室下壁的并不多见，大部分的窝顶突向鼓室内侧，而以颈静脉窝的外侧壁与鼓室下壁紧邻，该处的骨质有时很薄，甚至有裂隙或缺损。

5. 前壁（anterior wall）　前壁又称颈动脉壁（carotid wall），上宽下窄（见图Ⅱ-1-18、图Ⅱ-1-24），其上部有两管及其开口，上方的开口为鼓膜张肌所占据，下方的开口呈漏斗状，即咽鼓管鼓室口（tympanic opening of auditory tube）。前壁的下部仅借一菲薄的骨片与颈内动脉相隔，即颈内动脉管的后外侧壁，该壁裂隙的发生率为 1%，可成为感染向外传播的途径。

前壁与下壁的交界处，形成一向后开放的锐角，称鼓室下隐窝，相当于鼓膜光锥所指的部位，因其位置较低，往往成为鼓室内各种分泌物或渗出液的积存处。

6. 后壁（posterior wall）　后壁又称乳突壁（mastoid wall），上宽下窄，结构比较复杂（见图Ⅱ-1-26），上半部有鼓窦口（aditus of antrum）与砧骨窝（incudal fossa），下半部有由三个隆起组成的茎突复合体，及连于三个隆起之间的三条骨嵴，现分述如下。

（1）鼓窦口与砧骨窝（aditus and incudal fossa）

1）鼓窦口（aditus of antrum）：占据后壁的上份，呈尖向下的倒三角形，为由上鼓室通向鼓窦及乳突气房的通道。鼓窦口周围的毗邻十分重要，其内侧界紧邻外半规管，有时外半规管凸（lateral semicircular process）清晰可见。鼓窦口的上界即鼓室盖的后份，骨质大多很薄，紧邻颅中窝。鼓窦口的下界正对面神经的锥体段，即面神经水平段与垂直段的移行部，是手术中最容易误伤的部位。

2）砧骨窝（incudal fossa）：为鼓窦口稍下方的一个不太明显的小窝，容纳砧骨短突，因为它恰位于面神经锥体段的外侧，并可根据砧骨短突来确认之，故成为中耳手术中一个重要的标志之一。

（2）茎突复合体（styloid complex）：位于鼓室后壁下半部的三个隆起：锥隆起（pyramidal eminence）、鼓索隆起（chordal eminence）与茎突隆起（styloid eminence）的总称（图Ⅱ-1-27）。均由第 2 鳃弓软骨演化而来。

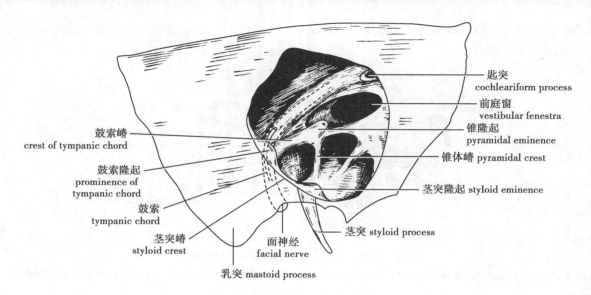

图Ⅱ-1-27　茎突复合体与三条骨嵴示意图
Diagram of the Styloid Complex and Three Crests

1）锥隆起：位于后鼓室的中央，为平前庭窗高度的一个较小的锥状隆起，内藏镫骨肌，该肌的肌腱由锥隆起尖端的小孔穿出，附着于镫骨颈的后部。

2）鼓索隆起：位于锥隆起的外侧，紧贴于鼓环后部的内侧面，其尖端的小孔即鼓索后小管的开口，鼓索神经由此进入鼓室。

3）茎突隆起：位于鼓室后壁与下壁的交界处，是茎突根部突入鼓室所形成的一个不太明显的隆起。

（3）三条骨嵴：在组成茎突复合体的三个隆起之间，还有三条骨嵴（图Ⅱ-1-27）：其中比较容易辨认的是锥体嵴（pyramidal crest），它连于锥隆起与茎突隆起之间；连于茎突隆起与鼓索隆起之间不甚明显的嵴称茎突嵴（styloid crest），连于鼓索隆起与锥隆起之间的骨嵴称鼓索嵴（chordal crest），其形态变化较大，可呈嵴状、埂状、板状或桥状。借上述这些骨嵴，可将后鼓室划分为四个窝窦。

（二）鼓室腔（Tympanic Cavity Proper）

鼓室腔的分部有三分法与五分法（method of dividing into three or five）两种。三分法即按鼓膜紧张部上、下缘的平面，将鼓室分为上鼓室（epitympanum）、中鼓室（mesotympanum）及下鼓室（hypotympanum）三部；五分法即在三分法的基础上，将中鼓室再按鼓膜前缘与后缘的投影线，分出前鼓室（anterior tympanic cavity）与后鼓室（posterior tympanic cavity）。其中以上鼓室与后鼓室在临床上较为重要，现分述如下。

1. 上鼓室又名鼓上隐窝（epitympanum or epitympanic recess）　上鼓室的上界为鼓室盖，下界为鼓室膈（tympanic diaphragm）（由听骨链及其周围的黏膜皱襞组成），前界为鼓室盖与鼓膜张肌半管的结合部，该处突然变窄，形成上鼓室前隐窝，后界借鼓窦口通入鼓窦及乳突气房，外侧界为鼓室盾板，内侧界有面神经管凸、匙突与上鼓室窦等重要结构。

上鼓室内容纳锤骨头，砧骨体及其短脚，上鼓室与中鼓室之间，仅借鼓室膈上的两个小孔即鼓室前峡与鼓室后峡与中鼓室相通。

（1）上鼓室前隐窝（anterior recess of epitympanum）：为上鼓室向前延伸到鼓膜张肌半管上方的狭窄部，该部向前延伸的深度，个体差异很大，在匙突末端的上方，可见一由鼓室盖下垂的骨帘（screen bony），该骨帘可视为由上鼓室进入上鼓室前隐窝的门帘（图Ⅱ-1-28、图Ⅱ-1-29）。

（2）上鼓室窦（epitympanic sinus）：为上鼓室前隐窝内侧壁上一个比较恒定的小窝，其大小深浅变化也很大，因该窦的内侧壁紧邻面神经的膝部，是术中寻认面神经膝的重要标志之一（图Ⅱ-1-28、图Ⅱ-1-29）。上鼓室窦的定位办法是以匙突的末端为圆心，以上述的骨帘为半径，按顺时针的方向划弧至45°~60°的范围内，面神经膝在上鼓室窦内侧壁深面的上下位置亦略有变动，可根据面神经管凸的长轴与鼓膜张肌半管的长轴之间夹角的大小来判定，夹角愈小则面神经膝部的位置愈高，反之则偏低。

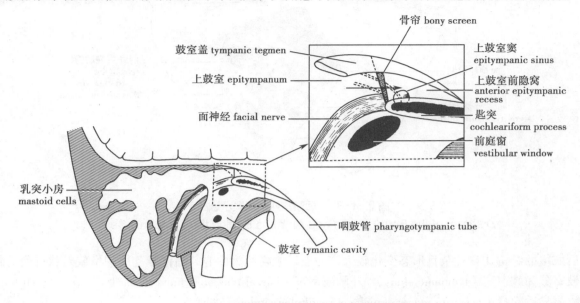

图Ⅱ-1-28　上鼓室前隐窝与上鼓室窦示意图
Diagram of the Anterior Epitympanic Recess and Epitympanic Sinus

（3）鼓室隔与鼓峡（tympanic diaphragm and tympanic isthmus）：鼓室隔是由听骨链及其周围的黏膜皱襞形成的隔，位于上鼓室与中鼓室之间，在鼓室隔的后内侧部，有两个沟通上鼓室与中鼓室的通道，分别称为鼓室前峡（anterior tympanic isthmus）与鼓后峡（posterior tympanic isthmus）。鼓前峡位于鼓膜张肌腱之后，镫骨及砧骨长脚之前，内侧为骨迷路，外侧为砧骨体。鼓后峡的后界为鼓室后壁及锥隆起，前界为砧骨内侧皱襞，外侧为砧骨短脚及砧骨后韧带，内侧为镫骨及其肌腱（图Ⅱ-1-29、图Ⅱ-1-30）。

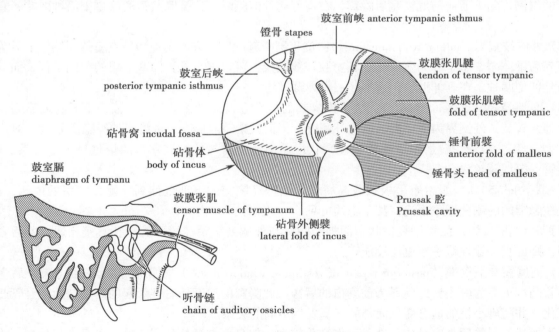

图Ⅱ-1-29　鼓室膈与鼓峡示意图
Diagram of the Diaphragm of Tympanum

2. 后鼓室（posterior tympanic cavity）　后鼓室的上界为鼓窦口的下界或砧骨窝平面，下界为茎突隆起，外侧界与内侧界分别是鼓环后缘以后的鼓室外侧壁与鼓室内侧壁（图Ⅱ-1-30）。

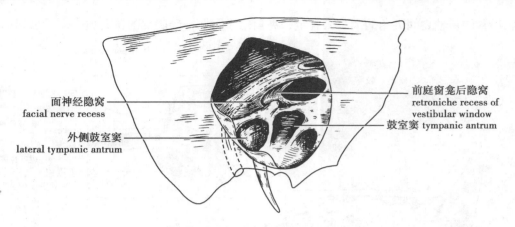

图Ⅱ-1-30　后鼓室四个窝窦示意图
Diagram of the Four Fossae and Antrums Behind the Tympanic Cavity

　　后鼓室的结构比较复杂且形态变化较大，一般以锥隆起为中心，借锥隆起周围呈放射状排列的骨嵴将后鼓室分为鼓室窦（tympanic sinus）、外侧鼓室窦（lateral tympanic sinus）、面神经隐窝（facial recess）与前庭窗龛后隐窝（posterior recess of niche of vestibular window）四个窝窦。

　　（1）鼓室窦（tympanic sinus）：位于锥隆起的前下方，上界为岬小桥，后界为锥体嵴，前下界为岬下脚。根据鼓室窦口是否向鼓室敞开及窦腔是否向后延伸，可将鼓室窦分为三型。

　　Ⅰ型为局限型（type Ⅰ，localization），约占31%，其窦口敞开，窦腔局限于上述边界的范围之内。

　　Ⅱ型为延伸型（type Ⅱ，extension），约占54%，其窦口敞开，窦腔向后延伸，紧连甚至超越面神经管的垂直段，在进行病灶清除时，应特别小心勿误伤面神经。

　　Ⅲ型为隐蔽型（type Ⅲ，concealment），约占15%，其窦口不敞开，被一薄骨板封闭，窦腔隐藏在薄骨板的内侧，向上通向前庭窗龛后隐窝，在进行病灶清除时，这类隐蔽型的鼓室窦易被忽略，宜引起注意。

　　（2）外侧鼓室窦（lateral tympanic sinus）：位于锥隆起的后下方、延伸型鼓室窦的外侧。上界为鼓索嵴，前界为锥体嵴，后下界为茎突嵴。其窦腔一般较浅，可根据它是否向茎突嵴的内侧延伸，而分为局限型与延伸型两种，在延伸型中，面神经一般埋藏较浅。

　　（3）面神经隐窝（facial recess）：位于锥隆起的后上方，上界平砧骨窝平面，下界为鼓索嵴，内侧界为面神经管凸，外侧界为鼓环后的鼓室外侧壁。根据鼓索嵴的形态，可将面神经隐窝分为三型。

　　Ⅰ型，约占29%，鼓索嵴呈埂状或矮嵴状，面神经隐窝与外侧鼓室窦的位置呈上下关系，此时，面神经管一般埋藏较深。

　　Ⅱ型，约占59%，鼓索嵴呈板状或高嵴状，面神经隐窝的下部延伸到外侧鼓室窦的内侧，此时，面神经在隐窝的内侧壁埋藏很浅，甚至隐约可见。

　　Ⅲ型，约占12%，鼓索嵴呈桥状，面神经隐窝与外侧鼓室窦经桥下的小孔直接相通。若后者又属延伸型，则面神经管埋藏一般也比较浅。

　　（4）前庭窗龛后隐窝（posterior recess of vestibular window niche）：位于锥隆起的前上方，后上界为面神经管凸，下界为岬小桥，前界为前庭窗的后缘。此隐窝的深度随着锥隆起的高度与面神经管凸的凸度而变化，并随岬小桥的形态变化而与鼓室窦发生不同的关系。

　　综上所述，尽管后鼓室结构复杂且形态变化较大，但只要掌握好各窝窦的分界标志与分型，将有助于对后鼓室病灶的彻底清除和对面神经在后鼓室的行程与埋藏深度的预测，以避免对它的误伤。

（三）鼓室的零件及血供和神经（Parts of Tympanum and Blood Supply and Nerves of Tympanic Cavity）

　　鼓室零件主要包括：听小骨、听骨链及其相关的肌肉、黏膜、皱襞等。

1. 听小骨与听骨链（auditory ossicles and ossicular chain）

（1）听小骨（auditory ossicles）：为人体中最小的三个小骨块，总重不过 50mg。锤骨、砧骨及镫骨，位居鼓室内腔的上部，三者由关节互相连接成听骨链，以联络鼓膜与前庭窗。

1）锤骨（malleus）：呈锤状故名。平均重量为 21.82mg，长约 8.0~9.0mm，分为头、颈及三个突：即柄（handle）、长突（long process）及短突（short process）（图Ⅱ-1-31）。上端膨大，称为锤骨小头，位于上鼓室中，小头的后面有砧骨关节面接砧骨，构成砧锤关节。小头下部稍小，称为锤骨颈，颈下方移行于杆状的部分，称为锤骨柄，末端稍向前外侧弯曲接鼓膜脐。此外，自颈与柄之间发出两个突起：一为长突或称前突，细长，斜向前下侧；另一短突又称外侧突，呈扁三角形，向外压鼓膜上部，使之形成锤前、后二皱襞，可作为松弛部与紧张部的界限。

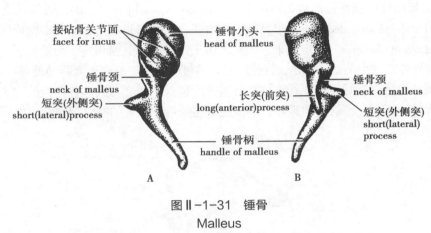

图Ⅱ-1-31 锤骨
Malleus
A. 前面（Anterior Surface）   B. 后面（Posterior Surface）

2）砧骨（incus）：全长约 6.9mm~7.1mm，分为体及长、短两脚，状似不正二根性的牙，平均重量为 24.63mg（图Ⅱ-1-32）。砧骨体居上鼓室中，前有鞍状关节面接锤骨小头，形成砧锤关节。短脚向后，固定于鼓室后壁的砧骨窝中。长脚沿锤骨柄后侧下降，末端向内侧屈曲，作椭圆小扣状，称豆状突（lenticular process），与镫骨小头相接，构成砧镫关节（incudostapedial joint）。

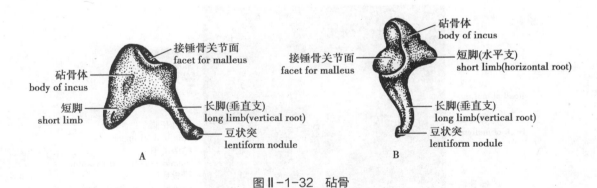

图Ⅱ-1-32 砧骨
Incus
A. 内侧面（Medial Surface）   B. 前侧面（Anterior Surface）

3）镫骨（stapes）：形似马镫而得名，居横位，有小头（head）、前、后脚（anterior and posterior limbs）及底（base），平均重量仅 3.07mg（图Ⅱ-1-33）。镫骨小头向外接砧骨长脚之豆状突，形成砧镫关节。前脚也称直脚，峻直稍短，平均长度为 2.60mm；后脚也称曲脚，微曲而较长，平均长度为 2.92mm。镫骨底为椭圆形的薄板，封闭前庭窗。前后脚与底之间围成一孔，称脚间窗或闭孔（interpeduncular window or obturator foramen）。镫骨高度 3.7mm，镫骨底板长 3.3mm，宽 1.7mm，脚间窗高 1.93mm，宽 1.9mm。

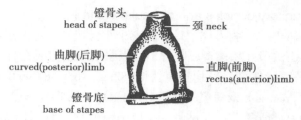

图Ⅱ-1-33　镫骨
Superior Aspect of Stapes

（2）听骨链（ossicular chain）：三个听小骨借关节、韧带互相连接形成一听骨链（图Ⅱ-1-34）。主要为：锤骨小头与砧骨体相连接而成的锤砧关节（malleoincudal joint）；由砧骨豆状突与镫骨小头相连接而成的砧镫关节（incudostapedial joint）以及鼓镫韧带联合，即镫骨底边缘与前庭窗周缘之间，由镫骨环状韧带（annular ligament of stapes）固定起来。因此，由于锤骨柄与鼓膜相连，而镫骨底经环状韧带固定于前庭窗，而与内耳外淋巴发生关系。于是，鼓膜之震动通过听骨链、前庭窗而震动外淋巴。扫描电镜证实，人的砧锤与砧镫关节的关节软骨面胶原纤维被软骨基质所覆盖，使之与人体各典型的大关节相似，有光滑的表面。当三个听骨中任何一个被腐蚀破坏，都能造成这条传导声音的听骨链中断，使听力下降。

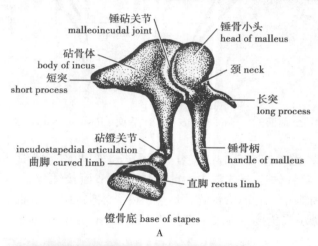

A

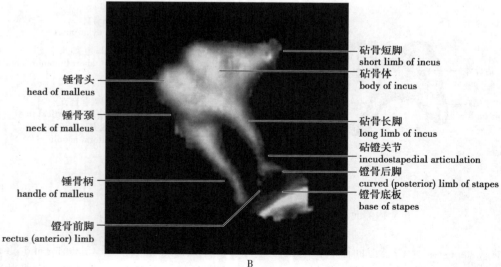

B

图Ⅱ-1-34　听骨链
Chain of Auditory Ossicles
A. 听骨链示意图（diagram of chain of auditory ossicles）
B. 听骨链CT重建（CT reestablish of ossicular chain）

三个听小骨外被有骨膜，表面还被覆有单层扁平上皮。听骨链除锤骨头及砧骨体及其短突居上鼓室外，其余的部分均居于中鼓室内。

2. 鼓室的肌肉（muscle of tympanic cavity）

（1）鼓膜张肌（tensor tympanic muscle）：本肌起于蝶骨大翼及咽鼓管软骨部，向鼓室行进，然后以圆腱绕过匙突作直角弯曲，止于锤骨柄。其作用为牵引锤骨柄向内使鼓膜紧张，以制止鼓膜及听小骨的颤动。运动神经为鼓膜张肌神经（三叉神经第三支的分支）。

（2）镫骨肌（stapedius muscle）：为人体中最小的一块肌肉，起于锥隆起的内腔，以线状的细腱经隆起尖端的小孔入鼓室，附着于镫骨小头的后面，此肌为鼓膜张肌的拮抗肌（antagonist），在牵引镫骨小头向后时，镫骨底的前部则自前庭窗向外提起。其运动神经为镫骨肌神经（面神经的分支）（见图Ⅱ-1-18、图Ⅱ-1-35）。

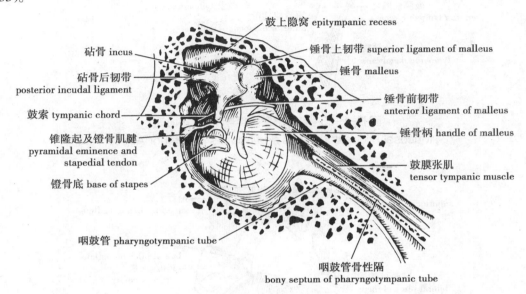

图Ⅱ-1-35　鼓室内侧面观示听骨链及有关肌肉
Medial Aspect of Tympanic Cavity to Show the Chain of Auditory Ossicles and Relating Muscles

以上二肌虽为横纹肌，但并不完全能随人的意志而运动。若该二肌发生痉挛时则患者听力将有改变。

3. 鼓室的黏膜、黏膜皱襞与间隙（mucosa, mucous folds and spaces in tympanic cavity）

（1）鼓室黏膜（tympanic mucosa）：鼓室黏膜上皮起源于内胚层，具有呼吸道黏膜特点，更具备呼吸道黏液纤毛系统运输功能。中耳黏膜上皮由纤毛细胞、无纤毛细胞和扁平细胞组成。

1）纤毛细胞（ciliated cell）：柱形或立方形，游离面有纤毛及微绒毛，胞质中含丰富的糖原颗粒，纤毛细胞分布从密集到稀疏区依次是下鼓室、上鼓室前隐窝、鼓岬前方及后方、上鼓室膜周围部和上鼓室后隐窝间神经管隆突。听骨链无纤毛细胞。

2）无纤毛细胞（nonciliated cell）：类似杯状细胞，表面有丰富的微绒毛（microvillus）。扫描电镜见微绒毛上附着很多黏液小滴，此细胞在下鼓室前方和后方最多。

3）扁平细胞（flattened cell）：仅见于鼓膜松弛部及听骨链表面，细胞呈多边形，相嵌排列，细胞界限清楚，表面平且光滑，无微绒毛。

Lim等研究发现，人中耳黏膜上皮黏液分泌细胞总是位于接近纤毛细胞处，表明纤毛细胞和黏液分泌细胞共同构成中耳黏液纤毛清除机制的功能单位。

（2）黏膜皱襞（mucous folds）：鼓室黏膜皱襞繁多且多变异，在正常成人，其黏膜皱襞透明菲薄，不少皱襞缺如或呈残迹性。故必须掌握各黏膜皱襞的形态特征，讲究暴露方法，才能保存和确认各种皱襞。分辨各种皱襞的依据是：①相应的骨块或韧带；②皱襞的方位与位置；③所含的结构（图Ⅱ-1-36、图Ⅱ-1-37）。

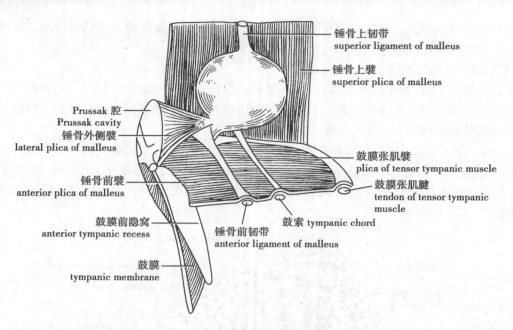

图 Ⅱ-1-36　锤骨的黏膜襞与间隙（前面观）
Mucosal Plicae of Malleus and Spaces（Anterior Aspect）

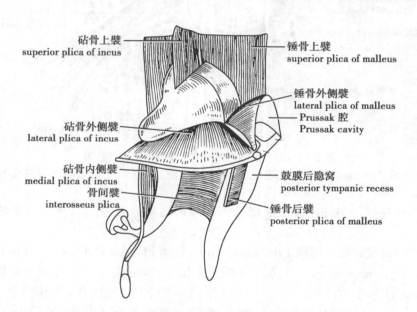

图 Ⅱ-1-37　锤骨和砧骨的黏膜襞与间隙示意图（后面观）
Diagram of Mucosal Plicaeand Spaces of Malleus and Incus（Posterior Aspect）

　　1）锤骨上襞（superior malleolar fold）：呈冠状位，连于锤砧关节上部与鼓室盖之间，内含锤上韧带。

　　2）锤骨前、后襞（anterior and posterior malleolar folds）：前襞呈水平位，连于锤骨颈与鼓索前部之间，内含锤前韧带；锤骨后襞斜向后下方，连于锤骨柄与鼓索后部之间，有时呈残迹性。

　　3）锤骨外侧襞（lateral malleolar fold）：呈扇形，由锤骨颈向外侧附于鼓环上部的 Rivinus 切迹，构成 Prussak 间隙的顶，内含锤外侧韧带。

　　4）鼓膜张肌襞（tensor tympanic muscular fold）：斜向前上方或呈水平位，连于鼓膜张肌腱与鼓索前部之间，它与锤骨前襞彼此连续或部分重叠。

　　5）砧骨上襞（superior incudal fold）：呈矢状位，连于砧骨体上缘与鼓室盖之间，大多不完整，内含砧骨上韧带（图 Ⅱ-1-37）。

6）砧骨外、内侧襞（lateral and medial incudal folds）：外侧襞呈水平位，连于砧骨短脚与上鼓室外侧壁之间，内含砧骨后韧带。砧骨内侧襞斜向后下方，连于砧骨长脚与锥隆突之间，多呈残迹性（vestige）。

（3）主要间隙（important spaces）

1）锤骨前、后间隙（anterior and posterior spaces of malleus）：上鼓室被锤骨上襞分为前、后二部，前部即锤骨前间隙，位于锤骨上襞之前，鼓膜张肌襞之上；后部即锤骨后间隙，位于锤骨上襞之后，砧骨内、外侧襞之上。它们向下可经鼓峡与中鼓室相通。

2）鼓膜上隐窝（superior recess of tympanic membrane）：又名 Prussak 间隙（Prussak's recess），位于鼓膜松弛部与锤骨颈之间。上界为锤骨外侧襞，下界为锤骨外侧突，外侧界为鼓膜松弛部。此间隙可经锤骨外侧襞与砧骨外侧襞之间的裂隙与锤骨后间隙相通。若此通路阻塞，鼓膜上隐窝内的空气将被吸收，鼓膜松弛部内陷，该处的上皮脱落，堆积，若旷日持久，将引起松弛部穿孔。以后扁平上皮长入该间隙形成后天性、原发性胆脂瘤。

4. 鼓室的血液供应（blood supply of tympanic cavity） 鼓室之血液供应，有两个来源，即颈外动脉（external carotid artery）和颈内动脉（internal carotid artery）。来自颈外动脉的有耳后动脉的茎乳突支（stylomastoid branch of posterior auricular artery）、上颌动脉的鼓前动脉（anterior tympanic artery of maxillary artery）、脑膜中动脉的岩浅动脉和鼓上动脉（superficial petrous artery and superior tympanic artery of middle meningeal artery），以及咽升动脉的鼓下支（inferior tympanic branch of ascending pharyngeal artery）。来自颈内动脉的颈鼓支（cervicotympanic branch from internal carotid artery）等共同供应鼓室（图Ⅱ-1-38）。

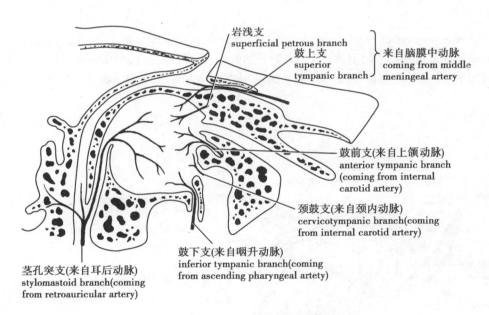

图Ⅱ-1-38　鼓室血液供应示意图
Diagram of the Blood Supply of Tympanic Cavity

其中值得注意的是三个听小骨的血液供应，特别是砧骨的血运一般较差。至砧骨的血液主要是通过砧镫关节囊的小血流。所以，此关节的脱位或镫骨松动术（stapediolysis）时震动了砧镫关节而损伤该关节囊时，均可导致砧骨缺血坏死而引起传导性耳聋。因此，有些学者认为，当一个患者成功地作了镫骨松动术后，如果有进行性耳聋，则有可能不是由于底板的再次固定，而可能是由于听骨链的再次断裂的结果。

5. 鼓室的神经（nerve of tympanic cavity）

（1）鼓室神经丛（tympanic plexus or Jacobson plexus）：是由舌咽神经的鼓室神经及颈内动脉交感

神经丛的分支共同组成，位于鼓岬表面之浅沟内。主管鼓室黏膜的感觉及腮腺的分泌（图Ⅱ-1-39、图Ⅱ-1-40）。

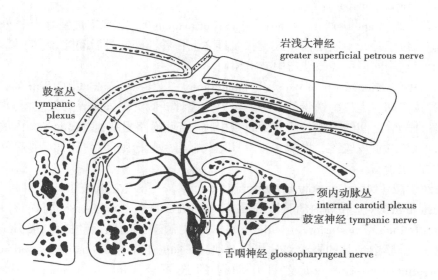

图Ⅱ-1-39　鼓室神经丛
Plexus of Tympanic Cavity

（2）鼓索（chorda tympani）：为面神经的一个分支，含有使腺体分泌（glandular secretion）的副交感纤维（parasympathetic fibres）及司特殊觉（味觉）的纤维（specific or taste sensory fibres）。鼓索神经虽经过鼓室，但不支配鼓室，在中耳炎或中耳手术时易损伤而引起味觉障碍，但多为暂时性，可被代偿（图Ⅱ-1-40）。

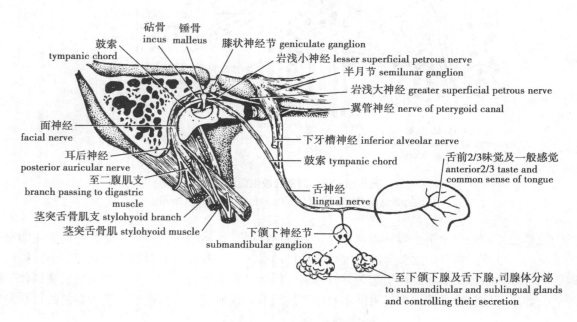

图Ⅱ-1-40　鼓索行程示意图
Diagram of the Course of Tympanic Chord

鼓索系由面神经出茎乳孔前分出，返行向上（据统计在左三点，右九点处穿出者占 33.9%），至中耳到达鼓膜内侧面，位于锤骨与砧骨之间，而后直向前下方，经岩鼓裂至颅底与舌神经合并；伴随舌神经至舌，管理舌前 2/3 的味觉；及至颌下腺、舌下腺司腺体的分泌（至腺体者要在下颌下神经节交换神经元）。

（3）面神经（facial nerve）：由于面神经的行程及位置均与中耳有密切关系。因此，了解面神经的起始行程及支配情况，在临床实用上相当重要。有关面神经的内容将另列标题介绍。

（王爱莲　杨月如　员彭年）

二、咽鼓管 Pharyngotympanic Tube

Bartolomeus Eustachius（1500–1574）是 16 世纪意大利著名解剖学家，首次鉴定了多个重要解剖结构（如肾上腺、鼓膜张肌、颈交感神经链和胸导管等），但不能认定他是首次发现咽鼓管。有资料显示，认为"耳咽管"早在公元前 500 年由希腊的 Alcameon 所发现。直到 1562 年，Eustachius 才再次发现并首次正确描述了咽鼓管的结构与功能，从此咽鼓管就以他的名字命名为 Eustachian tube（ET）。数百多年过去了，人们对 ET（咽鼓管）的解剖、生理，以及在疾病的诊断和治疗方面均有了新的认识和理解。但对咽鼓管功能障碍（Eustachian tube dysfunction，ETD）的病因学、定义、分型、流行病学、诊断及鉴别诊断等方面的金标准仍不明确，故尚缺少有效可信的 ETD 功能测试疗效评估方法等，均有待基础与临床医生协同去作进一步研究和完善，或可期待这些问题将被解决。

（一）咽鼓管的形态（Morphology of Pharyngotympanic Tube）

咽鼓管（pharyngotympanic tube）又名 Eustachian 管（Eustachian tube），是沟通鼓室和鼻咽部的管道。成人全长约 35~40mm，其长轴与水平面呈 30°~40°，与矢状面呈 45°。咽鼓管的前内 2/3 为软骨部，后外 1/3 为骨部，二部交界处以锯齿状斜面相连，管腔较窄，称咽鼓管峡（isthmus of auditory tube）。咽鼓管两端分别开口于鼓室的前壁与鼻咽部的侧壁，通鼓室的口称咽鼓管鼓室口，通咽部的口称咽鼓管咽口（图 Ⅱ-1-41）。

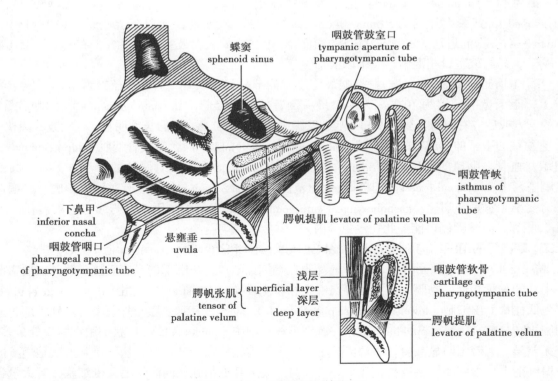

图 Ⅱ-1-41　咽鼓管形态示意图

Diagram of Morphology of Pharyngotympanic Tube

1. 咽鼓管骨部（bony part of auditory tube）　在正常状态保持开放状态，为咽鼓管的近鼓室侧，长约 11.0mm（中国人约 9.0mm），位于颞骨鳞部与岩部结合处的前部（图Ⅱ–1–41），与位于其上方的鼓膜张肌半管（semicanal for tensor tympani）之间仅隔以一层薄骨板（即咽鼓管骨部的上壁），二者合称肌咽鼓管（musculotubal canal）。其内壁的前部即颈内动脉管的外壁，约有 1/3 的人其颈内动脉管壁明显突入咽鼓管腔使后者变窄，该壁平均厚度约 1.5mm，也可有先天缺如，此点在行咽鼓管鼓室成形术（tubal tympanoplasty）时应特别注意，其下壁与外侧壁为岩鼓裂处的骨壁，均较厚。

咽鼓管骨部周围的气房，称咽鼓管气房，与岩尖部及鼓室气房相通，若这些气房感染溃破，分泌物可沿咽鼓管流到咽部，引起扁桃体周围及咽旁的脓肿。

2. 咽鼓管软骨部（cartilaginous part of auditory tube）　在静止状态下保持关闭状态，张口、吞咽、歌唱及打呵欠时可开放。是咽鼓管的近咽侧，长约 25.0mm，位于颞骨岩部与蝶骨大翼所形成的骨沟中。它并非一完整的软骨管，而是一条凹面向下的纤维软骨槽，称咽鼓管软骨。它由 3~6 片槽状的纤维软骨组成，每片软骨之间存在着可以滑动的接缝，使咽口可随吞咽动作而移动，但其峡端则固定不动。咽鼓管软骨仅构成软骨部的内侧壁、上壁与外侧壁的上 1/3，外侧壁的下 2/3 及下壁则无软骨，仅由纤维结缔组织合围成管壁，其中外侧壁的弹性纤维含量较少，而底壁较多，故当咽鼓管咽口开放时，下壁的扩张度更好。

3. 咽鼓管管腔、峡及二口（lumen，isthmus and two openings of auditory tube）

（1）咽鼓管管腔（lumen of auditory tube）：恰似两个相对而置的圆锥体，其尖端的会合处即峡部。骨部的管腔常处于开放状态，内径约 2.5mm，软骨部的管腔呈裂隙状，常处于闭合状态，峡部骨腔最窄约 2.0mm，是咽鼓管最容易发生阻塞的部位。

（2）咽鼓管峡（isthmus of auditory tube）：为咽鼓管骨部与软骨部的结合处，其结合方式一般认为是二者呈钝角以锯齿状斜面牢固结合，但 Willian 及 Proctor 认为软骨部的峡端（isthmic end of cartilaginous part）插入骨部峡端约 3.0mm，故峡部实质上是软骨的而不是骨性的。该部软骨的内面呈沟状，致使峡部的管腔保持塌陷状（collapsed status）。

（3）鼓室口（tympanic opening）：位于鼓室前壁的上部，距鼓室下隐窝约 4.0mm 处，呈漏斗状（funnel–shaped），其最大径约为 5.0mm×4.0mm，与鼓室界限明显，尤以下界为最。鼓室口较咽口高约 22.0mm 左右。据浦恩浩（Pu En–Hao）报道，约有 25% 的人在鼓室口的下方，有管下隐窝（inferior tubal recess），易与鼓室口相混淆，应予以区别。

（4）咽口（pharyngeal opening）：是咽鼓管最宽的部分，其长径（上、下径）约 9mm，位于鼻咽部的侧壁上，距下鼻甲后端约 10.0mm，咽口呈一倒置的钩状隆起（uncinate eminence），称咽鼓管隆突，在咽口的下方或后方有时可见到副咽口。咽鼓管隆突有前、后二唇，后唇长而明显，称咽鼓管圆枕（tubal torus），它往往向下延伸形成咽鼓管咽襞（salpingopharyngeal fold），内含咽鼓管咽肌（salpingopharyngeus）、淋巴组织及血管。咽口的前后径约 5.0mm，上下径约 9.0mm。在咽鼓管圆枕的后上方，有一圆锥形的隐窝名咽隐窝（pharyngeal recess），其深度变化范围为 8.0~22.0mm，其尖端有时可达颅底。当咽口开放时，隐窝变小，它是鼻咽癌（nasopharyngeal carcinoma）的好发部位，因该窝与颅底的破裂孔（foramen lacerum）相邻，故鼻咽癌可能经此孔侵犯颅内。

（二）咽鼓管的组织结构（Histological Structures of Pharyngotympanic Tube）

1. 黏膜层（mucous layer）　咽鼓管的黏膜在咽侧经咽口与鼻咽部的黏膜直接延续，在鼓室侧经鼓室口与中耳的黏膜相连。黏膜上皮为假复层纤毛柱状上皮（pseudostratified ciliated columnar epithelium），在骨部为低柱状上皮细胞（lower columnar epithelial cell），较薄，其基底膜与骨膜密连。软骨部为高柱状上皮细胞（higher columnar epithelial cell）并有许多杯状细胞（goblet cell），杯状细胞在咽口处最多，内、外侧壁无差异，上壁则明显减少。通常情况是，纤毛细胞数从咽口到鼓口，从下壁到上壁是递减的，咽鼓管下壁纤毛上皮细胞的纤毛较高，几乎等长，与呼吸道纤毛细胞相同。纤毛上皮细胞含有大量各种水解酶和氧化酶，参与咽鼓管的防御功能。

2. 黏膜下层（submucosa）　在咽鼓管软骨部，黏膜层的基底膜下，有疏松结缔组织形成的固有膜和黏膜下层，它们与黏膜层一起形成 7~10 个与咽鼓管长轴平行的黏膜皱襞，具有活瓣的作用，可以阻止异物进入中耳。

在软骨部的黏膜上皮下有大量的弹力纤维及两层胶原纤维，弹力纤维在软骨部完整包绕骨腔；在峡部则仅分布于外侧壁及下壁，其作用主要是维持咽鼓管的形状，使开放的管腔很快恢复到关闭状态，并使管腔与软骨紧密相连，以保证管腔与软骨的滑动和协同转动。

软骨部黏膜下还含有不少腺体，含黏液性及浆液性成分。但从峡部到鼓室口的黏膜下，则未发现腺体。在咽口处，除存在大量黏液腺外，尚有淋巴组织，称咽鼓管扁桃体，如有淋巴滤泡增生或感染，可使咽口充血、肿胀，导致听力损失。

近年来，通过对咽鼓管的深入研究，发现咽鼓管表面存在着类似肺泡表面的活性物质。Rapport 用生理盐水冲洗豚鼠的咽鼓管，研究冲洗前后使咽鼓管张开的压力变化，发现冲洗后使咽鼓管张开需要较高的压力。提示咽鼓管腔黏液层含有降低表面张力的活性物质，生理盐水冲洗后，由于除去此表面活性物质而引起咽鼓管张开压力升高。Mira 在电镜下证实兔的咽鼓管黏膜上皮的杯状细胞和腺的分泌细胞的胞浆内有类似肺泡 II 型细胞的嗜锇电子致密层状小体存在，小体大部分呈圆形，直径 0.2~0.8μm，颗粒大多位于核上方。一般认为中耳腔持续的高负压会渗出浆液，咽鼓管内表面活性物质的存在使咽鼓管容易张开，使中耳通气。实验表明中耳在负压的情况下，甚至有时负压高达 40cmH$_2$O 时，一些耳会产生渗液，而另一些耳则无，部分原因可能是表面张力的影响。由此设想，如果有足够的表面活性物质存在，有的耳在相对较高的负压情况下也不会产生渗液。

（三）作用于咽鼓管的肌肉（Muscles Acting on Pharyngotympanic Tube）

咽鼓管在吞咽、打哈欠和张口运动时开放，以调节鼓室内的压力，保持鼓室内外压力的平衡（图 II-1-43）。作用于咽鼓管的肌肉可分为直接作用和辅助作用两组，按其对咽鼓管影响的大小，依次为腭帆张肌、腭帆提肌、咽鼓管咽肌、鼓膜张肌等。其中腭帆张肌、鼓膜张肌两条张肌由第 V 对脑神经（三叉神经）第三支即下颌神经分支支配外，其余各肌均由咽丛支配（图 II-1-42、图 II-1-43）。

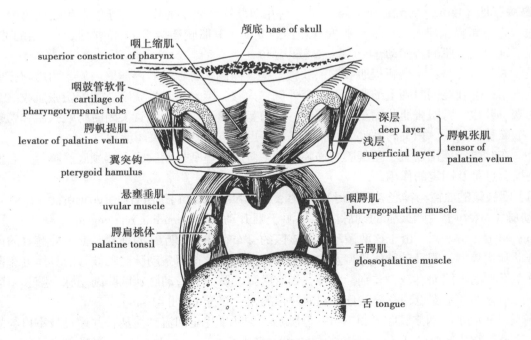

图 II-1-42　作用于咽鼓管肌肉示意图

Diagram of the Muscle Acting on the Pharyngotympanic Tube

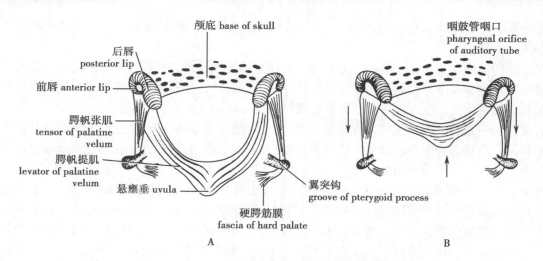

图Ⅱ-1-43　咽鼓管咽口闭合张开功能示意图
Diagram of the Closing and Opening Functions of Pharyngeal Orifice of Auditory Tube
A. 咽口闭合（Closing Pharyngeal Orifice）　　B. 咽口张开（Opening Pharyngeal Orifice）

1. **腭帆张肌（tensor veli palatini）**　它为直接作用于咽鼓管的肌肉，分浅、深两层。深层又可称为咽鼓管张肌。腭帆张肌为一倒置的三角形扁肌，底在颅底部沿咽鼓管软骨部的前壁起始，肌纤维垂直下降，其尖正对翼突钩移行为肌腱。该腱呈直角绕翼突钩，并从该处向中线横向分散，与对侧者愈合，参与构成软腭腱膜，其余腭肌均依附其上。

2. **腭帆提肌（levator veli palatini）**　它是完成软腭咽闭合的最重要肌肉，对咽鼓管的开放起辅助作用。它起于颅底及咽鼓管软骨，呈圆柱形，与咽鼓管的长轴平行向前内方斜行，构成咽鼓管软骨部的底，在软腭内呈扇形分开，与对侧提肌相连续共同形成提肌吊带。收缩时将软腭拉向后上方，同时带动咽鼓管内侧软骨板，使咽口开放。

3. **鼓膜张肌（tensor tympani muscle）**　它在咽鼓管开放中的作用是近年来才被提出的，但有不同的看法。它与腭帆张肌有共同的胚胎发育和神经支配，其肌腱还接受来自腭帆张肌浅层的部分纤维，从而保证了这两条张肌的协同动作（synergic action）。

咽鼓管开放过程是：①腭帆提肌收缩，软腭上提，内侧软骨板及后内侧壁内旋，为腭帆张肌进一步作用提供支架；②在此同时咽上缩肌收缩，咽外侧壁内移，咽口一过性狭窄；③腭帆张肌收缩，牵拉膜性结构，咽口开放，腭帆张肌收缩至最大程度，咽口呈圆形开放。咽鼓管关闭时腭帆张肌和腭帆提肌相继松弛，咽鼓管口复原。相关的黏膜、黏膜下组织等也参与咽鼓管的关闭活动。

此外，在咽鼓管周围还有一些腱膜与筋膜，如咽腱膜、鼻咽外侧腱膜和咽颅底筋膜等，它们对咽鼓管起着支撑、悬吊及固定的作用。

（四）咽鼓管的血管与神经（Blood Vessels and Nerves of Pharyngotympanic Tube）

1. **动脉（artery）**　咽鼓管的动脉主要来源于咽升动脉（ascending pharyngeal artery）与腭升动脉（ascending palatine artery）。由于这两条动脉在该区的分布存在一种互补的现象，据王爱莲等的研究将它分为咽升动脉优势型、腭升动脉优势型及均衡型三种。因此，这两条动脉对咽鼓管的具体分布范围，随着动脉分布类型的不同而有较大差别。此外，尚有腭降动脉、翼管动脉、脑膜副动脉、脑膜中动脉的鼓室支与颈内动脉的鼓室支也均有分支分布到咽鼓管的相应部位（图Ⅱ-1-44）。

2. **静脉（vein）**　咽鼓管腔黏膜下有一静脉丛，它几乎完全回流到翼丛，并通过鼓室口与鼓室的静脉会合。这个静脉丛还与棘孔（foramen spinosum）、破裂孔（foramen lacerum）及卵圆孔（foramen ovale）的静脉丛会合，于是咽鼓管的静脉与颅内的静脉相沟通。有时，咽鼓管静脉丛曲张可以造成咽鼓管的阻塞或功能障碍。

3. **淋巴（lymph）**　在咽鼓管咽口及软骨部的黏膜固有层中，存在淋巴组织及淋巴管。

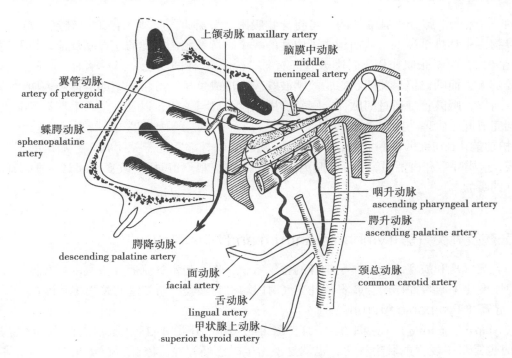

图Ⅱ-1-44　咽鼓管的血液供应示意图
Diagram of the Blood Supply of Pharyngotympanic Tube

咽鼓管淋巴引流的途径如图Ⅱ-1-45：

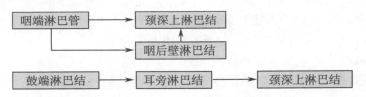

图Ⅱ-1-45　咽鼓管淋巴引流的途径
The Lymph Pathway of Pharyngotympanic Tube

4. 神经（nerves）　咽的神经有运动神经、感觉神经及自主神经。

（1）运动神经（motor nerve）：主要支配作用于咽鼓管的肌肉。迷走神经通过咽丛支配腭肌与咽肌，三叉神经的下颌神经支配腭帆张肌及鼓膜张肌。

（2）感觉神经（sensory nerve）：主要由鼓室神经丛、三叉神经咽支及咽丛分布于咽鼓管的黏膜。

（3）自主神经（automatic nerve）：又称内脏运动神经，包括交感与副交感纤维，主要分布于咽鼓管的血管与腺泡周围，形成稠密的网状丛。

（五）咽鼓管的功能（Functions of Pharyngotympanic Tube）

1. 调节鼓室气压（regulating the atmospheric pressure of tympanic cavity）　即平衡中耳通气和气压，如果此正常生理功能被某些疾病，如感染或梗阻所影响，将可引起功能障碍。Guindi（1981）发现在咽隐窝内，特别是圆枕附近的黏膜下层内存在大量囊状接收器（cystic receivers），它可能是压力感受器（baroceptor）的一部分，对吞咽反射（swallowing reflex）起重要作用。一般在吞咽时咽口开放。因此，当潜水员作深水作业，或飞机急速下降，或跳伞时，外界压力突然升高，鼓膜内陷，以致影响听力。所以坐飞机的旅客常常口嚼糖果。尤其是对出生后满14天的婴儿在飞机降落过程中，家长应让婴儿吮吸奶瓶或橡皮奶头，目的是刺激唾液分泌，便于多做吞咽动作，使咽鼓管保持开放的通气状态，借此保持鼓膜内外压力平衡。

2. 保持中耳的引流功能（retaining the drainage function of middle ear）　即保护中耳免受声音和鼻咽部病原体、分泌物的损害。此乃由于咽鼓管黏膜有丰富的纤毛细胞（ciliated cell）和黏液细胞

（mucous cell），黏液细胞分泌黏液和酶，可将异物吸附或分解，纤毛则不停地由鼓室向鼻咽方向摆动，将液体与异物由中耳排至鼻咽，从而构成了中耳的一个防御系统。借此防止鼻咽反流，以及清除自体感知声音。此外，在腭帆张肌作用下，咽鼓管尚有泵（pump）样的功能，当吞咽时，腭帆张肌收缩，可使咽鼓管腔扩大，而咽口仍呈关闭状态，故咽鼓管腔内形成负压，可将鼓室的液体吸入腔内，随后再排到鼻咽部。所以，咽鼓管是通过间歇性、短暂、周期性开放与关闭，以及管壁纤毛摆动和肌肉泵的舒缩作用，共同完成此一生理功能制动。

3. 保护功能（protective function）　安静时咽鼓管软骨部常处于关闭状态，咽口周围亦常有一层黏液性薄膜，这样呼吸和讲话时，就可以避免由于鼻咽部的气压和声压的改变引起对中耳的刺激和影响，而获得良好的听力。

（王　诚）

三、鼓窦及乳突气房 Tympanic Antrum and Mastoid Cell

鼓窦与乳突气房和鼓室一样同属于中耳的含气系统，作为鼓室的副腔和空气的贮存器，在防止鼓室内压力的急剧变化中起缓冲作用。鼓窦及乳突气房内均衬有黏膜，与鼓室的黏膜相延续。

（一）鼓窦（Tympanic Antrum）

鼓窦（tympanic antrum）（见图Ⅱ–1–24、图Ⅱ–1–26、图Ⅱ–1–28）是较大的乳突气房（mastoid cells），同时也是最早发育的乳突气房，也就是说出生时已经存在。因此，在婴儿期，不管乳突气化之情况如何，而已有鼓窦，但幼儿鼓窦的位置较浅、较高，随着乳突的发育而逐渐向下移位。其他乳突气房之发育均与鼓窦有关。鼓窦黏膜上皮类似鼓室，但纤毛细胞较鼓室明显减少。

鼓窦是鼓室与乳突气房相互通连的唯一通路，它有6个壁，即：

1. 上壁（superior wall）：鼓窦天盖与鼓室盖相连续，借此与颅中窝相隔。

2. 前壁（anterior wall）：上部为鼓窦，前下为外耳道后壁及面神经管垂直部的起始段。

3. 后壁（posterior wall）：借乙状窦骨板与颅后窝隔开。

4. 下壁（inferior wall）：与乳突气房相连通。

5. 内壁（medial wall）：前分有外半规管凸及面神经管凸。后分有后半规管与之相邻。

6. 外壁（lateral wall）：相当于外耳道上三角（Macewen 三角）。此处表面有许多小孔，故又称筛区。该壁的厚度随年龄变化明显，婴儿期约 2.0~4.0mm，成人则为 15.0~20.0mm。鼓室与乳突气房借鼓窦口相通连，因此当鼓窦口阻塞时，则阻断了鼓室与乳突气房的联系，可以使渗出物潴留于乳突气房内。因此当进行手术要使乳突气房与鼓窦广泛相连通时，从解剖学角度来看，最主要就是切除鼓窦的外壁，因为此壁重要结构较少，暴露较易。鼓窦外壁，即与临床所指的"骨桥"（bone bridge）相当。其实"骨桥"是鼓室外壁与外耳道后上壁紧邻的部分，施行乳突根治术处理"桥"时，一般是从桥的前半部开始，然后去除桥的后半部。构成桥横跨部分的前拱柱（anterior arch column），即桥的前端（前桥墩）（anterior pier）是上鼓室外壁的一部分，相当于鼓切迹的鼓大棘处，处理时应尽量靠前。构成桥横跨部分后半的后拱柱（后桥墩）（posterior arch column or pier），相当于鼓切迹的鼓小棘处。在处理桥的后半部时要特别小心。因后半部是鼓窦入口的外下壁，其深面埋藏有面神经管和外半规管。是面神经易受损害的局部地区，要格外认真小心。所以，当用电钻磨除桥之后半部时要留有余地，不能低于鼓窦入口的下界。（图Ⅱ–1–46）。

鼓窦的年龄变化明显。即新生儿鼓窦的位置比成人高，几乎在骨性外耳道的直上方，或其上缘的水平，以后随着年龄的增长而后移，在成人则位于外耳道的后下方，且与道上棘（suprameatal spine）保持着相当固定的关系。

鼓窦的大小如豌豆，一般有（5.0~10.0mm）×15.0mm。婴儿鼓窦与乳突的相对值一般较成人的大。

（二）乳突气房（Mastoid Cells）

乳突（mastoid process）位于颞骨之后下，为人类所独有，其有关的形态结构已如前述。但由于乳突气房与鼓室密切相关，故熟悉乳突气房有关结构和毗邻关系，在临床应用上很有意义。

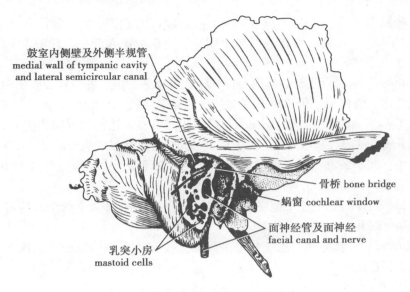

鼓室内侧壁及外侧半规管
medial wall of tympanic cavity
and lateral semicircular canal

骨桥 bone bridge

蜗窗 cochlear window

面神经管及面神经
facial canal and nerve

乳突小房
mastoid cells

图Ⅱ-1-46　骨桥示意图
Diagram of the Bone Bridge

　　乳突气房系在乳突内大小不很规则的含气小房。乳突气房的黏膜上皮主要为扁平上皮细胞，有的黏膜上皮细胞呈索条状排列，细胞呈梭形，部分气房黏膜表面还可见到零星分布的纤毛细胞。

1. 分型（typing）　乳突气房的气化情况有显著的个体差异，一般可分为如下四型（图Ⅱ-1-47）。

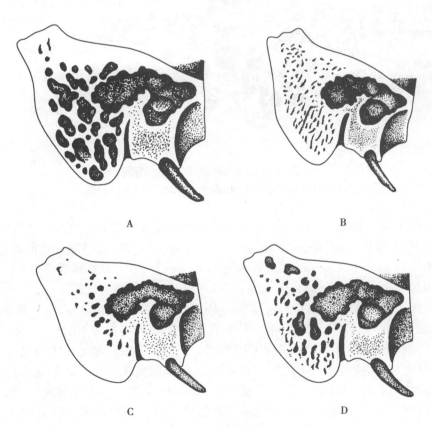

A

B

C

D

图Ⅱ-1-47　四种类型的乳突气房
Four Types of Mastoid Cells

A. 蜂窝型（areolar type）　B. 板障型（diploic type）　C. 硬化型（sclerotic type）　D. 混合型（mixed type）

（1）气化型（蜂窝型或含气型）（pneumatic type）：气房发育完全，全骨由互相交通的气房以及与鼓窦相通的气房构成，骨质薄，有疾病时易早期穿孔。据中国人观察，此型占73%，两侧对称者占65%（图Ⅱ–1–47A）。

（2）板障型（diploic type）：此型与其他头骨一样，可以分为内、外两板及介乎两板之间的松质。仅见有鼓窦而无乳突气房，骨质厚，但未见有乳突病变的局部症状（图Ⅱ–1–47B）。

（3）硬化型（坚质型、象牙型）（sclerotic type）：此型由非常致密的骨质构成，为慢性感染的结果。这些慢性病变妨碍了板障的吸收和以后气房的形成，其结果是气房系统完全缺如或不发育（图Ⅱ–1–47C）。鼓窦虽有，但常较小，此型的乳突通常硬如象牙，故也称象牙型。中国人此型占13.0%；两侧均为坚实型者占3.88%。

（4）混合型（mixed type）：上述三型中，有任何二型同时存在即为混合型，约占18%，在此型中偶可见到有几个小气房（图Ⅱ–1–47D）。

2. **分群（grouping）** 乳突气房之气化是由鼓窦上皮细胞向外伸展而来，这些气房随其所在之位置不同而可分为以下五群（图Ⅱ–1–48）。

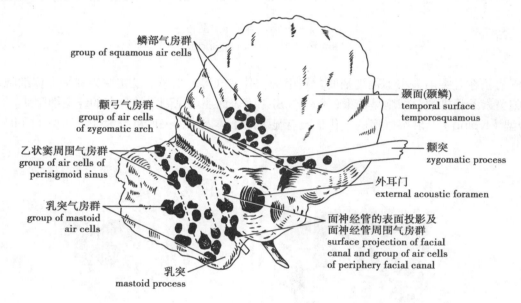

图Ⅱ–1–48 乳突气房群分布示意图
Diagram of the Distribution of Mastoid air Cells

（1）乳突气房群（mastoid air–cell group）：主要在乳突尖部及中部，少而大，偶有伸达于茎突者。

（2）乙状窦周围小房群（peri–sigmoid sinusal air–cell group）：位于乙状窦邻近的骨板中。

（3）颞鳞部小房群（air–cell group of temporosquamous part）：位于颞鳞靠近鼓室处。

（4）颧弓小房群（air–cell group of zygomatic arch）：主要位于颧突的根部。

（5）面神经管周围小房群（air–cell group of periphery facial nervous canal）：位于面神经管周围。

乳突气房气化范围，虽有很大的变异，但不管位于何处均与鼓室相通。气房之排列变化很多，有时呈放射状环绕鼓室周围，有时又可排列为局限性气房群。关于乳突气化情况在个体上有很大差异。有关气化的理论是有各种不同的说法，如Wittmack提倡病理变化论，他认为蜂窝型与板障型均为耳部炎症病变的结果。Tumarkin也同意此说。Diamant则主张"常态变异论"，他认为影响气化主要决定于遗传。但据中国人的观察则认为身体发育情况、营养情况以及耳部病变等等方面均与气房发育有关。

乳突气房的气化（图Ⅱ–1–49），通常在2岁左右似海绵状骨质，至5~6岁时才形成气化蜂窝与海绵状骨质的气化型，一般认为气化定型要在10~15岁，女性较男性早。

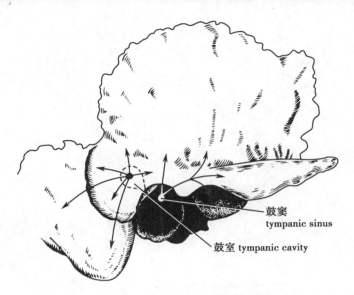

鼓窦
tympanic sinus

鼓室 tympanic cavity

图Ⅱ-1-49　乳突小房气化情况示意图
Diagram of the Pneumatic Condition of Mastoid Cells

3. 与乙状窦的关系（relation to sigmoid sinus）　乳突气房之内侧借一薄骨板与乙状窦（侧窦）相邻，是耳源性侧窦炎的一个解剖部位。由于乙状窦在形态上颇有变化，因此了解乙状窦的解剖位置在临床应用上颇有意义。

脑膜静脉窦是静脉的一部分，系由硬脑膜分成两层所形成，全在颅内，其通连情况如图Ⅱ-1-50：

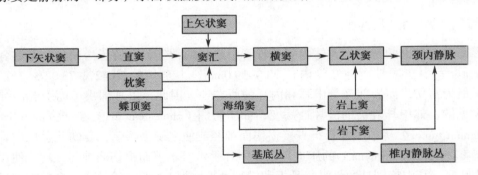

图Ⅱ-1-50　乙状窦与其他颅内静脉的连通情况
The Relation of Sigmoid Sinus to Other Vein

乙状窦是横窦的直接延续。一般指的侧窦是指横窦与乙状窦而言。横窦与乙状窦上方在星点处互相移行，移行处称"上膝"（superior genu）；下方以颈静脉孔终于颈内静脉，乙状窦与颈内静脉间稍窄称"下膝"（inferior genu）。乙状窦的本身可分为垂直部及水平部。在临床应用较多的是垂直部，因其与乳突气房内侧壁之间仅有薄骨板，而急性乳突炎或慢性中耳炎的炎性病变主要在乳突内产生，同时在乳突又有较恒定的导血管孔与乙状窦相通连，这样乙状窦受累的机会增多。所以，乙状窦炎及栓塞是中耳乳突疾病的继发症，发病率相当高。因此，就乙状窦垂直部的解剖位置，据对中国人的观察，综合如下（图Ⅱ-1-51）。

关于两侧乙状窦大小的问题，中国人观察：右侧较大而深者 74.66%；左侧较大而深者 21.33%；二侧未能区别者 4%。为什么右侧乙状窦较大而深，这一点主要决定于上矢状窦血流多数系流向右侧横窦所形成。

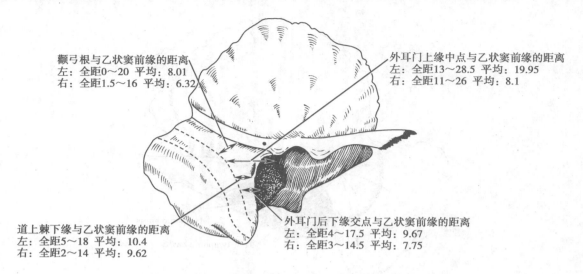

颧弓根与乙状窦前缘的距离
左：全距0～20 平均：8.01
右：全距1.5～16 平均：6.32

外耳门上缘中点与乙状窦前缘的距离
左：全距13～28.5 平均：19.95
右：全距11～26 平均：8.1

道上棘下缘与乙状窦前缘的距离
左：全距5～18 平均：10.4
右：全距2～14 平均：9.62

外耳门后下缘交点与乙状窦前缘的距离
左：全距4～17.5 平均：9.67
右：全距3～14.5 平均：7.75

图Ⅱ-1-51　乙状窦垂直部在乳突上的投影示意图（mm）
Projection of Vertical Part of Sigmoid Sinus on Mastoid Process（mm）

从上述数据可知，右侧乙状窦本身较大且深，与外耳门的距离也较近，这些差异在乳突手术时值得注意。基于右侧乙状窦大于左侧。因此，由于耳源性而引起的侧窦栓塞或者右侧颈内静脉切除时也就可能引起严重的脑淤血。基于此，作右侧横窦或颈内静脉切除时值得考虑。但亦有些学者有不同的看法，认为两侧横窦栓塞或两侧颈内静脉结扎均不会引起大脑淤血，这是因为乳突导血管与颈外静脉和椎静脉有联系的缘故。

（张 黎 刘 靖）

四、面神经 Facial Nerve

面神经形态学上最大的特点是人体内居于骨管中最长的神经。自桥延沟出脑，至茎乳孔出颅，全长 36.0~53.0mm。其中在颞骨面神经管内长 23.0~29.0mm，占全长的 58.42%~73.07%。全长行程中与颞骨岩部关系最为密切，而岩部又是中耳和内耳的所在地。因此，由耳部疾患而引起面神经麻痹者在临床上是不少见的，如中耳乳突的破坏性病变，如胆脂瘤（cholesteatoma）、结核病（tuberculosis）、恶性肿瘤（malignant tumor）等；颅底骨折直接损伤面神经或使之受到振荡，婴幼儿急性中耳乳突炎的侵犯，听神经瘤（acoustic neurinoma）的压迫，以及中耳手术时不慎而损伤面神经，均能使面神经发生暂时性或永久性麻痹。其中特别是颞骨纵行骨折和横行骨折，据 Lambert 等报道，合并面神经瘫者，分别占 10%~15% 和 30%~50%。所有头部颞顶区及枕乳部的外伤，耳是最易遭受损伤的部位。如伤势严重，首先要尽力维持生命，保持呼吸道的畅通，控制出血和预防休克。待病情稳定后，必须做脑神经检查，特别要注意判断面肌运动是否正常，如发现面瘫要做影像学检查。尤其是对有脑脊液耳漏或鼻漏（cerebrospinal otorrhea or rhinorrhea）、听力下降或面瘫的患者，还需做 CT 详细检查，并尽早做手术探查。如果神经被切断，应进行神经改道接合或采用神经移植；如神经管内积血，有骨片刺入或骨管凹陷压迫神经时，应及时清除减压。临床经验认为，迟发性面瘫如能及时减压，100% 可以恢复正常。因此，了解面神经的起始行程及支配情况，在临床实用上相当重要。目前随着显微外科手术的日益普及，面神经的全程均可作为手术的对象，对面神经解剖学的研究也逐步深入，使临床医师能更精确地分析病因，确定病变部位和估计预后。

（一）面神经的纤维组成、行程与分部（Organization, Course and Partitions of Facial Nervous Fibres）

面神经为混合性神经，含有三种纤维成分：即司面部表情肌（facial expression muscle）的运动纤维（motor fibre），司泪腺（lacrimal gland）、舌下腺（sublingual gland）、下颌下腺（submandibular gland）的副交感纤维及味觉纤维。

面神经核（nucleus of facial nerves）位于脑桥，面神经经脑桥下缘即经桥延沟出脑，横穿脑桥小脑角，与前庭蜗神经一起经内耳门入内耳道，在内耳道底的面神经区进入面神经管，先水平向外达面神经裂孔处即呈直角转折向后，转折处略膨大称膝神经节（即面神经第一曲），继而沿鼓室内侧壁水平向后达锥隆起的后上方，又呈弧形转折向下（即面神经第二曲又名锥曲），自此面神经几乎垂直下行，最后由茎乳孔出颅（图Ⅱ-1-52~图Ⅱ-1-54）。

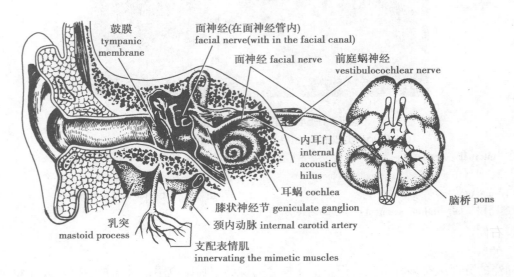

图Ⅱ-1-52　面神经行程示意图
Diagram of the Course of Facial Nerve

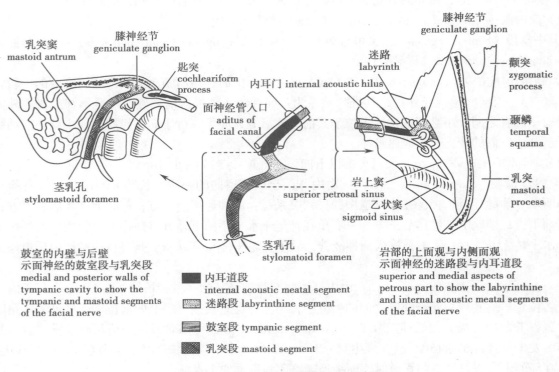

图Ⅱ-1-53　面神经颞骨部分段示意图
Diagram of the Segmentation of Facial Nerve in Temporal Bone

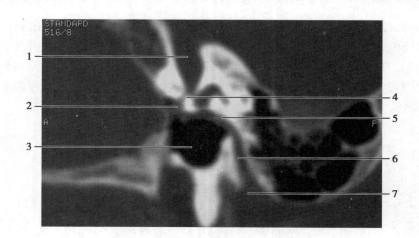

图Ⅱ-1-54　面神经管 CT 曲面重建图
CT Curved Reformatted Image of Facial Nerve Canal

1. 内耳道（internal ear canal）
2. 面神经膝状神经节（geniculate ganglion of facial nerve）
3. 鼓室（tympanum）
4. 面神经迷路段（labyrinthine segment of facial nerve）
5. 面神经鼓室段（tympanic segment of facial nerve）
6. 面神经乳突段（mastoid segment of facial nerve）
7. 茎乳孔（stylomastoid foramen）

　　对面神经的分部虽有多种分法，但根据面神经的解剖与临床应用，按面神经行程分部和面神经分支分布情况的两种分法似较为实用。

　　1. 按行程分部（partitions according to the course）　可将面神经的全程先粗分为颅内部、颞骨部与颅外部三部，然后，再根据各部的行程特点细分为数段。本节只重点介绍与耳的关系比较密切的颞骨部。有关面神经颅外部，面部的分支见下篇第一章第八节"腮腺咬肌区"和"面侧深区"。

　　（1）颅内部（intracranial part）：可分为中枢段与脑桥小脑角段。

　　1）中枢段（central segment）：又可分为面神经核上段（superior facial nuclear segment）与面神经核段（facial nuclear segment）（详见后述）。

　　2）脑桥小脑角段（pontocerebellar angular segment）：由面神经出脑至进入内耳门之前的一段，长约10.0~14.0mm，与前庭蜗神经伴行，其排列关系为：面神经运动根居前内侧，前庭蜗神经居后外侧，中间神经行于二者之间。小脑下前动脉多位于其前方或后方，亦可穿行于面神经周围，小脑下前动脉、小脑下后动脉或它们的分支可形成血管襻。

　　（2）颞骨部（temporal part）又可分为以下四段（图Ⅱ-1-53~图Ⅱ-1-55）

　　1）内耳道段（internal ear segment）：由内耳门至内耳道底的一段，长约8.0~10.0mm，有前庭蜗神经与内听动、静脉伴行，神经在内耳道中的排列关系是：面神经居前上方；前庭上神经居后上方；耳蜗神经居前下方；前庭下神经居后下方。另有单孔神经于水平嵴的下外方单独进入单管内。面神经于内耳道底的水平嵴之上，垂直嵴之前进入面神经管，故垂直嵴（vertical crest）是寻认面神经内耳道段的重要标志。

　　2）迷路段（labyrinthine segment）：由内耳道底至膝神经节的一段，长约2.0~4.0mm，行于内耳前庭部之上，位于耳蜗底周与前半规管之前的夹缝中，为面神经管最短、最窄的部位。面神经的迷路段与颅中窝仅隔以菲薄的骨板，在膝神经节（geniculate ganglion）处还可因骨质缺损而与硬脑膜接触，此种解剖变异的发生率约占5%~15%。故在颅中窝分离硬脑膜时应防止损伤膝神经节及由它发出的岩浅大神经。此外，在经颅中窝进路暴露内耳道时，面神经迷路段为重要的手术标志。

　　3）鼓室段（tympanic segment）：是面神经行走在鼓室内壁的一段，故名。因该段面神经基本呈水平方向走行，故也称水平段（horizontal segment），它是由膝神经节至锥隆起后上方的一段，长约

9.0~11.0mm，本段骨管起于匙突附近，并向鼓室腔稍许隆起，形成面神经管凸，先行于前庭窗的上方，而后在邻近外半规管的下方，于锥隆起的后上方呈弧形弯曲（此曲名锥曲或锥体段），转折向下移行于垂直段，面神经鼓室段与鼓膜张肌腱、匙突、前庭窗、镫骨及半规管等关系至为密切，上述各结构的位置关系常可互为标志。由于面神经管凸骨质菲薄，骨常有裂缺（约占 40%），是中耳乳突手术中为面神经易误伤而致面瘫的解剖部位。

4）乳突段又称垂直段（mastoid or vertical segment）：由锥曲至茎乳孔的一段，长约 12.0~16.0mm，若将鼓室段与乳突段两段长度相加，总长约 27mm，但若在膝神经节和茎乳孔之间作一假想连线则其距离约为 22mm，较两段之和缩短 5mm。基于此，当面神经在颞骨内的缺损小于 3mm 时可行鼓室内面神经改道吻合术成为可能的解剖学基础。若缺损达 3mm 以上者，改道吻合术因张力过大较难成功，须行自体神经移植术为妥。此段由前内侧向后外侧逐渐倾斜，因此，从前后关系看，离前庭窗较近，离蜗窗较远；从内外关系看，上段距鼓环平均 2.3mm，而下段则有 2/3 贴近鼓环。乳突段埋藏于鼓室后壁的骨质中，与后鼓室各窝窦的关系十分密切。通常是愈接近乳突孔，位置愈趋表浅，也有个别解剖变异，乳突段面神经向后，向外侧异位，常规乳突凿开时即可受损，应有所顾及。这也是耳科医师施行乳突手术时十分重视的部位。

（3）颅外部（extracranial part）：指面神经出茎乳孔后，直到它所分布的肌肉的部分。其分支分布情况见下篇第一章第八节"腮腺咬肌区"。

2. 按分支情况分部可将面神经分为以下七段（图Ⅱ-1-55）。

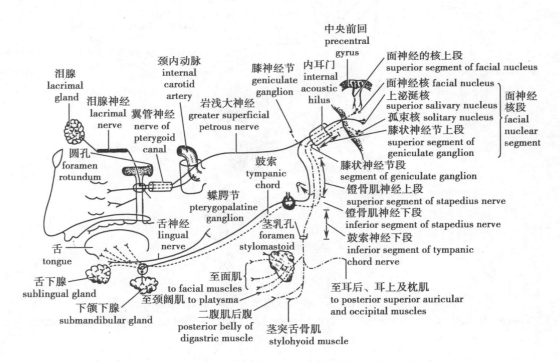

图Ⅱ-1-55　面神经行程及分段分支示意图
Diagram of the Course and Segmentation of Facial Nerve

（1）面神经核上段（supranuclear segment）：即中央前回与面神经核之间的一段，其联系状况，综合如图Ⅱ-1-56所示。依图可知，额肌、眼轮匝肌的面神经核接受双侧大脑半球的控制（双侧性）；而支配口轮匝肌及口裂周围的其他肌的面神经核则仅接受对侧大脑半球的控制（单侧性）。因此当内囊出血时，常常是上部面肌不出现瘫痪，故功能无明显变化（闭眼、皱眉、额纹均好），而仅有口轮匝肌的功能障碍。

这一点对鉴别核上性和核下性损害有重要的临床意义。

（2）面神经核段（nuclear segment）：位于脑桥内。此外，据不少学者认为，舌下神经核亦有纤维与面神经共同支配口轮匝肌。起自舌下神经核的纤维系在中枢内加入面神经。因此，当面神经核性麻痹时，口轮匝肌的功能不会有完全的功能障碍；相反，当舌下神经有核性疾病时，也会出现口轮匝肌的不全麻痹。所以，这些解剖关系，对诊断核性和核上性麻痹有一定的参考意义（图Ⅱ-1-57）。

（3）膝神经节上段（superior geniculate ganglionic segment）：即位于面神经运动核（facial motor nuclear）与膝神经节间的一段。

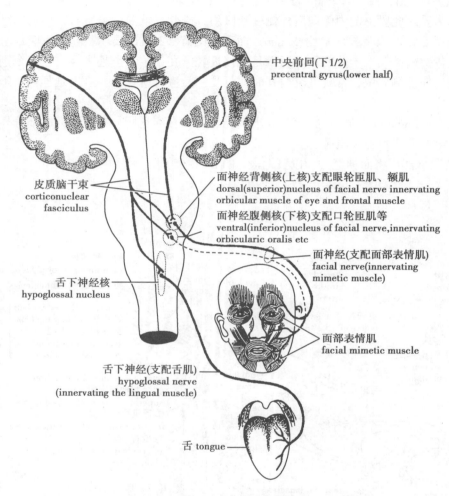

图Ⅱ-1-56　皮质脑干束与面神经核及舌下神经核联系情况示意图
Diagram of the Connection of Corticonuclear Tract with Facial and Hypoglossal Nuclei

（4）膝神经节段（geniculate ganglionic segment）：即通过膝神经节的一段。本段自膝神经节处分出岩浅大神经（nervi petrosus superficialis major）。因与泪液分泌有关的副交感纤维（parasympathetic fibres）是起自第四脑室底的上泌涎核（superior salivary nucleus），在中间神经内下行而至膝状神经节，其纤维由此行经岩浅大神经、翼管神经（nerve of pterygoid canal），而终止于蝶腭神经节（sphenopalatine ganglion）；在此交换神经元，节后纤维通过三叉神经第二支（上颌神经）的颧支和颧颞支而与泪腺神经吻合后至泪腺。故仅当面神经的病变在运动神经核之下、膝神经节以上部分时，始有流泪反射消失现象。

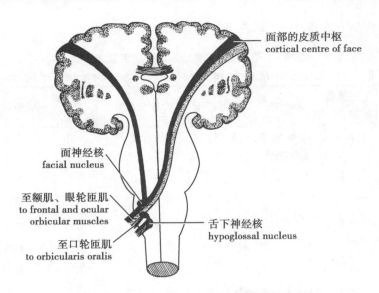

图Ⅱ-1-57　舌下神经核与面神经核联系情况示意图
Diagram of the Connection between Hypoglossal Nucleus and Facial Nucleus

鼓索神经中的味觉纤维，有人认为系来自舌咽神经之鼓室支形成的鼓室丛与膝神经节联系，或通过岩浅大神经或岩浅小神经（nervi petrosus superficialis minor）进入膝神经节。换言之，即支配舌前2/3之味觉纤维是在膝神经节处才加入面神经，故位于膝神经节以上的病变，以及位于鼓索神经分出处以下的面神经病变，都可无味觉消失症状。

（5）镫骨肌神经上段（superior segment of nervi stapedius）：自膝神经节至镫骨肌神经支间的一段。此段发出支配镫骨肌的神经。

镫骨肌神经支配镫骨肌，当接受强音刺激时即产生"镫骨肌反射"，镫骨肌收缩而使镫骨底板自前庭窗向外移位，以减轻内耳之压力。如"镫骨肌反射"消失，则当受强音刺激时将产生听觉过敏及疼痛感觉。

（6）镫骨肌神经下段（inferior segment of nervi stapedius）：镫骨肌神经分出处至鼓索神经分出处之间的一段。故在此段或此段以下部分受损伤时，镫骨肌反射仍存在。

（7）鼓索神经下段（inferior segment of chorda tympaninerve）：自鼓索神经分出处至茎乳孔以后。鼓索神经虽自此段分出，但味觉消失的情况只有在膝神经节与鼓索神经分支间发生病变时才产生。

面神经出茎乳孔后，经腮腺支配面部表情肌的运动。故当病变存在于茎乳孔附近时则可引起这一段面神经麻痹。表现为患侧面部表情消失，睑裂扩大，鼻唇沟变浅，口角下垂，如令患者张嘴，则口角歪向健侧。当令患者伸舌时则其舌将与麻痹侧之口角相距较近，其实舌本身并不歪斜，乃系口角偏歪所致。这种假性伸舌偏斜现象应与一侧舌下神经麻痹时之典型伸舌偏斜症状相鉴别。

综上所述可知，由于面神经通路及其各分支的纤维组成和解剖关系，当发生麻痹时可能产生各种不同症状。视其病变侵犯部位之不同，各症状之综合出现方式亦各异。如面神经核的病变多为双侧性，且常伴有展神经核的受损（两核在脑干解剖位置紧靠）。若病变时间过久可出现面肌萎缩，而发生麻痹后面肌痉挛者少见。面神经核病变多见于急性前角灰质炎脑干型、流行性脑炎进行性延髓麻痹、肌萎缩侧索硬化、先天性面神经发育不全等。面神经髓外根丝的病变，可产生整个半侧面肌麻痹、味觉障碍、泪腺、唾液腺分泌低下，可见于颅底动脉瘤、脑底脑膜炎、脑膜瘤、听神经瘤等。面神经管内病变，此部病变将产生同侧全部面肌麻痹。若发生在鼓索分支以上的病变，可出现味觉障碍，岩浅大神经受累时有泪腺分泌障碍，还有眼部干燥、眼结膜炎等表现，多见于颞骨岩部、乳突部骨折、膝状神经节带状疱疹、面神经纤维瘤病等，茎乳孔以下的病变，仅有面肌运动障碍，不伴有味觉障碍，常见于化脓性腮腺炎、腮腺肿瘤、产钳分娩损伤。

现将各种症状综合如下表Ⅱ-1-2，供参考。

表Ⅱ-1-2　面神经各段麻痹时所表现之症状
Table Ⅱ-1-1　Clinic Symptoms of Paralysis in Each Segment of Facial Nerve

病变部位＼症状	上部面肌运动能力	Bell 症	眨眼反射	镫骨肌反射	口轮匝肌运动能力	流泪反射	味觉	张口时口角情况
中枢性　核上病变	存在	对侧下部面肌麻痹	可能存在	可能存在	存在	存在	正常	偏歪
运动神经核	消失	有	消失	消失	存在	存在	正常	偏歪
膝状神经节上段	消失	有	消失	消失	消失	消失	正常	偏歪
周围性　膝状神经节	消失	有	消失	消失	消失	消失	消失	偏歪
镫骨肌神经上段	消失	有	消失	消失	消失	存在	消失	偏歪
镫骨肌神经下段	消失	有	消失	存在	消失	存在	消失	偏歪
鼓索神经下段	消失	有	消失	存在	消失	存在	正常	偏歪

（二）面神经的血液供应（Blood Supply of Facial Nerve）

就整个面神经而言，其动脉供应是多源的，颅内部分主要由小脑下前动脉（anterior inferior cerebellar artery）供应；内耳道段接受内听动脉（inner acoustic artery）的分支供应；面神经管内的动脉供应主要来自岩浅动脉（superficial petrosal artery）与茎乳动脉（stylomastoid artery），偶有弓形下动脉（inferior arcuate artery）参加，其中岩浅动脉（superficial petrosal artery）主要供应膝神经节（geniculate ganglion）与鼓室段，茎乳动脉（stylomastoid artery）主要供应乳突段（图Ⅱ-1-58）。多数学者认为供应面神经的血管为一重叠的动脉系统，即彼此之间存在一定的重叠分布，从而形成面神经管内完整的动脉拱，因此，在正常情况下不存在血液供应的贫瘠区，而且血管分布在神经深面较浅面为多，这有利于减压手术的进行。

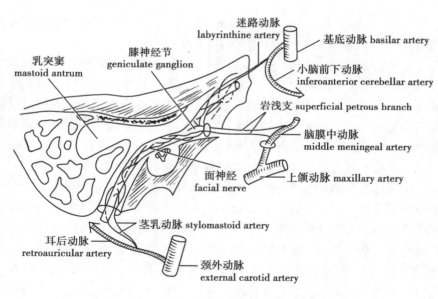

图Ⅱ-1-58　面神经的血液供应示意图
Diagram of the Blood Supply of Facial Nerve

（三）面神经及面神经管的解剖（Anatomy of Facial Nerve and Facial Nerve Canal）

面神经所穿过的骨管之长胜过任何一条神经，故较其他神经易于致瘫痪。面神经管的长度（尤其是乳突段）各家报道不一。现根据多数学者的测量结果介绍如下：内耳道段8.0~10.0mm，迷路段2.0~4.0mm，鼓室段9.0~11.0mm，乳突段12.0~14.0mm。

从外科解剖学的观点看，面神经管的基本结构从外到内为：①骨管（bony canal）；②骨内膜（endosteum），此层菲薄，贴附于骨壁上不能单独显示；③带血管的结缔组织（connective tissue with blood vessels），术中可单独显示，但变化很大；④神经外膜，又称鞘膜（epineurium or neural sheath），术中可以切开并翻转以暴露神经。有些学者把骨内膜、血管层和神经外膜三者合称为面神经鞘，认为该鞘对手术创伤及感染起保护作用。而在行面神经减压术时，则必须打开鞘膜，才能达到松解的目的。

（四）面神经各段在颞骨内的定位与埋藏深度的预测（Disposition of Facial Segments within Temporal Bone and Prospect of Hiding Depth）

1. 内耳道段与迷路段（internal meatal and labyrinth segments）经颅中窝寻认此二段。以面神经管裂孔（hiatus of facial nerve canal）为标志，先找到岩浅大神经，循此神经向后追溯到面神经膝部。由膝部向内侧即可找到迷路段与内耳道段，迷路段很短，行于前半规管与耳蜗底周的夹缝中。

2. 膝部或膝曲（genual part or sinuosity）如上所述，经颅中窝寻认膝部应以面神经裂孔（hiatus of facial nerve canal）为标志；若经鼓室寻认膝部则可以上鼓室窦为标志（详见鼓室腔部分的上鼓室窦内容）。因面神经的膝部恰位于上鼓室窦的内侧（或深面），二者关系密切且较恒定。

3. 水平段或鼓室段（horizontal or tympanic segment）寻认标志为匙突（cochleariform process）。自匙突向后即面神经管凸，显而易见，其骨壁菲薄。管的后端移行于锥体段埋藏于鼓室后壁内。

4. 锥体段或锥曲（pyramidal part or sinuosity）为由水平段转折到垂直段的移行部，是中耳手术中的易损部位。该段可以鼓窦口下界的砧骨窝（砧骨短突）或以鼓窦口内侧界的外半规管凸为标志，砧骨窝在锥体段的外侧，由该窝到面神经的最短距离平均为2.4mm；外半规管凸在锥体段后上方，二者之间的最短距离平均为1.8mm。

5. 乳突段或垂直段（mastoid or vertical segment）埋藏于鼓室后壁内，总的走向是由前内侧逐渐移向后外侧。行程中与后鼓室的面神经隐窝与外侧鼓室窦关系比较密切。一般可根据上述两个窝窦的分界标志 - 鼓索嵴的形态来帮助预测面神经垂直段的埋藏深度，其一般规律是：当鼓索嵴呈埂状或矮嵴状时，面神经垂直段全程埋藏均较深；当鼓索嵴呈高嵴状或板状时，面神经在嵴以上埋藏较浅，在嵴以下则大多埋藏较深；当鼓索嵴呈桥状时，则面神经垂直段全程埋藏均较浅。

五、先天性中耳畸形 Congenital Deformity of Middle Ear

由于中耳的正常解剖结构是维持听觉传导必不可缺少的重要环节，因此，中耳先天性畸形必将影响到听觉功能，导致传音性耳聋。

先天性中耳畸形（congenital deformity of middle ear）可合并或不合并外耳或鼓膜畸形，其中特别不伴有外耳畸形的单纯中耳畸形，可通过手术治疗，听力将得到改善。近十多年来，随着耳科显微手术的不断发展，尤其是镫骨手术及鼓室探查术开展以来，有关中耳畸形的手术治疗问题已引起耳科工学者的关注，有资料显示单纯先天性中耳畸形诊断与治疗的报道日益增多。先天性中耳畸形可单独出现一种畸形，亦可几种畸形同时出现，现分述如下。

（一）听骨链畸形（Deformity of Ossicular Chain）

依据已有的资料表明，中耳听骨链畸形，主要表现在镫骨（stapes）或砧骨（incus），以镫骨畸形最为多见，占48.2%，而且出现的畸形情况可以是多种多样的，包括镫骨全缺如，或部分缺如，镫骨、镫骨肌及锥隆起缺如，镫骨底先天固定，镫骨发育不良，或先天性底板裂孔等（图Ⅱ-1-59~ 图Ⅱ-1-62）。其次为砧骨畸形，约占15.9%，见于砧骨长突缺如或被纤维条索所代替，或是砧镫二骨同时缺如，砧镫关节骨质融合，甚至听骨链间粘连带形成等。上述情况均可影响到听力，或造成先天性传音性聋。

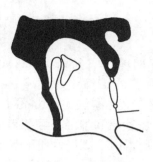

图Ⅱ-1-59　镫骨部分缺如（底板正常），砧骨长突缺如
Missing Part of the Stapes（Normal Bottom），
Incus Long Process Absent

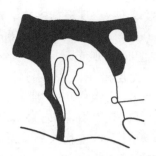

图Ⅱ-1-60　镫骨全部缺如，前庭窗缺如，
砧骨长突部分发育不良
All Absence of Stapes，Absence of Vestibular Window，
Part of a Long Process Incus Agenesis

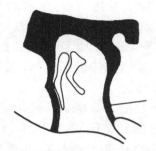

图Ⅱ-1-61　锤骨砧骨正常。镫骨、镫骨肌和锥隆起，
前庭窗及蜗窗均缺如
Normal Malleus and Incus. Stapes, Stapedius and
Uplift Cone, Vestibular Window and the Cochlear
are Missing

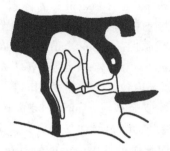

图Ⅱ-1-62　砧骨长突中段由颜色、粗细都接近正常的韧带
样结构所代替，其他正常
The Middle Part of Long Process Incus is Replaced
by some ligament-like structures which are close to
Normal Both in Size and Color. Others are Normal

　　听骨链畸形，可按其解剖的缺损的不同进行矫正。如从镫骨底与前庭窗的正常解剖关系而言，镫骨手术（stapedial operation），系使前庭窗功能重新恢复以提高听力的一种手术。其主要目的是使固定的镫骨重新活动，或使封闭的前庭窗重新开放。故凡镫骨松动术（stapediolysis）、底板开窗术（fenestration of footplate）、部分镫骨切除术（partial stapedectomy）、全部镫骨切除术（total stapedectomy）和镫骨复位术等均是循此原则进行处理。在选取不同的材料以覆盖前庭窗，底板部分或全部切除而开放的前庭窗方面，可以是底板本身、明胶海绵、筋膜、骨膜、软骨膜、脂肪等。除了镫骨松动术外，如果还加杂有其他畸形，如砧骨长突缺如等，可在砧骨长突与前庭窗覆盖物之间安置一种联系物，目的是构成新的传音结构。利用镫骨脚弓结构作联系物的术式，称为部分镫骨切除术。利用本体软骨（如耳屏软骨、耳轮脚软骨）、塑料、不锈钢丝或其他金属丝代替全部镫骨作联系物者，称为全部镫骨切除术。将镫骨完整取下，在前庭窗封以覆盖物后，再将镫骨恢复原位者，称为镫骨复位术。至于疗效如何，目前比较一致认为，术式虽各有异，但手术的近期成功率一般在80%~90%之间。手术成功与否的评估标准是术后气骨导差距消失或缩减在10dB以内；但对远期效果的看法尚不一致。如从塑料活塞法（teflonpiston，即聚四氟乙烯活塞术）或用不锈钢丝作活塞材料来说，手术的近期成功率为98%，两年后的疗效可下降到78%。

　　当镫骨、砧骨缺失或砧骨某一部分为纤维所代替等，可进行重建以恢复其传音功能，临床疗效一般良好。据报道，一例患者主诉自幼左耳聋，耳部检查发现双耳鼓膜正常，咽鼓管通畅，双耳听力示传音性聋，镫骨活动试验（Gelle试验）阴性，鼓室探查发现砧骨、镫骨均缺如，诊断为听骨链畸形。采用聚乙烯小管连接鼓膜及前庭窗手术，疗效提高40dB。另一例患者自幼左耳听力不佳，检查左耳鼓膜完整，Gelle试验阴性，乳突气化型，经鼓室探查发现砧骨长突中段由韧带样结缔组织所代替，诊断为听骨链畸形，采用鼓室成形术，切除韧带状砧骨长突及豆状突，行鼓膜镫骨连接术，疗效提高40dB，接近正常人听力。

从上述两例听骨链畸形及术后的效果，可以认为先天性听骨链畸形的诊断常需通过鼓室探查来确定，一经确诊后，可根据畸形部位的性质按鼓室内听骨链的正常解剖关系，分别行鼓室成形术和镫骨手术来处理，疗效一般良好。

有关听骨链先天畸形的原因，一般认为系胚胎发育过程中有关胚基的发育受到抑制或障碍所致。胚胎第4~12周是听骨及其附属结构发育和形成的主要阶段，在这期间，不同部位的听骨胚基受到抑制或发育障碍时，即将引起不同程度和不同形式的听骨畸形。

（二）前庭窗和蜗窗的畸形（Deformity of Vestibular and Cochlear Window）

两窗之一或两窗均未发育者，中国北京协和医院曾报道2例中耳听骨链畸形合并前庭窗缺如，一例蜗窗及前庭窗均缺如。此外亦有报道，偶见前庭窗仅有窗龛，而窗口为骨组织所封闭，或仅留小裂隙，或见环状韧带缺如，致使镫骨底板固定于前庭窗。两窗的畸形一般要通过鼓室手术探查来确定，一经确诊，可在前庭窗正常的解剖部位开窗；或施行内耳开窗术（或称外半规管开窗术），手术的特点是在骨外半规管建立一小窗，作为接纳声音传入耳蜗的门户，以代替失去原有功能的前庭窗，但由于手术复杂，效果不甚理想，故基本上已为镫骨术所代替。

（三）中耳肌畸形（Deformity of Muscles of Middle Ear）

中耳肌畸形有肌缺如和位置异常等，常伴有中耳其他结构的变异。据文献报道，中耳肌畸形的发生率在0.3%~5.6%之间，Wright和Ethulm从500只颞骨组织学观察中，发现中耳肌畸形者28例，其中包括位置异常19例，鼓膜张肌分叉3例，镫骨肌缺如4例和双重镫骨肌2例。

先天性镫骨肌缺如伴有肌腱及锥隆起缺如者并不少见，据Hough（1963）报道其发生率达1%。镫骨肌除有缺如外尚可有肌腱位置变异，或肌腱的大小、长短各不相同的变化。从胚胎学来看，镫骨肌的发育来自第2鳃弓靠近面神经的一组胚基细胞，其肌腱则发源于第2鳃弓的另一组胚基细胞，锥隆起的骨质来源于第二鳃弓的软骨前细胞或Reichert软骨。然而这三种来源不同组织聚合在一起构成了单一的结构——人体中最小的一块肌肉。可能与该肌的发育来源多样，致使该肌发生畸形亦多式多样有关。

（四）鼓室各壁的畸形（Deformity of Tympanic Walls）

鼓膜缺如或鼓膜发育不全者多见于先天性外耳道闭锁症，鼓室的顶壁或底壁可能发生先天性缺裂，致鼓室炎症可循此缺损波及相邻组织或器官。例如岩鳞裂未闭或鼓室天盖先天性缺陷，将为中耳化脓性感染传入颅内提供了解剖途径。鼓室底壁如有广泛缺损，则颈静脉球可向上突入鼓室，检查时隔鼓膜可见一基底在下方的半圆形蓝色影像，当施行鼓膜切开术时如不慎被伤及将引起大出血。

综合上述可将先天性中耳畸形依其畸形的解剖部位及程度的不同，分成四种类型。

第一型：鼓膜基本正常，仅为镫骨略为固定，无其他畸形。有传音性聋，语言区听力损失60dB左右。手术治疗后听力恢复良好。

第二型：耳廓稍小于正常，部分或不完全的外耳道闭锁，锤、砧骨可畸形融合，镫骨亦可畸形固定，传导性耳聋，言语听力损失60dB左右，乳突发育大部正常，气化良好。

第三型：为临床所常见，主要是小耳廓，外耳道完全呈骨性或膜性闭锁，鼓膜缺如，有时仅为一层黏膜，常有锤、砧骨融合，镫骨可正常或畸形，鼓室内常有残存的间质组织，乳突发育正常，气化良好，音频损失60dB左右。

二、三型虽畸形情况不尽相同，但由于显微外科的应用，使鼓室成形术的疗效明显提高，故听力将得到一定的恢复。

第四型：畸形较严重，主要为小耳廓，外耳道完全闭锁，鼓膜缺如，乳突为硬化型或发育不良，中耳腔和听骨链畸形或缺如。此型中耳成形术疗效欠佳。

关于中耳畸形手术的时间，以何时施术为适宜？临床实践认为，单侧者因一耳正常，学习语言多无困难，手术可在15岁以后；双侧者因影响学习语言与文化，主张早期手术，至少先治一侧耳，手术时间可在 2~6 岁之间，如已学会语言者可在学龄前手术，如已有语言障碍者则以 2~3 岁时治疗为恰当，以免日后成为聋哑。至于判断术后疗效的标准，依据解剖结构和临床实践认为：①耳道不再狭窄；②听力提高，理想者达到应用水平，气骨导差距接近或消失；③术腔干燥，愈合无感染；④无术后并发症，如内耳损伤（injury of inner ear）、面神经瘫（facial nerve paralysis）等。

第四节 内耳
Section4 Internal Ear

内耳（internal ear）深藏于颞骨岩部骨质内，由构造复杂的管道组成，故称迷路（labyrinth）。有骨迷路（osseous labyrinth）与膜迷路（membranous labyrinth）之分。它们各自成为管道系统，以骨迷路包套膜迷路，即前者位于外面，后者藏于骨迷路的内面。二者间（图Ⅱ-1-63）的空隙充满外淋巴（perilymph），膜迷路内则含有内淋巴（endolymph）。内、外淋巴不直接相通连。

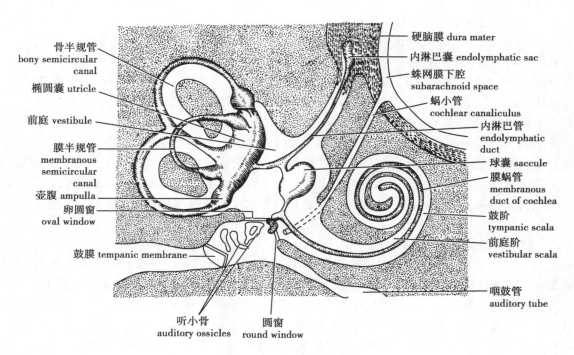

图Ⅱ-1-63 内耳结构示意图
Diagram of the Structures of Inner Ear

骨迷路内的外淋巴是一开放系统，与脑脊液（cerebrospinal fluid）有直接关联，故其成分与脑脊液基本相同。由于外淋巴与其他淋巴联系较广，故为内耳炎症（internalotitis）扩散提供了方便之门。这一点在临床上颇有意义。

一、骨迷路 Osseous Labyrinth

骨迷路由致密骨质构成，按其位置可区分为：前下方的耳蜗（听）（cochlea），后上方的骨半规管（semicircular canals）以及联系两者的中间部分——前庭（平衡）（vestibule）；但依功能则可区分为：听迷路（auditorylabyrinth）——耳蜗（cochlea）；平衡迷路（balance labyrinth）——前庭（vestibule）及半规管（semicircular canals）。它们三者形态各异，但彼此互相沟通（图Ⅱ-1-64、图Ⅱ-1-65）。

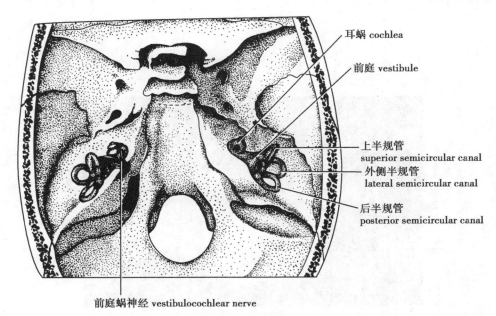

图Ⅱ-1-64　骨迷路在颅底的位置
Position of Bony Labyrinth in Cranial Base

（一）前庭（Vestibule）

前庭（vestibule）（图Ⅱ-1-65~ 图Ⅱ-1-67）为一不规则的卵圆形腔隙（前后径 6.0mm，垂直径 4.0~5.0mm，横径 3.0mm），属骨迷路的中间部，前连耳蜗，后续于三个半规管。依其位置可分为内壁和外壁。内壁适对内耳道底，其上有一从前向后下弯曲的斜形骨嵴，称前庭嵴（vestibular crest），由此分内壁为上、下两窝。后上为椭圆囊隐窝（elliptical recess），呈椭圆形，容纳椭圆囊；窝壁及前庭嵴上有多数小孔称上筛斑。前下为球囊隐窝（spherical recess），呈圆形，内含球囊。窝底有中筛斑（middle macula cribrosa），有前庭神经通过。两窝之间有一小孔为前庭小管的开口。外壁即中耳的内壁，上有前庭窗为镫骨底及环状韧带所封闭，在此窗的后下方有蜗窗（fenestra cochleae），被称为"第二鼓膜（secondary tympanic membrane）"所封闭。后端（壁）有五个小孔与半规管相通。前端（壁）有一长圆形之孔通耳蜗之前庭阶（vestibular scala）。

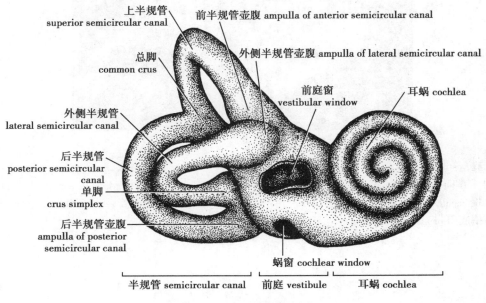

图Ⅱ-1-65　骨迷路（右）
Bony Labyrinth，Right

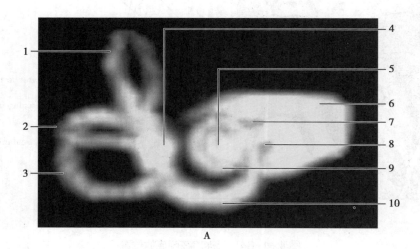

A

1. 前半规管 superior semicircular canal
2. 外半规管 lateral semicircular canal
3. 后半规管 posterior semicircular canal
4. 前庭 vestibule
5. 耳蜗顶 cochlear cupula

6. 内耳道 internal ear canal
7. 面神经 facial nerve
8. 听神经 vestibulocochlear nerve
9. 耳蜗第二周 middle turn of cochlea
10. 耳蜗底周 basilar turn of cochlea

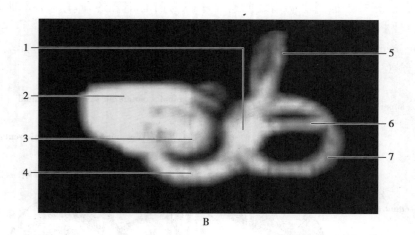

B

1. 前庭 vestibule
2. 内耳道 internal ear canal
3. 耳蜗 cochlea
4. 耳蜗底周 basilar turn of cochlea

5. 前半规管 superior semicircular canal
6. 外半规管 lateral semicircular canal
7. 后半规管 posterior semicircular canal

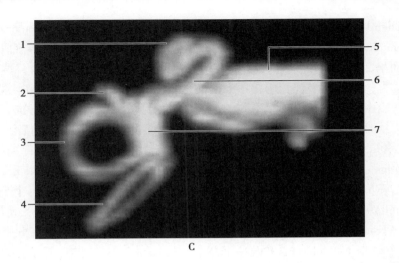

C

1. 耳蜗顶 cochlea cupula
2. 前半规管 superior semicircular canal
3. 外半规管 lateral semicircular canal
4. 后半规管 posterior semicircular canal

5. 内耳道 internal ear canal
6. 耳蜗底周 basilar turn of cochlea
7. 前庭 vestibule

图Ⅱ-1-66　内耳 MR 三维重建
MR 3D Image of Inner Ear
A. 右侧内耳 MR 三维重建前面观 MR 3D image of inner ear，anterior view
B. 右侧内耳 MR 三维重建后面观 MR 3D image of inner ear，posterior view
C. 右侧内耳 MR 三维重建下面观 MR 3D image of inner ear，inferior view

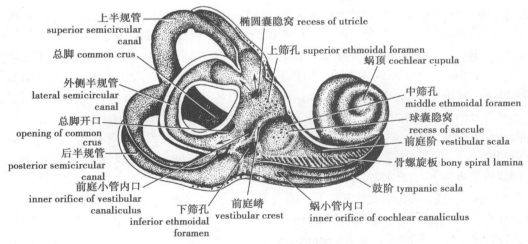

图Ⅱ-1-67　骨迷路（已切开）
Bony Labyrinth, Cut

　　骨迷路之壁厚约 2.0~3.0mm，在组织学上一般可分为三层，但以前庭外壁较明显，即外层为骨外膜层（external layer）；中层（middle layer）来自软骨，其特点是在骨质内尚有软骨之残余；内层为骨内膜层（internal layer），坚如象牙，无血管供给。在中层近内层处坚如内层，近外层处则渐疏松。一般指的耳硬化（otosclerosis）的病理变化，即自中层开始，亦即中层坚质部分逐渐变松，成为海绵状骨。该病灶约 90％ 好发于前庭窗之前部，并逐渐累及镫骨脚板（stapedal footplate），从而使其固定，导致传音性障碍（sound conducting disturbance）。由于此种病主要系局部骨质自行吸收后而代以血管丰富的新生海绵状骨，故目前多称之为耳海绵化症（otospongiosis）。

　　（二）骨半规管（Semicircular Canals）

　　骨半规管（semicircular canals）（见图Ⅱ-1-63~ 图Ⅱ-1-67）位于前庭之上后方，有三个，分别称外（水平）半规管（lateral semicircular canals）、前（垂直）半规管（superior semicircular canals）和后（垂直）半规管（posterior semicircular canals）。三个半规管彼此互成直角排列；两侧外半规管在同一平面上，但并非与地面平行，而呈 24°~30° 角，当头前倾 30° 时，外半规管平面与地面平行；两侧前半规管所在平面向后延长而互相垂直；两侧后半规管所在平面向前延长也互相垂直；一侧的前半规管和另侧的后半规管所在平面互相平行。由于三个半规管在不同的平面上，因此，无论头向哪个方向运动，都能引起神经冲动发出信号。所以，可以认为半规管就像一架十分灵敏的仪表一样，随时报告情况。例如滑冰（skate）、平衡木（balance beam）、翻筋斗（somersault）等各种动作，由于有半规管的平衡功能，才能免于摔倒。前半规管长 15.0~20.0mm，后半规管长 18.0~22.0mm，外半规管长 12.0~15.0mm。三个半规管之长度虽不一致，但直径几乎相等（0.8~1.0mm），而在壶腹（ampulla）处则均为 2.0mm。每个半规管有两端，一端膨大，称壶腹（ampulla），其内径约为骨腔的两倍，另一端称单脚（simple crus），但上及后半规管之单脚合并而成一总脚，长约 4mm，开口于前庭内壁中部。因此，三个半规管只有五个脚，即三个壶腹脚（ampullar crus）、一个单脚（simple crus）及一个总脚（common crus），共有五个孔口与前庭相连。其中外半规管之壶腹位于前庭之外壁上角，居前庭窗之后上方，在其间有面神经水平段通过。

此外，也可用两手表示各半规管之方向，及其彼此间的联系。其方法是与患者相对而立，将左手掌指关节屈成直角，与伸开之右手（手掌向上）相接触。这样平伸之右手乃表示患者左侧之外半规管；左手伸直之诸指表示后半规管；左手掌表示前半规管；屈起之掌指关节（metacarpophalangeal joint）表示前、后两半规管之总脚。同样将右手掌指关节屈起，伸开左手彼此接触，即可代表右各半规管之位置。

（三）耳蜗（Cochlea）

耳蜗（cochlea）形似蜗牛壳（cochleate shell），居前庭之前下，内藏听感受器，可分为基底及尖。尖端较顶，向前外，指向颈内动脉管；底向后内方，对向内耳道底叫蜗底（见图Ⅱ-1-67~ 图Ⅱ-1-71）。由底至尖约高 5.0mm，底部宽约 9.0mm。耳蜗实系一蜗螺旋管，起于前庭，终于盲端，全长约 30.0~32.0mm，绕骨质中轴作螺旋状盘转，分别称底周、中周及顶周，共转 $2\frac{1}{2}$ 或 $2\frac{3}{4}$ 圈而到顶。骨质中轴即蜗轴（modiolus）为疏松的骨性结构，内藏螺旋神经节（spiral ganglion）及其发出的神经纤维束，还有血管和结缔组织。自蜗轴发出薄骨板突入蜗螺旋管内，也围绕蜗轴作螺旋状，故称骨螺旋板（osseous spiral lamina）。骨螺旋板至蜗顶偏离蜗轴，形成镰状小骨片，称螺旋板钩（hamulus of spiral lamina）而终。此钩与蜗轴之间留下一孔，称蜗孔（helicotrema）（图Ⅱ-1-68、图Ⅱ-1-69）。由于骨螺旋板的存在，把蜗螺旋管内腔分隔为不完全的上、下二腔，上腔（外）叫前庭阶（scala vestibuli），下层（内）叫鼓阶（scala tympani），为便于记忆，这样的描述已将耳蜗从其自然的解剖位置向上旋转约 90°，使蜗底朝向下，蜗顶朝上进行描述。在活体骨螺旋板游离缘与蜗螺旋管外壁之间，张以膜螺旋板（membranous spiral lamina）（即蜗管之基底膜），此时鼓阶与前庭阶才得以完全分隔。前庭阶又被一很薄的前庭膜（vestibular membrane）（Reissner 膜，即蜗管之上壁）再分成二腔。故整个螺旋管内共有三管，即前庭阶（vestibular scala）、中阶（膜蜗管）（media scala）及鼓阶（tympanic scala）（图Ⅱ-1-70）。前庭阶与鼓阶只借蜗孔相通，鼓阶外淋巴通过蜗小管与蛛网膜下腔（subarachnoid cavity）相沟通。蜗小管（cochlear canaliculus）为一骨性小管，行走于颞骨岩部，长约 10.0mm。内口位于蜗窗膜附着处的小骨嵴内侧，外口与舌咽神经紧邻，多数低等哺乳动物（mammal）（如豚鼠）的蜗小管是完全开放的，而人的蜗小管内可见类似蛛网膜下腔结缔组织样纤细的结缔组织（connective tissue），称耳周组织（periauricular tissue），在耳端则由一层膜——界膜（limiting membrane）封闭内口。严世都等采用组织学方法，光镜下观察 235 具不同胎龄和不同年龄的颞骨，研究蜗小管的组织结构，发现内口组织结构有三种类型：28.6% 具屏障膜，该膜由 3~4 层卵圆形细胞组成。38.1% 具纤维性网状组织（fibrous reticular tissues），它们直接与管腔内耳周组织相连，也和鼓阶壁（wall of scala tympani）的结缔组织相连；33.3% 无任何组织。耳周组织与内口的结构，将蜗小管与鼓阶分隔，在脑脊液与外淋巴间形成屏障（barrier），阻止脑脊液直接流入外淋巴，而内口无任何组织结构者可能较易受脑脊液压力影响，这可能是迷路窗破裂脑脊液耳漏发病的形态学基础。膜蜗管乃一盲管，其中有内淋巴液（endolymph）。由蜗螺旋管的解剖结构可知，鼓阶与前庭阶的宽度不完全相同，在底周鼓阶较宽，前庭阶较窄；近尖处相反，骨螺旋板的宽度不同，近底周宽，约占耳蜗骨腔之半，向中周及尖端逐渐变窄。因此，基底膜在底周较中周为窄，中周又较尖端之基底膜为窄。换言之，基底膜自底至尖，逐渐变宽，这些就成为 Helmholtz 听觉的共鸣学说（resonance theory）的物质基础。

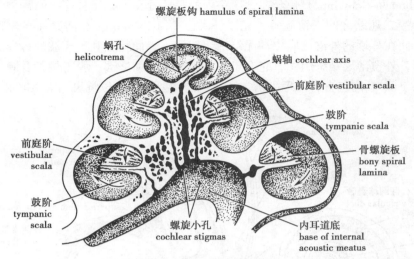

图Ⅱ-1-68　骨性耳蜗切面
Section of Bony Cochlea

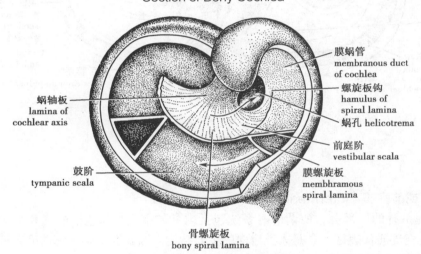

图Ⅱ-1-69　蜗顶示蜗孔
Helicotrema Showing in Cochlear Cupula

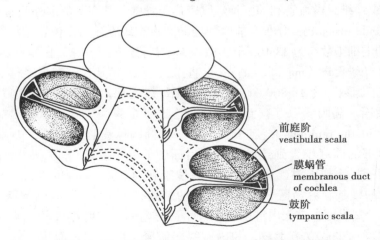

图Ⅱ-1-70　耳蜗示意图：示鼓阶、前庭阶及膜蜗管
Schematic Diagram of Cochlea to Show the Tympanic Scala，Vestibular Scala and Membranous Duct Cochlea

二、膜迷路 Membranous Labyrinth

膜迷路（membranous labyrinth）是套在骨迷路内的膜性管和囊，似骨迷路的铸型（cast），但不完全充满骨迷路。骨、膜二迷路之间尚留腔隙，充以外淋巴（perilymph）。在前庭和半规管的外淋巴腔内有纤细的结缔组织。而在耳蜗的外淋巴腔中却无结缔组织网络，此特点利于声波的传导。膜迷路为膜性结构，内衬单层上皮，外覆薄层结缔组织，它亦可分为中间部或前庭部；膜半规管及膜蜗管三部，各部互相交通。（图Ⅱ-1-71）其内包含有司理平衡觉和听觉的主要结构：位觉斑、壶腹嵴和螺旋器。

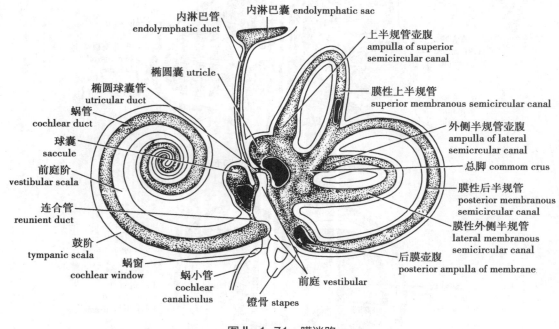

图Ⅱ-1-71　膜迷路
Membranous Labyrinth

（一）中间部或前庭部（Intermediate or Vestibular Part）

前庭部是前庭系统的一部分，所谓前庭系统包括内耳的前庭器（包括前庭和半规管），前庭神经，中枢传导通路及前庭皮质代表区，它是人类辨向的主要结构。因此，不难理解前庭系统的疾病是产生眩晕的主要原因。前庭部由椭圆囊（utricle）、球囊（saccule）、内淋巴管（endolymphatic duct）和内淋巴囊（endolymphatic sac）组成（见图Ⅱ-1-63~ 图Ⅱ-1-67）。椭圆囊位于椭圆囊隐窝（elliptical recess）中，靠后上方，借结缔组织纤维、微血管和前庭神经紧密连于骨壁。其底部的前外侧有椭圆形稍厚的感觉上皮区即椭圆囊斑（macula utriculi），分布有前庭神经椭圆囊支纤维，感受位置觉故亦称位觉斑（maculae static）。人椭圆囊斑的毛细胞数约为 33 100 个，由 5952 根纤维支配。球囊位于球囊隐窝中，靠前下方，较椭圆囊小，其前壁有球囊斑（macula sacculi），呈钥匙状，其上有前庭神经球囊支纤维分布，故也属位觉斑。球囊斑毛细胞数约为 18 800 个，由 4050 根纤维支配，椭圆囊与球囊以椭圆球囊管（ductus utriculosaccularis）相连。椭圆囊后壁有五个开口，连通三个膜半规管。球囊上端膨大，下端渐细成一细管，叫连合管（ductus reuniens），连于膜蜗管。在椭圆球囊管的中部，另发出一细管，即内淋巴管，此管经颞骨岩部的前庭小管到达颞骨岩部后面的前庭水管外口（external aperture of vestibular aqueduct），在硬脑膜下扩大成内淋巴囊。内淋巴囊位于硬膜下隙（subdural space）内，色白、微薄，与邻近颅窝薄得发蓝的硬脑膜容易区分，内淋巴囊的外侧壁（乳突面）较内侧壁（颅后窝面）厚，婴幼儿期内淋巴囊居乙状窦表面，成人内淋巴囊位置稍移向内侧，偏离乙状窦，但多数仍保持边缘接触。

内淋巴管衬以单层扁平或立方上皮，腔内有很多皱襞，以扩大表面积。内淋巴管与椭圆囊之间的椭圆囊球囊管亦称椭圆囊导管，它在椭圆囊管开口处有一皱襞，称椭圆囊内淋巴管瓣膜（valves of intrautriculolymphatic duct）（Bast 椭圆囊内淋巴管瓣膜），此瓣膜保证内淋巴液只能向内淋巴囊单向流动，不能反流。

内淋巴囊分近侧段和远侧段两部分。近侧段位于前庭水管内，光镜下囊腔内有大量的皱襞，把腔分隔成大的和小的的管状结构。管腔内充满染色深的沉淀物，为蛋白质物质（protein substance），内含细胞碎片（cells debris）。管腔衬以单层柱状上皮（simple columnar epithelium），电镜下细胞分两型：一种是暗细胞（Ⅱ型）（Ⅱ type，darkcell），胞核大而不规则，基底面有细长的质膜内褶；另一种是亮细胞（Ⅰ型）（Ⅰ type，lightcell），细胞游离面有长的微绒毛（microvilli），细胞顶部有丰富的质膜小泡（plasmalemmal vesicle）和液泡（vacuole）。上皮基膜不明显。内淋巴囊远侧部位于颞骨岩部后面，长约7.0~16.0mm，宽5.0~10.0mm，此处囊皱襞少，囊壁光滑，称光滑部（smooth part），内衬以单层立方上皮（simple cuboidal epithelium）。内淋巴囊细胞侧面有多种连接，如紧密连接、中间连接、桥粒和相嵌连接。细胞连接愈向远侧部连接愈紧密。囊内有游动细胞（swarm cell），主要是巨噬细胞（macrophage），胞浆内有吞噬的细胞碎片。内淋巴囊内含有大量与蛋白质转化有关的酶，囊内液体蛋白质浓度高达每100克液体中有5克蛋白质。内淋巴管和内淋巴囊近侧心部外周有疏松结缔组织，内有丰富的毛细血管。血管与前庭水管骨壁的微血管交通，囊壁静脉直接汇入乙状窦。实验发现，把胶体银注入耳蜗底圈后5小时，可发现胶体银被内淋巴囊的内衬细胞吞噬。从壶腹嵴半月平面的细胞分泌出含硫化合物，会从壶腹嵴（crista ampullaris）的顶部运送到内淋巴囊中。实验的结果与内淋巴囊的组织结构特点都证明，内淋巴囊确实具有吸收内淋巴以及有从内淋巴中清除细胞碎片和一些其他部位来的大分子物质的功能。

内淋巴囊除具吸收内淋巴功能外，还参与免疫反应（immunological reaction）。内淋巴囊腔内有淋巴细胞（lymphocyte）和巨噬细胞（macrophage），囊外结缔组织内亦有淋巴细胞（lymphocyte）和浆细胞（plasma cell）。Arnold 等用免疫组化方法证实人的内淋巴囊的上皮细胞及囊腔内容物内有 IgG 和 sIgA 存在，有人观察到外淋巴的抗体含量大于脑脊液，提示内耳能选择性地浓缩抗体或产生抗体，Tomiyarna 等在动物实验中将内淋巴囊阻塞后，发现内耳出现抑制免疫反应的现象，而当内淋巴囊保持完好，但内淋巴管被阻塞时同样出现免疫抑制。说明内淋巴囊是内耳免疫反应的关键，同时抗原必须通过内淋巴管方能进入内淋巴囊。故内耳并非是一个免疫反应的"特许豁免"器官。在某些病理情况下，内耳组织可能成为自身抗原成分触发内耳一系列免疫反应，而引起感音神经性听力损失（sensorineural hearing loss）和内耳眩晕（auditoryvertigo）。

椭圆囊底部及前壁有椭圆囊斑（macula utriculi），球囊内的前壁上则有球囊斑（macula sacculi）。头在正常解剖位置时呈垂直位。球囊斑面积约 2.7mm²，前上部略向下，上宽下窄，后部突出，前部微凹，中央有从上到下作 S 形弯曲的狭窄区域，称"微绒毛"（microvillus）。椭圆囊斑呈椭圆形，面积约 4.22mm²。分前、后、内、外四部分，前上部微凹入，前内部有内侧切迹。微绒毛呈月形，球囊斑和椭圆囊斑由高柱状上皮（slender columnar epithelium）和固有膜（proper membrane）构成，上皮由毛细胞（haircell）和支持细胞（supporting cells）组成，支持细胞呈高柱状，游离面有微绒毛，基部附于基膜，胞质有丰富的微丝（microfilament）和电子密度高的分泌颗粒（secretory granule），细胞有支持营养毛细胞的功能，并能分泌耳石膜。毛细胞夹在支持细胞之间，基部不达基膜。细胞分Ⅰ型和Ⅱ型，Ⅰ型毛细胞呈烧瓶样（flask-shaped），Ⅱ型毛细胞呈柱状（column-shaped）。每个毛细胞表面有数十根静纤毛（stereocilium）和一根动纤毛（kinocilium）。细胞基部被前庭神经末梢包绕，互成突触（synapse）。毛细胞和支持细胞间有紧密连接（tight junction），亦称闭锁连接或闭锁带，此连接分隔内外淋巴液。毛细胞基部连接的传入和传出神经纤维浸浴在外淋巴液中。斑的顶部覆盖有耳石膜（otolith membrane），膜为均质的胶质，浅层含有极小的结晶体，称耳石（otolith）。成熟的耳石为圆柱体，两端呈三棱锥体。哺乳动物耳石长约 0.1~20.0μm，大、小耳石分布有区域性，小耳石主要位于囊斑的外周及微绒毛区，大耳石则位于微绒毛两侧及椭圆囊斑的外上部和球囊斑的后下部。耳石的主要成分为碳酸钙（calcium carbonate），含锰（manganese）、磷（phosphorus）、硫（sulfur）等微量元素（microelements）。耳石在体内形成需要 CO_2 参与，并与碳酸酐酶（carbonic anhydrase）有关。妊娠期若服用碳酸酐酶抑制剂如四环素（tetracycline）和水杨酸钠（sodium salicylate）等可影响胎儿耳石形成。椭圆囊和球囊都与静止的位置觉有关，并能感受直线变速运动的刺激。毛细胞的毛伸入耳石膜，当机体进行直线加（减）速运动时，斑中的耳石将发生移位，结果从一定方向刺激毛细胞，产生冲动通过中枢引起各种反射，以维持身体平衡。

　　基于前庭系统为人体辨别方向的主要结构，有资料显示70%眩晕病都是由于前庭系统不协调所致，因此前庭系统的病变是产生眩晕的主要原因。许多研究表明眩晕（vertigo）在所有人群中的发病率约为20%~30%，虽然引起眩晕的原因很多，据有关资料表明约有3/4的眩晕是由外周前庭病变所致；前庭毛细胞及表面神经支配装置损伤是许多患者罹难眩晕的病理基础原因。基于此，熟悉前庭细胞及其神经支配的损伤修复机制，以及对前庭中枢特有的神经代偿和整合重塑的能力，无疑有重要的临床实用意义。

　　按临床应用前庭系统以内耳门为界分为周围和中枢两部分。前者包括前庭器官和前庭神经的内耳道部分，局部位置的特点是与蜗神经、面神经紧密相伴而行；而后者包括前庭神经的颅内部分，脑干前庭神经核及其传导通路相关的网状结构，小脑和大脑前庭皮质代表区等；此部特点是蜗神经、面神经各自分离，前庭神经核所占位置相对局部范围较大，故不常见到前庭神经核全部损害的症状。由于有这些解剖学上的差异，前庭系统两部分病变所引起的"眩晕"也不一样，分别称为周围性眩晕和中枢性眩晕。周围性眩晕起病急，眩晕突然发生，而且程度较严重，每次发作的时间短，自数分钟、数小时乃至数天不等，患者自觉周围物体均绕绕他旋转或感觉自身向上、下、左、右摇晃，或出现一种运动幻觉等。发作过程中意识清楚，常用伴有恶心呕吐，面色苍白，血压下降，心动过缓等植物性神经功能失调的症状。中枢性眩晕无论在主观征候或客观体征上均有较大的不同，其特点是"眩晕"较轻，常可忍受，发作时较持续，可达数周、数月甚至与原发病同始终，患者自觉周围物体旋转或向一侧运动，"头重脚轻"，有如"醉汉"之感等。植物性功能紊乱的症状很少出现，即便有也较轻不明显。临床实践认为正确区分前庭系统周围性与中枢性眩晕对于确定治疗的方案和估计预后均有十分重要的意义。

　　此外，由于前庭神经核在中枢神经系统内有较广泛的联系，以致前庭神经系统的生理功能及其在病理状态下的表现显得十分复杂，许多现象及其机制至今尚未得到阐明。但是一些前庭系统的特殊生理现象如适应、疲劳、习服、代偿、冲动、复制等现象有所了解，对服务于临床应用也许有所助益。

　　1. **前庭适应现象**　前庭适应（vestibular adaptation）是指前庭反射系统对任何体位改变的刺激，进行相应的调整，借以获得最佳的前庭眼反射反应。但前庭适应产生部位及神经通路尚不清楚。然而前庭适应的发生除了前庭冲动的传入，尚需视觉信号参与，由于小脑损伤后不能出现前庭适应，故一般认为小脑与前庭适应的产生有重要的关联。

　　2. **前庭疲劳现象**　对于持续存在或反复给予前庭的刺激，前庭系统将出现反应性降低或消失的现象，称前庭疲劳（vestibular fatigue）。前庭疲劳现象的特点是：①如果刺激强度增加，疲劳程度也随之而加重；②当刺激停止后，疲劳现象消失缓慢，但在短暂休息后即有一定的恢复，经数分钟至数小时休息后，疲劳现象可完全消失。目前认为，疲劳现象产生的部位可能在前庭神经突触处。

　　3. **前庭习服现象**　前庭习服（vestibular habituation）是指前庭系统由于受到一系列相同的刺激所表现为反应性逐渐降低或衰减的现象。人们所熟悉的一些特殊职业人员如芭蕾舞演员、溜冰运动员、飞行员等，由于经常接受强烈的综合性的前庭刺激而产生前庭习服的现象，即在快速运动时不再感觉到眩晕，也不会出现强烈的前庭反应。前庭习服有如下一些特点：①它易为相同的反复刺激所引起，产生的时间以小时或日计；②前庭习服具有方向性，例如顺时针旋转所产生习服性眼震反应降低并不影响相反方向的旋转后眼震；③一侧前庭习服可传递到对侧，使对侧前庭反应也有相应改变，也就是前庭习服表现为双侧前庭反应性降低或衰减；④前庭习服产生后可存在数周至数月，如果以后继续刺激则可使之延续很久。由于前庭习服的作用可以增加前庭功能的稳定性，根据前庭习服的特性和原理而进行的前庭锻炼，可以通过降低前庭系统的相对反应性，以适合于某些特殊职业的需要，如飞行员、海员、运动员及杂技演员等，也可以用于治疗运动病、自主神经功能不稳定等。此外，眼震电图是临床上前庭功能检查的重要内容之一，眼震慢相的速度、频率和持续时间均可作为前庭眼反射的定量指标。

4. 前庭功能代偿现象　单侧迷路切除或单侧前庭神经切断引起眩晕和一些运动症状，如头和身体的手术侧倾斜、自发性眼震指向健侧等。旋转试验引起的前庭眼反射增益减少，数日后自发性眼震减轻。在人类，单侧迷路功能急性丧失所引起的症状可在数日甚至数周内消失，大多数人在一个月内可正常工作，这些均是迷路功能丧失后的代偿（compensation）现象。以往认为患侧前庭神经核在失神经支配后的敏感性增高是产生代偿的主要机理，但近年来研究见到两侧前庭神经核之间的联合纤维在代偿中起重要作用，当切断两侧前庭神经核之间的联合纤维后可阻止代偿功能的出现。由于人脑损伤时可影响前庭代偿功能的产生，故认为小脑也与前庭代偿功能密切相关。

5. 前庭冲动的复制　前庭冲动的复制是指机体受到复杂而有节奏的综合性刺激时，中枢神经系统也可将这种传入的前庭冲动作为母型加以复制（pattern-copy），借以加强对抗和控制；当刺激消失后，这种前庭冲动的复制品可以保持数小时至数日，以致外来刺激虽已消失，但机体还存在着与刺激时相似的前庭反应。例如不少人均有过的经历：乘海船刚在航行中遭受暴风雨的袭击后，登岸后可在相当长的时间内，仍感觉两脚如站在剧烈晃动的海船上。

6. 运动病　运动病（motion sickness）常常是因前庭系统受刺激而引起的症状，但也可以由视觉，如持续的视刺激而产生。它主要是由于运动而出现如眩晕、恶心、出汗、呕吐、流涎增加以及全身不适等系列症状。航天病（space sickness）也是运动病的一种，由于在太空中由头部主动运动所引起，并认为，航空病的产生主要是由于耳石（otolith）与半规管信号的误配以及耳石与视觉信号间的误配而产生，因为在太空缺乏地心引力，故在太空中头部运动刺激耳石，传入神经的信号与地球上运动的信号不同有关。据知约有 50% 的宇航员和太空飞行员进入太空后出现航空病，但大多数人在 2~3 天内可适应。

（二）膜半规管（Membranous Semicircular Canals）

膜半规管（membranous semicircular canal）也有三个，各套在同名的骨半规管内，比较细小，直径约 1/3mm，仅及骨半规管的 1/3 或 1/4 大小，但在膜壶腹处之直径约 1.0mm，膜壶腹几乎充满骨壶腹的大部分空间（图Ⅱ-1-70、图Ⅱ-1-71）。膜半规管的形态结构与骨半规管基本相似，故也有三个膜壶腹（membranous ampulla），一个单脚（simple crus）和一个总脚（common crus）。但三个膜半规管，并非在骨半规管的中央，而附着于骨半规管外侧壁上，故仅在其凹侧围有外淋巴腔（其中有外淋巴液）（图Ⅱ-1-72）。膜半规管外借纤细的结缔组织小梁（connective tissue trabecula）悬于骨迷路的内骨膜上，但其与内骨膜相紧贴的一面则有较多的结缔组织——固有膜直接与骨膜连接。膜半规管内面覆盖一层扁平上皮（squamous epithelium），但在壶腹部黏膜增厚，突向腔内，形成一个横向的嵴状隆起，称壶腹嵴（crista ampullari）。壶腹嵴上有高度分化的感觉上皮，有前庭神经的壶腹支纤维分布，是重要的平衡感受器，壶腹嵴的位置与半规管长轴互相垂直，此处上皮由支持细胞和毛细胞组成。支持细胞（supporting cell）呈高柱状（tallcolumn），游离面有微绒毛（microvillus），基部较宽达基膜，细胞表面有小皮板（cuticular plate），胞质内有张力原纤维和类脂颗粒（lipoid granule）。毛细胞分两型，Ⅰ型毛细胞如烧瓶，位于嵴顶中心部，前庭神经末梢在其基部膨大成神经杯，与毛细胞基部构成突触。Ⅱ型毛细胞呈柱形，位于嵴周围部，细胞基部由胞膜内陷成浅沟，与神经末梢形成突触。每个毛细胞都有一根可弯曲的动纤毛，50~110 根静纤毛。动纤毛位于一侧边缘，最长，较易弯曲，静纤毛以动纤毛为排头，按长短排列，距动纤毛愈远则愈短。相邻毛细胞被支持细胞分隔，毛细胞及支持细胞之间有紧密连接，防止内淋巴和外淋巴交通。毛细胞纤毛插入嵴顶（cupula teminalis），嵴顶圆顶状延伸接触对侧壁。帽为胶状物质，成分为糖蛋白，比重与内淋巴相似，故浮在壶腹嵴内淋巴中。因三个半规管互相垂直，故当身体在三维空间中任何一个平面上作旋转动时，每侧必有至少一个半规管处于或最接近于该旋转平面。其中的内淋巴必将随头部的旋转而流动，冲击所属嵴顶，使之发生偏斜，从而刺激毛细胞，产生神经冲动传至中枢，通过反射作用维持身体的平衡，故壶腹嵴是位觉器（stateorgan），它感受旋转变速运动（rotator chronotropic movement）的刺激。

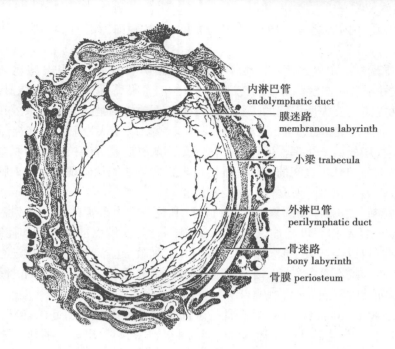

图 II-1-72　半规管横切
Transection of Semicircular Canal

  Smith（1956）、Kimura（1964）先后在动物的位觉斑（maculae static）和壶腹嵴（crista ampullaris）上观察和描述过暗细胞。暗细胞呈柱状，立方或扁平，顶部较暗，细胞质含内质网颗粒（endoplasmic reticular granule）、核糖体（ribosome）、高尔基复合体（Golgi complex）。细胞表面有丰富的质膜小泡及空泡，基底部有质膜内褶（plasma membrane infolding）。Kimura（1969）也认为暗细胞局限于椭圆囊侧的管腔周围和半规管的嵴底，此外在椭圆囊全部后壁和前壁边缘区几乎遍布暗细胞（dark cell），而球囊、球囊管、连合管及半规管主要部分则无暗细胞。Jahuke（1991）用冰冻蚀刻技术研究豚鼠壶腹嵴暗细胞，发现细胞顶部有许多颗粒，这些颗粒是一种膜内蛋白（intramembranous protein），可能是离子通道和酶的复合物。Friedman 发现，梅尼埃病（Meniere's disease）时半规管内衬有相似类型的暗细胞，这可能是迷路积液（labyrinth hydrops）的原因之一。Jahuke 还描述了壶腹嵴上皮下有黑色素细胞，认为此细胞在离子交换上起重要作用。从暗细胞组织结构上的特点，不少学者都认为暗细胞具分泌内淋巴作用。

  极佳的前庭功能，是选拔航天员生理适应性必需的重要条件之一，因为适应强的人可以有效减少在失重状态下出现航天运动病（航空病）。此乃由于航天员在险恶的太空，要遇到缺氧、失重、低压、高低温、噪音、辐射等等，在极其恶劣的环境下生存和进行各种活动。因此，航天员既要有比一般人优秀的强健的生理功能和良好的心理素质，更要有特别良好的前庭、半规管功能。因为，航天员在升空和在空间环境下，前庭和半规管必然会受到大起大落的冲击。例如在太空失重状态下，人体会出现强烈的不适感，会出现与一般人相似的晕船、晕车感觉，出虚汗、头晕、眼花、恶心、呕吐、面色苍白等症状，这就是航天运动病。有资料显示，在载人飞船进入轨道后，一般有半数以上的航天员都会出现此种疾病，持续 2~4 天症状会自动消失。所以，被认为前庭、半规管是影响航天员内环境的一个重要因素。在选拔航天员时，必须极其严格挑选那些前庭功能极好的人，一般要采用转椅、秋千或对耳部器官的温度刺激等手段去检查入选者前庭器官的敏感性和稳定性。在美国和俄罗斯，具有优秀内环境的航天员都是从歼击机飞行员中选拔出来的，也就是说一般都要经过：普通人→飞行员→歼击机飞行员→航天员等几个阶梯。

（三）膜蜗管（Membranous Cochlear Duct）

  膜蜗管又名中阶（cochlearduct, membranous cochlea or media scala），藏于耳蜗内，是一盲管，两端均为盲端（图 II-1-69~ 图 II-1-71）。其一端起自前庭，借一细的连合管（ductus reuniens）（此管在成人多已封闭）连于球囊，另一端是细小的盲端，终于蜗顶（cupula of cochlea），称顶盲端，组成蜗孔

（helicotrema），其回转与骨耳蜗的回转相一致。

蜗管的横切面呈三角形，分下壁、上壁和外壁（见图Ⅱ-1-70）（这种描述是将耳蜗从其自然位置旋转约90°，蜗顶朝上，故下壁、上壁和外壁皆以旋转后之新位置而言）。分述如下。

1. 外壁（即蜗螺旋韧带）（lateral wall or cochlear spiral ligament）这是由耳蜗外侧壁的内骨膜变厚而形成的。韧带近骨面胶原纤维致密，内层疏松，有多突的结缔组织细胞、色素细胞（pigment cell）和血管。韧带向膜性蜗管内伸出一尖锐突起，称基底膜嵴（crista basilaris），近嵴处黏膜下结缔组织中有一条静脉形成的隆起，称螺旋凸（spiral prominence）。膜性蜗管面衬着上皮，上皮和上皮细胞间有很多毛细血管，故称血管纹（stria vascularis）。毛细血管内皮细胞无窗孔，胞质内有丰富的质膜小泡，细胞之间以紧密连接相连，属连续型毛细血管。血管位于上皮细胞之间，部分血管接近上皮表面。除螺旋凸处上皮是单层立方上皮外，余为复层立方上皮。上皮由三层细胞构成，第一层靠近内淋巴腔是边缘细胞（border cell），第二层为中间细胞（intermediate cell），第三层是基底细胞（basal cell），基底细胞紧贴螺旋韧带（spiral ligament）。

（1）边缘细胞（border cell）：是构成血管纹的主体细胞。细胞游离面有短小微绒毛，胞质有粗面内质网（rough endoplasmic reticulum）和游离核糖体（free ribosome），顶部胞质有大小不等的小泡。细胞基底面有很深的质膜内褶，伸向中间层和基底层，质膜内褶附近有许多大的线粒体（mitochondria），细胞膜有丰富的钠-钾-ATP酶（Na⁺-K⁺-ATPase）。边缘细胞超微结构（ultrastructure of border cell）类似水和电解质交换功能活跃的肾小管（renaltubule）。边缘细胞以紧密连接相连，并沿血管纹整个周边排列，形成一个使内淋巴与细胞间隙不能交通的屏障。

（2）中间细胞（intermediate cell）：染色浅，有较多的细胞器（organelle），高尔基复合体（Golgicomplex）发达，粗面内质网（rough endoplasmic reticulum）丰富，线粒体（mitochondria）少而大，细胞伸出突起与边缘细胞相嵌合。

（3）基底细胞（basal cell）：较扁平，染色浅，细胞器少，聚集在细胞核（nucleus）附近，胞质有细丝（filament）、糖原（glycogen）和溶酶体，细胞有突起伸向浅层，与邻近细胞有桥粒连接。基底细胞近螺旋韧带处紧密连接十分发达。

2. 上壁（即前庭膜）（superior wall or vestibular membrane）也称Reissner膜，是一层很薄的膜，位于前庭阶及蜗管之间。厚约2.0~4.0μm，由两层细胞组成，面对淋巴管的一层是上皮细胞，面对前庭阶的一层类似内皮细胞，两层细胞之间有薄层分隔。它起自骨性螺旋板上的骨膜，斜行伸至螺旋韧带的上方。膜的中间一层是很薄的结缔组织，毛细血管很少，此膜两面均覆盖着扁平上皮。电镜观察细胞游离面有微绒毛，细胞基底面平坦或有小突起伸出，相邻细胞互相嵌合，以紧密连接（tight junction）和中间连接（intermediate junction）相连，有时可见桥粒，胞质中有内质网，核糖体，线粒体和高尔基复合体，还有细丝、微管（microtubule）和质膜小泡（plasma lemmal vesicle）。前庭膜两侧电解质离子含量完全不同，早年认为前庭膜是无渗透性的，但前庭膜很薄，上皮细胞有微绒毛，细胞内有质膜小泡，朝向蜗面的上皮细胞的ATP酶阳性，提示上皮细胞有运送物质的功能。Duvall（1970）发现铁蛋白可通过细胞间紧密连接，故认为水和电解质（electrolyte）可以自由通过前庭膜。

3. 下壁（inferior wall）由骨性螺旋板和基底膜构成，骨性螺旋板分上下两层，两层骨板之间有许多细小孔隙，称蜗轴螺旋管（spiral canal of modiolus）即Rosenthal管，耳蜗神经纤维通过这些管道到达螺旋器的感觉细胞。骨性螺旋板的骨膜增厚突入蜗管内形成螺旋缘（spiral limbus）。螺旋缘表面细胞分泌物形成一层富含糖蛋白的胶质膜，覆盖在螺旋器的上方，称为盖膜（tectorial membrane），其主要成分为Ⅱ型胶原，形成直径10μm的厚纤维包埋在"无定形"物质中。Ⅱ型胶原有高度的抗拉力特性，赋予盖膜抗变形，有弹性的特点。

基底膜内侧起自骨螺旋板（osseous spiral lamina）的游离缘，外侧与基底膜嵴（crista basilaris）相连续。基底膜长度和宽度各种动物有所不同，人基底膜长32.0~33.5mm，家兔长14.5~16.0mm。基底膜的宽度通常以底端最小，至顶端逐渐增宽，人基底圈（basal coil）104.0μm，中圈（intermediate coil）336.0μm，顶圈（parietal coil）504.0μm；家兔基底圈30μm，中圈360μm，顶圈410μm；豚鼠三圈分别是 62.3μm、196.6μm、209.3μm。基底膜结构（structure of basal membrane）可分鼓阶面（surface of tympanic scala）、固有膜（proper membrane）和蜗管面（surface of cochlear duct）。

鼓阶面有间皮，间皮细胞在底圈纵行排列。在顶圈辐射状排列，细胞有突起，突起内有细丝、小泡和长形线粒体。

固有膜有直而不分支的直径 18.0~25.0nm 的胶原样纤维，称听弦（auditory string），数量共有 24 000。蜗底听弦短，长 64.0~128.0μm；蜗顶长，长 252~480μm。纤维被匀质的基质包埋，到达螺旋韧带处分散，固有膜内还有神经纤维。19 世纪提出的共鸣学说认为不同长度的听弦是不同频率声波振动共鸣元素，一般认为长听弦对低频声波振动共鸣，而短听弦对高频声波起共鸣，于是基底膜上 24 000 根听弦被看成是对 16~2000 赫频率的共鸣元素（resonance element），它构成了耳蜗音频分析的结构基础，这与动物实验和临床病例所看到的蜗底受损，则高音感受发生障碍；蜗顶受损则低音感受出现障碍相符合。

蜗管面有支持细胞和毛细胞构成的听觉感受器（auditory receptor），称螺旋器（spiral organ）或柯蒂（Corti）器（图Ⅱ-1-73）。支持细胞主要是柱细胞（pillarcell）和指细胞（phalangeal cell），还有边缘细胞和 Hensen 细胞及 Claudius 细胞。这些细胞基底面位于基膜，顶部伸到螺旋器的游离面。细胞高、细长，细胞之间有大的细胞间隙（intercellular space），但细胞顶部互相嵌合连接成网，并以紧密连接相连。毛细胞的顶部嵌在网眼中，构成了螺旋器连续的游离面，称之为网板。支持细胞之间的细胞间隙互相连通，较大的有内、外柱细胞之间的内隧道（inner tunnel）即 Corti 隧道（Corti tunnel），最内排外指细胞与外柱细胞之间分离形成的间隙称 Nuel 间隙，二者基底部连接。在外指细胞最外行与内行 Hensen 间细胞之间留有一个空隙，称外隧道（outer tunnel）。内、外隧道，Nuel 腔及细胞间隙充满了 Corti 淋巴。

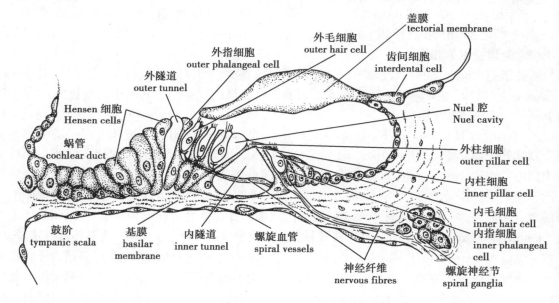

图Ⅱ-1-73 螺旋器结构示意图
Diagram of the Structure of Spiral Organ

柱细胞（pillar cell）的细胞基部和顶部较宽，中部细长，胞质内有密集的张力原纤维（tonofibril）。柱细胞排列成内、外两行，分别称内柱细胞（innerpillar cell）和外柱细胞（outerpillar cell），内柱细胞总数较外柱细胞多，而外柱细胞较内柱细胞长。人内、外柱细胞总数分别是 5600 个和 3850 个。其长度在耳蜗基底圈分别是 40μm 和 62μm，中间圈分别是 68μm 和 100μm，顶圈分别是 70μm 和 103μm。家兔内、外柱细胞总数分别是 2800 个和 1940 个，长度在基底圈分别为 56μm 和 75μm，中间圈是 60μm 和 110μm，顶圈是 60 和 95μm。内、外柱细胞基部并列于基膜，上、中部分离，围成三角形的内隧道，隧道内充满柯蒂淋巴（Corti lymph）。细胞顶部相嵌合，柱细胞内有密集的张力原纤维，从基底部伸至细胞顶部（cellular copular part），柱细胞起支持作用。

指细胞（phalangeal cell）分内指细胞（inner phalangeal cell）和外指细胞（outer phalangeal cell）。内指细胞是一列细胞，排列在内柱细胞的内侧。细胞基底部附在基膜上，核居细胞基部，胞质内有张力原纤维，集成小束；细胞顶端有小皮板，在内毛细胞的两侧与内柱细胞和边缘细胞的小皮板彼此相连，环绕着内毛细胞。外指细胞也称 Deiter 细胞（Deiter's cell），是支持外毛细胞，细胞的行数在蜗底为三列，中周为四列，顶周为五列。指细胞一侧伸出一个细长指状突起直达螺旋器的表面，与相邻的支持细胞顶部相互连接成网，形成网状层（reticular layer），网孔嵌着毛细胞顶部，毛细胞纤毛（cilia of haircell）自网孔伸出。网状层细胞间以紧密连接相连，使中阶的内淋巴与柯蒂淋巴之间形成一道不能渗透的屏障（osmotic barrier）。指细胞胞质内有集合成小束的张力原纤维。指细胞有支托毛细胞的作用。

毛细胞（haircell）是声刺激（sound stimulation）转化为电活动的感受器，分内、外毛细胞，分别坐落在内、外指细胞胞体上。人耳蜗内毛细胞约有 2800~4400 个，细胞长度基底圈、中间圈和顶圈分别为 31 μm、34 μm 和 34 μm。家兔内毛细胞（innerhaircells）总数约 1600 个，细胞长度三圈均为 30 μm。内毛细胞形如烧瓶，排成一行，游离面有排列成弧形的二排纤毛，约有 30~60 根，均为静纤毛。外毛细胞呈柱形，大部分哺乳动物外毛细胞排成三排，人耳蜗中周常有四排，蜗顶周有五排（Ades 和 Engström）。人耳蜗外毛细胞约有 11 200~16 000 个，Kimura（1966）测得人外毛细胞长度在基底圈 28 μm，中间圈 40 μm，顶圈 66 μm。家兔耳蜗外毛细胞有 6100~6200 个，长度在基底圈 30 μm，中间圈 29 μm，顶圈 36 μm。外毛细胞纤毛比内毛细胞多，人耳蜗基底圈每个外毛细胞纤毛有 120~148 根。在扫描电镜上可见纤毛排列成 W 型，W 的底向外侧，其开角在蜗底部最宽，向蜗顶部逐渐缩小。纤毛均为静纤毛（stereocilium），间或可见残留的动纤毛（kinocilium）基体，Engström 证实某些猴子和 3 个月人胚的耳蜗中周外毛细胞有残留的动纤毛。静纤毛排列成三排或更多，有不同的长度，最外侧的毛最长，自外而内逐渐缩短，只有最外最长的纤毛与盖膜接触。

毛细胞顶部胞质浓集，称小皮板，静纤毛根部埋藏在小皮板上。细胞内有多种细胞器。细胞的基部与螺旋神经节的神经元的树突终末形成突触，毛细胞周围有淋巴间隙，内有 Corti 淋巴。

以往人们一直不相信哺乳动物内耳毛细胞能够再生。但据伦敦大学医学院耳科研究所安德鲁福奇博士（Dr. Andrew Forge）等用中毒性抗生素杀死豚鼠（guinea pig）内耳毛细胞，然后用极灵敏扫描电镜进行检测，4 周后见到内耳再生出一簇簇未成熟的毛细胞（immature haircell）。弗吉尼亚大学的马克·沃考尔博士（Dr. Mark E.Warchol）所领导的研究小组用豚鼠的内耳和三例因癌症切除耳部患者的内耳组织进行了试管试验，经过大约 1 个月，发现试管内长出了新的未成熟的毛细胞，它们是由支持细胞分裂产生，并且见到豚鼠内耳组织再生的毛细胞比人耳组织再生的毛细胞要大。这些研究的发现对毛细胞有可能再生无疑是一个非常重要的进展。但近十多年的研究发现，哺乳动物的前庭毛细胞损伤后确实存在有限的自动再生能力，但目前尚未见有效方法使损伤后的前庭毛细胞充分再生以恢复其功能。当下认为其再生机制主要有以下三种途径：①新生的前庭毛细胞由支持细胞分化而来，此过程中可伴有支持细胞的有丝分裂；②有学者研究见到一些部分损伤的毛细胞纤毛缺失后，可自行修复，而产生新的纤毛，并认为这种纤毛自我修复是哺乳动物前庭毛细胞再生过程中的重要机制；③成年小鼠椭圆囊中存在多潜能的干细胞，干细胞的分化也是前庭毛细胞自我再生的机制之一。这三种途径可能同时存在，但究竟如何具体的调控目前尚不明确。尽管目前有关前庭系统的基础研究还面临许多困难，如：为什么哺乳动物前庭毛细胞的再生能力非常有限？为什么新生毛细胞和正常毛细胞相比，在形态上和功能上还有很大的差别？究竟是什么信号途径参与此过程的调控？所有这些都有待进一步探索和研究。

三、内耳淋巴液 Lymph of Inner Ear

内耳淋巴液（lymph of inner ear）也称迷路液（labyrinth fluid），是一种特殊的组织间液（intertissue fluid），对维持内耳正常的生理功能有重要作用。它包括外淋巴、内淋巴和 Corti 淋巴（perilymph, endolymph and Cortilymph）。外淋巴与 Corti 淋巴成分相同，类似组织液，钠离子（sodium）和钾离子（kalium）浓度近似脑脊液（cerebrospinal fluid）和血液（blood）；内淋巴成分与外淋巴差异较大，类似细胞内液（intracellular fluid）（表 Ⅱ-1-3）

表 II -1-3　内、外淋巴液与脑脊液、血液成分比较
Table II -1-3　Components Comparation between Blood,
Cerebrospinal Fluid, Perilymph and Endolymph

	血液	脑脊液	外淋巴	内淋巴
pH	7.397	7.301	7.2	7.4
Na^+/mEg · L^{-1}	140	150	148	26
K^+/mEg · L^{-1}	20	12~17	15	140
CL^-/mEg · L^{-1}	600	250	120	110
蛋白质 mg · 100mL^{-1}	6000~8000	10~38	75~100	10

（一）Corti 淋巴液（Corti Lymph）

分布在螺旋器的内隧道、Nuel 腔、外隧道及螺旋器细胞间隙中（图 II -1-72），Ilberg 用钍造影剂（thorotrast）注入内淋巴后发现这些颗粒不能通过网状板进入 Corti 淋巴。Duval 用辣根过氧化物酶作示踪剂，发现鼓阶外淋巴和 Corti 淋巴之间无弥散屏障。电镜观察证明膜性螺旋板的鼓阶面内衬的间皮细胞（mesothelial cells）之间和支柱细胞之间无紧密连接，有时支柱细胞之间的间隙相当宽，形成鼓阶与基底膜之间的细胞外间隙（extracellular spaces）。于是小分子物质即可通过基底膜自由地在鼓阶和 Corti 淋巴之间交换，致使外淋巴与 Corti 淋巴离子成分相同。外淋巴的 Na^+ 和 K^+ 浓度与脑脊液相似，给神经组织和感觉细胞提供适宜的体液环境。Corti 器的毛细胞及无髓神经纤维浸浴于低钾的 Corti 淋巴中，有利于动作电位（action potential）的产生和传递。

（二）外淋巴（Perilymph）

位于骨迷路和膜迷路之间，成分与细胞外液十分相似，关于外淋巴来源有如下的三种认识。

1. 来源于脑脊液（originating from cerebrospinal fluid）　形态学的研究早已证明外淋巴腔与蛛网膜下隙（subarachnoid space）借蜗小管相沟通，动物实验发现注入脑脊液的指示剂很快在外淋巴出现。Schneider 从环枕隙向脑脊液注入放射性磷（radiophosphorus），15分钟后，外淋巴中放射性物质（radioactive substance）的含量达 50%。临床实践中，在镫骨手术时，大量脑脊液从蛛网膜下腔进入前庭后自前庭窗喷出。尸体中发现凡蛛网膜下隙出血者，其耳蜗导水管及外淋巴腔中也有红细胞聚集。这些都说明脑脊液与外淋巴之间存在着交通。但蛋白质含量脑脊液与外淋巴却有明显差别，即外淋巴中的蛋白质含量较血浆中为低，但明显高于脑脊液，特别是小分子的球蛋白（globulin）其比例较血浆中为高；再者，众所周知脑脊液的生成是一种主动分泌（active secretion）的过程，因此，认为外淋巴仅来源于脑脊液的理论很难使人信服。

2. 来源于血液的超滤液（originating from blood ultrafiltrate）　Schneider（1965）、Schneider（1974）等认为外淋巴液的化学成分很像一种超滤液（ultrafiltrate）。对耳蜗而言"超滤"（ultrafiltration）一词的含意是小分子物质可以自由通过毛细血管壁，分子直径越大，如血红蛋白（hemoglobin）（分子量 68 000）不能通过。小分子物质透过毛细血管的过程是扩散作用（diffusion），它取决于浓度梯度（concentration gradient）。超滤主要在外淋巴间隙（perilymphatic space）的毛细血管网（capillary network）和螺旋缘血管（spiral limbus vessel）进行。Kellerhals（1974）在动物实验中也发现，动物摄入乙酰唑胺（acetazolamide）能使脑脊液分泌减少 50%，但外淋巴生成却不受影响，当吸入 CO_2，导致酸中毒（acidosis）时可明显促进外淋巴生成，却不能使脑脊液分泌增加，或者注射胰岛素（insulin）后，外淋巴中葡萄糖液浓度随血糖的变化而波动，但脑脊液却无改变。因而，从众多的实验结果，Vosteen 与 Arnold 等认为外淋巴并非来源于脑脊液，而是像组织液一样来源于血液超滤液。组织学观察，外淋巴腔中的结缔组织网含有丰富的与外淋巴腔表面相通的毛细血管网，外淋巴可能来源于此，并认为螺旋缘中的血管亦有类似的功能。

3. 外淋巴双重起源（double origins of perilymph）　Kellerhals（1976）根据染料示踪剂在豚鼠脑脊液及外淋巴中出现的顺序和数量，见到耳蜗局部外淋巴（local cochlear perilymph）生成量为脑脊液内流

量的 2 倍，明显大于脑脊液内流量。认为外淋巴的生成由外淋巴腔中毛细血管血液超滤液所产生，并经蜗小管（cochlear canaliculus）和听神经周围隙（periacoustic nerve space）和蜗轴（modiolus）中的血管周围隙从脑脊液中得到补充。因此，外淋巴液是两种液体缓慢交换的结果，以致最后形成了外淋巴的固有生化特性。因而，外淋巴的双重起源学说（double original theory）能较合理地解释外淋巴的生成和固有的生化特性。目前已为多数人所接受。

外淋巴通过两种途径被吸收：①进入淋巴腔邻近组织间隙，经毛细血管吸收，最后汇入螺旋静脉，吸收的速度与组织间隙渗透压梯度有关；②通过蜗窗膜处疏松结缔组织后进入中耳黏膜淋巴管。对淋巴通路的研究发现，蜗窗膜的内耳面具有一些淋巴通道，这些通道能通过分子大小约 50nm 的物质。动物实验注入脑脊液的二氧化钍（thoriumdioxide），数分钟后则在外淋巴出现，同时观察到指示剂能很快经蜗窗膜处的结缔组织进入中耳黏膜的淋巴管内。

外淋巴是对毛细胞活动起作用的流体动力学（fluid dynamics）过程中最基本的要素，主要参与内耳组织细胞的营养及代谢过程，对螺旋器（spiralorgan）有营养作用。

（三）内淋巴（Endolymph）

内淋巴分布于耳蜗管、球囊、椭圆囊和膜半规管、内淋巴管、内淋巴囊及连合管内。直接测定结果显示内淋巴的葡萄糖浓度仅 0.833mmol/L（15mg%）。因此，内淋巴似乎不大可能在代谢中起主要作用。但内淋巴的高钾低钠成分和电位，对耳蜗的换能过程提供适应的电化学环境起作用。有关内淋巴的来源，早在 19 世纪 Cortic（1851）就指出内淋巴可能是血管纹分泌，后来得到不少学者的支持。在以后数十年中对内淋巴的研究进展缓慢。随着实验手段的改进，近三十多年来对内淋巴的生成和循环的研究较为活跃。有许多学者对不同动物的血管纹进行光镜、电镜观察，发现血管纹的边缘细胞基底面有大量富含线粒体的突起，突起伸向深面，突起的质膜上结合着大量的 ATP 酶。组织化学（histochemistry）证实耳蜗内含丰富的 Na^+、K^+ 激活的受乌苯苷抑制的 ATP 酶。此酶几乎完全局限于血管纹处。Na^+、K^+ 依赖性 ATP 酶系统的激活在离子运输过程中起主要作用。研究中还见到当缺氧时，由于血管纹 ATP 浓度下降，内淋巴液的离子成分也改变，此时 Na^+ 不断增高，K^+ 相应降低。将可说明内淋巴的离子成分完全是由血管纹的细胞以耗能的主动运输方式调控。血管纹上皮内有丰富的毛细血管，毛细血管紧贴上皮细胞，其血流速度相当快，约每秒 1mm。从而保证了血管纹的供氧。这些形态学上被观察到的结构，将可作为支持血管纹有分泌内淋巴功能的依据之一。

然而，动物实验的示踪物质始终不能由血液运送至血管纹表面或内淋巴腔中，同样的注入动物血管中的辣根过氧化物酶（虽可进入血管纹的血管，并达到血管周围间隙（perivascular space），但不能通过血管纹上皮细胞胞饮（pinocytosis）和胞吐作用（exocytosis）进入内淋巴。因而未能很好地解释内淋巴是由血管纹所产生。

由于前庭膜很薄这一组织学特点，在膜的两侧上皮细胞内均见有质膜小泡。Naftolin 和 Harison（1958）也同样见到前庭膜上皮细胞富含质膜小泡。Duvall（1970）发现铁蛋白可通过细胞间紧密连接。故均认为前庭膜具有液体交换的形态学特征，说明液体物质可以通过此膜，从而提出内淋巴是外淋巴液的滤过液。Rauch（1963）将钠和钾化合物注入内耳淋巴系统，证明前庭膜积极使离子由外淋巴向内淋巴运输。Hinojosa（1971）把铁蛋白作示踪剂物注入外淋巴间隙，发现铁蛋白（ferritin）自外淋巴向内淋巴移动，从而也认为内淋巴是由外淋巴经前庭膜过滤而形成。而内淋巴内的离子成分则由血管纹维持。以上资料显示，有较多的实验依据和形态学结构基础，提示内淋巴的形成与前庭膜过滤（filtration）有关。

此外，Kimura（1980）用显微外科学（microsurgery）方法分段阻断或破坏动物膜迷路的不同部位见到：①当阻断连合管后，蜗管膨胀而球囊塌陷，椭圆囊无变化，说明蜗管中的内淋巴不能向内淋巴囊方向流动，且椭圆囊能分泌内淋巴，球囊无暗细胞，故球囊则无此功能而产生塌陷；②阻断内淋巴管或同时破坏连合管时均可导致蜗管、椭圆囊及球囊膨胀，提示椭圆囊内淋巴流向淋巴囊。临床上见到的 Meniere 病，内淋巴积水主要累及蜗管和球囊，椭圆囊和三个膜半规管改变轻微，这些都表明前庭系统与蜗管系统的内淋巴来源不同；前庭系统的内淋巴是由与血管纹边缘细胞形态基本相似的，覆盖于椭圆囊后壁及前壁边缘、半规管内壶腹嵴的半月面内暗细胞所分泌，已如前述。

有关内淋巴的循环和吸收通过多年来从各个侧面进行研究，目前主要有两种理论。

1. 纵流学说（longitudinal flow theory） 纵流学说认为内淋巴由耳蜗血管纹边缘细胞、前庭膜滤过液和椭圆囊及半规管暗细胞分泌，经连合管、球囊管及椭圆囊管进入内淋巴管及内淋巴囊。由内淋巴管和内淋巴囊的上皮细胞吸收并进入其外周疏松结缔组织，结缔组织富含毛细血管并与前庭导水管骨壁的微血管交通。内淋巴经前庭导水管骨壁的微血管经静脉至乙状窦（sigmoidsinus），淋巴管和内淋巴囊腔内大量的皱襞、囊内衬上皮细胞游离面长的微绒毛及丰富的质膜小泡的形态学特征支持内淋巴囊具吸收功能。动物实验发现把过氧化物酶、铁蛋白、胶体银等注入蜗管，一段时间后均出现于内淋巴囊腔。对内淋巴囊内淋巴液的研究发现，钾离子浓度比蜗管低 9 倍，说明内淋巴自蜗管流向内淋巴管和内淋巴囊的过程中离子浓度发生变化。内淋巴囊内高浓度的蛋白质促使囊的渗透压升高，从而引导液体流向淋巴囊，以及前面已经介绍过的 Kimura 用显微外科学的实验方法，不仅说明前庭、半规管的内淋巴与蜗管的内淋巴来源不同，更为内淋巴液纵向流动（longitudinal fluxion）提供了很好的实验依据。

2. 辐流学说（radial flow theory） 辐流学说主要认为内淋巴的生成和吸收，基本上是在局部进行的，即蜗管生成的内淋巴基本上由其本身所吸收，耳蜗各周（转）间也互不影响。Lawrence（1973）发现刺破耳蜗某周的前庭膜后，该周的内、外淋巴发生混浊，引起局部损害。但相邻部位却能保持正常状态，这种情况说明内淋巴的循环可能是局部进行。Lawrence 为辐流学说提供了依据。另外，Klimula（1965）实验显示阻塞猫的内淋巴管形成耳蜗积水要两年，而阻塞猴的内淋巴管观察两年以上尚未能见到耳蜗积水。Konrshi（1975）发现阻塞豚鼠内淋巴管，则在 12 小时内可造成耳蜗顶圈内淋巴积水。这些实验结果从另一个侧面提示了随着生物的进化，生物等级越高，内淋巴液的形成和循环过程也越来越慢；同时也显示内淋巴不完全依靠内淋巴囊吸收（absorption of endolymphatic sac），耳蜗的上皮及结缔组织也参与内淋巴液的吸收。

然而，内淋巴囊的吸收功能，依 SchindlerR.A. 对人类内淋巴囊的超微结构观察，从正常形态和 Meniere 病、听神经瘤（acoustic neuroma）的病理改变，都较为肯定的认为，人类与其他哺乳动物的内淋巴囊，同样具有：①内淋巴的重吸收作用（reabsorption）；②吞噬循环（phagocytose circulation）中的淋巴液内碎片。并认为人类 I 型细胞即亮细胞有很多微绒毛，其主要功能是将囊腔的液体和离子运输至细胞间隙和上皮下结缔组织；II 型细胞即暗细胞有较多的异物和质膜小泡，将起到排除囊腔废物碎片的作用。再从内淋巴液由蜗管向内淋巴囊的纵向流动，经过蜗管各周时进行了水和离子的交换，高分子物质和细胞碎片被引流至内淋巴囊中吸收和吞噬，以致内淋巴内蛋白质浓度明显增高，渗透压高，同时内淋巴囊中钾离子浓度比蜗管低 9 倍，没有明显的电位变化。这些事实似乎可以说明内淋巴液从蜗管到内淋巴囊的过程中，离子浓度确实发生了明显的变化。此外，从 Meniere 病临床表现和病理改变上内淋巴积水均较为恒定，而积水最可能原因是内淋巴囊吸收功能不良，其主要根据是 Meniere 病进行放射学观察时，未能见到前庭导水管的比例明显增加。在几种不同动物中，阻塞前庭导水管或破坏内淋巴囊都必然产生内淋巴积水。这些事实足以表明内淋巴囊具有吸收功能。有关内淋巴的生成和循环是一个极其复杂的过程，直到目前仍未能完全被认识，并为许多基础与临床工学者所公认。因此，尽管经历了近百多年来众多医学基础与临床学者从各个侧面进行研究和探索，但所得到的实验结果有不少是互相矛盾，故仍未能很好被阐明。可是从耳蜗、前庭、半规管的组织结构、生理功能以及病理改变各方面的资料显示，有关内淋巴的生成、循环和吸收，从以下三个方面相互补充的观点可能使我们对这个问题有一个比较明确的看法。

（1）内淋巴有多种来源（various originations of endolymph）：内淋巴腔是一密闭的，充满内淋巴的腔隙，其内壁由不同的上皮所覆盖。其中前庭膜很薄，两侧上皮细胞均见有质膜小泡，水和电解质将可通过此膜，是内淋巴生成的来源之一。血管纹与内淋巴生成是否有关？有些实验持否定态度。但从血管纹的光镜和电镜观察到的组织结构，以及血管纹的上皮具有 ATP 酶活性的特殊蛋白质浓度甚高等，都表明血管纹与内淋巴的生成及理化特性的保持恒定有密切关系。因此，是否可以认为，前庭系统的内淋巴由椭圆囊、半规管、壶腹嵴半月面暗细胞产生，耳蜗的内淋巴则来源于前庭膜的滤过和血管纹产生。而内淋巴的理化特性则有赖于泵系统予以维持，其中特别是钠－钾泵系统最为重要，钠—钾泵系统位于内淋巴腔的某些上皮内，其中血管纹中特别丰富。

（2）内淋巴的循环和吸收，辐流和纵流共存（concurrence of circulation and absorption, radial and longitudinal flows in endolymph）：辐流和纵流学说各有实验依据，但考虑内淋巴有不同来源这一客观事实，认为在内淋巴循环和吸收过程辐流和纵流两种现象同时存在将较为合理，理由是内淋巴腔中各种离子浓度可通过泵系统进行调节，而内淋巴的大分子物质则朝内淋巴囊的方向流动，由内淋巴囊加以处理。

（3）内淋巴囊具有吸收、吞噬和调控的功能（endolymphatic sac with functions of absorption, phagocytosis and modulation）：正常情况下，内淋巴的产生和吸收必须保持平衡。当平衡失控多是由于内淋巴囊的病理改变而导致膜迷路中内淋巴积聚过多而产生内淋巴高压。据临床统计 Meniere 病绝大部分与内淋巴囊病理改变有关。此乃由于正常情况下内淋巴囊对内淋巴的容量及流体静压起调节作用，在病理情况下，内淋巴囊的这种调控更为明显。House 将此称为"急救功能（first-aid function）"。内淋巴囊的吸收、吞噬和调控功能，目前为各种内淋巴囊减压及分流手术的理论基础。

（姚良忠　王啟华）

四、维持内耳淋巴液相对稳定的"屏障"Maintaining the Relatively Stable Barrier of Lymph in Inner Ear

内耳三种淋巴液的不同成分得以维持，近年来经许多学者（如 Miszahy、Jahnke 等）从各个侧面进行研究，认为内耳淋巴液之间、淋巴液与脑脊液、淋巴液与血液之间存在着特殊的组织结构装置"屏障"（barrier）。

外淋巴腔经蜗小管与蛛网膜下隙相通，但管腔内充填着耳周组织，且与鼓阶之间的内口有界膜封闭，把脑脊液与外淋巴分隔，构成外淋巴与脑脊液之间的屏障。Jahnke（1975）用冰冻裂隙法电镜下观察豚鼠内耳，发现整个膜性蜗管内细胞均以紧密连接相连，这形成了内、外淋巴间"屏障"的形态学基础。从而保证了正常情况下内淋巴和外淋巴各自稳定的离子浓度。

内淋巴与血液的离子浓度差异甚大，内淋巴与血液之间也有屏障，在螺旋韧带和血管纹内的毛细血管均为连续型毛细血管，内皮细胞无窗孔，细胞间以紧密连接相连。此外，血管纹边缘细胞与基细胞之间的紧密连接，蜗轴细胞间的连接复合体，三者共同分隔于血液与内淋巴之间，共同构成了血 - 迷路屏障（blood-labyrinth barrier）。在动物实验中发现，静脉注入的示踪剂能从血管纹的毛细血管中渗出到达血管纹的组织中，但被边缘细胞之间的紧密连接阻挡而不能进入内淋巴腔。可见血 - 迷路屏障中边缘细胞之间的连接是最严密的。葛贤锡等用铁蛋白作示踪剂，电镜观察静脉注射甘油对豚鼠血管纹细胞间连接的影响，发现甘油使边缘细胞间的紧密连接开放，使铁蛋白进入内淋巴腔。这实验提供了利用药物治疗内耳疾病（treating the diseases of inner ear with drug）的途径。

根据神经生理学的特点，神经动作电位不能在高钾的液体中发生。螺旋器的毛细胞在高钾的体液环境下也不可能兴奋和触发神经冲动，无髓神经纤维也不可能产生动作电位以传出兴奋。正常情况下螺旋器毛细胞及神经纤维不能浸在高钾的内淋巴中。组织学观察见到螺旋器网状板中毛细胞顶端与支持细胞间的紧密连接构成"屏障"分隔了内淋巴与 Corti 淋巴。动物实验也发现，脉冲噪声巨大的能量可引起网状板破裂，使内淋巴向 Corti 淋巴浸润，Corti 淋巴被内淋巴污染后，短时间内、外毛细胞、支持细胞和神经纤维都将受影响，最后导致整个螺旋器坏死，并被无功能的扁平上皮所代替。因此，是否可以认为上述装置在一般情况下，使内淋巴与 Corti 淋巴保持恒定，一旦屏障受到破坏将导致严重的后果。

五、迷路（内耳）的神经及声音传导 Nerves and Sound Conduction of Labyrinth（Inner Ear）

（一）内耳之神经及其中枢联系（Nerve of Inner Ear and Connection with Central Nervous）

第Ⅷ对脑神经——前庭蜗神经即位听神经（vestibulocochlear or statoacoustical nerve），为感觉性神经（sensorynerve），含有听觉和平衡觉纤维，前者组成蜗神经；后者则组成前庭神经。

蜗神经及其中枢联系，自内耳螺旋器感受声音上达大脑皮质的传导通路，全程由四级神经元组成：①螺旋神经节（spiral ganglion）；②蜗神经核（cochlear nucleus）；③下丘（inferior colliculus）；④内侧膝状体（medial geniculatebody）（图Ⅱ-1-73）。

1. **蜗神经（cochlear nerve）**　由螺旋神经节神经元的中枢突形成。螺旋神经节为第一级神经元，属双极神经元，位于蜗轴的 Rosenthal 管内。在人类螺旋神经节约有 25 000~35 000 个神经元，猫 44 298~60 000 个。每个细胞有一根短的周围突和长的中枢突。根据其形态特征可分为二型：Ⅰ型和Ⅱ型神经元。Ⅰ型神经元占螺旋神经节神经元总数的 90%~95%，属双极神经元，细胞体积较大，胞核大而圆，胞体及其中枢和周围突有髓鞘包绕。Ⅱ型神经元仅占螺旋神经节神经元总数的 5%~10%，属假单极神经元，细胞体积较小，一般无髓鞘包绕。Ⅰ型和Ⅱ型螺旋神经节神经元的周围突通过耳蜗螺旋板内的通道，穿过 Habenular 孔进入螺旋器。穿过 Habenular 孔前，所有神经纤维均失去髓鞘。其中Ⅰ型细胞的周围突穿 Habenular 孔后向毛细胞。Ⅱ型细胞的周围突穿出 Habenular 孔后，呈现螺旋状越过 5 个内柱细胞，然后自内柱细胞间穿出，沿 Corti 内隧道底行走，沿基底下行纤维，到达外毛细胞区域后，在 Deiter 细胞间向外毛细胞底部方向呈螺旋状行走，形成外螺旋纤维支配外毛细胞。

内外毛细胞的传入纤维之比为 20：1，通常是一个Ⅰ型节细胞周围突仅与一个毛细胞形成突触，且一个毛细胞接受数个Ⅰ型螺旋神经节细胞的支配；而一个Ⅱ型螺旋神经节细胞可分支支配约 10 个外毛细胞，一个外毛细胞亦接受数根传入神经纤维支配。

螺旋神经节细胞的中枢突形成蜗神经（cochlear nerve）。蜗神经在内耳道底位于内耳道底的前下部，并与前庭上、下神经及面神经并行，出内耳门后经小脑脑桥池，在延髓脑桥沟进入脑干的蜗神经核。蜗神经纤维的纤维排列与其支配耳蜗毛细胞区域或频率特异性有关，认为支配耳蜗底周的传入纤维组成蜗神经的外层，而来自顶周的纤维位于蜗神经的深层或中心部。

2. **蜗神经核（cochlear nucleus）**　蜗神经核是听觉传导通路的第二级神经元。它位于脑桥和延髓交界处，菱形窝外侧听结节的深面，由蜗神经腹核（ventral cochlear nucleus）和蜗神经背核（dorsal cochlear nucleus）组成。其中蜗神经腹侧核又可分为蜗神经前腹核（anteroventral cochlear nucleus）和蜗神经后腹核（posteroventral cochlear nucleus）两部分。各核内的蜗神经均按耳蜗接受频率的特异性有规律地排列，起自耳蜗基底的纤维，传导高音终止于蜗神经背核，而来自蜗顶部的纤维，传导低音至蜗神经腹核。

蜗神经进入蜗神经核中继（交换神经元）后，由第二级神经元（蜗神经核）发出的纤维形成三个二级听束（secondary auditory path）：腹侧听纹（ventral acoustic stria）即斜方体（trapezoid body），中间听纹（intermediate acoustic stria）即 Helde 纹，和背侧听纹（dorsal acoustic stria）即 Monakow 纹。这些中继后的二级神经纤维有的交叉到对侧或不交叉在同侧，形成外侧丘系（lateral lemniscus），向上行至下丘或外侧膝状体。

在蜗神经核中继后的神经纤维向上投射途中尚可见一些与听觉传导有关的结构，如上橄榄复合体（superior olivary complex），它由上橄榄内侧核（medial nucleus of the superior olive）、上橄榄外侧核（lateral nucleus of the superior olive）、斜方体内侧核（medial nucleus of the trapezoid body）以及橄榄体周围核（periolivary nuclei）。橄榄体周围核则由外侧丘系腹核（ventral lateral lemniscus）、外侧丘系中间核（intermediate lateral lemniscus）及外侧丘系背核（dorsal lateral lemuiscus）所组成。并认为外侧丘系核之神经元排列与音调有关，对低频音反应较好的神经元位于核的背侧，而对高频音反应较好的神经元排列在核的腹侧。

3. **下丘（inferior colliculus）**　下丘是中脑四叠体的一部分，属中脑被盖的结构，位于上丘下方，它是听觉上行传导通路与听觉反射有关的主要神经元交换站（中继）。中继后的纤维经内侧膝状体传递至皮层中枢。下丘包括三个主要核团：下丘中央核（central nucleus of the inferior colliculus）、下丘外侧核（lateral nucleus of the inferior colliculus）及下丘中央周围核（pericentral nucleusof the inferior colliculus）。下丘并有少量纤维经下丘联合至对侧下丘。此外，下丘尚发出下行纤维经外侧丘系至外侧丘系腹侧核、内侧核、橄榄体周围核及对侧蜗神经背核。

4. 内侧膝状体（medial geniculate body）　它是属于间脑的一个卵圆形隆起，被挤向尾侧，故位于中脑外侧面，外侧膝状体的内侧。它是听觉传导通路中一个重要的神经元交换站。内侧膝状体有三个核团：腹核、内侧核及背核。它们主要接受来自下丘的上行经下丘臂的听觉纤维，和来自皮质的下行性投射纤维。自内侧膝状体发出的纤维形成听放射（auditory radiations）向皮质听觉中枢投射。

5. 听觉皮质（auditory cortex）　听觉皮质位于大脑颞叶的颞横回（transverse temporal gyri）即Heschl回Brodmann 41和42区。位于大脑外侧裂的深面，颞上回中部背缘渐渐露出脑表面。两侧听觉皮质之间有纤维互相联系。前已述及，一侧外侧丘系内有来自对侧和同侧蜗神经核发出的二级听觉传导纤维，不难理解一侧听觉皮质接受来自两侧耳的听觉，所以当一侧耳蜗神经或耳蜗神经核的损伤，自然会引起同侧耳聋。而一侧听觉皮质的创伤，不会引起全聋，患者常常是主观上不感到有明显的听觉障碍，但可引起声音定位能力特别是判断声源距离能力有减退。一侧外侧丘系或听觉皮质的病变，通常是引起双耳听力部分减退，但一般对侧较为严重，而任何一耳的中枢性传导性耳聋，必然是两侧的听觉通路受到损害。

听觉反射是指由声的刺激而诱发的各种反射活动。前已述及听觉传导通路上的各种中继核，如上橄榄核、斜方体核、外侧丘系核及下丘核等均位于反射弧上，它们分别发出纤维投射各个运动核，以完成对声刺激的反射活动。如上橄榄核发出的部分纤维止于展神经核（nucleus of abducent nerve），经此完成向声响处转眼的反射；另一部分纤维走行于网状结构或加入内侧纵束（medial longitudinal fasciculus）至面神经核和支配颈肌的神经核，以完成强声的闭眼、镫骨肌的收缩（镫骨肌反射）由此而产生转头等反射活动。来自下丘的纤维加入顶盖脊髓束，交叉后下行止于脊髓前角细胞，参与完成听觉和视觉的防御性反射。尽管如此，听觉反射的联系十分复杂，至今尚未完全确定。听觉传导通路就其途径简化综合如图Ⅱ-1-74、图Ⅱ-1-75：

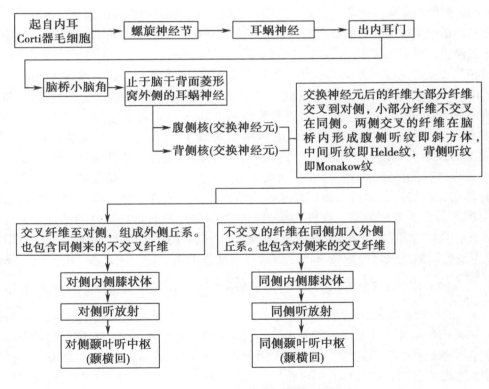

图Ⅱ-1-74　听觉传导通路示意图
Diagram of Hearing Pathway

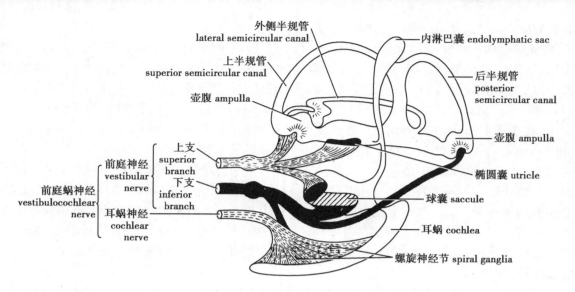

图Ⅱ-1-75 内耳的神经示意图
Diagram of the Nerves in Inner Ear

（二）声音的传导及其他（Sound Conduction and Others）

人类在日常生活中经常听到各种形式的声音，像谈话声、歌声、乐器声以及汽车、飞机的马达声等等，这些声响是如何传递呢？声音感受器是在内耳之螺旋器，所以，声音必须传到内耳才能感受到听觉，这是众所周知的。然而，前面已经介绍过的鼓膜，听骨链以及咽鼓管和两块小肌肉等，都是为了保证正常声音传导而组合。鼓膜有三层结构，其中特别是中层以及鼓膜本身无固有振动，这对鼓膜能传导各种频率的声波是非常重要的。鼓膜形似尖顶的斗笠，向内凹陷，尖朝中耳，是富有弹性的组织，故容易发生振动。当鼓膜周围部分的振动传至顶端时，振幅减小，而振动力则加强。如果当声波振动鼓膜后，鼓膜的振动不能以声波的停止而停止，将会无法对声波进行正确的传导，但由于鼓膜尖端有锤骨柄附着而被控制。锤骨柄犹如一手指按在鼓膜上，这样就保证了鼓膜对声波的刺激所引起的振动，几乎完全和刺激同始终，即声波停止，鼓膜的振动也立刻停止，使不致有余音的干扰。鼓膜的面积约 85mm^2，但其周边部不能产生振动。因此，有效振动面积约为 59.4mm^2，而镫骨底仅有 3.2mm^2，两者之比为 59.4∶3.2，约大 18.6 倍，二者之间的比例十分悬殊。所以人鼓膜表面的声压传到镫骨底时，此声压也因之被提高 18.6 倍。怎样才能使鼓膜上的振动有效地传至前庭窗？这需要有听骨链的连接，才能保证这个功能的实现。有人认为三个听小骨以其特殊的连接方式形成在功能上是一个两臂之间固定角度的弯曲杠杆系统，锤骨柄为杠杆的长臂，砧骨长突为其短臂。该杠杆系统的特点是支点恰好在整个听骨链的重心上，因而在能量传递过程中惰性最小，效率最高。在杠杆系统中作为长臂的锤骨柄与短臂的砧骨长突的长度之比约为 1.3∶1。因此，当振动由鼓膜经听骨链传至前庭窗时，振动的幅度减少约 1/4，但压力却增大到原来的 1.3 倍。故声波振动的压强经鼓膜传至前庭窗时，将增强 18.6×1.3=24.1 倍，相当于 27.6dB（相对声压级 $=20\log24\dfrac{I}{I_0}=27.6$）。这就是中耳传递声音中的增压效应（pressure effect）。听骨链的作用，与留声机（gramophone）的杠杆相类似，但方向却相反。留声机的针尖在唱片上做微小的动作，经过杠杆作用，将振幅加大，于是响度增加，这是大家所熟悉的。听骨链的作用则相反，将鼓膜振动的振幅缩小，但将振动的力量加强，然后传递到前庭窗。再就两块小肌的拮抗（antagonism）作用来说，对控制调整中耳声波传送振幅大小适度及保护内耳均有一定作用。此外，中耳在正常条件下充满新鲜空气，通过咽鼓管调节，以使中耳内外压力均等，这些都是保证正常声音传导所必须的。因此，不难理解，这些正常系列解剖结构是保证正常听觉生理功能不可欠缺的条件。任何环节中出毛病，其转归必然影响听力。如鼓膜炎、中耳炎等，如治疗不及时或不彻底，其最终结果均将影响听力（图Ⅱ-1-76~ 图Ⅱ-1-78）。

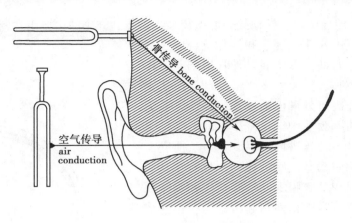

图Ⅱ-1-76　声音传导示意图
Diagram of the Sound Conduction

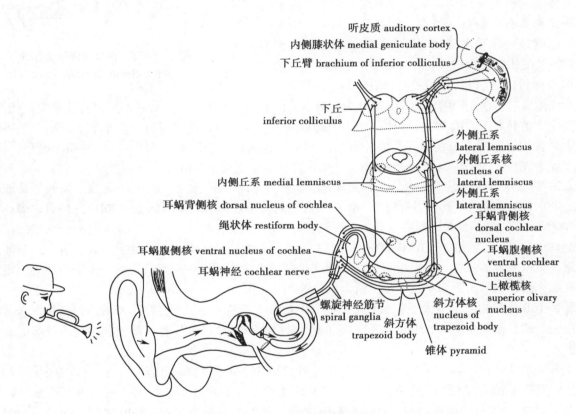

图Ⅱ-1-77　听觉传导示意图
Diagram of the Auditory Conduction

声音传入内耳的途径有空气传导（air conduction）和骨传导（bone conduction）。

1. 空气传导有两种情况：①声波振动鼓膜，然后由听骨链传至前庭窗，由此先引起前庭阶的外淋巴振动，后引起蜗管的内淋巴振动，使螺旋器感受声觉，经蜗神经入脑，这条传导通路是最主要的；②声波直接振动蜗窗的第二鼓膜，先引起鼓阶的外淋巴振动，再引起蜗管的内淋巴振动，使螺旋器感受声觉，经蜗神经入脑。在正常情况下，此路径并不重要。因为正常时听骨链推动前庭窗的声压强度比鼓室空气推动圆窗要大1000倍，只有当鼓膜或听骨链的正常功能遭到破坏时，才起一定作用。

2. 骨传导系由中耳周围的头骨传导至内耳（图Ⅱ-1-78），在正常情况下此路径的功能意义不大。但在临床听力检查中则极为重要。

从上述可知，空气传导中声波振动鼓膜的途径最为重要。外来的声波由耳廓收集。耳廓有判断声音来源的方向和增强响度的作用。耳廓和外耳道合成一喇叭状，且外耳道又几经弯曲，以便通过外耳道的共振作用而增强声音，传至鼓膜。然后由听骨链的动作而达到前庭窗。于是引起了前庭阶外淋巴的波动，并使之变为液波，此液波再震动前庭膜使内淋巴发生波动，其结果使基底膜也随之振动。声音传进内耳时，不论从前庭窗传入或蜗窗传入，最后引起基底膜的振动，只有在基底膜振动时，才能使排列在基底膜上的螺旋器受到刺激而发生兴奋，由蜗神经传至听中枢而引起听觉。在正常情况下，在受到外界强烈声波时，蜗窗上的第二鼓膜可起到缓冲作用。

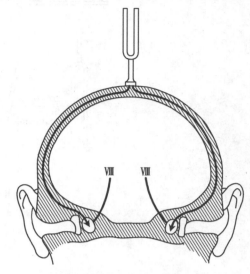

图Ⅱ-1-78　声音骨传导示意图
Diagram of the Bone Conduction of Sound

人类之所以能听到和区别各种不同的声音，主要是各种声音都具有它各自的特点，如音调的高低，响度的大小，也就是频率和声音强度各有不同。频率就是声波每秒钟振动的次数。声波（sound wave）是指能发声的物体发出声音后，所引起空气一疏一密的波动。声波是通过介质束传导的。在人们的生活中，传导声波最常见的介质是空气，但空气并不是声音传导的最佳导体。在空气中声波传导速度每秒约340m，在水中每秒是1438m，而钢铁中每秒可以达到5200m。为了精确地测定声音频率的高低，在国际上就采用Hz（Hertz）做单位。Hz就是每秒钟声波振动的次数。例如：一个声音造成空气在每秒内振动了1000次这个声音的频率就是1000Hz。

人的耳朵对声音的感受能力是比较灵敏的，但一些动物的听觉比人类更加灵敏。狗的耳朵能听到50~45 000Hz之间的声音，猫能听到50~85 000Hz之间的声音，蝙蝠能听到12 000Hz的声音，海豚能听到20 000Hz的声音，而大象则是少有的能听到低达5Hz声音的动物之一。人能感受声音频率的范围是16~20 000Hz，其最敏感的是1000~3000Hz之间。如果频率低于16Hz，就不能引起人的听觉，只能产生振动感。衡量声音的强度，一般是根据声波所产生的压力大小，即声压来决定的。关于声压的测定方法比较复杂，医学上采用听力单位，一个听力单位就叫"1dB"（one decibel）。

那么1dB声强相当于多大呢？通常是指相当于正常人的耳朵刚刚能觉察出来的声强变化。人耳能听到的声强范围，据测定是0~130dB之间。零dB不是没有声音，是人耳听取某种频率的声音所需要的最低强度。

正常人的听力在10dB以内，即在日常工作和生活中，能听到6m距离的一般讲话不会感到困难。如果比正常听觉能力减低到完全听不到声音就称听力损失（hearing loss）。听力损失有轻有重。轻度听力损失不超过30dB；中度听力损失在30~60dB之间；重度听力损失在60~90dB之间。如果听力损失到90dB以上，虽贴近耳朵大声叫喊，或戴上助听器都听不到，则属全聋（total deafness）。

引起耳聋的原因很多，可以说一个人从胎儿到老年，都有可能发生耳聋。事实上，随着年龄的增大，人人都无法避免渐渐失去听觉。有资料表明，在西班牙50岁以上成年人中，有轻微耳聋是最为常见的疾病。所以，有些学者称，从胎儿到老年都有可能发生耳聋的现实情况看，耳聋这种疾病也许是对人类是最"公平仁慈"的一面。不过目前引起人们普遍注意的是噪声性听力损失（noise hearing loss）。

众所周知噪声（noise）历来是恶名昭著，为人们所厌烦，通常一切吵闹的或令人烦躁的响声，都可以称为噪声。世界卫生组织（World Health Organization，WHO）将噪声定义为"任何不希望听到的声音"。但并不是一切噪声都能引起耳聋，只有强烈的噪声才可能引起耳聋。也就是说强烈的爆炸声和长期接触强烈噪声的生态环境都可能引起噪声性耳聋。炸弹和炮弹发出强烈噪声和冲击波可以震破鼓膜，振伤内耳感受器螺旋器，这时感到耳内嗡嗡响，听外界声音都远了，甚至听不到，这就叫急性噪声性听力损失（acute noise hearing loss）或暴震性聋（suddenly vibrative deafness）。有些工人长期在强烈噪声的车间或矿井中工作，也会损伤内耳，使听力逐渐下降，这样逐渐形成的耳聋，就是慢性噪声性听力损失（chronic noise hearing loss）。据知，任何85dB以上的声音都有可能导致永久性听力损害。所以，噪声性听力损伤是无处不在，例如在餐厅、商场、电影院、健身房、工作场所、婚礼及其他伴有音乐的庆祝活动中，我们全都会暴露在巨大的噪声的环境下，均有可能在不知不觉中患上听力损伤。此乃由于暴露在极其巨大声响中时，内耳中的某些毛细胞会被损害或死亡，这一过程一般不产生疼痛，而是一个渐进的过程，只是在某一个时间段我们意识到自己的听力受损，然后常常是突然在某一天早上起床时发现自己已经受到了严重的永久性听力损伤，一旦失去听力，通常是永远无法恢复的。当下噪声性听力损伤无法治愈，助听器也许有助于提高听到的音量，但它远远无法代替正常的听力。尽管噪声性听力损伤是一种渐进性的永久性损伤，但它是可以预防的。我们可以调小耳机的音量，并且远离充斥着巨大噪声的场所。如果做不到这两点，就在暴露在巨大声音时戴上听力防护用品，例如音乐系学生需要在排练时和演出时戴上耳塞。

引人注意的是据世界卫生组织提供的资料显示，噪声污染已成隐性杀手。在欧洲缺血性心脏疾病引起的死亡中约有3%是由于长期生活于交通噪声中造成的。鉴于全球每年约有700万人死于心脏病，其中可能有21万人的生命是噪声环境的牺牲品。噪声为何会引起疾病（如心血管疾病），生活在噪声中为何会对人类健康产生影响？目前认为，噪声能形成一种长期的压力，让我们的身体一直处于警觉状态。德国联邦环境署（2006）发布的一份研究报告显示，即使在睡眠状态下，人的耳朵、大脑和身体仍然会对声音做出反应，提高皮质醇、肾上腺素等压力激素的水平。如果这些压力激素一直在体内循环，将可能会造成生命长期的生理变化。其最终结果有可能导致心力衰竭、中风、高血压和免疫问题等各种疾病的发生。所有这些都是在不知不觉的情况下发生的，即使你认为自己习惯了噪声，这些生理变化仍会发生。有资料显示：听力损伤与老年痴呆（senile dementia），即Alzheimer症相关联，患有轻微听力损伤的人罹患痴呆的风险是正常人的两倍，中度听力损伤的人患痴呆的风险是正常人的3倍，而重度听力损伤的人患痴呆的风险高达5倍。

根据声学计算所知，人耳所能感受到的声音强度最高范围约120dB。声强达120dB以上的时候，人的内耳就要产生疼痛。平常讲话声音强度是60dB。当长时期聆听85dB强度以上的声音时，内耳就会开始受到损害。随着汽车运输迅猛发展，目前城市交通噪声大约90dB左右。一架喷气飞机在151.4m（500ft）上空飞行发出的噪声为115dB。在工业方面，平时记录到的噪声为90~130dB。因此，可知目前城市及工厂噪声的污染足以伤害到人民的健康，应当引起重视。有关噪声控制的研究、消灭噪声的污染及有关噪声的预防，是当前工矿、城市保健事业中的一项重要工作。预防噪声可以采取各种工程技术手段，如建防声墙，土堤及采用个人或集体防护办法等等。据新近有人研究，用松树林和白桦树可以防止城市的噪声。它是以城市的宽10.0~30.0m的自然护林作为研究场所。试验者拥有一台现代化设备——丹麦造的准确声学仪，磁带上记录下来的噪声可以借助磁带录音附加器和放大机还音，"声化了"的噪声链总长70m。在有树林的地方测量完毕后，又在附近没有树林的空旷地进行了测量，然后加以比较。结果十分惊人地发现，树木犹如半透明屏障出现在声波传播的途中，这种屏障的后面形成了声影区。实验结果表明，种针叶林防噪声效果比阔叶林提高6~7dB。因此人们认为用树林来防止城市噪声具有积极的意义。

此外，也许有不少人都有细听海浪拍打岩石的声音，或风吹树叶沙沙声音能起到安慰或缓解镇定作用的生活体验。尽管眼下对它的客观存在尚无公认的解释。但也有一些学者认为，大海和树叶的声音是混合而成的"白噪声"。因为人们已经知道"白噪声"会令人放松，对一些神经系统的某些疾病能起到辅助治疗作用。真正科学上的"白噪声"是一种功率频谱密度为常数的随机信号和随机过程。由于白光是由各种频率的单色光束混合而成，此信号具有平坦功率谱的性质，被称作是"白色的"。此声音信号因此被称作"白噪声"，实际上人们常常将有限带宽的平坦信号视为"白噪声"。至于人们为什么会喜欢"白噪声"？有人认为"白噪声"可以覆盖使人心烦的干扰音，或者占据了足够的大脑活动空间，挤走了那些不受欢迎想法。海浪击石或海滩有节奏重复的响声的作用可以令人放松，这或许因为人们已经适应或习惯这种声音。但在另外一方面，为什么水龙头滴水声等其他不断重复的水声则会惹人烦恼？当下人们仍不清楚产生上述区别的原因。

《美国每日科学网站》2017年3月8日报道了西北大学医院的一项新研究。研究结果显示，与脑电波波长同步的温和声音刺激，即粉红色噪声比如瀑布的冲刷声，能显著增强老年人的深度睡眠，并提高他们回忆单词的能力。学者研究者美国西北大学神经学教授、西北大学医院睡眠专家菲莉丝·齐（Phyllis C. Zee）博士认为，这是一个可以帮助提高脑健康的新颖、简单且安全的非药物手段，是一个提高老年人记忆力、抑制与年龄相关的记忆力减退的潜在工具。

综上所述，人们从多方面去探索对不同噪声的利用，依然是令人们有乐观的期待。

（三）耳蜗的感音换能作用（Cochlear Function of Changing Sound Perception）

耳蜗的功能是把传到耳蜗的机械振动（mechanical vibration）转变成听神经纤维（acoustic nerve fiber）的神经冲动（nerve impule）。在这一换能过程中，耳蜗基底膜的振动是一个关键因素。声波传到内耳，由于外淋巴和内淋巴的振动，都会造成基底膜的振动，基底膜振动又引起螺旋器的振动，螺旋器振动使毛细胞顶端和盖膜之间发生相应的运动，由于毛细胞纤毛接触或埋入盖膜，因此毛细胞和盖膜之间的相对运动就引起纤毛的弯曲（图Ⅱ-1-79），纤毛的弯曲引起耳蜗的电位变化，最后引起与毛细胞相联系的耳蜗神经产生动作电位，后者传入中枢神经系统引起听觉。

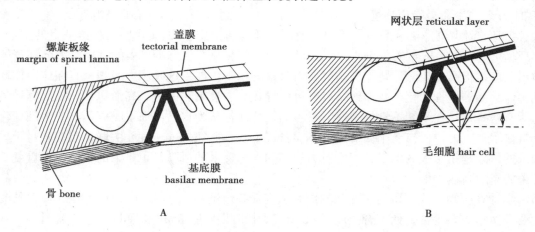

图Ⅱ-1-79　剪刀式运动示意图
Diagram of the Scissors Movement
A. 静止状态（resting state）
B. 基底膜向上移位（transposition upwards of basilar membrane）

（四）听觉器官对声音频率和强度的分析（the Analysis of Hearing Organ to the Frequency and Intensity of the Voice）

关于人的听觉器官如何分析声音的频率和强度，这是比较复杂的问题，目前尚未被完全得到阐明。起初有人提出用共振学说（resonance theory）解释耳对不同声音频率的分析，此学说认为，耳蜗基底膜上的横行纤维对不同频率的声波发生共振。靠近蜗底处基底膜的纤维较短，能与高频率声波发生共振；靠近蜗顶部的纤维较长，能与低频率声波发生共振。但后来的实验证明基底膜的横行纤维没有上述的那种共振现象（resonance phenomenon）。于是Bèkèsy于1928年提出用行波学说（travelling wave theory）去解释对声音频率的分析。行波学说认为，声音振动传到前庭窗后，使基底膜以行波的方式随着发生振动。振动从耳蜗底部开始，向蜗顶推进，振动幅度也逐渐加大，到基底膜的某一个部位，振幅（amplitude of vibration）达到最大，以后很快衰减。不同频率的声波引起基底膜振动幅度最大的部位是不同的。声波频率愈低，基底膜振动幅度最大的部位愈靠近蜗顶；声波频率愈高，最大振幅的部位愈靠近镫骨底板（图Ⅱ-1-80）。

耳蜗基底膜只能对声音的频率做初步的分析，对于不同音调的分析，还需要有中枢神经系统的参与、调控。总的来说，对音调的辨别服从于所谓"部位"原则。低音调即低频振动的声音使基底膜靠近蜗孔处的振动幅度最大；反之，高音调声音使基底膜靠近前庭窗处的振幅最大。位于基底膜上一定部位的毛细胞的活动，通过一定的耳蜗神经纤维传至脑干的耳蜗神经核的一定部位，最后到达听觉皮层的一定部位。

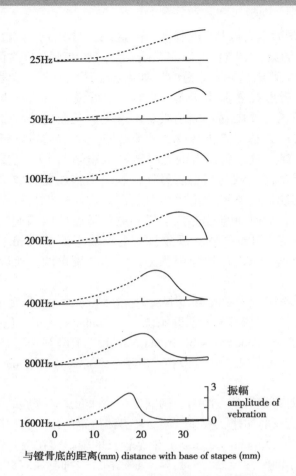

图Ⅱ-1-80　不同频率的声音引起行波最大振幅的位置示意图
Positional Diagram of the Vibratory Amplitude of Travelling Different Audio Frequency

此外，也有人提出电话学说（telephone theory），又称扩音学说（megaphonia theory）或中枢分析学说（central analysis theory）。该学说认为人类内耳和中枢的传声作用如同电话机传声原理，即声波激动外淋巴而使神经末梢兴奋，此兴奋如同电流一样，经过神经纤维传到中枢，再经中枢分析为声音的感觉。

除上述学说外，巴甫洛夫认为，在大脑皮层的颞叶有一核心部位，该部位对声音的分析与综合具有最精确的能力，离开核心部位越远则分析能力越低。

有关声音强度的分析研究报道较少。目前较多学者认为，听觉的强度或响度取决于耳蜗神经动作电位的频率。声音刺激的强度愈强，耳蜗神经纤维动作电位的频率就愈高。传到中枢后，主观上产生声音的感觉愈强。另一方面，不同强度的声音刺激引起发生反应的神经纤维的数量不同。声音刺激愈强，引起反应的神经纤维的数量也愈多，因此主观上产生的感觉愈强。关于基底膜与毛细胞的运动如何转变为神经冲动的机理，近几年的电生理研究已取得了新进展，并认为"耳蜗是一个换能器"（cochlear is a functional changer）的理论已为较多学者所接受。耳蜗具有换能器的作用，即将声音的机械能转变成一种能激发第Ⅷ对脑神经动作电位（action potential）的形式。毛细胞的纤毛因基底膜位移而形成的"剪刀式"偏位动作（asymmetry action of shearing type），可产生和刺激频率一致的电位，使听神经随之放电，产生动作电位，并经过一系列的神经突触，向中枢传导，抵达听觉皮层中枢，产生听觉。即当耳蜗接受声音刺激时，可把机械能转变成电能，耳蜗的这种电位变化称为耳蜗的微音器电位（microphonic potential）。耳蜗微音器电位如何使听神经产生动作电位，最大可能性是在毛细胞与听神经之间存在一种介质（transmitter），此种介质的释放可能和毛细胞所产生的交流电流有关。如果耳蜗的微音器电位消失，其后继的神经动作电位及中枢皮层电位也就不能被引出。所以，在毛细胞退形性变而导致耳蜗微音器电位消失时，即使中枢功能正常，记录电位实无决定性意义，也不能将感音性耳聋与神经性耳聋区分开来，为此改用电针刺激患者内耳，电刺激用低频（32~120Hz）、低电压（0.3V~1.2V）的交流电，这种电流提供一个人工耳蜗的微音器电位，以刺激残存的神经细胞。目前仍有沿用类似于纯音行为测听法来询问患者是否在鼓岬电刺激后有声音感觉。如果患者感到有声音，表明听神经和听中枢的功能正常，说明此听力减退的患者患有感音性耳聋。如果患者诉说未感到有声音，则有两种可能：①内耳正常，但不产生听觉，因正常的内耳对电刺激是不产生听觉反应的；②内耳不正常，则说明其为神经性或近中枢性耳聋，以此来选择人工耳蜗，效果是肯定的。鼓岬电极的电流量过大会引起鼓室神经（Jacobson 神经）的疼痛感觉，所以有的电极放在蜗窗膜上。听觉皮层中枢有区域性分布，使用不同音调刺激可引起皮层不同区域的兴奋。另外，刺激大脑孤立区域将产生不同音调的感觉。因此，设计一个人工装置使其能以电码形式传递语言信息到皮层中枢是有希望的，也是可能的。高声频信息按部位学说编成电码，低频讯息按部位学说和电位学说共同编成电码。在用电刺激内耳或鼓岬而能产生听觉者，说明病变在耳蜗，这一现象称为电响效应（electrphonic effect）。但是用不同的频率的电流来刺激听神经末梢，只能产生噪声感觉，不能鉴别声调，所以还要加上唇读练习来使病人识别语言。

（五）前庭神经及其中枢联系（Vestibular Nerve and Its Central Contact）

前庭神经属前庭系统的一个组成部分。前庭系统（vestibular system）包括：内耳前庭（vestibular of inner ear）和半规管的感受器（receptor of semicircular canal）、前庭神经（vestibular nerve）、前庭神经核（vestibular nucleus）以及由此发出的上行和下行神经纤维（ascending and descending nerve fibres）的各方面联系等。

内耳前庭感受器包括三对半规管的壶腹嵴、椭圆囊斑和球囊斑。壶腹嵴对旋转运动的加速和减速起作用，椭圆囊斑和球囊斑对直线的加速、减速、振动和身体位置的改变起作用。

前庭神经是前庭神经节（vestibular ganglion）细胞较长的中枢突在内耳道形成，经内耳门入颅，在延髓脑桥沟外侧部入脑，止于前庭神经核和小脑等。前庭神经节细胞属双极神经元聚集在内耳道底，有稍短的周围突和较长的中枢突。可分为上前庭神经节和下前庭神经节。上前庭神经节细胞的周围突穿内耳道底前庭上区之小孔至上半规管壶腹嵴（前壶腹神经）、外侧半规管壶腹嵴（外壶腹神经）椭圆囊斑（椭圆囊神经），另有一小支（Voit 神经）布于球囊斑前上部。下前庭神经节细胞周围突至球囊斑（球囊神经）和后半规管壶腹嵴（后壶腹神经）。

前庭神经核也称前庭神经核复合体（vestibular nuclear complex）位于脑干菱形窝外侧，前庭区的深面，每侧有四个主要的神经核和数个较小的神经细胞群组成。即前庭脊髓核（vestibula spinal nucleus）或前庭降核（descending vestibular nucleus），前庭内侧核或主核（三角核或 Schwalbe 核）（Medial vestibular or principal nucleus，triangular or Schwalbe nucleus），前庭上核或角核、Bechterew 核及前庭外侧核或 Deiters 核（superior vestibular or angular nucleus，Bechterew nucleus and lateral vestibular or Deiters nucleus）。较小的细胞群有：①X 细胞群，位于前庭神经核群的尾端，它接受来自脊髓的纤维，并发出纤维至小脑；②Y 细胞群，位于前庭上核之外侧尾端，它接受来自球囊的传入冲动与控制眼球运动有关；③E 细胞群，位于前庭内侧核之腹内侧，它主要发出纤维至前庭末梢器官。起自壶腹嵴及囊斑上的位置觉末梢→前庭神经节→前庭神经→出内耳门→脑桥小脑角→止于脑干的菱形窝外侧的前庭神经核，在此交换神经元，然后发出的第二级前庭神经纤维。

前庭神经纤维通过下列神经束，完成前庭神经的各种功能活动（图Ⅱ-1-81、图Ⅱ-1-82）。

1. 前庭小脑束（vestibulocerebellar tract）　前庭神经核交换神经元后先发出的二级前庭纤维组成前庭小脑束至小脑同侧和对侧顶核（fastigial nucleus）、蚓垂（uvula of vermis）、绒球小结叶（flocculonodular lobe）和小脑舌的皮质，但以同侧为主。此外，前庭神经尚有部分纤维不经前庭神经核，而直接投射到小脑。

小脑接受的前庭纤维的区域与躯干纵向肌群以及头颈和眼肌的共济运动有关。

2. 前庭脊髓束（vestibulospinal tract）　由前庭神经核发出的纤维经：前庭脊髓外侧束和前庭脊髓内侧束与脊髓、Ⅲ、Ⅳ、Ⅵ脑神经核等相联系。

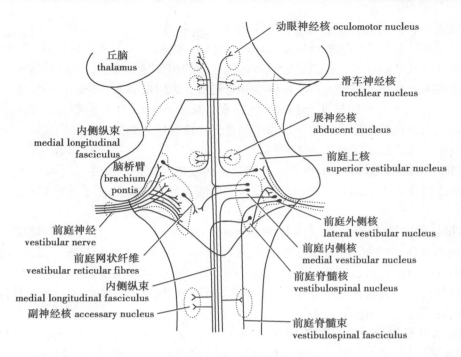

图Ⅱ-1-81　前庭神经的联系示意图
Diagram of the Connection of Vestibular Nerve

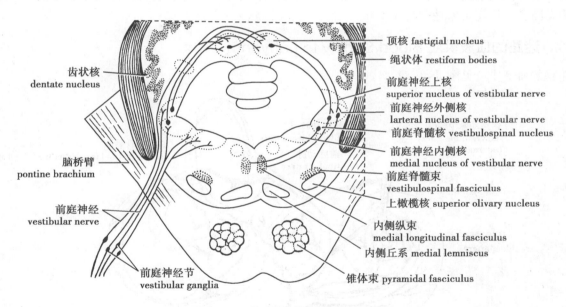

图Ⅱ-1-82　前庭神经与小脑联系示意图
Diagram of the Connection of Cerebellum and Vestibular Nerve

（1）前庭脊髓外侧束（lateral vestibulospinal tract）：由前庭神经外侧核的纤维不交叉在同侧脊髓侧索下行至同侧腰膨大以上脊髓前角运动神经细胞，实行小脑对前庭脊髓反射的控制，它对维持姿势平衡非常重要。当单侧损害时，至同侧伸肌的兴奋冲动减少，若无视觉信号的补偿，则将出现向患侧倾倒的趋势。

（2）前庭脊髓内侧束（medial vestibulospinal tract）：起自前庭神经内侧核，上核和脊髓核的纤维经同侧或对侧的内侧纵束，在此有许多纤维分升支和降支，上行的纤维至Ⅲ、Ⅳ、Ⅵ对脑神经核，下行纤维至脊髓颈段前角运动细胞，维持头颈部的位置平衡。

3. 内侧纵束（medial longitudinal tract）　它是一个明确的纤维束自中脑的最上部延伸至延髓的下

部，在此的纤维加入脊髓前索，它们在脊髓中下行多远尚未确定。不过大多数无疑是止于脊髓上颈段，供应颈肌，不过也可能有些可到达较低的腰段或骶段脊髓。内侧纵束虽然成分复杂，但仍是一个功能单位，把来源不同冲动联系脑神经，特别是眼肌和颈肌运动的相关脑神经核，与执行转眼和肢体相关活动密切相关。该纤维有来自前庭神经上核、内侧核和脊髓核，也可能有来自外侧核的纤维，进入同侧和对侧的内侧纵束，上行和下行分别与Ⅲ（动眼神经）、Ⅳ（滑车神经）、Ⅵ（展神经）、Ⅺ（副神经）脑神经核及上段颈髓的前角运动细胞形成突触，借相应的神经，使眼球、颈肌运动，构成前庭反射通路。此反射通路发生病变时，出现眼球震颤及肢体偏斜。

4. **前庭眼束（vestibuloocular tract）** 它指起自前庭神经核，主要通过内侧纵束到达诸眼外肌运动核，它们是前庭眼反射（vestibulo–ocular reflex）的组成部分。主要是通过交叉性前庭眼束去完成系列反射活动。

5. **与自主神经的联系（connection with automatic nerve）** 主要来自前庭内侧核，即三角核的纤维至同侧或对侧的网状结构和副交感神经的迷走神经背运动核及有关的分泌核。因此当前庭受刺激时，可引起恶心、呕吐、出汗、血压变动、面色苍白或潮红等症状。据目前所知，前庭上核、外侧核和脊髓核，合成前庭外侧柱，分为大型和中型细胞，执行躯体性的前庭反射通路。而小型细胞的内侧核，则广泛联系反射性内脏活动，对前庭的兴奋发出反应。

6. **从前庭神经核至颞叶皮质的通路（pathway from vestibular nucleus to cortex of temporallobe）** 据 Spiegel 及 Aronson 等的动物实验，把番木鳖碱涂在颞叶皮质，使它敏感，借旋转刺激迷路就能引起痉挛运动，若破坏第Ⅷ对脑神经，这种现象就不出现。再者临床所见，由于颞叶或顶叶的病变而出现眩晕等事实，都可证明前庭神经核发出至颞叶的通路无疑是存在的，不过它们的行程和皮质的确实位置尚未完全确知而已。目前认为是颞叶和顶叶。

六、迷路的血液供应 Blood Supply to Labyrinth

迷路的血液供应见图Ⅱ–1–83。

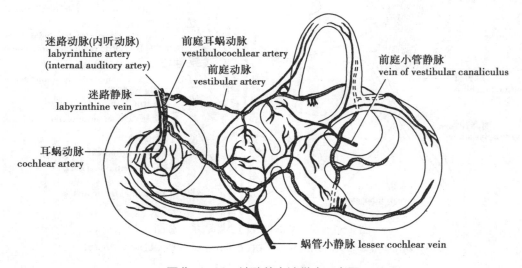

图Ⅱ–1–83　迷路的血液供应示意图
Diagram of the Blood Supply of Labyrinth

（一）动脉（Arteries）

来自基底动脉（basilar artery）或小脑下后动脉、小脑下前动脉的迷路动脉（labyrinthine artery）及耳后动脉（posterior auricular artery）的茎乳动脉（stylomastoid artery）。迷路动脉亦称内听动脉（inner auditory artery），伴前庭蜗神经至内耳，分出三支，即蜗支（cochlear branch）、前庭支（vestibular branch）和前庭蜗支（vestibulocochlear branch）。蜗支又分成12~14小支穿蜗轴的小孔形成动脉网，供给鼓阶骨壁，

螺旋神经节，骨螺旋板，基底膜和螺旋韧带等。前庭支供应椭圆囊、球囊、前半规管及外半规管的一部分和前庭神经节。前庭蜗支供应后半规管、外半规管及前半规管的一部分、椭圆囊及球囊的大部分及蜗轴的底周。迷路动脉的分支均为终末支，无侧支循环。因此当发生阻塞时，很难由其他动脉血的供应加以补偿，所以常常是引起突发性聋（sudden deafness）的病因之一。

（二）静脉（Veins）

静脉与动脉相伴行。由三路引出：①迷路（内听）静脉（labyrinth or inner auditory vein），汇集耳蜗中周或顶周血液，引流入岩上窦或横窦（superior petrosal sinus or transverse sinus）；②蜗水管静脉，汇集耳蜗底周、球囊和一部分椭圆囊的血液注入岩下窦（inferior petrosal sinus）；③前庭小管静脉汇集半规管的静脉，则汇合成前庭小管静脉，通过同名小管进入岩上窦。三路最后均回流至颈内静脉（internal jugular vein）

（彭向东　王啟华）

第五节　耳的年龄变化与畸形
Section5　The Ear Changeswith Age and Deformity

一、耳的年龄变化 the Ear Changes with Age

（一）耳廓的外貌（the Appearance of the Auricle）

从形态看是逐渐增大的，测量也得到同样的结果。一般 40~50 岁以上较明显，通常是耳廓纵径的增长较横径的增加显著。男女相比，纵径（longitudinal diameter）为男性较女性长，横径则为女性较男性宽。同一个人两侧的耳廓可以不相等，一般右侧大于左侧。

（二）新生儿骨性外耳道（Lateral Bony Auricular Meatus of New-born）

较成人短且狭窄，皮肤娇嫩而易受刺激。儿童外耳道有"弧形"弯曲，故检查时牵拉方向与成人不同。老年人外耳道略有增宽，外耳道口的细毛变硬而密生。老年人耵聍管（senile ceruminous ducts）扩张呈囊状，而且随年龄增长皮脂腺的分泌亦增加（secretion of sebaceous glands）。因此，可以理解为儿童和老年耵聍栓塞（ceruminal impaction）较多见的原因。老年人的外耳道常可发现异物，有异物而无感觉是老年期的特点。

（三）鼓膜（Tympanic Membrane）

在成人鼓膜与外耳道底呈向外的 45°~50°，但在新生儿至 5 个月左右时，因鼓膜近乎水平，约 35°，故在正常情况下无光锥（light cone）存在。

鼓膜随年龄增长而混浊。混浊的机理在于脂肪，尤其是胆固醇（cholesterol）新陈代谢障碍（dysbolism），使鼓膜的固有层，特别在组织与细胞间，结缔组织纤维间有脂肪沉着。脂肪沉着在鼓膜血管的周围较显著，大部分是单屈折性脂肪。鼓膜混浊（opacity of tympanic membrane）通常有：①鼓膜脐部混浊和边缘混浊（opacity of tympanic umbo and marginal opacity），早期多见从前下部到后下部的边缘混浊；②晚期则以鼓膜脐为中心的所谓中心混浊。当混浊波及整个鼓膜时，则光锥消失。但也有人报道80 岁高龄者的鼓膜仍与年幼者一样的光滑和外貌。而且老年人的鼓膜与外耳道的角度也要小些。

老年人在鼓膜的后上部和外耳道的后上部可有小出血点。这些患者可能有高血压（hypertension）、头痛和耳鸣（headache and tinnitus）。这种小出血点和血友病（hemophilia）时的溢血（suffusion）同样可作为高血压病的一个体征。

（四）咽鼓管（Pharyngotympanic Tube）

儿童的咽鼓管短而宽，不及成人之半（3 个月大时约 21mm，7 岁时基本接近成人水平），管几乎呈水平，和水平面相交仅 10°，而在成人则为 40°，故较弯曲（图Ⅱ-1-84）。咽鼓管咽口（pharyngeal opening of Pharyngotympanic tube）出生时几乎与硬腭水平相，4 岁儿童咽口约在硬腭上 3.0~4.0mm，而成人则达 10.0mm 以上。由于有上述特点，故幼儿鼻咽之感染容易扩散到中耳，几乎是分泌性中耳炎（secretory otitis media）、急性化脓性中耳炎（acute suppurative otitis media）、慢性化脓性中耳炎（chronic suppurative otitis media）等，均与咽鼓管有关。此外，腺样体的炎症也容易引起咽鼓管的急性或慢性疾患。所以，咽鼓管阻塞在儿童期和成年期较多，随年龄增加咽鼓管狭窄逐渐减少，到老年人真正狭窄非常少见。从统计材料来看，10 岁前后为咽鼓管狭窄的好发年龄期。

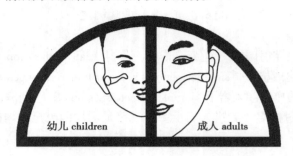

图Ⅱ-1-84　幼儿与成人咽鼓管的比较示意图
Diagram of the Comparision of Pharyngotympanic Tube between the Children and Adults

老年人的咽鼓管咽口有明显的扩张，一般扩张多在软骨部。老年人患顽固的慢性的中耳卡他或鼓膜愈合时，做多次咽鼓管通气，效果均不显著，这是由于吹气后咽鼓管虽暂时畅通，但往往很快又阻塞。究其原因，与其说由于咽鼓管黏膜肿胀或管腔的形态变化，不如说是咽鼓管肌功能减退的结果。故可看作腭帆张肌及腭帆提肌麻痹（tensor and levator paralysis ofpalatine velum）或功能丧失等引起咽鼓管阻塞（eustachian tube obstruction）。有人在腭帆提肌的切面上计算过肌纤维的数目，在成年为 18 000 个，随年龄增加而减少至 9948 个（约减少一半）。

（五）中耳解剖学上的年龄变化（Anatomy Changes of the Middle Ear with Age）

据统计中耳炎（otitis media）的好发年龄组为：① 1~2 岁为第一好发年龄组；② 30 岁前后是第二好发年龄组；③ 62~63 岁为第三好发年龄组。

由于动脉硬化而引起的循环障碍，可导致中耳结构的退行性变，脂肪沉着使中耳的肌肉、关节、韧带，特别是镫骨底的环状韧带发生钙化，促使老年性重听（senile heavy listening or senile amblykusis）的出现。鼓膜张肌（tensor tympani muscle）一般认为在 30 岁左右最粗大，到老年期多出现萎缩而变细，肌纤维数量也减少，肌纤维消失的空隙由脂肪所填充。

镫骨肌（stapedius）及听小骨据目前所知，年龄变化不显著。

（六）新生儿中耳鼓室（Eardrum Room of Newborns）

由于新生儿中耳鼓室未充盈空气，鼓室的黏液尚未完全吸收，所以听力较差，此时听觉靠骨传导来实现。2 周的婴儿可集中听力，3 个月对音响有定向反应，到了老年听力也逐渐减退。通常在 20 岁前后是一生听力最灵敏的时期。老年人对高调音的障碍比低调音听力损失要早而且呈进行性，一般说高调音的障碍在日常生活中多不自觉。听力减退与身体健康情况有关，一般说身体健康者听力也好。左右两耳比较，老年人左耳听力较好者占多数。性别间比较，女性比男性听力较好者为多见。

（七）老年聋与耳鸣（Presbycusis and Tinnitus）

听觉器官因老年而引起退变，其中特别是由于感音系统发生老年退行性变性（senile retrograde degeneration）而致的耳聋称为老年聋。老年聋是高频率声音首先受到损害，因此也称"高音聋"。据调查 65 岁以上的老人，约有 1/3 出现耳聋，并以老年女性居多。老年聋的进展是缓慢的，双侧基本对称。从组织学和临床所见，老年耳聋均由耳蜗的不同组织的选择性地萎缩所致。如感觉性老年聋（senile sensory presbycusis）的病理变化为耳蜗基底转螺旋器萎缩，在耳蜗基底起点数毫米处的螺旋器变形及变平，随之而来的是支持细胞及感觉细胞缺失（deficiency of supporting and sensory cells），甚至整个螺旋器消失而留下裸露的基底膜。较常见的老年性聋系由于血管纹萎缩（atrophy of stria vascularis）所引起，组织学检查发现血管纹有斑块状萎缩（macular atrophy）。血管硬化（angiosclerosis）供血不足引起退行性变化，并以耳蜗顶较严重，同时合并有血管三层细胞的缺失，流过蜗管内淋巴的量受到影响，导致所有频率的听力损失。所以不少学者将老年聋分为感觉性老年聋（senile sensory presbycusis）、神经性老年聋（senile neural presbycusis）、血管后性老年聋（retrovascular presbycusis）和耳蜗传导性老年聋（senile cochlear conduction presbycusis）四型，这四型可以单独存在，也可以同时发生。

耳鸣（tinnitus）是一种常见的临床症状，也是任何外界相应的声源或电刺激时内耳或头部所产生的声音感觉。用老百姓的话来说耳鸣就是"耳朵叫"、"耳朵响"。可见于任何年龄，但老年患者比例较高。耳鸣也常常是老年聋开始的先兆症状（presymptom），据 Hincleliffe（1961）报道 65~75 岁耳鸣发生率 37%，美国 1968 年健康情况调查报告统计发生率 18~24 岁为 3%，55~64 岁为 9%，65~74 岁 11%，其中男性患者占 10%，女性为 12%，女性患者多于男性。耳鸣的病因比较复杂，通常可分为两大类，即耳源性疾病和非耳源性疾病（otogenic and nonotogenic diseases）。由于循环系统所致的耳鸣并不少见，如高血压、贫血等。在某些情况下耳鸣可能是某一疾病的先兆症状。例如单侧耳鸣可能是该侧听神经或脑桥小脑角肿瘤的先兆症状；搏动性耳鸣，可能提示动、静脉瘤或颅内血管疾病；双侧性耳鸣的出现对于正在进行链霉素、庆大霉素等药物治疗的病人，可能是药物中毒的危险信号。青年人特别是女性，耳鸣可能是耳硬化症最早的症状，Meniere 病耳鸣可以是眩晕发作的先兆，在眩晕发作后有一侧性耳聋时，一般同时伴有该侧耳鸣，而这种耳鸣有随听觉变化而变化的特征，同时也随着眩晕的发作而波动。

（八）老年人前庭器出现退行性变（Retrograde Degeneration of Senile Vestibular Organs）

表现在以下几方面。

1. 位觉斑和壶腹嵴毛细胞减少（reduction of hair cells in acoustic macula and ampullar crest）　在 40 岁后位觉斑的毛细胞开始下降，70 岁显著减少，囊斑毛细胞减少 20%，壶腹嵴减少 40%，Ⅰ 型毛细胞较 Ⅱ 型毛细胞减少明显，但因前庭细胞数存在着个体差异，故个别老年人前庭细胞数可能正常。

2. 耳石退行性变（retrograde degeneration of otolith）　耳石数量减少，动物实验发现耳石退行性变可出现平衡障碍（disequilibrium）、共济失调（ataxia）、头部歪斜和头部不能定位等症状。故人体严重的耳石退变和缺失可能会影响平衡功能。

3. 前庭神经纤维（vestibular nerve fibre）　有髓神经纤维数量减少，变细。神经索轴索内超微结构改变，轴索内有高电子密度的代谢产物堆积，空泡和髓鞘样结构出现，甚至神经髓鞘不完整和紊乱等。

4. 神经突触改变（degeneration of neural synapse）　主要见于 Ⅰ 型毛细胞与神经末梢形成的突触。由于神经突触末梢内线粒体畸形，线粒体内高电子密度的代谢产物堆积。

（九）耳蜗的变性（Cochlear Degeneration）

表现为血管纹变性萎缩，尤以底周明显。耳蜗底周末端螺旋器外毛细胞明显减少，从而引起高频听力下降。耳蜗基底膜钙化，弹性减退，引起听力下降。螺旋神经节细胞减少。

二、耳的发生与畸形 Genesis and Deformation of Ear

（一）外耳的发生与畸形（Genesis and Deformation of External Ear）

1. 耳廓的发生与畸形（genesis and deformation of auricle）　耳廓发生于第 1、2 鳃弓（firstand second branchial arch）。胚胎第 6 周时，在第 1 鳃裂（first branchial cleft）的外侧部，第 1、2 鳃弓呈现 6 个结节样小突起，逐渐分化结合形成耳廓。除耳屏外，全部结构均来自第 2 鳃弓，其中耳垂发育最晚。基于发育上的各种变化，耳廓在大小和形态上变化很大，可能出现猫耳、巨耳、小耳、耳廓纵裂或横裂、无耳、多耳与颊耳（或称低位耳廓）等畸形。

2. 外耳道的发生与畸形（genesis and malformation of external acousticmeatus）　外耳道发生于第 1 鳃裂（或鳃沟）的外胚层。鳃裂的深部扩展成漏斗状，形成原始外耳道，以后即发育成为外耳道外侧 1/3 的软骨部。原始外耳道底部的上皮细胞增生呈条索状，此条索状结构从胚胎第 7 个月起从内侧端开始逐渐变成管状，最后与原始外耳道沟通，形成外耳道内侧 2/3 的骨性部。当细胞索管化的过程中，在不同阶段受阻时，就可以出现不同类型的外耳道闭锁，其中以骨性部的闭锁较多见，当先天性外耳道闭锁时，耳廓亦常有各种异常（图Ⅱ–1–85）。

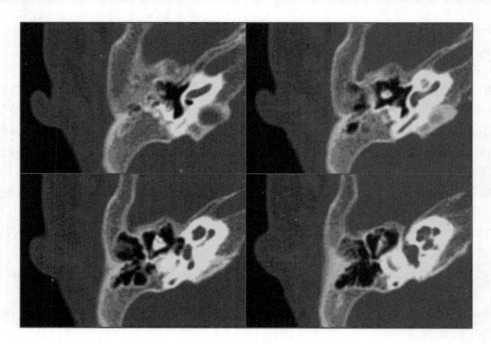

图Ⅱ-1-85　外耳道闭锁，锤骨发育不良
Atresia of External Acoustic Meatus，Aplasia of Malleus

　　上述外胚层细胞索的内侧端与第一咽囊的内胚层上皮相贴，形成一隔膜，二者之间夹有薄层结缔组织，此即鼓膜的原基，胚胎3个月时，此隔膜周缘的结缔组织逐渐骨化，形成鼓环，单独鼓膜先天性异常者少见，而常与外耳道、听骨链的畸形同时存在，如小鼓膜，或仅为一层薄膜，甚至缺如。

　　外耳道的畸形（外耳道闭锁）（deformity or atresia of external acoustic meatus），男性多见于女性，男性也多见于右侧。当外耳道畸形时，多合并有鼓膜缺损，而代之以中耳腔的骨质，同时也可能合并有听小骨的异常。当这些异常存在时，面神经的行径多有所改变，多数为面神经管水平段向下移位于前庭窗与蜗窗之间。因此，对这些先天性病例进行手术时，应考虑到上述情况。

　　由于耳廓畸形、外耳道骨性闭锁畸形和外耳道狭窄畸形的先天性小耳畸形的患儿会有较重的听力障碍，故父母若发现孩子有外耳畸形，要尽早带孩子到正规医院就诊，并在患儿学话之前了解其听力障碍程度。基于硅橡胶种植义耳的技术和方法已日趋成熟，它不仅可恢复原有的外耳解剖形态，又能解决义耳的固定问题。硅橡胶种植义耳不受年龄限制，也不发生排异，形态逼真。若为一般传导性聋，而且只发生在单耳，患儿应在9岁左右进行全耳再造，外耳道和中耳形成术；若为双耳畸形应在上小学之前进行外耳道和中耳形成术，之前要戴助听器进行语言训练，听力恢复可能得到较好的效果。

　　（二）中耳的发生与畸形（Genesis and Malformation of Middle Ear）

　　1. 鼓室、咽鼓管与听小骨的发生与畸形（genesis and malformation of tympanic cavity，pharyngotympanic tube and auditory ossicles）　　鼓室及咽鼓管由第一咽囊（first pharyngealpouch）向外膨大延展而成。听小骨（auditory ossicles）、中耳肌（muscles of middle ear）及鼓室周围的结缔组织（connective tissue of peritympanic cavity）由第1、2鳃弓发生。胚胎第8~9周时，第一咽囊向外膨出的管状突的近侧部逐渐缩窄成咽鼓管，其远侧部则膨大形成鼓室的原基，听小骨及中耳肌包含其中。一般认为锤骨及砧骨来自第一鳃弓的间质，镫骨来自第2鳃弓的间质，耳囊参与构成镫骨底板（footplate of stapes）及前庭窗（fenestra vestibuli）。但Hason等坚持认为锤骨头（head of malleus）、砧骨体（body of incus）及其短脚（short crus）来自第1鳃弓，锤骨柄、砧骨长脚及除底板外的全部镫骨均来自第2鳃弓，这后一看法，受到中耳先天性畸形（congenital malformation of middle ear）研究者及听骨链供血研究者的支持。

2. **鼓窦与乳突气房的发生和畸形（genesis and malformation of tympanic antrum and mastoidair cells）** 鼓窦由上鼓室扩展而来，开始出现于胚胎（embryo）第 22 周，到第 34 周已发育良好，在出生后第 1 个月完全气化。乳突气房由鼓窦发展而来，开始出现于胚胎第 33 周，大部分气房是在出生后形成的。在成人颞骨的所有部分均有气房，气房的发育是逐渐进行的，有些继续发育直到老年，乳突气房通常开口入鼓窦，但有时直接与中耳交通。

在鼓窦和乳突的畸形中，常见者有：无鼓窦（no tympanic antrum）、小鼓窦（lesser tympanic antrum）或鼓窦位置异常（abnormal position of tympanic antrum），如向前上方移位，可伴有颅中窝下垂或乙状窦前置。在乙状窦（sigmoidsinus）前置的变异中，可出现乙状窦板与外耳道后骨壁融合或紧贴，在此情况下，作乳突根治术时，如按常规循乳突筛区凿入寻找鼓窦，则可能会误伤乙状窦。

3. 有关中耳畸形见本篇本章第三节之"一、（五）先天性中耳畸形"。

（三）内耳的发生与畸形（Genesis and Malformation of Inner Ear）

内耳的主要部分是膜迷路。膜迷路的原基出现于胚胎早期，最早出现为听基板（auditory placode），继而内陷形成听囊，以后分化成一系列管道和囊腔，感受器发育在囊中。

膜迷路来源于外胚层（ectoderm），在胚胎第 3 周，相当于第 1 鳃沟背侧的外胚层增厚，形成听基板，第 4 周听基板上皮下陷形成听窝（auditory fossa），不久又围成泡状的听泡（otic vesicle），并脱离外胚层移至菱脑附近的间充质内，听泡充满内淋巴，由听泡的背侧壁伸出内淋巴管，管的末端膨大成内淋巴囊。胚胎第 6 周末，听泡的背侧部及外侧部分化为椭圆囊及三个半规管，腹侧部分化为球囊和蜗管。蜗管由球囊的腹侧端呈管状向前生长，逐渐卷曲成螺旋状，在胚胎 3 个月时卷曲一圈半，到出生时则增到两圈半。

前庭蜗神经节居听泡的内侧，它发出神经进入听泡的内侧壁。听泡的上皮是单层上皮，但在神经进入处形成复层的感觉上皮。该上皮在半规管壶腹内构成壶腹嵴，在球囊与椭圆囊内构成球囊斑与椭圆囊斑（macula sacculi and macula utriculi），在蜗管内构成螺旋器。

膜迷路周围的间充质分为两部分，紧贴膜迷路的部分成为膜迷路的结缔组织层及外淋巴腔中纤细的结缔组织索，其中充满外淋巴，其余部分分化成软骨组织，不久即骨化成骨迷路。

如内耳发育不全，可导致先天性聋，有以下四种类型。

1. **Michil 型** 内耳全部未发育，偶伴有颞骨岩部发育不全，无听力。

2. **Mondini 型** 骨性耳蜗的底周存在，中周和顶周形成一共同管腔，前庭发育不全，内淋巴管和囊膨胀，螺旋神经节与前庭神经节发育不完整，有些残余听力（图Ⅱ–1–86）。

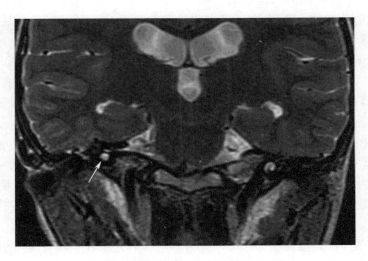

图Ⅱ–1–86 Mondini 畸形 MRI 表现
MRI of Mondini Abnormity

3. **Scheibe 型** 骨迷路正常，但蜗管与球囊发育不良，有残余听力，此型较为常见。

4. Alexander 型 蜗管发育不全，螺旋器和螺旋神经节细胞（spiral ganglion cells）最常受累，有残余听力。

（四）面神经的发生和畸形（Genesis and Malformation of Facial Nerve）

面神经发生于第2鳃弓，开始出现于胚胎第3周，至第8周即基本上发育完全。

在第1和第2鳃弓发育不良的病例中，往往伴有面神经的先天性畸形，故术中发现有外耳或听小骨的畸形时，一定要注意面神经的异位或其他畸形，以免误伤。常见的面神经解剖变异和畸形有以下几种。

1. 骨管缺损（defect of bony facial never canal） 面神经管最常见的缺损部位在鼓室段。该处的骨管有时可完全缺如，使暴露的面神经向前庭窗下垂。乳突段的骨管有时也可缺损，以至部分神经暴露在乳突气房中。上述缺损均可使面神经在中耳感染或手术中遭受损害而导致面瘫（facial palsy）。

2. 驼峰状隆起（kyphotic eminence） 在外侧半规管的下后方，面神经可呈驼峰状向外侧隆起，有时驼峰还可能深入到乳突气房中。这类解剖异常，尤其是后者很容易受到手术损伤。

3. 乳突段面神经分股（facial nerve splits into divisions in mastoid segment） 乳突段面神经有时可分裂为2~3股，每股均有各自的骨管，这种异常不多见，但在面神经减压或移植手术中应予注意。

4. 面神经径路异常（abnormal pathway of facial nerve） 其多见于第1、2鳃弓发育不良的病例中，常伴有外耳或中耳的畸形。如：①面神经水平段分为两股，分别行经镫骨上方和下方而包绕之；②水平段极度移位于前庭窗的下方或行于鼓岬表面；③面神经自膝状神经节处经鼓室前壁垂直向下；④鼓索（chorda tympani）神经直接从膝神经节发出等。

（罗 利 徐 杰）

第六节 耳的临床解剖纪要
Section6 Summary of Clinical Anatomy of Ear

一、耳的临床解剖概况 Generalization of Clinical Anatomy of Ear

1. 注意外耳的正常形态结构，在检查外耳道时要注意耳廓有无畸形、瘘管，耳淋巴结有无肿大，皮肤是否有破损等。耳廓两侧是否对称，耳廓上有无局限性隆起、增厚、皮肤红肿、糜烂、触痛等。若一侧耳后脓肿则该侧被推向前方而显得不对称。同时要注意外耳道口有无闭锁、狭窄、新生物、瘘口，是否有阻塞或其他分泌物，而这些分泌物要注意与正常的耵聍分泌物（ceruminal secretion）相鉴别。

2. 婴儿无骨性外耳道，亦无乳突，因此，面神经通过的茎乳孔（stylomastoid foramen）在鼓膜的后外侧，所以作耳后上切口时为避免损伤面神经，在2岁以下的幼儿，切口应在耳廓上几乎呈水平地切开，因幼儿的鼓膜，此时恰在外耳道上方或外耳道稍后的位置（具体见第三节中耳，三、鼓窦及乳突气房中所述）。

3. 注意鼓膜正常的形态结构，光锥是否消失、色泽是否正常、有无混浊（opacity）、瘢痕（scar）、能否振动（vibration）、有无穿孔及穿孔的位置等等（见文末彩图Ⅱ–1–87、彩图Ⅱ–1–88）。

4. 中耳虽可区分为三部，但应视为一个整体，因为它们解剖位置紧邻，黏膜互连，故一旦感染疾病，必然互相影响，而且某一部分的病变，如果治疗不当，预后都会影响功能，故在检查、诊断、治疗等方面都值得注意。

5. 对鼓室的复杂结构及其重要毗邻，必须充分了解。有化脓性中耳炎时可引起各种颅内、颅外并发症（图Ⅱ–1–89、图Ⅱ–1–90），在检查、诊断、治疗等方面都应该引起重视。尤其是儿童，由于岩鳞缝尚未闭合，为炎症扩散提供了方便之门。因此，作为耳鼻喉科三大常见急重症之一的"中耳源性颅内并发症"的化脓性中耳炎，病死率较高，值得高度重视，故要极其认真细致地处理，预防幼儿化脓性中耳炎的颅内并发症（其余的二大常见重症为：呼吸道异物、急性喉阻塞）。

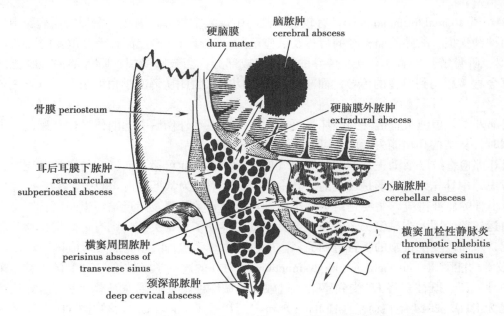

图Ⅱ-1-89　中耳乳突炎并发症侵犯途径示意图
Diagram of the Invading Pathway of Complication of Mastoiditis

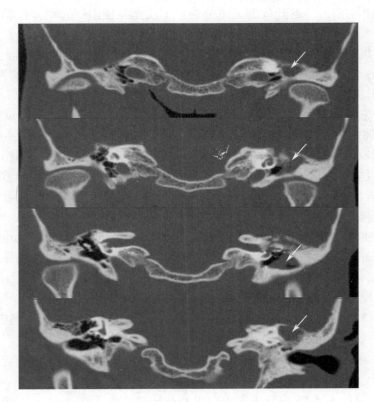

图Ⅱ-1-90　左侧中耳炎和胆脂瘤 CT 表现
CT of Otitis Media and Cholesteatoma of Left Ear

左侧硬化型乳突，鼓室－乳突窦内软组织密度影，并累及外耳道，鼓室盖、盾板破坏，乳突窦扩大，边缘光滑。锤骨、砧骨破坏

The CT image shows left sclerosing mastoid process. An image of soft tissue density is found in the tympanic cavity and mastoid antrum，it involves external auditory meatus. The tegmen tympani and scute are destroyed. The mastoid antrum is enlarged and has a smooth boundary. The malleus and incus are also destroyed

6. 面神经管（canal for facial nerve）有较长一段与中耳鼓室紧邻。因此，中耳的疾病、中耳手术都有可能导致面神经受损，故熟悉面神经的行程及供应范围，对诊断、治疗都有十分重要的意义。

7. 鼓膜、听骨链是声音（空气）传导的主要组成部分，当鼓膜受损，听骨链关节脱位，或先天性畸形等，都会直接影响到声音的传导，而减低了听觉功能。因此从解剖学角度来看，以下三种情况值得注意。

（1）头部外伤，单纯听骨链受到破坏是可能的。所以遇到外伤后引起的传导性耳聋而又未能找到其他明显原因时，从结构和功能去考虑，可对中耳进行探查。

（2）当耳部检查鼓膜活动正常，咽鼓管通气佳，无什么病症可循，而又有传导性耳聋时，从结构及功能上来考虑，中耳先天性畸形是可能的，其中以镫骨畸形最为常见，占48.2%。

（3）听小骨的血液供应，主要是由中耳小血管经听小骨关节囊及附近结缔组织而行走。三个听小骨中以砧骨血运较差，因此当砧镫关节脱位或镫骨撼动术移动了这个关节，则有可能损伤这些小血管而引起砧骨坏死，从而改变了正常的听骨链的关系。所以在中耳手术，听小骨的血运值得注意。

8. 咽鼓管功能障碍（eustachian tube dysfunction，ETD）的解剖学咽鼓管（ET）的正常生理功能是通气和平衡中耳气压。既往多将ET受到感染、过敏、机械性梗阻及遗传等因素所累等所导致的通气功能障碍，称之为ETD。2014年在荷兰（Holland）阿姆斯特丹（Amsterdam）举行ETD专家讨论会上所达成的"共识"，指出ETD既非单独的某一种疾病，而是一个综合征，是ET功能障碍相关症状和体征的总称。并认为按病程可分为急性（病程小于3个月）和慢性（大于3个月）。以及可分为延迟开放型、气压型和异常开放型三个亚型。延迟开放型又可分为：①功能性梗阻；②动力性功能障碍（肌力衰竭）；③解剖性梗阻。

有关ETD的病因机制目前尚未十分明确。较常见的病因有感染、机械性梗阻、过敏、反流、遗传、医源性等，以及可由许多常见疾病如：病毒性上呼吸道感染、慢性鼻窦炎、变应性鼻炎、腺样体肥大、烟草烟雾、腭裂、放射史、乳突气房功能异常等所诱发。

据临床观察ETD患者所显示的症状为：耳胀满感、耳痛、听力下降、耳鸣或眩晕。即使吞咽、打哈欠或咀嚼动作均不能缓解。按"共识"分型，不同类型的ETD症状也各有特点。如气压型患者，当固定环境改变（如潜水）时或海拔高度改变（高原反应）时，出现或始发耳胀满感、耳鸣、耳痛或不舒适感等症状，甚或有可能导致中耳积血、积液，当返回海平面后症状可消失。异常开放型则表现为耳胀满感和自声过强，某些患者还会出现习惯性流涕，仰卧位或上呼吸道感染期间症状会有好转，运动、公众演讲、唱歌或喝咖啡症状会加重。

9. 乳突手术时应注意（the following should be remembered in mastoid operation）

（1）乳突上嵴（supramastoid crest）（颞线）即颧弓后根（posterior root of zygomatic arch）的延长线，在外耳道上缘水平向后伸。此线为硬脑膜的下界（inferior border of cerebral dura mater）、鼓窦顶（cupula of tympanicantrum）、颅中窝底（base of middle cranial fossa）三者的主要标志，手术应保持在此线的下方进行。

（2）外耳道上棘（Henle棘）（external suprameatal spine or Henle spine）是确定鼓窦最常用的标志，位于外耳道的后上方，进入鼓窦一般应在此棘的稍后方。

（3）筛区（cribriform area）亦为确认鼓窦的重要标志，在骨性外耳道口的稍后方，当骨膜剥离后，常不断有血自筛孔流出，故不难发现。

（4）乳突凿开的范围，依局部位置来考虑应以特劳特曼三角（Trautmann三角）为限（图Ⅱ-1-91、图Ⅱ-1-92）。

若颞线不明显，则可用外耳道上壁或上棘向后的延长线来代替。如外耳道上棘也不明显，则可将外耳道骨部完全剥离，以上半部为准。

（5）乳突尚未发育完全的幼儿，其炎症局限在鼓窦，故手术亦可仅局限于鼓窦。

（6）当手术需要露出乙状窦时，则应注意窦周围的色泽，有无脓肿或血栓。当区别乳突气房与乙状窦有困难时，根据窦与气房解剖结构之不同，可用探针伸入可疑腔内，沿骨壁探入，如为气房，则很快到达窦底，如为乙状窦则可沿骨壁探查较远。

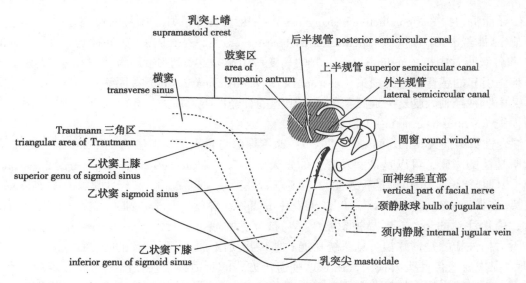

图 Ⅱ-1-91　Trautmann 三角区、乙状窦、半规管、面神经等结构在颞骨上的投影示意图
Diagram of the Projections on Temporal Bone of Trautmanns Triangular Region
（Sigmoid Sinus，Semicircular Canals and Facial Nerve，etc.）

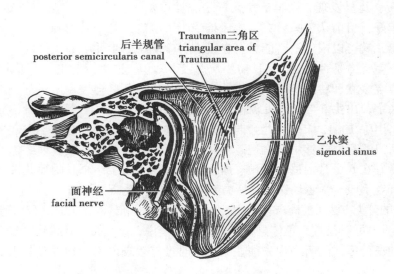

图 Ⅱ-1-92　Trautmann 三角区示意图
Diagram of Triangular Area of Trautmann

10. 由于乳突气房气化情况有很大差异，因此在乳突根治术时，必须根据乳突气房的分布范围，刮除时必须彻底，不可有遗漏，其中特别是乳突气房尖端。当切除尖端外侧骨壁，显示出二腹肌嵴（即二腹肌沟）（digastric muscular crest or groove）时，面神经出口的茎乳孔就在此嵴的前端，注意避免损伤。

11. 内耳的神经虽均系为第Ⅷ对脑神经（听神经），但就功能却有两种完全不同的成分，即至前庭及半规管的前庭神经司平衡觉；至耳蜗的耳蜗神经司听觉。因此，内耳的疾患可能有两组不同的症状：①听力减退或全聋，此乃由于耳蜗神经受损害的结果；②平衡失调（disequilibration）、眩晕（vertigo）、呕吐（vomiting）及眼球震颤（nystagmus）等症状，此乃由于半规管、椭圆囊和球囊病变或外伤的结果。此两组症状可以单独出现，也可以混合出现，情况是多种多样，因此在检查、诊断、治疗等方面都值得注意。

12. 耳的听觉功能有赖于传导部及感受部功能（function of conduction and receptor parts）的正常。因此，当出现耳聋或听功能减退（deafness or miopragia）时，首先要做以下区别。

（1）传导性听力损失（conductive hearing loss）：一般多由于外耳、中耳的疾病等原因引起。

（2）感音神经性听力损失（neurosensory hearing loss）：多由内耳或听神经末梢（auditory nerve endings）和各级听觉中枢（auditory centre）的病变所引起。这类性质的听力损失，一般还可分为三种：①由内耳疾病引起的感音性听力损失（perceptive or cochlear hearing loss），因病变在耳蜗，又称耳蜗性听力损失；②由听神经到大脑这一通路上的病变引起的神经性听力损失；③由大脑听皮质的病变引起的中枢性听力损失（central hearing loss）。

（3）混合性听力损失（mixed hearing loss）：即传导部与感受部均发生病变。

引起听功能的障碍，可以是某些发育上的先天性发育异常（congenital developmental abnormality），如内耳未发育、中耳畸形等，也可以是后天性的，如流行性感冒（influenza）、流行性腮腺炎（epidemic parotitis）、流行性乙型脑炎（epidemic encephalitis B）、天花（smallpox）和水痘（varicella）等，因此，要仔细检查。

此外，值得注意的是，有时易被忽略、不易被察觉的遗传性听力损失（hereditary hearing loss），所谓遗传性听力损失指的是，掌控听觉系统功能的遗传物质出了问题而导致的听力损失。有资料显示，约有60%听力损失属遗传性听力损失，由于这种遗传方式的听力损失往往出生时没有表现出来，通常到青春期或中年听力损失逐渐加重才有所发现。这种听力损失易被认为是环境或其他偶发因素所致，而被忽略遗传在其中的作用。临床经验认为，当发现家族中有两个以上的人，在不知不觉中开始出现听力损失时应该考虑存在遗传性听力损失的可能，尽快到医院咨询医生的意见，及时进行基因检测和其他相关检查。因为早期诊断、及早发现、及早治疗无疑是非常重要的。眼下许多治疗婴幼儿先天性聋的方法，都是越早实施效果越好。目前认为只要在出生后接受听力测试，三个月内确诊，在半岁前及早进行语言康复治疗，大部分患儿就可以恢复语言能力。在没有科学测试新生儿听力条件的地区，家长可通过细心观察和自测来判断宝宝听力是否正常。家长需要掌握以下知识。正常新生儿一生下来就有听觉定向能力，当妈妈呼叫婴儿时宝宝会立即转向妈妈。出生不到三天的新生儿，会表现出对母亲声音的偏爱。如果母亲经常呼唤婴儿的名字，出生5~8天婴儿就能对母亲的呼叫有反应，当婴儿在看不到母亲的地方，当母亲呼唤婴儿名字时，出生10~12天的婴儿会向母亲的方向转头。这些都有助于发现婴儿是否有听力损失提供有用的线索。所以，只要能够早日发现，早佩戴助听装置，早进行康复训练，绝大多数有听力问题的儿童都可康复，最好在6个月内适当干预。所以，目前认为出生一个月的婴儿进行听力筛查是及早发现听力损失患者的有效手段。学者均认为，所有新生儿都应接受听力筛查。

遗传性听力损失的分类方法目前尚未有统一，各家所用分类标准不同。在此，仅就遗传方式等加以介绍。

1）遗传性听力损失可以是常染色体显性遗传，也就是说，家族每一代人中约50%会出现耳聋患者，男女均可发病。这种遗传方式的听力损失往往刚出生时没有表现出来，到青春期或中年时听力逐渐损失加重才引起注意。

2）遗传性听力损失约有70%~80%以常染色体隐性遗传（autosomal recessive inheritance）方式出现。隐性遗传聋通常在出生后表现为重度或极重度听力损失而被发现。但常常令人不解的是，本来听力正常的父母亲生育了一个先天性听力损失的患儿，父母很难想象到孩子的听力损失是由于他们是耳聋基因携带者导致的，所以如果家有聋儿首先应考虑为遗传导致是合理的。眼下已知这些隐性遗传中，多见的基因是 *CJB2* 基因突变和 *SLC26A4* 基因突变。因此，可以通过基因诊断来确定病因和遗传方式。

遗传性听力损失还有 X 连锁遗传，表现为女性携带者，男性发病的特点，也就是一般所说的"传男不传女"。这种听力损失不常见，只要明确诊断，也可有效地避免。还有线粒体基因突变易招致药物性听力损失。这种听力损失患者存在母系线粒体基因突变，因此对氨基糖苷类药物极为敏感，可以说只要用一针就可以导致听力损失。如果发现家里有人因感冒发烧，曾经用过氨基糖苷类药物后出现听力损失则要尽早到医院进行基因检测，明确是否有药物敏感的基因突变，以便在日后的生活中谨慎用药，避免悲剧发生。

13. 外耳有畸形听力可受损。外耳畸形被称为小耳畸形，它包括耳廓畸形、外耳道骨性闭锁和外耳道狭窄，其发生率约为1/万，男性多见于女性，可以是单耳或双侧，多见于右侧。先天性小耳畸形较常有严重的听力损失，并且多合并有鼓膜缺损，而代之以中耳骨质，同时也可能各听小骨的异常。当这些异常存在时，面神经的行程多有所改变，多数为面神经管水平段向下移位于前庭窗与蜗窗之间。因此，对这些先天性病例进行手术时应考虑到上述情况避免损伤面神经。特别要提起注意的是，当父母发现孩子有外耳畸形时要尽早带孩子到正规医院就诊，并在患儿学话之前了解其听力障碍程度，及早治疗，一般均有可能取得较好的疗效。

14. 内耳之外淋巴为一开放系统（opening system），与颅内蛛网膜下隙有联系。因此，内耳炎症常可通过前庭导水管或半规管（上）之瘘管播散到脑膜。反之，流行性脑膜炎也可引起逆行感染，发生迷路炎。因此，熟悉内耳淋巴之联系有重要意义。

15. **内耳道狭窄症（stenosis of internal acoustic meatus）**　内耳道狭窄症较为少见，它是以一侧进行性感觉神经性聋（progressive sensorineural deafness）、耳鸣、眩晕为特征的综合征。其病因目前所知可由以下原因所引起。

（1）内耳道骨壁骨质增生或骨瘤形成（hyperosteogeny and osteoma formation in bony wallof internal acoustic meatus）：Moos（1894）、Portmann（1973）先后报道过因内耳道骨瘤而致的内耳道狭窄。

（2）内耳道被颞骨大的气化空泡压迫形成狭窄（stenosis of internal acoustic meatusdepressed by big gasification vacuole in temporal bone）：Gavilan 曾介绍过一例系由于内耳门附近大气房所引起的内耳道狭窄。手术从内耳门底部减压而未损伤前庭神经。

（3）耳硬化（otosclerosis）：是一种原因不明的原发于骨迷路的局灶性病变，在骨迷路包囊内形成一个或数个局限性的，富于血管的海绵状新骨代替原有正常骨质，故也称"耳海绵化症"（otospongiosis），此后新骨再骨化变硬，故通常称之为"耳硬化"。可分为：①如病灶仅局限于骨迷路骨壁而未侵及传音和感音的结构，可不出现症状，仅能在尸检时被发现病变，被称为"组织学耳硬化"（histological otosclerosis）；②若病变侵及环状韧带，使镫骨活动受限或固定，并出现进行性传音功能障碍者，称为"临床耳硬化"（clinical otosclerosis）或"镫骨性耳硬化"（stapedial otosclerosis）；③如果病变发生在耳蜗区或侵及内耳道，引起耳蜗损害或听神经变性，临床表现为感音神经性聋，则称"耳蜗性耳硬化"（cochlear otosclerosis）。临床耳硬化的发病率有种族差、地区差和年龄差。据欧美文献报道，白种人发病率较高，为 0.3%~0.5%，黄种人发病较低，中国至今全国已行镫骨手术约 5000 例，故耳硬化在我国并不少见。发病年龄据姜泗长（1959）等报道 400 例手术病人发病年龄，最小者 3 岁，最大者 49 岁，11~40 岁占 94%。曹钰霖（1966）报道就诊年龄在 21~40 岁者占 71%。House（1972）曾报道用手术切除内耳硬化灶 2 例（图Ⅱ-1-93）。

（4）由于全身骨骼系统的疾病而致内耳道狭窄的局部特征（topographic feature of internalacoustic meatal stenosis due to diseases of whole skeletal system）：如颅骨肥厚症（hyperostosis）和 Paget 病（即变形性骨炎，又称为畸形性骨炎（osteitis deformans））及骨硬化症（osteopetrosis）等。

（5）由于骨疣生长而致的内耳道狭窄（internal acoustic meatal stenosis due to osteophytosis）：Roberto（1979）报道过一例先天性骨疣所引起的内耳道狭窄，并综合文献有关内耳道狭窄共 8 例，此 8 例手术后眩晕均减轻，2 例听力改善，3 例耳鸣消失。

（6）先天性畸形所致内耳道狭窄（internal acoustic meatal stenosis due to congenitaldeformity）。

16. **眩晕（vertigo）**　前庭系统是维持机体平衡的器官。而眩晕是平衡系统（视觉、本体感觉、前庭系统）功能障碍所出现的一类复杂症状。因此，凡侵犯了前庭系统的疾患都有可能导致眩晕的发作。所以眩晕也是前庭神经病变最常见的表现，更可能是患者的唯一主诉。由于我国幅员辽阔，各地文化和方言不尽相同，患者对眩晕的描述也自然会多种多样，一般较常用的词汇有"天旋地转"、"头晕眼花"、"脚步不稳"、"头重脚轻"、"跌跌撞撞"、"像坐轮船"、"晃晃悠悠"等等。眩晕是患者对空间定向感觉的主观体会错误，也是前庭神经病变最常见的表现，依其发生的机理和性质可分为"真性眩晕"和"假性眩晕"两大类。"假性眩晕"也叫"脑性眩晕"，多是由于心血管疾病、发热、高血压、贫血等全身性疾病影响到皮质中枢所造成。患者感到"晕晕乎乎"，但没有明确旋转感。"真性眩晕"的主要表现是：有明确的旋转感或身体运动感。它主要是由"平衡三联"的病损造成。"平衡三联"指的是视觉系统、本体感觉系统和前庭系统，即视觉、本体觉和前庭觉的总称，它们都是机体发生位向感觉基本器官。它们彼此之间的紧密合作，对躯体产生位置变化时的各种信息，通过网状结构连接整合，即完成人体在空间中的定向传达，在中枢神经系统协调下保持躯体的姿位的稳定与平衡。由于病损侵犯"平衡三联"感受系统的不同，"真性眩晕"又可分为"眼性眩晕"、"姿态感觉性眩晕"和"前庭性眩晕"。"眼性眩晕"多见于眼肌麻痹患者，伴有复视，若遮蔽患侧眼睛，眩晕可消失。"姿态性感觉性眩晕"多见于脊髓后索病变的患者，有深感觉障碍和共济失调。由于视觉与本体感觉感受系统无病变的患者，很多有眩晕的主要症状，所以认为视觉及本体觉感受系统对躯体定向感觉仅有辅助作用，而前庭系统才是人体空间定位、辨向的结构。因此，在前庭系统完好的情况下，这两种眩晕是不明显的，这与临床上所见，有视觉与本体觉系统病变的患者，很少有以眩晕为主要的症状的主诉相吻合。所以前庭系统的病变是产生眩晕的主要原因。人们平时所说的"眩晕"大部是与"前庭性眩晕"有关。

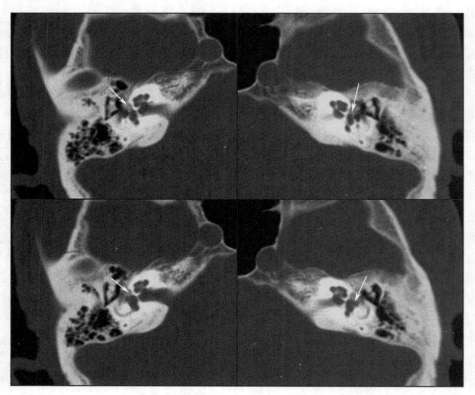

图Ⅱ-1-93　双侧耳硬化症（前庭窗型）
Bilateral Otoscleosis（Vestibular Window Type）
双侧前庭窗前壁骨质吸收（箭头示）
The antetheca bone absorption of bilateral vestibular windows（shown as arrows）

二、耳科常用手术进路解剖学 Anatomy of Common Aditus of Ear Operation

（一）耳道内径路（Intrameatal Aditus）

1. 镫骨手术与听骨链探查术的耳道内进路（intrameatal aditus of stapedial operation andossicular chain exploratory）安放耳镜，使外耳道软骨部变直，在骨性耳道后壁距离鼓沟 8.0mm 处，上起 12 点，下至 6 点，作一平行鼓沟的切口，再于切口两端分别向内切至鼓沟与鼓切迹处，作成蒂在内侧的耳道后壁皮瓣。掀起此皮瓣，即进入鼓室后部。视需要磨除少许鼓沟和外耳道后壁骨质，即可看清砧镫关节、前庭窗和蜗窗。

2. **鼓膜成形术的耳道内进路（intrameatal aditus of myringoplasty）**　进路同上。耳道窄而弯者，可采用耳上后切口（具体见本篇本章第三节"三、鼓窦及乳突气房"所述）。

（二）乳突手术径路（Aditus of Mastoid Operation）

最好的进路为耳上后切口。切口上自颞线，沿耳廓后沟切至耳廓后沟下部，转向后达乳突尖。向后分离皮肤，向前分离耳廓，继而沿骨性外耳道口的上缘和后缘切开骨膜，并分别在两端向后上和后下延长，剥离骨膜，充分暴露乳突的手术区骨面，磨除乳突骨质，即可进入乳突。

（三）鼓窦上鼓室手术径路（Aditus of Atticoantrotomy）

1. 软组织径路（aditus of soft tissue）

（1）耳内切口（intra-aural incision or Shambaugh-Lempert incision）：先在外耳道骨部与软骨部交界处的上、后、下壁作一弧形切口，再由切口上端经脚屏间切迹（即耳轮脚与耳屏间之无软骨区），与耳轮脚前缘平行并稍旁开，向上延长约20.0mm。分开软组织和骨膜，放入牵开器，即可暴露骨性外耳道口之上、后壁及乳突部骨质。

（2）耳后上切口（M. Portmann 切口）（superior retroauricul or M. Portmann incision）：此切口对乳突骨质暴露优于耳内切口（具体见本章第三节"三、鼓窦及乳突小房"中所述）。

2. 骨质径路（bony aditus）（打开上鼓室，鼓窦及其入口）

（1）开放式手术的骨质进路（bony aditus of open operation）

1）扩大外耳道（enlargement of external acoustic meatus）：以外耳道上棘为中心，磨除耳道后、上壁骨质，包括前棘。

2）打开上鼓室鼓窦腔：由上鼓室外侧壁的内缘开始，逐次打开上鼓室、鼓窦入口和鼓窦。

3）磨低面神经嵴：将面神经嵴磨低后，使肾形的中耳术腔变为圆形术腔，以利术后通风和观察。面神经垂直段埋藏于面神经嵴下的骨质中，此步骤应避免伤及面神经。

（2）完璧式手术的骨质进路（bony aditus of close operation）

1）以外耳道上棘为中心，颞下线为上界，自筛区深入向内即为鼓窦位置；以外耳道上棘为中心向周围除去骨质，深度不要超过鼓环，下界不要超过外耳道上半部；暴露鼓窦，并向前展开上鼓室，保留一薄的外耳道后、上壁。

2）切开后鼓室：在面神经锥曲及乳突段（垂直段）连接处外方的鼓沟处，用金刚石钻头磨除骨质。向上、向前和向下扩大，将上鼓室、后鼓室和下鼓室均打开。

（四）岩部区手术径路解剖学（Anatomy of Operative Aditus of Petrous Area）。

1. 颅后窝径路（aditus of posterior cranial fossa）

（1）枕下径路（infraoccipital aditus）：由于乙状窦位于岩部后面内侧深浅不定的乙状沟内，可妨碍经颞部硬脑膜外进路到达岩部后面的内耳道和脑桥小脑角。此进路可保留硬脑膜和乙状窦在原来位置。主要适应于切除同时侵犯内耳道和脑桥小脑角或岩部后面其他区域的较大肿瘤。

1）在头后部作旁正中切口（paramedian incision on posterior part of head）：由颞骨鳞部之后50.0mm起，垂直向下到第一颈椎棘突水平，切口下部逐渐接近中线，切开颈项肌，直达骨面；剥离骨膜，暴露枕骨上项线及其上、下方骨面、向内达中线，向外达乳突区，避免损伤乳突导血管，向下操作避免损伤椎动脉襻。

2）在枕骨下部取下 50mm×50mm 四方形骨板，上缘在上项线以下，相当于横窦之下，外侧在乳突区之后，相当于乙状窦之后；十字交叉切开硬脑膜后暴露小脑，用脑牵开器推开小脑，向前下方分离即达到脑桥小脑角；此进路可暴露岩部后面及内耳道内口；在脑桥小脑角自上而下可看到滑车神经，三叉神经，面神经，前庭蜗神经（出内耳道内口），小脑迷路动脉系统，舌咽、迷走、副神经及小脑下后动脉等重要结构。

3）由内耳门后缘开始向外磨开内耳道后壁。当磨除内耳道后壁 10.0mm 即可完全开放内耳道。内耳道的下壁接近颈静脉球，后下为舌咽、迷走、副神经，应避免伤及，在内耳道，面神经居前上，耳蜗神经居前下，前庭上神经居后上，前庭下神经居后下。

（2）乙状窦后径路（sigmoid sinusal posterior aditus）：由乙状窦后缘、横窦下缘和小脑幕下方进入脑桥小脑角区，为最小范围的颅后窝进路。

1）采用乳突后切口（retromastoid incision）：起自耳廓上缘平面，弧形向下，渐远离耳后沟，止于乳突尖平面之下后方，长约 60.0mm。分离骨膜暴露乳突区及上项线颞嵴至下项线之间的骨面。

2）于乙状窦后、上项线之下开一约 30.0mm 直径之骨窗，十字交叉切开乙状窦后和横窦之下的硬脑膜，推小脑向后即可达到脑桥小脑角区。

2. 经岩部径路（aditus passing through petrosa）

（1）迷路后径路（retrolabyrinthine aditus）：此进路为从迷路和乙状窦之间与岩锥后缘的方向一致，进入脑桥小脑角区。

1）做耳后上切口（superior retroaural incision）：单纯乳突切开术，显露乳突术腔各重要结构。磨出后半规管轮廓，磨除乙状窦上膝到颈静脉球的骨质。沿乙状窦前缘切开硬脑膜，将硬脑膜瓣翻向前方；用牵开器推开小脑，显露脑桥小脑角区。

2）面、听神经出脑干后位于脑桥小脑角间隙（pontocerebellar space），始终相伴进入内耳道，在近脑干约 10.0mm 处，其间有中间神经。面神经于前庭蜗神经的后内方，前庭神经和耳蜗神经紧靠，似一神经干，但二者之间有裂隙可以辨认，耳蜗神经在前。三叉神经位于面、听神经束的前上方，可能为 Dandy 静脉所遮挡。舌咽、迷走、副神经在面、前庭蜗神经束的下方通过，进入颈静脉孔。

（2）经迷路径路（aditus through labyrinth）：经此进路达到内耳道及脑桥小脑角，因破坏耳蜗前庭功能，故只适于内耳功能已丧失的病例。其手术步骤如下。

1）自乳突尖向上沿耳廓后沟作耳后上切口，从切口上方又以弧形向后延长到枕部，切口呈一倒 U 形。分离软组织和骨膜、暴露骨面。

2）完全乳突根治术（complete radical mastoidectomy）：暴露上、外、后半规管隆起及其他乳突腔标志。用磨光钻头开放上、外、后半规管，沿半规管追踪达前庭。

3）由前庭底椭圆隐窝的筛状区向周围和向深处磨除骨质，磨除蜗小管和内淋巴管，即可开放内耳道底。由于耳蜗导水管位于第Ⅳ脑神经的上方，术中应小心，防止损伤该神经。

4）挑开硬脑膜即可见位于后上方的前庭神经上支。面神经位于前上方，耳蜗神经位于前下方。此进路全过程应注意勿损伤面神经。

（3）经耳蜗径路（aditus through cochlea）

1）作耳内切口，扩大外耳道，暴露并去除镫骨，自前庭窗起磨除鼓岬，去除两窗之间的骨质，露出耳蜗的第 1 周，渐次打开耳蜗第 2、3 周。

2）磨除耳蜗各周后，向深处暴露蜗轴，由蜗轴向深处磨除骨质，即可开放内耳道底进入内耳道。

3. 经颅中窝径路（aditus through middle cranial fossa）

（1）颅中窝硬脑膜外径路（exterior dura aditus in middle cranial fossa）：此进路系经岩锥前上面，大脑颞叶硬脑膜之下，磨开内耳道上壁而开放内耳道。

岩锥前上面呈一底向外的不规则三角形平面，构成颅中窝底的一部分，三角形的底部相当于颞线水平。其解剖标志，见后面"内耳道手术解剖学"。

手术进路步骤如下：

1）在外耳道前 20.0mm，向上作垂直或略呈 S 状切口，长约 60~80mm，切开颞肌和剥离骨膜，暴露颞骨鳞部骨板。

2）用骨钻在颞鳞部开一 40mm×40mm 骨窗，此窗下缘尽可能近颧弓根部，骨窗 2/3 位于外耳道之前，1/3 位于其后。

3）分离岩锥前上面的硬脑膜，暴露出弓状隆起前内方的内耳道区。按前述定位方法磨除骨质，从前上方开放内耳道，切开内耳道硬脑膜即见前上方最浅处是面神经，后方为前庭神经上支，两者间有面、听神经吻合支相连，深部前方为蜗神经，后方为前庭神经下支。

（2）颅中窝经小脑幕径路（aditus through cerebellar tentorium at middle cranial fossa）：此径路是从上面达脑桥小脑角区。

1）在耳轮脚前 20.0mm 向颞部作倒 U 形切口，切开颞肌，剥离骨膜暴露颞鳞部骨质。如前述进路在颞鳞中开骨窗。

2）硬脑膜作倒 U 形切口，形成蒂在下方的硬脑膜瓣，掀起大脑颞叶，暴露小脑幕和岩部上缘，暴露小脑幕直到游离缘，沿岩部边缘切开直到乙状窦上膝，沿小脑幕游离缘作另一切口，形成一三角形的小脑幕瓣，暴露小脑和脑桥小脑角。

3）磨开内耳道上壁，开放内耳道。

（王　诚　王启华）

三、内耳道的手术解剖学 Anatomy of Internal Acoustic Meatal Operation

内耳道是颅底区极其狭小的一小部分，位于颞骨岩部十分致密的骨质内，局部解剖位置复杂。内耳道主要包含有五种功能完全不同的神经纤维：听觉（auditognosis）、平衡（equilibrium）、面部表情肌运动（movement of facial expression muscle）、味觉（taste sense）、副交感（parasympathetic）等（即前庭蜗神经，面神经），以及内听动脉和脑膜等多种结构。临床上经颅中窝显露内耳道进行手术如：处理内耳道的小听神经瘤；手术治疗眩晕和梅尼埃病（Meniere 病）的前庭神经切除术（vestibular neurectomy）；治疗 Bells 面神经麻痹的全程减压术（prosopoplegic total decompression）；治疗半侧面神经痉挛（hemifacial spasm）的面神经部分切除（facial nervepartialexcision）及面神经减压术（facial nerve decompression）；解除耳鸣的耳蜗神经和前庭神经切断术，或分别做面神经 - 耳蜗神经，面神经 - 前庭神经吻合术；以及解决内耳道骨质增生、内耳道狭窄的骨质去除等等，都与内耳道密切相关。由于内耳道邻近解剖关系复杂，不慎误伤某些重要结构有致命的危险，且位置隐匿，明确诊断也较困难，以往视侧颅底与岩尖为手术禁区。自 CT（computerized tomography）和显微外科技术的发展，以及基础学科研究的紧密结合，提供了不少有参考价值的资料。大大地促进了颅底侧区外科的进展。内耳道手术的顺利开展是耳科、头颈肿瘤外科、神经科、放射科以及基础医学等学科的综合成就。因此，熟悉内耳道局部解剖，借助手术显微镜下操作，就有可能避免和减少损伤前庭蜗神经或面神经。再加上抗生素药物研究的进展，使脑膜炎、脑脊液漏、局部感染等并发症大为减少，手术死亡率也相应降低，为内耳道手术成功展示了良好的前景。因此，内耳道的局部解剖学一直为耳科和解剖学工学者所关注。

（一）内耳道（Internal Acoustic Meatus）

内耳道位于颞骨岩部后面中份，起自内耳门（internal acoustic port），止于内耳道底（fundus of internal acoustic meatus）。它是血管神经自内耳迷路沟通颅后窝的通道。内耳道的纵轴向前外，与岩部长轴呈 45° 角。在两侧内耳门之间划一直线，此线与内耳道长轴呈 8° 角，（Girard，1979）。据 X 线测量显示内耳道与颅矢状轴的交角并不恒定，其中交角为 80°~90° 者占 58%；90°~100° 者占 37%；小于 80° 者为 5%；大于 100° 者仅 1.0%。内耳道整个形状接近圆柱体，全长约 10.0mm，有界限不很明显的顶（上）、底（下）、前、后四个壁，其中上、下及前壁光滑，后壁微凹。各壁的长度从各方面资料显示，差异较大，综合如表 II −1−4。

表 II−1−4　内耳道四壁长度：均值（全距）　/mm
Table II−1−4　The Length of 4 Walls of Internal Acoustic Meatus：Average（Whole Length）　/mm

	PortmannCordova	纽约综合临床医院和医学院	芝加哥	Camp& Lilley	Graf	Papangelou	中国人
前壁长	15.5 （11~18）	14.4 （12~19）	18 （9~27）	/	/	14.9 （9~19）	12.42 （10.0~15.6）
后壁长	8.5 （5~14）	9.9 （8~13）	8 （4~11）	7.8 （3~16）	8 （5~11）	9.2 （6~14）	8.80 （8.0~13.6）
上壁长	/	/	/	/	/	11.5 （5~17）	9.45 （6.8~15.5）
下壁长	/	/	/	/	/	11.8 （8~16）	10.47 （7.0~11.49）

其中内耳道上壁厚薄不一，薄者仅 4mm，厚者约 10mm。故开放内耳道上壁时必须用电钻循其长轴，

一层层磨薄，可先用切削钻头，后改用钻石钻头，在手术显微镜下用水不断冲洗。必须严格掌握内耳道的轴线，不得偏离，否则可造成耳蜗，前半规管的损伤。

内耳门（图Ⅱ-1-6）是颅后窝侧区一个重要结构，是前庭蜗—面神经束及有关血管进出通道，有 77% 形似前后的卵圆形（前后径 > 上下径），其前后径 7.79mm（5.6~9.8mm），上下径，4.55mm（0.23~7.0mm）。其后外侧缘呈唇样突起，缘呈棱状，中点微凹，其内侧界近似檐槽，向上向岩尖延伸。在内耳门的上后方数毫米处，有一微凹，称弓状下窝（弓下隐窝）（subarcuate fossa，subarcuate recess），内有岩乳管的前端。它是脑膜外间隙与乳突之间的一条通道，在胚胎中期，有甚为纤细的血管通过，进入正在发育的耳囊；在成人仍可保留此小血管。此小血管起自前半规管前下区，止于外半规管上方鼓窦开口处。经颅中窝进路或迷路进路施行手术时，在到达前半规管平面时可能遇到这条小血管。内耳门的后下方约 10.0mm，相当于内耳门与乙状窦沟之间有一小陷窝，内有前庭导水管开口和内淋巴囊（endolymphatic sac）。据观测，内耳门至岩上沟的距离为 5.0mm（2.0~9.0mm）；至岩尖的距离为 18.0mm（13.0~20.0 mm）；至前庭小管外口距离为 11.0mm（7.0~17.0 mm）；至乙状沟前缘的距离为 23.0mm（17.0~30.0 mm）；至弓状隆起最高点的距离为 15.0mm（12.0~19.0 mm）。

内耳道底（图Ⅱ-1-94）被一垂直骨片所封闭，它形成迷路前庭的内侧壁，表面不光滑，被一横嵴（transverse crest）即水平嵴（horizontal crest）或镰状嵴（falciform crest）分成上、下二部。上部较小，有一明显的垂直嵴（vertical crest）即 Bill 嵴，再分成前、后二小区。前小区位置稍上，有面神经迷路段的进口，面神经自此进入；后小区位置稍下，为前庭上区，有数小孔，分布至椭圆囊及上、外半规管的前庭上神经通过。下部较大，也有一不甚明显的嵴分成较大的前区（anterior area）和面积较小的后区（posterior area）。其中前区有排列成螺旋状的小孔称螺旋束孔（foramen of spiral tract），系耳蜗神经之通路；后区分为前庭下区（inferior vestibular area），也有数小孔，是球囊神经通过，从前庭方向来看颇似一层网眼，故称筛斑（maculae cribrosae）。前庭下区之后下方，相当于后壁基底部约 1.0mm 处有 Morgani 单孔，通往后半规管壶腹的下前庭神经由此进入。因此在内耳道底上、下、内、外分别有四个开口，面神经进入内上开口，耳蜗神经进入内下开口，前庭上神经进入外上开口，前庭下神经进入外下开口。故此内耳道底的水平嵴和垂直嵴是内耳道手术极为重要的标志，可借此辨认面神经、耳蜗神经和前庭神经的位置关系，在手术时就有可能避免损伤，防止术后并发症。

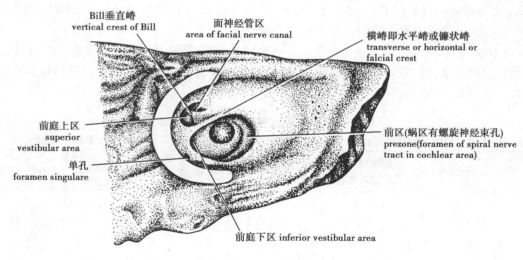

图Ⅱ-1-94　内耳道底
Base of Internal Acoustic Meatus

内耳道底部的外侧为前庭的内侧壁和耳蜗的基底。前庭后壁与内耳道下壁处同一水平面，但两者之间被一完整的骨壁所分隔，在骨壁的外侧面是前庭的内侧面，而骨壁的内侧为内耳道底，在骨壁两侧均有一水平嵴（horizontal crest），在内耳道底为镰状嵴（falciform crest）已如前述，而前庭则为前庭嵴（vestibular crest），嵴平面以下，在前庭为球囊窝（saccular fossa），在内耳道为前庭下区（inferior vestibular area）；嵴平面以上的骨壁二侧分别为椭圆囊窝和上前庭区，二个嵴的高度基本相齐。治疗岩骨炎并发脑膜炎时的引流，通常是采取从前庭开放骨壁进入内耳道。手术时必须认定以骨壁二侧水平状嵴作为入口的上限，如果超越此嵴，就有损伤面神经的危险。

（二）内耳道内容物及其相互的局部关系（Inclusion of Internal Acoustic Meatus and Their Relationship）

内耳道有听面神经束（auditory-facial nerve tract）、迷路血管（labyrinthine vessel）及脑膜（meninx）等结构。内耳道的脑膜是颅后窝脑膜的延续，在内耳门处与内耳道的骨膜相连续，甚难分离，形成单一的纤维性骨膜脑膜层（fibrous periosteomeningeal layer）。这一层膜近基底部较薄，趋向内耳门稍厚。面神经骨管起始段的骨膜是与内耳道内的骨膜脑膜层相连续的。面神经在骨管内的神经膜（neurilemma）极其菲薄，其实此膜并非是神经纤维周围的髓鞘（myelinsheath）和鞘膜细胞（cells of sheath），而是由面神经外膜和骨膜构成，即在面神经管手术所见，故仅为一手术名称。软膜覆盖在神经血管表面，形成听神经等各自一层神经膜，不过在高倍手术显微镜下才能认出各神经束的界面，临床实践认为亦有约25%难以辨认，通常是前庭神经色泽偏灰，而耳蜗神经色泽较白而已。

1. 面神经（facial nerve）是内耳道主要神经束之一，在内耳道的诸神经中位置最高。面神经由内耳门进入内耳道后的走向，较内耳道的纵轴为前，沿内耳道的前壁进入镰状嵴延伸所形成的面神经压迹的骨槽沟内，循此沟继续向外进入位于镰状嵴上方、Bill垂直嵴前方的面神经管口，而形成面神经管的起始段即迷路段，它适位于颅中窝骨板之下。此段是经颅中窝显露内耳道手术时重要的手术标志。

内耳道底面神经管入口，是面神经管最狭窄的部位，其口径最小者仅1.0mm。面神经在内耳道纤维松散，进入面神经管后即有结缔组织形成鞘膜紧密包裹着神经纤维，在神经纤维与骨管入口之间几无间隙，是面神经水肿最易嵌顿的解剖部位，也是面神经减压的重点部位。故有不少人认为这是引起面神经麻痹的解剖原因，也是越来越多的临床学者接受面神经全程减压的原因之一。

Wrisberg中间神经，位于面神经的后下方。但值得注意的是Wrisberg中间神经在颅后窝时是与面神经分开的，但进入内耳道后则与面神经包在同一层的蛛网膜内，且彼此愈靠愈近，进入面神经管后两条神经混在一起难于分离。

2. 前庭蜗神经（vestibulocochlear nerve）亦为内耳道主要神经束之一。由前庭神经与耳蜗神经组成。耳蜗神经刚出内耳道底螺旋束孔进入内耳道时，位于镰状嵴下方的下前庭神经的前下方并与前庭神经紧密相连，且于前庭神经的下缘出内耳门。在内耳道很难用肉眼辨认清楚耳蜗神经与前庭神经之间的界面。前庭神经由来自椭圆囊、球囊斑和半规管壶腹嵴的神经纤维组成，在接近内耳道时有稍膨大的前庭神经节（Scarpa神经节）。前庭神经比耳蜗神经纤细。前庭神经纤维数，人类约为18 500，猴为18 271，猫为12 376，豚鼠为8231，粟鼠为7772。

耳蜗神经节细胞数，人类约为25 000~30 000，猫为44 298~57 494。耳蜗神经纤维数，人类约为31 400，猴约为31 247，猫为51 755，豚鼠为24 011，粟鼠为23 554。

听神经瘤（acousticneuroma）是内耳道主要肿瘤之一。据Nager报道听神经瘤占颅内肿瘤的第3位，约为8%~10%。Neely报道手术摘除55例内耳道肿瘤，其中听神经瘤49例，占89.71%；听神经血管瘤2例，仅占3.6%；面神经鞘膜瘤、颈静脉孔血管瘤及错构瘤各1例。听神经瘤多见于中年人，尤以35~40岁的人为多，女性较男性多见，女性与男性之比为2∶1。Krause曾报道1例年仅7岁的女孩患听神经瘤。一般是单侧，双侧较少，仅占2%~4%，且多见于Von Recklinghausen病（多发性神经纤维瘤病），系一种先天性显性遗传性疾病。

临床观察认为听神经瘤开始多局限在内耳道里。早期肿瘤位于内耳道底的一旁，逐渐长大而充满内耳道，并向阻力较小的内耳门长入脑桥小脑角，且将破坏内耳道上、下、后壁，并使内耳门扩大呈喇叭状。反之，如果原发瘤位于内耳道外者，内耳门不扩大，骨质也不会遭受破坏，肿瘤可较长时间无症状和体征。因此，从内耳道的正常解剖，如果在断层摄片上见到：①内耳道有骨皮质吸收；②与对侧比较时内耳道扩大2.0mm以上；③与对侧对比内耳道后壁缩短至少3.0mm；④内耳道底镰状嵴显示较为接近下壁（正常应在内耳道底垂直线中点，离内耳道上下壁等距）时，可视为听神经瘤存在的异常表现，在影像学上有参考价值。

听神经瘤的症状和体征是随瘤体的增大而逐渐表现出来的，按内耳道内包含的解剖结构，其顺序常常是听器和迷路功能失常，如耳鸣、听力下降和眩晕，耳鸣常与听力减退同时出现。其中眩晕是听神经瘤的主诉之一，但 Pulec 则认为 83% 的患者主诉有不稳感觉，真性眩晕仅占 1/3。由于肿瘤生长速度各不相同，有极缓慢，但也有较迅速，故听神经瘤的临床表现，也常不一致。CT 扫描技术和核磁共振技术的应用，临床资料显示小肿瘤诊断率上升 200%，可能做到早期诊断，使手术效果得到明显的改善。再加上手术方法的改进，特别是显微外科的应用，以及基础医学研究的紧密配合。据 House（1964）报道的 47 例迷路进路听神经瘤全切和次切手术，竟无一例死亡。较之 19 世纪 Ballance（1894）听神经瘤摘除术死亡率高达 84% 以及 Cushing（1917 和 1932）死亡率分别为 30% 和 4% 相比，有了十分长足的进步。

听神经瘤手术在显露内耳道之前，对内耳道内前庭、蜗、面神经束的局部关系要有一清晰的概念至关重要。当从前庭底部椭圆囊隐窝的筛区显露内耳道时，首先见到前庭上神经，将前庭上神经分开之前是不易先见到面神经的，面神经位于镰状嵴的上方，Bill 垂直嵴的前面；前庭上神经盖住面神经，其位置比前庭下神经表浅，即前庭下神经位于前庭上神经的下面；耳蜗神经只有在前庭下神经切除后方能见到。如果从颅中窝进路显露内耳道，首先见到的是面神经和前庭上神经。当进入内耳道时如何确认面神经，方可以防止误伤面神经。在认定前庭上神经与面神经之间有明显的 Bill 垂直嵴相隔极为重要；此乃由于在认清面神经的同时，也可把面神经作为识别耳蜗神经和前庭神经的标志。在切除前庭上神经之后方能见到前庭下神经，只有将面神经分开之后才能见到耳蜗神经。

此外，在面神经后外侧与前庭上神经前缘之间或可见到极为纤细的小束，被称之为耳蜗面吻合支（cochleofacial anastomotic branch）。当做前庭神经切断术时，有必要将耳蜗面吻合支先行剪断，否则在提拉前庭神经时有可能通过吻合支损伤面神经。

3. 小脑下前动脉及迷路动脉（anterior inferior cerebellar and labyrinthine arteries）　小脑前下动脉是脑桥小脑角（pontocerebellar angle）主要内容之一。该角系指以脑桥为内侧界，岩部为前外侧界，小脑为后界所形成的间隙。由于它是听神经瘤、先天性胆脂瘤和脑膜瘤（congenital cholesteatoma and meningioma）的好发部位，与内耳道关系密切相关的Ⅶ、Ⅷ脑神经等均在此间隙内，故此局部位置临床上被视作为耳神经外科最重要的手术区域之一。

小脑下前动脉（anterior inferior cerebellar artery）约有 88.97% 起自基底动脉（basilar artery），只有 2.8% 起自椎动脉（vertebralartery）。有 1 支者为 81%，2 支者为 18%，缺失者为 1.0%，外径平均 1.2mm（0.2~2.1mm），通常两侧对称，自基底动脉发出后向外斜行，在脑桥臂（brachium pontis）处形成一凸向外的内耳道襻。当脑桥小脑角区手术时要特别注意小脑前下动脉，以免损伤或误扎。Sunderlan 认为此动脉襻可进入内耳道与神经有关者占 64%，襻顶达内耳道一半以上者有 8%。动脉襻（arterial ansa）无论在内耳道内或外，它与面神经、前庭蜗神经总是紧密相随，据观察它们之间的位置关系有如下五种情况（图Ⅱ-1-95）：①中间位，襻的近侧支行于面神经前内方或前内下方，弯曲部位行经面神经深面，返支在中间神经（intermediate nerve）与前庭蜗神经（vestibulocochlear nerve）之间穿出，然后至小脑，此种情况较多见，中国人占 66%，Mazzoni：67%；②前位，整个襻位于面神经前内方，中国人占 14.9%，Mazzoni：8%；③下位，整个襻位于面神经和前庭蜗神经深面，中国人占 14.9%，Mazzoni：18%；④上位，整个襻居面神经和前庭神经浅面，襻顶凸向上，中国人占 2.1%，Mazzoni1.0%；⑤后位，动脉襻位于面神经、前庭蜗神经深面向后外行，在内耳门后外方形成一凸向前的襻，中国人占 2.1%，Mazzoni：5%。Mazzoni 还观察到与内耳道无关者有 33%，其中中间位 3%，前位 2%，下位 25%，后位 3%，上位未见。Jannetta（1975 年）首先报道由于内耳道血管襻跨越压迫而引起前庭蜗神经"过度活动性功能不良综合征"伴临床症状 8 例。后又在 1980 年报道 48 例，临床症状为眩晕、耳鸣或伴有听力障碍，后经手术证实系由于内耳道血管襻压迫所致，手术减压后约有 2/3 的患者症状得到改善，眩晕比耳鸣的效果好。

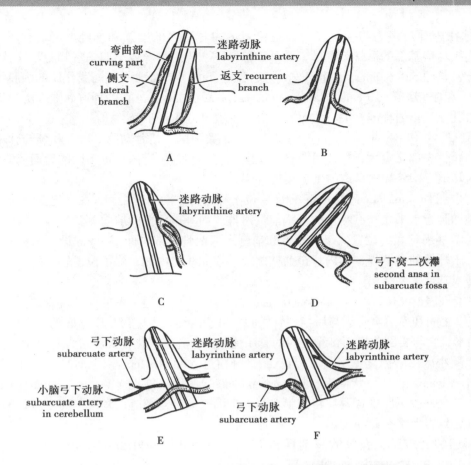

图Ⅱ-1-95 小脑前下动脉的内耳道袢与神经关系示意图
Diagram of the Relation to Internal Acoustic Meatal Ansa of Anterior Inferior Cereballar Artery

A. 右侧中间位，中 1/3 段 middle position，middle one-third segment in right side B. 右侧中间位，近侧 1/3 段 middle position，proximal one-third segment in right side C. 左侧前位，内耳门处 anterior left position，internal acoustic hilus D. 右侧下位，道外 inferior right position，extrameatus E. 左侧上位，道外 superior left position，extrameatus F. 右侧后位，道外 posterior right position，extrameatus

　　上述资料显示有三点值得注意：①熟悉动脉袢的位置，在内耳道手术时有助于对相关神经的定位。例如，中间位从后外侧壁显露内耳道首先见到是前庭神经，由此向前是返支、中间神经、面神经，在面神经与内耳道前内侧壁之间是动脉袢的近侧支，故返支将可作为识别前庭神经与面神经的一个标志；②基于动脉袢与内耳道关系密切，而内耳道系骨性管道无伸展性，可能由于动脉袢压迫有关神经，而产生眩晕、耳聋和面肌痉挛，当出现有关体征时，动脉袢压迫也可以作为考虑的因素之一；③由于袢顶凸入内耳道的情况并非少见，如果内耳道发生前庭蜗神经瘤时，由于内耳道无伸展性的解剖特点，常可在早期出现迷路受压症状，此外采用手术切除肿瘤或切断前庭神经时，对动脉袢应有足够的注意，以免损伤。

　　迷路动脉（内听动脉）（labyrinthine artery or internal auditory artery）较细长，外径平均 0.2mm，通常是小脑下前动脉的一个分支，一般经内耳门前内缘与面神经之间入内耳道，走行于面神经与内耳道前内侧壁之间向内耳道底行进，然后经面神经深面至前庭神经前上面的凹槽中，沿途除发支至有关神经外，主支进入内耳道底，然后进入内耳。从解剖学观察，在内耳道中段以后，前庭神经上面必有迷路动脉主支伴行。据此，可作为辨认面神经和前庭神经的分界标志。在内耳道手术时也应避免损伤，不然听力将受影响。

　　迷路动脉，据 Stopford 记载有 63% 起自小脑下前动脉，Sunderland 认为有 83%；Mazzoni 则称大多数起自小脑下前动脉所形成的袢上，未见有起自基底动脉。中国人有 73%~90% 起自小脑下前动脉，少数发自基底动脉、小脑下后动脉、小脑上动脉或椎动脉；多数为 1 支（38%）、2 支（36%），少数为 4 支。

内耳道静脉在内耳道多为与动脉伴行，主要引流内耳道内的脑膜和神经的静脉血。内耳道静脉可能有交通支连接耳蜗基部的后螺旋静脉，内耳道静脉注入岩上静脉或第四脑室侧隐窝静脉，岩上静脉也称 Dandy 静脉，长约 5.0~6.0mm，终止于岩上窦。岩上静脉开口处常有起瓣膜作用的内膜皱襞。

4. 内耳道有关的气房群（air cells relating to internal acoustic meatus）在内耳道周围气房多呈串状存在，其数量和大小与乳突气化的程度有关，故差异较大，一般可分为三小群。

（1）迷路下气房群（inferior labyrinth air cells）：在迷路下区，沿颈动脉管后方和颈静脉球上方排列。乳突气化良好，颞骨岩部又宽大，气房可直达岩尖。前庭导水管位于内耳道下壁的后面，终止于岩部颅后窝，相当于内耳道下壁外端内耳道的基部接近耳蜗。

（2）耳蜗前气房群（anterior cochlear air cells）：位于耳蜗与颈动脉管之间。在气化良好的岩部骨质中，内耳道前壁与颈动脉管水平之间有小串的耳蜗前气房群。内耳道前壁的前内侧为岩尖，岩尖为各串气房群的汇集点。通常耳蜗基底的位置低于内耳道和前庭。从颞骨鳞部内面 28.0mm 设一与矢状缝平行的假想线，此线相当于耳蜗的内侧界，即内耳道前壁之前，在此线之内侧，除了位置较深的颈动脉管水平部之外，没有内耳或其他重要结构。

（3）内耳道上气房群（internal suprameatal air cells）：位于内耳道上壁的前半规管之前，前半规管脚间，前、后半规管之间和颅后窝骨板与后半规管之间。由于内耳道上壁为颅中窝底的一部分，表面光滑，稍凹陷，呈三角形，它与岩部前后面接缘之间的骨质比较厚，乳突气化良好者可含有气房。为便于描述，特称此内耳道上壁小区为"内耳道平面"。当从颞骨开窗进入颅中窝的岩部上面时，由外向内可先后遇到鼓室盖（tegmen tympani）、弓状隆起（arcuate eminence），膝状神经节区（geniculate ganglionic area）和内耳道平面。在这一段进路中很容易将脑膜自岩部上面分离，当超越内耳道平面之后，脑膜与岩上缘粘连较紧，并可见到岩上窦在此经过。

（三）内耳道邻近应用上有关的解剖标志（Anatomical Landmark Relating to Application in the Vicinity of Internal Acoustic Meatus）

1. 弓状隆起（arcuate eminence）　经颅中窝进路，在脑膜掀起之后，被认为颅中窝底手术三大标志之一的弓状隆起，另外二个标志是棘孔（foramen spinosum）和脑膜中动脉（middle meningeal artery）。岩浅大神经（沟）（superficial great petrous nerve or groove）和膝状神经节（geniculate ganglion）是认定前半规管的有用标志。Fisch 认为用前半规管作为内耳道的定位远比岩浅大神经、膝神经节来得安全。理由是，它可能避免脑膜中动脉出血，又可不必暴露岩浅大神经和膝神经节，从而可避免损伤面神经而致术后面瘫。但也有人认为，前半规管位于弓状隆起最高点者只占 15.9%，而 84.1% 的前半规管位于弓状隆起最高点前方的斜坡中，变动范围在 1.0~4.9mm。弓状隆起的形成是由于颞骨发生气化过程的气化程度有关，并与大脑颞叶下面的沟裂相适应，而不是由前半规管的拱峰所引起。从解剖学观察，弓状隆起明显突出者（突出岩上缘平面 5mm 以上）占 24%，轻度突出者占 56%（2.0~5.0mm），几呈平坦状者（2.0mm以下）占 20%。所以，弓状隆起可资辨认者还是占绝大多数。Fisch 的意见还是符合解剖结构，可作为内耳道上壁的主要定位标志之一。

临床上用前半规管作为内耳道定位有如下三种方法。

（1）Cohadon 及 Castel 法：先用微型电钻磨去弓状隆起一层骨质，可见前半规管蓝线，但要注意不能磨破膜迷路，在蓝线最高处划一与岩上窦相平行的假想线，此线与蓝线交点后 8~12mm 间即为内耳道范围（图Ⅱ-1-96）。

（2）Fisch 法：同样先磨出前半规管蓝线，在蓝线前端向后内划一与蓝线相交 60° 角的虚线，该线即为内耳道长轴（图Ⅱ-1-97）。

（3）Pialoux、Freyss、Narcy 法：作两外耳道口连线，在该线上距颞鳞颅内板 28mm 以内，开始用微型电钻向后磨除骨壁即可达内耳道，不可超越上记 28.0mm 所示的假想线，就可避免损伤迷路（图Ⅱ-1-98）。

弓状隆起最高点至内耳道底的距离平均约 6.7mm（1.0~15.8mm），与内耳门的距离为 15.0mm（12.0~19.0mm）。

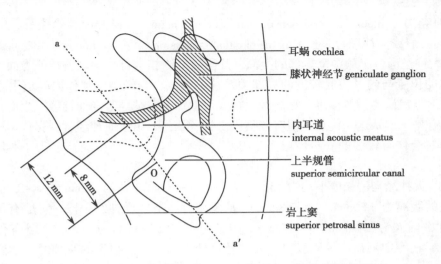

图 Ⅱ-1-96　内耳道 Cohadon 和 Castel 定位法示意图
Diagram of the Methods of Fixes Position of Cohadon and Castel in Internal Acoustic Meatus

aa′ 线为前半规管最高点与岩上窦的平行线；o 为前半规管最高点，自此点沿 aa′ 线向内 8~12mm 处即为内耳道之位置。

aa′is the stright line passed through the highest point of anterior semicircular canal，and parallelled with the superior petrosal sinus. o is the highest point of anterior semicircular canal, and the place inwards 8~12mm along the aa′ line from the o point is the internal acoustic meatus.

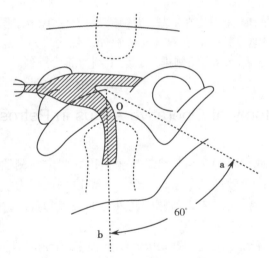

图 Ⅱ-1-97　内耳道 Fisch 定位法示意图
Diagram of the Fisch Orientation Rule of Internal Acoustic Meatus

Oa 线为前半规管长轴，向后内划一与长轴相交 60° 的 Ob 线即表示内耳道长轴

Oa line a long axis of superior semicircular canal and draws Ob line，which shows long axis of internal acoustic meatus posteromedially across long axis with 60° degree

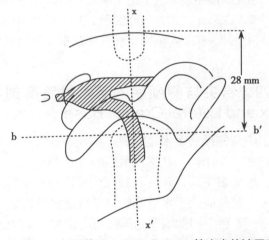

图 Ⅱ-1-98　内耳道 Pialoux，Freyss 等人定位法示意图
Diagram of the Orientation Rule of Internal Acoustic Meatus Presented by Pialoux，Freyss et al.

xx′ 线为两外耳门的连线，在后连线上由颞骨内板向内 28mm 即 bb′ 线之后，即表示内耳道底之后方，不可超越 bb′ 之前

xx′ line a connecting line of two external acoustic hilum，at that line inward away 28mm from the temporal endosteal lamella of in the back of bb′ line，of which not in front，shows the back of base of internal acoustic meatus

2. 岩浅大神经沟（sulcus for nervi petrosus superficialis major），岩大神经管裂孔（hiatus of canal for greater petrosal nerve）或面神经管裂孔（hiatus of canal facialis or Fallopion hiatus）和膝神经节（geniculate ganglion）。岩浅大神经沟位于颅中窝岩部的上面，几与岩上缘相平行。沟之后端即为面神经管裂孔，由于面神经管裂孔的位置与内耳道底较近的局部关系这一特点，当经颅中窝作内耳道手术进路，分离硬脑膜后容易见到不难辨认的天然标志。循岩浅大神经可追踪至膝神经节和面神经。用面神经管裂孔作为内耳道定位确实有易于辨认这一优点。但有些临床工学者认为，由于面神经管裂孔位置一般偏前内，当抬起这部分脑膜时会伴有较多的静脉性出血。因此岩浅大神经沟、面神经管裂孔并不是最理想的定位标志。

据报道，岩浅大神经沟的长度平均为 13.86mm（6.1~18.2mm）。宽为 1.5mm（0.4~3.8mm）；面神经管裂孔与内耳道底的距离为 4.30mm（1.4~7.8mm）。从膝状神经节至面神经一段，一般有薄骨板覆盖，其覆盖部分的长度中国人为 2.98mm（0~9.62mm），Parisier：2.57mm（0~6.0mm），但亦有 15% ~17% 无骨质覆盖。所以，在颅中窝显露硬脑膜时，要顾及这处表面无骨质覆盖的膝神经节和岩浅大神经避免损伤。

岩浅大神经沟的外侧有岩小浅神经沟，沟宽 0.9mm（0.3~1.8mm）。岩浅大、小神经沟相距 1.0~3.0mm。在经颞骨进路切断岩大浅神经治疗血管舒缩性鼻炎时，不宜距膝节太近，以免损伤鼓室壁或内耳道底，在剥离脑膜时，因岩小浅神经相距甚近，故不宜向外分离，以免损伤该神经。

3. 棘孔（foramen spinosum）　脑膜中动脉由此进入颅内，是经颅中窝进路的又一标志。岩浅大神经自膝神经节分出后，向前行至脑膜中动脉的后方，棘孔可作为岩浅大神经定位标志。棘孔至岩浅大神经沟的距离中国人为 6.62mm（3.24~9.34mm），Parisier：8.36mm（4.0~13.0mm）；棘孔至面神经管裂孔的距离中国人为 10.17mm（6.34~14.20mm）。棘孔至内耳道底的距离为 1.66mm（12.3~20.8mm）。

棘孔（脑膜中动脉孔）是颅中窝进路时可作为掀起脑膜的最前界限的标志。据观察棘孔有 70% 为圆形，直径约 2.5~3.5mm，30% 为卵圆形，其中约有 40% 棘孔不完整，其变异有双棘孔或缺如，棘孔缺如者约占 0.4%。中国人在 1284 个完整颅骨观察中，见到双棘孔 2 例，1 例为内外侧排列，另 1 例为前后排列。

（周正根　王啟华）

四、岩尖与侧颅底的手术进路解剖学 Anatomy of Operative Aditus in Petrosal Apex and Lateral Cranial Base

岩尖与侧颅底手术是耳科、头颈肿瘤外科、神经科及放射科等学科综合的成就，因为岩尖与侧颅底包含许多重要结构，其解剖关系复杂而隐蔽，一旦误伤往往有致命的危险。因此，长期以来被视为手术禁区。近十多年来，随着各种现代化诊疗技术的广泛应用，促进了岩尖与侧颅底外科的发展和普及，因而岩尖与侧颅底的手术进路解剖学也显得日益重要。

（一）岩尖和侧颅底的范围与周围关系（Range and Peripheral Relationship of Petrosal Apex and Lateral Cranial Base）

岩尖和侧颅底为颅底的一部分，颅底骨质厚薄不匀，总的趋势是由前向后逐渐变厚，颅底多孔裂，大多是颅内、外神经及血管进出的通道，颅底内、外的结构紧密相连，致使颅内、外的疾患可能互相传播或彼此侵犯，这是颅底疾病的重要特点。

岩尖与侧颅底主要占据中、后颅底。中、后颅底又可分为中央部和两个侧部，二者的分界线由前向后为破裂孔、岩枕裂、颈静脉孔。界线的内侧为中央部，主要为岩尖区（petrousapical area），区周为蝶骨体（body of sphenoid bone）、蝶鞍（sella turcica）、斜坡（slope）、枕髁（occipital condyle）及舌下神经管（hypoglossal canal）等。界线的外侧为侧部，由颞骨与蝶骨大翼构成。临床上，由眶下裂的前端作一虚线，过翼腭窝向鼻咽顶，再由鼻咽顶向乳突后缘作一连线，两线交角约呈 90°，两线之间的区域即为侧颅底的范围。按 Van Huijzer（1984）将侧颅底划分为六个小区，即：①鼻咽区；②咽鼓管区；③血管神经区；④听区；⑤关节区；⑥颞下区（图Ⅱ-1-99）。据测量自皮肤至颞下窝的深度约 30.0mm~50.0mm，至颅中窝底为 60.0mm，至颅底中线为 70.0mm（图Ⅱ-1-100）。这些数据在应用上有参考意义。

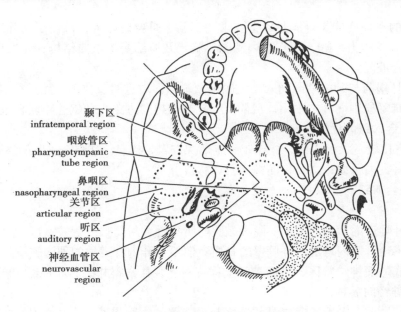

图Ⅱ-1-99 侧颅底分区示意图
Diagram of the Zonation in Lateral Cranial Base

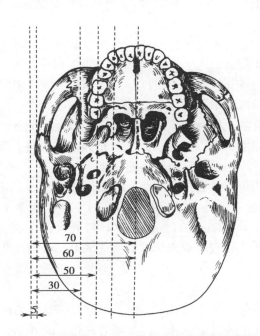

图Ⅱ-1-100 自皮肤表面至颞下窝、颅中窝及颅底中线深度度量示意图（mm）
Diagram of the Measurement of Depth from Cutaneous Surface to Infratemporal Fossa,
Middle Cranial Fossa and Midline of Cranial Base

　　对岩尖区的范围，解剖学上尚未见明确报道，临床上所指的岩尖区占位性病变，涉及破裂孔，颅底的脑膜等重要结构。它与脑桥小脑角、颈内动脉、颈静脉球和中、后侧颅底及邻近结构，可分五个部分：即侧颅底区、颅下隔室、腮腺囊、颞下窝及咽旁间隙。

　　（二）岩尖手术入路解剖学（Anatomy of Aditus of Operation on Petrosal Apex）

　　岩尖病变起病隐匿，往往在侵犯邻近部位结构时才有较明显的症状出现。岩尖疾病多为原发或继发的良、恶性肿瘤，由于岩尖邻近有颈内动脉、海绵窦和脑干等重要组织，手术风险极大，必须慎重行事。

岩尖手术入路的选择应能符合满足以下要求：①手术野要足够大，以便于切除肿瘤、止血及引流；②尽可能保存脑神经及听力；③不损伤颈内动脉、脑干及海绵窦等重要结构；④保证伤口能一期愈合，不发生持久性的脑脊液漏。

过去曾有过从耳蜗前与颈内动脉间入路、颅中窝硬膈斜坡进路及枕下入路进行岩尖切除术，但均因术野过窄、止血困难等原因而弃之不用，目前认为比较理想的进路为耳蜗迷路联合进路。

1. 耳蜗迷路联合入路的优缺点

（1）优点：①有比较宽大的入口，能比较满意地探查岩尖疾患；②整个进路始终是在硬脑膜外进行。

（2）缺点：①将丧失听力；②要将面神经游离移位。

2. 耳蜗迷路联合入路的步骤

（1）作乳突根治术。

（2）切除骨性外耳道的后壁与上壁，除去鼓膜与听小骨，封闭咽鼓管鼓室口。

（3）磨除三个半规管及内耳道后外侧壁的骨质，但不切开内耳道内的硬脑膜。

（4）由内耳道底的面神经管区，沿面神经全程直到茎乳孔暴露并游离面神经，同时切断岩浅大神经与鼓索神经，将面神经向后移位。

（5）从鼓室内侧壁磨开鼓岬，除去耳蜗使之与后迷路的术腔贯通，但注意其前方与颈内动脉之间要保留一片薄薄的骨间隔。

（6）继续磨开耳蜗上、下的骨质，向下可靠近岩下窦与颈静脉球，向上靠近岩上窦与三叉神经窝（压迹），向内抵达斜坡外侧缘。

（7）从颈内动脉与脑干之间显露岩尖区与斜坡，在此手术野内，可见到基底动脉位于前上方，椎动脉位于后下方，要严防误伤这些动脉。

此外，从颞下窝进路亦可以深达岩尖与斜坡区，但要切除下颌骨髁状突及断离、结扎脑膜中动脉与下颌神经，颞下窝进路将在侧颅底手术部分介绍。

（三）侧颅底手术入路解剖学（Anatomy of Aditus of Operation on Lateral Cranial Base）

侧颅底手术入路的选择，应能符合以下要求：①能充分显露和保护颈内动脉；②能有效地控制颈静脉球的出血；③能尽量保留面神经与后四对脑神经的功能。

以往进入侧颅底的手术入路曾有过翼腭区入路（aditus of pterygopalatine area）、颈椎前区入路（aditus of prevertebral area）、耳蜗区入路（aditus of cochlear area）、下颌区入路（aditus ofmandibular area）、颞上侧联合入路（aditus of lateral supratemporal combined）与乳突颅后窝入路（aditus of mastoid posterior cranial fossa）等，但都存在着手术区过窄或破坏性较大等缺点。目前认为颞下窝进路是一条比较理想的进路。

1. 颞下窝入路的优缺点

（1）优点：①可全程暴露并保护颈内动脉；②便于控制颈静脉球的出血；③对面神经可施行改道以开阔进路；④可随着病变侵犯区域的大小设计三种类型的进路，即 A 型、B 型、C 型进路。

（2）缺点：同侧传导性聋（ipsilateral conductive deafness）和可能发生的暂时性面瘫是本进路所要付出的代价。

2. 颞下窝入路步骤（procedure of inferior temporal fossal aditus）

（1）A 型入路：①作颞颈联合切口（temporocervical combined incision），翻起皮瓣显露颈上区、腮区和颞肌；②切断外耳道软骨段，闭合外耳道；③在茎乳孔下，腮腺后缘外确认面神经主干；④将胸锁乳突肌拉向后，在舌骨水平显露颈内、外动脉及后三对脑神经，结扎颈外动脉及其分支，以减少肿瘤的血供；⑤切除外耳道骨性段，摘除鼓膜与听骨链，但保留镫骨底板以保护内耳，封闭咽鼓管；⑥自膝神经节至茎乳孔暴露并游离面神经，将其向前移位经鼓室前壁出颅；⑦暴露乙状窦直至颈静脉球附近，使乙状窦至颈静脉球之前无骨质阻挡。用拉钩将下颌骨向前牵拉，即能满意暴露颅底的颈静脉孔和颈内动脉外口及出入此二孔的颈内动、静脉与后四对脑神经。寰椎横突在颈静脉孔的外下方，可用手指扪及。

（2）B 型入路：此入路可深达枕骨斜坡，接近枕骨大孔：①皮肤切口同 A 型入路，在下颌关节的后方暴露面神经主干并将其分支从肌表松解，使面神经在向下移位时免受过度牵拉；②在靠近颞下颌关节处切断颧弓的后端，使游离的颧弓尽量向下移位并使下颌骨髁状突向前下方脱位，必要时还可以切除髁状突；③切除颞骨的鼓部，打开外耳道，摘除鼓膜与听骨链（但保留镫骨底板），在鼓室前壁开放咽鼓管骨性段，继而暴露岩部的颈内动脉，沿颈内动脉直达破裂孔（foramen lacerum）；④在蝶骨大翼根部找到卵圆孔与棘孔，电凝切断三叉神经下颌支与脑膜中动脉后，将其近心端连同腭帆张肌与咽鼓管软骨段拉向下，即可显露斜坡外缘，为扩大手术野，必要时还可折断蝶骨翼突（pterygoid process of sphenoid bone）。

（3）C 型入路：实为 B 型入路的向前扩大，可达鼻咽部（nasopharyngealpart）、翼腭窝（pterygopalatine fossa）及上颌骨后方：①颧弓断离点更接近眶外缘；②显露翼外肌的上头及翼突并将其断离；③在近圆孔处切断三叉神经上颌支（maxillary branch of trigeminal nerve）；④暴露颈内动脉直达海绵窦的近旁；⑤从翼突外侧板（lateral pterygoid plate）的前方可进入翼腭窝，循咽鼓管可进入鼻咽部，向前下方可探及上颌骨体（maxillary body）的后壁。

（韩跃峰　王啟华）

五、临床耳 CT 及 MR 解剖学 Clinical CT and MR Anatomy in the Ear

（一）CT 图（CT Photograph）

1. 横断位（axial images）

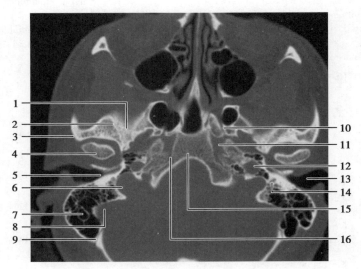

图Ⅱ-1-101　CT 影像外耳道下壁层面
Slice through Inferior Wall of External Auditory Meatus
该层面主要显示外耳道下壁、颈静脉球等结构
This section shows mainly the structures such as the inferior wall of external acoustic meatus and jugular bulb etc.

1. 蝶骨大翼 greater wing of sphenoid bone
2. 蝶鳞锋 spheno-squamous suture sphenosquamosal suture
3. 颞骨颧突 zygomatic process of temporal bone
4. 下颌头 head of mandible
5. 外耳道下壁 inferior wall of external auditory meatus
6. 颈静脉窝 jugular fossa
7. 乳突气房 air cells of mastoid process
8. 乙状窦 sigmoid sinus

9. 枕乳缝 occipito-mastoid suture
10. 翼管 Vidian canal（pterygoid canal）
11. 破裂孔 lacerated foramen
12. 颈内动脉管上升部 ascending part of internal carotid canal
13. 外耳道软骨部 chondral part of external auditory canal
14. 面神经乳突段 mastoid segment of facial canal
15. 枕骨斜坡 clivus
16. 岩枕缝 petro-occipital suture

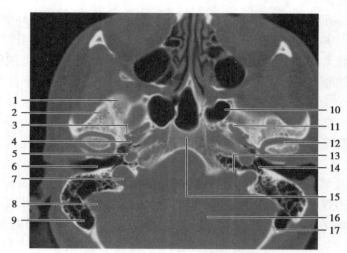

图 Ⅱ-1-102　CT 影像咽鼓管层面
Slice through Eustachian Tube
本层面主要显示咽鼓管、下鼓室（鼓室下隐窝）、颈内动脉管上升部等结构
This section shows mainly the structures such as the pharyngotympanic tube，hypotympanum and ascending part of internal carotid canal etc.

1. 蝶骨大翼 greater wing of sphenoid bone
2. 蝶鳞缝 spheno-squamous suture
3. 棘孔 spinous foramen
4. 咽鼓管 Eustachian tube
5. 颈内动脉管升部 ascending part of internal carotid canal
6. 外耳道 external auditory canal
7. 颈静脉窝 jugular fossa
8. 乙状窦 sigmoid sinus
9. 乳突气房 air cells of mastoid process
10. 蝶窦 sphenoidal sinus
11. 卵圆孔 oval foramen
12. 颞颌关节 temporomandibular joint
13. 颈静脉孔神经部 nerve part of jugular foramen
14. 下鼓室 hypotympanum
15. 枕骨斜坡 clivus
16. 颅后窝 posterior cranial fossa
17. 枕乳缝 occipitomastoid suture

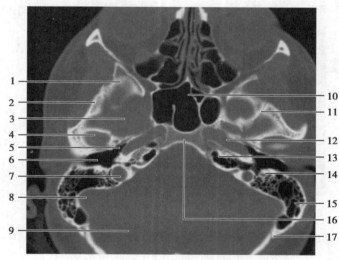

图 Ⅱ-1-103　CT 影像 颈内动脉管层面
Slice through Internal Carotid Canal
本层面主要显示颈内动脉管水平部、咽鼓管鼓室口等结构
This section shows mainly the structures such as the horizontal part of internal carotid canal and tympanic opening of pharyngotympanic tube etc.

1. 蝶骨大翼 greater wing of sphenoid bone
2. 颞骨鳞部 squamous part of temporal bone
3. 颅中窝 middle cranial fossa
4. 颞颌关节窝 temporomandibular joint
5. 咽鼓管鼓室口 tympanic opening of auditory tube
6. 外耳道 external auditory meatus
7. 颈静脉窝 jugular fossa
8. 乙状窦 sigmoid sinus
9. 颅后窝 posterior cranial fossa
10. 蝶窦 sphenoidal sinus
11. 蝶鳞缝 sphenosquamosal suture
12. 颈内动脉管水平部 horizontal part of internal carotid canal
13. 岩尖气房 air cells of petrous apex
14. 面神经管乳突段 mastoid segment of facial canal
15. 乳突气房 air cells of mastoid process
16. 枕骨斜坡 clivus
17. 枕乳缝 occipitomastoid suture

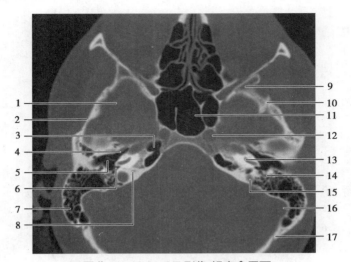

图Ⅱ-1-104　CT 影像 蜗窗龛层面
Slice through Niche of Cochlear Window
本层面主要显示蜗窗龛、锤骨柄、鼓膜张肌半管等结构
This section shows mainly the structures such as the niche of fenestra cochleae，manubrium of malleus and semicanal for tensor tympani etc.

1. 颅中窝 middle cranial fossa
2. 颞骨鳞部 squamous part of temporal bone
3. 岩尖气房 air cells of petrous apex
4. 鼓膜张肌半管 semicanal of tensor tympanic muscle
5. 锤骨柄 malleus handle
6. 蜗窗龛 niche of cochlear window
7. 乳突气房 air cells of mastoid process
8. 耳蜗导水管 cochlear aqueduct
9. 蝶骨大翼 greater wing of sphenoid bone
10. 蝶鳞缝 sphenosquamosal suture
11. 蝶窦 sphenoidal sinus
12. 颈内动脉升段 ascending part of internal carotid canal
13. 耳蜗底周 basilar turn of cochlea
14. 面神经乳突段 mastoid segment of facial canal
15. 颈静脉窝 jugular fossa
16. 乙状窦 sigmoid sinus
17. 枕乳缝 occipitomastoid fissure

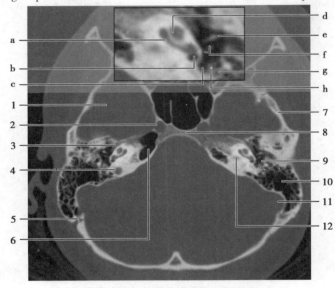

图Ⅱ-1-105　CT 影像耳蜗层面
Slice through Cochlea
本层面主要显示耳蜗、鼓膜张肌、锥隆起、锤骨柄、砧骨长脚等结构
This section shows mainly the structures such as cochlea，tensor tympani，pyramidal eminence，manubrium of malleus and long crus of incus etc.

1. 颅中窝 middle cranial fossa
2. 颈内动脉升段 ascending part of internal carotid canal
3. 鼓膜张肌 tympanic tensor
4. 颈静脉窝 jugular fossa
5. 枕乳缝 occipitomastoid fissure
6. 岩尖气房 air cells of petrous apex
7. 颞骨鳞部 squamous part of temporal bone
8. 斜坡 clivus
9. 鼓室 tympanum
10. 乳突气房 air cells of mastoid process
11. 乙状窦 sigmoid sinus
12. 内耳道 internal auditory meatus
黑框内小图为左侧鼓室 – 耳蜗局部放大图
a. 耳蜗底周 basilar turn of cochlea
b. 蜗窗 cochlear window
c. 鼓室窦 tympanic sinus
d. 耳蜗第二周 middle turn of cochlea
e. 锤骨 malleus
f. 砧骨长脚 long limb of incus
g. 面神经管乳突段 mastoid segment of facial canal
h. 锥隆起 pyramidal eminence

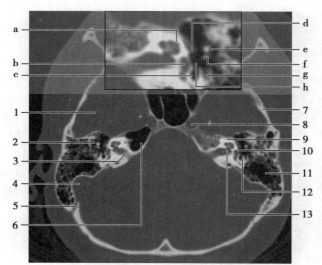

图Ⅱ-1-106 前庭层面
Slice through Vestibule
本层面主要显示前庭、镫骨、匙突、锤砧关节等结构
This section shows mainly the structures such as vestibule，stapes，cochleariform process and incudomalleolar joint etc.

1. 颅中窝 middle cranial fossa
2. 鼓室 tympanum
3. 内耳道 internal auditory meatus
4. 乙状窦 sigmoid sinus
5. 枕乳缝 occipitomastoid fissure
6. 岩尖气房 air cells of petrous apex
7. 颞骨鳞部 squamous part of temporal bone
8. 颈内动脉升段 ascending part of carotid canal
9. 耳蜗 cochlea
10. 前庭窗 vestibularor oval window
11. 乳突气房 air cells of mastoid process

12. 锥隆起 pyramidal eminence
13. 内耳道底 fundus of internal auditory meatus
黑框内小图为左侧前庭局部放大图
a. 耳蜗顶 apical turn of cochlea
b. 前庭 vestibule
c. 鼓室窦 tympanic sinus
d. 匙突 cochleariform process
e. 锤骨 malleus
f. 砧骨 incus
g. 面神经管乳突段 mastoid segment of facial canal
h. 镫骨 stapes

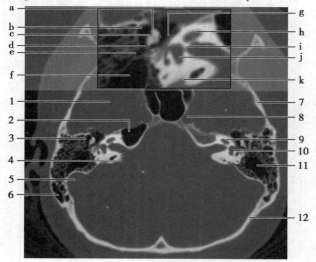

图Ⅱ-1-107 CT影像面神经管鼓室段层面
Slice through Tympanic Segment of Facial Nerve Canal
本层面主要显示面神经鼓室段、锤砧关节－砧骨短脚等结构
This section shows mainly the structures such as tympanic segment of facial nerve，incudomalleolar joint and short crus of incus etc.

1. 颅中窝 middle cranial fossa
2. 岩尖气房 air cells of petrous apex
3. 鼓室上隐窝 epitympanic recess
4. 内耳道 internal ear canal
5. 乙状窦 sigmoid sinus
6. 乳突气房 air cells of parotid process
7. 颞骨鳞部 squamous part of temporal bone
8. 颈内动脉升段 ascending part of internal carotid artery
9. 耳蜗 cochlea
10. 前庭 vestibule
11. 乳突窦 mastoid antrum
12. 枕乳缝 occipitomastoid fissure

黑框内小图为右侧面神经鼓室段放大图
a. 锤骨头 head of malleus
b. 鼓室上隐窝 superior recess of tympanum
c. 锤砧关节 malleoincudal joint
d. 砧骨短脚 short limb of incus
e. 乳突窦入口 entrance of mastoid antrum
f. 乳突窦 mastoid antrum
g. 面神经管鼓室段 tympanic segment of facial nerve canal
h. 耳蜗 cochlea
i. 内耳道底 fundus of internal auditory meatus
j. 前庭 vestibule
k. 前庭导水管 vestibular aqueduct

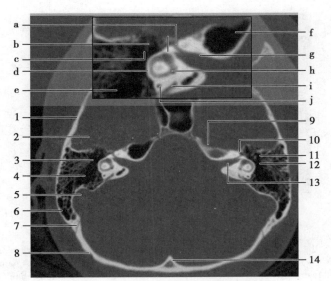

图Ⅱ-1-108　CT 影像外半规管层面
Slice through Lateral Semicircular Canal

本层面主要显示外半规管、面神经迷路段、上鼓室（鼓室上隐窝）、乳突窦、内耳道等结构

This section shows mainly the structures such as lateral semicircular canal, labyrinthine segment of facial nerve, epitympanum, mastoid antrum and internal acoustic meatus etc.

1. 颞骨鳞部 squamous part of temporal bone
2. 颅中窝 middle cranial fossa
3. 上鼓室 epitympanum
4. 乳突窦 mastoid antrum
5. 乙状窦 sigmoid sinus
6. 乳突气房 air cells of mastoid process
7. 枕乳缝 occipitomastoid fissure
8. 枕骨 occipital bone
9. 三叉神经节压迹 impression of trigeminal ganglion
10. 面神经膝部 genu of facial canal
11. 鼓室上隐窝 superior recess of tympanum
12. 乳突窦入口 entrance of mastoid antrum
13. 内耳道 internal auditory meatus

14. 枕内粗隆 internal occipital protuberance
黑框内小图为右侧外半规管区放大图
a. 面神经管迷路段 labyrinthine segment of facial nerve canal
b. 锤骨头 head of malleus
c. 砧骨 incus
d. 外半规管 lateral semicircular canal
e. 乳突窦 mastoid antrum
f. 岩尖气房 air cells of petrous apex
g. 内耳道 internal auditory meatus
h. 半规管总脚 common crus
i. 前庭导水管 vestibular aqueduct
j. 后半规管 posterior semicircular canal

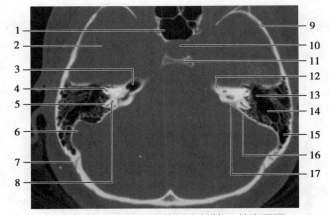

图Ⅱ-1-109　CT 影像后半规管–总脚层面
Slice through Posterior Semicircular Canal and Common Crus

本层面主要显示后半规管–总脚连接处、前半规管等结构。

This section shows mainly the structures such as the junction part of posterior semicircular canal and common bony crus, and anterior semicircular canal etc.

1. 蝶窦 sphenoidal sinus
2. 颅中窝 middle cranial fossa
3. 岩尖气房 air cells of petrous apex
4. 前半规管 superior semicircular canal
5. 后半规管 posterior semicircular canal
6. 乙状窦 sigmoid sinus
7. 枕乳缝 occipitomastoid fissure
8. 总脚 common crus
9. 蝶鳞缝 sphenosquamosal suture

10. 蝶鞍 sella
11. 鞍背 dorsum sellae
12. 岩尖 petrous apex
13. 上鼓室 epitympanum
14. 乳突窦 mastoid antrum
15. 乳突气房 air cells of mastoid process
16. 迷路气房 perilabyrinthine air cells
17. 弓形下窝 subarcuate fossa

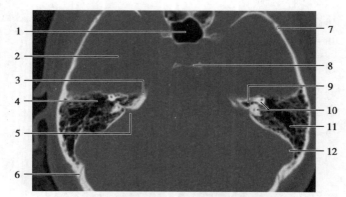

图Ⅱ-1-110　CT 影像弓形下窝层面
Slice through Subarcuate Fossa

本层面主要显示弓形下窝、前半规管、上鼓室（鼓室上隐窝）等结构
This section shows mainly the structures such as subarcuate fossa，anterior semicircular canal and epitympanum etc.

1. 蝶窦 sphenoidal sinus
2. 颅中窝 middle cranial fossa
3. 岩尖 petrous apex
4. 上鼓室 epitympanum
5. 弓形下窝 subarcuate fossa
6. 枕乳缝 occipitomastoid fissure
7. 蝶鳞缝 sphenosquamosal suture
8. 鞍背 dorsum sellae
9. 岩部气房 air cells of petrous part of temporal bone
10. 前半规管 superior semicircular canal
11. 乳突气房 air cells of mastoid process
12. 乙状窦 sigmoid sinus

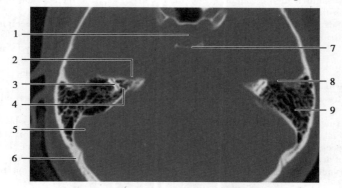

图Ⅱ-1-111　CT 影像前半规管层面
Slice through Superior Part of Superior Semicircular Canal

本层面主要显示前半规管（顶部）等结构
This section shows mainly the structures such as anterior semicircular canal（top）etc.

1. 蝶鞍 sella
2. 岩尖 petrous apex
3. 前半规管 superior semicircular canal
4. 颞骨岩部气房 air cells of petrous part of temporal bone
5. 乙状窦 sigmoid sinus
6. 枕乳缝 occipitomastoid fissure
7. 鞍背 dorsum sellae
8. 鼓室盖 tegmen tympani
9. 乳突气房 air cells of mastoid process

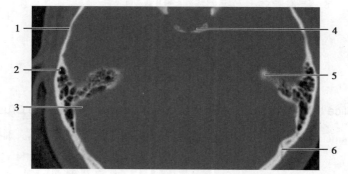

图Ⅱ-1-112　CT 影像弓状隆起层面
Slice through Arcuate Eminence

本层面主要显示弓状隆起
This section shows mainly the arcuate eminence.

1. 颞骨鳞部 squamous part of temporal bone
2. 颞骨鳞部气房 air cells of squamous part of temporal bone
3. 乙状窦 sigmoid sinus
4. 鞍背 dorsum sellae
5. 弓状隆起 arcuate eminence
6. 枕乳缝 occipitomastoid fissure

2. 冠状位（coronal images）

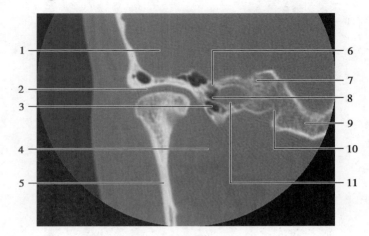

图 Ⅱ-1-113　CT 影像咽鼓管层面
Slice through Auditory Tube
本层面主要显示肌咽鼓管、颈内动脉管、颞颌关节等结构
This section shows mainly the structures such as the musculotubal canal，internal carotid canal and temporomandibular joint etc.

1. 颅中窝 middle cranial fossa
2. 颞颌关节 temporomandibular joint
3. 咽鼓管气房 air cells around auditory tube
4. 颞下窝 infratemporal fossa
5. 下颌支 ramus of mandible
6. 鼓膜张肌半管 semicanal of tensor tympanic muscle

7. 岩尖 petrous apex
8. 咽鼓管 auditory tube
9. 枕骨 occipital bone
10. 岩枕缝 petrooccipital suture
11. 颈内动脉管水平部 horizontal part of internal carotid canal

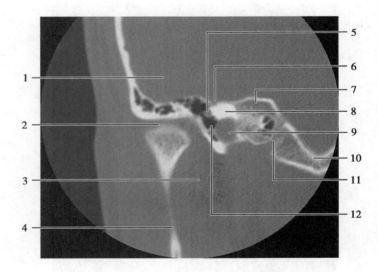

图 Ⅱ-1-114　CT 影像耳蜗前部层面
Slice through Anterior Part of Cochlea
本层面主要显示耳蜗前端、面神经裂孔等结构
This section shows mainly the structures such as the anterior part of cochlea and hiatus of facial nerve canal etc.

1. 颅中窝 middle cranial fossa
2. 颞颌关节 temporomandibular joint
3. 颞下窝 infratemporal fossa
4. 下颌支 ramus of mandible
5. 鼓膜张肌半管 semicanal of tensor tympanic muscle
6. 面神经管裂孔 hiatus of facial nerve canal
（Ferrein's foramen）

7. 岩尖 petrous apex
8. 耳蜗前部 anterior part of cochlea
9. 颈内动脉管升部 ascending part of internal carotid canal
10. 枕骨 occipital bone
11. 岩枕缝 petrooccipital fissure
12. 咽鼓管 auditory tube

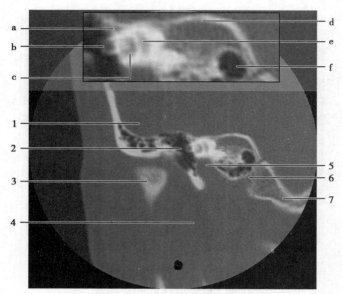

图Ⅱ-1-115　CT 影像 颈内动脉管上升部层面
Slice through Ascending Part of Internal Carotid Canal

本层面主要显示颈内动脉管上升部、面神经膝状神经节、匙突、耳蜗等结构
This section shows mainly the structures such as the ascending part of internal carotid canal，geniculate ganglion of facial nerve，cochleariform process and cochlea etc.

1. 颅中窝 middle cranial fossa
2. 鼓室 tympanum
3. 下颌骨髁状突 condylar process of mandible
4. 颞下窝 infratemporal fossa
5. 颈内动脉管 internal carotid canal
6. 岩枕缝 petrooccipital fissure
7. 枕骨 occipital bone

黑框内小图为匙突 – 耳蜗放大图
a. 面神经膝状神经节 genu of facial canal
b. 鼓膜张肌半管　semicanal for tensor tympani
c. 耳蜗第二周 middle turn of cochlea
d. 岩尖 petrous apex
e. 耳蜗底周 basilar turn of cochlea
f. 岩部气房 air cells of petrous part of temporal bone

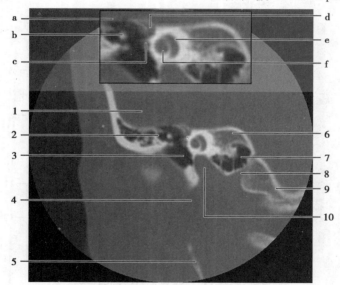

图Ⅱ-1-116　CT 影像面神经膝状神经节层面
Slice through Geniculate Ganglion of Facial Nerve

本层面主要显示面神经膝状神经节
This section shows mainly the geniculate ganglion of facial nerve.

1. 颅中窝 middle cranial fossa
2. 鼓室上隐窝 epitympanic recess
3. 鼓室 tympanum
4. 颞下窝 infratemporal fossa
5. 茎突 styloid process
6. 岩尖 petrous apex
7. 岩尖气房 air cells of petrous apex
8. 岩枕缝 petrooccipital fissure
9. 枕骨 occipital bone

10. 颈内动脉 internal carotid
小图为中内耳局部放大图
a. 鼓室盖 tegmen tympani
b. 锤骨头 head of malleus
c. 鼓膜张肌 tympanic tensor
d. 面神经膝状神经节 geniculate ganglion of facial nerve
e. 耳蜗底周 basilar turn of cochlea
f. 耳蜗第二周 middle turn of cochlea

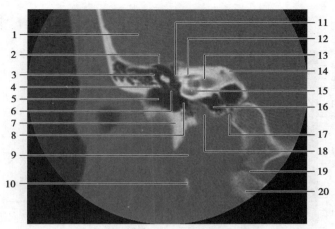

图Ⅱ-1-117　CT 影像锤骨柄层面
Slice through Malleus Manubrium

本层面主要显示锤骨柄、耳蜗底周、鼓室盾板、面神经迷路段及鼓室段等结构

This section shows mainly the structures such as manubrium of malleus, basilar turn of cochlea, scutum of tympanum, labyrinthine and tympanic segments of facial nerve etc.

1. 颅中窝 middle cranial fossa
2. 鼓室盖 tegmen tympani
3. 鼓室上隐窝 epitympanic recess
4. 鼓室盾板 scutum of tympanum
5. 外耳道 external auditory
6. 锤骨柄 malleus manubrium
7. 颞骨鼓部 tympanic part of temporal bone
8. 鼓室 tympanum
9. 颞下窝 infratemporal fossa
10. 茎突 styloid process

11. 面神经鼓室段 tympanic segment of facial nerve
12. 面神经迷路段 labyrinthine segment of facial nerve
13. 内耳道底 fundus of internal auditory meatus
14. 颞骨岩部 petrous part of temporal bone
15. 耳蜗底周 basilar turn of cochlea
16. 岩部气房 air cells of petrous part of temporal bone
17. 岩枕缝 petrooccipital fissure
18. 颈内动脉管口 orifice of internal carotid canal
19. 环枕关节 atlanto-occipital joint
20. 环椎 atlas

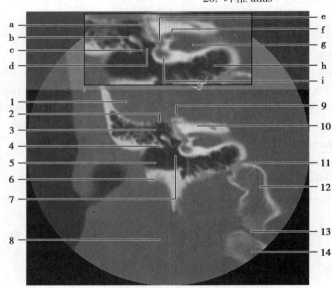

图Ⅱ-1-118　CT 影像砧骨层面
Slice through Incus

本层面主要显示砧骨长脚、砧镫关节、内耳道等结构

This section shows mainly the structures such as long crus of incus, incudostapedial joint and internal acoustic meatus etc.

1. 颅中窝 middle cranial fossa
2. 鼓室盖 tegmen tympani
3. 上鼓室 epitympanum
4. 鼓室盾板 scutum
5. 外耳道 external auditory meatus
6. 颞骨鼓部 tympanic part of temporal bone
7. 鼓室中部 mesotympanum
8. 腮腺间隙 periparotid space
9. 弓状隆起 arcuate eminence
10. 颞骨岩部 petrous part of temporal bone
11. 岩枕缝 petrooccipital suture
12. 枕骨 occipital bone

13. 环枕关节 atlanto-occipital joint
14. 环椎 atlas
黑框内小图为砧骨局部放大图
a. 前半规管 superior semicircular canal
b. 砧骨体 body ofincus
c. 砧骨长脚 long limb of incus
d. 镫骨 stapes
e. 前庭 vestibule
f. 内耳道横嵴 horizontal crest of internal auditory meatus
g. 内耳道 internal auditory meatus
h. 颞骨岩部气房 air cells of petrous part of temporal bone
i. 耳蜗底周 basilar turn of cochlea

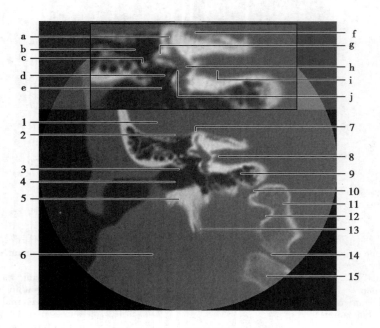

图Ⅱ-1-119　CT 影像前庭层面
Slice through Vestibule
本层面主要显示前庭、半规管、内耳道及其横嵴、弓状隆起等结构

This section shows mainly the structures such as vestibule，semicircular canals，internal acoustic meatus and its transverse crest，and arcuate eminence etc.

1. 颅中窝 middle cranial fossa
2. 鼓室盖 tegmen tympani
3. 鼓室盾板 scutum of tympanum
4. 外耳道 external auditory meatus
5. 颞骨鼓部 tympanic part of temporal bone
6. 腮腺间隙 periparotid space
7. 弓状隆起 arcuate eminence
8. 内耳道横嵴 horizontal crest
9. 岩部气房 air cells of petrous part of temporal bone
10. 岩枕缝 petrooccipital suture
11. 枕骨 occipital bone
12. 舌下神经管 hypoglossal nerve canal
13. 茎突 styloid process

14. 环枕关节 atlanto–occipital joint
15. 环椎 atlas
黑框内小图为前庭局部放大图
a. 前半规管 superior semicircular canal
b. 上鼓室 epitympanum
c. 砧骨短脚 short limb of incus
d. 镫骨 stapes
e. 中鼓室 mesotympanum
f. 颞骨岩部 petrous part of temporal bone
g. 外半规管 lateral semicircular canal
h. 前庭 vestibule
i. 内耳道 internal auditory meatus
j. 前庭窗 oval window

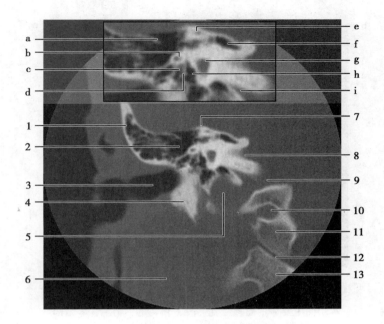

图Ⅱ-1-120　CT 影像前庭后部层面
Slice through Posterior Part of Vestibule
本层面主要显示前庭后部、耳蜗导水管、颈静脉球、锥隆起等结构

This section shows mainly the structures such as the posterior part of vestibule, cochlear aqueduct, jujular bulb and pyramidal eminence etc.

1. 颞骨鳞部气房 air cells of squamous part of temporal bone
2. 乳突窦 mastoid antrum
3. 外耳道 external auditory meatus
4. 颞骨鼓部 tympanic part of temporal bone
5. 颈静脉窝 jugular fossa
6. 腮腺间隙 periparotid space
7. 弓状隆起 arcuate eminence
8. 内耳道口 internal auditory metus（内耳门 internal acoustic pore）
9. 岩枕裂 petrooccipital fissure
10. 舌下神经管 hypoglossal canal
11. 枕骨 occipital bone

12. 环枕关节 atlanto-occipital joint
13. 环椎 atlas
小图为前庭后部局部放大图
a. 岩鳞隔 petrosquamous lamina
b. 外半规管 lateral semicircular canal
c. 面神经隐窝 facial nerve recess
d. 锥隆起 pyramidal eminence
e. 前半规管 superior semicircular canal
f. 岩部气房 air cells of petrous part of temporal bone
g. 前庭 vestibule
h. 鼓室窦 tympanic antrum
i. 耳蜗导水管 cochlear aqueduct

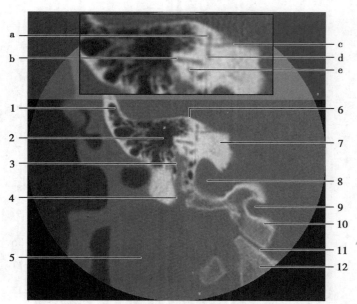

图 Ⅱ-1-121　CT 影像面神经乳突段层面
Slice through Mastoid Segment of Facial Nerve Canal
本层面主要显示面神经乳突段、乳突窦、半规管等结构
This section shows mainly the structures such as mastoid segments of facial nerve, mastoid antrum and semicircular canals etc.

1. 颞骨鳞部气房 air cells of squamous part of temporal bone
2. 乳突窦 mastoid antrum
3. 面神经管乳突段 mastoid segment of facial nerve canal
4. 茎乳孔 stylomastoid foramen
5. 腮腺间隙 periparotid space
6. 弓状隆起 arcuate eminence
7. 颞骨岩部 petrous part of temporal bone
8. 颈静脉窝 jugular fossa
9. 舌下神经管 hypoglossal canal
10. 枕骨 occipital bone
11. 环枕关节 atlanto-occipital joint
12. 环椎 atlas
小图为局部放大图
a. 前半规管 superior semicircular canal
b. 外半规管 lateral semicircular canal
c. 前庭导水管 vestibular aqueduct
d. 总脚 common bony crus
e. 后半规管 posterior semicircular canal

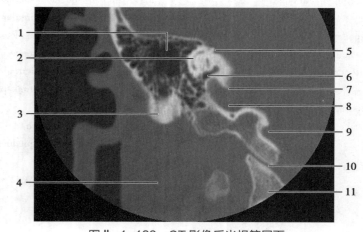

图 Ⅱ-1-122　CT 影像后半规管层面
Slice through Posterior Semicircular Canal
本层面主要显示后半规管、乳突窦等结构，部分可显示前庭导水管口
This section shows mainly the structures such as posterior semicircular canal and mastoid antrum etc., as well as a part of the opening of vestibular aqueduct.

1. 乳突窦
2. 后半规管 posterior semicircular canal
3. 颞骨岩部 petrous part of temporal bone
4. 腮腺 parotid
5. 前庭导水管 vestibular aqueduct
6. 岩部气房 air cell in petrous part of temporal bone
7. 颈静脉棘 jugular spine
8. 颈静脉窝 jugular fossa
9. 舌下神经管 hypoglossal canal
10. 环枕关节 atlanto-occipital joint
11. 环椎 atlas

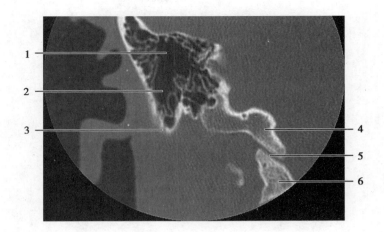

图Ⅱ-1-123　CT 影像乳突窦中后部层面 Slice through Posterior Part of Mastoid Antrum

本层面主要显示乳突窦、乳突尖

This section shows mainly mastoid antrum and the apex of mastoid process.

1. 乳突窦
2. 乳突气房 mastoid cells
3. 乳突尖

4. 枕骨 occipital bone
5. 环枕关节 atlanto-occipital joint
6. 环椎 atlas

3. 听骨链三维重建（3D reconstruction of ossicular chain）

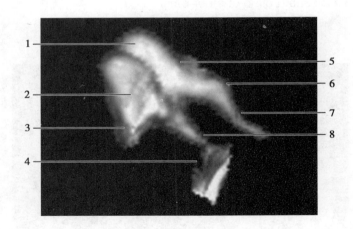

图Ⅱ-1-124　锤骨三维重建
3D reconstruction of Malleus

1. 锤骨头 head of malleus
2. 砧骨体 body of incus
3. 砧骨短脚 short crus of incus
4. 镫骨 stapes

5. 锤骨颈 neck of malleus
6. 锤骨短突 short（lateral）process of malleus
7. 锤骨柄 handle of malleus
8. 砧骨长脚 long crus of incus

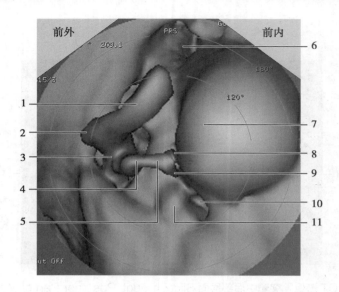

图Ⅱ-1-125　听骨链 CT 虚拟内镜重建（下面观）
Virtual Endoscope Image of Ossicular Chain，Inferior View

1. 锤骨柄 handle of malleus
2. 锤骨外侧突 lateral（short）process of malleus
3. 锤砧关节 malleoincudal joint
4. 砧骨长脚 long limb of incus
5. 砧镫关节 incudostapedial articulation
6. 咽鼓管鼓室口 tympanic opening of auditory tube

7. 鼓岬 promontony of tympanum
8. 镫骨前脚 anterior（rectus）crus of stapes
9. 镫骨后脚 posterior（curved）crus of stapes
10. 鼓室窦 tympanic antrum
11. 锥隆起 pyramidal eminence

4. 内耳三维重建（3D reconstruction of inner ear）

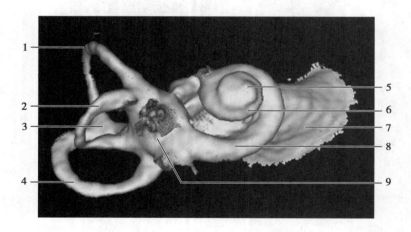

图Ⅱ-1-126　内耳 CT 三维重建前面观
CT 3-Dimension Image of Inner Ear，Anterior View

1. 前半规管 superior semicircular canal
2. 外半规管 lateral semicircular canal
3. 总脚 common crus
4. 后半规管 posterior semicircular canal
5. 耳蜗顶 cochlear cupula

6. 耳蜗第二圈 middle turn of cochlea
7. 内耳道 internal auditory meatus
8. 耳蜗底圈 basilar turn of cochlea
9. 前庭 vestibule

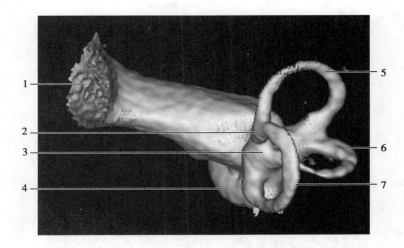

图Ⅱ-1-127　内耳 CT 三维重建后面观
CT 3-Dimension Image of Inner Ear，Posterior View

1. 内耳道 internal auditory meatus
2. 总脚 common crus
3. 前庭 vestibule
4. 耳蜗底圈 basilar turn of cochlea

5. 前半规管 superior semicircular canal
6. 外半规管 lateral semicircular canal
7. 后半规管 posterior semicircular canal

（二）MR 图（MR Photograph）

1. 横断位（axial images）

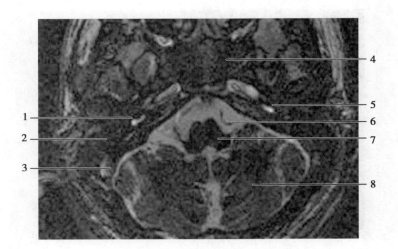

图Ⅱ-1-128　耳蜗底周层面
Slice through Basilar Turn of Cochlea

1. 耳蜗底周 basilar turn of cochlea
2. 中耳 middle ear
3. 乙状窦 sigmoid sinus
4. 蝶窦 sphenoidal sinus

5. 耳蜗 cochlea
6. 左侧椎动脉 left vertebral artery
7. 延髓 medulla
8. 小脑半球 cerebellar hemisphere

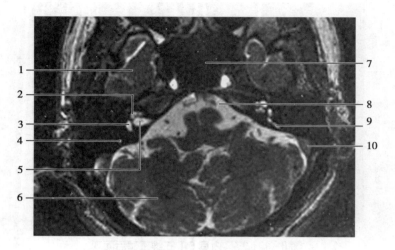

图Ⅱ-1-129 前庭层面
Slice through Vestibule

1. 颞叶 temporal lobe
2. 耳蜗 cochlea
3. 前庭 vestibule
4. 后半规管 posterior semicircular canal
5. 内耳道 internal auditory meatus

6. 小脑 cerebellum
7. 蝶窦 sphenoidal sinus
8. 左侧椎动脉 left vertebral artery
9. 后半规管 posterior semicircular canal
10. 乙状窦 sigmoid sinus

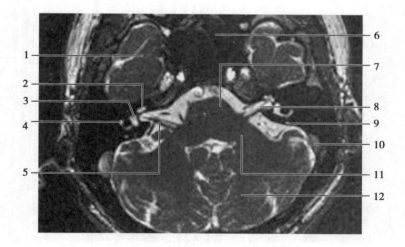

图Ⅱ-1-130 外半规管层面
Slice through Lateral Semicircular Canal

1. 颞叶 temporal lobe
2. 耳蜗 cochlea
3. 前庭 vestibule
4. 外半规管 lateral semicircular canal
5. 听神经 auditory nerve
6. 蝶窦 sphenoidal sinus

7. 脑桥 pons
8. 内耳道 internal auditory meatus
9. 后半规管 posterior semicircular canal
10. 乙状窦 sigmoid sinus
11. 桥臂 brachium pontis
12. 小脑 cerebellum

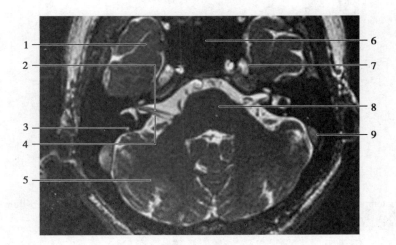

图Ⅱ-1-131　内耳道层面
Slice through Internal Auditory Meatus

1. 颞叶 temporal lobe
2. 面神经 facial nerve
3. 后半规管 posterior semicircular canal
4. 听神经 auditory nerve
5. 小脑 cerebellum

6. 蝶窦 sphenoidal sinus
7. Meckel 腔 Meckel's cave
8. 脑桥 pons
9. 乙状窦 sigmoid sinus

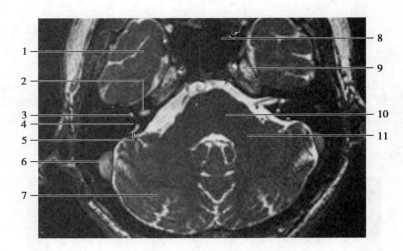

图Ⅱ-1-132　半规管总脚层面
Slice through Common Crus

1. 颞叶 temporal lobe
2. 内耳道 internal auditory meatus
3. 前半规管 superior semicircular canal
4. 总脚 common crus
5. 后半规管 posterior semicircular canal
6. 乙状窦 sigmoid sinus

7. 小脑 cerebellum
8. 蝶窦 sphenoidal sinus
9. Meckel 腔 Meckel's cave
10. 脑桥 pons
11. 桥臂 brachium pontis

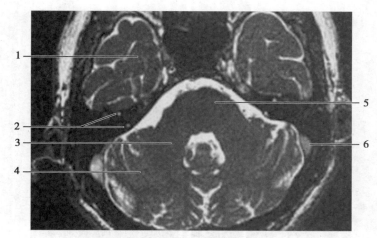

图Ⅱ-1-133　前半规管层面
Slice through Superior Semicircular Canal

1. 颞叶 temporal lobe
2. 前半规管 superior semicircular canal
3. 桥臂 brachium pontis
4. 小脑 cerebellum
5. 脑桥 pons
6. 乙状窦 sigmoid sinus

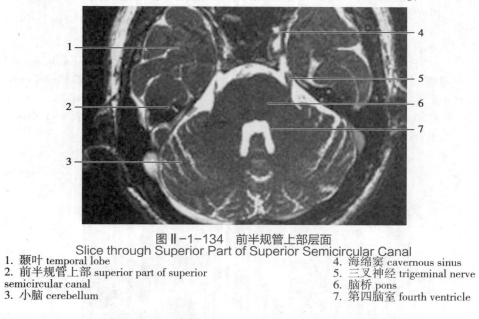

图Ⅱ-1-134　前半规管上部层面
Slice through Superior Part of Superior Semicircular Canal

1. 颞叶 temporal lobe
2. 前半规管上部 superior part of superior semicircular canal
3. 小脑 cerebellum
4. 海绵窦 cavernous sinus
5. 三叉神经 trigeminal nerve
6. 脑桥 pons
7. 第四脑室 fourth ventricle

2. 冠状位（coronal images）

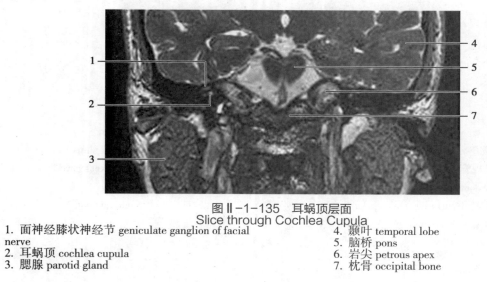

图Ⅱ-1-135　耳蜗顶层面
Slice through Cochlea Cupula

1. 面神经膝状神经节 geniculate ganglion of facial nerve
2. 耳蜗顶 cochlea cupula
3. 腮腺 parotid gland
4. 颞叶 temporal lobe
5. 脑桥 pons
6. 岩尖 petrous apex
7. 枕骨 occipital bone

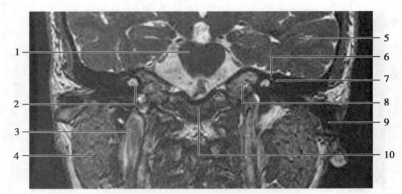

图Ⅱ-1-136　耳蜗第二周层面
Slice through Middle Turn of Cochlea

1. 脑桥 pons
2. 耳蜗第二周 middle turn of cochlea
3. 颈内静脉 internal jugular vein
4. 腮腺 parotid gland
5. 颞叶 temporal lobe

6. 面神经迷路段 labyrinthine segment of facial nerve
7. 面神经鼓室段 tympanic segment of facial nerve
8. 岩尖 petrous apex
9. 外耳道 external auditory meatus
10. 枕骨 occipital bone

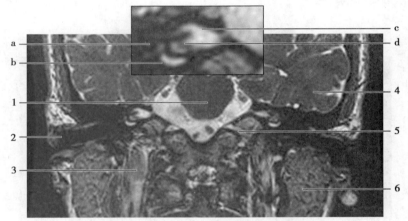

图Ⅱ-1-137　耳蜗底周层面
Slice through Basilar Turn of Cochlea

1. 脑桥 pons
2. 外耳道 external auditory meatus
3. 颈静脉 jugular vein
4. 颞叶 temporal lobe
5. 舌下神经管 hypoglossal nervous canal
6. 腮腺 parotid gland

黑框内小图为右侧内耳局部放大图
a. 面神经鼓室段 tympanic segment of facial nerve
b. 耳蜗底周 basilar turn of cochlea
c. 内耳道 internal auditory meatus
d. 前庭蜗神经 vestibulocochlear nerve

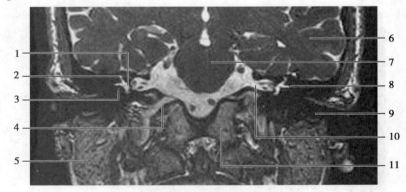

图Ⅱ-1-138　前庭层面
slice through vestibule

1. 前庭 vestibule
2. 前半规管 superior semicircular canal
3. 面神经鼓室段 tympanic segment of facial nerve
4. 舌下神经管 hypoglossal nervous canal
5. 腮腺 parotid gland
6. 颞叶 temporal lobe

7. 脑桥 pons
8. 外半规管 lateral semicircular canal
9. 外耳道 external auditory meatus
10. 内耳道 internal auditory meatus
11. 枕骨 occipital bone

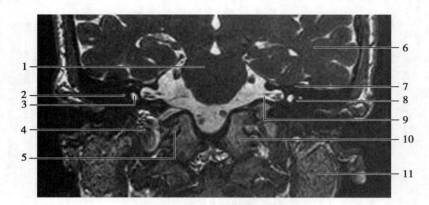

图Ⅱ-1-139　前庭后部层面
slice through posterior part of vestibule

1. 脑桥 pons
2. 外半规管 lateral semicircular canal
3. 前庭 vestibule
4. 颈静脉 jugular vein
5. 舌下神经 hypoglossal nerve
6. 颞叶 temporal lobe

7. 前半规管 superior semicircular canal
8. 面神经鼓室段 tympanic segment of facial nerve
9. 内耳道 internal auditory meatus
10. 枕骨 occipital bone
11. 腮腺 parotid gland

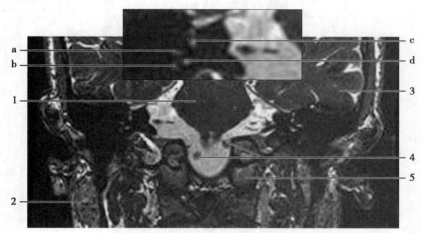

图Ⅱ-1-140　总脚层面
Slice through Common Crus

1. 脑桥 pons
2. 腮腺 parotid gland
3. 颞叶 temporal lobe
4. 椎动脉 vertebral artery
5. 枕骨 occipital bone

黑框内小图为右侧内耳局部放大图
a. 外半规管 lateral semicircular canal
b. 面神经 facial nerve
c. 总脚 common crus
d. 后半规管 posterior semicircular canal

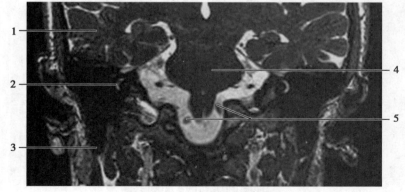

图Ⅱ-1-141　后半规管层面
Slice through Posterior Semicircular Canal

1. 颞叶 temporal lobe
2. 后半规管 posterior semicircular canal
3. 乳突尖 apex of mastoid process

4. 脑桥 pons
5. 椎动脉 vertebral artery

3. 内耳道斜矢状位（与内耳道长轴垂直）重建图

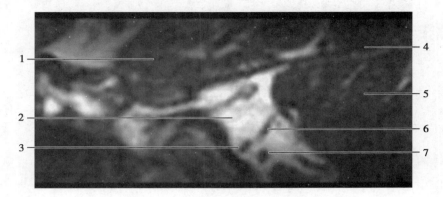

图Ⅱ-1-142　面、听神经脑池段

Oblique Sagital MR Image through Pontocerebellar Angular Part of Left Ⅶ and Ⅷ Cranial Nerve

1. 颞叶 temporal lobe
2. 脑桥小脑角 pontocerebellar angular
3. 面神经 facial nerve
4. 小脑天幕 tentorium of cerebellum
5. 小脑半球 cerebellar hemisphere
6. 小脑前下动脉 inferior anterior cerebellar artery
7. 前庭蜗神经 vestibulocochlear nerve

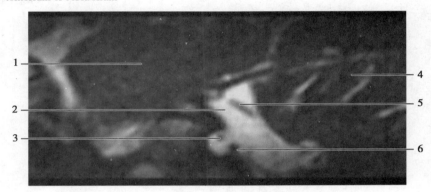

图Ⅱ-1-143　内耳道内侧段

Oblique Sagital MR Image through IAC Part of Left Ⅶ and Ⅷ Cranial Nerve，Medial

1. 颞叶 temporal lobe
2. 脑桥小脑角 pontocerebellar angular
3. 面神经 facial nerve
4. 小脑半球 cerebellar hemisphere
5. 小脑下前动脉 inferior anterior cerebellar artery
6. 前庭蜗神经 vestibulocochlear nerve

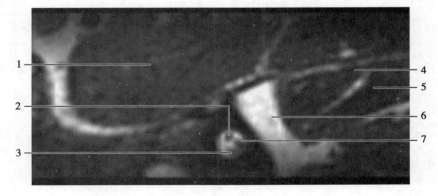

图Ⅱ-1-144　内耳道中段

Oblique Sagital MR Image through IAC Part of Left Ⅶ and Ⅷ Cranial Nerve，Middle

1. 颞叶 temporal lobe
2. 面神经 facial nerve
3. 蜗神经 cochlear nerve
4. 小脑天幕 tentorium of cerebellum
5. 小脑半球 cerebellar hemisphere
6. 脑桥小脑角 pontocerebellar angular
7. 前庭神经 vestibular nerve

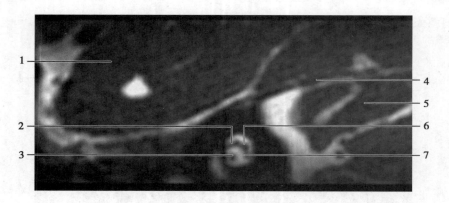

图Ⅱ-1-145　内耳道外侧段

Oblique Sagital MR Image through IAC Part of Left Ⅶ and Ⅷ Cranial Nerve，Lateral

1. 颞叶 temporal lobe
2. 面神经 facial nerve
3. 蜗神经 cochlear nerve
4. 小脑天幕 tentorium of cerebellum

5. 小脑 cerebellum
6. 上前庭神经 superior branch of vestibular nerve
7. 下前庭神经 inferior branch of vestibular nerve

（周正根　卢伟光）

第二章 鼻
Chapter 2　Nose

鼻（nose）是呼吸管道的起始部分。从鼻吸入的气体，在进行气体交换之前，它对气体的清洁、加温、润湿及化学检验（chemical examination）等过程均有着密切的关系。鼻除作为通气道外，同时也是嗅觉器官（olfactory organ）。

嗅觉是生物界重要的生理功能，动物寻找食物，求偶和避敌等行为，都离不开依靠嗅觉去发现和辨别，故动物的嗅觉十分灵敏。在人类，由于中枢神经系统高度发达，嗅觉功能相对有所退化，但在人与周围环境的关系中仍然有着十分重要的作用。嗅觉的敏锐度与年龄有关。一般在青春期灵敏度最高，到了老年则逐渐下降；妇女在月经期前或月经期内嗅觉灵敏度也增高；还有，外界因素，如空气湿度、温度、大气压力等均对嗅觉敏锐度有所影响。

鼻位于面部的正中、两眶之间，其正常形态在整容上有一定意义，应予注意。其中特别是鼻再造时，必须考虑患者面部轮廓、睑、唇等其他器官的形状和大小。例如，宽脸不能配以短鼻，上唇较短者，再造鼻不宜过长。鼻再造手术的成功有赖于医师对鼻正常形态结构的了解以及技术和审美观。

鼻一般包括外鼻（external nose）、鼻腔（nasal cavity）及鼻窦（nasal sinus）三个部分。鼻内"曲径"深幽，"沟壑"纵横（鼻道、鼻窦、隐窝）结构复杂，其中鼻窦彼此之间，鼻窦与眼眶（orbit）之间，鼻窦与颅窝（cranial fossa）、颈内动脉（颅内段）、海绵窦（cavernous sinus）之间，仅由一些菲薄的骨板作成间隔，这些复杂的局部位置关系，为鼻、眼外科及鼻神经外科学的基础，在临床应用上颇为重要。

第一节　外鼻及鼻腔
Section 1　External Nose and Nasal Cavity

一、外鼻 External Nose

外鼻居面部正中最突出的锥形结构，上方借鼻根连于前额，下方以鼻翼、鼻小柱为基础连接上唇。鼻的两侧紧邻眶区和眶下区，是面斜裂的好发部位。它是以骨及软骨为基础，外覆软组织，故能保持一定的外形（图Ⅱ-2-1）。外鼻形似三棱锥体形，构成鼻腔的前壁，其向前下方两边之倾斜面称鼻背（back of nose），两鼻背在前方相接合的游离缘称鼻梁（nose bridge）。鼻梁之上端狭小与额部相连部分称鼻根（nasal root），其下端向前方凸出称鼻尖（nasal apex）。鼻尖两侧呈半球状隆起称鼻翼（alae nasi）。外鼻之下方有两个开口，称鼻孔（anterior nares），此孔由两外侧鼻翼的游离缘（鼻缘）（free margin of alae nasi or nasal margin）及内侧能活动的鼻小柱所围成。鼻孔形态及双侧鼻翼夹角有明显的种族差异（图Ⅱ-2-2）。

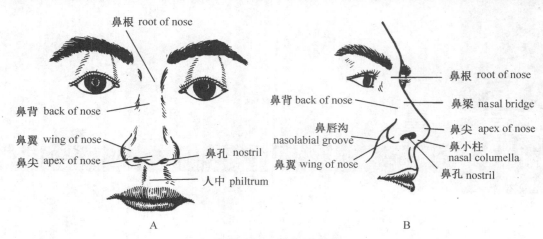

图Ⅱ-2-1 外鼻示意图
Diagram of External Nose
A. 外鼻正面观（Inferior aspect of external nose） B. 外鼻侧面观（Lateral aspect of external nose）

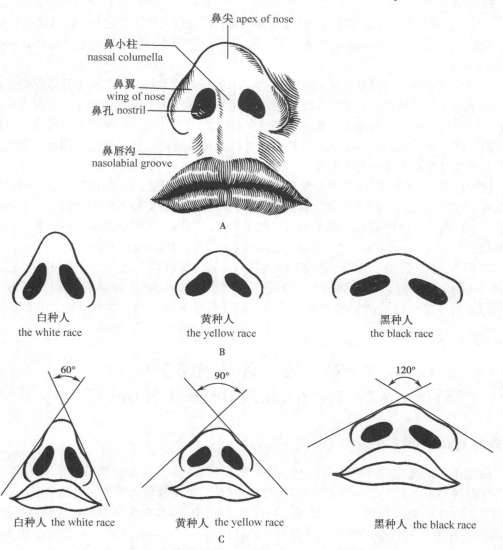

图Ⅱ-2-2 外鼻形态的种族差异示意图
Diagram of the Racial Difference of External Nose Shape
A. 鼻孔下面观（Inferior aspect of nostril） B. 鼻孔形态的种族差异示意图（Diagram of the racial difference of nostril shape）
C. 双侧鼻翼夹角种族差异示意图（Diagram of the racial difference in angulation of bilateral nasal wings）

鼻的形态的人种差异为：白种人的外鼻较高尖；黄种人的较外鼻扁平；黑人的外鼻较宽大。中国人颜面较纤巧，额骨鼻部较低平；鼻梁以小巧细窄为美。额骨鼻部至鼻尖男性近似直线，女性则微具凹弧，鼻尖稍翘较为柔和好看。

鼻在面部的位置，成人以鼻根为中心、鼻根与外眦（lateral canthus）的距离为半径画圆，经过鼻翼缘（alar margin）、鼻小柱（nasal columella）；在儿童此圆的弧经过口角（图Ⅱ-2-3）。

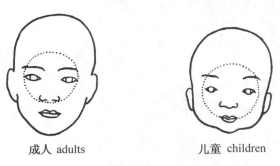

成人 adults　　　　　儿童 children

图Ⅱ-2-3　鼻在面部位置示意图
Diagram of the Position of Nose on the Face

（一）外鼻的层次解剖（Layered Anatomy of External Nose）

1. 浅层组织（superficial tissue）　鼻根部及鼻背部之皮肤较薄而松弛，易于活动。鼻尖及鼻翼部的皮肤较厚，富有大量皮脂腺（sebaceous gland）与汗腺（sweat gland），与深部黏着较紧。皮肤还以鼻翼向内返折延展至鼻前庭。鼻尖部及鼻翼部皮肤含有较多汗腺及皮脂腺。因此，易发生鼻疖（nasal furuncle）、痤疮（acre）及酒渣鼻（brandy nose），并以男性为多见。当其发炎时，因患部皮肤与深部组织粘连较紧，肿胀时使神经受压，可引起剧痛。

2. 肌肉（muscles）　外鼻肌肉左右成对，有张鼻孔肌（nares dilator muscles）、缩鼻孔肌（nares constrictor）、提鼻肌（nasal levator）及降鼻肌（nasal depressor）等，均为面神经所支配。具有收缩时能适度的扩大或缩小鼻孔、提高或降下鼻尖等作用，当呼吸和呼吸困难时，可促使鼻翼扇动。

3. 骨与软骨（Bones and Cartilages）　鼻部的骨系由鼻骨、额骨鼻部以及上颌骨额突所构成。鼻骨成对，其形态多数为上窄下宽、上厚下薄的长方形扁骨（图Ⅱ-2-4）。鼻骨上缘呈锯齿状与额骨相接，称额鼻缝（frontonasal suture），此缝用拇指可扪及，是确定鼻根点（nasion）的标志。鼻骨的中、上 1/3 交界处较细，有隔背软骨的鼻背板附着，以手扪触，有一明显的硬棘，被称为"鼻驼峰"。鼻骨下部宽，且略浅呈人字形的切迹，向外下方展开与鼻软骨相连接。在行鼻美容整形术时动作应十分轻柔，以免造成骨折。若左右侧鼻骨不对称，或左右愈合成一块，或有一侧或双侧发育不良或完全缺如，则由增大的上颌骨额突所代偿。依据鼻骨的形态可分为四种类型：①普通型，是最常见的一种类型；②长型，内外侧缘均可超过 29mm，最长者可达 36mm，中国人内侧缘长为（24.16±0.04）mm，外侧缘长为（26.47±0.04）mm；③窄型，鼻骨全长均较瘦细最窄处可仅为 2mm 左右，故易骨折；④短宽型，中部最窄处可达 6mm，其下部可宽达 12mm，这种鼻骨显得壮实，不易骨折。鼻骨向前下与上颌骨的鼻切迹及鼻骨下缘共同构成骨性鼻前孔（bony anterior naris）（图Ⅱ-2-5）。此孔似梨形，故称梨状孔（piriform aperture）。两块鼻骨在青年时期以正中缝彼此分开，成人则大多愈合在一起，因此，在青年时可引起单独骨折，而在成人因缝已消失，多为双侧骨折。鼻的血液供应丰富，故骨折后易于愈合。鼻骨下缘是梨状孔的最高部分，也是鼻梁的最高点，对不同人种骨骼的区分，亦以此为观察要点。如此处特别高耸，则称为驼峰鼻，属于发育畸形之一。

鼻部的软骨计有成对的鼻外侧软骨（鼻背板或上鼻软骨）（lateral nasal cartilage, dorsal nasol plate or superior nasal cartilage）、大翼软骨（鼻尖软骨或下鼻软骨）（greater alar cartilage, nasal apical cartilage or inferior nasal cartilage）、小翼软骨（lesser alar cartilage）和不成对的鼻中隔软骨（鼻隔板）（nasal septal cartilage or septal nasal plate）等。

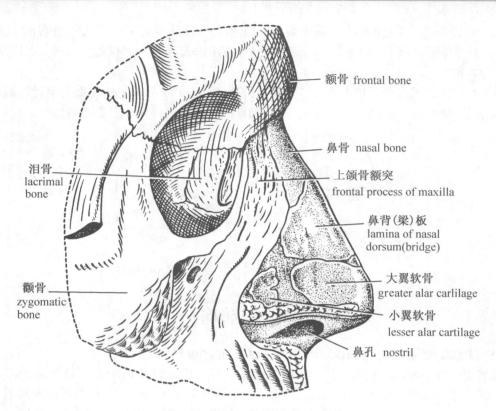

图Ⅱ-2-4　外鼻的骨和软骨（侧面）
Bones and Cartilages of External Nose（Lateral Aspect）

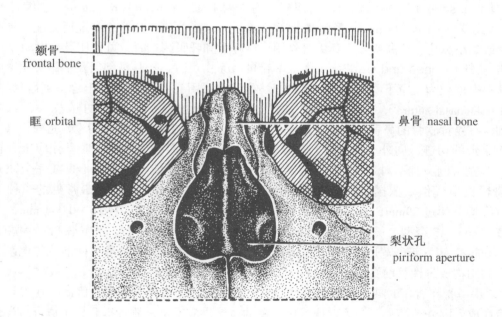

图Ⅱ-2-5　外鼻的骨（示梨状孔）
Bones of External Nose（in Show the Piriform Aperture）

　　鉴于上述解剖特点，即鼻部皮肤与基底组织附着情况，从眉弓到鼻中隔小柱均不相同。鼻尖部皮肤厚，附着紧，向上渐松弛并变薄，鼻前庭皮肤与黏膜交界处与下面的软骨紧贴，鼻骨在上颌骨鼻突处结合牢固，鼻背板与鼻骨间接触很紧，而与中隔间则较松，与大翼软骨间仅靠纤维结缔组织连接，故鼻上部撕脱一般只撕脱皮肤，下部则多累及软骨。关节脱位常发生于鼻背板与大翼软骨间或鼻中隔软骨与上唇间。

此外，在病理情况下，外鼻部可见到包块，除由外胚层发生的肿瘤如皮样囊肿（dermoid cyst）、泪器肿瘤或囊肿（lacrimal apparatus tumor or cyst）及由中胚层来的血管瘤（hemangioma）、脂肪瘤（lipoma）外，在儿童还需考虑鼻脑膜脑膨出（nasal meningoencephalocele）和鼻部神经胶质细胞瘤（neurogliocytoma），二者均与胚胎期发育异常有关。

胚胎期，脑膜经鼻前囟与鼻部皮肤接触后，由于额骨鼻突的发育将两者分开。但若额骨鼻突发育不良，或有缺损，脑膜或脑膜与脑组织经此缺损处向鼻外突出，即形成鼻脑膜脑膨出。出生后即于鼻部周围出现包块，基底多较宽而固定，表面覆有皮肤，哭闹或压迫两侧颈静脉时，包块即增大。5 岁以下儿童如在鼻顶部见一近似红色息肉的红色肿物，要考虑鼻脑膜脑膨出，可作穿刺确诊，不可贸然作活检。鼻部神经胶质瘤，其发生和鼻脑膜脑膨出相似，但组织结构不同，含大量神经胶质组织，且啼哭或压迫两侧颈静脉时包块不增大，有的可借一纤维组织小蒂与颅前窝的硬脑膜相接，但所经的颅底骨孔很小，X 线照片或断层摄影不显影，因包块可能与颅内相通，故治疗时最严重的并发症是因包块可能与颅内相通，致术后引起脑脊液漏和脑膜炎。

（二）外鼻的血管、淋巴和神经（Blood Vessel，Lymph and Nerve）

1. **动脉（artery）**　外鼻有来自颈内动脉及颈外动脉的分支。来自颈内动脉的有由眼动脉发出的鼻背动脉（dorsal nasal artery）与筛前动脉（anterior ethmoidal artery）。来自颈外动脉的有由面动脉（颌外动脉）发出的内眦动脉（angular artery）（与鼻背动脉相交通）及鼻侧支（至鼻翼上部）与上唇动脉之分支，以及由上颌动脉（颌内动脉）发出的眶下动脉（infraorbital artery）的外鼻支等（图Ⅱ-2-6）。

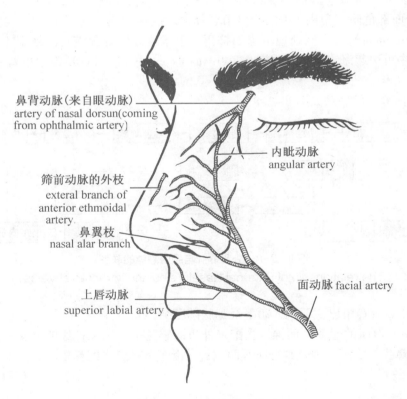

鼻背动脉（来自眼动脉）
artery of nasal dorsun(coming from ophthalmic artery)

内眦动脉
angular artery

筛前动脉的外枝
exteral branch of anterior ethmoidal artery

鼻翼枝
nasal alar branch

面动脉 facial artery

上唇动脉
superior labial artery

图Ⅱ-2-6　外鼻的动脉
Arteries of the External Nose

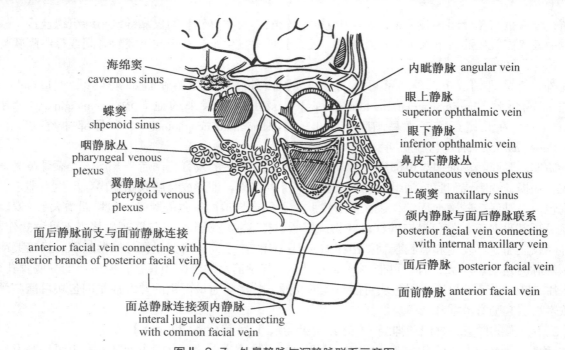

图 Ⅱ–2–7 外鼻静脉与深静脉联系示意图
Diagram of the Connection of Deep Veins with External Nasal Veins

2. 静脉（vein） 鼻部静脉血汇流入面静脉（facial vein）和内眦静脉（angular vein），继达颈内静脉及颈外浅静脉（图 Ⅱ–2–7）。内眦静脉与眼上静脉（superior ophthalmic vein）及眼下静脉互相吻合，面部静脉借此间接与海绵窦相通。因面部静脉无瓣膜，静脉受压时血液可自由上、下流通，而常汇流入海绵窦。且外鼻位于面部危险三角内（由两侧口角至鼻根之连线所围成的三角区）。当鼻或面部有化脓性疖肿（suppurative furuncle）时，倘处理不当如挤压、手术等导致静脉破裂，细菌（bacterium）侵入静脉内，流入海绵窦中可引起海绵窦继发感染（cavernous secondary infection），发生栓塞或其他颅内并发症，这一解剖特点值得注意。

外鼻静脉与颅内静脉的联系如图 Ⅱ–2–8：

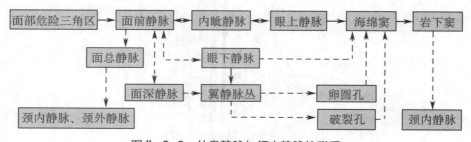

图 Ⅱ–2–8 外鼻静脉与颅内静脉的联系
The relationship of External Nasal Veins and intracranial Veins

3. 淋巴（lymph）外鼻淋巴主要流入颌下及腮腺淋巴结。

4. 神经（nerve）鼻肌的运动由面神经支配。外鼻的感觉来自三叉神经的分支：①筛前神经外鼻支管理鼻背前下部及鼻尖；②眶下神经则分布其两侧；③滑车下神经支配鼻根部。

（王启华 许家军）

二、鼻腔 Nasal Cavity

鼻腔是顶窄底宽、前后开放的狭长的不规则腔隙，前起于前鼻孔（nares），后止于后鼻孔（posterior nares），由鼻中隔分成左右不完全对称的两半。鼻腔前后径的平均值上部为 35mm，下部为 75mm，内外径顶部为 3.5~5.0mm，底部为 12~23mm。每侧鼻腔通常可分为鼻前庭和固有鼻腔两个部分。一般所指的鼻腔，是指固有鼻腔。

（一）鼻前庭（Nasal Vestibule）

鼻前庭系指鼻腔前下的小空腔，起于鼻缘（margo nasi），止于鼻阈（limennasi），位于鼻尖和鼻翼内面（图Ⅱ-2-9A）。鼻阈或称鼻限（limen or limit nasi）或内孔区（ostium internum）即鼻内孔，是鼻前庭也是鼻腔气道中最狭窄处，对鼻的呼吸功能有重要影响。它是由鼻阈相对应的内侧的鼻中隔和外下方的鼻腔底部呈皱襞样隆起共同围成。也是皮肤与鼻腔黏膜的交界处。鼻前庭表面有由鼻游离缘（鼻缘）翻折入内的外鼻皮肤所覆盖。鼻前庭皮肤因富于皮脂腺和汗腺，其特征是皮肤长有鼻毛（hair of vestibule of nose），借以过滤、净化空气，有防备灰尘入侵的作用。鼻前庭是疖肿的好发部位之一，而且此处无皮下组织，皮肤直接与软骨膜紧密连接，一旦发生疖肿，疼痛剧烈。鼻前庭的前部有一向外膨出的隐窝，称为鼻前庭隐窝（nasal vestibular recess），即鼻尖隐窝（nasal apical recess）。

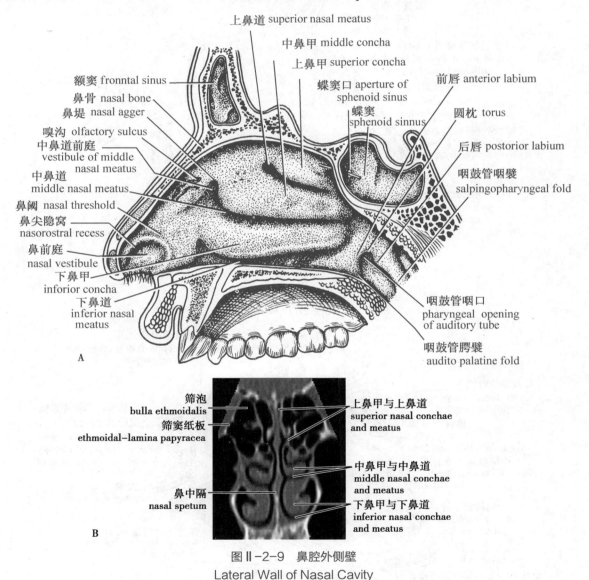

图Ⅱ-2-9　鼻腔外侧壁
Lateral Wall of Nasal Cavity

（二）固有鼻腔（Nasal Fossa Proper）

固有鼻腔临床上简称鼻腔（nasal cavity）。前起于内孔区，后方借后鼻孔通鼻咽部，为鼻腔的主要部分。按其结构和功能特点，可分为呼吸部和嗅部（respiratory and olfactory parts）。固有鼻腔除具有内侧、外侧、顶、底四壁外，尚有不完整的后壁。

1. 鼻腔内侧壁（medial wall of nasal cavity）　鼻腔内侧壁也称鼻中隔（nasal septum）（图Ⅱ-2-10）。鼻中隔分为软骨部及骨部。软骨鼻中隔主要由四方软骨（即鼻中隔软骨）与大翼软骨内侧脚所构成（图Ⅱ-2-11）。四方软骨借其舌状突出部插入骨部鼻中隔的两骨板之间。鼻中隔软骨常弯曲凸向一侧，使两侧鼻腔不相对称。在上颌骨中隔嵴（maxillary septal crest）、犁骨（vomer）与鼻中隔软骨接缝处常有肥厚边缘和棘状突起，后者部分来自骨质，部分来自软骨。这些中隔的突起和弯曲常使鼻腔狭窄并妨碍呼吸。骨部鼻中隔主要由犁骨（vomer）和筛骨垂直板（perpendicular plate of the ethmoid bone）构成。犁骨由后鼻孔边缘至梨状孔，并连接蝶骨和硬腭。此外，上颌骨中隔嵴和腭骨中隔嵴（septal crest of maxilla and palate bone）构成条状的骨部中隔的最下部分。

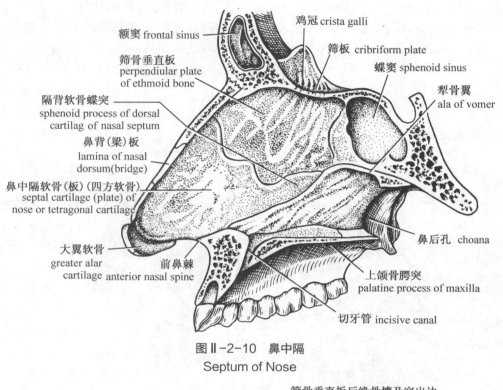

图Ⅱ-2-10　鼻中隔
Septum of Nose

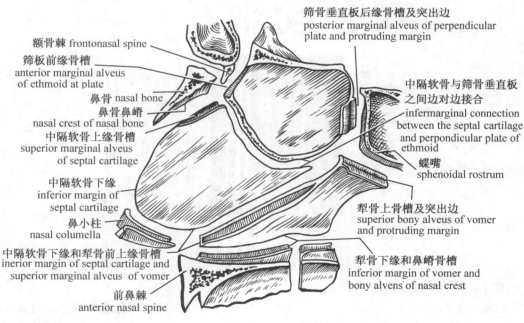

图Ⅱ-2-11　鼻中隔各部嵌合示意图
Diagram of the Mosaic of All Parts in Nasal Septum

鼻中隔一般不在正中，多偏于左侧。鼻中隔偏曲（deflection of nasal septum）是指鼻中隔离正中垂直线向一侧或两侧偏曲，或局部突起而引起鼻功能障碍，如鼻塞、鼻出血、头痛等。如无鼻功能障碍的鼻中隔偏曲则称为"生理性鼻中隔偏曲"。引起中隔偏曲的原因，主要是由外伤或发育异常以及肿瘤、异物等所引起，一般多由于外伤而改变了鼻中隔的正常位置。根据鼻中隔的结构，如偏曲出现在软骨部称软骨性偏曲，多为外伤之结果；如出现在骨部，则多为发育异常或病变所致；亦可同时出现骨部与软骨部的混合型。

（1）鼻中隔偏曲依据形态有如下四种（图Ⅱ-2-12）：①C形偏曲（inclination of C-type），鼻中隔软骨与筛骨垂直板向一侧偏曲，与该侧中、下鼻甲接触，阻碍鼻腔呼吸和引流；②S形偏曲（inclination of S-type），筛骨垂直板向一侧偏曲，鼻中隔软骨向另一侧偏曲，常致两侧鼻腔呼吸和引流障碍；③嵴突（cristal process），多为鼻中隔软骨、鼻嵴或犁骨上缘混合偏曲，伸入中鼻道的嵴突，可阻止上颌窦和筛窦开口，通常对呼吸影响不大，位于前下方的嵴突常为鼻出血的局部原因；④距状突（calcarine process），为局限性尖锐突起，常位于鼻中隔软骨后端或其与筛骨垂直板、犁骨交接处，如其尖端压迫鼻甲黏膜，可引起反射性头面部神经痛。

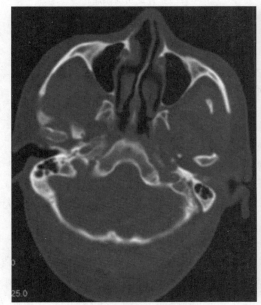

男，68岁，鼻中隔呈S形偏曲
Male，68y.，deviation of nasal spetum in S-shape

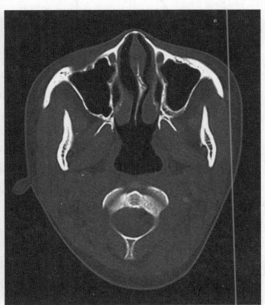

男，21岁，鼻中隔向左侧偏曲，横断位
Male，21y.，direction of nasal spetum deviation toward left side.Cross-section

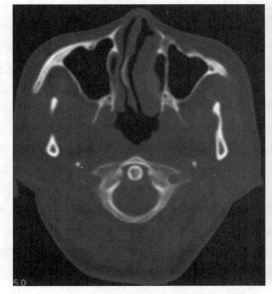

女，45岁，鼻中隔明显向右侧偏曲，横断位
Female，45y.，direction of nasal spetum deviation toward right side obviously.Cross-section

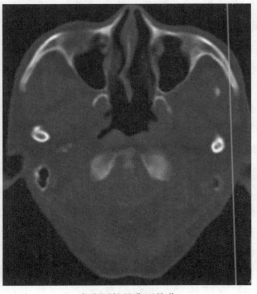

鼻中隔软骨典型偏曲
Typical deviation of nasal spetum cartilage

A

351

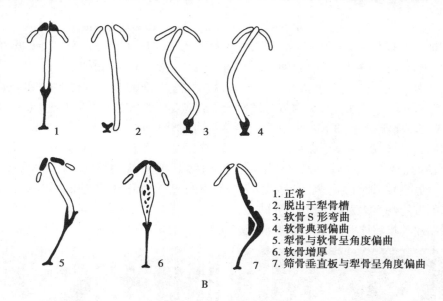

1. 正常
2. 脱出于犁骨槽
3. 软骨 S 形弯曲
4. 软骨典型偏曲
5. 犁骨与软骨呈角度偏曲
6. 软骨增厚
7. 筛骨垂直板与犁骨呈角度偏曲

B

图Ⅱ-2-12　各种类型鼻中隔偏曲
Deviation Types of Nasal Septum

A. 各种类型鼻中隔偏斜 CT 图
CT images of deviation types of nasal septum
B. 鼻中隔偏曲的各种类型示意图（白色为软骨，蓝色为骨质）
Diagram of types of deviation in nasal septum（the white is cartilage, the black is bone）

依鼻中隔偏曲的高低，可分为：①高位偏曲，常阻塞上、中鼻道，压迫中鼻甲常为鼻窦炎的原因；②低位偏曲，除阻碍分泌物引流外，影响较小。

依鼻中隔偏曲的方向可分为纵偏、横偏及斜偏，并常可伴有鼻外歪斜。

某些疾病亦可引起鼻中隔的损伤，如瘤型麻风侵及鼻部时，可破坏鼻中隔软骨，致鼻中隔穿孔或塌鼻畸形，三期梅毒的浸润、溃疡等变化，可造成鼻中隔巨大穿孔。此外，学界早已同意将鼻中隔穿孔作为系统性红斑性狼疮（systemic lupus erythematosus，SLE）的诊断标准之一。故对疑有 SLE 病人，常规地注意探查有无鼻中隔穿孔是十分必要。

（2）鼻中隔的血液供应（图Ⅱ-2-13）：有两个来源：①颈内动脉（internal carotid artery）的眼动脉（ophthalmic artery）分支，即筛前和筛后动脉（anterior and posterior ethmoidal arteries），主要供应鼻中隔上部；②颈外动脉（external carotid artery）的上颌动脉（maxillary artery）分支蝶腭动脉（sphenopalatine artery）发出的鼻后中隔支（posterior nasal septal branch），主要供应鼻中隔后下部，以及面动脉（facial artery）分出的上唇动脉（superior labial artery），在面部发出鼻中隔支，供应鼻中隔软骨的前部和鼻前庭。这些血管在鼻中隔的前下方形成血管丛，称易出血区（即 Little 区或 Kieseslbach 区）。此区位于鼻前庭后 6mm 和鼻腔底上 6mm 处。由于此区血管丰富而且位置表浅，易受外伤及干燥空气刺激，致使血管破裂（angiorrhexis）而出血，称鼻出血（epistaxis，nasal hemorrhage）。因此，有 40%~90% 左右的鼻衄均发生在此部位。其中特别是上唇动脉（superior labial artery）的鼻中隔支（nasal septal branch），常在鼻中隔黏膜与皮肤交界处的黏膜侧发生出血，出血时可压迫上唇动脉以达到止血目的。但中老年人鼻出血，出血点大多数不在 Little 区，而以鼻腔后部出血为多见。一般认为下鼻道后部的鼻咽静脉丛或称 Woodruff 静脉丛是常见的出血部位。卜国铉在尸解中证实老年人此处才有表浅静脉，青少年则见不到。静脉与动脉伴行，称蝶腭静脉的鼻后侧支，位于黏膜下深部，正常情况下肉眼无法看到，只在鼻后侧静脉曲张症才能见到，可用鼻内镜检查发现下鼻道后部有表浅静脉凸出扩张、扭曲等病理改变，有些向咽鼓管口前区伸延，向鼻底延长，个别在中鼻甲后端之后也有。

2. 鼻腔底壁（basionasal cavity）　（见图Ⅱ-2-9、图Ⅱ-2-14A）即口腔的顶，为硬腭的鼻腔面，

其表面前部较高，后部稍低，儿童则为水平位。前部 2/3 由上颌骨腭突（palatine process of maxilla）、后部 1/3 由腭骨水平板（horizontal process of palate bone）所构成。左右两侧在中线相接，形成上颌骨鼻嵴及腭骨鼻嵴（nasal crest of area），与犁骨下缘相接。一般情况下，鼻底宽度与上颌窦大小有关，凡上颌窦小者，鼻腔底壁常较宽，上颌窦较大者底壁相对较窄。切牙管（incisive duct）或鼻腭管（nasopalatine canal）位于距鼻底前缘约 10mm 近鼻中隔区。

3. **鼻腔顶壁（superior wall of nasal cavity）**　鼻腔顶壁是各壁中最狭窄者。因其与颅前窝相邻，故重要，属危险区（dangerous area）（图Ⅱ-2-13、图Ⅱ-2-14），前颅底骨折外伤或中鼻甲切除及鼻内镜手术时不慎较易伤及。此壁前后稍倾斜，中部水平，前由鼻骨后面起始，向上向后呈一钝角。此角度有人种上的差异，即白种人比黄种人或黑种人为大，但两侧鼻骨间的角度则相反，白种人比黄种人或黑种人为小，故白种人鼻梁较高耸，而黄种人及黑种人的鼻部则显扁平。

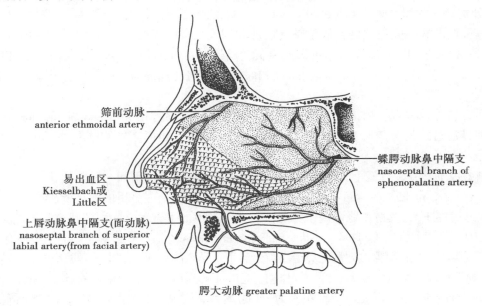

图Ⅱ-2-13　鼻中隔的血液供应
the Blood Supply of the Nasal Septum

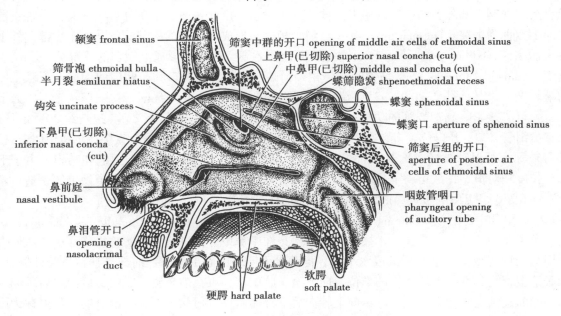

图Ⅱ-2-14　鼻腔外侧壁（各鼻甲已切除）
Lateral Wall of Nose（All Conchae were Cut）

上壁主要由筛骨（ethmoid bone）的筛板（cribriform plate）构成，筛板的长度随嗅球（olfactory bulb）的长度而定，一般长约 10.0mm~27.0mm，厚约 1.0mm~2.0mm，与其他颅骨的厚薄有关。筛板上有筛孔（cribriform foramina），嗅神经由此穿过筛孔进入颅腔，上壁仅借薄的筛板与颅前窝分隔，是颅前窝的薄弱区。筛窦手术时不能超过中鼻甲附着处太多，以免损伤筛板。外伤时易引起骨折，筛板骨折常伴有嗅神经损伤、脑膜和鼻腔顶黏膜撕裂，引起鼻内出血或脑脊液溢出，形成鼻漏（rhinorrhea）。由于这种局部解剖关系，一般认为当颅前窝损伤的患者都有必要检查鼻腔，以免漏诊。

筛板后连蝶骨体（body of sphenoid bone）、蝶骨甲（sphenoid concha）。因此，上壁愈向后则愈宽。其后部的蝶骨体使上壁突然转向下，此点有生理意义。因正常吸入空气，气流向上而达嗅区，然后被蝶骨体所阻拦，使其折向后下方；呼出的气流亦被蝶骨体折向前方，而不再经嗅区，由鼻孔呼出，因此，当呼出的气体内有浊气时也感觉不到。

4. 鼻腔外侧壁（lateral wall of nasal cavity） 鼻腔外侧壁表面高低不平，是解剖结构最为复杂的区域，也是鼻窦炎发病的关键之处，故是颇具生理和病理意义的部位。它是由上颌骨（maxillary bone）、腭骨垂直板（perpendicular process of palate bone）、蝶骨翼突（pterygoid process of sphenoid bone）、泪骨（lacrimal bone）、下鼻甲骨（inferior nasal concha bone）、筛骨（ethmoid bone）等所构成（见图Ⅱ-2-9、图Ⅱ-2-14）。

在蝶骨翼突和腭骨垂直板相接处的前上方，近蝶窦底间有蝶腭孔（sphenopalatine foramen），此孔有同名血管、神经通过，使鼻腔与翼腭窝（pterygopalatine fossa）相通。外侧壁向外下毗连上颌窦，外上则与眼眶接近。

鼻腔外侧壁极不整齐，有三个骨质鼻甲突向鼻腔，这三块鼻甲从下而上呈阶梯状排列，分别称为下、中、上鼻甲（inferior，middle and superior nasal concha）。下、中、上三鼻甲的大小皆次递缩小 1/3，且其前端的位置又次递后移 1/3，其游离缘向内下方悬垂。三个鼻甲的下方各有一裂隙状空间为同名鼻道，分别称为下鼻道、中鼻道和上鼻道（inferior，middle and superior meatus）。有时在上鼻甲之后上方尚有一最小鼻甲，称为最上鼻甲，其外下方之间隙称为最上鼻道。由于鼻甲及鼻道的形成，缩小了鼻腔空间，却大大地扩展了黏膜面积，有利于对吸入空气的加温、湿润等作用，这在生理功能上有非常重要的意义。上、中两鼻甲为筛骨迷路（ethmoidal labyrinth）的突起，下鼻甲则为一独立骨片，附着于上颌窦内侧壁，位于上颌窦口之下。

（1）下鼻甲和下鼻道（inferior nasal concha and inferior meatus）：下鼻甲为一单独弯曲的骨片，呈水平位附着于上颌骨的鼻甲嵴和腭骨的垂直板，有二面、二缘、二端。内侧面稍凸隆，有许多血管通过的小孔及纵沟。外侧面凹陷，与鼻腔外侧壁共同形成下鼻道。上缘锐薄，在中部有三突起：①位于前方较小者突向上方称为泪突（lacrimal process），与泪骨相接，形成鼻泪管的一部分；②位于中部向外下方的卷曲称上颌突（maxillary process），与上颌骨及腭骨的上颌突相接，形成上颌窦的一部分；③位于后方者称筛突（ethmoidal process），与筛骨的钩突相接，共同参与上颌窦口和鼻囟门的构成。下缘肥厚而游离，前端较宽，离鼻前孔约 20.0mm；后端较窄，距咽鼓管咽口约 10~15mm。在病理状态下，如下鼻甲肿胀及肥大可直接影响到咽鼓管的功能，常可引起耳鸣、听力损失等症状。下鼻道长约 30 ~35 mm。在下鼻道有鼻泪管开口，开口位置多数在下鼻甲前 1/3 段，少数可位于中 1/3 段，直接在下鼻甲附着处之下，开口处有被称为鼻泪管皱襞或称 Hasner 瓣所覆盖，鼻腔炎症可经此而蔓延到泪道和结膜。由于下鼻甲的形态、长度相对恒定，故可将下鼻甲作为鼻泪管开口的定位标志。如需在下鼻道做上颌窦造口术，其位置应选择在下鼻甲后 1/3 段近鼻腔底为宜，以免损伤鼻泪管。

（2）中鼻甲和中鼻道（middle nasal concha and middle meatus）：中鼻甲（middle nasal concha）属筛骨的结构，是重要的解剖学标志，手术操作应严格保持在中鼻甲外侧进行，可防止损伤筛板。从形态上可将中鼻甲分为前部或垂直部和后部或水平部，但两者无明显的解剖标志。前部悬挂在鼻腔外侧壁中部，上起颅底筛板，是鼻腔手术易损伤的部位，向下至鼻腔中部，可在前鼻镜下观察；后部向后延伸和缓慢地下降的同时逐渐发生方向的改变，由前上转向后下外倾斜稍呈冠状位，这一部分的中鼻甲称为中鼻甲基板（lamella of middle nasal concha），该基板横贯筛窦止于筛骨纸样板（ethmoidal-lamina papyracea），是区分为前、后筛窦的标志（Ⅱ-2-15），但并不是易被辨认的结构。中鼻甲的后端恰好位于蝶腭孔的前方，有同名的血管神经通过。中鼻甲常见变异为中鼻甲气化，如气化良好的筛窦延伸到中鼻内形成筛甲气房（ethmoturbinal air cell），或中鼻甲前端明显气化而膨大，以及中鼻甲弯曲不当而突向中鼻道的中鼻甲反向弯曲（paradoxical middle nasal concha）等等，都有可能导致中鼻道狭窄或阻塞，而影响鼻窦的通气和引流。

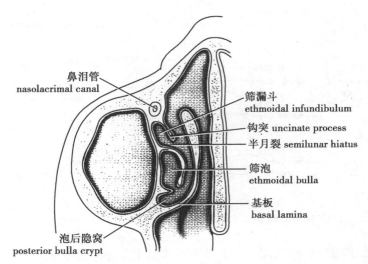

图Ⅱ-2-15　中鼻甲基板示意图
Diagram of the Basal Lamina of Middle Nasal Concha

中鼻道（middle meatus）是鼻内镜鼻窦手术进路中最为重要的解剖部位。若将中鼻甲切除（图Ⅱ-2-14）在外侧壁上可见两个隆起，位于后上者是筛窦最大也是恒定的一个气房，称筛泡（ethmoidal bulla），在筛泡的前下方有长约 15~20mm、宽约 3~4mm 的弧形峭状隆起称钩突（uncinate process），亦属筛骨。在筛泡与钩突之间，有一长约 10~20mm、宽约 2~3mm 的半月形裂隙，称半月裂孔（semilunar hiatus）。半月裂孔向前下和外上延伸并逐渐扩大形成漏斗，深约 0.5~10.0 mm，称筛漏斗（ethmoidal infundibulum）。筛漏斗向内经半月裂孔通中鼻道，前界由钩突前缘与筛漏斗外侧融合形成盲端，其前上部称额隐窝（frontal recess）。筛漏斗向前上经鼻额管（nasofrontal duct）通额窦，其后为前组筛窦开口，向后为上颌窦的开口。如果出现上颌窦副口，可位于筛漏斗的最后下部，或位于筛漏斗下、中鼻道外侧壁。

在中鼻道之前，有一浅凹称中鼻道前房（atrium of middle meatus），其前上方的弧形隆起称鼻堤（鼻丘泡）（agger nasi），位于中鼻甲前端鼻腔外侧壁的外上方，绝大多数含有 1~4 个气房，常与前组筛房的最前端连成一片，故可视为前组筛房的一部分。此处黏膜正常为淡红色，当做鼻道检查时，如呈鲜红色，则表示前组筛窦有感染病变（图Ⅱ-2-14）。

窦口鼻道复合体（ostiomeatal complex，OMC）在局部位置上与中鼻道紧密相关，它是鼻内镜检查和手术开展以后提出一个新的解剖部位，而非独立的解剖学结构。它是指以筛漏斗为中心的附近区域，包括：筛漏斗、钩突、筛泡、半月裂孔、中鼻甲、中鼻道、前组筛窦、中组筛窦、额窦和上颌窦的自然开口等系列结构。

（3）上鼻甲和上鼻道（superior nasal concha and superior meatus）：同属筛骨的结构，是三个鼻甲中最小者，其位置最高，前鼻镜检查一般不能见到，有时仅为一黏膜皱襞，上鼻甲的后方有一凹陷，称蝶筛隐窝（sphenoethmoidal recess），位于筛骨与蝶窦前壁所形成的角内，该处有蝶窦开口。此区邻近筛板，因此手术时较易损伤筛板导致脑脊液鼻漏（cerebrospinal rhinorrhea），宜顾及。

在各鼻甲和鼻道与鼻中隔之间有狭长之空间，名为总鼻道（common meatus），其上界至嗅裂（olfactory cleft），亦称嗅沟（olfactory sulcus），后上缘至蝶筛隐窝。嗅裂系指中鼻甲游离缘平面以上，相当于上鼻甲及中鼻甲内侧面至鼻中隔之空隙处（图Ⅱ-2-16）。如见脓液，可从其来自中鼻甲内侧或外侧判知来自何组鼻窦。如见中鼻甲外侧有脓液，则为前组鼻窦炎；若在中鼻甲内侧、嗅裂内有脓液为后组鼻窦炎所致。

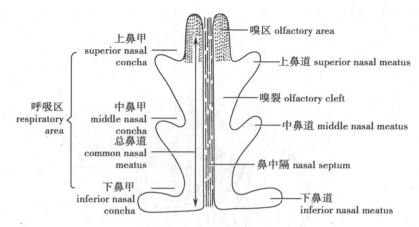

图Ⅱ-2-16　鼻道示意图（冠状切面）
Diagram of the Nasal Meatus（Coronary Section）

　　总鼻道可区分为嗅区和呼吸区两部分。上鼻甲下缘以上部分称为嗅区，约占鼻腔的上 1/3；上鼻甲下缘以下的部分称为呼吸区，约占鼻腔的下 2/3。由于有鼻甲及鼻道的形成，一方面大大的缩小了鼻腔空间，另一方面却增加了鼻腔黏膜的表面面积，如此精巧的形态结构，在鼻腔的生理功能上有着非常重要的意义。如正常鼻阻力的形成和存在对呼吸时充分保证肺泡气体交换过程中十分重要。鼻阻力是指呼吸时通过鼻腔的气体受到鼻内孔的限制和鼻腔内如鼻甲等结构的摩擦所产生的阻力，即鼻阻力。当吸气时，空气进入鼻内孔，此即前面（鼻腔）已经提到的是鼻气道中最狭窄处，亦称限流节段（flow–limiting segment）。吸入的空气在此处受到阻力后便分成两股气流，即层流（laminal flow）和湍流（turbulent flow）。其中层流是指气体分子平行于管腔壁流，各层之间有序，不相混杂，气柱流动的截面积呈抛物线状，轴心部位流速最快，离轴心部位愈远则愈慢，至管腔壁几乎为零。湍流是指气体速度超过一定临界值时，气流将不再保持分层流动，气流各层之间互相混杂，气流失去原有抛物线形状，变得极不规则。层流从鼻内孔朝后上方向呈弧形流向后鼻孔再散开，是鼻腔气流的大部分，它与鼻腔黏膜接触面积最广，借此可以充分发挥鼻腔调节空气的温度和湿度的作用。所以，是与通气量关系最大，亦即肺部进行气体交换的主要部分。湍流形成于鼻内孔的后方，它呈旋涡状，且不规则的气流，为吸入空气的小部分，有利于气体的充分混合，增加气体与鼻腔黏膜之间的相互接触，如此，自然有利于一些尘埃等颗粒小分子物质沉降于黏膜表面，又可以使鼻腔更有效发挥对气流的调节作用。层流和湍流同时存在，但在缓慢呼吸时则只有层流。

　　鼻腔阻力的变化与年龄的增长呈反比关系，婴幼儿时期鼻阻力较大，到 16 岁时接近成年人水平，老年人一般鼻阻力降低，这可能与鼻腔组织退行性变有关。但鼻腔阻力大小与性别和身高无关。不过，当体力劳动、运动或部分鼻腔阻塞所致的鼻腔气流速度增快，鼻中隔偏曲等引起的鼻黏膜形状的改变，以及萎缩性鼻炎或下鼻甲切除过多等导致的鼻腔变宽时，鼻腔阻力降低，气流的湍流成分增多，将影响鼻腔对吸入空气的调温调湿的作用，势必对下呼吸道产生不良影响，从而肺呼吸功能也因之降低，故患者仍然感觉到呼吸不畅。

　　总的来看，正常鼻阻力的存在对充分保证肺泡气体交换过程，无疑是重要的。呼气时气流在鼻内孔受阻，形成漩涡，流速减慢，亦有利于鼻腔对水分和热量的回收和再利用。这也充分表明，正常鼻腔的形态结构是生理功能的基础，从另一个侧面说明鼻式呼吸是维持正常呼吸功能的最好方式。据知，在室温条件下，口腔对吸入的空气也能起到加温和加湿的作用，但张口程度而大为减弱，故用口呼吸是无益的，对下呼吸道具有潜在的危害性。

　　在中、下鼻甲后端与咽鼓管腭襞之间的腔隙称鼻咽道（nasopharyngeal meatus）或鼻甲后间隙

（retroconcha space）。鼻甲后间隙形状可以是四方形或三角形、长方形和圆弧形，其中以呈上窄下宽的四边形多见，占41.8%，但其形态大小随中、下鼻甲后端的形态而变化。鼻咽道是中老年人鼻腔内的易出血区，也是鼻咽赘生物（肿瘤）的好发部位之一。临床通常采用鼻咽侧位 X 线片用于肿瘤定位观察，或评价儿童腺体大小和邻近气道的关系。中、下鼻甲后端及其后方的咽鼓管咽口可作为 X 线片观察的定位标志，借此以确定鼻甲后间隙的形态大小和肿瘤的位置及浸润的程度。

5. 鼻腔后壁（posterior wall of nasal cavity）　此壁不完全，仅占后鼻孔上方之一小部分，即蝶骨体的前壁，使蝶窦与鼻腔分开（见图Ⅱ-2-9、图Ⅱ-2-14）。

后鼻孔呈卵圆形，其上缘为蝶骨体和犁骨翼，下缘适在软腭和硬腭的交接处，外侧缘为蝶骨翼突内侧板，内侧缘为犁骨所构成，其后即为鼻咽部。成人后鼻孔高25.0mm，宽12.5mm。

后鼻孔可因梅毒、外伤（主要为腺样体切除术后）、白喉、结核、麻疹等病变产生疤痕后而闭锁。如由于发育障碍，则可出现先天性后鼻孔闭锁，原因尚不清楚。Hengerer 及 Strome 提出新的理论认为环绕颊鼻膜的鼻突和腭突区异常的发育是产生闭锁的基本因素。闭锁处通常包含三层组织，前层是鼻腔黏膜和骨膜，中层是骨质，后层是鼻咽部的黏膜和骨膜。若为双侧性闭锁者在出生时如不及时治疗即可窒息死亡。常见为一侧后鼻孔闭锁，可有声音发闷不清晰及鼻塞口干等症状。

除通常将鼻腔分为鼻前庭和固有鼻腔两个部分外，Cattle 等根据鼻腔功能，将鼻腔划分为五个区域：①鼻前庭区，位于鼻中隔软骨与前鼻孔间；②鼻瓣区（nasal valve area），相当于鼻阈或内孔区。是鼻腔通气最狭窄的部分，亦即鼻阻力最大的部位。主要是由鼻中隔软骨前下端，鼻外侧软骨前端与鼻腔前部的梨状孔底部组成的一狭长三角区，平均面积55.0~64.0mm²。在三角区的顶端形成一裂隙状开口，它主要是由鼻外侧软骨前端伸插到大翼软骨内侧脚的下方，再与鼻中隔软骨前端以纤维粘连而形成，此开口狭小，正常角度在10°~15°间，当小于此角，则因阻力太大可产生鼻呼吸困难。许多原因可致鼻瓣区狭窄，如先天性大翼软骨畸形、外伤性鼻中隔脱位、炎症性瘢痕挛缩等，以及面神经瘫痪引起的鼻孔扩张肌萎缩也可致该区狭窄。该区狭窄易被忽视，错误地行鼻内手术。在对主诉有鼻阻塞患者进行检查时，应注意到该区情况，若患者主诉在鼻尖抬高后鼻通气即有改善，就应考虑可能有鼻瓣区狭窄；③鼻腔顶区，位于鼻骨下方的鼻中隔处；④鼻甲前区，位于总鼻道中下部；⑤鼻甲后区，位于后鼻孔。Bridger 指出：一区及二区的轻度异常，便可使向上气流受阻，向上气流的阻塞可在吸气时产生鼻阻力增加及早期的鼻翼凹陷；而三、四、五区形成的气流阻塞是向下的方向，除非阻塞较明显，一般不产生鼻阻力增加。

（卢伟光）

（三）鼻腔的黏膜（Mucosa of Nasal Cavity）

鼻腔黏膜分鼻前庭、呼吸部和嗅部，三部黏膜结构不同。

1. 鼻前庭（nasal vestibule）　鼻前庭可分前部的有毛区和后部的无毛区，上皮为复层扁平上皮。有毛区上皮表面角化，有粗大而坚硬的鼻毛和大皮脂腺，但无立毛肌。鼻毛可阻挡一部分吸入的尘粒，有过滤和净化空气的作用。无毛区上皮不角化，无鼻毛和皮脂腺。固有层为致密结缔组织，内有盘曲的汗腺名为前庭腺，近呼吸部有少量的混合腺和弥散淋巴组织。前庭部与呼吸部之间，变薄的扁平上皮移行为假复层纤毛柱状上皮，两种上皮间形成一条假复层柱状上皮的过渡区域。

固有鼻腔的黏膜，包括呼吸部和嗅部，覆盖在卷曲的鼻甲表面，与鼻咽部、鼻泪管及鼻旁窦的黏膜相互连续。鼻腔黏膜在胚胎时期，整个鼻腔均为嗅黏膜，以后嗅黏膜大部分转变为呼吸黏膜，这主要是出生后由于呼吸空气的需要，呼吸黏膜已大于嗅黏膜的面积。到成人，呼吸黏膜面积已大大超过嗅黏膜。

2. 呼吸部　呼吸部黏膜位于上鼻甲以下，占鼻腔的大部，在人类总面积约为160cm²，正常情况下呈粉红色，表面光滑湿润，以具有丰富的静脉海绵体为其特征（图Ⅱ-2-17）。

黏膜上皮为假复层纤毛柱状上皮，夹有杯状细胞，基膜较明显。这种上皮是呼吸部所特有的，通常又称之为呼吸上皮，主要由三种细胞组成。

（1）纤毛柱状细胞（columnar ciliated cell）：此种细胞数量最多，细胞呈柱状，游离面伸出许多纤毛和微绒毛，每个细胞约有纤毛250~300根，微绒毛150个。人鼻黏膜纤毛长约7.0µm，粗约0.3µm；微绒毛长约1.0µm，分布在纤毛之间。细胞基部较窄，附于基膜上，细胞核长圆，较大，位置较高。

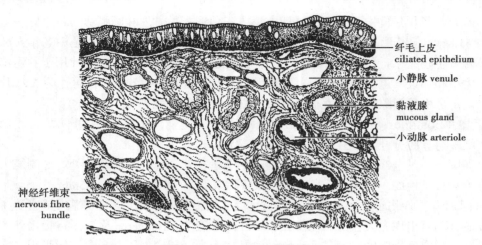

纤毛上皮
ciliated epithelium

小静脉 venule

黏液腺
mucous gland

小动脉 arteriole

神经纤维束
nervous fibre
bundle

图Ⅱ-2-17　呼吸部的鼻黏膜
the Nasal Mucosa of Respiratory Part

　　每一纤毛的超微结构为：纤毛自基粒伸出，基部较粗，越近顶部越细，有典型的"9×2 + 2"的结构，即九个周边的双联微管和中央两个单微管。每个双联微管由两个直径约 18~25nm 的微管相并组成，即 A 亚微管（A 亚微纤维）和 B 亚微管（B 亚微纤维）。中央微管和 A 亚微管的构造与一般微管相同，由微管蛋白球状分子聚成的 13 条原丝组成，B 亚微管由 10 条原丝组成。微管蛋白的性质与肌动蛋白近似，能与核苷酸结合，并能与 ATP 酶起作用。每条 A 亚微管向相邻双联微管的 B 亚微管伸出内外两动力蛋白臂（dyneinarm），长约 12.0nm，沿 A 亚微管的纵向每隔 24.0nm 有一动力蛋白臂，成自动力蛋白，是分子量 300 000~400 000 的 ATP 酶，与肌球蛋白的性质相似。相邻双联微管间由捆扎蛋白链相连，主要成分是捆扎蛋白，分子量 150 000~160 000，具有弹性，将九个周边双联微管连接一起。根据研究，捆扎蛋白链的断裂，可影响纤毛的活动。由 A 亚微管发出辐射链（轮辐）伸向中央微管，末端小结状膨大，垂直连接于中央鞘。其膨大是由 ATP 酶组成，辐射链对纤毛运动稳定性有重要意义。中央鞘包绕两个中央微管，是由中央微管向外伸出的蛋白臂组成（图Ⅱ-2-18）。

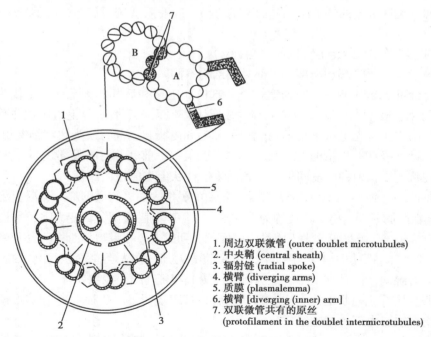

1. 周边双联微管 (outer doublet microtubules)
2. 中央鞘 (central sheath)
3. 辐射链 (radial spoke)
4. 横臂 (diverging arms)
5. 质膜 (plasmalemma)
6. 横臂 [diverging (inner) arm]
7. 双联微管共有的原丝
　 (protofilament in the doublet intermicrotubules)

图Ⅱ-2-18　纤毛的超微结构示意图
Diagram of Ultrastructure in a Cilia
A. A 亚微管（A submicrotubule）　　B. B 亚微管（B submicrotubule）

纤毛颈部的胞膜表面可见到环状膜样结构，称为纤毛的项圈，据认为该结构是某些离子尤其是钙离子的转运通道。

纤毛的拍击运动呈有节律的波浪状，将附于细胞表面的液体和颗粒物质向一定方向推送。纤毛的运动可分两步：①纤毛变硬，迅速地向前倒伏，称为有效拍击；②纤毛变软，缓慢地向后伸直，称复原拍击。连续两步构成一个运动周期，历时约 1/25 秒。纤毛运动有一定顺序，每排纤毛运动是同时的，各排纤毛运动是异时的。关于纤毛运动的机理，目前尚不太明了。近年研究较多支持 Satir 提出的纤毛内成对微管的滑动可能是纤毛运动较为可靠的原因。周边双联微管伸出的动力蛋白臂能与相邻双联微管反复发生接触和脱离，在 ATP 和钙离子参与下，发生类似于骨骼肌的肌丝滑动，使纤维前屈，纤毛运动所需的 ATP 由纤毛基部胞质内的线粒体产生。有的人因遗传缺陷患不动纤毛综合征，或称 Kartagener 综合征（Kartagener's syndrome），患者的纤毛常无动力蛋白臂，有时微管也有缺陷，常常患反复发作的支气管炎和鼻窦炎等疾患。

某些气体如 NO_2、O_3、福尔马林蒸汽等可损伤纤毛。纤毛活动要求有适当的水分、适宜的温度（35~38℃）及一定的 pH（6.8~7.2），否则将影响其功能。组织胺、5-羟色胺、渗透压等因素也可改变纤毛活动。吸烟可使纤毛运动受抑制、纤毛减少甚至消失。慢性支气管炎时线粒体肿胀，呈断裂现象。

纤毛细胞的微绒毛可以吸收一部分分泌物，从而可以调节呼吸道的分泌。

（2）杯状细胞（goblet cell）：数量较纤毛细胞少，约为 1：5 左右，黏膜中平均数约为 6500 个 /mm²。吸烟使杯状细胞数量增加，黏液分泌增加，慢性支气管炎时增加至 10 000 个 /mm²。细胞分散存在，细胞形似高脚酒杯，细胞质电子密度高，细胞基部含大量粗面内质网和游离核糖体。核上方的高尔基复合体发达，黏原颗粒外固于界膜，黏原颗粒的大小、密度不同，说明颗粒的成熟程度不同。正常杯状细胞不断制造黏液。每个杯状细胞完成一或两个分泌周期就脱落或被巨噬细胞吞噬。未成熟或分泌后的杯状细胞表面形成一层微绒毛，但成熟的杯状细胞仅有少量的微绒毛。

（3）基底细胞（basal cell）：呈锥形或多角形，沿基膜排列，不到达腔面，核大而圆，细胞器较少，高尔基复合体不发达，相邻细胞有桥粒连接，胞质内有微丝，走行方向不同，常集中于桥粒处，是一种未分化细胞，可分化为纤毛细胞及杯状细胞，在其受到某些刺激时，可化生为复层扁平上皮。

黏膜固有层的结缔组织与软骨膜及骨膜相连，内含混合腺及淋巴组织等。固有层的厚薄极不均匀，在外侧壁上最薄，厚不及 1.0mm。在某些主要突起部位，如中鼻甲及下鼻甲的游离缘和前后端、鼻窦的开口周围、鼻中隔的后缘两侧，黏膜可厚达 5.0mm，其中具有丰富的由静脉血管构成的海绵状组织。

鼻腺（nasal gland）为分支管泡状混合腺，腺体的数目随年龄增加而减少。新生儿鼻中隔黏膜平均每平方毫米中可见 30.7 个腺体，但在成人仅有 8.4 个左右。在炎症及急性卡他性鼻炎时，数目并不增加但分泌物增加。

孙树宗将各种腺体在鼻腔的分布划分为高、中和低密度区（图Ⅱ-2-19）。其分布特点是：①浆液腺高密度区分布于鼻中隔前部、中鼻道、中鼻甲中、后部和鼻拱中、下部，尤其鼻中隔前部浆液腺极为丰富，腺泡密集成团，血管运动性鼻炎、变应性鼻炎等所表现的水样涕增多主要是此区腺体分泌亢进的结

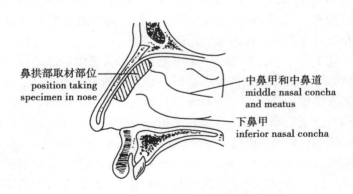

图Ⅱ-2-19　鼻腔腺体分布示意图
Diagram of the Distribution of Glands in Nasal Cavity

果，且证实筛前神经（副交感神经纤维）恰分布在此区，故筛前神经与水样涕产生密切相关，筛前神经封闭对控制鼻溢有一定效果；②下鼻甲腺体以混合腺为主，浆液腺较少，但下鼻甲所占面积大，血管极为丰富，为海绵状组织，根据其组织学特点可说明下鼻甲主要与鼻阻抗、鼻腔容量和加温湿润吸入空气密切相关；③黏液腺和混合腺主要以低密度较均匀的形式分布于整个鼻腔呼吸区黏膜内。

鼻腔黏膜表面覆有一层黏液，此一黏液层与鼻窦、咽鼓管、咽部及下呼吸道的黏液层连成一片，故名为"黏液毯（mucous blanket）"。黏液来源于鼻黏膜的黏液腺、浆液腺及杯状细胞的分泌。这一黏液毯可分为内外两层，外层含有黏蛋白，性较稠厚，与上皮纤毛外端接触；内层为水样层，上皮纤毛运动于其中。这就是呼吸道存在的一种特殊运输系统——黏液纤毛系统，以保持呼吸道的清洁和正常的生理功能。

人体呼吸道黏液纤毛运输方向一定，与体位无关。据观察发现鼻腔外侧壁黏液纤毛的运输方向为自前向后而达鼻咽部；上颌窦、筛窦、蝶窦与额窦的黏液纤毛的运输方向主要成环形而集中于窦口处；气管内黏液纤毛的运输方向或沿其轴向，或呈螺旋式与"之"字形。纤毛运动可以推动黏液毯不断移动向咽部，而纤毛的生理活动又有赖于黏液毯的质量正常，二者是相辅作用的。正常鼻腔内30℃时，鼻黏膜纤毛颤动的频率为10~13次/s。纤毛颤动频数在鼻腔的各部也不相同，一般鼻腔后2/3较前1/3为快。根据上述纤毛颤动的频数，黏液毯的推动速度为2.5~7.5mm/min，即鼻腔内整个黏液毯每20~30分钟向咽部推动一次。

在鼻部疾病中，如变态反应性鼻炎、药物性鼻炎、慢性鼻窦炎、鼻息肉及囊性纤维变性等，则有：①微管的异常或异向；②被膜的异常及辐射链的缺陷等。有人观察到纤毛运动障碍的患者易得鼻息肉。鼻息肉的患者的鼻黏膜纤毛的清除速率明显减低。

正常人鼻黏膜中淋巴细胞与多形核细胞和巨噬细胞的数量比率为10：1，T淋巴细胞与B淋巴细胞的比率为3：1，辅助T细胞（TH细胞）与抑制性T细胞（T_S细胞）或细胞毒性T细胞（T_C细胞）比率为2.5：1。黏膜下腺周围的抑制性T细胞的数量相对增多。固有层淋巴细胞聚集大部为B细胞。B细胞受抗原刺激可转化为浆细胞，产生特异性抗体即免疫球蛋白A（IgA），IgA和分泌片结合成分泌型IgA（sIgA），排至黏膜表面，起破坏抗原的作用。

鼻黏膜微循环的结构特点（structural characteristic of nasal mucous membrane microcirculation）为鼻腔呼吸部的血管供应丰富。筛前、筛后动脉的鼻中隔支与蝶腭动脉的鼻腭动脉，在鼻中隔的前下部与上唇动脉鼻中隔支及腭大动脉吻合，在黏膜下层构成网状血管丛。动脉自骨质穿出，在骨膜浅部分支，且互相吻合成纤细的动脉丛，然后垂直走向上皮，沿途发出弓形动脉互相连接，再发出直行的小动脉，分布到上皮深面及腺泡周围，形成毛细血管网，由毛细血管网汇成静脉丛，又称为克氏静脉丛（Kiesselbach plexus），即易出血区。鼻黏膜小动脉最显著的特征是管壁无弹性膜，内皮基膜与平滑肌细胞系统的基膜相连为单一层次。整个基膜菲薄，包绕内皮管，管壁具有多孔性。因此，管壁对血中组织胺等化学介质的反应性比其他器官的血管更为灵敏。

黏膜上皮下和腺泡周围的毛细血管内皮细胞极薄，有窗孔。内皮细胞外有基膜包裹，基膜也有孔，与内皮窗孔重叠，形成环形窗，直径为50nm。推测窗孔是正常血液与周围物质交换主要通路，是血液与组织液间的渗透屏障和鼻炎时液体快速通过的通道。

表层的静脉管壁薄，缺乏平滑肌，在中、下鼻甲处，这种薄壁的静脉丛特别发达，形成腔大壁薄的窦样毛细血管。鼻黏膜微循环与机体其他部位的微循环最显著的不同是在毛细血管和小静脉之间有大量的海绵状血窦。其内皮是连续型，基膜间有胶原纤维和弹性纤维呈网状结构，外有平滑肌包绕。内皮细胞有小突起穿过网状结构与肌细胞相接触，这是鼻甲黏膜内的特殊结构，与鼻的呼吸功能密切相关。海绵状血窦在正常时呈收缩状态，而遇冷空气（寒冷季节）则扩张，血流旺盛，可以调节吸入空气的温度。

深层的静脉壁厚，有环行的平滑肌，可起到括约肌的作用。当深层静脉壁的平滑肌收缩时，可使海绵组织内充满血液而肿胀，因而暂时阻塞了该处的鼻腔通道。这样大部分的气体从相邻的通道经过。由于鼻腔黏膜在吸气后常处于干燥状态，在阻塞处的黏膜因有腺体的分泌物而得到湿润。当深层静脉壁平滑肌松弛，海绵组织的血液流出，阻塞的通道恢复通畅，而邻近的通道又以同样方式闭塞，这样交替调节黏膜的温度，并可迫使一些气体通入上鼻甲的嗅区，有利于接受嗅觉刺激。鼻黏膜深层的血液可不经过毛细血管，而从小动脉直接流入小静脉，此即为动-静脉吻合（arteriovenous anastomosis）。入鼻黏膜动静脉吻合呈球形膨大，此处内皮细胞呈多孔状，内皮基膜不连续，中层由一些环行排列的梭形平滑肌细胞组成。动静脉吻合的有髓神经纤维，含胆碱能和肾上腺素能轴突。这些神经纤维仅分布在动脉部分，提示动脉段中膜平滑肌受胆碱能和肾上腺素能纤维调控，并经轴突反射受感觉神经纤维调控。内皮下肌层则受血液中一些物质的影响。流经动静脉吻合的血液可注入鼻甲的海绵窦，而动静脉吻合中间段的球形连接体由纺锤形的细胞形成，并有神经分布，使动静脉吻合有较强的收缩力，从而影响进入海绵状血窦的动脉血以及鼻黏膜的微循环。据 Aaggard（1974）的研究，鼻黏膜血流有 60% 经过动静脉吻合。Drettner 和 Aust（1974）认为鼻甲组织的血流量比肝脏、脑和肌肉等组织相对地多（图Ⅱ-2-20）。

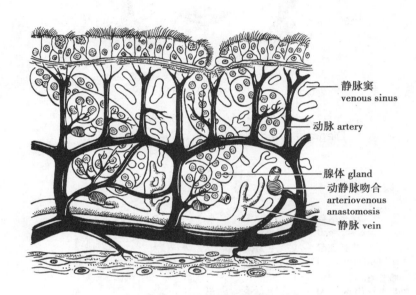

图Ⅱ-2-20　鼻腔黏膜的血液供应
Diagram of the Blood Supply of Nasal Mucosa

鼻黏膜血管各段不同的作用表现在：①毛细血管主管血液与组织液间的物质交换，称为交换血管；②小静脉和海绵状血窦的张力则决定局部血容量，进而可影响鼻的通气程度，称为容量血管；③小动脉、微动脉和动静脉吻合调节血液的流量，称为阻力血管。

当发生感冒或过敏性病变时，静脉扩张充血，黏膜肿胀，妨碍空气通畅，引起鼻塞。腺分泌增多，形成鼻涕。

据有关资料表明，鼻黏膜有反射作用，当刺激有关部位的时候，可以得到生理上和治疗上的效果。有人根据临床实践材料，提出了四个鼻区：①"盘腔区"在下鼻甲顶部；②"腹太阳区"在下鼻甲中部；③"颈区"在下鼻甲尾部；④"肺区"在中鼻甲边缘。1951 年曾有人用 5% 可卡因（cocaine）涂抹中鼻甲小区治疗 100 例慢性便秘患者，痊愈者占 76%，其余 24% 重复使用可卡因涂抹治疗也获得效果。鼻针疗法是中国针灸疗法的一部分。《灵枢五色篇》中记载："五色独决于明堂。明堂者鼻也"。《疮疡全书》说："鼻居面中，为一身之血运"。说明了鼻与人体脏腑、气血、四肢等都有一定关系。据目前所知鼻穴位共 38 个（其中包括 15 个双侧同名穴），其分布情况见（图Ⅱ-2-21）。

3. **嗅部（olfactory part）**　嗅部仅占鼻腔上的一小部分，约 1/3。分布于上鼻甲与筛板之间，以及与其相应的鼻中隔的范围，总面积约为 50cm² ，与呼吸部黏膜交错移行，分界不整齐。嗅区黏膜由于色素沉着成为带棕黄色的，上皮为假复层柱状上皮，厚约 60μm，是由嗅细胞、支持细胞及基细胞构成的特殊性感觉上皮。上皮下为薄层的固有层与骨膜相贴（图Ⅱ-2-22、图Ⅱ-2-23）。

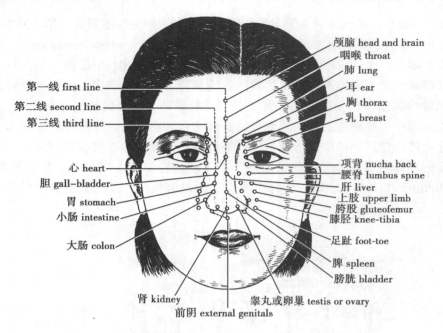

第一线 first line
第二线 second line
第三线 third line

颅脑 head and brain
咽喉 throat
肺 lung
耳 ear
胸 thorax
乳 breast

心 heart
胆 gall−bladder
胃 stomach
小肠 intestine

大肠 colon

项背 nucha back
腰脊 lumbus spine
肝 liver
上肢 upper limb
胯股 gluteofemur
膝胫 knee-tibia

足趾 foot-toe

脾 spleen
膀胱 bladder

肾 kidney
前阴 external genitals
睾丸或卵巢 testis or ovary

图Ⅱ−2−21　鼻穴分布示意图
Diagram of the Distribution of Nasal Acupoints

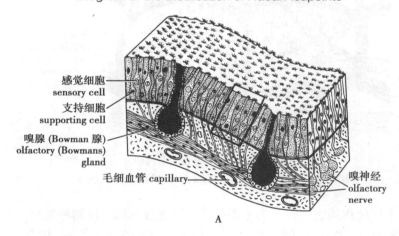

感觉细胞 sensory cell
支持细胞 supporting cell
嗅腺（Bowman 腺） olfactory (Bowmans) gland
毛细血管 capillary
嗅神经 olfactory nerve

A

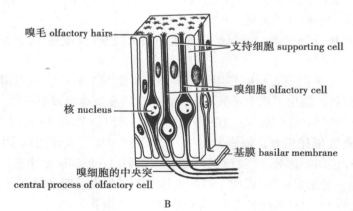

嗅毛 olfactory hairs
支持细胞 supporting cell
嗅细胞 olfactory cell
核 nucleus
基膜 basilar membrane
嗅细胞的中央突 central process of olfactory cell

B

图Ⅱ−2−22　嗅上皮结构示意图
Diagram of the Structure of Olfactory Epithelium
A. 嗅上皮结构（structure of olfactory epithelium）　B. 部分放大（partial magnification）

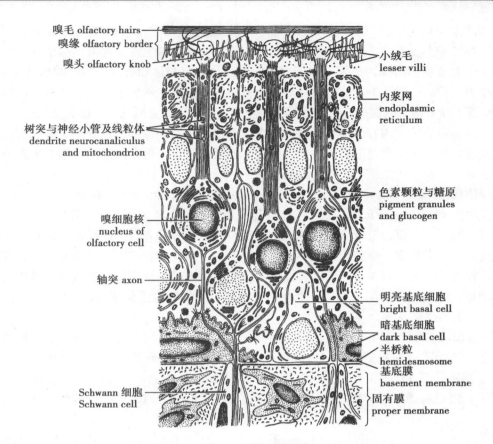

图Ⅱ-2-23　嗅上皮超微结构示意图
Diagram of the Ultrastructure of Olfactory Epithelium

（1）支持细胞（supporting cell）：细胞数量最多，呈高柱状，与相邻细胞有连接复合体相连。核椭圆形色浅，位于细胞的浅部。细胞顶部宽，游离面有长短不等的微绒毛。胞质内有大量紧密排列的滑面内质网、较少的粗面内质网、成束的张力原纤维和溶酶体，核上区有高尔基复合体。胞质中还有棕黄色的脂褐素颗粒。支持细胞分隔和包绕着每个嗅细胞，有支持作用，可作为嗅细胞的绝缘物，也可能在支持细胞之间进行物质交换。

（2）嗅细胞（olfactory cell）：嗅细胞是位于嗅上皮内的双极神经元，也是嗅觉传导通路的第一级神经元。胞体呈梭形，核圆形，着色深，位于细胞的中部。胞体内含有少量的粗面内质网，核上区有高尔基复合体和滑面内质网。树突伸向表面呈细棒状，粗约 $1.0\,\mu m$，内含微管。树突末端伸达游离面，呈小球状膨大，称嗅泡（嗅头）（olfactory vesicle），人的嗅泡高 $4.0\,\mu m$，直径 $1.5\,\mu m$，内含线粒体、微管、基粒和滑面内质网。嗅泡与支持细胞的微绒毛共同形成"嗅缘（olfactory margin）"。自嗅泡发出 6~12 根纤毛，称嗅毛（olfactory hair）。人类纤毛基部较粗，内有"9×2+2"排列的纵行微管，它可能是有特殊功能的一段，杆部细长，直径只有基部的一半，常倒向一侧，远端微管由双联微管变为单微管，而且数目逐渐变小。嗅毛埋于嗅腺分泌的表面液体层中，以增加嗅细胞与气味物质的接触面积。嗅细胞在细胞核以下变细形成轴突，其直径约 $0.2\,\mu m$，轴突穿过基膜后，许多轴突被施万细胞（Schwann cell）包绕成束，形成嗅丝（olfactory filament），为无髓神经纤维。嗅丝穿过筛板上的筛孔进入同侧嗅球（颅腔内），与嗅球内的僧帽细胞的树突形成突触。僧帽细胞是嗅觉传导路的第二级神经元。估计人的嗅黏膜中约有 10^7 个嗅细胞。

（3）基底细胞（basal cell）：位于上皮的基部，细胞呈锥形，并有分支的突起，突起可伸入基膜，包绕嗅细胞轴突的周围。细胞核小，圆形，染色深。基细胞是分化程度低的细胞，有分裂能力，可分化为其他种上皮细胞。

固有层为薄层结缔组织，与下方的骨膜相连。含有嗅腺，又称 Bowman 腺（Bowman's gland），为分支管泡状腺，开口于上皮表面，腺导管短，为单层扁平上皮，腺泡上皮为浆液性腺细胞，细胞游离面有微绒毛，细胞内有发达的滑面内质网、粗面内质网、高尔基复合体和分泌颗粒。嗅腺分泌稀薄的浆液，其中含少量脂类物质。一般认为气体物质先溶于腺分泌的液体内，然后才与嗅毛及嗅泡接触引起嗅觉刺激的作用。嗅腺不断分泌，以保持气体物质溶剂的更新。固有膜除有嗅丝外，还有三叉神经的传入纤维，末梢分布在支持细胞周围。固有层还有丰富的上皮下毛细血管网和深部的静脉丛。淋巴管也丰富，淋巴引流到咽后壁或到颅内。将有色的物质注射入脑的蛛网膜下隙后，可在嗅部的淋巴毛细管中见到这些物质，表明在感染时，有可能由嗅黏膜扩散到脑膜。

4. 鼻黏膜的功能意义（functional meanings of nasal mucous membrane）

（1）呼吸功能（respiratory function）：气体通过鼻腔的流速与压力的关系以阻力表示，即为鼻阻力。这种阻力与气体的密度、流速及管道长度成正比。但与管道直径的 4 次方成反比。故管道直径的很小改变，必发生阻力的很大改变。鼻腔阻力主要由内孔处产生，其次为各鼻甲、鼻道及鼻中隔等处黏膜对空气的摩擦。软骨性鼻前庭与骨性鼻腔的交界处，为产生鼻阻力的关键部位，鼻前庭及鼻腔阻力随着鼻黏膜的充血而增加。吸气时因鼻阻力作用，产生胸腔负压，呼气时也因鼻阻力，延缓肺泡内气体的排出，使具有足够时间进行气体交换。

（2）对空气温度的调节作用（regulation in air temperature）：吸入空气温度的调节全赖鼻黏膜血运散热作用，使之保持恒定。据测量结果，如吸入为 −7℃冷空气，经鼻腔后可提升到 28.8℃；如吸入空气温度为 12℃，则将升至 35.6℃。在不同的室温下，鼻腔温度常保持在 33~34℃之间。总之，外界温度虽可相差 25~0℃，经过鼻腔加温作用，到喉入口的气温相差不会大于 1℃。这样能保证下呼吸道及肺组织不遭受损害。

（3）湿度的调节作用（modulation of humidity）：吸入的空气必须含有适量的湿度，才能有利于肺泡中氧气及二氧化碳的交换。空气的湿度与呼吸道的纤毛活动也有密切关系。空气湿度的维持是鼻黏膜的主要功能之一。鼻黏膜在 24 小时能分泌近 1000 mL 的水分，其中 700mL 用于湿润吸入的空气，其余则向后流入咽部。因此，干燥的空气经过鼻腔时，可以大部分被湿润，故空气经鼻腔吸至咽部时，湿度已提高至 75% 相对湿度。湿润主要的来源是由黏膜上皮内杯状细胞的分泌液，以及呼吸性上皮下黏液腺及浆液腺的分泌液。

一般认为鼻黏膜对湿度的调节作用，以吸气时为主。但当温暖、湿润的呼出空气通过鼻腔时，可以回收部分的热量、水分，借以减少鼻腔黏膜功能上的负荷。因此，也有人认为对呼出空气热、湿的回收，亦为鼻腔黏膜正常功能之一。

（4）清洁及防御作用（cleaning and protection）：正常人平均每日经鼻吸入空气约 10 000L。鼻毛对空气中较大的粉尘颗粒有过滤作用，较小颗粒则随气流进入鼻腔，一部分颗粒随气流的湍流部分在内孔（相当于鳞状上皮与呼吸上皮交界处）后方呈不规则或漩涡者沉降，一部分随层流（向后上方流动然后呈扇形流向后鼻孔散开）与大面积黏膜表面相接触，继而落入黏膜表面的黏液毯中，其中水溶性颗粒可被溶解，非水溶性颗粒或细菌等则由黏液纤毛系统传送到鼻咽部咽下或吐出，达到清除的目的。影响纤毛颤动或黏液纤毛系统传送功能的外因是多方面的：①干燥，轻度干燥使纤毛颤动停止，干燥数分钟便可破坏纤毛；②温度，纤毛颤动最适宜的温度为 28~35℃，在 7~10℃时纤毛颤动停止，升温至 35℃以上亦可抑制其活动，43~45℃时纤毛凝固，可发生永久停颤；③ pH 改变，酸性液中，纤毛颤动瘫痪，如 pH至 6.4 或以下，纤毛颤动停止，对 pH 升高耐受较好，正常人鼻黏膜分泌物 pH 5.5~7.0，平均 pH 6.4，婴幼儿为 pH 5~6.5；④空气污染、粉尘、SO_2、甲醛、甲苯、臭氧、CO、煤气都可影响黏液纤毛传送系统；⑤药物影响，在等渗溶液（生理盐水）中纤毛长期保持活动，高渗溶液抑制纤毛活动，4.5% ~5%氯化钠溶液时，全部纤毛活动停止，低渗溶液（0.2% ~0.3%）全部纤毛活动停止，造成永久性损害。鼻腔分泌物含溶菌酶，有抑制及溶解细菌的作用，溶菌酶需在酸性环境中才能保持其最有效功能。分泌性免疫球蛋白（sIgA）对呼吸道黏膜有免疫防御功能。因此，空气中虽含有尘粒、细菌等易被吸入，但当吸入空气达鼻腔后半部时，几乎无细菌存在。由此可知鼻黏膜对吸入空气之清洁、防御有积极的作用。

（5）嗅觉功能（function of osphresis）：人类嗅觉不如其他哺乳动物重要，故在鼻腔中嗅区较小，仅占 1/3。当短促用力吸气时，大部分层流到达嗅区；平静缓慢吸气时，只有 5% ~10% 层流到达嗅区，故嗅觉不如短促快吸气那样灵敏。嗅觉的敏感度（嗅阈）不甚稳定，有个体、性别、年龄的差异，且受气温及相对湿度的影响，即湿度恒定、气温升高，嗅觉也增高。此外，嗅觉的适应现象也很明显。所以，当较长时间受某种气味刺激，久而久之发生适应现象，可暂时失去嗅觉。"入芝兰之室，久而不闻其香"，"久入鲍鱼之肆，不闻其臭"，对嗅觉的适应现象作了生动的描述。嗅觉的敏感程度常以嗅阈（olfactory threshold）来评定，也就是能引起嗅觉的某种物质在空气中的最小浓度。不同动物的嗅觉敏感程度差异很大，即使同一动物，对不同气味的敏感程度也不相同。如人的嗅觉，当空气中含有麝香的浓度为 0.000 04mg/L 时即可以嗅出，而乙醚则需达到 5.833mg/L 才能嗅出。人的嗅觉感受器是快适应感受器。

长久以来，人类虽然可以辨别并记忆近一万余种不同的气味，但人类对于嗅觉产生的原理却是知之甚少。1991 年 R. 阿克塞尔（Richard Axel）、L. B. 巴克（Linda B. Buck）两位科学家（2004 年诺贝尔（Nobel）生理学奖得主）共同发表了被认为是具有里程碑意义的"气味受体"论文。解读了嗅觉产生的机理这个千古谜团。它们第一次描述了哺乳动物的啮齿类如鼠鼻子内由大约 1000 种不同基因组成的基因大家族，以及与这些基因编码同等数量的气味受体；并证实所有嗅毛上的气味受体结构都很相似，皆为 7 次跨膜蛋白，且都属于 G 蛋白偶联受体（G-protein coupled receptor，GPCR）。他们还发现气味受体需要通过不同的排列组合模式去识别不同的气味。大多数气味都是由多种气味分子组成，每一种气味分子又能激活数种气味受体，所以每一种气味的识别需要依赖于唯一的组合模式的受体群。相当于每一种气味都拥有各自的"气味受体码"。

成百上千种气味受体经过组合可以产生数量庞大的"受体码"，这也就是人类生活在大千世界中去识别和记忆一万余种不同气味的物质基础。每一种气味的识别与每一种气味都拥有各自的"气味受体码"的关系很像字母表中的字母与单词的关系，字母需要通过不同的排列组合才能形成不同的单词；不同的气味受体也需要组合在一起才能识别不同的气味。科学家还发现，人们能够分辨出近亲和陌生人身体发出的气味，但却不喜欢前者的气味，这也许是生物界拒绝近亲繁殖的一种本能，借此确保物种的进化。

虽然嗅细胞寿命很短，更新很快，但气味信号在嗅球中的传入模式却始终保持不变，这就保证了某种特定气味的神经代码不会随时间而改变，这也是人们在某个春天的清晨闻到的桂花香味，多年以后还可以清晰地回忆起来，并长久记忆的基础。

Axel 和 Buck 不仅在理论上揭开人类嗅觉产生机理，还得出许多宝贵的数据和实用价值。研究发现鱼的嗅觉器官中有大约 100 个气味受体，而老鼠却有大约 1000 个。据此，科学家利用老鼠嗅觉灵敏，经过数月训练后能记住人类气味，科学家在老鼠脑内植入电极，并与电子发报机相连，用作搜查地震后被埋在废墟下的人们。当它们被派往废墟现场嗅到"目标"的气味后，脑电波图形显示"找到了"。从而技术人员可通过设备确定小鼠的位置，借此也就能确定被埋人员的下落。日本的科学家正在研发一种"空气炮"。当人们在购物中心物色食品时，它会"开炮"喷射出一些特殊的气味，例如新鲜面包或肉香味等等，经气味对大脑的刺激，有可能激活消费者的购买欲，而提高经营效益。此外，据莫桑比克（Mozambique）的爱德华多·蒙德拉内大学（Universida de Eduardo Mondlane）正在研究，用非洲囊鼠去检测肺结核试验的能力。在该大学接受训练后的囊鼠能分辨出人类体液样本中肺结核菌发出的特殊气味。当老鼠分辨出上述气味时，它们会停下来摩擦四肢，表示此样本已被感染。按通常检验室用玻片、显微镜检 100 个样本将要两天时间，但用训练后的鼠则仅需 20 分钟左右，而且准确率高。尽管用如此检测手段显得不那么令人喜爱，但用训练后的鼠来检测，不仅费用低，而且可以不受肺结核流行地区或国家通常缺乏专业设备的困扰，对一些较落后边远山区而言，无疑能及早发现更多的肺结核感染病例，从而挽救更多的生命。借训练去挖掘动物天赋的特殊本能并加以利用能造福人类，无疑是有实用意义，而且也是可供照考的课题。另一典型的实例是"嗅癌犬"。狗的嗅觉非常敏锐。根据研究表明，狗的嗅觉一般是人类的 250 倍，嗅觉非常灵敏的狗甚至能达到人类的上万倍。这就使得狗能分辨出 200 多万种物质散发出的不同浓度的气味，故能担任缉毒犬、侦爆犬等工作。而近来有报道，犬能闻出人体的癌症，准确率高达 97%。狗能嗅出癌症的事实和观点最早可追溯到 1989 年。当时，在英国著名医学杂志《柳叶刀》上报道了一名 44 岁的女性患者要求切除她腿上的一颗痣，因为她的狗总是凑到她的腿上嗅闻这颗痣。痣切除手术后证实，这颗痣是一种致命性的痣。由于发现得早，这位女性保住了性命。2001 年，一位 66 岁的男性患者腿上长了一块湿疹，已有 18 年。他的宠物犬以令人吃惊的举动不断地嗅闻他的湿疹，迫使他到医院进行检查，结果显示他患了皮肤癌。英国每日邮报转载法新社 2017 年 3 月 24 日的报道，研究发现，只要闻过乳腺癌患者胸部绷带，经过 6 个月训练的两只德国牧羊犬可以从没有癌症的绷带中找出癌症患者用过的绷带。在第一轮，狗发现癌症样品合格率为 90%，在第二轮测试中得分是 100%。但这一切都需要经过临床研究才能得以验证。

嗅觉障碍（smell disturbance）主要有嗅觉丧失、嗅觉减退、嗅觉过敏、嗅觉倒错和幻嗅等症候：①嗅觉丧失（anosmia），是指嗅觉明显减退或完全消失，常常伴有甜酸苦咸的味觉减退，造成嗅觉丧失的原因有炎症、畸形、颅脑外伤、肿瘤等；②嗅觉减退或嗅觉过敏（hyposmia or hyperosmia），表现为嗅觉亢进患者感到极度不适，此种症状临床上少见，有学者认为可能是颅内压增高过程中的一种症状；③嗅觉倒错（parosmia），患者表现为将一种气味误认为是另一种气味，常常是一些不愉快的气味，这种症状多见于嗅觉丧失的恢复期，此外也可见于头部外伤、脊髓结核的病程过程中以及服用安基比林药之后；④幻嗅（olfactory hallucination），它是指患者"闻到"本来不存在的一种气味，如"烧胶皮"、"烧羊毛"、"臭鸡蛋"味等，此症可见于癫痫的先兆、精神分裂症、癔症和神经衰弱者等，幻嗅也常是脑器质性疾病的先兆，如颞叶海马回钩病变的特有表现，故很具重要的定位意义。Demyer(1974) 曾报导过一个病例，患者虽然神志清楚，各方面均保持着理性，但却狂想地拆毁了自己住宅的墙，还撬开地板，因为他总嗅到自己的房间里有动物死尸的气味，尸检证实在钩回有转移癌。

（6）共鸣作用（action of resonance）：通过鼻腔共鸣，发音可变得洪亮悦耳。人们需要而且经常使用鼻发音，甚至对元音来说，鼻音化也是非常普遍的现象，鼻音要求有快速的咽腭帆功能，相当平直的鼻中隔，一侧或双侧鼻甲没有阻塞，使能产生会厌－咽－鼻腔的共振峰，从而使耳朵可以辨别无数个别鼻音的细微差异。

5. 某些因素对鼻黏膜的影响（nasal mucous membrane influenced by a certain factor）

（1）变应原对鼻黏膜的影响（nasal mucous membrance influenced by allergen）：鼻黏膜呼吸部小动脉缺乏内弹性膜，故内皮基底膜与平滑肌基底膜系统相连续，且内皮基底膜呈孔状。因此，此处血管的内皮下肌层较其他部位的血管更易受血液中组织胺等介质的影响。另外，上皮表面终板只防止示踪过氧化酶从血管进至鼻黏膜表面，而不影响其从鼻黏膜表面进入血管。何况鼻有炎症时，鼻黏膜对鼻内注入的大分子（清蛋白）通透性增强，从而进一步使患者致敏。在鼻主要起免疫屏障作用的分泌性 IgA（sIgA）一旦受损，外来大分子抗原、细菌、蛋白降解物等即可大量吸附在鼻黏膜上更有利于引起变态反应。统计表明，慢性鼻疾病约 50% ~90% 属变态反应性（变应性鼻炎）或夹杂有变态反应因素。

引起变应性鼻炎的特异性反应原，主要是吸入性的花粉、室尘等。一般认为花粉引起的是季节性鼻变态反应，而室尘则多引起常年性鼻变态反应。其基本病理变化是毛细血管扩张，通透性升高，嗜酸性粒细胞浸润。电镜下可见毛细血管内皮细胞有很多质膜小泡，并有破裂现象及大量粒细胞浸润和肥大细胞脱颗粒现象。肥大细胞脱颗粒释放组织胺和其他血管活性物质所造成的免疫损伤，是变态反应病理过程的中心环节。血管周围可见到较多粗大的胆碱能神经末梢，这些神经末梢释放乙酰胆碱可引起血管扩张，通透性升高，这些可能是变应性鼻炎发作时鼻黏膜易于水肿和鼻分泌物较多的病理基础之一，此处鼻黏膜黏液纤毛传送速度减慢。鼻分泌物细胞学检查，如查到肥大细胞和嗜碱性粒细胞即可作为变应性鼻炎的诊断依据之一。其中以嗜碱性粒细胞尤为重要，因其位于鼻黏膜表面，对变应原的攻击首当其冲。近年不少学者如 Marone 等证实鼻炎变态反应的发生和介质的释放并不取决于 IgE 的绝对数量，而取决于鼻黏膜表面嗜碱性粒细胞的数量及其释放介质的能力，故鼻嗜碱性粒细胞检查近年日益受到重视。

（2）雌激素对鼻黏膜的影响（nasal mucous membrane influenced by estrin）：雌激素可使鼻呼吸部黏膜明显增厚，黏膜内结缔组织疏松、水肿、血管扩张、腺体弥漫性增生。临床上用以治疗腺体减少的萎缩性鼻炎有一定疗效。而 Toppozada 报告长期服用雌激素类药物，如避孕药可致慢性肥厚性鼻炎改变。遗传性出血性毛细血管扩张症患者月经前和月经期间鼻出血可能性增高，被认为是血中雌激素减少。Toppozada 通过电镜和组化研究发现鼻黏膜月经期尚无明显变化，但认为鼻黏膜的激素受体对雌激素和孕激素的生理波动同样敏感。大剂量雌激素全身用药可有效控制遗传性出血性毛细血管扩张症的鼻出血，或许雌激素所致的鼻黏膜鳞状化生可保护创面，抵御损伤。Becknell 指出妊娠期鼻黏膜肉芽肿与雌激素水平有关，可能是对激素水平敏感的鼻黏膜对某种刺激发生过度反应的结果。常发生在鼻腔前部，特别是鼻中隔，故又称妊娠性血管瘤或毛细血管扩张性息肉，妊娠结束后可自行消退。

（3）血管收缩滴鼻剂对鼻黏膜的影响（nasal mucosa influenced by vasoconstrictive nose drops）：动物实验及临床研究发现长期滴用血管收缩滴鼻剂，可使呼吸部鼻黏膜发生上皮破坏、鳞状化生、上皮下增厚、纤维化等改变，黏液腺泡增生特别显著。电镜显示上皮细胞内线粒体凝集变形，嵴消失是细胞代谢紊乱的表现，上皮及间质细胞囊性水肿，颗粒增多，血管内皮伸入管腔是扩张的血管渗出增加的结果。组化方面发现一些酶如琥珀酸脱氢酶、α-酯酶、碱性磷酸酶、胆碱酯酶等反应增强，表明腺体分泌活性增强；酸性磷酸酶反应增强，显示吞噬细胞活力增强。由于血管周围胆碱能神经纤维内的胆碱酯酶反应增强，因而副交感神经的活力过度，血管反应失调，血管扩张，通透性增加。在药物作用于上皮下毛细血管及微小动脉、静脉使其产生收缩，如血管收缩严重而持续，血管壁缺氧，可产生一个逆转反应——继发性血管扩张，故使用过久可发生"血管舒缩性鼻炎"。且鼻黏膜对血管收缩剂越来越不敏感，出现恶性循环，产生药物依赖性。

（4）情绪对鼻黏膜的影响（nasal mucosa influenced by emotion）：Wolff 在慢性鼻炎患者中观察到鼻黏膜受到情绪的影响。当患者情绪安宁舒畅时，鼻甲的活组织检查显示正常黏膜结构和中等量的淋巴细胞浸润。在患者受到挫折而情绪极为低落时，做同样检查则显示黏液腺充满分泌物，血管和淋巴管扩张，组织中出现很多嗜酸性粒细胞。

（四）鼻腔的血液供应和淋巴引流（Blood Supply and Lymph Drainage of Nasal Cavity）

1. 动脉（artery）　鼻腔的主要动脉供应有两个来源（图Ⅱ-2-24）：①颈内动脉的眼动脉，与视神经一同经视神经孔至眼眶内分出筛前动脉和筛后动脉，故当行下鼻甲注射糖皮质固醇类药物时或在鼻中隔注射局部麻醉药时，若刺入该处血管并用力推药，则药物内的小颗粒逆行进入视网膜动脉，有引起动脉栓塞而致失明的危险，筛后动脉一般较细，与同名神经通过筛后管至颅腔，主要供应筛窦后组、鼻腔外侧壁及鼻中隔后上部，筛前动脉通常较筛后动脉为粗，亦与同名神经通过筛前管至颅前窝，主要供应额窦、筛窦前组、鼻腔外侧壁的前部及鼻中隔的前上部；②来自颈外动脉的上颌动脉之蝶腭动脉，经蝶腭孔进入鼻腔，并分为鼻后外侧动脉和鼻中隔动脉，前者分布于包括鼻甲、鼻道及额窦、上颌窦、蝶窦、筛窦的黏膜，此动脉较粗，且与筛动脉相吻合，故鼻甲手术后常在 24 小时内有较多的出血。

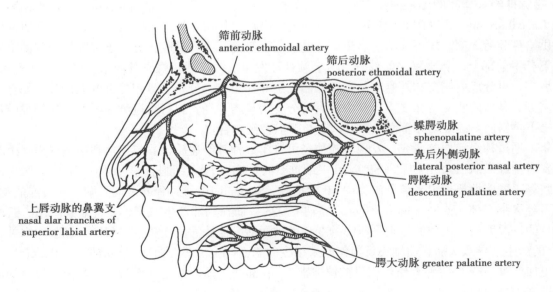

图Ⅱ-2-24　鼻腔外侧壁的动脉
Arteries of Lateral Wall of Nasal Cavity

2. **静脉（vein）** 鼻腔下部静脉汇集于蝶腭静脉，引流至翼静脉丛；前部静脉导入面前静脉；上部静脉则沿筛前和筛后静脉导入眼上静脉而汇入海绵窦。上组鼻窦尚有小静脉直接与海绵窦和上矢状窦相联系。由于有这样的解剖联系，因此，鼻腔内感染常可经此通路而侵犯至颅内。

3. **淋巴（lymph）** 鼻腔后部及鼻窦的淋巴主要向下汇集入颈深上淋巴结（在舌骨大角附近）和咽后淋巴结（第二颈椎前），并在咽鼓管咽口周围构成淋巴管丛。鼻腔上部淋巴管较少。前部与外鼻淋巴系统相联系，经面前淋巴管流入腮腺淋巴结及颌下淋巴结（图Ⅱ-2-25）。

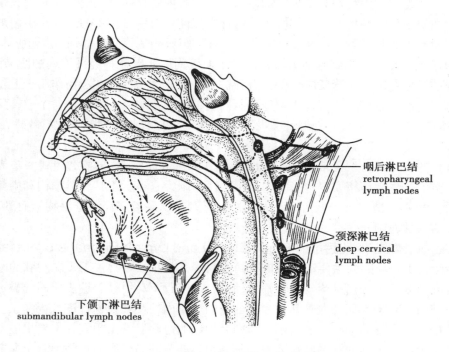

图Ⅱ-2-25 鼻腔的淋巴引流示意图
Diagram Representing Lymph Drainage in Nasal Cavity

（五）鼻腔的神经（nerves of nasal cavity）

1. **感觉神经** 鼻腔的感觉神经支配来自三叉神经的第一支眼神经（ophthalmic nerve）和第二支上颌神经（maxillary nerve）（图Ⅱ-2-26）。由眼神经发出筛后和筛前神经与同名动脉伴行。筛后神经通过筛后孔供给鼻腔后上部、蝶窦和筛窦后组。筛前神经经筛前孔进入鼻腔，分布于鼻腔外侧壁前上部、中鼻甲、下鼻甲前部分、鼻中隔之前部分。由上颌神经发出的分支通过蝶腭神经节，经蝶腭孔进入鼻腔，名为鼻后支，再分成内侧支和外侧支。鼻后外侧支约6~7小支，分布于鼻腔外侧壁大部分，如鼻甲、鼻道及筛窦等。鼻后内侧支有2~3支，其中较大的分支为鼻腭神经，斜行越过鼻中隔，向内经鼻腔顶，经蝶窦口之下再斜向下前经切牙管而至口腔顶，与腭前神经吻合。

近年来通过神经递质的研究，发现鼻腔神经可分泌数种神经递质，参与生理和病理过程。感觉神经递质主要有神经激肽 A 和 P 物质（SP）。其中最重要的是 SP。肥大细胞有 SP 受体，SP 可使肥大细胞释放组织胺等。变应性鼻炎患者鼻分泌物中 SP 含量高。Stammberger 指出 SP 可向大脑皮质传递痛觉信息，同时也可经多形受体（polymodal receptor）经轴突反射，而在局部产生血管扩张，血浆渗出。这种受体可因化学的、温度的、机械的特别是压力的变化而被激活。他认为由于鼻息肉和窦口黏膜的水肿，足以诱发 SP 的产生，导致头痛，而轴突反射使原来很少的病变产生了恶性循环，又增加了 SP 的产生，从而使头痛更加严重。SP 的疼痛介质作用可被辣椒素（capsaicin）所阻断，在血管运动性鼻炎患者局部应用时均能控制头痛症状。

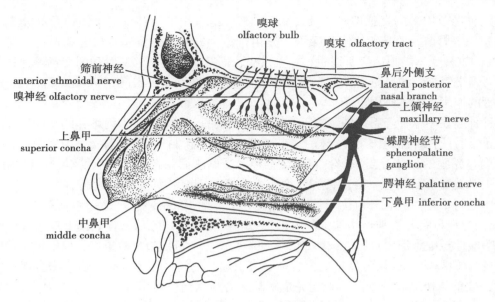

图Ⅱ-2-26　鼻腔的感觉神经
Sensory Nerves in Nasal Cavity

2. 自主神经（autonomic nerve）　　鼻腔的交感神经始于颈上神经节发出节后纤维组成的颈内动脉丛，此丛发出岩深神经与岩浅大神经合并形成翼管神经（nerve of pterygoid canal or Vidian nerve），经翼管到达蝶腭神经节。神经纤维在神经节中不交换神经元，随鼻后神经分布于鼻黏膜。交感神经递质主要有去甲肾上腺素和神经肽Y，前者可引起血管收缩，改善鼻通气量；后者有较弱的缩血管作用，可增强前者的缩血管作用（图Ⅱ-2-27）。

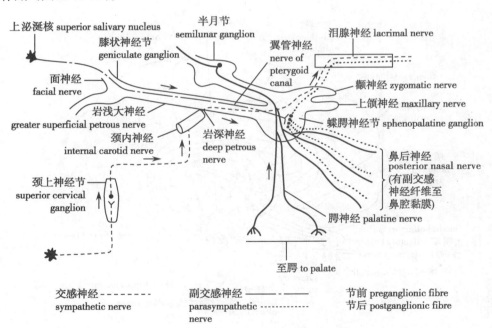

图Ⅱ-2-27　蝶腭神经节及其联系示意图
Diagram of Sphenopalatine Ganglion and its Connection

　　鼻腔的副交感神经，来源于脑干的上泌涎核及邻近的网状结构，离脑干后最先形成中间神经，加入面神经而行至膝神经节，由神经节发出岩浅大神经，经面神经管裂孔到达颞骨岩部的前上面的岩浅大神经沟，再经破裂孔与岩深神经（来自颈内动脉丛的交感神经纤维）共同通过翼管组成翼管神经至蝶腭神经节。在此神经节内，副交感神经纤维要交换神经元，发出节后纤维随上颌神经的分支、鼻后神经到达鼻腔黏膜。蝶腭节在临床上之所以重要，是由于该神经节的位置非常靠近蝶腭孔，仅在黏膜下约1.0~2.0mm处，故易受鼻黏膜疾病所侵犯，一旦发病，因其含有感觉、交感和副交感等神经纤维，故出现广泛影响。副交感神经的递质主要有乙酰胆碱和血管活性肠肽（vasoactive intestinal polypeptide，VIP），均有扩张血管的作用，后者作用很强。

以上两种神经在中枢神经系统的影响下，对鼻腔黏膜的分泌和黏膜中海绵体的舒缩调节起着极其重要的作用。正常时两种神经的作用应保持平衡，黏膜功能方能维持正常。若交感神经受刺激兴奋时，使血管收缩，则鼻黏膜的腺体分泌减少；若副交感神经受刺激而兴奋时，使血管舒张，则黏膜的腺体分泌增多。一般认为常年性鼻炎（变应性和非变应性）皆与副交感神经活性过高有关。故近来提倡用翼管神经切断术进行治疗。翼管外口位于骨性后鼻孔外上方约10.0mm处，多呈漏斗状凹陷，距前鼻孔约60.0~70.0mm，为经鼻腔翼管神经切除术的解剖标志。翼管神经切除后，鼻黏膜上皮水肿减轻，恢复假复层状态，嗜酸性粒细胞消失，肥大细胞增多，脱颗粒减少。近期治疗效果好，但据报告术后症状复发率可达85.7%。Cauwenberge认为鼻炎是由多种因素引起，发病过程也复杂，虽临床表现相同，但病因及机制不同，故单纯切除翼管神经是否能完全解除患者症状尚值得考虑。此外，卜国铉、Nomura等报告筛前神经中也有来自睫状神经节的副交感神经纤维。筛前神经切除术同样可以得到翼管神经切除术的效果，且手术简单，并发症少。

3. 嗅神经（olfactory nerve） 嗅神经纤维由嗅丝组成，计约20余支，经筛板的筛孔进入嗅球，与嗅球的某些细胞相连接，如僧帽细胞等（图Ⅱ-2-26~图Ⅱ-2-28）。交换神经元后发出的纤维经嗅束直接或以侧支至嗅三角、前穿质和胼胝体下回及旁嗅区内，其中也有纤维起自僧帽细胞，直接到海马沟和邻接海马回的前部。嗅神经之鞘膜系硬脑膜延续部分，故神经鞘与蛛网膜下隙相通连，若手术不慎伤及嗅区时，病菌可循此径路到达蛛网膜下隙，引起脑膜炎等严重并发病。因此，嗅区亦称鼻腔内的危险区。

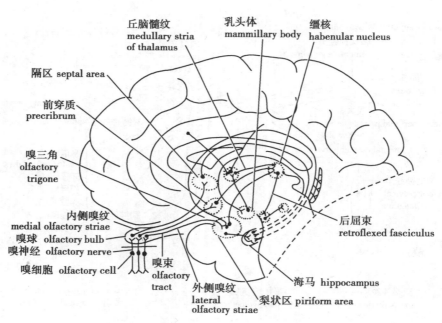

图Ⅱ-2-28 嗅觉中枢联系示意图
Diagram of the Connection of Olfactory Centre

嗅神经司嗅觉（olfactory sensation），人所熟知女性比男性拥有更多的嗅觉，以往认为常常受到情绪和认知的影响。但新近巴西里约热内卢联邦大学的研究人员研究了7名男性和11名女性解剖后的大脑，发现女性大脑中的嗅神经细胞比男性多50%。按常规大脑神经细胞数量与这些大脑功能的复杂程度有关。因此有理由认为女性嗅球中具有较多的神经细胞，为女性提供了更灵敏的嗅觉。但也有不少学者认为女性嗅觉似乎是与生俱来的，且认为女性更好的嗅觉可以帮助建立母婴之间的联系，而且还可能与女性对潜在伴侣的挑选有关。所以，究竟是什么机制造成女性的嗅觉细胞数量增多更是科学家仍需要探索的课题。

（姚良忠　王啟华）

第二节　鼻窦
Section 2　Nasal Sinus

鼻窦（nasal sinus），旧称为鼻旁窦（paranasal sinus）或副鼻窦（accesary nasal sinuses），是鼻腔周围颅骨内一些开口于鼻腔的含气空腔，共四对，两侧对称排列。即上颌窦、额窦、筛窦和蝶窦（图Ⅱ-2-29、图Ⅱ-2-30）。有人把鼻腔比作客厅，那么鼻窦就是一个个房间，鼻窦窦口就是房门了。

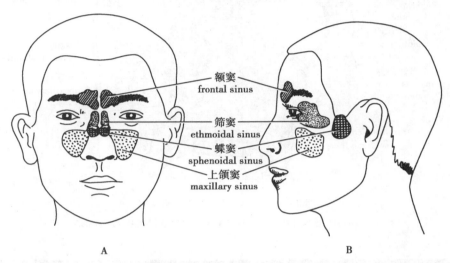

图Ⅱ-2-29　鼻窦表面位置示意图
Diagram of the Surface Position of Nasal Sinuses
A. 正面（front aspect）　　B. 侧面（lateral aspect）

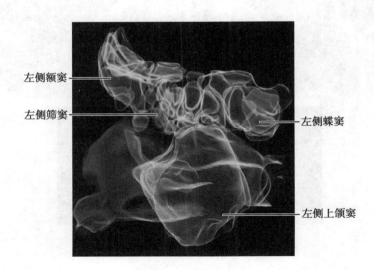

图Ⅱ-2-30　鼻窦 3D-VRT 侧面观（男，19 岁）
Lateral View of 3D-VRT of Nasal Sinuses（Male,19-Year-old）

从鼻窦的局部解剖位置上来看通常可区分为上、下两组。

上组鼻窦（superior nasal sinus group）（图Ⅱ-2-31、图Ⅱ-2-32）即额窦、筛窦及蝶窦。这些窦甚似位于上方的统一的气房群，它们有共同的局部解剖关系，并与眼眶、颅腔仅隔一菲薄骨板。因此，上组鼻窦的疾患较易引起眶内和颅内并发症。

下组鼻窦（inferior nasal sinus group）（图Ⅱ-2-31、图Ⅱ-2-32A）即上颌窦，由于位于下方离颅腔较远，故少见颅内并发症。

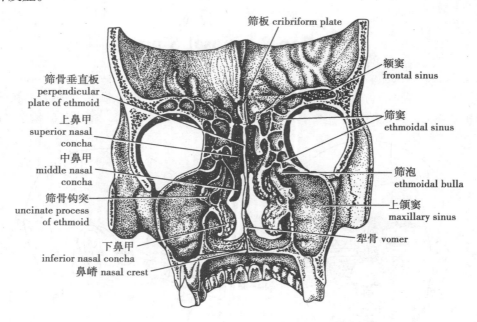

图Ⅱ-2-31 颅骨冠状切面示鼻窦
Coronary Section of Skull to Show the Nasal Sinuses

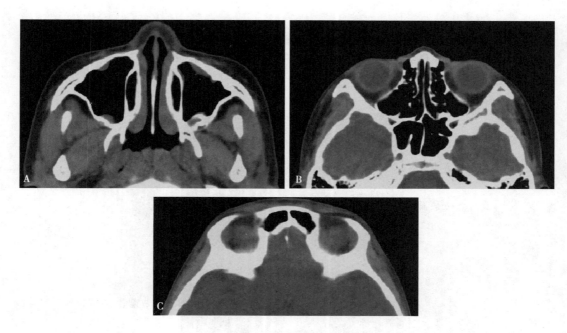

图Ⅱ-2-32 鼻窦 CT
CT Image of Sinus

A. 上颌窦 CT　CT image of the maxillary sinus
B. 筛窦、蝶窦 CT　CT image of ethmoid sinus and sphenoidal sinus
C. 额窦 CT　CT Image of the Frontal Sinus

临床上常依解剖位置及鼻旁窦开口部位而分为前、后两组。

前组鼻窦开口于中鼻道，计有上颌窦、额窦及前组筛窦。

后组鼻窦开口于上鼻道及蝶筛隐窝，计有蝶窦及后组筛窦。

一、上颌窦 Maxillary Sinus

上颌窦也称 Highmore 窦（见图Ⅱ-2-31、图Ⅱ-2-32A、图Ⅱ-2-33），位于上颌骨体内，是鼻窦中最大的一对，容积个体差异较大，2ml~30ml，平均 13ml，窦腔位于上颌骨体内，几占据整个上颌骨体，其形状与上颌骨体外形相符。其高度（垂直高）在相当于第一磨牙处，为 35.0mm，横宽 32.0mm，前后深 25.0mm。窦腔的容积个体差异较大。据中国谭子环（1957）对 217 例上颌窦的观察，窦腔容积平均为 14.69ml，最小 3.5ml，最大 35ml，居于平均数左右的中型上颌窦占 70%。陈昌富等（1984）测得结果为 2~20.5ml，平均容积量为（11.5±0.76）ml。CT 资料显示：上颌窦上部和下部因气化程度不同，窦腔形态差别较大，因而其径线值变化较大，但中部平面的窦腔形态、大小相对恒定，前后径 20~45mm，横径 10~37mm，高度 20~35mm，性别差异不明显，左、右上颌窦也无明显性别差。所以，当出现单一侧上颌窦病变时将患侧窦腔的结果与健侧对比更有实用意义。

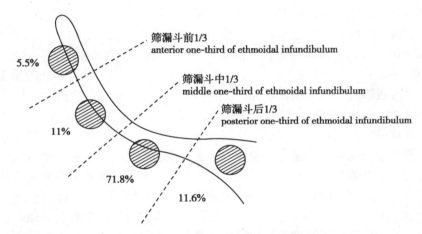

图Ⅱ-2-33　上颌窦开口与筛漏斗关系示意图

Diagram of the Opening of Maxillary Sinus Relating to Ethmoidal Infundibulum

（一）上颌窦的各壁（Walls of Maxillary Sinus）

上颌窦一般可分为前、后外、内侧、上、底五个壁，分述如下。

1. **前壁（anterior wall）**　前壁亦称面壁，其中央处骨质最薄，并略向内凹陷，形成尖牙窝（canine fossa），上颌窦手术常经此处凿入。尖牙窝上方有一孔，称眶下孔（infraorbital foramen），有同名血管、神经通过。该孔为上颌窦前壁的弱点，上颌骨骨折或颧骨骨折侵及上颌窦时，常循此处发生骨折。

2. **后外壁（posterior wall）**　此壁较厚，与翼腭窝（pterygopalatine fossa）及颞下窝（infratemporal fossa）毗邻。上颌窦肿瘤破坏此壁时，可侵及翼肌，导致下颌关节运动受限。若需施行经上颌窦的颌内动脉结扎术，就要凿开此壁。但因该动脉被脂肪组织包绕，寻找动脉时可能遇到困难。Nair 提出一个简便的手术解剖标志。即当凿开此壁切开骨膜以后，剥离脂肪组织时首先发现一条横行的静脉，循此在其后方 4.0~5.0mm 处即可找到颌内动脉，则可缩短手术时间。

3. **内侧壁（medial wall）**　即中鼻道和下鼻道外侧壁的大部分，其内上方邻接筛窦，此壁骨质仅在接近鼻腔底部者较厚，愈向上愈薄，在下鼻甲附着处最薄弱，是经下鼻道进行上颌窦穿刺的理想部位。内侧壁后上方与后筛窦相邻，是经上颌窦途径行筛窦刮除术的手术进路。此壁有上颌窦口（ostium of maxillary sinus）通中鼻道。上颌窦口的形状，大小不一，多呈椭圆形裂缝，少数为圆形或肾形，其直径约 3.0mm，或可达 9.0mm×3.0mm。于是，整个半月裂都与上颌窦相通。据 van Alyer 观察，上颌窦多开口于筛窦漏斗的后半部，多位于上颌窦口的后方，约占 71.8%（图Ⅱ-2-33）。此外，除上述上颌窦开口外，尚有 2~3 个不定的上颌窦副开口，其发生率据 van Alyer 报道为 23%，Schaeffer 为 43%，Davis 为 15%。由于上颌窦口的局部解剖位置较高，不利于引流，故易罹患炎症。

由于上颌窦口位于内侧壁的最高处，对窦的通气和引流均为不利，且其开口均在其他鼻窦开口之下，他处感染脓液也易顺流侵入，引起上颌窦炎并发症。

上颌窦的骨性窦口或称上颌窦裂孔（maxillary hiatus），其前界为下鼻甲的泪突和泪骨下端，后界为腭骨垂直板，上界是与筛窦连接的上颌窦顶壁，下界为下鼻甲附着部。由于钩突和下鼻甲筛突呈十字形连接，借此将上颌窦骨性窦口划分为前上、前下、后上、后下四个象限。上颌窦自然开口于前上象限，其余三个均为黏膜和结缔组织膜所封闭。此膜性封闭部分称鼻囟门（nasal fontanel），是内镜下施行上颌窦自然开口扩大术或开窗术的常用径路。

4. 上壁（superior wall）　其也称眶壁为眼眶之底部，眶下血管、神经穿过此壁内的眶下管（infraorbital canal），出眶下孔至尖牙窝。如眶下管为先天性骨裂隙，则眶下血管、神经直接贴于上颌窦黏膜下走过，手术时易被伤及。上颌窦疾患可波及此神经，可导致一侧面颊麻木，为上颌窦性肿瘤早期症状之一，此即眶下神经受累所致。

5. 底部（basal part）　底部也称底壁或上牙槽突，即相当于上颌牙槽突部，常低于鼻腔底。此壁与上颌第二前磨牙及第一、第二磨牙的根部有密切关系。中国人上颌窦的底部与第一、第二、第三磨牙关系最密切，这些牙齿的牙根非常接近窦底，仅被一层菲薄骨质相隔，有时甚至直接埋藏于窦内黏膜之下。故牙根感染极易侵入窦内，诱发牙源性上颌窦病变。上颌窦腔在出生时仅一窄隙，其后逐渐扩大，在第二次出牙才接近完全发育，至智齿长出后，才发育完成。上颌窦底部与口腔关系密切，由于两者的病变可致窦腔与口腔沟通形成口腔上颌窦瘘管，慢性瘘管者均并发感染，常由瘘口排溢分泌物。

（二）上颌窦的分区（Zonation of Maxillary Sinus）

主要用于上颌窦癌的诊断和治疗。癌变的早期诊断主要依靠患者的主诉及一些特殊检查。而患者是否有早期症状，主要依据癌的发生部位。各家曾有多种划分方法，如 Ohngren 的分区法为自内眦至下颌角所划的一条假想线，将上颌窦分为上、下两区，认为发源于不同区的癌其生物学特征、扩展途径和方向及预后有所不同。起自上区较下区癌不易早期诊断和采取根治手术，预后较差。Sebileau 以患侧中鼻甲为准向后方横行划一水平面，分鼻腔为上、下两个区，认为在鼻下区的癌预后较好。刘芳柽则建议以眶下神经孔的下缘为界，自此向同侧第三磨牙根尖部作一假设斜行平面，将上颌窦划分为斜形的上及下两组，再以第二双尖牙后缘为界，向此侧上颌窦内侧壁作一假设垂直平面，这样将上颌窦划分为前下区、前上区、后下区及后上区（图Ⅱ-2-34）。前下区包括第二双尖牙后缘以前的诸牙，直到同侧的切牙近中

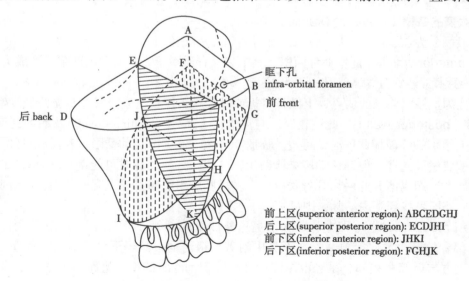

前上区(superior anterior region): ABCEDGHJ
后上区(superior posterior region): ECDJHI
前下区(inferior anterior region): JHKI
后下区(inferior posterior region): FGHJK

图Ⅱ-2-34　上颌窦癌分区示意图
Diagram of the Zona of Carcinoma in Maxillary Sinus

缘，并包括犬牙窝骨壁整体。原发于此处的癌，早期易产生上牙槽中及前神经所属 15–25 各牙疼痛及不适感；此外还可能有面颊部、唇龈沟膨隆或前部硬腭隆起等现象。后下区包括第二前磨牙后缘以后的18–16 和 26–28 诸牙、后部硬腭及上颌窦侧壁。原发于此处的癌易使上牙槽后神经所属各牙有痛、麻、松动甚至脱落或硬腭后部隆起，此区所产生的损伤，主要由于肿瘤直接侵及牙部所致。前上区包括部分眶下神经管及眶下孔区。原发于此区的癌易使面部及上唇麻木或侵入眶内，有时可因癌刺激在眶下管内走行的上牙槽前神经，引起 13–23 牙齿麻木。后上区包括眶下神经的眶底部及上颌窦后壁。原发于此区的癌，初期症较隐晦，多不为患者所重视，至晚期始出现症状，故预后不良。

（三）上颌窦的血液供应和神经支配（Blood Supply and Innervation of Maxillary Sinus）

上颌骨的血供极为丰富，主要来自颈外动脉系统的上颌动脉（maxillaryartery）的蝶腭动脉的鼻后外侧动脉，及眶下动脉的分支上牙槽动脉，也接受颊唇、腭侧黏膜、骨膜等组织的血液供应在骨内、外形成丰富的吻合网。此一多源性血供特点，一方面上颌窦提升术中植入物的充填材料进行更好的血管化与局部改建，同时对手术后创口愈合起到作用，提供了较为理想的血供保证；也为成功地进行正颌外科截骨术提供了坚实的解剖学基础。静脉血则汇入与动脉相伴行的静脉。上颌窦的神经，来自三叉神经的第二支，即上颌神经的眶下神经的前、中、后牙槽神经。上颌窦发生病变时，这些神经同时受到刺激，故伴有牙齿疼痛的症状。

（四）上颌窦的有关变异（Variation Relating to Maxillary Sinus）

1. 上颌窦的数目（number of maxillary sinus）　上颌窦内可有膜性、骨性的分隔使成对上颌窦的数目发生变异。根据 1300 例中国成人上颌窦手术观察的结果，窦腔存在间隔形成两个或多个上颌窦的发生率为 0.2% ~2.6%，垂直间隔最多。冠状间隔将上颌窦分为前、后两腔，分别开口于中鼻道或后方窦腔开口于上鼻道（图Ⅱ-2-35）。矢状间隔将上颌窦分为内、外两腔，外腔密闭，内腔通入中鼻道，内外之间亦偶有小孔相连。

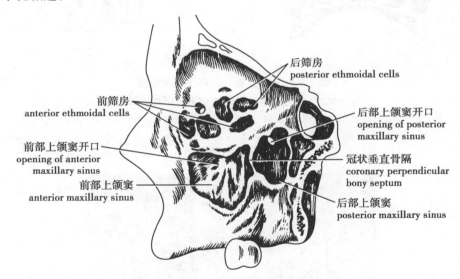

图Ⅱ-2-35　上颌窦窦内骨隔将窦腔分成前后二部
the Sinus Cavity is Separated into Anterior and
Posterior Two Parts by the Bony Septum in Maxillary Sinus

水平间隔将上颌窦分为上、下不通的两腔，上腔引流入上鼻道，下腔引流入中鼻道。

斜行间隔将上颌窦分为前下及后上两腔，皆开口于中鼻道。据文献报告，有斜行冠状间隔与水平间隔同时存在，后方的腔被水平间隔再分为两腔共为三腔，皆开口于中鼻道。

有不完全间隔形成骨嵴，分成互相交通的两个以上的窦腔。

上述的变异常使上颌窦疾病的诊断、治疗发生困难。如上颌窦穿刺冲洗或进行手术时，仅进入一腔，易忽视另一腔的病变。

2. 上颌窦发育过度（hypergenesis of maxillary sinus）　上颌窦发育与上颌骨和牙齿的发育有密切关系。向牙槽突伸展可形成牙槽窦；向硬腭伸展可形成硬腭窦，有时可向硬腭中线扩展，使间隔只有数毫米，或向尖牙方向的牙槽突发展，使上颌骨腭突中空，成为两层菲薄骨片，如发热感染积液，口腔顶将向一侧隆起。向上颌骨额突伸展可形成眶下窦；向上颌骨颧突伸展可形成颧窦；向各个方向伸展的窦壁可菲薄或部分缺损（图Ⅱ-2-36、图Ⅱ-2-37）。此类窦腔如经感染积液，可发展成囊肿。

3. 上颌窦发育不全或缺失（aplasia and deficit of maxillary sinus）　上颌窦发育时因骨质吸收不好、气化不良，常显面部陷入形成"凹脸"；或窦腔周围骨壁增厚，或面壁与内侧壁接近，使窦腔的横径缩小，使窦腔缩小或缺失（图Ⅱ-2-38、图Ⅱ-2-39）。在进行上颌窦手术时，经尖牙窝不易进入窦腔，很可能误入鼻腔，遇此情况应在眶下部凿开其前壁，故宜顾及窦的发育状况在临床上有重要意义。

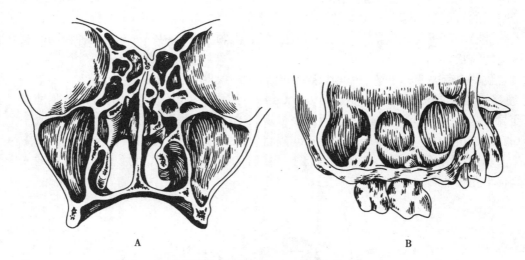

图Ⅱ-2-36　上颌窦发育过度示意图
Diagram of Hypergenesis of Maxillary Sinus
A. 上颌窦向牙槽突发展（maxillary sinus developing towards alveolar process）
B. 上颌窦向腭骨及牙槽突发展（maxillary sinus developing towards palate and alveolar process）

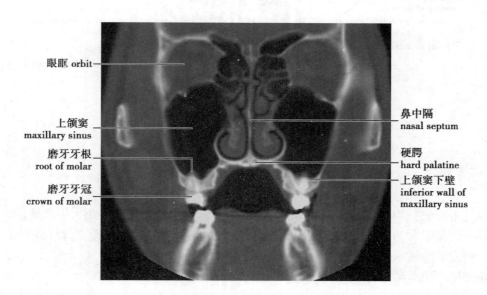

图Ⅱ-2-37　上颌窦发育过度 CT
CT Image of Hypergenesisof Maxillary Sinus

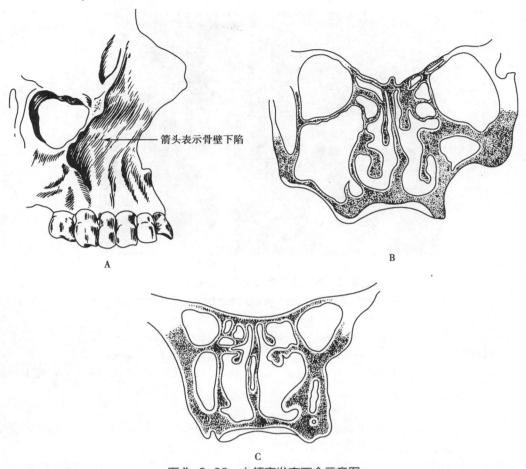

图 Ⅱ-2-38 上颌窦发育不全示意图
Diagram of Aplasia of Maxillary Sinus

A. 上颌窦缩小、牙槽上骨壁下陷（Shrinkage of maxillary sinus，depression of superior alveolar bony wall）

B. 两侧上颌窦不对称。右侧上颌窦大，左侧上颌窦缩小（Asymmmetry of bilateral maxillary sinuses.greater in the right maxillary sinus and shrinkingt in the left maxillary sinus）

C. 发育不全之小上颌窦（A small maxillary sinus with aplasia）

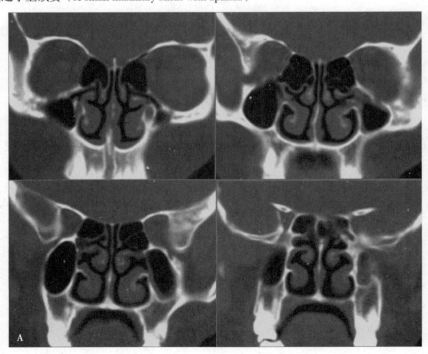

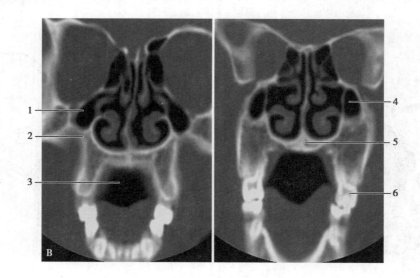

图 II-2-39 上颌窦发育不全（细小）CT
CT Image of Laterality hypoplasia of maxillary sinus

A. 一侧上颌窦发育不全（细小）（Laterality hypoplasia of maxillary sinus）
B. 双侧上颌窦发育不全（细小）（Hypoplasia of Bilateral Maxillary Sinuses）
1. 右侧上颌窦（right maxillary sinus） 2. 上颌窦下壁（inferior wall of maxillary sinus）
3. 口腔（oral cavity） 4. 左侧上颌窦（left maxillary sinus） 5. 硬腭（hard palatine） 6. 磨牙（molar）

此外，板田信长曾报告一例手术证实两上颌窦在牙槽突部相通，其沟通管腔全程口径相等，大如小指，管腔黏膜经病理检验证实与上颌窦黏膜结构相同。

何景山等（1959）曾报导双侧上颌窦完全缺如一例。因拟诊上颌窦炎而为该病行鼻窦 X 线片时发现双侧上颌窦模糊不清，同时发现额窦未发育及筛窦气化不良。分别试行左右上颌窦穿刺均未成功。分别行双侧上颌窦探查术，先后发现整个上颌骨体呈现松骨状结构。术中相当于上颌窦处，有人工凿成一 2.5cm × 2.5cm × 2.0cm 的骨腔，但始终未见到黏膜和窦腔。该患者未见有面部其他畸形，符合后天性松骨质吸引不良一说。

（王　诚　彭向东）

二、额窦 Frontal Sinus

额窦（frontal sinus）（见图 II-2-29、图 II-2-32C）位于额骨内外两板之间，正常左右各一，居于筛窦前上方，窦的大小及形状极不一致，但基本属一三角锥体形，有一侧或两侧均未发育者，或发育过大向外伸展进入颧突，向下伸展入眶顶。但一般东方人的额窦发育不及西方人大，因此东方人患额窦炎以及因额窦炎而引起的并发病者也较少。

两窦之间有垂直中隔分开，并形成共同的内侧壁，此中隔上段不居正中线，但下段不居中线的很少。额窦高 23.0~31.6mm，宽 24.0~25.8mm，深 15.0~20mm。

（一）额窦各壁（Walls of Frontal Sinus）

1. 前壁是额骨的外板，正对前额，此壁最坚厚，含有骨髓。故当额窦炎时，此处常可发生骨髓炎。

2. 后壁为额骨内板，正对颅前窝，虽为骨质，但较薄弱，窦内黏膜静脉常通过此骨板直接与硬脑膜静脉相连，故额窦炎时，有发生颅内并发症的危险。

3. 底部其外侧为眼眶上壁，内侧则为前组筛窦的顶，此处为所有骨壁中最薄者，尤以眶内上角部分最薄。所以，因额窦炎所引起的眶脓肿，多发生于此。急性额窦炎发作时，其压痛点亦以此处为最显著。如做额窦引流手术时，平常亦选择此处为进路。

额窦开口于额窦底部，借额鼻管（frontonasal duct）也称鼻额管（nasofrontal duct）通中鼻道，开口于半月裂前部。此管位于额窦最低部位，也较直，对额窦引流有利。故额窦的炎症常易恢复，患额窦炎及因此而引起并发病者也较少。下列因素不利于额窦之通气与引流，而有助于感染的发生：①中鼻道阻塞；②筛房向额窦下部发展，形成"额泡"使额鼻管上部狭小；③前筛房过度发育或筛泡位置不正，均可使中鼻道筛骨漏斗狭窄而不利于额窦的引流。且常因额鼻管本身狭窄而又弯曲，较轻微的黏膜炎性肿胀，即可使其阻塞封闭，引起窦内分泌物潴留，形成黏液囊肿或脓肿，可使眼球向外下移位，产生复视、流泪等症状，晚期也影响视力。石四稔认为鼻窦疾患半数以上均以眼部症状为首发症状，且大部分为鼻窦囊肿，其中额窦囊肿较多。此外，当额鼻管发生阻塞，额窦内空气渐被吸收，引起头痛，但无发炎化脓现象，此种头痛叫真空性头痛，症状较轻，常位于额部，用眼时较甚。

4. **内侧壁**　内侧壁即额窦的中隔，故也称额窦中隔（septum of frontal sinus），中隔上如有缺裂，则该处为膜性。

（二）额窦的有关变异（Variations Relating to Frontal Sinus）

对 250 例中国成人男性头骨的额窦观察有如下结果。

1. **关于额窦的数目（number in relation of frontal sinus）**　额窦完全缺少者13.2%；左侧缺少者7.6%；右侧缺少者 11.6%。

Gray 曾报道过 1 例额骨中有四个额窦，在这样的情况下一般位于正中两侧者称主窦。此外，也可见到两侧额窦发育不对称或两侧额窦发育细小（图Ⅱ-2-40、图Ⅱ-2-41）。

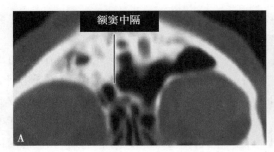
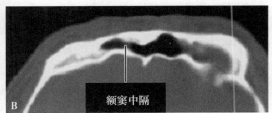

图Ⅱ-2-40　双侧额窦不对称 CT

CT Image of Asymmetry of Bilateral Frontal Sinuses

2. 关于额窦扩展的范围向上扩展，左侧平齐眉弓者最多见，占 42.9%，眉弓以下者占 28.3%。右侧平齐眉弓者占 40.4%，眉弓以下者占 37.2%。向两侧扩展，与眶上切迹一致者多见，占 40.9%，眶上切迹以内占 30.8%，达眶上缘中点的占 4.8%。

关于额窦过大的报道，Gray 认为，额窦可伸展至颧突或超过正中线，向上至额结节水平以上，或超过眶顶至视神经孔，有的可达蝶骨大翼。Morris 及 Haiek 报道过额窦伸展向上可达发际。这些情况据中国人观察向上至额结节者仅 8.4%，至发际者则未见到。过度发育的筛窦气房，可能突入额窦腔内，称筛额泡（ethmofrontal bulla）。如果筛额泡发生在额窦内侧，可推后额鼻管造成狭窄。在这种情况下可导致额窦引流不畅，易患炎症。行额窦手术时易误入此泡，宜顾及。

3. **额窦与眉弓存在的相互关系（relationship of frontal sinus and superciliary arch）**　据观察结果认为，眉弓隆起程度并不指示着额窦的面积和存在。

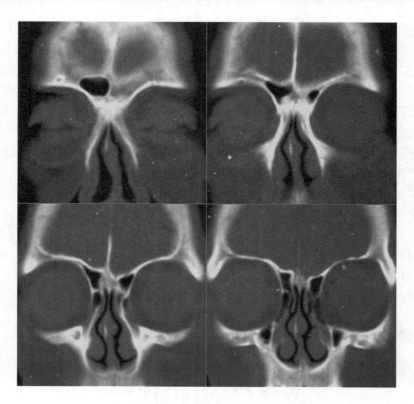

图Ⅱ-2-41　双侧额窦发育不全（细小）

CT Image of Hypoplasia of Bilateral Frontal Sinuses

4. 额窦前壁的厚度（thickness of anterior wall frontal sinus）变动在 0.8~10.0mm 之间，但多数在 0.8~3.0mm 之间，前壁可见有松质者占 42.2%，无松质者占 57.8%。

5. 额窦中隔的厚度（thickness of septum of frontal sinus）变动在 0.1~15.0mm 之间，其中以 0.1~2.0mm 者最多见，占 70.4%。有一点值得注意的是，当额缝（frontal suture）存在时，额窦的中隔毫无例外地被一缝分隔。所以，对有额缝的患者进行额窦手术时，防止中隔受损对减少疾患向脑扩展有一定的意义。

6. 关于额鼻管开口的变异（variation relating to orifice of frontonasal duct）变异颇多，据杜百廉等（1965）观察，中国人开口于漏斗者多见，占 49.5%，开口于额隐窝区者占 26.2%，开口于漏斗上隐窝区者占 20.5%，开口于筛骨泡者占 3.8%。

欧美人（Neivert）开口于漏斗者占 30.5%，开口于额隐窝者占 67.1%，开口于筛骨泡者占 2.4%。据 van Alyer 的资料显示，开口于额隐窝者占 55%；开口漏斗稍上方者占 30%；15% 开口于筛漏斗，其中有 1% 开口于筛泡上方。

（三）额窦的血液和神经供应（Blood Supply and Innervation of Frontal Sinus）

动脉主要来自筛动脉（颈内动脉系）。静脉一部分入筛静脉，一部分与板障静脉以及硬脑膜静脉有联系。因此，额窦的积脓，常可引起额骨骨髓炎，或通过一些较大的板障静脉而侵犯其他颅骨。

额窦的神经主要来自三叉神经第一支（眼神经）的额神经内侧支。

三、筛窦 Ethmoid Sinus

筛窦是由大小和排列非常不规律的小房系统组成，为上组鼻窦的中间部分（见图Ⅱ-2-29、图Ⅱ-2-32B）。绝大部分气房位于鼻腔上外侧壁的筛骨中，左右两侧常不对称。虽然筛窦的变异甚多，但绝无未发育的情形，其气房的大小恰与其数目成反比，气房愈大，数目愈少。因其形状、排列及伸展情况极不规则，故得筛迷路（ethmoid labyrinth）之名。

筛迷路如同筛骨的两翅，左右各一，每一迷路大致为一不正规形状的长立方体，其前后径大于上下径，上下径又大于左右径，其上面大于下面，后面大于前面，故其形态大致为前窄、后宽、上窄、下宽的长方体。成人的筛迷路前后径约 40.0~50.0mm，上下径约 25.0~30.0mm，其内外径前后不同，后部约 20.0mm，而前部每每不满 10.0mm，全部均为极薄的小骨板所构成的蜂房样组织，易于破碎，内中可容 3 茶匙（约 15.0~20.0ml）液体的容量。

（一）筛窦的周围关系（Topical Relation of Ethmoid Sinus）

筛窦的周围关系见图Ⅱ-2-42 及筛窦三维重建图（图Ⅱ-2-43）。

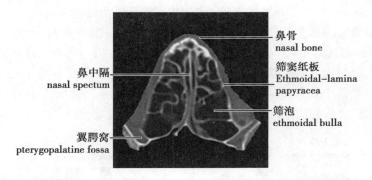

图Ⅱ-2-42　筛窦周围关系
the Relationship around Ethmoidal Sinus

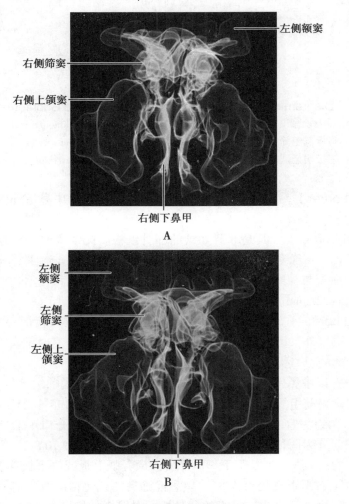

图Ⅱ-2-43　筛窦三维重建图
3D-VRT of Ethmoidal Sinus
A. 筛窦 3D-VRT 前面观（男，19 岁）（Ethmoidal Sinus, Male, 19-Year old, 3D-VRT（Anterior Aspect））
B. 筛窦 3D-VRT 后面观（男，19 岁）（Ethmoidal Sinus, Male, 19-Year old, 3D-VRT（Posterior View））

1. 前界（anterior border）　前界与额窦相接而不相通，正居于上颌骨的额突之后。

2. 后界（posterior border）　后界与蝶窦前壁的外上侧部分相接。但有时后筛窦可扩展到蝶窦外侧和上方，甚至超越蝶窦后界，此时筛窦后界实系蝶鞍前壁。当筛窦手术时，如果从鼻前孔深达 8cm 以上仍未发现蝶窦前壁应考虑这种情况，宜注意。外上方与视神经仅借一菲薄骨壁相隔。

3. 上界（superior border）　上界是颅前窝底的一部分，为额骨眶板的内侧部，即额骨的筛小凹（foveola ethmoidea ossis frontalis）。它是筛窦的上界。术中应在筛顶处沿筛泡前壁向上寻找乳白色的筛前动脉。该动脉作为标定筛顶和颅底的标志，也是颅底损伤的第一危险区。其内侧与筛骨筛板相接，有两种方式，即水平型或倾斜型和高台型（图Ⅱ–2–44），前者筛顶与筛板几乎在同一水平，或筛顶略高，其内侧缘逐渐倾斜与筛板相接，国人资料为 4.4%~17.3%；后者筛顶明显高于筛板高度差为 0~12.28mm，其内缘陡直下降与筛板相连，有的甚至整个鸡冠（crista galli）都在筛顶水平之下，其出现率为 56%~82.7%。如果是高台式连接，其内侧壁薄脆，手术时易造成颅底损伤或脑脊液漏。故术前影像检查极有助益。

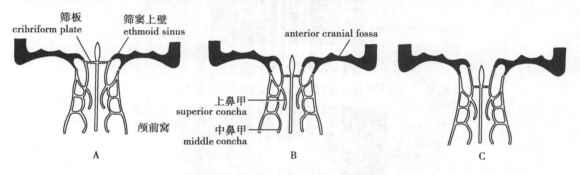

图Ⅱ–2–44　筛骨筛板连接示意图
Diagram of the Conjunction Ethmoid Sinus and Cribriform
A. 筛板较筛顶略低（cribriform plate slightly lower than ethmoidal roof）
B. 筛板低于筛顶（cribriform plate lower than ethmoidal roof）
C. 筛板明显低于筛顶（cribriform plate obviously lower than ethmoidal roof）

4. 下界（inferior border）　其终止于筛骨泡、钩突、筛漏斗等中鼻道外侧壁的结构，并与上颌窦的内上角相接。

5. 外侧界（lateral border）　其是菲薄如纸的筛骨纸板。此壁很似一正方形，前缘接泪骨，后缘接蝶骨，上缘接额骨眶板，下缘全部与上颌骨的眶壁相接。筛骨纸板与额骨眶板接缝处，有筛前与筛后两孔，内通筛前与筛后血管与神经。据观察 Dacryon 点（上颌骨、额骨、泪骨在眶内侧的交汇点）至筛前孔距离为 18.0mm（7.5~22.8mm）。

6. 内侧界（medial border）　其为上鼻甲和中鼻甲构成。后者是鼻内筛窦手术的一个重要参照标志。手术保持在中鼻甲前上端以外，可避免损伤到筛板而引起脑脊液漏。有时筛窦切除术后疾病复发，可能是遗漏了中鼻甲气房造成的。

筛窦分组的界线，有以中鼻甲附着缘为准。即位于前下者为筛窦前组，位于其上后者为筛窦后组，此种分界不很完善，因筛窦前组气房可伸至蝶窦，而筛窦后组的气房亦可延伸于中鼻甲前端。故依其开口位置将筛窦分为前后两组为宜。前组气房开口于中鼻道，后组则开口于上鼻道。两组筛窦的气房互不相通。根据气化范围而分为两种。筛内型前筛窦仅限在筛骨内，占 70.8%，筛外型即筛窦伸向筛骨以外，依其外伸情况再分为：①眶上型及眶下型，筛窦向额骨眶上板或眶下板伸展分别为 17.5% 和 7.5%；②混合型，前筛窦向眶上、眶下气化为 4.2%。熟悉前筛窦的气化情况有重要的临床意义。如果是筛内型窦的病变，只要手术局限在筛骨内，手术的危险性相对较小；如果眶上型、眶下型或混合型的患者，眶内、颅内并发症都可能存在。所以术前 CT 检查筛窦气化情况，对选择鼻窦手术方式和确定手术的范围具有重要的临床意义。筛窦气房常伸展出筛骨范围之外。在胎儿 3~4 个月已出现筛窦始基，婴儿时已相当发育，到 12~15 岁发育完成。

（二）筛窦的血管（Blood Vessels of Ethmoid Sinus）

筛窦的血液供给，动脉血来自筛前和筛后动脉。筛前动脉的出血如不能用鼻腔填塞法止住，在眶内实行结扎是一有效的办法。

静脉血流入筛前和筛后静脉。筛静脉与眼静脉、脑膜静脉及额叶的静脉网均通连。所以，筛窦的炎症容易直接或间接的侵犯到颅内。因此，在筛窦手术后，切忌紧塞鼻腔。

此外，由于筛窦周围有重要器官，如眼球和脑，故发生在此处的癌十分凶恶，一旦发现很难手术切除。且临床上很难见到完全局限于筛窦的癌，就诊时早已侵犯邻近组织。最多是向下侵犯鼻甲，进入鼻腔；反之起自中鼻甲和鼻腔上部或顶部的癌易侵犯筛窦，通常表现为鼻腔筛窦癌，病理类型以鳞状细胞癌及腺癌为主。筛窦腺癌病例中有 50% 系木材工人，制革工人和制皮鞋工人也常患，故 Bébéar 认为筛窦腺癌可列为职业性癌，癌变常发生在中鼻甲前端及筛窦前组。

（三）筛窦的有关变异（Variation of Ethmoid Sinus）

1. 筛窦发育过度（hypergensis of ethmoid sinus）　筛窦发育过度伸向邻近骨质时，气房骨壁变薄，甚至缺损。

前组筛房向泪骨气化时，形成筛泪气房（ethmolacrimal air cell），如向额骨眶上板扩伸，可形成筛额气房（ethmoifrontal air cell），有炎症时较难与额窦炎相鉴别。

后组筛房向翼板或腭骨眶突气化时，形成筛腭气房。伸向蝶骨大小翼或居蝶窦之前上方，形成筛蝶气房（图Ⅱ-2-45）。可使一侧蝶窦受压变小，或形成所谓双蝶窦，亦可自一侧伸展至对侧蝶骨，发炎时颇似蝶窦炎。蝶筛窦的存在其临床意义在于，蝶窦外侧壁及颈内动脉与后组筛窦局部关系密切，二者仅隔一薄骨片，在后组筛窦手术时极易损伤到颈内动脉。所以，蝶筛窦的存在无形中增加了手术损伤颈内动脉的机会，宜十分注意。

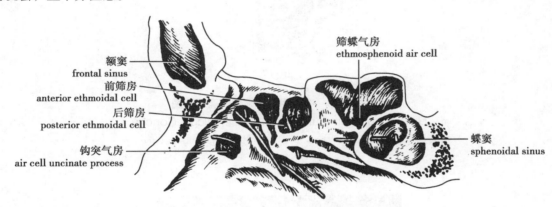

图Ⅱ-2-45　筛蝶气房示意图
Diagram of the Ethmosphenoid Air Cell

前后组筛房向上颌骨、眶下板气化时，即形成筛上颌气房，有可能与上颌窦顶或后壁相接，以致上颌窦缩小，发炎时与上颌窦炎相似。如筛房气化进入中鼻甲，将形成所谓泡性鼻甲或筛甲气房（ethmoturbinal air cell），中鼻甲可以部分或全部发生气化，气化可源于前组筛房，也可源于后组筛房。诊断中鼻甲气化的标准，是中鼻甲任何程度的气化都可以认为有临床意义，在 CT 报告中都应描述其存在的位置。泡状鼻甲有可能压迫中鼻道和窦口鼻道复合体使其狭窄或阻塞，从而影响上颌窦、额窦和前组筛窦黏液纤毛清除运动通气，而诱发鼻窦炎。有资料显示，中鼻甲下部的气化易引起阻塞窦口鼻道复合体而引起鼻窦炎。因此，中鼻甲前下部的气化更具临床意义。中鼻甲气化的腔内面衬有纤毛呼吸上皮，开口于额隐窝或半月裂。当发生急性炎症或鼻甲气泡炎症时，泡状鼻甲内可见气液面。如果泡状鼻甲开口阻塞可导致黏液囊肿形成，临床表现为鼻堵塞和头痛，继发感染可形成脓囊肿，为切除中鼻甲外侧板的指征。冠状 CT 显示中鼻甲气化较好，但当存在广泛鼻息肉时，CT 对诊断泡状鼻甲意义不大，可供参考（图Ⅱ-2-46、图Ⅱ-2-47）。

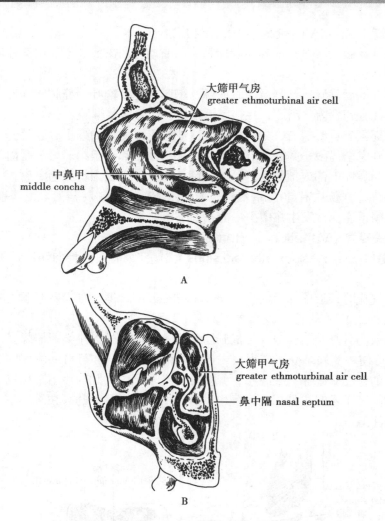

图Ⅱ-2-46　中鼻甲内的筛甲气房示意图
Diagram of Ethmoturbinal Air Cell in Middle Concha
A. 矢状切面（sagittal section）　　B. 冠状切面（coronary section）

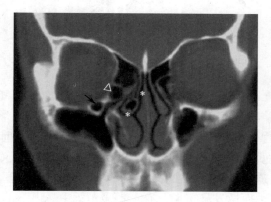

图Ⅱ-2-47　双侧中鼻甲气化，右侧眶下气房
Pheumatizationof Bilateral Middle Concha，Right Side Infraorbital Air Cells
其中＊示中鼻甲气房；箭头示眶下气房；△示筛泡
（The air cells of bilateral middle concha（＊）；infraorbital air cells（↑）and ethmoidal bulb（△））

后组筛窦向后可扩展到蝶窦的上方或外侧，当延伸到神经管上方时则移行为 Onodi 气房或蝶上气房，它的出现率约 22.41%。当出现 Onodi 气房时，使视神经管与后组筛窦局部关系密切，也增加了在视神经管减压术时损伤视神经的机会。由于 Onodi 气房在内镜检查时窥视不清楚，只能根据术前 CT 影像确定，且在 CT 横断面显示最清楚。所以视神经管减压术前认真阅读 CT 影像资料，确定 Onodi 气房是否存在，十分重要。

筛窦向鸡冠气化或前后筛窦发育不一致时，筛板前后高低不一，形成所谓双层筛板，行鼻内筛窦手术时，易误伤颅底。

一侧筛窦气化伸入鼻中隔上部，甚至经此而扩展到对侧，手术时易进入对侧鼻腔。

因筛窦过度发育，极少数病例的筛房可超出筛骨范围，突向如眼眶或颅底等较重要或甚为危险的区域。尽管这类患者为数不多，但仍然必须有所认识，以免在行鼻部或其他手术中偶遇这些变异时茫然失措。

2. 筛窦发育不全或缺失（aplasia and deficit of ethmoid sinus）　筛窦缺失极为少见，但后组筛窦有时缺失，约占 2%，或为蝶窦气化良好，向前伸展与筛窦前组相接，使筛窦后组发育受阻。

四、蝶窦 Sphenoidal Sinus

蝶窦位于颅底中央蝶骨体内，位置既深且隐蔽，通常左右各一，蝶窦垂直径 20.0mm，横宽 13.0mm，前后深 21.0mm，容量约为 10.0ml（图Ⅱ-2-45，图Ⅱ-2-48）。但窦腔大小及骨壁的厚薄个体差异较大，通常是窦腔愈大，骨壁越薄，有报道窦腔大者可将垂体包在窦内，或窦腔延伸至枕骨基底或蝶骨大翼处等等。由于蝶窦气化变异较多（后述），毗邻关系复杂，以致蝶窦区的手术难度很高，风险也大，术前的影像学检查十分必要。

（一）蝶窦各壁（Walls of Sphenoidal Sinus）

1. 下壁（inferior wall）是后鼻孔及鼻咽的顶。其前缘有蝶腭动脉的鼻中隔支横过至鼻中隔；在下壁与外侧壁交角处，有颈外动脉的腭升动脉经过。开放蝶窦前壁的手术中，扩大开口的下界至少要距后鼻孔 10mm 以免损伤蝶腭动脉。

2. 前壁（anterior wall）不完全垂直，稍向前下倾斜，形成鼻腔顶的后段及筛窦的后壁。此壁上部较薄，下部较厚。有蝶窦开口（ostium sphenoidale）于此壁。

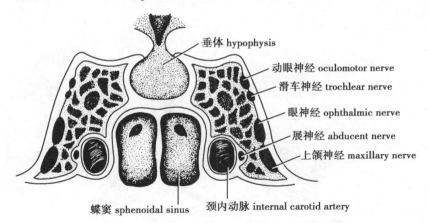

垂体 hypophysis
动眼神经 oculomotor nerve
滑车神经 trochlear nerve
眼神经 ophthalmic nerve
展神经 abducent nerve
上颌神经 maxillary nerve
蝶窦 sphenoidal sinus
颈内动脉 internal carotid artery

图Ⅱ-2-48　蝶窦外侧壁毗邻关系示意图
Diagram of the Relation of Lateral Wall of Sphenoidal Sinus

3. 外侧壁（lateral wall）一部分与海绵窦、颈内动脉、眼动脉及视神经（N.Ⅱ）、动眼神经（N.Ⅲ）、滑车神经（N.Ⅳ）、三叉神经第一支（N.V₁）、展神经（N.Ⅵ）等脑神经相毗邻（图Ⅱ-2-48）。

蝶窦肿瘤向外侵蚀蝶窦外侧壁时，位于海绵窦的展神经最易受累。Moore 认为"特发性"展神经麻痹 3 个月以上不恢复者，即应高度怀疑蝶窦肿瘤，经中隔切开蝶窦活检，可确定组织学诊断，并估计病变范围。但此时多属晚期，可行姑息性放疗。

4. 蝶窦的顶亦称颅面壁（cupula of sphenoidal sinus or cranial wall）即为蝶鞍底，是颅中窝的一部分，与颅前窝、颅中窝及颅后窝毗邻。前部分与脑垂体、视神经交叉；后部分与脑桥和脑底动脉等关系较密切。顶与侧壁交角处有视神经孔。

5. 内侧壁亦称蝶窦中隔（medial wall or septum of sphenoid sinus）为两侧蝶窦共用之壁。除内侧壁无先天缺裂外，据报道其他各壁均可发生缺裂。蝶窦中隔位于正中者较少，多数是偏斜的，故蝶窦中隔绝对不能作为经鼻蝶窦垂体瘤切除术时的中线标志。

6. 后壁（posterior wall）是较厚的一个壁，与枕骨基底部相连接。但气化良好的蝶窦，其后壁较薄，由于其后与颅后窝的脑桥及基底动脉紧邻，手术时应特别关注此壁，切勿损伤。

（二）蝶窦开口（Opening of Sphenoidal Sinus）

蝶窦开口于蝶筛隐窝，位于蝶窦前壁中部之上，高出于窦底 3.0~20.0mm，平均为 14.0mm，故对窦腔引流不利。通过鼻内镜检查直视蝶窦开口，发现蝶窦炎并不少见。可见到局限性蝶筛隐窝水肿、息肉样变或少许黏稠分泌物，通过鼻内镜进行吸除，大部分蝶窦炎可治愈，而不需要手术治疗。蝶窦窦口在临床上所见者仅有 2.0~3.0mm 大小的直径。但其骨孔实际较大，直径约为 10.0mm。此因窦内、外黏膜在骨孔处相遇吻合，使成为一较小的黏膜孔。故当手术扩大窦口时，必须去掉大部分前壁，扩大骨孔，方不致在手术后又行缩小。但手术中必须注意，不应损伤在前下壁处横过的蝶腭动脉，即该处下部骨壁不宜切去过多。据中国人统计，从前鼻棘到蝶窦前壁之间的平均距离为 58.5mm（50.0~69.0mm）（图 Ⅱ-2-49）；从前鼻棘至蝶鞍底的距离约 73.0mm；从蝶窦口至鞍前壁距离为 15.0mm（7.0~20.0mm）；Hajek 测量从前鼻棘到蝶窦前壁之间的平均距离，结果为成人 60.0~70.0mm，15 岁以下为小于 60.0mm。当探查蝶窦时，如探条已达 70.0~75.0mm，则表示已进入蝶窦腔。这些数据对蝶窦的冲洗等有参考意义。

在胚胎第 4 个月时，已出现蝶窦始基，但仍处于原始静止状态。出生后尚未发育，4 岁时开始气化。至 7 岁时发展加速，至 12~15 岁时，蝶窦多已形成。

（三）蝶窦的血管神经（Blood Vessels and Nerves of Sphenoidal Sinus）

动脉来自蝶腭动脉和硬脑膜动脉的分支。静脉则汇入蝶腭静脉，部分直接与海绵窦相通。蝶窦的神经支配系来自筛后神经。

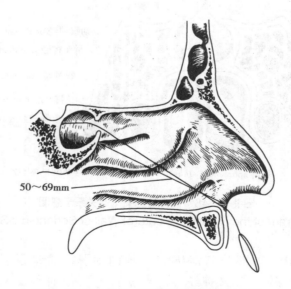

50~69mm

图 Ⅱ-2-49　鼻前棘至蝶窦前壁距离示意图
Diagram of the Distance from Anterior Nasal Spine to Anterior Wall of Sphenoidal Sinus

（四）蝶窦的有关变异（Variation of Sphenoidal Sinus）

1. **蝶窦的数目变异（number variation of sphenoidal sinus）**　如窦腔内存在水平或垂直间隔，可将蝶窦分为上下或前后两腔。一般以水平间隔多见。上位窦腔多开口于上鼻道或中鼻道，下位窦腔开口于蝶筛隐窝。多数学者认为上位窦腔系后组筛房向后伸展为蝶窦气房变形，似双蝶窦（图Ⅱ-2-50）。蝶窦腔内有骨嵴时，可使窦腔形成多数隐窝，腔壁向外突出形成蝶窦憩室，如外界骨壁缺损，其中黏膜外突，将与颈内动脉、海绵窦、视神经或脑膜接触。

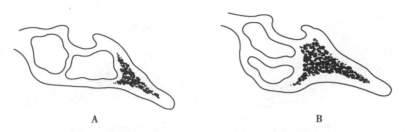

图Ⅱ-2-50　双蝶窦示意图
Diagram of the Double Sphenoidal Sinuses
A. 垂直隔（vertical septum）　　B. 水平隔（horizontal septum）

2. **蝶窦发育过度**　此时窦腔可向后伸入枕骨基部与枕骨大孔接近，窦腔后方与脑桥、延髓、基底动脉、侧窦及岩下窦相接近。经鼻内施行垂体手术应注意勿伤及其后的脑干、静脉窦等。

窦腔向外伸入蝶骨大、小翼易与视神经、颈内动脉、海绵窦、三叉神经、眶上裂的神经（第Ⅲ、Ⅳ、Ⅵ对颅神经）接近，甚至窦腔可超越中线，延至对侧蝶骨大小翼。故蝶窦病变可并发单侧或双侧失明、展神经麻痹、眶尖或蝶裂综合征、海绵窦综合征、垂体综合征等。临床经验提示，对不明原因的视力下降、头痛、鼻出血等，均应考虑是否有蝶窦病变的可能。

窦腔向前伸入眶板（额骨），可与眶板的额窦相邻，即蝶窦前壁与额窦后下壁相接，仅有骨板相隔。如伸入筛骨与前筛房相接近，易抑制后筛房发育。

窦腔向前下伸入犁骨、鼻中隔后部、腭骨垂直板及筛骨侧部形成腭窝或筛窝，并可经腭骨的眶突和翼板，超越翼腭窝向前与上颌窦后壁相接。

3. **蝶窦发育不全或缺失（aplasia or deficit of sphenoidal sinus）**　蝶窦可一侧或两侧不发育。根据卜国铉等观察统计为1%，国外报告为0.5%~1.5%。后筛房变小，一侧蝶窦气化超过中线亦易妨碍对侧窦腔的发育，并可与两侧视神经、颈内动脉相邻近。蝶窦的间隔有时完全缺失，致两腔相通或一大腔，仅具一开口（图Ⅱ-2-51）。

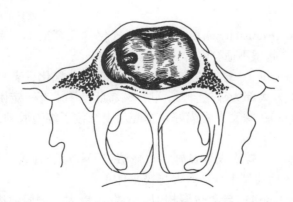

图Ⅱ-2-51　蝶窦无间隔，仅有一窦腔及开口
There is No Septum within the Sphenoidal Sinus，but only a Sinusal Cavity and an Opening

4. 蝶窦、蝶鞍邻近的局部解剖（topographic anatomy in the vicinity of sphenoidal sinus and sella turcica）　蝶窦位于颅底中央，位置既深又隐蔽，从整个颅底来看，其所占面积虽小，但周围局部解剖关系极为复杂，由于这一形态学特点，据国内资料显示，蝶窦病变的误诊率高达66.7%。下列的一些变异和数据，对有关手术进行顺利与否和减少并发症等方面有参考意义。

（1）蝶窦与蝶鞍的位置关系（position relationship of sphenoidal sinus and sella turcica）：Hammer等把蝶窦分为四型：①甲介壳型，占2.5%；②鞍前型，占11%；③鞍型，占60.5%；④混合型，占27%。但卜国铉等在100例中国人颅骨中，观察了蝶窦、蝶鞍的关系，观测结果，可分为八种类型（图Ⅱ-2-52）。

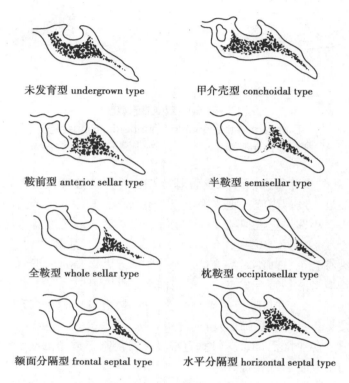

图Ⅱ-2-52　蝶窦发育的八种类型
Eight Types of Development of Sphenoidal Sinus

1）未发育型（undevelopmental or undergrown type）：蝶窦未气化，蝶鞍底板下方完全为疏松骨质，没有窦腔，占1%。

2）甲介壳型（conchoidal or crustaltype）：蝶窦略有气化，发育很小，窦腔后缘与鞍结节之间尚有10mm厚的垂直骨质，占2%。此型不适合经蝶窦垂体手术。

3）鞍前型（anterior sellar type）：蝶窦发育较小，蝶窦仅部分气化，窦腔后缘与鞍结节垂直线相齐，恰位于蝶鞍之前，蝶鞍底部下方大部为疏松骨质，占3%。此型手术有一定困难。

4）半鞍型（semisellar type）：蝶窦发育尚好，窦腔后上缘位于蝶鞍底的前半部，后半部为未气化的疏松骨质，占8%。

5）全鞍型（totalsellar type）：蝶窦发育良好，自鞍结节至鞍背呈直线，整个蝶鞍底部与蝶窦只有一层骨板相隔，此型最多占55%。此型十分适合经蝶窦垂体手术。

6）枕鞍型（occipitosellar type）：与全鞍型相似，但发育更大，窦腔后缘超过鞍背垂直线，蝶窦侵入枕骨，致使枕骨斜坡与脑桥之间仅有一层较薄的骨板，占21%。此型蝶窦腔与脑桥之间隔以薄骨板，手术时若误伤骨板，有可能使血液流入颅后窝，有致命的危险。

7）额面分隔型（septal type of norma frontali）：蝶窦腔内有一额面骨隔将蝶窦分隔成为前后两个气房，二者大小不一，但总之可达到全鞍型或枕鞍型的程度，占9%。

8）水平分隔型（horizontal septal type）：蝶窦腔内有一水平骨隔将蝶窦分隔为上下两个气房，大小亦不等，占1%。

（2）鞍隔与视交叉池的变异（variation of sella turcica and opticochiasmic cistern）：低位鞍隔其孔增大致蛛网膜降至鞍内者占20%，称之为蝶鞍内蛛网膜下间隙，其上即为视交叉池，二者之间无充分屏障，手术易致脑脊液鼻漏和脑膜炎。

（3）海绵窦的变异（variation of cavernous sinus）：鞍前处硬脑膜区为连接两侧海绵窦的大小不等的圆形间隙无静脉区，此区有异常的静脉窦密布而无间隙区者占1%~2%，当手术切开垂体前壁包膜时可损伤静脉发生出血。

（4）视神经管变异（variation of optic nerve canal）：视神经管位于蝶窦外侧壁上部，向窦内轻度隆起。隆起骨壁厚度在0.5mm以下者占78%，骨质缺如者占4%。当两侧蝶窦不对称时最易损伤视神经而致盲。

（5）颈内动脉管变异（variation of internal carotid arterial canal）：颈内动脉管位于蝶窦外侧壁视神经骨管下方，骨质厚度在0.5mm以下者占88%；骨壁缺如、海绵窦突入蝶窦者占8%，因此手术要严格保持在中线。

（6）三叉神经下颌支的变异（variation of mandibular branch from trigeminal nerve）：下颌支位于蝶窦外侧壁颌内动脉下方，位置较低，损伤机会很少。

（卢伟光　王啟华）

五、窦口鼻道复合体 Ostiomeatal Complex

窦口鼻道复合体首先由 Neumann 提出，它是鼻内窥检查和手术开展后，认为是鼻和鼻窦炎疾病的发病机制和病理生理提出的一个新的解剖部位，但并非独立的解剖学结构，而是指以筛漏斗（ethmoidal infundibulum）为中心的邻近区域，包括筛漏斗、钩突、半月裂、中鼻甲及基板、中鼻道、额窦及上颌窦自然开口等一系列结构，它是额窦、上颌窦、前组和中组筛窦通气、引流最终的共同途径。从局部解剖位置而言，中鼻甲正常形态的改变对窦口鼻道复合体的影响至关重要。临床认为，此复合体是治疗鼻窦炎的症结所在，故功能性内镜鼻窦外科将窦口鼻道复合体作为一个整体来对待。如中鼻甲的气化是鼻甲最常见的解剖变异，据报道气化率国外43.9%，国内34.3%（解剖）、21.1%（临床）。从内镜手术发现，有中鼻甲气化的病例，窦口鼻道综合体及前筛窦均有不同程度的变异。此外，中鼻甲曲线反常是指中鼻甲中后部与前部相延续处出现过度外折的现象，以致造成中鼻甲阻塞中鼻道，导致窦口鼻道复合体结构变异，造成区域病变，从而继发鼻窦炎。内镜手术也证实中鼻甲曲线反常均有窦口鼻道综合体病变。中鼻甲曲线反常发生率为19.1%。所以，这个部位的病变特点是，尽管病理改变较轻，但症状可较严重，应引起临床重视。解除窦口鼻窦复合体的阻塞后引流得到改善，炎症也能自然消退。此为功能性内镜手术的理论依据。

六、鼻窦的黏膜 Mucosa of Paranasal Sinus

鼻窦黏膜与鼻腔黏膜相连续，类似鼻腔呼吸部的黏膜，但较薄弱，易与骨壁剥离，仅在窦口附近者因其黏膜腺而较厚，并与骨壁紧密粘连。黏膜上皮为假复层纤毛柱状上皮，杯状细胞较少，纤毛运动方向均指向窦口，固有层较薄，腺体较小而少，为混合腺，无静脉丛，不存在基膜。黏膜正常呈现光泽、湿润、苍白而带黄色或似珍珠的灰色，覆盖于窦内任何角落。若窦的骨壁有先天裂缺存在，则窦内黏膜在该处直接与毗邻的软组织融合粘连。粘连的最深层构造紧密，富有弹性，代替骨外膜，故名为黏膜骨膜层，且具有分支入骨髓的间隙，故黏膜炎症时，可诱发骨炎或骨髓炎。

由于鼻窦黏膜与鼻腔黏膜相连续，鼻部发生变态反应时，鼻窦黏膜也常显病变。据张庆松对103例过敏性鼻炎进行X线检查结果发现，96%有鼻窦变态反应性病变，以上颌窦最多见。

鼻窦黏膜又与下呼吸道黏膜相连续，故鼻窦感染也常使下呼吸道发生感染，尤其是年幼儿童慢性鼻窦炎常易引起鼻窦支气管综合征，即慢性鼻窦炎并发支气管炎、肺气肿、支气管扩张症等慢性阻塞性肺部病变。根据肺功能检查，慢性鼻窦炎、鼻阻塞患儿的肺阻力增加，肺顺应性低，肺活量下降，肺泡 O_2 浓度低，可导致慢性缺 O_2，且鼻阻塞越严重，肺功能越差。故对所谓"慢性支气管炎"的患儿要注意详细检查鼻窦，以免发生不可逆性鼻窦支气管综合征（sinobronchial syndrome）。

鼻窦黏膜的炎症也可引起咽鼓管黏膜急性肿胀，管腔变窄或闭塞，使鼓室通气和排液功能失常，细菌易经咽鼓管进入鼓室内引起急性化脓性中耳炎。此时，单纯治疗中耳炎多无效，必须加强鼻窦炎的治疗。

此外，外界气压的变化也可影响鼻窦黏膜。正常鼻窦内空气可自由进出，以维持窦内外压力平衡。如由于炎症等引起窦口黏膜肿胀以及鼻息肉、鼻中隔偏曲等造成窦口阻塞，外界气压变化时，鼻窦内气压与外界不能平衡，就有可能造成鼻窦气压伤，尤其多见于额窦。当外界气压大于鼻窦内压（如下潜时），窦腔内处于相对负压，可使窦腔黏膜充血、肿胀，压力差较大时，可有黏膜或黏膜下出血，甚至黏膜与窦壁脱离等现象。相反，外界气压低于鼻窦内压时，窦腔内气体膨胀，可压迫黏膜和骨壁。

七、鼻窦的临床解剖 Cinical Anatomy of Nasal Sinus

鼻窦与眼眶及颅腔有着十分密切的局部关系，已如前述。按（图Ⅱ–2–43、图Ⅱ–2–46）再进行系统回顾，对它们彼此间的紧邻关系将会有更深的认识。由于它们之间骨壁较薄，或者可能存在某些先天性缺损以及血管、淋巴的互相通连等等，从而形成始终无法割断的唇齿相依的紧密关系。因此，由于鼻窦疾患而引起的眶内并发症及颅内并发症并不少见。以下就鼻—鼻窦与眼眶、颅腔的毗邻关系相关的临床解剖学，以鼻窦性头痛、鼻内镜手术的眶内并发症和鼻内镜下视神经管减压术等三个方面作简要介绍。

（一）鼻源性头痛（rhinogenous headache）

鼻源性头痛或称鼻 – 鼻窦炎所致头痛（headache attribute to rhinosinusitis），通常是指鼻腔及鼻窦的炎症所引起头部和面部的疼痛。尽管鼻源性头痛发病的机理复杂，病因繁多，长期存在争论，但由过敏反应，或鼻 – 鼻窦感染所致的鼻窦、鼻道窦口复合体组织充血肿胀、炎症反应或压迫，以及 Stammberg 和 Wolf 关于鼻道窦口复合体小的阻塞，尤其是筛漏斗和额隐窝的阻塞可能引起头痛的阐述等等，已为较多的学者们所认可。有时即使患者的病史并没有提示鼻窦疾病，头痛的起因也可能是鼻窦。此外，由于大 Agger nasi 气房、钩突（uncinate process）、筛泡（ethmoidal bulla）和中鼻甲（middle nasal concha）的解剖变异，以及 Haller 气房造成的局部阻塞等等，均可造成关键缝隙的狭窄，妨碍了通气和引流，都有可能构成鼻窦炎和压力性头痛的促发因素。

通过实验证实鼻 – 鼻窦机械性接触可以引起鼻源性头痛。被认为是由于分布在鼻 – 鼻窦黏膜上的三叉神经，受机械性或气压损伤性的刺激或压迫均可引起反射性头痛。目前已证实鼻腔及鼻腔黏膜中除神经递质去甲肾上腺素（noradrenalin）和乙酰胆碱（acetylcholine）外，还有第三种神经肽，称 P 物质（substana P）。P 物质高浓度存在于鼻腔及鼻窦黏膜内的三叉神经末梢中，它通过无髓鞘的神经细胞神经纤维控制痛觉，从鼻腔及鼻窦黏膜的各种受体传入皮层。在此顺向传导的同时，一种逆向冲动使 P 物质释放入鼻腔及鼻窦黏膜的局部效应细胞。P 物质可以增加毛细血管的通透性，产生神经源性水肿、血管扩张、血浆渗出和分泌物增加等等，并且释放炎症介质缓激肽，刺激痛觉神经，而引起头痛。

凡此种种，窦口鼻道复合体组织的充血肿胀、钩突、筛泡、中鼻甲、Agger nasi 大气房等等的解剖变异，以及鼻腔、鼻窦黏膜的三叉神经末梢 P 物质的存在等等，其最终转归都是鼻腔、鼻窦的黏膜充血、肿胀等组织的改变而导致通气和引流障碍而引起头痛。所以急性鼻窦炎或慢性鼻窦炎急性发作是引起鼻窦炎性头痛的原因。眼下这一观点已为较多学者们所接受。

（二）眶及眶周并发症（Orbital and Periorbital Complications）

从图Ⅱ-2-53~图Ⅱ-2-57观察，不难想到鼻窦与眼眶关系的密切。换言之，眶上、内侧、下壁三个方向均被鼻窦所围抱，眶及眶周并发症发生率较高，也就不足为奇了。但各个鼻窦发生眶内并发症的机会不尽相同，一般认为眶内并发症以额窦炎引起者较多，筛窦次之，上颌窦又次之，蝶窦最小。但也有人认为以筛窦引发者最多。从并发症所出现的体征而言，以眶壁炎症，如骨炎、骨膜炎、骨膜下脓肿，及球后视神经炎较多见，但以眶内蜂窝织炎较凶险。由于眶内并发症一旦发生，常常引起严重后果。有资料显示，与鼻内镜手术对鼻旁窦疾病疗效大为提高相比，眶部并发症的发生率较传统手术并未减少，甚至在某种程度上有所增加。因此，必须强调内镜鼻窦手术并发症的预防，有极其重要的现实意义。

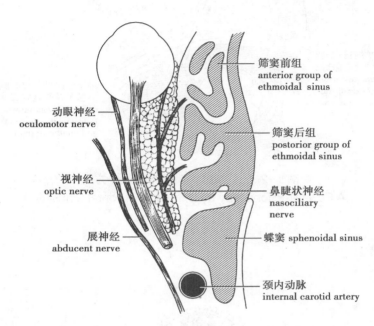

图Ⅱ-2-53　鼻窦与眶壁的关系示意图
Diagram of the Relation of Nasal Sinuses and Orbital Wall

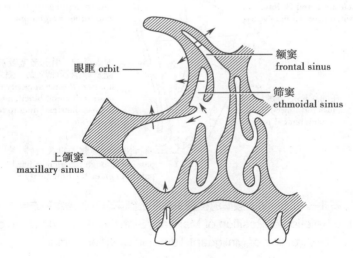

图Ⅱ-2-54　鼻窦与眶的关系示意图
Diagram of the Relation of Nasal Sinuses and Orbit

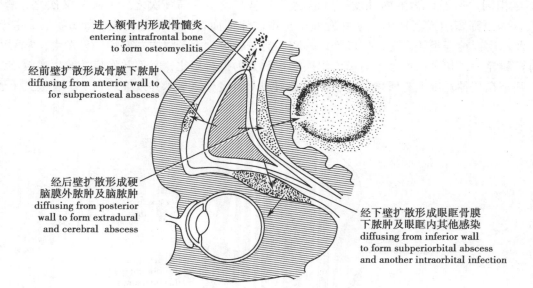

进入额骨内形成骨髓炎
entering intrafrontal bone
to form osteomyelitis

经前壁扩散形成骨膜下脓肿
diffusing from anterior wall to
for subperiosteal abscess

经后壁扩散形成硬
脑膜外脓肿及脑脓肿
diffusing from posterior
wall to form extradural
and cerebral abscess

经下壁扩散形成眼眶骨膜
下脓肿及眼眶内其他感染
diffusing from inferior wall
to form subperiorbital abscess
and another intraorbital infection

图Ⅱ-2-55 额窦炎可能扩延的几个方向
A Few Directions May be Diffused by Frontal Sinusitis

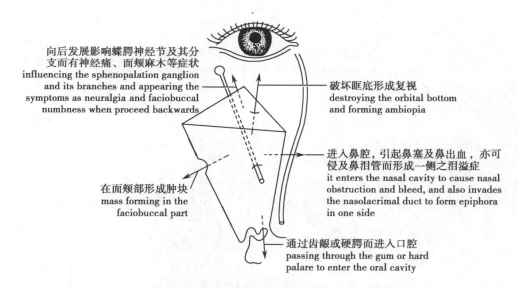

向后发展影响蝶腭神经节及其分
支而有神经痛、面颊麻木等症状
influencing the sphenopalation ganglion
and its branches and appearing the
symptoms as neuralgia and faciobuccal
numbness when proceed backwards

破坏眶底形成复视
destroying the orbital bottom
and forming ambiopia

进入鼻腔，引起鼻塞及鼻出血，亦可
侵及鼻泪管而形成一侧之泪溢症
it enters the nasal cavity to cause nasal
obstruction and bleed, and also invades
the nasolacrimal duct to form epiphora
in one side

在面颊部形成肿块
mass forming in the
faciobuccal part

通过齿龈或硬腭而进入口腔
passing through the gum or hard
palare to enter the oral cavity

图Ⅱ-2-56 从上颌窦的位置关系示上颌窦恶性肿瘤发展方向
From the Relation of Position of Maxillary Sinus to Show the Developing
Direction of Malignant Tumor in Maxillary Sinus

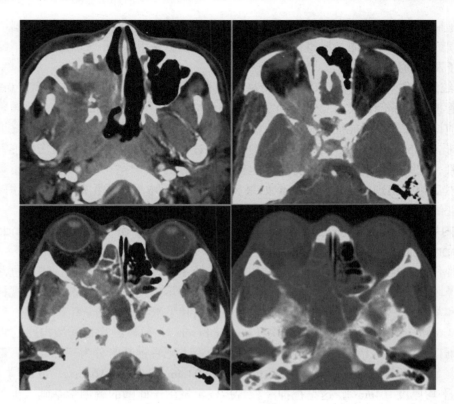

图Ⅱ-2-57　右侧上颌窦癌
Carcinoma of Right Maxillary Sinus

右侧上颌窦软组织肿块，不均匀强化。累及右侧鼻腔、筛窦、眼眶、翼腭窝及颞下窝，相应骨质破坏
The pictures show a soft tissue tumor in right maxillary sinus，which has a nonuniform intensifying and involves right nasal cavity，ethmoidal sinus，orbit，pterygopalntine fossa and infratemporal fossa，and the bony substance of these places are destroyed

1. **眶内出血**　眶内出血是鼻内镜手术较常见的眶部并发症。May 等分析了 2583 例鼻内镜手术患者，其中有 0.12% 有眶部并发症，大部分为眶内出血。如果诊断和治疗不及时可以致盲。导致眶内出血的解剖因素较常见的是：鼻内镜筛窦手术时错误地将纸样板当成窦房间隔，或术前未估计到纸样板内移或过薄等解剖变异，而损伤了纸样板误入眶内所致。据报道鼻内镜鼻窦手术纸样板损伤发生率为 1.8%~2.1%。通常纸样板的轻度损伤并不足以引起临床症状。但由于术者手术技巧和对组织识别能力有误也可能是造成眶内出血的因素，例如手术中的过度牵拉眶内脂肪而撕裂眶内血管而导致眶内出血。因此，术中如果发现有脂肪脱出于筛窦内，不应进一步牵拉，也不能回纳入眼眶内，以免引起眶内感染。在手术中眶脂肪和息肉往往一时难于区别，据 Duncavage 介绍，将组织放入生理盐水中，沉入水中的是息肉，而浮于水面的是眶脂肪的简单方法或将有所帮助。再就熟记动脉性出血和静脉性出血生理性状，对判断动脉性出血，如筛前筛、后动脉的损伤，或眶静脉性出血，前者出血会立刻出现相应临床症状，而后者则出现迟发性临床症状，对识别动脉性出血或静脉性出血将有很好的参考价值。

2. **视神经损伤**　它是鼻内镜手术引起的最严重的眶内并发症。可以是间接原因或是直接原因而受到损伤，前者常是眶内出血所引起。眶内出血，导致眼内压升高，视网膜中央动脉痉挛和栓塞，视神经周围静脉回流障碍，视神经缺血、缺氧致视力下降和失明。后者即视神经直接损伤，相关资料显示视神经直接损伤极其罕见。有可能发生于鼻内镜鼻窦手术时器械的直接损伤。例如，在蝶窦外侧壁区域操作，稍一不慎容易损伤视神经。此外，约 10% 的人群中有 Onodi 气房（蝶上筛房），如果手术前未有顾及 Onodi 气房可能存在的事实，在手术中可能将 Onodi 气房误认为其中一个后筛气房也就大大地增加了损伤视神经的风险。因此在开放后组筛窦后应特别小心。

3. **眼外肌损伤**　其较常见的原因是眼外肌的直接损伤。这种损伤最可能是由手术时误伤了纸样板，手术器械进入眶内所致。由于内直肌与纸样板特有的紧邻关系，不难理解是所有眼外肌中最易受到损伤的眼外肌，其他眼外肌受到损伤的机会明显较少。Bhatti 等报道两例在使用微创鼻切割钻行鼻内镜手术时将切割器头误入眶内，导致眼外肌直接损伤。所以鼻内镜鼻窦手术后，如果出现眼球障碍的患者应引起高度注意给予及时的处理。

4. 泪道系统的损伤　有资料显示，鼻内镜鼻窦手术后溢泪（epiphora）的发生率在 0.3%~1.7% 之间。可能造成鼻泪管损伤的解剖部位有：①上颌窦自然开口位于鼻泪管后约 5.5mm，在上颌窦口前壁扩大手术时，咬钳向前切除太多时可能损伤鼻泪管；②鼻泪管开口于下鼻道，下鼻甲附着处之下距鼻腔底上方 17mm、距鼻前孔约 25mm~30mm。行下鼻道开窗时位置过于向后、上也有可能损伤鼻泪管开口；③钩突前端紧邻鼻泪管，钩突切除术时如果过分向前也较易损伤鼻泪管。尽管并非每个鼻内镜鼻窦手术中损伤鼻泪管的患者术后都会出现泪道的症状，但如果鼻内镜鼻窦手术后有溢泪的患者，从解剖学角度考虑，进行泪道系统仔细检查损伤和梗阻的部位，及时作出处理很有必要。

（三）鼻内镜下视神经管减压术的有关解剖学（Anatomy of Transnasal Endoscopic Optic Canal Decompression）

作为治疗外伤性视神经损伤，视神经管减压术的传统手术方式多取鼻外筛、蝶窦进路。但随着鼻内镜鼻窦外科和鼻眼相关外科以及基础学科的深入研究，使得鼻内镜下经筛窦、蝶窦行视神经管减压术成为可能。了解和掌握这一进路有关的解剖学，对术前评估和手术将有裨益。

视神经管（optic canal）及视神经管隆突（optic tubercle）。视神经管是眶颅沟通的管道，通常有两口和四壁，即眶口、颅口和上、下、内侧、外侧壁。也有人把视神经管分为三部，即眶部、中间部或移腰部、颅内部。视神经管四壁中，内侧壁最长，约 12.04mm（9.32~16.16mm），也最薄（眶口 0.91mm，颅口 0.57mm，平均厚度 0.4mm），这是视神经管骨折较常发生于此壁的解剖学基础，也提示视神经管减压手术打开此壁较容易。在研究中还发现内侧壁有部分缺损的现象，裸露的视神经仅仅以硬脑膜和骨膜与鼻窦相邻，在鼻内镜鼻窦手术时极易受损。因此，术前进行 CT 检查，了解和明确内侧壁是否有缺损的相关情况，对指导手术很有必要。视神经管隆突是经鼻内镜视神经减压术极为重要的解剖学标志，是在术中能否在窦内准确地找到视神经管内侧壁的关键所在，也只有这样才能处理好视神经管内侧壁，达到减压的目的。据观察视神经管隆突的存在与否与筛蝶窦的气化情况密切相关。通常情况是筛、蝶窦气化越好，隆突也越明显，手术较易进行。视神经管隆突出现率国外 Van Alyea（1941）为 40%，国内为 55%~77% 之间。据此，在绝大多数情况下均可能在窦内找到有隆起的视神经管，为鼻内镜下行视神经管减压术有了可靠的解剖学依据。还值得注意的是：视神经管内侧壁与筛窦、蝶窦的毗邻关系十分复杂，而这些复杂的关系与视神经管减压术的成败又息息相关。通常情况下较常见的是视神经管与同侧的后筛窦或蝶窦相毗邻，当气化良好时，在窦内的隆突也较明显，手术也较易进行。此外，还需注意视神经管与蝶窦、筛窦毗邻上的相关变异，如：①与对侧后筛窦或蝶窦毗邻；②与双侧蝶窦毗邻；③与前筛窦毗邻；④双侧视神经管与同一侧蝶窦毗邻等。这些变异一方面不仅会造成术中寻找、确定视神经管的困难，另一方面也可能引起颅内并发症。其中要特别注意走行于视神经管后下方的颈内动脉鞍前段免受损伤，它是视神经管减压术最危险和最大的并发症，要格外小心。

基于视神经管毗邻关系复杂，变异又多种多样，在行视神经管减压前必须进行对筛、蝶窦的影像学检查，了解筛、蝶窦气化情况，以及视神经管和蝶、筛窦的毗邻关系和相关变异，才能心中有数，方可安全有效进行手术。

（四）预防发生鼻窦手术严重并发症值得关注的四个解剖高危区（Four High-risk Areas Worthy to be Concerned for Preventing Serious Complications）

1. 纸样板（lamina papyracea）　纸样板又称筛骨眶板（orbital plate of ethmoid）是位于筛窦与眼眶之间薄如纸的骨壁，鼻窦手术易受损伤。避免的方法，一是术前认真分析 CT 片，确定纸样板中央突出的程度，二是术中先找到中央突出部分的纸样板，然后仔细暴露全部纸样板。再者，纸样板与中鼻道外侧壁及上颌窦内侧壁多在同一垂直面。因此中鼻道外侧壁可作为鼻内筛窦手术的外侧界，手术控制在纸样板内侧进行，可以避免眶内并发症及视神经损伤的发生。而且中鼻甲的顶端正好是筛顶与筛板的分界，故中鼻甲附着处作为鼻内筛窦手术的内侧界，可避免损伤内侧的筛板。

2. 筛顶壁及筛前、后动脉　筛前动脉（anterior ethmoidal artery）和筛后动脉（posterior ethmoidal artery）是筛、蝶窦手术时有可能受到牵累的血管。由于该血管进入筛窦的部位及在窦内的行走并不十分恒定，必然会给筛窦手术带来不少麻烦。因此，在筛窦手术中如何识别筛前、后动脉和筛顶壁至为重要，因为它是避免发生术中出血和脑脊液漏及眶内并发症的关键。Kennedy指出，筛前动脉在手术中应作为颅底平面和筛顶的重要解剖学标志。从解剖标本观察筛前动脉在筛窦内靠近筛顶的下方并与筛板水平走行，但其位置并不恒定，约有21.6%~33.6%在前筛房内行走，28.6%走行于额筛板，37.3%走行于中鼻甲基板顶部。因此，术中在筛顶处寻找乳白色筛前动脉，应沿着筛泡前壁向上，并从前向后仔细寻找，多数情况下其走行于前筛窦气房内及中鼻甲基板顶部。筛后动脉亦可作为后筛顶的标志，它走行于筛顶与外侧壁交界处，筛顶下面的薄骨管中，约有17.6%~39.5%走行于后筛房；27.2%走行于后筛房前壁；32.7%走行于蝶筛板。筛前动脉较筛后动脉粗，术中应格外小心，以防发生严重出血。其次是以鼻小柱基部为起点，鼻底为基线，筛前动脉的平均角度51°，距离为64mm；筛前孔至筛后孔距离14.1mm（12.4~15.7mm），这些数据在术中有参考意义。此外，筛后孔距视神经孔仅9mm，在处理筛后动脉时应谨记位于其后方的视神经，多加保护避免损伤。临床实践认为，在内镜下筛顶壁呈现淡黄色，光滑。局麻下手术，接近筛顶时患者疼痛明显，以及筛顶骨壁较筛房间隔相对较厚，在筛顶部接触有较厚手感时，均应考虑为筛顶壁。

3. 筛顶和筛板　筛板（cribriform plate）与筛顶壁紧密相连，交界处的骨壁常向筛窦内凸起，并有骨孔通向颅腔，是手术时颅底易损伤的第一危险区。筛板与筛顶两者并非完全处在同一水平面上，大致有两种相连方式：一为水平型或倾斜型，二为高台型。如果是高台型连接，其内侧壁薄脆，手术时较易造成颅底损伤或脑脊液鼻漏（详见筛窦），术前CT阅读片时应特别注意观察该处凸出的情况。

4. 蝶窦与后组筛窦之间的部位此区居颅底深部，与颅中窝的蝶鞍、海绵窦、视神经管、视交叉、第Ⅲ~Ⅵ对脑神经及颈内动脉关系极为密切。由于筛、蝶窦的气化变异较大，尤其是后组筛窦向后气化时围绕神经管甚或延伸至视神经管上方称之为Onodi气房，此时筛顶壁参与构成视神经管上壁，易将后组筛房与蝶窦相混淆。在术中清除后筛窦病变时需特别小心，切勿伤及视神经。此为颅内损伤的第二个危险区。因此，术前应从水平和冠状位CT扫描详细了解后组筛窦是否有Onodi气房存在、与蝶窦的关系等等非常必要。

八、鼻窦的功能 Function of Nasal Sinus

对鼻窦的认识虽已有四百多年的历史，但鼻窦的功能究竟如何，至目前仍议论较多，尚未有一个能完全被接受的共同理论，故仍是一个未解之谜。目前有如下几种认识。

（一）共鸣作用（Action of Resonance）

由Bartholinus（1660）最早提出，指发音时鼻窦为一共鸣器，可以改变及扩大从喉部发出的声音。Howell（1917）认为毛利人鼻窦发育不良，故发音沉闷。但Negus（1958）怀疑此学说，理由是狮子及猫鼻窦很小，而发音洪亮，音域亦广；长颈鹿和兔鼻窦虽大，其声音低沉。Floltes（1960）指出鼻窦的物理特点使之成为不良的共鸣器。

（二）减轻头颅重量，保持头部稳定（Reducing the Weight of Skull and Persistingin Stability of Head）

Galen最早提出此说。由于鼻窦的存在，减轻了颅前部的重量，借此减少颈肌的张力，便于头部的运动灵活。但Braune（1877）等则指出，如鼻窦充满海绵骨，头重仅增加1%。用肌电研究证实，人类鼻窦对稳定负重作用甚小，故对鼻窦的这个功能表示怀疑。

（三）对吸入空气起湿润和加温作用（Action of Moistening and Heating Inspiratory Air）

Eckert-Mobius（1933）认为，跑动迅速，呼吸活跃的哺乳动物鼻窦发育良好，而行动迟缓且生活在潮湿环境的哺乳动物，如河马，则鼻窦发育不良或无鼻旁窦。但从空气压力研究证实，鼻窦气体变换几乎可以忽略不计。

（四）增加鼻腔黏膜面积（Increasing the Area of Mucosa of Nasal Cavity）

由于鼻腔黏膜与鼻窦的黏膜直接相连，因此对吸入空气可起一定的加温和调节湿度的作用。

（五）分泌黏液湿润鼻腔（Secreting Mucus to Moisten Nasal Cavity）

Haller（1763）提出此说，Mygind（1987）研究表明组织学显示鼻腔腺体达 1×10^5 个，而鼻窦仅有 50~100 个。

（六）保护作用（Protection）

鼻窦可吸收压力避免震荡，Negus（1958）认为公牛或山羊的鼻窦起压力分流器的作用。Rui（1960）也认为鼻窦复合体系、锥体构造起缓冲作用，锥底居前，而锥尖在蝶窦，此构造适于保护颅内结构。但有些动物鼻旁窦非常小，未见不利，且鼻窦形态的种属差异亦很难支持此说。

（七）绝热作用（Adiabatic Action）

Proetz（1953）首先提出。Flottes（1960）观察北极熊有鼻窦，而生活在温暖地区的棕熊则无鼻窦。但爱斯基摩人多无额窦，而非洲黑人额窦却很大，显然不支持此说。

（八）面部生长组构的需要（Need for Growing Histostructure of Face）

Proetz（1922）认为鼻窦的形成是周围结构重新调整的需要而无任何功能。Takahashi（1983）指出，在哺乳动物经灵长类进化到人类的过程中，鼻窦的原始作用是辅助嗅觉，但是受颌面凹缩和大脑增大的影响，人类鼻窦的状态是额和额颅底角度增大而蝶鞍部位的颅底角度缩小的结果。

综上所述，在结构极为复杂的人体中，似乎很难用某一种理论能较全面地去解释鼻窦的功能。然而无论从解剖学和临床应用各个侧面来看，鼻窦又确是鼻结构中很难分割的部分。因此，鼻窦还是有它特定的功能意义，这一观点将为绝大多数学者所接受。有人以鼻窦比拟"小提琴"或"二胡"的共鸣箱，这样就能使声音悦耳和谐，反之，当鼻窦有疾患时，发音虽无困难，但悦耳之音将会有所改变。这也只能说明鼻窦功能的某一部分，仍未能作出较为全面的阐述。

第三节　鼻与鼻窦的年龄变化
Section 3　Changes of Nose and Paranasal Sinus with Age

一、鼻的年龄变化 Changes of Nose with Age

婴儿由于面部未发育，因此鼻部也相对的要小一些，鼻道狭窄。新生儿及数个月内的婴儿，几乎没有下鼻道，以后随着面部的发育，鼻道才逐渐加宽，到 40 岁时下鼻道才完全形成。乳儿没有鼻毛，鼻黏膜柔软而富有血管，故易感染，感染后由于黏膜充血，故使狭窄的鼻道容易阻塞，这样就可以说明为什么婴儿在一般感冒时较易发生呼吸困难，拒不吸奶及烦躁不安等。

婴儿期黏膜下层缺乏海绵组织，一般要到学龄前后（7~8 岁）才发育起来，直到性成熟时才发育完全。因此，可以说明幼儿很少发生鼻出血（鼻衄），而接近性成熟时鼻衄才比较常见。

鼻泪管在幼儿较短，开口处的瓣膜尚未发育完全。因此，幼儿上呼吸道之感染，往往较易侵犯结膜囊。

到老年时，鼻腔动脉亦可硬化，结缔组织及弹性纤维增生，其中尤以下鼻甲比较明显。血管壁也与其他动脉硬化一样，弹性纤维和结缔组织增生，内膜增厚。老年性变化的下鼻甲为全体变薄，海绵样血管体退化消失，不仅间质及深部血管和周围的结缔组织相互集合填补容积，而结缔组织也是退行性变。但这些变化，尚有个体上的差异，不完全与年龄一致。黏膜下层，能见到网状纤维的退行性变。

动脉因内膜肥厚而管腔狭小，也有的完全闭锁。腺组织一般在其周围有很多结缔组织增生，形态变化不规则，多呈萎缩状态，腺细胞有明显的黏液化，也有一部分呈现囊肿状者。

骨及骨髓方面，骨膜显示增生，与间质的弹性纤维一样，发生变性。骨梁变薄，表面呈小窝状凹窝，骨小管不正且扩张，一般呈骨萎缩状态。

就脂肪沉着来说，血管内膜及其弹性膜有明显的脂肪沉着。此外，间质的弹性纤维，胶原纤维也能见到少量的脂肪沉着。

由于有这样一些变化，因此，在临床上，检查老年者的鼻腔时，黏膜苍白或多少带有红色，鼻甲黏膜变薄，特别是中鼻道及总鼻道变宽，比较容易见到上颌窦口，多数人还可以见到鼻咽部的后壁和顶。

鼻中隔偏曲，就老年人调查的结果约有 54%。鼻中隔偏曲本来多见于成年期，但以后随年龄增长，也略有增加的倾向。其成因有人认为与骨质有关，但也不能忽视维生素 A 及维生素 D 缺乏而引起鼻中隔骨质及软骨部的特发性变化及退行性变，以致左右不均衡。关于鼻中隔偏曲的性别差异问题，两性均较多见向左偏曲，男性多于女性。

二、鼻窦的年龄变化 Changes of Sinus with Age

鼻窦在幼儿不发达，一般要到青春期（12~15 岁）鼻窦才发育完全。以往认为儿童虽易患上呼吸道感染，但较少引起儿童（包括婴幼儿）鼻窦炎（sinusitis）。现在认识到，本病发生于半岁左右婴幼儿者也为数不少。其原因是，婴幼儿对局部感染常常表现为明显的全身反应或呼吸道及消化道症状，而常去儿童科就诊，导致被忽略。对于儿童鼻窦炎的发病状况报告不一。国外有人在鼻部貌似健康的儿童中，进行 X 线拍片检查，发现 50% 左右有鼻窦病变，约有 1/3 左右可以从其鼻窦中洗出脓液。但也有人报告，在 382 例疑为鼻窦炎的儿童中，仅 14% 从鼻窦中洗出脓液，儿童鼻窦炎这一事实应予重视。

（一）上颌窦（Maxillary Sinus）

上颌窦，出生时位居眶内侧，窦腔甚小，体积约 7mm×3mm×3mm。上颌窦底部相当于下鼻甲附着平面，一岁达眶下管处，9 岁以后窦腔已接近下鼻道。以后窦腔随上颌骨的发展而逐渐扩大，15~18 岁则接近成人的形状。

（二）额窦（Frontal Sinus）

额窦出生时尚未成形，通常 6 个月至 2 岁时开始气化，4 岁左右已有豌豆大小，6~7 岁额窦发展较快，10~12 岁已具有临床重要性，20 岁已发展至成人的形态。

（三）筛窦（Ethmoid Sinus）

筛窦出生时甚小，仅有 2~3 个气房，故较难用 X 线检查显示出来，到 1 岁就可用影像学检查显示了，以后逐渐发育，到 12 岁时已达成人大小。

（四）蝶窦（Sphenoidal Sinus）

蝶窦初生婴儿尚无，仅见蝶窦原基，3 岁前其容积甚小，7~9 岁发育较快，通常到青春期发育完成。

（姚良忠　王啟华）

第四节　鼻和腭的发生及常见畸形
Section 4　Generation of Nose and Palate and Their Common Malformation

一、鼻和腭的发生 Generation of Nose and Palate

人胚发育到第 20 天，扁平的胚盘卷折成圆柱形的胚体，内胚层被卷入胚体内形成一盲管，称为原始消化管。分前肠、后肠以及中段与卵黄囊相通的中肠，前肠的前方止于浅表的凹陷，即为口凹，口凹变深，口凹底与前肠头端腹面有口咽膜相隔。人胚第四周，口咽膜破裂，口凹即与前肠相通。此时围绕口凹，出现五个颜面的原基：①在口凹上方，有一个由间充质局部增生形成的额鼻隆起；②第 1 鳃弓分叉形成两对隆起紧靠额鼻隆起的尾侧，即一对上颌隆起位于口凹的两侧；③一对下颌隆起构成口凹的下界（图Ⅱ-2-58）。

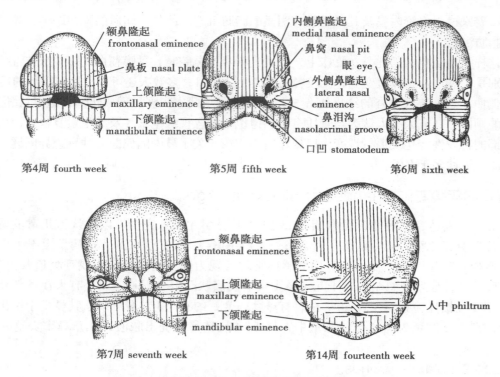

图 Ⅱ-2-58 人胚颜面发生示意图
Diagram of the Genesis of Face

第 5 周，在额鼻隆起下缘的两侧各有一个卵圆形的外胚层增厚的嗅（鼻）基板，嗅基板周边的间充质增生，产生了马蹄形的内侧鼻隆起和外侧鼻隆起，嗅基板凹陷成嗅窝。嗅窝的下缘一纵行的浅沟与原始口腔相通。嗅窝的外口即为原始外鼻孔，嗅窝的腔为原始鼻腔。第 7 周时，嗅窝的底破裂，形成内鼻孔。在原始鼻腔之间的额鼻隆起下部，中胚层组织垂直向下生长，形成一板状结构，称鼻中隔。

第 6~7 周时，左、右上颌隆起向中线靠拢，融合成下颌与下唇。随后，左、右上颌隆起先后与同侧的外侧鼻隆起和内侧鼻隆起愈合，从而封闭了鼻腔下缘的纵行浅沟，形成上颌。内侧鼻隆起的下缘向下延伸，形成人中。外侧鼻隆起衍化为鼻的侧面和鼻翼。封闭上颌隆起与同侧外侧鼻隆起之间的裂缝，称鼻泪沟，后来形成鼻泪管。

第 5 周末，两嗅窝之间下方的增厚组织构成原始腭（正中腭突）。人胚发育至第 8 周时，左右上颌隆起的间充质向口凹内增生，形成一对板状突起，称外侧腭突。外侧腭突向中线生长，彼此接近。到第 9 周时，两外侧腭突先与正中腭突融合，再沿中线向前后互相融合成腭的大部分。在与正中腭突愈合处留下一小孔，即为切牙孔。同时后鼻孔移至鼻咽。腭的前部骨化，成为硬腭，后部不骨化，成为软腭和悬雍垂。腭的形成，将原始口腔分隔为上下两部分：上部由后下方附于原始鼻腔成为固有鼻腔；下部发育成固有口腔（图 Ⅱ-2-59）。

在这些变化的同时，上、中、下鼻甲发生于每侧鼻腔的侧壁上。鼻腔顶部外胚层上皮特化为嗅区，其中有些细胞分化为嗅细胞。

鼻窦的发育是在胎儿后期和婴儿时，起初是鼻腔侧壁上的小憩室。在儿童期，这些小憩室逐渐伸展入上颌骨、筛骨、额骨和蝶骨内，以后发展成鼻窦。

二、鼻和腭的常见畸形及临床修复 Common Deformity of Nose and Palate and Clinical Repair

（一）唇裂及其修复（Cleft Lip and Cheiloplasty）

唇裂（Cleft Lip）是由于上颌隆起与同侧内侧鼻隆起未愈合所致，多偏于人中一侧，但也可见双侧唇裂。

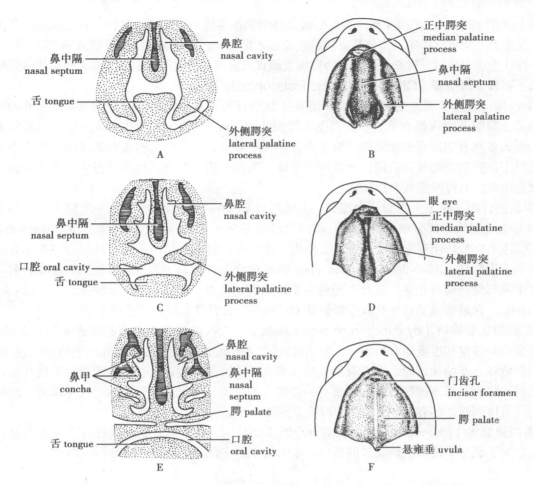

图Ⅱ-2-59　腭的发育示意图
Diagram of the Genesis of Palate

A、C、E．6 周半、7 周半、10 周胚胎头部的额切面

B、D、F．除去下颌和舌的口腔顶的腹面观

A、C、E．Frontal section of the head of embryo at 6½，7½ and 10th weeks，respectively.

B、D、F．Ventral aspect of the roof of mouth after the removal of mandible and tongue

　　唇裂修复术（cheiloplasty）的目的，在于恢复唇部的正常解剖形态和位置，以利于正常的发育。手术要求唇红缘对合准确和对称，修复后的上唇须与下唇等长，丰满并突出于下唇的前方，具有美观的唇弓和唇珠。唇裂修复时间的选择，意见不一。对于单侧唇裂，有的主张婴儿刚出生就修复，能及早恢复婴儿吸奶的功能及解除父母的思想负担。但刚出生的婴儿身体小，唇部小，解剖标志不清晰，常给手术带来不便，手术效果不好。多数人认为出生后 2~3 个月手术较适宜，此时婴儿耐受手术能力有所增强，唇部解剖标志渐趋清晰，故手术的有利条件较多。双侧唇裂手术范围较大，手术时间较长，故手术宜推迟到 6 个月后施行较合适。

　　单侧唇裂修复方法很多，各有优缺点，关键是手术者能否根据畸形的具体情况灵活选用。目前应用较广的有三种：矩形瓣手术、三角瓣手术和旋转推进手术。三者优点为保留组织多，修复后上唇较松动，保留了唇红缘的弓背，并能作出唇红结节。

　　旋转推进手术方法设计较灵活，定点较不固定，稍一失误易造成不良后果，故对初学者来说应加以注意。但其有切除唇组织少，并保留了唇弓原状，缝合后紧张处在唇上部，术后瘢痕较不明显等优点，故近来手术者多乐于采用。

　　双侧唇裂修复方法大致归纳为两大类：一类是利用前唇的全长作为上唇的中央部，另一类是将前唇的组织当做上唇中央的上 2/3 或 1/4 部，不足处由上唇两侧各移转一矩形瓣以加长上唇中央部的下端，绝大多数婴幼儿患者，均可应用第一类修复方法，且长远效果较好。后一类方法虽近期效果可能不错，但患儿长大后，往往上唇显得过紧过长，可能还会影响上颌骨的发育。故此法仅适用于成人或幼儿前唇特小者。

（二）腭裂及其修复（Cleft Palate and Palatoplasty）

腭裂（cleft palate）是左右外侧腭突未能在中线合并而形成，常与唇裂同时发生（图Ⅱ-2-60）。值得注意的是，腭裂儿童应检查听力。此乃由于腭裂儿童约有 15%~19% 常伴有听力丧失。其中主要原因为腭裂患者大多具有咽鼓管功能障碍，常导致分泌性中耳炎，并可继发感染而破坏中耳的传音功能。基于婴幼儿处于语言发育的重要阶段，如果听力下降，听到的语音失真，模仿学习语言也不准确，成年后将带来社交困难，有可能造成心理障碍。

1. 腭裂的分类　临床上腭裂分为四类：①软腭裂（cleft soft palate），又称一度腭裂，最轻度的只是悬雍垂裂，也可能软腭部分或全部裂开，单纯软腭裂通常不伴发唇裂；②软硬腭裂（cleft soft and hard palate），软腭完全裂开伴有部分硬腭裂者，称为二度腭裂，常伴有单侧不完全性唇裂；③伴有硬腭完全裂开的称为三度腭裂（third-degree palatine cleft），单侧完全性腭裂，为自悬雍垂至切牙孔斜向一侧完全裂开，鼻中隔与健侧腭板相连，常伴有单侧完全性唇裂，此类最常见；④双侧完全腭裂（palate bilateral complete cleft），自悬雍垂至切牙孔斜向两侧牙槽嵴皆裂开，常伴有双侧完全性唇裂。

2. 腭裂的功能障碍（dysfunction of cleft palate）　先天性腭裂，可引起多方面的生理功能障碍，其轻重因裂口的部位和程度而有所不同，若伴有唇裂，则功能障碍更加重。患儿出生后常引致吮乳困难，进食时引起呛咳。开始学语时，发音有浓重鼻音和含混不清的腭裂音质。咽鼓管功能不良及常并发中耳炎，造成听力障碍。因不能使口腔内聚集有一定压力的气流，故无法吹气或学习吹奏乐器。此外，因鼻咽部冷空气直接刺激，冬春之际，易患上呼吸道感染。

3. 腭裂修复术（palatoplasty）　腭裂治疗的主要目的，在于恢复正常或接近正常的以发音为主的生理功能。为了能尽早提供正确发音的条件，手术的年龄多认为 2~4 岁开始学话时为宜。

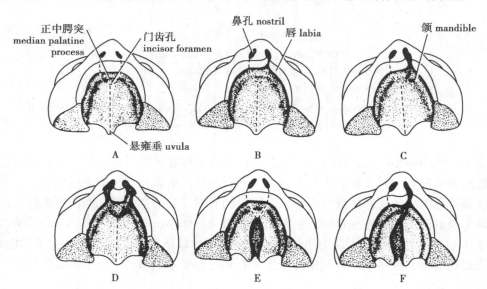

图Ⅱ-2-60　腭、龈、唇和鼻的腹面观，示各种唇裂和腭裂
Ventral Aspect of Palate，Gum，Lip and Nose to Show All Sorts of Cleft Lip and Palate
A. 正常（normal）
B. 伸展到鼻的单侧唇裂（unilateral cleft lip extendingto nose）
C. 伸展到切牙孔的单侧唇颌裂（unilateral maxiilolabialcleft extending to incisor foramen）
D. 双侧唇颌裂（double maxiilolabialcleft）
E. 单纯性腭裂（simple cleft palate）
F. 合并单侧前裂的腭裂（combining with anterior unilateral cleft）

修复腭裂的方法很多，其评价应以能否有效地改正腭咽闭合不全为主要衡量标准，即不仅在于裂口的解剖修复，更重要的是腭咽闭合的生理功能的恢复。代表性的手术方法有以下几种。

（1）经典方法之一是两侧松弛切口缝合术：又称为 Langerbeck 手术，此法虽可完成裂口解剖上的闭合，但具有术后腭部长度不足的缺点。

（2）犁骨黏膜瓣手术：此种分期修复手术方法具有操作简易，失血少，组织创伤轻微，和不致妨碍上颌骨发育等优点。适用于单侧腭裂。

（3）后推手术：又称 Dorrance 手术，系将腭部的软组织全面整体向后推进，以达到延长软腭的目的，此法适用于软腭裂或轻度软硬腭裂的修复。此种原始后推手术，因切断血管神经束，早期可能发生组织坏死，后期由于营养不良，往往引起组织僵化萎缩，肌肉瘫痪，难以达到预期目的。

（4）四瓣手术：又称 Wardill 手术，其设计原则亦为后推。综观后推类型手术，如不切断血管神经束，则难以达到有效的后推，如果切断，又将引起软组织的营养和肌肉的运动障碍，故其后出现两者兼顾的手术方法即腭大孔凿开术，以达到保存血管神经束的操作与后推类型手术相结合，是腭裂修复术的又一重要技术改进。

此外，人们在发音、吹气时，由于软腭肌肉的收缩作用，将软腭向后上提高至几乎与咽后壁相接触的程度，形成所谓"腭咽闭合"的正常生理位置，以防止空气由鼻腔泄出。当人们进行吹笛、鼓腮等时，口腔中需要更高的压力，也就要求"腭咽闭合"更加严密。故腭裂患者进行腭裂修补时要考虑闭合腭部裂隙外，还有更重要的目的，这就是使患儿能具备正常的发音条件。因此，手术中要注意不损伤咽腭肌、舌腭肌及咽侧壁组织，以免形成瘢痕，影响软腭活动的功能。同时，也必须注意咽壁瓣的适当宽度，如果咽壁瓣太狭小，就不能得到理想的"腭咽闭合"，如过宽，可能造成鼻咽部狭窄，影响发音。因此，手术后如果"腭咽闭合"恢复不理想者，是无法吹奏乐器。另一方面，在一个理想的腭裂修复手术后，用吹奏乐器，练习鼓气等，也是锻炼"腭咽闭合"的方法之一。

（彭向东　张　黎）

第五节　鼻及鼻窦的临床解剖纪要
Section 5　Clinic Anatomical Summary of Nose and Paranasal Sinus

一、鼻及鼻窦 Nose and Nasal Sinus

1. 鼻是呼吸、嗅觉器官，且在外观上有一定意义。因此，在鼻的整复过程中不仅对呼吸功能，对鼻的外观形态也应注意。

2. 要熟悉鼻的正常形态、结构及鼻窦的开口。当检查鼻部时应注意鼻背和鼻翼形状、皮肤、鼻孔、鼻前庭、鼻中隔及鼻甲等是否正常。观察时要注意有无外鼻畸形、鼻背是否凹陷，歪斜者除发育异常外，还应想到外伤、萎缩性鼻炎及梅毒后遗症，高位鼻中隔偏曲者，鼻梁也可能显著歪斜。若见鼻背对称性增宽，变饱满，常常是鼻息肉（nasal polyp）体征；若整个外鼻肥大，则可能是鼻赘或某些全身性疾病如肢端肥大症、黏液性水肿的表现。鼻翼有无塌陷性畸形或缺损。鼻翼缺损多为外伤或梅毒后遗症。在儿童出现呼吸困难时，吸气期鼻翼可向外异常扩张，若吸气时，鼻翼异常凹陷，则应考虑是否患鼻翼萎陷症。还要注意外鼻、面颊及上唇等处皮肤有无红肿、破溃及新生物，鼻梁上有无瘘管开口等。此外，在检查鼻的呼吸功能时，不能疏略嗅功能的检查是否正常。

3. 鼻居面部中心位置，故酒渣鼻（brandy nose）不易误诊。它是一种慢性皮肤病，其成因目前尚无定论，可能与毛囊蠕形螨（demodex folliculorum）寄生有关，与局灶性感染、鼻腔疾病、月经不调、嗜酒及喜吃辛辣刺激性食物以及心血管疾病、内分泌失调、胃肠功能障碍等亦有关。值得注意的是有部分病人同时伴有眼部干燥、瘙痒、视力模糊等症状，常易被忽略，可合称为"眼-酒渣鼻"。有资料显示，酒渣鼻合并眼部症状者不低于 20%，有研究可高达 75%。

4. 不论从局部解剖学或临床角度来看，鼻、鼻窦及中耳腔（前述）视为一整体单位。因为它们之间的黏膜彼此通连，且又有一定的孔道相通，所有的鼻窦均开口于鼻道。因此，凡是鼻腔的炎症均易侵犯鼻窦，而且此种炎症也很少局限于某一鼻窦中，其中特别是前组鼻窦易同时合并感染。

5. 从前组鼻窦，如上颌窦、前组筛窦及额窦的局部解剖来看，它们与眼眶的顶、内侧壁和底壁有着紧密的联系，而后组鼻窦如后组筛窦及蝶窦与眼眶内侧壁的后部、眶上裂和视神经孔有着密切联系。因此，所有鼻窦的炎症都可能造成眶内的并发症，其中以眶壁炎症最多见，它常起因于骨膜炎和继发的骨膜下脓肿，当累及眶上裂及视神经孔时，则会出现颞顶部头痛、前额和眼眶周围麻木或疼痛、眶深部疼痛、眼球突出、移位受阻、上睑下垂、睑裂缩小、复视、视力障碍或丧失等的所谓"眶尖综合征"（orbital apex syndrome）。

6. 从鼻窦的解剖位置来看，各鼻窦的发病率不尽相同。其中以上颌窦发病率最高（因其位置低，筛窦和额窦均易使其并发感染，牙齿的疾患也易波及上颌窦，加上颌窦口的位置较高，一旦炎症形成引流不畅）；筛窦前组、额窦发病次之；筛窦后组和蝶窦又次之。

7. 上组鼻窦与颅前窝有着紧密的联系，因此也可引起脑膜及脑的并发症。如海绵窦栓塞、硬脑膜外脓肿、硬脑膜下脓肿、脑膜炎、脑脓肿等，其中常见为脑膜炎，且蝶窦疾患最易并发脑膜炎。Thomson 和 Negus 两位学者指出鼻窦炎引起的脑膜炎通常是急性暴发型，感染沿脑底而扩展，最后达延髓致呼吸衰竭而死亡，在处理上值得注意。

8. 鼻腔及鼻窦的静脉回流均与眼静脉及颅内海绵窦有联系，因此，鼻腔与鼻窦的疾患均有引起海绵窦栓塞的危险，所以在处理时，应引起注意。

鼻腔及鼻窦的神经均为三叉神经的分支，故当疾患波及有关的神经时，就会引起相应范围的麻木感或感觉缺损。

鼻及鼻窦的淋巴，目前所知均系注入颌下淋巴结、颈深上淋巴结、咽后淋巴结，在临床上有实用意义。

9. 鼻外伤时，由于局部解剖的关系，可同时出现眼睑和结膜出血，鼻腔黏膜水肿。由于局部肿胀，故可暂时掩盖了鼻骨骨折后的畸形状况。因此，鼻外伤时，谨慎仔细触诊十分必要，其中特别是进行鼻骨 X 线检查，方能肯定骨折的情况。

二、鼻腔、鼻黏膜的功能与临床 Function and Clinic of Nasal Cavity and Mucosa

鼻腔作为呼吸道的首要门户，在机体与外界生态环境接触中起着重要的作用，鼻腔内鼻甲及其黏膜结构灵巧、紧凑，为鼻腔的生理活动提供了甚为匹配的形态学基础，例如与呼吸功能紧密相关的有以下两方面。

（一）有序的气流（层流与湍流）、鼻阻力与鼻周期或生理性鼻甲周期

鼻周期（nasal cycle）是指正常人两侧下鼻甲黏膜内的容量血管呈交替性收缩与扩张，表现为两侧下鼻甲大小和鼻腔阻力呈相应的交替性改变。一般情况下，约 1~7 小时轮换一次，两侧鼻腔总阻力能维持不变，所以对鼻呼吸功能无明显影响。故在正常情况下，常常不会自觉鼻塞。有关鼻周期的生理功能尚不是十分清楚，一般认为它可以促使人们在睡眠时翻身，一方面避免长期处于一种体位的睡眠状态，影响某一局部循环的生理功能，另一方面也有利于呼吸道首当其冲的鼻黏膜在长期与外界空气接触中，获得适当的休息与功能恢复的时间。亦有人认为鼻周期的功能很像鼻孔的"变阻器"，有利于更好地调控进入鼻咽的气流量，其中鼻中隔的完整存在是鼻周期发生的解剖学基础。

（二）温度和湿度的调节

确保吸入空气温度和湿度的相对稳定，对下呼吸道及肺组织而言，是十分必要的。而位于鼻黏膜广泛而迂曲的血管，特别是有较多的动静脉吻合处的血流，以及下鼻甲黏膜固有层内丰富的海绵状血窦等形态学结构，不仅改变了鼻腔的容积，也使气流加速或缓慢地通过鼻腔，以利于调节吸入空气的温度和湿度。当冷空气进入鼻腔引起刺激，通过三叉神经反射使鼻黏膜发生动脉性充血，既使鼻腔空间变小，

鼻阻力随之加大，可限制吸入空气量，又可提高血流速度，增加热能供应。尽管外界环境冷热变化无常，有时相差甚大，当气温低至 −20℃ 时，经过正常鼻腔的加温作用后，吸入的空气到达鼻腔后段和喉入口时，已达 28.8℃~31℃ 左右。据知，外界的温度可相差 0℃~25℃，经过鼻腔加温后，相差一般不大于 1℃，这样才能保证下呼吸道和肺组织不遭受损害。

鼻腔黏膜中含有大量的腺体，如鼻腔呼吸性上皮下黏液腺及浆液腺，黏膜上皮内杯状细胞的分泌及从毛细血管渗出的液体等，在 24 小时的呼吸期间，鼻黏膜能分泌约 1000mL 液体，其中大部分（约 700mL）用于提高吸入气体的湿度，只有小部分向后流入咽部。有数据显示，当吸入鼻腔的空气湿度为 40% 时，经鼻腔处理至咽部时可提高到 75%，到达声门下区时其湿度可升至 98%，这不仅能保证经鼻腔吸入的空气保持相对稳定的湿度，更有利于呼吸道的纤毛运动，起到过滤和清洁作用。

综上所述，由于有鼻甲所形成"曲径通幽"的鼻道，大大缩小了鼻腔的空间，却增加了鼻腔黏膜的表面面积，这样的形态结构保证了由鼻吸入的空气能调温、保湿，到达下呼吸道时温度和湿度方面有稳定的内环境。鼻腔作为呼吸道的首要门户，在呼吸生理功能上有着非常重要的意义。不难理解，当鼻腔这些正常解剖结构受到各种疾病、外伤等等损害时，都将导致呼吸功能受到影响，甚至发生呼吸困难。

例如萎缩性鼻炎（atrophic rhinitis）是一种发展非常缓慢的鼻病，可分为原发性和继发性两种。原发性的病因目前尚未十分清楚。多数学者认为，它是全身疾病的一种局部表现。有可能与内分泌紊乱、植物性神经功能失调、维生素（A、B、D、E）缺乏、遗传因素、鼻腔黏膜和骨质的营养障碍，以及血中胆固醇含量偏低等因素有关。近十多年来的研究发现本病与微量元素缺乏或不平衡有一定关系。组织化学研究见到鼻腔黏膜乳酸脱氢酶含量降低，认为本病可能是一种自身免疫性疾病。继发性萎缩性鼻炎则病因明确，主要由局部因素引起，如：①慢性鼻炎、鼻腔肿瘤等手术切除鼻甲过多，组织损伤严重；②慢性鼻窦炎或慢性鼻炎时，鼻黏膜长期受脓性分泌物的刺激，发生纤维组织增殖，黏膜的营养发生障碍以致萎缩；③局部性长期受粉尘、气体的刺激，或长期处于高温、干燥环境中；④诸如结核、梅毒、麻风等特殊传染病对鼻黏膜的损害，以及慢性肥厚性鼻炎晚期，因结缔组织过度增殖，压迫血管和淋巴管，发生"闭塞性动脉内膜炎"，导致鼻内血循环受到阻碍，以致发生鼻黏膜萎缩等等。其病理变化主要表现在上皮变性、进行性萎缩，黏膜和骨部血管发生闭塞性动脉内膜炎和海绵状静脉丛炎，血管壁结缔组织增生肥厚，管腔缩小或闭塞，血供不良而导致黏膜、腺体、骨膜和骨质萎缩、纤维化以及扁平上皮化等一系列变化。以及下鼻甲切除过多的患者都可能出现鼻腔宽大、导致鼻阻力降低，肺呼吸功能也必然因之而降低。此乃由于在成人呼吸道阻力的一半以上来自鼻腔，吸气时，由于有鼻阻力的参与才能产生有足够的胸腔负压，使空气进入肺泡和静脉血流入右心；呼气时，固有鼻阻力的作用，使肺泡内气体不致很快地被排出，使其能有充裕的时间进行气体交换。所以，有些萎缩性鼻炎或下鼻甲切除过多时鼻腔宽大，鼻阻力相应降低而引起肺呼吸功能也随之而降低，患者就会感到鼻塞、鼻干燥感及呼吸困难。所以，过分的切除鼻腔组织，尤其是下鼻甲过度切除所引起鼻腔不可逆的病理损伤所致的正常解剖结构缺失，导致鼻腔过于宽敞而出现的某些症状，被称为"空鼻综合征"、"空鼻症"或"医源性萎缩性鼻炎"。据知，在国内耳鼻咽喉学界尚未将"空鼻症"视为一种疾病。而"空鼻综合征"（empty nose syndrome, ENS）是美国医生 Kernn 等于 1994 年提出这一概念，他所指的是：鼻腔内组织缺失和影像学显示正常解剖学结构缺失所导致的某些症状，如下鼻甲缺失过多、鼻腔过于宽敞而出现鼻腔干冷、过度通气、呼吸不畅，并继发胸闷、失眠等系列症状。以往曾将"空鼻综合征"误诊为"萎缩性鼻炎"，而现在对此病的认识已有所提高。重要的是认识此病与原发性萎缩性鼻炎的区别，以及对这种病的临床表现、诊断和治疗有了新的认识。从正常解剖学是医学的基础看，鼻腔内正常结构缺失，而破坏了鼻腔内原本正常呼吸组织系统的微环境，致使鼻腔呼吸功能偏离了正常生理状态，而导致一系列呼吸系统的紊乱，是可以理解的。但"空鼻综合征"的患者，却有一些奇怪的症状，如"矛盾性鼻塞"，是指明明在手术之后鼻腔变得宽敞了，但病人却仍感觉到鼻塞、呼吸不畅，它也是患者最不舒适，甚或最痛苦的症状，甚至有些"矛盾性鼻塞"的患者，手术后由于生活质量的下降，以致深度失眠，原本性格温和却变得脾气暴躁，这些心理上的痛苦似很难得到缓解，故有些患者表示，假如有可能，他们宁可用胳膊、眼睛或其他身上的任何器官换回一个健康的鼻子等等。然而，也有报道，并非所有过度切除下鼻甲的患者都会出现"空鼻综合征"，如有些鼻恶性肿瘤患者，即使通过手术将鼻腔挖空，亦未见有"空鼻综合征"；也有一些患者手术一两年后，并没有什么特殊治疗，仅仅通过自身的代偿机制，就可以得到恢复并自行痊愈。这些情况表明"空鼻综合征"虽是鼻子"小病"，但当下尚未有确切有效的治疗手段，故被认为这种"小病"属世界性难题之一。在临床工作中或可见到某些"空鼻综合征"所特有的"矛盾性鼻塞"，导致精神上的痛苦而出现的窘境，是非常人可理解的；并由此而产生的医疗纠纷自然是情理中事。面对由于损伤了过多的鼻腔正常解剖结构所引发的"空鼻综合征"，当下尚无可行的治疗手段的现实情况下，医生在面对这些患者求诊时，十分有必要以"仁者之心"，对患者细心、充分说明这种病的前因后果，以及治疗后可能出现的结果和风险，事前有了充分的沟通，将有可能避免出现这些令人不愉快的纠纷。但从另一个侧面不难想到"空鼻综合征"尚有许多未解之谜有待解决。从形态学角度看：①究竟下鼻甲缺失多少，才会导致"空鼻症"，目前尚未有量化标准；②鼻黏膜组织有血供丰富，动静脉吻合、各种腺体、纤毛等特点，对吸入气体加温、保湿、过滤等功能相关知识已有所了解，但对鼻黏膜各种各样的"感受器"却知之甚少，这些均有待我们努力去探索、破解。随着科技手段的不断更新，交叉学科互相渗透的勃勃生机，只要基础学科与临床紧密协作，也许可以确信，会有一天这个世界性难题会逐步得到解决，造福人类。

三、鼻窦手术入路解剖学 Anatomy of Aditus in Operation of Nasal Sinus

（一）上颌窦的外科手术入路（Aditus in Operation of Maxillary Sinus）

1. 上颌窦穿刺术入路（aditus of puncture of maxillary sinus）　因下鼻道前端下鼻甲骨附着处的骨壁最薄易于刺入这一解剖特点，穿刺时用套针由前鼻孔伸入下鼻道，针尖斜面朝向鼻中隔，置于下鼻道近下鼻甲的附着处，距下鼻甲前端约15.0mm，与鼻中隔呈45°角，对向眼外眦方向，轻轻旋转刺入上颌窦（图Ⅱ-2-61）。此为诊断或治疗常用的方法。

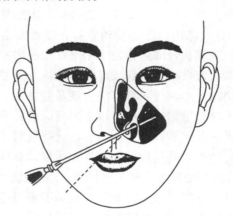

图Ⅱ-2-61　上颌窦穿刺方向示意图
Diagram of the Maxillary Sinus Puncture Direction
虚线示穿刺针的错误方向，易损伤眶底
（The dotted line show the error direction of puncture needle，easily damaging orbital floor）

2. 上颌窦鼻内开窗术入路（aditus in intranasal fenestration of maxillary sinus）　首先将下鼻甲向上翻，必要时切除下鼻甲前端。于下鼻道前端，适在下鼻甲前端后约10mm处作一垂直切口，于第一切口之后约15.0~20.0mm做另一垂直切口。再于二垂直切口上下作两平行切口，切开黏膜与骨膜，分离骨膜及黏膜片暴露下鼻道骨壁（图Ⅱ-2-62A），用套针或弯型骨锉，于下鼻道外侧壁前1/3与2/3交界处刺入上颌窦，用咬骨钳向前、向后、向上、向下扩大，开窗，前后径约20.0mm，上下径约15.0mm，由于上颌窦底较低的局部解剖关系，故下缘应与鼻腔底部相平便于引流。因为鼻泪管开口于下鼻甲附着处之下，其前缘不应过于接近下鼻甲前端或过高，以免损伤鼻泪管的开口（图Ⅱ-2-62B、C）。

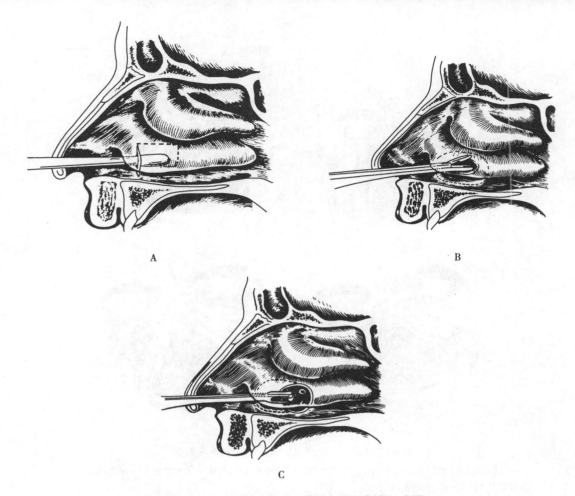

图Ⅱ-2-62　上颌窦鼻内开窗术入路解剖学示意图

Diagram of the Anatomy of Aditus in Infranasal Fenestration of Maxillary Sinus

A. 下鼻道外侧壁作垂直切口、分离，切除黏膜显露骨壁（making a vertical incision in the lateral wall of inferior nasal meatus, then, separate and exsect the mucosa and expose bony wall）

B. 凿开骨壁后，用咬骨钳向后咬除骨壁（after chiseled into the bone wall and snap out it backwards with a bone rongeur）

C. 用鼻内开窗咬骨钳，向前咬除骨壁，使造口扩大（an artificial opening will be dilated by snapping out the bony wall with a rongeur）

3. 上颌窦根治术入路（aditus in maxillary sinus redical treatment）　暴露上唇和唇龈黏膜交界处，于唇龈沟上约 5mm 处，从第一磨牙至侧切牙间横行切开黏膜及骨膜（图Ⅱ-2-63A），分离骨膜暴露尖牙窝。由下向上分离直达眶下孔缘，但切勿损伤眶下神经及血管（图Ⅱ-2-63B）。用圆凿或电钻，于眶下孔下缘约 5.0mm 处凿开或钻开上颌窦前壁进入上颌窦，用咬骨钳扩大约 15.0~20.0mm 直径的骨孔（图Ⅱ-2-63C），便可窥察窦内病变。

在上颌窦内侧壁下前部，最隆起的骨壁处的窦内黏膜作 H 形切口，切开黏膜及骨膜，分离黏膜瓣予以保留，此处即为下鼻道的外侧壁，用圆凿凿开骨壁，用咬骨钳向下，向前扩大形成一个约 10.0~20.0mm 的骨窗，使骨窗缘与鼻腔底部处在同一水平面（图Ⅱ-2-63D）。在做骨窗的过程中不要损伤下鼻道外侧壁的黏膜，再在此处作一 H 形切开黏膜，与窦内黏膜切开的 H 形相对，上下分别相对缝合固定，使鼻腔与上颌窦相通。

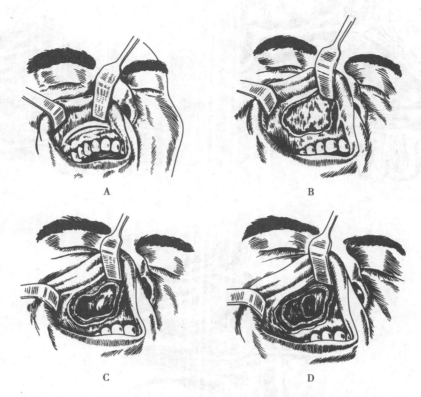

图Ⅱ-2-63　上颌窦根治术入路解剖学示意图
Diagram of the Anatomy of Aditus in Maxillary Sinus Radical Treatment

A. 在右唇龈沟作切口，切开黏膜及骨膜

（making an incision in right labiogingival sulcus to incise the mucosa and periosteum）

B. 分离骨膜、暴露上颌窦前壁

（separating the periosteum to expose the anterior wall of maxillary sinus）

C. 凿开上颌窦前壁，扩大，进入窦腔道

（chisel out the anterior wall of maxillary sinus to dilate，and to enter the sinusal cavity）

D. 清除窦内病变组织后，于其内侧壁凿一对孔通向下鼻

（after cleared the pathologic tissues，chisel out a pair of foramina passing to inferior nasal meatus in its medial wall）

4. 上颌骨全切除术入路（aditus in total maxillectomy）　上颌骨全切除术，是将上颌骨及其附着组织，如筛窦、鼻骨、鼻腔侧壁、牙龈、牙齿、硬腭、眼眶底部及内侧壁的一部分切除，以期达到根治上颌窦恶性肿瘤或巨大良性肿瘤的目的。

切口起自患侧眼内眦，沿鼻侧向下至鼻翼处，绕过鼻翼向内至鼻小柱，向下至上唇中部。再自第一切口起端向外沿眶下缘至眼外眦的外侧作一平行切口，切开皮肤、皮下组织及骨膜（图Ⅱ-2-64A），沿切口分离皮下组织、脂肪及骨膜，将组织瓣向外翻转，充分暴露尖牙窝、牙槽突、眶下缘、颧骨及上颌骨的部分后外壁（图Ⅱ-2-64B），以小分离器从眶的外下缘向眶内作骨膜分离，找到眶下裂前端，然后从上颌骨颧突和颧骨的下缘，从骨膜下分离上颌骨颧突及颧骨的内后面所附着的软组织，直达眶下裂前端，用线锯、电钻、骨凿或骨剪切断颧骨、上颌骨颧突及鼻腔外侧壁（图Ⅱ-2-64C、D）。自两侧中切牙之间，沿硬腭中线向后切开硬腭的黏膜、骨膜，直达硬腭后缘，再沿硬腭后缘，横行全层切开同侧软硬腭交界处，直达第三磨牙后缘，与唇龈沟切口末端会合，使其与软腭分离（图Ⅱ-2-64E），拔除患侧中切牙。用线锯或骨凿自牙槽突正中，由前向后，沿鼻腔底部接近鼻中隔处，将硬腭完全切开。在第三磨牙后方以手指摸清上颌结节及蝶骨翼突之间联系并切断，上颌骨与四周的联系已基本松解（图Ⅱ-2-64F、G）。用骨钳挟持上颌骨向各方轻轻摇动，如发现未完全断离的组织，可用剪刀加以分离，将上颌骨完整取下。如发现筛窦受侵犯亦应完全除去。上颌骨切除术后创腔可植皮片，促进愈合，创面清洁、结痂少，并发症少，但仅适用于肿瘤彻底切除无转移、无感染患者（图Ⅱ-2-64H、Ⅰ）。

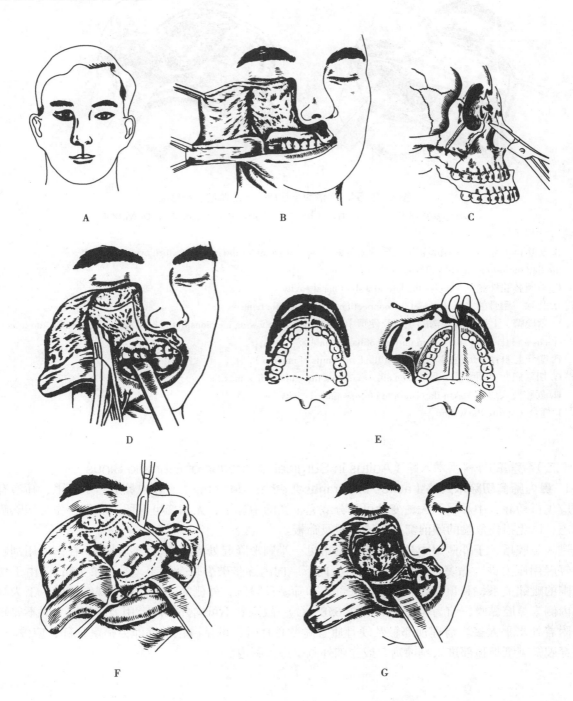

A

B

C

D

E

F

G

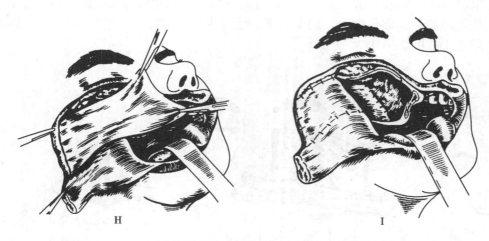

图Ⅱ-2-64　上颌骨全切除术入路解剖学示意图
Diagram of the Anatomy of Inlet of Complete Resection of Maxilla

A. 切口（incision）

B. 从切口下分离，将颊部软组织瓣翻向外侧（separating under the incision，turn over laterally the flap including buccal soft tissues）

C. 剪断鼻腔外侧壁（incise the lateral wall of nasal cavity）

D. 切除与颧骨的关系（exsect the connection with zygomatic bone）

E. 示硬腭、上唇及唇龈沟的切口及硬腭中线的骨切口（showing incisions in the hard palate，upper lip and labiogingival sulcus and the bony incision in midline of hard palate）

F. 凿开上颌骨骨部范围（chisel out the bony limits of maxilla）

G. 切除病变上颌骨后所见（seen after exsecting the pathological maxilla）

H. 创腔植入皮片（skin flap is grafted into wounded cavity）

I. 缝合（suture the wound）

（二）筛窦的外科手术入路（Aditus in Surgical Operation of Ethmoid Sinus）

1. 鼻内筛窦切除术入路（aditus in intranasal ethmoidectomy）　　如中鼻道、中鼻甲、筛泡有息肉病变应先行切除，中鼻甲肥大，变性可部分或完全切除中鼻甲，无病变可保留中鼻甲，作为切除筛窦时的标志，以免损伤危险的颅前窝底部、嗅裂及筛板。

进入鼻腔后，于外侧壁中鼻甲前下部常可见一半圆形隆起处为筛泡，骨壁甚薄，在该处用刮匙背面向上轻轻用压力进入筛窦，然后刮匙向后、向下、向内逐步破裂每个筛窦（图Ⅱ-2-65A）。由于切除筛窦范围的毗邻关系，其顶部为颅前窝的底部，即筛窦危险区，外侧为眶板，后为蝶窦前壁，下为筛骨钩突，内侧为鼻腔黏膜，前为鼻丘（图Ⅱ-2-65B、C）。故刮匙不可向外、向上用力，当向上时不要超过中鼻甲附着处水平太多。清理顶部触及硬骨质且脆薄骨片时，可见白色骨壁即为筛窦顶部，应停止深入，以免穿破筛窦纸板顶部进入颅前窝，或穿破外侧壁进入眶内。

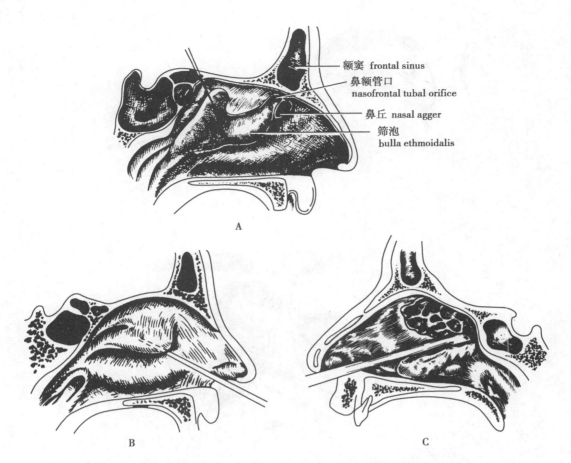

图Ⅱ-2-65　鼻内筛窦切除术入路解剖学示意图
Diagram of the Anatomy of Inlet of Intranasal Ethmoidectomy

A. 中鼻道外侧壁示筛泡位置（lateral wall of middle nasal meatus to show the position of ethmoidal air cells）

B. 以筛窦钩状刮匙破开筛泡骨壁进入筛窦（using an ethmoid curette to enter ethmoid sinus breaking out the bony wall of ethmoidal air cells）

C. 筛窦切除的范围（the limits to exsection of ethmoid sinus）

2. 鼻外筛窦切除术入路（aditus in extranasal ethmoidectomy） 切口起自眉弓内下缘，沿鼻侧作一凹面向外的弧形切口，止于眶下缘水平，长约 20.0mm，中点距内眦约 5.0~6.0mm，深达骨膜（图Ⅱ-2-66A）。需在骨膜下分离软组织、骨膜、泪囊、内眦韧带及眼上斜肌及滑车，深达筛前孔，暴露鼻骨、上颌骨额突、泪骨及筛骨纸板前部（图Ⅱ-2-66B）。分离中注意勿剥破泪囊，勿切断内眦韧带，勿损伤眶骨膜，以免发生眶内感染，也不宜太深以免损伤视神经。

用小骨凿凿开泪囊窝上部的骨壁，或用刮匙在此处稍施压力使骨壁破碎进入筛窦，该处骨壁较薄，扩大骨孔，咬除部分上颌骨额突、额骨鼻部以及筛骨纸板的前部，暴露前组筛窦，再从前向后将所有筛房全部切除（图Ⅱ-2-66C）。

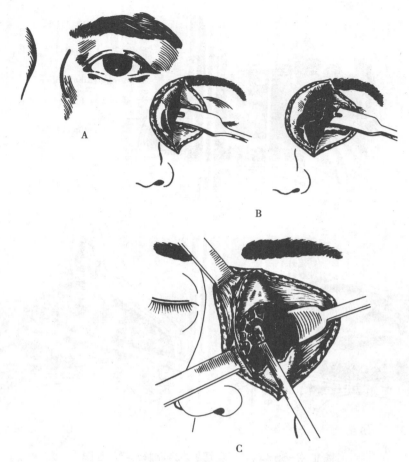

图Ⅱ-2-66　鼻外筛窦切除术入路解剖学示意图
Diagram of the Anatomy of Inlet of External Nasal Ethmoidectomy

A. 切口（incision）

B. 自骨膜下分离软组织（soft tissue separated under periosteum）

C. 自泪囊窝处进入筛窦，除去上颌骨额突、额骨鼻突及筛骨纸板，显露筛房，完全除去
（entering the ethmoid sinus from lacrimal fossa，removal of frontal process of maxilla，nasal process of frontal bone and paper plate to expose air cells and complete removal）

　　3. 经上颌窦筛窦切除术入路（aditus in ethmoidectomy through intramaxillary sinus）　　先行上颌窦根治术，切口须较上颌窦根治术的切口稍长，在尖牙窝上凿成的骨孔也较大，呈梨形，尖端朝向内上方，使上颌窦的前上角得以清楚暴露。避免损伤眶下神经。进入筛窦的主要标志是上颌窦内侧壁的后上角，即上颌窦开口的后上方，此处也为后组筛窦的外下壁，呈三角形，其顶点与上颌窦开口相吻合。用刮匙向上、向内、向后轻压此处骨壁使之破碎即可达后组筛窦气房（图Ⅱ-2-67）。也可改为将上颌窦自然开口扩大，作为进入鼻腔刮除筛窦的进路。由上颌窦后上界至筛迷路顶部的高度约为15.0~16.0mm，但亦应结合每个患者实际深度为宜。清除病变及刮除气房房隔上达中鼻甲根部，向后不要超越下鼻甲附着处的后缘，以免损伤蝶腭动脉。后组筛窦气房全部刮除后，即可窥清蝶窦前壁，用细长咬骨钳将上颌窦内侧壁上的骨性创口逐步向前扩大，开放上颌窦上内角而达鼻丘气房，清除筛骨纸板、眶底与上颌窦壁之间的眶下气房，前组筛窦气房即可暴露，用刮匙伸入，取与眶内壁平行方向，自后向前、从上到下刮除所有前组筛窦气房，注意勿损伤颅底及筛骨纸板（图Ⅱ-2-67A、B）。

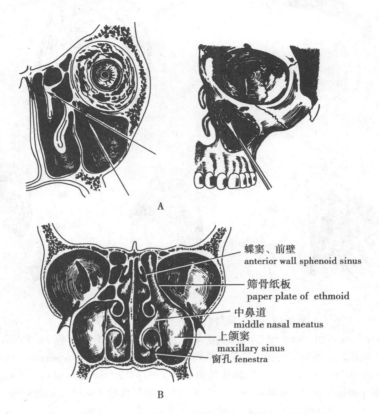

图Ⅱ-2-67　经上颌窦内筛窦切除术入路解剖学示意图

Diagram of the Anatomical Aditus of Transintramaxillary Ethmoidectomy

A. 用刮匙向上、向内、向后轻压骨壁，使之破碎进入筛窦

（passing the bony wall slightly with a curette upwards，inwards and backwards，

and breaking it out to enter the ethmoid sinus）

B. 经上颌窦内筛窦开放术完成后之术腔示意图

（diagram of the operative field after transintramaxillary ethmoidectomy）

（三）额窦的手术入路（Aditus in Operation of Frontal Sinus）

鼻外额窦手术入路，切口始于眉弓下缘中点，沿眶内上缘弯曲向下绕过眼内眦，距眼内眦内侧约 5.0mm~6.0mm，而后向下至鼻骨下缘，切开皮肤及骨膜（图Ⅱ-2-68A）。在骨膜下分离软组织、额窦底部及眶内侧骨膜，眼上斜肌及滑车自眶内侧壁分离时必须小心，避免损伤泪囊、内眦韧带及眼上斜肌，保持以上组织在骨膜外的正常解剖关系，术后恢复正常位置而不致影响视功能。分离骨膜时避免穿孔，以免感染侵入眼眶组织，亦不宜向后、向内分离过深，以免损伤筛前、筛后动脉及视神经。暴露额窦底部与眼眶内侧（图Ⅱ-2-68B）。用小圆骨凿或电钻于额窦底部，相当于眶上壁内角处，凿开一小孔进入窦腔，用咬骨钳经此将底壁咬除扩大（图Ⅱ-2-68C），亦可将前壁凿去一部分（图Ⅱ-2-68D），保留眶上缘骨桥，借以保持眉弓外形，窥视腔内情况，如额鼻管上口及管内黏膜无严重病变切勿损伤，手术至此已基本结束，置一硬硅胶管于额窦内，下端通过已被扩大的额鼻管引出鼻前孔（图Ⅱ-2-68E）。若额鼻管已有明显病变则需进一步刮除筛窦，以探针自鼻腔经额鼻管置入额窦作标志，将额鼻管前面的鼻骨、上颌骨额突及额骨鼻部一部分凿除，即见额泡，为发育的筛窦突入额窦腔内侧处，往往推压额鼻管使之狭窄，使额窦引流不良易患炎症。将额鼻管及泪囊附近的前组筛窦刮除，再切除泪骨及筛骨纸板的前部，以便刮除后组筛窦气房直达蝶窦，但须注意勿损伤在其下方通过的鼻后中隔动脉，将中鼻甲部分或全部切除。

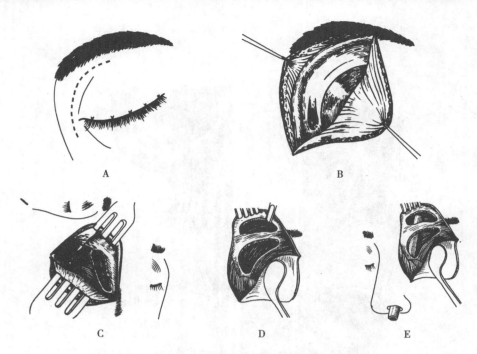

图 II-2-68　鼻外额窦手术入路解剖学示意图
Diagramof the Anatomy of Operative Aditus for Frontal Sinus Outside The Nose

A. 切口（incision）　B. 分离骨膜，显露额窦前壁、底壁及眶内侧壁（separating the periosteum to expose the anterior wall and floor of frontal sinus，and medial orbital wall）　C. 凿除额窦底壁（chisel out the floor of frontal sinus）　D. 凿除额窦部分前壁（chisel out the anterior partial wall of frontal sinus）　E. 术后置入硬硅胶管（put in a hard silcagel tube after operation）

（四）蝶窦的手术入路（Aditus in Operation of Sphenoidal Sinus）

1. **蝶窦穿刺术入路**（aditus in puncture of sphenoidal sinus）　用长鼻窥由前孔进入置于鼻中隔与中鼻甲之间，将中鼻甲推向外侧，暴露蝶窦前壁，用蝶窦穿刺针，经鼻腔向后斜向上与鼻腔底部呈 30°角的方向，直达蝶窦前壁，从前鼻棘到蝶窦前壁，中国人平均为 58.5mm（50.0~60.0 mm），稍施压力即可刺入窦腔（图 II-2-69）。

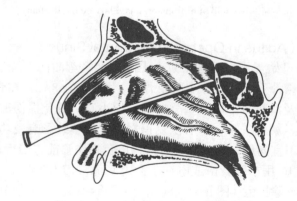

图 II-2-69　蝶窦穿刺入路示意图
Diagram of the Puncture Aditus of Sphenoid Sinus

2. **鼻内蝶窦手术入路**（aditus in operation of intranasal sphenoid sinus）　用长鼻窥置于鼻中隔与中鼻甲间，将中鼻甲从根部向外侧加以骨折或切除中鼻甲后段，先作鼻中隔黏膜下切除术，用蝶窦咬骨钳伸入将外侧部的后组筛窦部分切除便可充分暴露蝶窦前壁。蝶窦前壁分两部，即筛窦部（外侧被筛窦遮住的一部分）及鼻腔部（露在鼻腔的内侧部分）。筛窦部与鼻腔部的比例约为 5：3。要切除全部蝶窦前壁，必先将后组筛窦内侧壁及部分筛窦切除。再向下、向内、向外咬除大部分蝶窦前壁，使呈狭长纵形开口（图Ⅱ-2-70）。咬除前骨壁时应注意下壁与前壁交界处不可咬去，因下外角处的黏膜内有蝶腭动脉支，以免引起大出血；在蝶窦的外上角有视神经管也应谨慎操作。

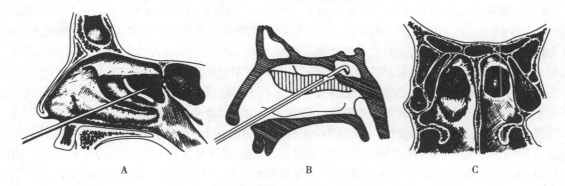

图Ⅱ-2-70　鼻内蝶窦手术入路解剖学示意图
Diagram of the Anatomy of Inlet of Intranasal Sphenoidectomy
A. 咬除蝶窦前壁（snapping out the anterior wall of sphenoid sinus）　　B. 继续扩大蝶窦腔（dilating continuously the cavity of
sphenoid sinus）　　C. 除去前壁后之蝶窦（sphenoid sinus after removing the anterior wall）

四、鼻内镜鼻窦手术 Operation of Paranasal Sinus with Nasoscope

　　鼻息肉、鼻窦炎是鼻科常见的疾病，传统的手术是经前鼻镜下进行，手术大面积地破坏筛窦和中鼻甲黏膜，但又不易进行扩大额窦、上颌窦自然开口的功能性手术，亦不能直视窥清全部筛窦及其毗邻的各个鼻窦的关系，更无法进行彻底的病变切除，如进行广泛性彻底的切除，往往易发生一些严重的并发症，故举步维艰。20世纪60年代初，开拓了鼻内镜手术，使鼻窦外科进入新的发展时期，受到从事鼻科学者极大的重视。近年来成功地将此项手术用于幼儿及儿童。长期观察的结果表明，此种手术成功率高达70%~75%。因此适应证也不断扩大，对鼻腔、鼻窦的CT及MRI有可疑阳性所见或不能解释所有症状时，都可进行鼻内镜检查。曾有报导用内镜检查发现原发于鼻腔、鼻窦小的肿瘤的早期病例，除进行鼻甲部分切除，清除鼻窦炎的病变，开放各鼻窦自然开口，切除全组筛窦及鼻息肉外，还可进行眼眶内侧壁骨折以及鼻泪管损伤的修复，颅外视神经减压及脑脊液漏的修补手术。

　　鼻腔、鼻窦内镜手术的优点为损伤小，出血少，面部无切口。使用0°、30°、45°、70°等各种不同的角度的内镜可窥清各个鼻窦的自然开口，如上颌窦（图Ⅱ-2-71）暴露窦内较好，且能较好地保留鼻腔、鼻窦的生理功能。

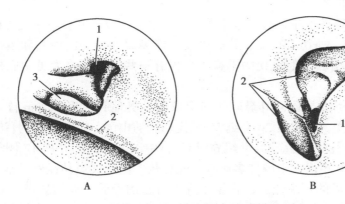

图Ⅱ-2-71　鼻内镜下示上颌窦开口
Showing the Opening of Maxillary Sinus with Nasal Endoscope
A：1. 上颌窦开门（opening of maxillary sinus）　2. 黏膜皱襞（mucous plica）　3. 黏液（mucus）
B：1. 狭窄的上颌窦开口（strictured opening of maxillary sinus）　2. 黏膜（mucosa）

（一）鼻内镜手术（Operation with Nasal Endoscope）

从临床实用过程中，须注意解剖学中某些局部的重要结构。

1. 前组筛房和前上组筛房（ethmoidal cells of anterior and anterosuperior group） 基础研究和临床实践均认为上颌窦、额窦的炎症，主要是筛窦炎引起。其中又以前组筛窦炎最为重要。气流进入鼻腔后，首先冲击的是中鼻甲和中鼻道前端，此处受尘埃、污染颗粒、变应原或病原体的攻击，其中特别是前组筛窦。前组筛窦炎发生后，向上经额鼻管向额窦侵犯，向后可引起后组筛窦炎或蝶窦炎，向外经上颌窦开口侵犯上颌窦。如有筛窦炎存在，必须行功能性筛窦手术，手术范围从前筛房扩大到中筛房或开放上颌窦开口。由于手术时位置关系往往遗漏前上组筛房，因此易引起炎症及息肉再复发，手术不彻底。

2. 中筛房、前上组筛房（ethmoidal cells of middle and anterosuperior group） 位于前颅底，有时甚至进入颅前窝。其内侧壁往往位于鸡冠旁，很薄，是脑脊液鼻漏和颅内感染的易发部位，因此手术应尽量靠外侧。一般前颅底的骨板处呈淡黄色，筛窦的骨质呈白色应予区别。此处的重要解剖标志是沿颅底行走的筛前动脉（见图Ⅰ-2-35、图Ⅱ-2-24），它是提示上界的重要标志。

3. 中鼻甲上端附着部（attachment of superior extremity of middle concha） 中鼻甲上端附着于前颅底，其外侧为纸样板，内侧为中筛房的顶部。手术中应保留中鼻甲上端作为标志，手术应靠内侧进行。

（二）手术方式（Modes of Operation）

1. 功能性筛窦手术入路（aditus in operation of functional ethmoidal cells） 切口采用中鼻道前端L形切口，分离黏膜后暴露中鼻道骨质，切除钩突进筛漏斗并切除筛泡，将中筛泡稍加扩大到达筛窦顶部，即中鼻甲上端附着部。此处常可见到位于前、中筛房沿颅底行走的筛前动脉，是前组筛窦切除术中指示上界的重要标志（见图Ⅱ-2-65B）。依此上界为标志，向前彻底切除全部前筛房达额窦内侧面，扩大额鼻管开口。

2. 全组筛窦切除术及毗邻窦口开放入路（aditus in total ethmoidectomy and open the orifices of neighboring sinus） 首先摘除鼻息肉及切除部分中鼻甲，按前法切除前、中组筛房再进入后组筛房，清除筛房后可暴露整个纸样板和蝶窦前壁，此处后组筛房外上壁处为视神经外口，注意勿损伤。术腔上部应是中鼻甲上端附着部内侧的前颅底，呈清黄色或灰白色，外侧为纸样板，内侧为残余的中鼻甲，向前达到额突内侧面，向后达蝶窦前壁，检查蝶窦、上颌窦、额窦开口，如堵塞则应开放窦口。

3. 全蝶筛切除术入路（aditus in total ethmoidectomy and sphenoidectomy） 在上述手术基础上全面开放蝶窦前壁，使蝶窦、筛窦形成一个术腔，或先从中鼻甲后端入路，打开蝶窦前壁，以蝶窦上壁水平作为筛窦切除的上界限，以蝶窦外侧壁为标志作为筛窦切除的外界限，从里向外切除全部筛房。

五、鼻神经外科学 Surgery of Nasal Nerves

鼻神经外科学是近二十年来正在兴起的边缘学科。它主要是以研究鼻—颅交界的局部解剖部位和该处脑神经发生的先天畸形、外伤、感染、肿瘤以及功能障碍等疾病的诊断和治疗，为临床各科互相渗透正在迅速发展，并已引起人们重视的学科。故也有一些学者称之为鼻颅底外科学或前颅底外科学。

尽管在1973年威尼斯第10届国际耳鼻咽喉科会议上，奥地利医生Burian首先提出鼻神经外科学这一名词，并为大家所接受。其实在20世纪50年代初期的中国，以孙鸿泉为代表已提出了经鼻入路垂体术，是中国鼻神经外科的开端。20世纪60年代，中国卜国铉等开展17例经鼻入路治疗蝶鞍内肿瘤手术。进入20世纪70年代在中国许多医院，先后较广泛开展鼻神经外科学。由于近十多年来科技日益进步，外科手术手段的不断改进，积累了许多有益的经验。如经蝶窦切除鞍内肿瘤（tumor through sphenoid sinus）、脑脊液鼻漏、视神经减压术等等，为鼻颅边缘性疾病得到有效的治疗，展示了良好的前景。

鼻神经外科学按其所涉及的病种，就其局部解剖可分为四类。

（一）颅前窝骨性疾病（Bony Diseases of Anterior Cranial Fossa）

它向上侵入颅内，向下蔓延到鼻腔、鼻窦，如额窦、筛窦、蝶窦骨折及感染，骨纤维组织异常增殖症，骨母细胞瘤，各类骨瘤，骨髓炎等。

（二）侵入鼻部的颅内疾病（Intracranial Diseases Invading Nose）

其包括先天性脑膜脑膨出，脑垂体瘤，颅咽鼻部视神经胶质瘤，脊索瘤，嗅沟脑膜瘤，颈内动脉性假动脉瘤侵入蝶窦等。

（三）侵入颅底和颅内的鼻部疾病（Nasal Diseases Invading the Base of Skull and Intracranium）

其包括各种鼻源性颅内并发症，侵袭型真菌病，额、筛窦黏膜下囊肿，鼻咽纤维血管瘤，外鼻皮样囊肿侵入颅内，侵入颅内的鼻息肉，鼻硬结症，额窦、筛窦良性或恶性肿瘤，嗅神经母细胞瘤等。

（四）鼻颅间关系密切的脑神经疾病（Cranial Nerve Diseases Closely Related between Nose and Skull）

如视神经管骨折，三叉神经痛以及与血管运动性鼻炎有关的翼管神经和筛前神经切断术等。

六、经蝶窦，蝶鞍内肿瘤的手术入路 Aditus in Operation of Intrasellar Tumor through Sphenoid Sinus

目前国内外常用的手术入路大致可分为三类。

（一）外鼻切口手术入路（Aditus in Operation with External Nasal Incision）

自鼻根略高于内眦平面作一横切口，其左端转向外鼻左患侧，切开左侧鼻翼，翻转鼻部软组织，用平凿将额鼻缝处横行凿断，再往左、右鼻孔凿断两侧上颌骨额突，向上与鼻骨的断端相接（图Ⅱ-2-72A、B）。然后横行切断鼻小柱下缘，由此向上剪断鼻中隔（图Ⅱ-2-72C），最后将整个外鼻及一部分鼻中隔翻转向右侧，梨状孔即全部暴露，其上端亦因上颌骨额突的凿断而被扩大（图Ⅱ-2-72D）。

在手术显微镜放大直视下，于鼻中隔后半部的断端行黏膜下切除术，保留靠近鼻尖部的鼻中隔软骨，充分去除筛骨正中板及大部分犁骨，直到能看清蝶窦前壁及其咀部（图Ⅱ-2-72E）。凿开蝶窦前壁并除去咀部骨质，若有骨隔亦应除去，使蝶窦底部完全暴露。

细心凿开蝶鞍底部的骨质，用咬骨钳或刮匙扩大窗口，使呈椭圆形，前后径约25.0mm，左右径约20.0mm，若遇鼻腔狭窄，可将一侧或双侧中鼻甲折向两旁以扩大术野（图Ⅱ-2-72F）。在切开鞍底硬脑膜前，须用细长针头向鞍内试穿刺，以便鉴别鞍内肿瘤是否属囊肿，若鞍内有动脉瘤则穿刺为最后确诊的机会（图Ⅱ-2-72G）。手术应到此停止。

硬脑膜可纵行切开或作十字形切开，若肿瘤为囊肿性，可将硬脑膜切成"冂"形，将此瓣膜向鞍内翻转，以便长期引流（图Ⅱ-2-72H）。切开脑膜后蝶鞍内肿瘤即因颅内压力作用而向蝶窦内膨出，可用小圆头组织钳、刮匙及吸引器将肿瘤刮除或于肿瘤包膜周围剥离，将肿瘤与其包膜一同取出（图Ⅱ-2-72I）。因垂体（脑垂体）附近的鞍隔、海绵窦、蒂部及下丘脑下部皆为重要结构，故操作时绝对禁用锐器和暴力。

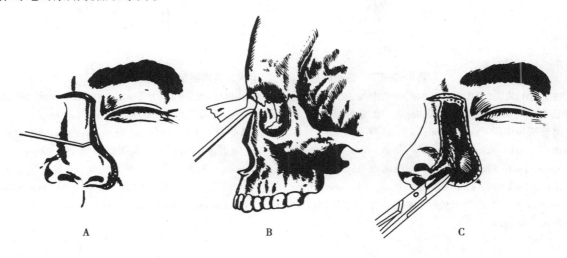

A   B   C

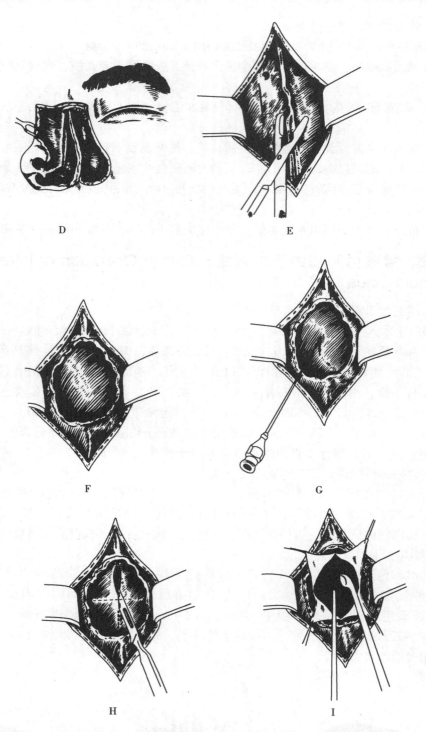

图 Ⅱ-2-72　蝶窦肿瘤外鼻切口手术入路解剖学示意图
Diagram of the Anatomy of Operative Aditus of External Nasal Incision for Tumor in Sphenoid Sinus

A. 外鼻部切口（external nasal incision）　　B. 凿断两侧上颌骨额突（chiseling out the bilateral frontal processal of maxillae）
C. 从底部剪断鼻中隔（nasal septum sheared from base）　　D. 外鼻及鼻中隔上半部翻向右侧（turn over the external nose and upper half of nasal septum to right side mucoperiosteum）　　E. 用咬骨钳除去鼻中隔骨部，暴露蝶窦前壁（bony part of nasal septum resected with a bone rongeur to expose the anterior wall sphenoid sinus）　　F. 凿除蝶窦前壁及后壁，显露肿瘤（chisel out the anterior and posterior walls of sphenoid sinus to expose the tumor）　　G. 用长针穿刺探查肿瘤（exploration tumor with a long needle puncture）　　H. 将肿瘤处硬脑膜作"十"字形切口（making a crossed incision on dura mater in tumor site）　　I. 显露肿瘤（exposing the tumor）

（二）鼻内切口手术入路（Aditus in Operation with Intranasal Incision）

在左侧鼻腔中隔切开，可增加切断鼻小柱切口（图Ⅱ-2-73A），翻起鼻小柱，逐层切开直达鼻中隔软骨膜下，由四方软骨前缘切开软骨膜，注意勿穿破入鼻腔，以鼻骨剥离器逐步广泛游离两侧鼻中隔及黏膜和黏骨膜瓣，从鼻中隔软骨和骨面分开，向下达鼻底，向后至蝶窦前壁（图Ⅱ-2-73B）。暴露蝶窦前壁。在分离过程中，应注意软骨或骨的接缝处，尤其是上颌骨嵴与鼻中隔软骨接缝处的黏膜最易撕裂，可用小刀在上颌骨嵴上缘切开骨膜再继续分离。用长鼻窥镜撑开两侧中隔黏膜骨膜及骨膜瓣，除去中隔支架组织，取出四方软骨，凿除部分犁骨及筛骨垂直板，向外侧骨折两侧中鼻甲（图Ⅱ-2-73C、D）。

在手术显微镜下找到蝶窦开口，用小型特制骨凿，除去蝶咀及窦前壁的骨质，并以小型蝶窦咬骨钳扩大，蝶窦内骨隔亦需咬除，剥离窦内黏膜，充分暴露鞍底壁。先经窥器放入探针至鞍底。在X线显像电视机和手术显微镜放大直视下，认清探针所在位置，调整到鞍底定位准确后，在探针所指部位凿除鞍底骨质，并以咬骨钳扩大，充分暴露肿瘤处的硬脑膜（图Ⅱ-2-73E）。

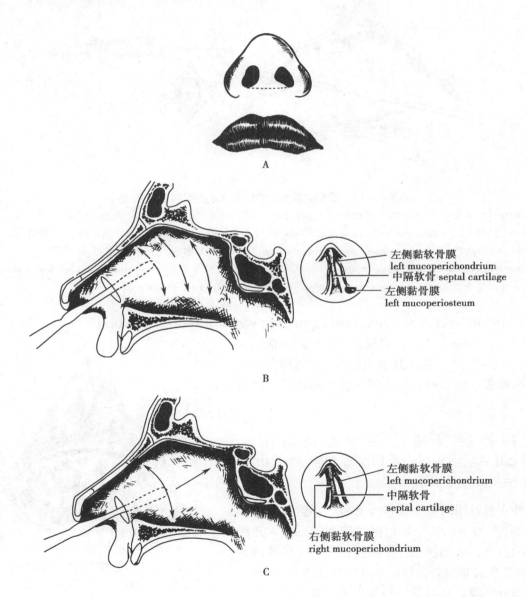

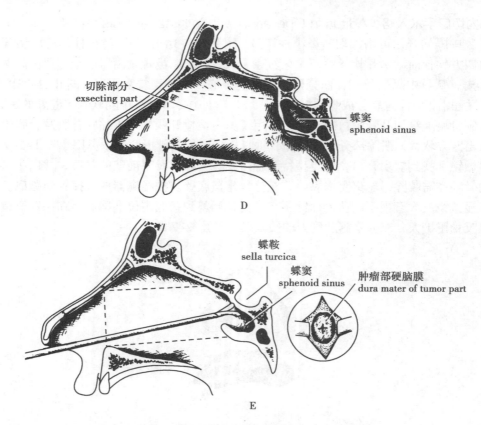

切除部分
exsecting part

蝶窦
sphenoid sinus

D

蝶鞍
sella turcica

蝶窦
sphenoid sinus

肿瘤部硬脑膜
dura mater of tumor part

E

图Ⅱ-2-73　蝶窦肿瘤鼻内切口手术入路解剖学示意图
Diagram of the Anatomy of Operating Inlet of Intranasal Incision for Sphenoid Sinus Tumor
A. 虚线示鼻小柱切口（showing the incision on nasal columella with a detted line）　B. 分离中隔左侧黏软骨膜及黏骨膜
（separating the left septal mucoperichondrium and mucoperiosteum）　C. 分离中隔两侧黏软骨膜及黏骨膜（separating both
sides septal mucoperichondrium and mucoperiosteum）　D. 切除中隔软骨及骨质部（exsecting septal cartilage and bony part）
E. 开放蝶窦前壁及蝶鞍底壁（opening anterior wall of sphenoid sinus and floor sella turcica）

（三）口内切口手术入路（Aditus in Operation with Intra-oral Incision）

　　于上唇龈沟上 3mm 水平，双侧第二尖牙间作横切口
直达骨质（图Ⅱ-2-74）。按上述鼻内切口手术进路方法相
同，游离两侧鼻中隔黏膜，切除部分鼻中隔软骨，暴露
蝶窦前壁。

七、视神经管减压手术入路解剖学 Anatomical Approach of Optic Nerve Canal Decompression Surgery

　　颅脑外伤患者同时发生视神经管骨折导致视力障碍
或失明者约占 7% ~10%，采用保守疗法效果差，开展
手术减压的方法，效果满意。一般有：①神经外科的开
颅进路，由于患者多有外伤性脑水肿而使视野受到限制，
减压很难充分完成，同时又容易发生术后并发症；②眼
科的眶内进路，也很难对视神经充分减压；③耳鼻喉科
的鼻窦进路，能进行充分减压手术，所以耳鼻喉科医师
有条件进行这一手术。

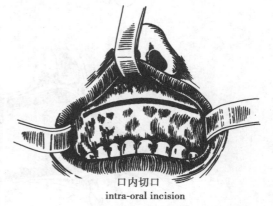

口内切口
intra-oral incision

图Ⅱ-2-74　蝶窦肿瘤口内切口手术入路解剖
学示意图：口内切口
Diagram of the Anatomy of Operative
Aditus of Intra-oral Incision for Tumor of
Sphenoid Sinus

（一）视神经和视神经管外科解剖学（Surgical Anatomy of Optic Nerve and Canal）

视神经全程可分为：①颅内段；②视神经管段；③眶内段三部分，全长约 35.0~50.0mm。颅内段有颅骨和脑组织保护，一般不易损伤。眶内段也称球后段，位于眶内深部，周围有脂肪保护且有活动余地，故损伤机会也少。唯有视神经管段最易受损伤，该段外口距内眦约 45.0~50.0mm，而管长短不等，短者仅 5.5mm，长者约 11.5mm，其内侧即为蝶窦外上侧壁，其下方为颈内动脉管，视神经周围有硬膜延伸形成的鞘膜，眼动脉在视神经管的外下方进于鞘膜内。

（二）视神经管减压手术入路（Operating Aditus of Optic Canal Decompression Surgery）

于患眼侧，在眉下部眶上内角起，沿鼻骨向下、向外进行，距内眦 10.0mm 左右，沿眶内缘作 20.0mm 长的半圆形切口，直达骨膜（图Ⅱ-2-75A）。分离皮下组织向外侧牵开眼内软组织，暴露内眶上缘、眶内壁、鼻骨、泪囊窝、筛骨纸板前部和上颌骨额突（图Ⅱ-2-75B）。暴露并结扎筛前、后动脉，用电钻在泪囊窝薄骨处磨一骨孔（图Ⅱ-2-75C）。用骨钳逐步扩大，在眶上缘下，向上、向外咬去额窦底壁和筛骨纸板前部，刮除前、后筛房直达蝶窦前壁（图Ⅱ-2-75D）。

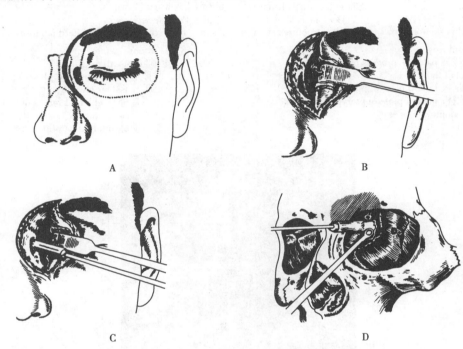

A　　　　　　　　　　　　　B

C　　　　　　　　　　　　　D

图Ⅱ-2-75　视神经管减压术手术入路解剖学示意图
Diagram of the Anatomy of Decompression Inlet of Optic Canal

A. 自眶上缘内侧，沿鼻骨向下、向外作弧线切口（an arc incision from medial supraorbital margin,along the nasal bone downwards and outwards）　　B. 骨膜下剥离，显露上颌骨额突、泪囊窝、筛骨纸板及筛前动脉（stripping from subperiosteum to expose the frotal process of maxilla,lacrimal fossa,ethmoidal paper plate and anterior ethmoidal artery）　　C. 结扎筛前动脉，用电钻钻开泪囊窝骨部（ligating the anterior ethmoidal artery to bore the bony part of fossa of lacrimal sae with an electrical drill）
D. 咬开蝶窦前壁（snapping out the anterior wall of sphenoidal sinus）

在手术显微镜放大的直视下，开放蝶窦，寻找颈内动脉向窦内压迹即视神经管隆突（optic tubercle），该处为重要手术标志，视神经就位于其上方，去除骨管和骨折碎片，全程开放视神经管，切除视神经鞘膜，注意勿损伤眼动脉。

（姚良忠）

八、临床鼻腔和鼻窦 CT 解剖学 Clinical CT Anatomy of Nasal Cavity and Nasal Sinus

1. 横断位（axial images）　　图像的左右两半分别采用骨窗和软组织窗，即同一层图像的两部分分别采用适用于观察骨骼和软组织的窗宽／窗位（图Ⅱ-2-76~ 图Ⅱ-2-88）。

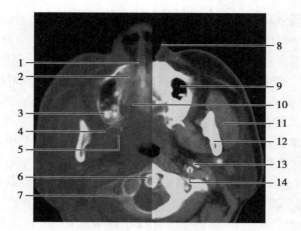

图Ⅱ-2-76 CT影像 上颌窦底部层面
Slice through Inferior Wall of Maxillary Sinus
该层面主要显示上颌窦底部、硬腭等结构
This section shows mainly the structures such as the bottom of maxillary sinus and hard palate etc.

1. 鼻嵴 nasal ridge
2. 上颌骨腭突 palatine process of maxilla
3. 牙根 root of tooth
4. 翼突外侧板 lateral plate of pterygoid process
5. 翼突内侧板 medial plate of pterygoid process
6. 齿状突 odontoid process
7. 环椎 atlas

8. 鼻翼 nasal wing
9. 上颌窦 maxillary sinus
10. 腭骨水平板 horizontal plate of palate bone
11. 咬肌 masseter muscle
12. 下颌骨外支 external ramus of mandible bone
13. 茎突 styloid process
14. 颈内动脉 internal carotid artery

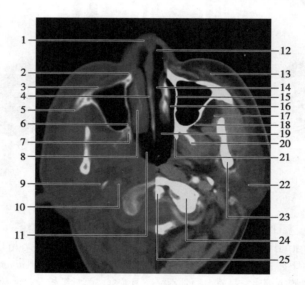

图Ⅱ-2-77 CT影像 上颌窦下部层面
Slice through Inferior Part of Maxillary Sinus
本层面主要显示上颌窦下部、尖牙窝、下鼻甲等结构
This section shows mainly the structures such as the inferior part of maxillary sinus，canine fossa and inferior nasal concha etc.

1. 鼻翼 nasal wing
2. 上颌骨额突 frontal process of maxillary bone
3. 上颌窦前壁 anterior wall of maxillary sinus
4. 鼻中隔 nasal septum
5. 颧骨 zygomatic bone
6. 腭大孔 greater palatine foramen
7. 腭小孔 lesser palatine foramen
8. 下鼻甲 inferior nasal concha
9. 茎突 styloid process
10. 颈内动脉 internal carotid artery
11. 鼻咽 nasopharynx
12. 鼻前庭 nasal vestibule
13. 颊部软组织 soft tissue of cheek

14. 鼻腔 nasal cavity
15. 上颌窦内侧壁 medial wall of maxillary sinus
16. 下鼻道 inferior nasal meatus
17. 颞下窝 infratemporal fossa
18. 上颌窦后壁 posterior wall of maxillary sinus
19. 后鼻孔 choana
20. 翼突外侧板 lateral plate of pterygoid process
21. 翼突内侧板 medial plate of pterygoid process
22. 腮腺 parotid gland
23. 下颌骨外支 external ramus of mandible bone
24. 环椎 atlas
25. 齿状突 odontoid process

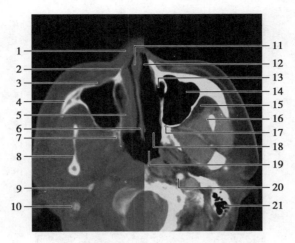

图Ⅱ-2-78　CT 影像 眶下孔层面

Slice through Infraorbital Foramen

本层面主要显示眶下孔、翼腭窝下部等结构

This section shows mainly the structures such as the infraorbital foramen and the inferior part of pterygopalatine fossa etc.

1. 鼻翼 nasal wing
2. 上颌骨额突 frontal process of maxilla
3. 眶下孔 infraorbital foramen
4. 颧骨 zygomatic bone
5. 下鼻甲 inferior turbinate
6. 鼻中隔骨部 bony nasal septum
7. 蝶骨翼突 pterygoid process of sphenoid bone
8. 下颌支 ramus of mandible bone
9. 茎突 styloid process
10. 乳突尖 apex of mastoid process
11. 鼻中隔软骨部 cartilaginous nasal septum

12. 鼻前庭 nasal vestibule
13. 下鼻道 inferior meatus
14. 上颌窦 maxillary sinus
15. 上颌窦后脂肪间隙 retrogenyantrum fatty space
16. 颞下窝 infratemporal fossa
17. 翼腭窝 pterygopalatine fossa
18. 后鼻孔 choana
19. 鼻咽 nasopharynx
20. 颈内动脉 internal carotid artery
21. 乳突气房 air cells of mastoid process

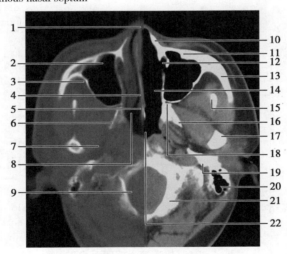

图Ⅱ-2-79　CT 影像 鼻泪管开口层面

Slice through Opening of Nasolacrimal Duct

本层面主要显示鼻泪管下口、眶下管等结构

This section shows mainly the structures such as the inferior opening of nasolacrimal duct and infraorbital canal etc.

1. 鼻翼 nasal wing
2. 上颌窦 maxillary sinus
3. 上颌窦后脂肪间隙 retrogenyantrum fatty space
4. 鼻中隔 nasal septum
5. 犁骨 vomer
6. 蝶骨翼突 pterygoid process of sphenoid bone
7. 咽旁间隙 parapharyngeal space
8. 后鼻孔 choana
9. 枕大孔 foramen magnum
10. 上颌骨额突 frontal process of maxilla
11. 眶下管 infraorbital canal

12. 鼻泪管下口 opening of nasolacrimal duct
13. 颧弓 zygomatic arch
14. 下鼻道 inferior nasal concha
15. 下颌骨冠突 coronoid process of mandible
16. 蝶骨翼突外侧板 lateral plate of pterygoid process
17. 下颌骨髁状突 condylar process of mandible
18. 翼腭窝 pterygopalatine fossa
19. 茎突 styloid process
20. 乳突气房 air cells of mastoid process
21. 枕骨 occipital bone
22. 鼻咽 nasopharynx

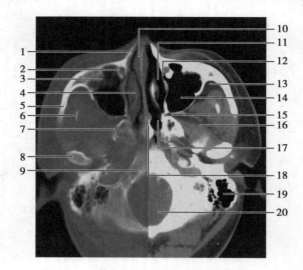

图Ⅱ-2-80　鼻泪管层面 CT 影像

CT Image of Slice through Nasolacrimal Duct

本层面主要显示鼻泪管、眶下管、中鼻甲等结构

This section shows mainly the structures such as nasolacrimal duct，infraorbital canal and middle nasal concha etc.

1. 上颌骨额突 frontal process of maxillary bone
2. 鼻泪管 nasolacrimal duct
3. 眶下管 infraorbital canal
4. 中鼻甲 middle nasal concha
5. 颧弓 zygomatic arch
6. 下颌骨冠突 coronoid process of mandible
7. 蝶骨翼突 pterygoid process of sphenoid bone
8. 下颌骨髁状突 condylar process of mandible
9. 枕骨斜坡 clivus
10. 鼻中隔 nasal septum

11. 中鼻道 middle nasal meatus
12. 钩突 uncinata process
13. 上颌窦后脂肪间隙 retrogenyantrum fatty space
14. 上颌窦 maxillary sinus
15. 翼腭窝 pterygopalatine fossa
16. 颞下窝 infratemporal fossa
17. 后鼻孔 choana
18. 犁骨 vomer
19. 乳突气房 air cells of mastoid process
20. 枕骨大孔 foramen magnum

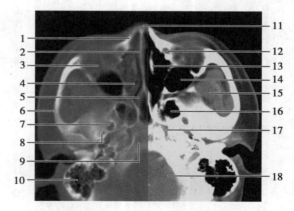

图Ⅱ-2-81　鼻泪管上部层面 CT 影像

CT Image of Slice through Superior Part of Nasolacrimal Duct

本层面主要显示鼻泪管、钩突、眶下管、上颌窦上部等结构

This section shows mainly the structures such as nasolacrimal duct，uncinate process，infraorbital canal and upper part of maxillary sinus etc.

1. 上颌骨额突 frontal process of maxillary bone
2. 鼻中隔 nasal septum
3. 眶下管 infraorbital canal
4. 上鼻甲（气化）（pneumatic）superior nasal concha
5. 蝶骨嵴（气化）（pneumatic）crista sphenoidalis
6. 颧弓 zygomatic arch
7. 卵圆孔 oval foramen
8. 棘孔 spinous foramen
9. 枕骨斜坡 clivus
10. 乳突 mastoid process

11. 鼻骨 nasal bone
12. 鼻泪管 nasolacrimal duct
13. 中鼻甲 middle nasal concha
14. 上颌窦 maxillary sinus
15. 颞下窝 infratemporal fossa
16. 蝶骨大翼气化（蝶窦）（pneumatic）greater wing of sphenoidal bone（part of sphenoidal sinus）
17. 破裂孔 foramen lacerum
18. 枕大孔 foramen magnum

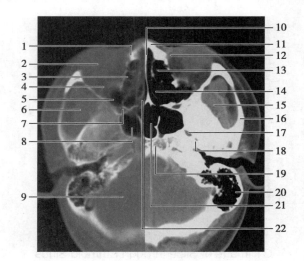

图Ⅱ-2-82　泪囊窝层面 CT 影像

CT Image of Slice through Fossa of Lacrimal Sac

本层面主要显示泪囊窝、筛泡、上鼻甲等结构

This section shows mainly the structures such as the fossa for lacrimal sac，ethmoidal bulla and superior nasal concha etc.

1. 上颌骨额突 frontal process of maxillary bone
2. 眼球 eyeball
3. 筛泡 ethmoid bulla
4. 眶下管 infraorbital canal
5. 上颌窦 maxillary sinus
6. 颞下窝 infratemporal fossa
7. 翼腭窝 pterygopalatine fossa
8. 蝶窦 sphenoidal sinus
9. 颅后窝 posterior cranial fossa
10. 鼻中隔 nasal septum
11. 鼻骨 nasal bone
12. 泪囊窝 fossa of lacrimal sac
13. 钩突 uncinate process
14. 上鼻甲（气化）（pneumatic）superior nasal concha
15. 蝶骨大翼 greater wing of sphenoidal bone
16. 蝶鳞缝 sphenosquamosal suture
17. 卵圆孔 oval foramen
18. 棘孔 spinous foramen
19. 枕骨斜坡 clivus
20. 乳突 mastoid process
21. 蝶窦分隔 septum of sphenoid sinus
22. 蝶筛隐窝 sphenoethmoidal recess

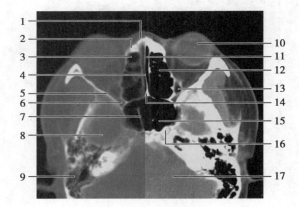

图Ⅱ-2-83　上颌窦上部层面 CT 影像

CT Image of Slice through Superior Part of Maxillary Sinus

本层面主要显示上颌窦顶部、筛泡、眶下裂、筛窦下部、蝶窦下部等结构

This section shows mainly the structures such as the top of maxillary sinus，ethmoidal bulla，inferior orbital fissure，inferior parts of ethmoidal sinus and sphenoidal sinus etc.

1. 鼻骨 nasal bone
2. 上颌骨额突 frontal process of maxillary bone
3. 筛泡 ethmoid bulla
4. 鼻中隔 nasal septum
5. 眶下裂 inferior orbital fissure
6. 翼腭窝 pterygopalatine fossa
7. 蝶窦间隔 septum of sphenoidal sinus
8. 颅中窝 middle cranial fossa
9. 乳突气房 air cells of mastoid process
10. 眼球 eyeball
11. 鼻腔 nasal cavity
12. 筛窦 ethmoid sinus
13. 上颌窦上部 superior part of maxillary sinus
14. 蝶骨嵴 crista sphenoidalis
15. 蝶窦 sphenoidal sinus
16. 颈内动脉 internal carotid artery
17. 颅后窝 posterior cranial fossa

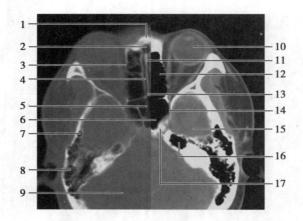

图Ⅱ-2-84　筛窦层面 CT 影像
CT Image of Slice through Ethmoid Sinus
本层面主要显示筛窦中部、鼻丘、嗅裂、眼眶中部、蝶窦等结构
This section shows mainly the structures such as the middle part of ethmoidal sinus，nasal agger，olfactory cleft，middle part of orbit and sphenoidal sinus etc.

1. 额骨鼻突 nasal process of frontal bone
2. 鼻丘气房 air cell of nasal agger
3. 筛骨纸板 lamina papyracea
4. 嗅裂 olfactory cleft
5. 蝶窦间隔 septum of sphenoidal sinus
6. 蝶窦 sphenoidal sinus
7. 颞骨鳞部气房 air cells of squamous part of temporal bone
8. 乳突 mastoid process
9. 颅后窝 posterior cranial fossa
10. 眼球 eyeball
11. 鼻中隔 nasal septum
12. 筛窦 ethmoid sinus
13. 蝶骨嵴 crista sphenoidalis
14. 眶尖 orbital apex
15. 颅中窝 middle cranial fossa
16. 岩尖气房 air cells of petrous apex
17. 颈内动脉 internal carotid artery

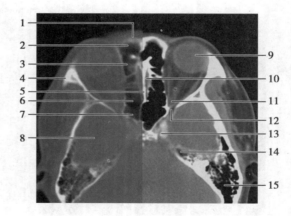

图Ⅱ-2-85　筛窦上部层面 CT 影像
CT Image of Slice through Superior Part of Ethmoid Sinus
本层面主要显示筛窦上部、额窦下部、眶上裂、海绵窦等结构
This section shows mainly the structures such as the superior part of ethmoidal sinus，inferior part of frontal sinus，superior orbital fissure and cavernous sinus etc.

1. 额骨鼻突 nasal process of frontal bone
2. 额窦 frontal sinus
3. 前组筛窦 anterior ethmoidal cells
4. 颧骨眶突 orbital process of zygomatic bone
5. 鸡冠 crista galli
6. 后组筛窦 posterior ethmoidal cells
7. 蝶窦 sphenoidal sinus
8. 颅中窝 middle cranial fossa
9. 眼球 eyeball
10. 筛凹（颅前窝底）ethmoid fovea
11. 眶尖 orbital apex
12. 眶上裂 supraorbital fissure
13. 颈内动脉（海绵窦段）internal carotid artery
14. 岩尖 petrous apex
15. 乳突 mastoid process

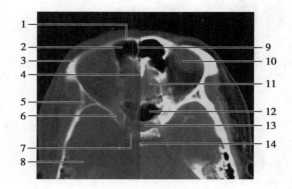

图Ⅱ-2-86　额窦下部层面 CT 影像
CT Image of Slice through Inferior Part of Frontal Sinus
本层面主要显示额窦下部、颅前窝底等结构
This section shows mainly the structures such as the inferior part of frontal sinus and bottom of anterior cranial fossa etc.

1. 额窦前壁 anterior wall of frontal sinus
2. 额窦 frontal sinus
3. 额骨颧突 zygomatic process of frontal bone
4. 鸡冠 crista galli
5. 蝶骨大翼 greater wing of sphenoid bone
6. 蝶骨小翼 lesser wing of sphenoid bone
7. 鞍背 dorsum sellae

8. 颅中窝 middle cranial fossa
9. 额窦中隔 septum of frontal sinus
10. 眼球 eyeball
11. 颅前窝 anterior cranial
12. 蝶窦 sphenoidal sinus
13. 蝶鞍 sella turcica
14. 基底动脉 basilar artery

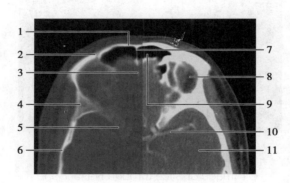

图Ⅱ-2-87　额窦中部层面 CT 影像
CT Image of Slice through Middle Part of Frontal Sinus
本层面主要显示额窦中部、眼眶顶部、颅前窝等结构
This section shows mainly the structures such as the middle part of frontal sinus，top of orbit and anterior cranial fossa etc.

1. 额窦前壁 anterior wall of frontal sinus
2. 眶上切迹 supraorbital notch
3. 鸡冠 crista galli
4. 蝶骨大翼 greater wing of sphenoid bone
5. 蝶骨小翼 lesser wing of sphenoid bone
6. 颞骨鳞部 squamous part of temporal bone

7. 额窦中隔 septum of frontal sinus
8. 眼眶上部 superior part of obit
9. 额窦 frontal sinus
10. 大脑中动脉 middle cerebral artery
11. 颅中窝 middle cranial fossa

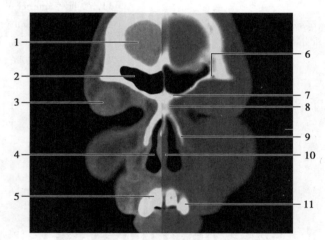

图 Ⅱ−2−88　额窦上部层面 CT 影像

CT Image of Slice through Superior Part of Frontal Sinus

本层面主要显示额窦上部及颅前窝等结构

This section shows mainly the structures such as the superior part of frontal sinus and anterior cranial fossa etc.

1. 额窦前壁 anterior wall of frontal sinus
2. 额骨 frontal bone
3. 额窦内骨嵴 bony ridge of frontal sinus
4. 额窦中隔 septum of frontal sinus
5. 额窦 frontal sinus
6. 颅前窝 anterior cranial fossa
7. 额窦后壁 posterior wall of frontal sinus

2. 冠状位（coronal images）　图像的左右两半分别采用软组织窗和骨窗，即同一层图像的两部分分别采用适用于观察软组织和骨骼的窗宽 / 窗位（图 Ⅱ−2−89~ 图 Ⅱ−2−107）。

图 Ⅱ−2−89　鼻骨层面 CT 影像

CT Image of Slice through Nasal Bone

本层面主要显示鼻骨、上颌骨额突、额窦等结构

This section shows mainly the structures such as nasal bone，the frontal process of maxilla and frontal sinus etc.

1. 额叶 frontal lobe
2. 额窦 frontal sinus
3. 眼球 eyeball
4. 鼻腔 nasal cavity
5. 中切牙 medial incisor
6. 眶上切迹 supraorbital notch
7. 额颌缝 frontomaxillary suture
8. 鼻骨 nasal bone
9. 上颌骨额突 frontal process of maxilla
10. 鼻中隔（软骨部）cartilaginous nasal septum
11. 侧切牙 lateral incisor

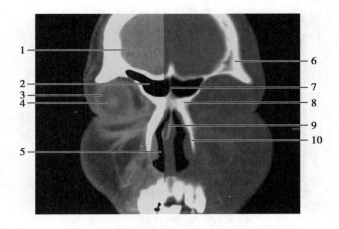

图Ⅱ-2-90　上颌骨额突层面 CT 影像

CT Image of Slice through Frontal Process of Maxilla

本层面主要显示上颌骨额突、鼻中隔前部、额窦、额骨上颌骨缝等结构

This section shows mainly the structures such as the frontal process of maxilla, anterior part of nasal septum, frontal sinus and frontomaxillary suture etc.

1. 额叶 frontal lobe
2. 额窦 frontal sinus
3. 眼球 eyeball
4. 晶状体 lens
5. 鼻腔 nasal cavity

6. 额骨 frontal bone
7. 额窦中隔 septum of frontal sinus
8. 额颌缝 frontomaxillary suture
9. 鼻中隔（骨部）（bony）nasal septum
10. 上颌骨额突 frontal process of maxilla

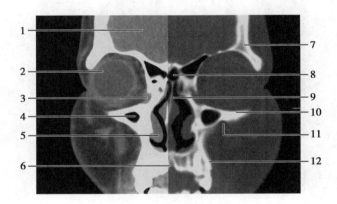

图Ⅱ-2-91　泪囊窝层面 CT 影像

CT Image of Slice through Lacrimal Sac Fossa

本层面主要显示泪囊窝、眶下孔、上颌窦前部、鼻丘气房等结构

This section shows mainly the structures such as the fossa for lacrimal sac, infraorbital foramen, anterior part of maxillary sinus and air cell of nasal agger etc.

1. 额叶 frontal lobe
2. 眼球 eyeball
3. 泪囊窝 fossa of lacrimal sac
4. 上颌窦 maxillary sinus
5. 下鼻甲 inferior nasal concha
6. 切牙管 incisive canal

7. 额骨 frontal bone
8. 鼻丘气房 air cell of nasal agger
9. 鼻中隔 nasal septum
10. 眶下壁 inferior wall of orbit
11. 眶下孔 infraorbital foramen
12. 上颌骨牙槽突 alveolar process of maxilla

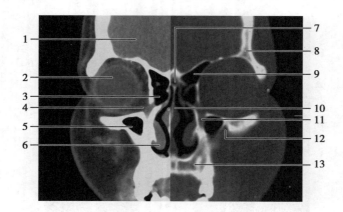

Ⅱ–2–92　鼻泪管层面 CT 影像
CT Image of Slice through Nasolacrimal Duct
本层面主要显示鼻泪管、眶下孔、前组筛窦、额窦、下鼻甲前部等结构

This section shows mainly the structures such as nasolacrimal duct，infraorbital foramen，anterior group of ethmoidal sinus，frontal sinus and anterior part of inferior nasal concha etc.

1. 额叶 frontal lobe
2. 眼球 eyeball
3. 前组筛窦 anterior ethmoidal cells
4. 泪囊窝 fossa of lacrimal sac
5. 上颌窦 maxillary sinus
6. 下鼻甲 inferior nasal concha
7. 鼻丘气房 air cell of nasal agger

8. 额骨 frontal bone
9. 额窦 frontal sinus
10. 鼻中隔 nasal septum
11. 鼻泪管 nasolacrimal duct
12. 眶下孔 infraorbital foramen
13. 上颌骨牙槽突 alveolar process of maxilla

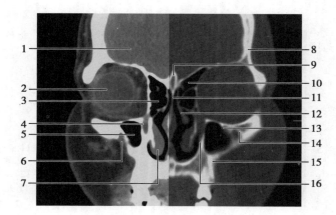

图Ⅱ–2–93　眶下管层面 CT 影像
CT Image of Slice through Infraorbital Canal
本层面主要显示眶下管、鼻泪管、下鼻甲前部、前组筛窦等结构

This section shows mainly the structures such as infraorbital canal，nasolacrimal duct，anterior part of inferior nasal concha and anterior group of ethmoidal sinus etc.

1. 颅前窝 anterior cranial fossa
2. 眼球 eyeball
3. 筛窦 ethmoid sinus
4. 鼻泪管 nasolacrimal duct
5. 上颌窦 maxillary sinus
6. 眶下孔 infraorbital foramen
7. 下鼻甲 inferior nasal concha
8. 额骨 frontal bone
9. 筛骨鸡冠 ethmoid crista galli

10. 额窦 frontal sinus
11. 鼻中隔（筛骨垂直板）perpendicular plate of ethmoid
12. 中鼻甲 middle nasal concha
13. 眶下管 infraorbital canal
14. 颧上颌缝 zygomaticomaxillary suture
15. 上颌骨牙槽突 alveolar process of maxilla
16. 上颌窦内侧壁 medial wall of maxillary sinus

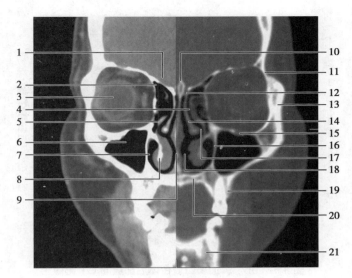

图Ⅱ-2-94　额隐窝层面 CT 影像

CT Image of Slice through Frontal Recess

本层面主要显示额隐窝、中下鼻甲前部、钩突前部等结构

This section shows mainly the structures such as frontal recess，anterior parts of middle nasal concha and uncinate process etc.

1. 颅前窝 anterior cranial fossa
2. 额窦 frontal sinus
3. 眼球 eyeball
4. 额隐窝 frontal recess
5. 钩突 uncinate process
6. 上颌窦 maxillary sinus
7. 下鼻道 inferior nasal meatus
8. 下鼻甲 inferior nasal concha
9. 鼻中隔 nasal septum
10. 鸡冠 crista galli
11. 额骨颧突 zygomatic process of frontal bone
12. 筛额骨交界处 junction between ethmoid bone and frontal bone
13. 颧骨 zygomatic bone
14. 中鼻甲 middle nasal concha
15. 眶下管 infraorbital canal
16. 上颌窦内侧壁 medial wall of maxillary sinus
17. 中鼻道 middle nasal meatus
18. 总鼻道 common nasal meatus
19. 上颌骨牙槽突 alveolar process of maxilla
20. 硬腭 hard palate
21. 下颌骨 mandible

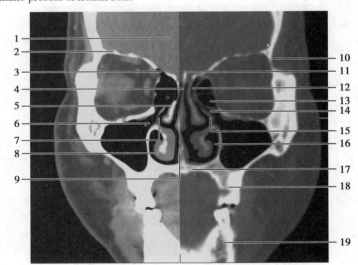

图Ⅱ-2-95　鼻道窦口复合体前部层面 CT 影像

CT Image of Slice through Anterior Part of Ostiomeatal Complex

本层面主要显示窦口鼻道复合体前部等结构

This section shows mainly the structures such as the anterior part of ostiomeatal complex etc.

1. 颅前窝 anterior cranial fossa
2. 眶上壁 superior orbital wall
3. 额窦 frontal sinus
4. 筛骨垂直板 perpendicular plate of ethmoid
5. 中鼻甲 middle nasal concha
6. 上颌窦口 ostium of maxillary sinus
7. 中鼻道 middle nasal meatus
8. 下鼻甲 inferior nasal concha
9. 鼻中隔 nasal septum
10. 额骨颧突 zygomatic process of frontal bone
11. 鸡冠 crista galli
12. 额隐窝 frontal recess
13. 筛窦 ethmoid sinus
14. 筛漏斗 ethmoidal infundibulum
15. 钩突 uncinate process
16. 下鼻道 inferior nasal meatus
17. 硬腭 hard palate
18. 上颌骨牙槽突 alveolar process of maxilla
19. 下颌骨 mandible

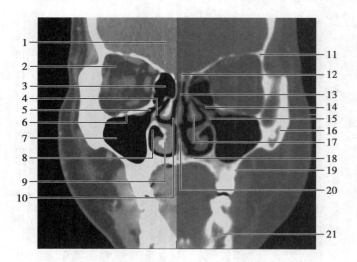

图Ⅱ-2-96　鼻道窦口复合体后部层面 CT 影像

CT Image of Slice through Posterior Part of Ostiomeatal Complex

本层面主要显示鼻道窦口复合体后部等结构

This section shows mainly the structures such as the posterior part of ostiomeatal complex etc.

1. 颅前窝 anterior cranial fossa
2. 眼眶 orbit
3. 筛窦 ethmoid sinus
4. 中鼻道 middle nasal meatus
5. 筛漏斗 ethmoidal infundibulum
6. 眶下管 infraorbital canal
7. 上颌窦 maxillary sinus
8. 下鼻道 inferior nasal meatus
9. 下鼻甲 inferior nasal concha
10. 总鼻道 common nasal meatus
11. 额骨 frontal bone

12. 筛骨鸡冠 crista galli
13. 筛骨垂直板 perpendicularplate of ethmoid bone
14. 半月裂 semilunar hiatus
15. 钩突 uncinate process
16. 颧骨 zygomatic bone
17. 中鼻甲 middle nasal concha
18. 硬腭 hard palate
19. 上颌骨牙槽突 alveolar process of maxilla
20. 鼻中隔 nasal septum
21. 下颌骨 mandible

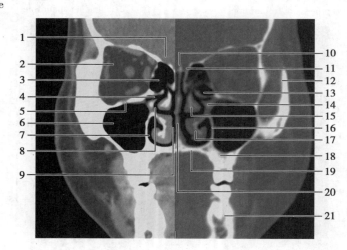

图Ⅱ-2-97　筛泡层面 CT 影像

CT Image of Slice through Ethmoid Bulla

本层面主要显示筛泡、半月裂等结构

This section shows mainly the structures such as ethmoidal bulla and semilunar hiatus etc.

1. 颅前窝 anterior cranial fossa
2. 眼眶 orbit
3. 筛窦 ethmoid sinus
4. 半月裂 semilunar hiatus
5. 眶下裂 inferior orbital fissure
6. 上颌窦 maxillary sinus
7. 下鼻道 inferior nasal meatus
8. 中鼻道 middle nasal meatus
9. 总鼻道 common nasal meatus
10. 鸡冠 crista galli
11. 筛凹 ethmoid fovea

12. 颧骨 zygomatic bone
13. 筛泡 ethmoid bulla
14. 钩突 uncinate process
15. 中鼻甲 middle nasal concha
16. 上颌窦内侧壁 medial wall of maxillary sinus
17. 下鼻甲 inferior nasal concha
18. 上颌骨牙槽突 alveolar process of maxilla
19. 硬腭 hard palate
20. 中鼻甲 middle nasal concha
21. 下颌骨 mandible

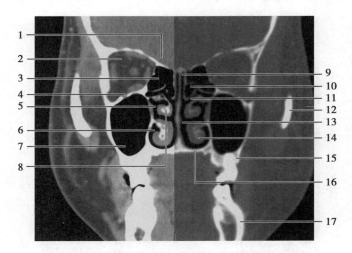

图Ⅱ-2-98　眶下沟层面 CT 影像
CT Image of Slice through Infraorbital Groove
本层面主要显示眶下沟、上中下鼻甲、筛窦等结构
This section shows mainly the structures such as infraorbital groove，superior，middle and inferior nasal conchae，and ethmoidal sinus etc.

1. 颅前窝 anterior cranial fossa
2. 眼眶 orbit
3. 筛窦 ethmoid sinus
4. 眶下沟 infraorbital groove
5. 中鼻道 middle nasal meatus
6. 下鼻道 inferior nasal meatus
7. 上颌窦 maxillary sinus
8. 中鼻甲 middle nasal concha
9. 嗅裂 olfactory cleft

10. 上鼻甲（已气化）（pneumatic）superior nasal concha
11. 上鼻道 superior meatus
12. 颧骨 zygomatic bone
13. 总鼻道 common nasal meatus
14. 下鼻甲 inferior nasal concha
15. 上颌骨牙槽突 alveolar process of maxilla
16. 硬腭 hard palate
17. 下颌骨 mandible

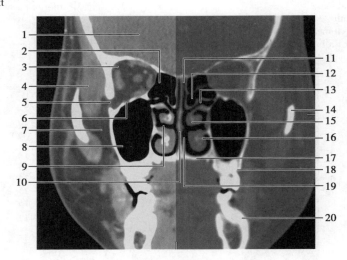

图Ⅱ-2-99　眶下裂前部层面 CT 影像
CT Image of Slice through Anterior Part of Inferior Orbital Fissure
主要显示眶下裂前部、眶下沟、上中下鼻甲等结构。
This section shows mainly the structures such as the anterior part of inferior orbital fissure，infraorbital groove，superior，middle and inferior nasal conchae etc.

1. 颅前窝 anterior cranial fossa
2. 筛窦 ethmoid sinus
3. 眼眶 orbit
4. 颞肌 temporal muscle
5. 眶下裂 inferior orbital fissure
6. 眶下沟 infraorbital groove
7. 颞下窝 infratemporal fossa
8. 上颌窦 maxillary sinus
9. 中鼻道 middle nasal meatus
10. 鼻中隔 nasal septum
11. 嗅裂 olfactory cleft

12. 上鼻甲（气化）（pneumatic）superior nasal concha
13. 上鼻道 superior meatus
14. 颧骨 zygomatic bone
15. 中鼻甲 middle nasal concha
16. 下鼻甲 inferior nasal concha
17. 硬腭 hard palate
18. 上颌骨牙槽突 alveolar process of maxilla
19. 总鼻道 common nasal meatus
20. 下颌骨 mandible

431

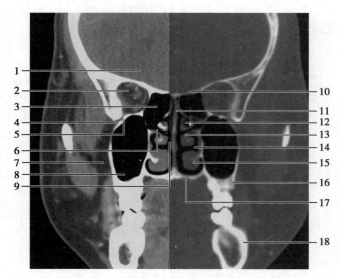

图Ⅱ-2-100　眶下裂中部层面 CT 影像
CT Image of Slice through Middle Part of Inferior Orbital Fissure
本层面主要显示眶下裂中部、上颌窦后部、后组筛窦等结构。
This section shows mainly the structures such as the middle part of inferior orbital fissure, posterior part of maxillary sinus and posterior group of ethmoidal sinus etc.

1. 颅前窝 anterior cranial fossa
2. 眼眶 orbit
3. 筛窦 ethmoid sinus
4. 眶下裂 inferior orbital fissure
5. 眶下沟 infraorbital groove
6. 上鼻道 superior meatus
7. 颞下窝 infratemporal fossa
8. 上颌窦 maxillary sinus
9. 总鼻道 common nasal meatus
10. 筛窦顶壁 superior wall of ethmoid sinus
11. 筛骨垂直板（鼻中隔）perpendicular plate of ethmoid bone
12. 上鼻甲（气化）（pneumatic）superior nasal concha
13. 中鼻甲 middle nasal concha
14. 中鼻道 middle nasal meatus
15. 下鼻甲 inferior nasal concha
16. 上颌骨牙槽突 alveolar process of maxilla
17. 硬腭 hard palate
18. 下颌骨 mandible

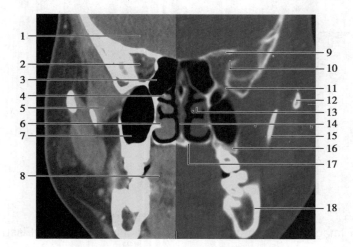

图Ⅱ-2-101　眶下裂后部层面 CT 影像
CT Image of Slice through Posterior Part of Inferior Orbital Fissure
本层面主要显示后组筛窦、眶下裂后部、眶上裂、眶尖等结构。
This section shows mainly the structures such as the posterior group of ethmoidal sinus, posterior part of inferior orbital fissure, superior orbital fissure and the apex of orbit etc.

1. 颅前窝 anterior cranial fossa
2. 眼眶 orbit
3. 筛窦 ethmoid sinus
4. 上鼻甲 superior nasal concha
5. 颞下窝 infratemporal fossa
6. 下鼻甲 inferior nasal concha
7. 上颌窦 maxillary sinus
8. 舌 tongue
9. 蝶骨小翼 greater wing of sphenoid bone
10. 眶上裂 supraorbital fissure
11. 眶下裂 inferior orbital fissure
12. 颧弓 zygomatic arch
13. 中鼻甲 middle nasal concha
14. 鼻中隔 nasal septum
15. 下颌支 ramus of mandible
16. 上颌骨牙槽突 alveolar process of maxilla
17. 硬腭 hard palate
18. 下颌体 body of mandible

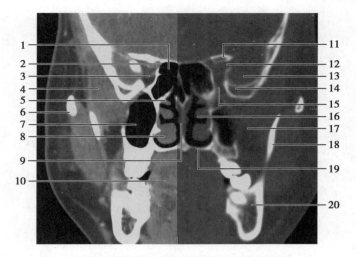

图Ⅱ-2-102　视神经管层面 CT 影像
CT Image of Slice through Optic Canal

本层面主要显示蝶窦前部或筛窦后部、上颌窦后部、视神经管等结构。

This section shows mainly the structures such as the anterior part of sphenoidal sinus or posterior group of ethmoidal sinus，posterior part of maxillary sinus and optic canal etc.

1. 蝶窦 sphenoidal sinus
2. 视神经管 optic canal
3. 眶尖 orbital apex
4. 颞肌 temporal muscle
5. 上鼻甲 superior nasal concha
6. 颧弓 zygomatic arch
7. 上颌窦 maxillary sinus
8. 下鼻甲 inferior nasal concha
9. 鼻中隔 nasal septum
10. 舌 tongue

11. 蝶骨小翼 lesser wing of sphenoid bone
12. 眶上裂 supraorbital fissure
13. 颅中窝 middle cranial fossa
14. 蝶骨大翼 greater wing of sphenoid bone
15. 眶下裂 inferior orbital fissure
16. 中鼻甲 middle nasal concha
17. 颞下窝 infratemporal fossa
18. 下颌支 ramus of mandible
19. 硬腭 hard palate
20. 下颌体 body of mandible

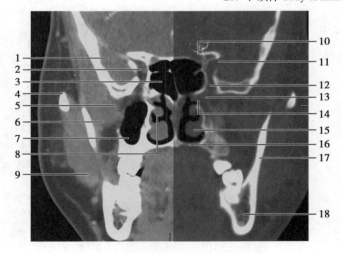

图Ⅱ-2-103　翼腭窝层面 CT 影像
CT Image of Slice through Pterygopalatine Fossa

本层面主要显示翼腭窝（位于上颌窦后方）、眶下裂、眶尖、眶上裂等结构。

This section shows mainly the structures such as pterygopalatine fossa（posterior to maxillary sinus），inferior orbital fissure，apex of orbit and superior orbital fissure etc.

1. 颅中窝 middle cranial fossa
2. 眶尖 orbital apex
3. 蝶窦 sphenoidal sinus
4. 颧弓 zygomatic arch
5. 翼上颌裂 pterygomaxillary fissure
6. 颞下窝 infratemporal fossa
7. 上颌窦 maxillary sinus
8. 中鼻甲 middle nasal concha
9. 咬肌 masseter

10. 视神经管 optic canal
11. 眶上裂 supraorbital fissure
12. 眶下裂 inferior orbital fissure
13. 翼腭窝 pterygopalatine fossa
14. 蝶腭孔 sphenopalatine foramen
15. 下鼻甲 inferior nasal concha
16. 硬腭 hard palate
17. 下颌支 ramus of mandible
18. 下颌体 body of mandible

433

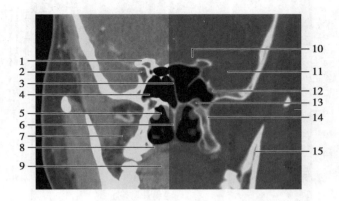

图Ⅱ-2-104　圆孔层面 CT 影像
CT Image of Slice through Foramen Rotundum
本层面主要显示圆孔、翼管前口、蝶窦、翼突等结构。

This section shows mainly the structures such as foramen rotundum, anterior opening of pterygoid canal, sphenoidal sinus and pterygoid process etc.

1. 前床突 anterior clinoid process
2. 眶尖 orbital apex
3. 蝶窦中隔 septum of sphenoidal sinus
4. 蝶窦 sphenoidal sinus
5. 后鼻孔 choana
6. 鼻中隔 nasal septum
7. 颞下窝 infratemporal fossa
8. 软腭 soft palatine
9. 舌 tongue
10. 视交叉沟 opticochiasmic sulcus
11. 颅中窝 middle cranial fossa
12. 圆孔 foramen rotundum
13. 翼管 vidian canal
14. 蝶骨翼突 pterygoid process
15. 下颌骨 mandible

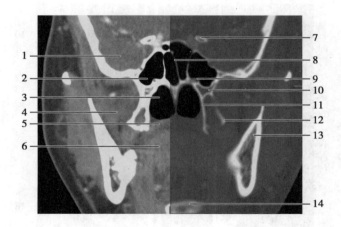

图Ⅱ-2-105　前床突层面 CT 影像
CT Image of Slice through Anterior Clinoid Process
本层面主要显示蝶窦、前床突、翼突等结构。

This section shows mainly the structures such as sphenoidal sinus, anterior clinoid process and pterygoid process etc.

1. 颅中窝 middle cranial fossa
2. 蝶窦 sphenoidal sinus
3. 后鼻孔 choana
4. 颞下窝 infratemporal fossa
5. 软腭 soft palatine
6. 舌 tongue
7. 前床突 anterior clinoid process
8. 蝶窦间隔 septum of sphenoidal sinus
9. 翼管 vidian canal
10. 蝶骨翼突 pterygoid process
11. 翼突内侧板 medial plate of pterygoid process
12. 翼突外侧板 lateral plate of pterygoid process
13. 下颌骨 mandible
14. 舌骨体 body of hyoid bone

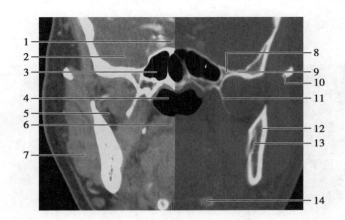

图Ⅱ-2-106 垂体层面 CT 影像
CT Image of Slice through Pituitary
本层面主要显示蝶窦、垂体、鼻咽等结构。

This section shows mainly the structures such as sphenoidal sinus, hypophysis and nasopharynx etc.

1. 垂体 pituitary
2. 颅中窝 middle cranial fossa
3. 蝶窦 sphenoidal sinus
4. 鼻咽腔 nasopharyngeal cavity
5. 颞下窝 infratemporal fossa
6. 软腭 soft palatine
7. 咬肌 masseter

8. 蝶骨大翼 greater wing of sphenoid bone
9. 蝶鳞缝 sphenosquamosal suture
10. 颧弓 zygomatic arch
11. 翼突外侧板 lateral plate of pterygoid process
12. 下颌骨 mandible
13. 下颌管 mandibular canal
14. 舌骨大角 greater horn of hyoid bone

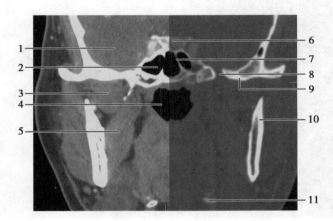

图Ⅱ-2-107 卵圆孔层面 CT 影像
CT Image of Slice through Oval Foramen
本层面主要显示蝶窦、卵圆孔、鼻咽、鞍背等结构。

This section shows mainly the structures such as sphenoidal sinus, foramen ovale, nasopharynx and dorsum sellae etc.

1. 颅中窝 middle cranial fossa
2. 蝶窦 sphenoidal sinus
3. 翼外肌 lateral pterygoid muscle
4. 鼻咽 nasopharynx
5. 翼内肌 medial pterygoid muscle
6. 鞍背 dorsum sellae（dorsum sella）

7. 蝶窦间隔 septum of sphenoidal sinus
8. 卵圆孔 oval foramen
9. 蝶鳞缝 sphenosquamosal suture
10. 下颌支 ramus of mandible
11. 舌骨大角 greater horn of hyoid bone

3. 鼻窦变异 CT（CT of nasal sinusvariation）

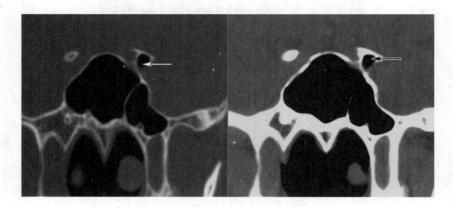

图Ⅱ-2-108　鼻窦变异 CT 影像
CT Image of Variation of Nasal Sinus
左侧前床突气化，左侧翼管凸入蝶窦
The left anterior clinoid process was pneumatic，and the left pterygoid canal protruded into the corresponding sphenoidal sinus

4. 鼻窦病变 CT（CT of paranasal sinus diease）

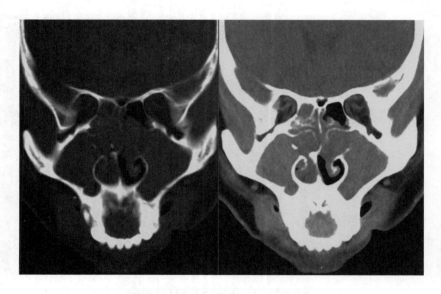

图Ⅱ-2-109　鼻窦病变 CT 影像
CT Image of Paranasal Sinus Diseases
双侧鼻息肉，鼻窦炎。双侧鼻腔、上颌窦和筛窦内软组织密度影，密度均匀，双侧中鼻甲受推压、骨质变薄
Bilateral nasal polyps and sinusitis. In the bilateral nasal cavities maxillary and ethmoidal sinuses，there were soft tissue masses of uniform density，and the corresponding middle conchea were pushed and flattened.

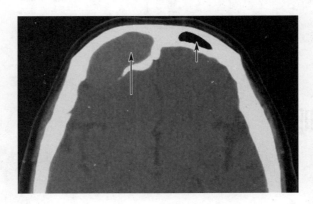

图Ⅱ-2-110　鼻窦病变 CT
CT Image of Paranasal Sinus Diseases

右侧额窦黏液囊肿。右侧额窦内软组织密度影，密度均匀；额窦扩大，
窦壁骨质变薄，以后壁明显，软组织影未突破窦壁

Mucocele in the right fr. The right frontal sinus enlarged, with flattened posterior bony wall. In the sinus cavity, there was soft tissue mass of uniform density, which did not protrude out of the cavity

（周正根）

第一节　咽的结构与功能
Section 1　Structure and Function of Pharynx

咽（pharynx）位于颈部，形似漏斗状的肌性管道，它不仅是食物必经之路，也是空气必经之处。所以它是呼吸与消化系统的共用通道，故在局部位置和功能上均十分重要。

一、咽的形态与位置 Morphology and Position of Pharynx

咽是上宽下窄，形似漏斗状、前后稍扁的肌性管道。上起颅底，下端相当于第 6 颈椎下缘或环状软骨的高度与食管相续。

咽的前壁不完整，自上而下分别通入鼻腔、口腔和喉腔，后方借疏松结缔组织连于椎前筋膜，两侧有颈部的血管和神经。咽不仅是食物必经之路，同时也是空气所必经的通道，两者在口咽部交叉（图Ⅱ-3-1）。因此，咽部的病变在临床上的表现是吞咽、呼吸和发音障碍。咽的长度在成人约 11.0~11.4cm，咽上部较宽大，在颅底处咽的宽度约 35.0mm，往下则急剧变窄，在与食管相接处最狭窄，宽度仅有 15.0mm。

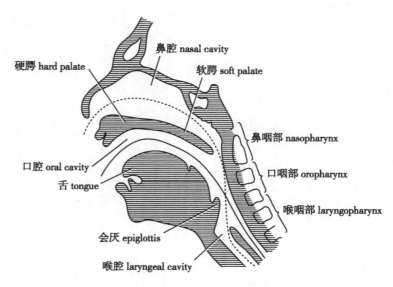

图Ⅱ-3-1　咽的一般分部及咽交叉示意图

Diagram of General Divisions of Pharynx and Its Cross

二、咽的分部 Regions of Pharynx

依其位置可分为：鼻咽部、口咽部及喉咽部三个部分（图Ⅱ-3-1、图Ⅱ-3-2）。

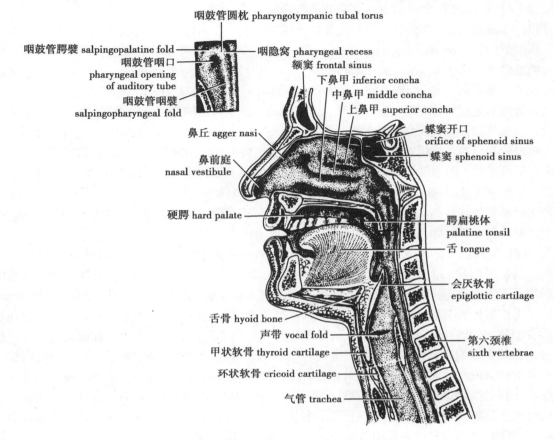

咽鼓管圆枕 pharyngotympanic tubal torus

咽鼓管腭襞 salpingopalatine fold

咽鼓管咽口
pharyngeal opening
of auditory tube

咽鼓管咽襞
salpingopharyngeal fold

咽隐窝 pharyngeal recess
额窦 frontal sinus
下鼻甲 inferior concha
中鼻甲 middle concha
上鼻甲 superior concha

蝶窦开口
orifice of sphenoid sinus

蝶窦 sphenoid sinus

鼻丘 agger nasi

鼻前庭
nasal vestibule

硬腭 hard palate

腭扁桃体
palatine tonsil

舌 tongue

会厌软骨
epiglottic cartilage

舌骨 hyoid bone
声带 vocal fold
甲状软骨 thyroid cartilage
环状软骨 cricoid cartilage
气管 trachea

第六颈椎
sixth vertebrae

图Ⅱ-3-2　头颈矢状切面示鼻咽、口咽及喉咽
Sagittal Section of Head and Neck to Show the Nasopharynx，Oropharynx and Laryngopharynx

（一）鼻咽部（Region of Nasopharynx）

鼻咽部（region of nasopharynx）也称上咽部，位于蝶骨体和枕骨基底部下方，前以后鼻孔为界与鼻腔相通，位于第1、2颈椎前方（图Ⅱ-3-1、图Ⅱ-3-2），是唯一不属消化道而为纯呼吸道部分，故经常敞开，呈不规则的立方体，横径与垂直径各约30.0mm~40.mm，前后径约20.0mm~30.0mm。有六个壁，即前壁、后壁、顶壁、左右两侧壁和底。顶壁和后壁互相连接，呈倾斜状或圆拱形，常合称为顶后壁。

1. 顶后壁（posterior wall of vertex）此部也称咽穹（fornix of pharynx），自后鼻孔上缘向后，直至相当于软腭水平。此壁的顶部贴于蝶骨体（小部分）及枕骨基底部，其黏膜下有丰富的淋巴组织，称咽扁桃体（或 Luschka 扁桃体）。咽扁桃体在胚胎第4个月时发生，至6~8岁时开始萎缩，约到10岁后则完全退化。在儿童时可出现异常增大现象，叫腺样体肥大（adenoid hypertrophy）。若咽扁桃体过度肥大，则使咽腔变小，影响呼吸，熟睡时口不闭合，患者日久出现腺样体面容（adenoids face）、鸡胸或漏斗胸（pigeon breast or funnel chest）、营养发育不良（nutritional hypoplasia）、精神萎靡（listlessness）等症状。近年来由于对腺样体的治疗趋于保守，故腺样体肥大所致的儿童肺心病屡有报道，这是由于呼吸困难、肺通气不足，导致动脉低氧血症和高碳酸血症（arterial hypoxemia and hypercapnia），而酸血症（acidemia）则引起肺血管收缩和肺动脉高压（pulmonary vascular contraction and pulmonary hypertension）。

在咽扁桃体之后下方，相当于蝶骨底和枕骨相接处称"咽囊"（pharyngeal pouch），多发现于儿童，成人也间或有之，系由于胚胎期脊索和咽黏膜粘连，借咽顶部筋膜纤维牵引，形成凹陷或憩室状囊，内衬黏膜，大小深浅不一，有时可达枕骨底部形成窦，一般很少有症状，若开口阻塞可形成囊肿，若感染化脓则成咽囊炎，又称 Tornwaldt 病，其表现为鼻腔正常，但常有脓性分泌物自鼻后流下。故如有鼻后漏而鼻腔正常者，应首先想到咽囊炎（pharyngeal bursitis）。

顶后壁贴于第 1、2 颈椎的前方，其两侧为咽隐窝后界。

2. 侧壁（lateral wall）（图Ⅲ-3-2）此壁最为重要，左、右对称，通常包括以下部分。

（1）咽鼓管前区（prepharyngotympanic tubal region）：即从咽鼓管咽口前缘至后鼻孔之间的区域。

（2）咽鼓管区（pharyngotympanic tubal region）：有咽鼓管咽口（pharyngeal opening of auditory tube），呈三角形，位于下鼻甲后方约 10.0mm 处，新生儿的咽鼓管咽口与鼻腔底在同一高度，成人则略高于下鼻甲后端。咽鼓管咽口之前后各有唇状隆起围绕，此隆凸由呈钩状弯曲的咽鼓管软骨所支撑，其两唇向上、后互相融合，形成咽鼓管隆起或圆枕（pharyngotympanic tubal prominence or torus tubalis），它作为咽鼓管咽口吹张术探寻咽鼓管咽口的定位标志。圆枕前唇有一黏膜皱襞向下延续至软腭，称咽鼓管腭襞（salpingopalatine fold），内有腭帆提肌；而咽鼓管咽襞（salpingopharyngeal fold）则为圆枕后唇向下延续的黏膜皱襞，内有咽鼓管咽肌。咽鼓管（pharyngotympanic tube）是鼻咽部通至中耳的一个管道，此管一般可分为位于颞骨的骨性部和位于近鼻咽的软骨部。咽鼓管周围有腭帆提肌和腭帆张肌，两肌的运动与咽鼓管启闭有关。鼻咽癌病人，大剂量放射线照射后，上述肌肉纤维化，以致常有听力下降。

（3）咽鼓管后区（retropharyngotympanic tubal region）：即咽隐窝（pharyngeal recess），或 Rosen-Müller 窝，是位于圆枕后上方，深约 10.0mm 的圆锥形隐窝。其尖顶点达颅底，适居颈动脉管前缘；其基底在破裂孔下方，鼻咽癌易经此孔侵入颅腔。咽隐窝本身是裂隙状盲袋样结构，但因其内、外均为软组织，故具可扩展性，其腔内可容指尖伸入触诊。其生理功能主要是当咽鼓管开放时，以容纳向后方运动的咽鼓管圆枕。但因此窝深邃而狭窄，故易发生炎性产物的淤积而产生肉芽、黏膜退变、淋巴组织增生等病变，而其中以咽隐窝粘连最常见，此时在咽隐窝开口处（颅底，鼻咽顶后壁及咽鼓管圆枕三者之间）可见有细条状或小片粘连带桥架其间，轻者须指诊咽隐窝深部方可查知，重者肉眼明显可见。咽隐窝粘连症状比较复杂，患者常诉说有头晕，可能表现有轻重不等的眩晕，可能伴有耳鸣及间歇性听力减退等。此时可通过口腔将粘连处分离，分离后症状一般均立即消失。魏能润提议对眩晕患者，对鼻咽部包括咽隐窝的检查应列为常规检查项目之一。

咽隐窝是鼻咽癌（nasopharyngeal carcinoma）的好发部位之一。作鼻咽部检查时应予注意。位于与咽隐窝邻近的鼻咽部外后部，被 Ackerman 和 Regato 称之为腮腺后间隙（retroparotid space）。由于该间隙中有第Ⅸ～Ⅻ四对脑神经及颈内动脉、颈内静脉和颈交感神经节，故鼻咽癌侵犯此间隙时，有可能产生 Horner 综合征（Horner's syndrome），即颈交感神经麻痹综合征或同侧上眼睑下垂（homolateral ptosis of upper eyelid），瞳孔缩小（miosis）和皮肤无汗（cutaneous anhidrosis），软腭和咽壁一侧麻痹，舌和喉一侧麻痹等症状。

3. 前壁（anterior wall）实为后鼻孔，鼻咽经此通鼻腔。

4. 下壁或底壁（inferior or basilar wall）此壁其实不存在，系由软腭背面及其后缘与后壁之间的"鼻咽峡"（isthmus of nasopharynx）所围成。在吞咽时，鼻咽峡由于软腭的提起和咽腭肌的收缩而闭合，暂时中断鼻咽和口咽的交通。通常以腭帆的水平位作为鼻咽部与口咽部的分界标志。

（二）口咽部（Region of Oropharynx）

口咽部（region of oropharynx）也称中咽部，居咽峡后方，顶为软腭，下界为会厌上缘平面以上，第 2、3 颈椎的前方，横径 50.0mm，前后径 40.0mm（图Ⅱ-3-1~图Ⅱ-3-3）。

口咽部借咽峡（isthmus of fauces）向前与口腔相通。所谓咽峡（faux）是指上为悬雍垂（uvula）与软腭游离缘，下方为舌根，两侧腭舌弓（有称舌腭弓和咽腭弓）及舌根共同围成的狭窄部。正常悬雍垂与舌根不接触。由于各种原因，如口咽及扁桃体的慢性炎症长期刺激或鼻咽鼻窦的慢性炎症，因其炎症分泌物由后鼻孔流下刺激悬雍垂均可使悬雍垂变长，变长的悬雍垂可与舌根接触，称悬雍垂过长（elongated uvula）。多有咽部不适感或异物感，并常伴有恶心、呕吐，特别是在检查咽部及进食时明显。其形态表现为悬雍垂较松弛，细长，有时亦较粗，其末端肥大呈球形，与舌根部相接触。

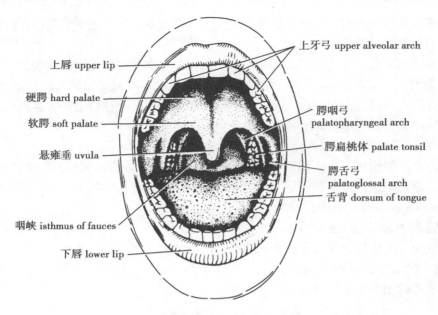

图Ⅱ-3-3　口腔与咽峡
Mouth Cavity and Isthmus of Fauces

　　由软腭发出的两腭弓。居前方者伸至舌根称腭舌弓（palatoglossal arch），也称前柱、前皱襞、前腭弓或腭舌襞，内有舌腭肌；居后方者则伸至咽侧壁称咽腭弓（pharyngopalatine arch），亦称后柱、后皱襞、后腭弓或腭咽襞，内有咽腭肌。两弓之间三角形的深凹称为扁桃体窝，即临床上指的扁桃体区（tonsillar region），为腭扁桃体所在的位置。

　　由舌根和舌扁桃体以及两会厌谷构成不完整的口咽前壁。两会厌谷位于会厌前方，居舌会厌侧襞和舌会厌正中襞之间，此处是异物常停留的地方。

　　（三）喉咽部（region of laryngopharynx）

　　喉咽部（region of laryngopharynx）也称下咽部，正位于喉的后面，上起会厌软骨上缘，下达环状软骨下缘，位于第4~6颈椎前方。横径为20.0~30.0mm，前后径为20.0mm（图Ⅱ-3-1、图Ⅱ-3-2）。

　　喉咽的前壁为会厌，杓状会厌襞和杓状软骨所围成喉的入口，称喉口（aperture of larynx）。而位于其后方平常呈裂隙状封闭部分，称环咽间隙（环咽后间隙），与食管入口相连。

　　当吞咽时，喉口关闭，位于喉口两侧的梨状窝（piriform recess）呈漏斗形张开，引导食物经环咽间隙进入食管。由于梨状窝与喉关系密切，而梨状窝常为异物停留之所，故可以理解梨状窝的异物常常会导致喉的症状。喉上神经经梨状窝的底部而分布于喉上部各处，其位置表浅，故于此处涂用局部麻醉剂，可阻滞该神经，而利于各种内镜检查术的进行。

　　当吞食钡剂作咽X线观察时，可见造影剂由口腔经舌根进入口咽、喉咽（包括梨状隐窝），然后进入食管。正位观察在梨状窝处钡剂较宽，钡充盈时，常在中心处见一圆形缺损，此系喉咽凸占据的空间，属正常现象。大约在第5颈椎下缘处，两侧梨状窝的钡剂影像中央会合，再向下行入食管。相当于第6颈椎，汇合处管腔较窄约10.0mm。进入食管则影像变宽。咽内造影剂和第4颈椎前缘中部间的距离正常成人约40.0~60.0mm，咽下端和食管阴影与椎体前的距离，正常成人12.0~18.0mm，若超过此距离，则可考虑有病理改变。

（罗　利　刘　靖）

三、咽壁的组织结构 Histological Structures of Pharyngeal Wall

咽壁的组织结构：由内往外有以下四层。

（一）黏膜及黏膜下层（Mucosa and Submucous Layer）

在口咽、喉咽两处以及鼻咽的部分区域的黏膜上皮为复层扁平上皮，靠近咽顶部变为假复层纤毛柱状上皮。在鼻咽部外侧壁上的假复层纤毛柱状上皮向下延伸至咽鼓管口之下，随着年龄的增长，纤毛上皮可大面积被复层扁平上皮所取代。

黏膜固有层为一厚而致密的弹性层，无黏膜肌。仅在鼻咽部侧壁及喉咽延续变为食管的部分，疏松的黏膜下层才较为发达，而黏膜固有层、弹性层却变薄，在覆盖着复层扁平上皮部位的弹性层的深面，可见纯黏液性腺体，有些可深达肌层内。混合腺体则限于假复层纤毛柱状上皮覆盖的区域内。黏膜下层尚有大量的淋巴组织聚集，与咽部其他淋巴组织共同构成咽淋巴环。

（二）咽腱膜层（Pharyngeal Aponeurotic Layer）

咽腱膜层乃纤维组织构成，上厚下薄，其附着于枕骨基底与颞骨岩部和咽上缩肌之间的部分较明显，称颅咽腱膜，向下渐不明显，位于黏膜层与肌层间。其中在咽后壁的中线上，此层形成坚韧的咽缝或正中缝（raphe of pharynx or median raphe），为咽缩肌之止点。

（三）肌肉层（Muscular Layer）

肌肉层属横纹肌，有横行和纵行两种方向的肌肉，可分为三组。

1. 咽缩肌组（pharyngeal constrictors） 特别明显的有咽上、中、下三个缩肌，但它们的排列是自下向上依次作覆瓦状掩盖（图Ⅱ-3-4）。

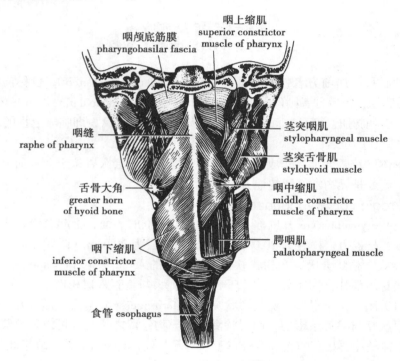

图Ⅱ-3-4 咽肌（后面观）
Pharyngeal Muscles（Posterior Aspect）

（1）咽上缩肌（superior constrictor muscle of pharynx）：起自翼突内侧板的下部、翼突钩及翼突下颌缝（是一条纤维索起自蝶骨翼突内侧板的尖端至下颌骨牙槽突的后端）。所有肌束几乎水平横行，构成一个肌板，先位于咽侧壁、后壁，在正中缝与对侧同名肌相会合。是三个缩肌中位于最深层。咽上缩肌上凹缘与鼻咽侧壁的顶之间的间隙叫 Morgagni 窦，其下界平齐鼻底，外侧上方与卵圆孔相邻，自卵圆孔穿出的下颌神经即居于此间隙之外侧，窦中有咽鼓管及腭帆提肌通过。鼻咽癌侵犯此窦时就可产生 Trotter 综合征，表现为下颌神经分布区麻木与疼痛，同侧耳部、下颌及舌部神经痛和感觉障碍，软腭瘫痪，传导性聋，累及翼内肌致牙关紧闭等。

（2）咽中缩肌（middle constrictor muscle of pharynx）：起自舌骨小角、大角、茎突舌骨韧带，其纤维束分散作扇状，即中部纤维水平，上部纤维上升遮盖咽上缩肌，下部纤维向下为咽下缩肌所覆盖，在正中缝与对侧同名肌相会合。

（3）咽下缩肌（inferior constrictor muscle of pharynx）：是三个缩肌中较强的一块，并覆盖咽中缩肌的大部分。起自甲状软骨斜线，环状软骨外侧面，呈扇形向后止于正中缝，下部肌纤维束移行于食管的起端。

三个缩肌均由迷走神经咽支所支配。

2. **咽提肌组（pharyngeal levators）**　其中以茎突咽肌（stylopharyngeal muscle）较重要。此肌起自茎突，肌纤维分散向下伸入咽上缩肌和咽中缩肌的咽壁中，其中一部分纤维下行止于咽后壁；另一部分纤维继续下行至咽腭肌前侧，由此一部分纤维在咽会厌襞内止于会厌前面，一部分纤维在杓会厌襞内向前加入杓会厌肌，向下连于甲状软骨板上缘及环状软骨上缘（图Ⅱ-3-4）。作用提咽，受舌咽神经支配。

此外尚有咽腭肌（pharyngopalatine muscle），位于咽腭弓内。起自咽后壁和甲状软骨板的后缘，斜向上内，止于腭帆。

咽鼓管咽肌（salpingopharyngeus），起自咽鼓管软骨下部，向下续咽腭肌。以上两肌的神经均受咽丛之分支支配。

值得注意的是茎突过长（elongated styloid process），亦有称茎突综合征（styloid syndrome）或Eagle 综合征（Eagle syndrome）。茎突正常长度为 25mm~30mm，临床资料显示茎过长并非罕见。据统计，1962~1991 年在同济医科大学附属第一医院耳鼻喉头颈外科住院施行茎突截短术者共计有 82 例（男性 38 例，女性 44 例，年龄 20~63 岁，病程短者一月，长者达 22 年，大多数为数月至 2 年）。大多为一侧茎突过长，施行单侧截短术；双侧茎突过长者 14 例，占 17.07%，同时施行双侧茎突截断术。其中有茎突舌骨韧带骨化者 2 例，故茎突截除的长度，短者 5mm，长者达 46mm，大多数为 10~20mm。茎突过长的原因目前认为是，茎突系由第 2 鳃弓的 Reichert 软骨发育而来，在发育过程中如发生异常骨化，茎突即可过长。如果过长，茎突的远端伸向前下方或呈现弯曲状伸向扁桃体窝或其邻近的组织结构，都有可能引起咽部的症状，如咽部疼痛，常为一侧性刺痛、牵拉痛等，当吞咽或深呼吸时加重，可放射至颈部或耳部，引起牵拉性痛。咽异物感也较常见，多为一侧性，如鱼刺感、牵拉感等，吞咽时更加明显，有时在说话、转头或夜间加重等等。茎突过长是一种容易被忽视的耳鼻咽喉科疾病。常被误诊为"慢性咽炎"或"咽异感症"。所以，凡咽喉疼痛不适，咽异物感等症状，经药物治疗效果不佳者，均应考虑茎突过长的可能，及早进行 X 线正侧位片以明确诊断。最佳治疗方法是手术切除过长茎突。效果满意。

3. **腭帆肌组（palatine velar muscles）**　有腭帆张肌、腭帆提肌、悬雍垂肌和咽腭肌、舌腭肌等（图Ⅱ-3-5）。

（1）腭帆张肌（tensor veli palatini）：为一薄扁三角形肌，自蝶骨舟状窝、咽鼓管软骨外侧板及蝶骨棘等部起始，肌纤维向下集合成小腱，沿翼突钩向内绕转分散止于腭腱膜。受三叉神经第三支即下颌神经的分支支配。

（2）腭帆提肌（levator veli palatini）：为位于咽隐窝前方的一块小肌。大部分纤维起自颈动脉管外口，颞骨岩部下面，小部分纤维起自咽鼓管软骨内板外侧。肌纤维向前内下方走行，越过咽上缩肌上缘入咽，止于腭腱膜。受迷走神经咽支支配。

（3）腭垂肌（musculus uvulae）又称为悬雍垂肌（uvular muscle）：细小，起于硬腭后缘中点，向后止于悬雍垂内，神经支配同上。

咽缩肌组的作用从它们覆瓦状的排列可知主要是三个缩肌轮替收缩，使咽腔缩小，输送食团至食管。提肌组有提咽、喉和使咽松弛的作用。腭帆肌组除了有缩窄咽峡，张开咽鼓管咽口外，还有上提软腭与硬腭成一平面，以便与由咽上缩肌在腭咽肌协助下收缩形成的隆起相接触，暂时关闭鼻咽峡，而将鼻咽和口咽分开。这就是所谓"腭咽闭合（velopharyngeal closure）"的正常生理功能，它对控制口咽部与鼻咽部的启闭，与吞咽、发音及吹气都有极密切的关系。

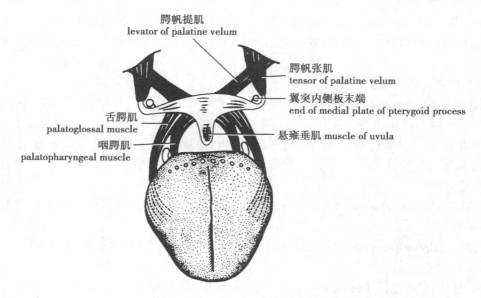

图Ⅱ-3-5 腭帆肌组示意图
Diagram of Muscles of Palatine Velum

（四）筋膜层（Fascial Layer）

筋膜层位于肌层之外，上薄下厚，是颈深筋膜浅层颊咽筋膜（buccopharyngeal fascia）的延续，即咽筋膜的部分。咽筋膜与邻近的筋膜之间的疏松组织间隙，与咽相关较重要的有咽后间隙和咽旁间隙。这些间隙的存在，一方面有利于吞咽时的运动，协调头部的自由运动使获得正常的生理功能；另一方面，间隙的存在既可将病变局限于一定的范围，也为病变的扩散提供了途径（详见后述）。

四、与咽有关的筋膜间隙 Fascial Spaces Relating to Pharynx

咽部的筋膜是颈部深筋膜的直接延续，颈部筋膜的分布情况将述于颈部。在咽壁颊咽筋膜之后与椎前筋膜之间，充填疏松结缔组织，此即咽后间隙与咽旁间隙。这些间隙向上伸展至颅底，向下与后纵隔相连，其间并无明显界限，彼此相通。由于有这些间隙的存在，在生理上的意义是使咽腔在吞咽时能获得必需的运动功能，以及当头部自由活动时，颈部所有软组织也能各自协调动作，不致有功能上的障碍。但由于这些筋膜间隙位置甚深，所以，一旦发生病变，在治疗上将带来不少麻烦。因此，熟悉与咽有关的筋膜间隙有实用意义。

（一）咽后间隙（Retropharyngeal Space）

咽后间隙位于颊咽筋膜和椎前筋膜之间，两旁有筋膜（咽椎前筋膜）与咽旁间隙分离，但此分离并不完整（图Ⅱ-3-6）。咽后间隙被由颊咽筋膜与椎前筋膜之间形成的矢状隔分为左、右两个，互不相通，故咽后脓肿（retropharyngeal abscess）常限于咽后壁中线的一侧，并可引起吞咽困难及呼吸困难（dysphagia and dyspnea）。每侧咽后间隙中含有咽后淋巴结，可分为内侧组和外侧组，以外侧组较明显，又称外侧咽后淋巴结或 Rouvieres 淋巴结。咽后脓肿95%系因咽后淋巴结化脓，多由链球菌感染所致。该淋巴结在婴儿时期，其大小不一，有8~10个，3岁至8岁时萎缩，每侧剩1~2个淋巴结。故咽后脓肿多发生于3个月至3岁儿童。鼻腔、鼻窦、鼻咽、咽鼓管、鼓室、扁桃体等部位的淋巴引流都到该淋巴结，故这些部位的急性炎症，均可引起咽后间隙淋巴结感染，由淋巴结周围炎发展为邻近蜂窝组织炎，炎症局限形成脓肿。鼻咽部的淋巴主要引流至此淋巴结，然后再进入颈上深淋巴结；但也可直接引流至颈上深淋巴结或副神经淋巴结。

（二）咽旁间隙（Parapharyngeal Space）

咽旁间隙也称"危险间隙"（dangerous space），形似漏斗，底向上，尖向下，上通蝶腭间隙，间接通颅底，其前内方为咽侧壁，前外方为翼内肌，外侧为腮腺包囊，后方为颈深筋膜的椎前筋膜之向外延续部分（图Ⅱ-3-7）。腮腺包囊的深层筋膜将咽旁间隙和腮腺隐窝完全分隔，因此，两间隙也彼此通连。

茎突从上向下突入咽旁间隙，其上所附之肌肉（茎突舌骨肌、茎突舌肌和茎突咽肌）和一额面竖立的肌膜，将咽旁间隙分为茎突前间隙和茎突后间隙。茎突前间隙虽较小，但其上方与鼻咽侧壁（咽隐窝）关系密切，下方又与扁桃体窝相关。肿瘤侵犯此间隙可向上扩展至颅底侵犯卵圆孔、棘孔等。晚期还可侵犯腮腺区和颌下腺区。

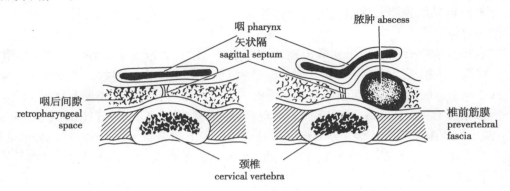

图Ⅱ-3-6　咽后间隙示意图
Diagram of the Retropharyngeal Space

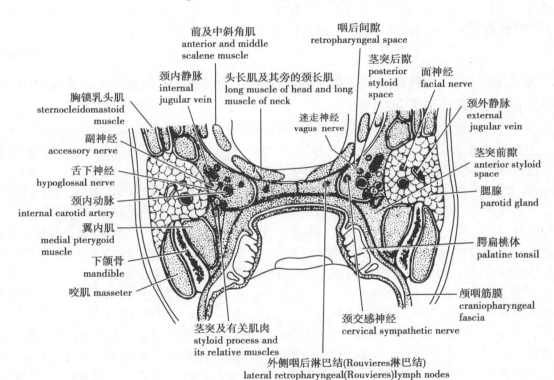

图Ⅱ-3-7　经扁桃体横切面咽周间隙示意图
Diagram of Peripharyngeal Space in Transverse Section through Tonsils

　　茎突后间隙较大，在其上部有舌咽神经、舌下神经和副神经横过，而颈内动脉、颈总动脉、颈内静脉、迷走神经和颈交感神经等大血管、神经束则穿过此间隙，愈向下行则与咽壁愈靠近。肿瘤可直接侵入此间隙或转移至淋巴结压迫上述神经。

　　咽旁间隙受化脓菌感染可引起咽旁脓肿，60%～70%是由扁桃体或咽部感染侵入所引起，也可由邻近组织的脓肿直接破溃所致，如腮腺化脓时，脓液可注入咽旁间隙的茎突前间隙。颈动脉鞘的感染是咽旁间隙感染常见并发症，可致颈动脉壁糜烂，动脉破裂，血液外溢至咽旁间隙而形成假性动脉瘤（false aneurysm）。这样，不仅使患侧下颌角后的肿胀迅速增大或咽侧壁明显内移，且可产生 Horner

征，此系动脉壁上交感神经纤维受累之故。本病 Horner 征的出现表明颈动脉壁已被波及，也是颈动脉破裂的先兆，必须引起重视。动脉瘤可向咽部穿破引起致命性大出血，在大出血前往往有多次少量出血，可表现为外耳道出血，多来自外耳道软骨部前下壁。动脉瘤破溃的血液可经腮腺间隙而达该处的 Santorini 切迹流到外耳道；也可表现为口、鼻流血，系来自鼻咽侧壁。卜国铉等认为，少量多次小出血是颈动脉大出血可靠的先兆。感染也可沿大血管鞘向下达纵隔引起纵隔炎，向上达颅腔或由翼丛静脉栓塞引起颅内感染。

咽旁间隙肿瘤发病率较高，致出现咽、颈及神经症状，常见为起源于腮腺深叶的恶性肿瘤及起源于神经组织的肿瘤。中国人以后者最多，其中神经鞘瘤（雪旺氏瘤）占大多数，可发源于Ⅸ～Ⅻ四对脑神经及颈交感神经干，肿瘤的压迫可致该脑神经瘫痪，如向颈部扩展，主要表现为颈部肿块。另外鼻咽癌侵犯咽旁间隙相当常见。Hoover 等报道 80% 出现咽旁间隙受累，可出现张口困难（difficulty in mouth opening），下颌神经支配区感觉障碍（sensory disturbance）和下颌偏斜（deviation of mandible）等症状。但鼻咽镜检查无法窥见，只有借助 CT 扫描才能发现，提示放射治疗设计时，必须重视鼻咽部的 CT 扫描，避免照射靶区的遗漏。

从解剖位置上来看，由于咽部有这些结缔组织间隙彼此毗邻，故在炎症侵犯而处理不当时，常可诱发十分危险的后果。如导致纵隔炎或脑膜炎、海绵窦栓塞等颅内并发症。此外，咽旁间隙中的颈深部淋巴结也常常受咽部感染侵袭导致发炎，并继续发展成淋巴结周围炎（perilymphnoditis），甚至侵入颅内静脉，诱发血栓性静脉炎（thrombophlebitis），最后形成全身性的脓毒败血症（septicopyemia）。

（曾园山）

五、鼻咽部组织结构特点与鼻咽癌 Histological Structural Features of Nasopharynx and Nasopharyngeal Carcinoma

鼻咽部发生的较常见良性肿瘤（benign tumor）为纤维血管瘤（angiofibroma）。绝大多数发生于男性青少年，多源于鼻咽部蝶骨底或枕骨底之骨膜，由纤维组织（fibrous tissue）和分支广泛的扩张血管所组成，电镜下显示血管层被覆单层内皮细胞，其下虽偶有平滑肌细胞（smooth muscle cell），但缺乏弹性纤维（elastic fibres），故血管缺乏收缩功能，极易出血。组织形态虽属良性肿瘤，但肿物生长部位隐蔽，血管丰富，生长迅速，往往造成严重鼻阻塞和反复大出血，还可沿各自然腔道和骨性裂隙扩展，可有压迫性骨质吸收而破坏邻近骨壁，甚至直接侵入颅内。同时手术时出血凶猛，危险较大，易复发，故有临床恶性之称。术前口服雌激素以期使肿瘤缩小，减少术中出血量，这或许与雌激素的成纤维效应有关，即可使间质纤维组织增生致瘤体变硬，或使小动脉外膜纤维组织增生致部分血管闭塞。

恶性肿瘤（malignant tumor）中鼻咽癌（nasopharyngeal carcinoma）是中国华南地区以及东南亚最常见的头颈部恶性肿瘤，特别中国南方是鼻咽癌的高发区，其中广东省的发病率尤其高，曾有"广东瘤"（Guangdong tumor）之称。被认为致癌的"三驾马车"因素是 EB 病毒感染、遗传和环境因素。从流行病学调查结果表明，鼻咽癌的发生与遗传倾向和环境致癌因素可能有关。近年来，环境因素越来越受到关注。有资料显示：食入过多的咸鱼、腊味及腌制品食物、亚硝胺类化合物食品等具有诱发鼻咽癌的作用。在广东调查发现，在鼻咽癌高发区的大米和水中，微量元素镍含较高，且在患者头发检测发现镍含量较高。动物实验表明镍能促进亚硝胺诱发鼻咽癌。

有报导称，鼻咽癌来源的 EB 病毒全基因组序列将鼻咽癌易感基因锁定在人类 4 号染色体特定区域上。易感基因被发现，确定了鼻咽癌的发病具有很强的遗传背景。中山大学肿瘤防治中心从数十个比较完整的鼻咽癌高发家族史层层追踪研究，发现高发区人群移居其他地区后，仍然保持高发病率，在一定程度上解释了鼻咽癌发病与遗传的相关性。鼻咽癌高发区正常人群的鼻咽腔检查，发现有三种鼻咽黏膜增生性病变，即成年人鼻咽腺样体增殖、增生性结节和鼻咽黏膜重度炎症。根据调查及随诊观察的资料，提示鼻咽黏膜增生的病变有恶性变的可能性，很可能是鼻咽癌的癌前病变。为探讨鼻咽癌的病因及发病机理，认识鼻咽部黏膜的结构及其脱落细胞的特点和利用脱落细胞的细胞学诊断方法，对做好鼻咽癌的防治工作是有一定意义。

（一）鼻咽黏膜的结构特点（Structural Features of Nasopharyngeal Mucous Membrane）

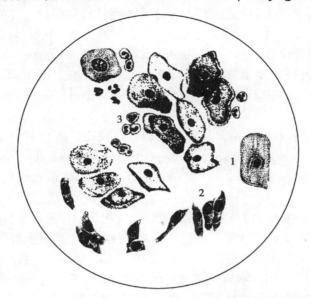

图Ⅱ-3-8　正常鼻咽黏膜上皮细胞（涂片 Papanicolaou 染色），注意胞核的结构、胞核和胞质的比例
Normal Epithelial Cells of Nasopharyngeal Mucosa（Smear Staining with Papanicolaou），
Noticing to the Structure of Cell Nuclei and the Proportion of Cell Nucleus to the Cytoplasm
1. 较大的多边形细胞（扁平上皮细胞）greater polygonal（squamous）cell
2. 柱状纤毛上皮细胞 columnar ciliated epithelial cell
3. 嗜中性白细胞 neutrophil

鼻咽黏膜薄，除顶部附于骨膜外，其余各处以一层弹性组织为界与其下的骨骼肌相连。鼻咽黏膜有许多皱襞和凹陷区，据测量结果统计，在成年人，平均上皮被覆面积约 50cm²。鼻咽部组织结构各处不尽相同，这是与其他器官不同的一个特点。鼻咽黏膜主要由上皮和固有膜构成（图Ⅱ-3-8）。

1. 上皮（epithelium）　鼻咽黏膜上皮的类型较多，分布也较复杂，一般认为鼻咽部有假复层纤毛柱状上皮（pseudostratified ciliated columnar epithelium）、复层扁平上皮（stratified squamous epithelium）和变移上皮（transitional epithelium）被覆。鼻咽部的表面 60% 的区域由复层扁平上皮所被覆，除靠近后鼻孔部分区域外，前壁的 60%，后壁的 80%～90% 都是复层扁平上皮被覆。在两侧壁及咽扁桃体的表面则可见复层扁平上皮与假复层纤毛柱状上皮相间出现，其间常有变移上皮岛相隔。鼻咽部的扁平上皮大都没有角化，青年期仅在咽隐窝处可见角化。50 岁以后，除咽隐窝外，在鼻咽后壁、侧壁的扁平上皮可出现角化层。其角化常与病理损害有关。

鼻咽后壁的 15%～20%、前壁的 40%、侧壁的 50% 左右均被覆假复层纤毛柱状上皮。上皮厚约 100~120μm，常夹有杯状细胞。前壁主要分布在靠近后鼻孔上 1/3 处，而侧壁在假复层纤毛柱状上皮之间，有不规则片段的扁平上皮和变移上皮相间，在鼻咽顶部有一狭长的假复层纤毛柱状上皮被覆的地带。

咽鼓管黏膜也由假复层纤毛柱状上皮被覆，但较薄，上皮内有许多上皮内腺，每一腺由 20~50 个黏液细胞组成，周围有支持细胞包绕。在咽鼓管圆枕，也为假复层纤毛柱状上皮，但在咽隐窝处，则为复层扁平上皮被覆。

变移上皮又称过渡层上皮，与泌尿系统的变移上皮有类似的特征。其表层细胞的核呈垂直排列，故又与纤毛上皮的柱状上皮相似，但细胞无纤毛和桥粒，亦有人称之为复层柱状上皮。在鼻咽与口咽交界处，这种上皮呈一波浪形的环，分隔鼻咽与口咽。此外，移行上皮还点状分布于咽鼓管皱襞和咽隐窝处。移行上皮的表层细胞含有透明角质，偶见有角母素或角母蛋白（eleidin）。因此，有人认为移行上皮在组织化学上与扁平上皮有联系，但还没有充分的证据证明移行上皮最后衍变成扁平上皮。

关于鼻咽黏膜上皮的分布，据中山大学的 452 例非鼻咽癌尸检研究，学者取出完整的鼻咽观察其黏膜上皮结构，发现在后鼻孔部分为假复层纤毛柱状上皮，而近口咽部分（相当于咽后壁之下半）及与此相当的侧壁则为复层扁平上皮。两种上皮移变的情况可有三种过渡形式。

（1）纤毛柱状上皮突变为扁平上皮（columnar ciliated epithelium mutates into squamous epithelium）。

（2）纤毛柱状上皮变为过渡型上皮（即无纤毛复层柱状上皮，有时其表面出现少数扁平细胞），再变为扁平上皮（columnar ciliated epithelium changes into transitional epithelium, again into squamous epithelium）。

（3）纤毛柱状上皮与扁平上皮互相交替 2~3 次后，形成稳定的扁平上皮（after columnar ciliated epithelium mutual alternation with the squamous epithelium for two to three times to form the stable squamous epithelium）。一般在 10 岁以后，鼻咽部扁平上皮的分布比例即臻稳定。在正常情况下，占 60% 左右。

2. 固有膜（proprius membrane）　固有膜主要由结缔组织所构成，有丰富的胶原纤维和弹性纤维，也有许多血管和淋巴管。此外，还有大量的淋巴细胞、浆细胞和肥大细胞。鼻咽部顶后壁的淋巴组织聚集而成咽扁桃体。儿童时期，咽扁桃体可以增生肥大成腺样体，而影响呼吸。它亦可以向两侧扩展增殖，阻塞咽鼓管咽口，而引起听力减退。咽扁桃体表面有许多上皮皱襞，将淋巴滤泡分隔，形成像腭扁桃体一样的隐窝，黏膜下层的黏液腺导管往往开口于此。人类鼻咽黏膜的淋巴组织，随着年龄增长有所变动，在 20 岁以后，淋巴组织在数量上逐渐减少，而纤维组织则逐渐增加。

黏膜下层除含有丰富的黏液腺与浆液腺外，亦含有大量的淋巴组织，这些组织与咽部的其他淋巴组织共同构成皮罗果夫淋巴环（Pirogoff 淋巴环）即咽淋巴环，此淋巴环对咽部的防御作用有重要意义。

在鼻咽黏膜上皮中，还可见一种嗜酸性细胞，这种嗜酸性细胞是一种退化的细胞，随年龄增长而增加。

据报道鼻咽部上皮及癌组织均有淋巴细胞嵌入上皮细胞之间。正常黏膜的淋巴细胞较成熟，但在癌细胞之间的淋巴细胞有时出现大淋巴细胞，可能为淋巴母细胞。一般认为，淋巴细胞出现于上皮细胞之间，无论在正常状态或在肿瘤中，均视为机体的细胞免疫功能状态。鼻咽上皮细胞与淋巴细胞的相互关系和相互作用在细胞生物学上有重要意义，对这个问题的研究，将成为鼻咽癌基础研究的关键问题之一。

（二）鼻咽脱落细胞学（Exfoliative Cytology of Nasopharynx）

近 50 年来鼻咽脱落细胞学的研究，随着取材工具的不断改进以及识别能力的提高，使鼻咽癌细胞涂片诊断的检出率提高到 90% 左右。

正常鼻咽涂片中，细胞成分是十分复杂的。来自假复层纤毛柱状上皮的细胞有纤毛柱状细胞、杯状细胞、补充性柱状细胞和储备性柱状细胞。最常见是纤毛柱状细胞，单个或成片存在。细胞顶宽粗，有纤毛，尾细窄甚至延长成豆芽状，胞质浅红色或浅蓝色。核椭圆，核膜清楚，染色质纤细，分布均匀，有时可见双核。炎症时，细胞可肿胀，变性，体积增大，核亦大，有时比正常时大一倍以上，核染色质较多，核边缘较厚，核仁较明显，多没有纤毛，有时胞质和核内出现小空泡，核周见浅色晕形成，可出现双核、多核细胞。这是柱状上皮增生，如同时伴有核的改变，则称为异型性增生。

来自扁平上皮的细胞有底层圆形，中层船形，表层多边形的细胞存在。在鼻咽涂片中，见到较多内底层细胞时，可认为鼻咽部有不成熟的鳞状化生，因为在正常情况下，是不含有较多底层细胞脱落的，异型性的底层细胞，称为鼻咽化生细胞（metaplastic cell of nasopharynx）。如鼻咽化生细胞的核异型性较严重者，则为异型化生的表现。涂片中异型化生细胞（allotypic metaplastic cell），常伴有癌细胞同时出现，是癌前病变（precancerous lesion）、癌旁病变（lesions of paracancinoma tissue）在涂片中的反映。长期抽烟者的鼻咽部涂片中，扁平上皮细胞的比例增多，细胞角化增高，不但柱状细胞高度退化，扁平细胞亦常有核异质、核周空泡、核分裂等现象。涂片中还有淋巴细胞、浆细胞、巨噬细胞、网状细胞及白细胞的出现。

鼻咽癌的脱落细胞，大小不一，一般较大，呈圆形、多边形或蝌蚪形，边界不清，常成群或分散存在，胞质染色深浅不一，一般染色较浅。细胞核高度异型性，常出现裸核，染色质可呈致密块状或空泡状，染色质积聚于核膜造成核膜增厚、核仁增大、数目增加。有时可见细胞分裂相。根据癌细胞的形态、胞质的数量和性质，胞界是否清楚，细胞核大小、形态，染色质数量和核仁改变分出四种类型的癌细胞：即高分化和低分化鳞癌细胞（high-differentiated and low-differentiated squamous carcinomatous cells）、泡状核癌细胞（vesicular nuclear carcinomatous cells）和未分化癌细胞（undifferentiated carcinomatous cells）。（图 Ⅱ-3-9）一般以低分化鳞状细胞癌和泡状核细胞癌较为多见。

由于鼻咽部的解剖部位，鼻咽癌可向上直接破坏颅底骨，其中鳞状细胞癌最易侵蚀颅底，也可经自然孔道或裂隙侵入颅内，经过翼腭窝向上经眶下裂侵入眼眶，也可经咽鼓管伸展至中耳及外耳道内部等。由于鼻咽黏膜固有层淋巴组织丰富，淋巴结转移率高，有时原发癌尚很小，但已有很大颈淋巴结转移，而颈淋巴结转移可以是首发症状。

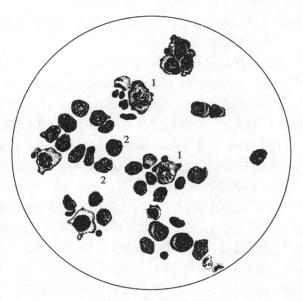

图Ⅱ-3-9　鼻咽癌细胞
Cells of Nasopharyngeal Carcinoma
涂片 Paparicolaou 染色（Paparicolaou staining）
图示有丝分裂，病例：男性 44 岁涂片编号 106 之（三）
1. 有丝分裂 Mitosis　2. 裸核癌细胞 Naked nucleus of carcinoma cell

（三）EB 病毒的 VCA-IgA 测定（VCA-IgA Determination of EB Virus）

Epstein 和 Barr 首次从非洲儿童淋巴瘤（Burkitt 淋巴瘤）的活检组织中建立一株可以传代的淋巴母细胞株。电镜下可见疱疹型病毒颗粒。由于它具有与疱疹病毒家族其他成员不同的特性，故命名为 Epstein-Barr 病毒（EBV）。有学者认为 EB 病毒是发生鼻咽癌的必要非充分条件，即鼻咽癌患者肯定感染了 EB 病毒。但携带 EB 病毒者却不一定会得鼻咽癌。且 EB 病毒非常易通过唾液飞沫等传播，一旦感染就很难清除，并终身携带。1966 年 Old 等首次用免疫扩散法在鼻咽癌患者的血清中检测到高滴度抗 EB 病毒抗体以来，经过大量的研究，目前已基本公认 EB 病毒与鼻咽癌的发生关系密切。在鼻咽癌的诊断方面，测定 EB 病毒的 VCA-IgA（血清中壳抗原免疫球蛋白 A 抗体）对鼻咽癌的诊断很有意义。特别是对肿瘤向黏膜下发展或早期转移到颈淋巴结的病例的诊断更有意义。张有生等观察 69 例，EB VCA-IgA>1：10 的 58 例中，65.5% 为鼻咽癌，而 <1：10 的 11 例中，无 1 例为鼻咽癌。同时近期发现 EB VCA-IgA 抗体，随患者存活时间的延长而逐年下降，放疗后 4~18 年仅 30% 的患者有 VCA-IgA 抗体，一些患者在治疗后 2~4 年间抗体滴度下降，以后又再升高，这些患者后来都出现肿瘤复发和转移。故定期测定鼻咽癌患者的 VCA-IgA 抗体消长情况，可监视疗效和判断预后。据此，中国许多地区，利用 EB VCA-IgA 的免疫酶标方法为普查鼻咽癌进行初筛（正常人血清阳性率为 6.12%，鼻咽炎 9.35%，放疗前鼻咽癌 92.3%），对可疑的阳性者再进行追踪观察。

特别是近年来开展对鼻咽部脱落的细胞 EBNA（核抗原）的检测，作为鼻咽癌的细胞诊断和组织病理诊断的辅助方法，尤其是对早期鼻咽癌的诊断。陈狄波等报道 136 例鼻咽癌颈部肿块穿刺涂片 EBNA 抗补体免疫酶法检查结果，一次检出率达 82.4%，与细胞学检查（81.6%）相当，故对原发性隐蔽的鼻咽癌颈淋巴结转移，能提供有重要意义的诊断线索。

（罗思瑾）

六、咽的血液供应及神经支配 Blood Supply and Nerve Innervation of Pharynx

（一）动脉（Artery）

咽的动脉主要为咽升动脉（ascending pharyngeal artery）和腭升动脉（ascending palatine artery）。此外，

腭降动脉（descending palatine artery）及翼管动脉（artery of pterygoid canal）也分布于咽。

（二）静脉（Vein）

咽静脉丛，主要注入颈内静脉。

（三）神经支配（Nerve Innervation）

主要由舌咽神经（glossopharyngeal nerve）、迷走神经（vagus nerve）及交感神经（sympathetic nerve）构成的咽丛，司咽的感觉及有关肌肉的运动。其中腭帆张肌则受三叉神经第三支即下颌神经支配。

舌咽神经痛（glossopharyngeal neuralgia）是一种病因不明的疾病，目前认为可能与动脉硬化（arteriosclerosis）、血管栓塞（angio-embolism）或参与该神经节的植物性神经紊乱有关，或由于颅底、颅内或咽喉部肿瘤或茎突过长、异位血管等压迫刺激而诱发的短暂发作性剧痛。其症状与三叉神经痛相类似。此病首先由 Harris 所描述。按舌咽神经的解剖分布，其临床表现以痛区始于咽侧壁、腭扁桃体、软腭及舌后 1/3，而后放射到耳区的症状最为常见；或痛区始于外耳、外耳道及乳突，或介于下颌角与乳突之间，这种情况较少见。通常咽部，如腭扁桃体、舌根或咽侧壁外耳等有"扳机点"（trigger point），受刺激即可发病，故患者不敢吞咽、咀嚼、说话、咳嗽和做头部转动等。因此，"扳机点试验"（trigger point test）为舌咽神经痛诊断的依据之一。

由于舌咽神经痛与三叉神经痛的性质相类似，且舌咽神经与三叉神经第三支（下颌神经）分布上有较密切的关系，故临床上二者容易引起混淆。但三叉神经痛多在一侧，痛区与三叉神经分布区一致，界限明显。三叉神经第三支痛发作时，除舌尖、舌缘外，还可放射到下颌、牙齿和耳前颞部；而舌咽神经痛多在舌后 1/3、咽侧壁、软腭等。但据临床报道，还是有时将三叉神经痛误诊为舌咽神经痛或将舌咽神经痛误诊为三叉神经痛的病例。熟悉舌咽神经的分布将有助二者的鉴别。

舌咽神经痛发病率较低，患者多为 50 岁左右成人，多限于一侧，无男女性别差异。通常可用封闭疗法，治疗无效时可采用颅内或颅底进路施行神经切断术治疗。

七、咽的淋巴 Pharyngeal Lymph

（一）鼻咽部（Region of Nasopharynx）

鼻咽部的淋巴先汇入位于咽后间隙内的咽后淋巴结，再注入颈上深淋巴结，然后再注入颈外侧下深淋巴结或直接注入颈干。咽扁桃体所属的淋巴结，位于下颌支与乳突之间的深处，鼻咽癌患者此淋巴结常先肿大。

（二）口咽部（Region of Oropharynx）

腭扁桃体、腭舌弓和腭咽弓、咽侧壁、舌根舌扁桃体的淋巴向外侧同侧或对侧的颈外侧深淋巴结的椎前淋巴结。该淋巴结位于椎前肌群之前，介于胸锁乳突肌与斜方肌之间的枕三角内。

（三）喉咽部（Region of Laryngopharynx）

淋巴管穿过甲状舌骨膜进入颈深淋巴结。梨状隐窝及一部分喉咽部淋巴管则经喉前淋巴结注入颈外侧上深淋巴结。

（四）咽部的淋巴环（Pharyngeal Lymphatic Circle）

咽部的淋巴环可分为内环与外环，两环互相通连，这些淋巴环在临床上对咽部疾病的诊断、治疗及预后，都有着一定的意义。

1. 外环（external circle）包括由咽后淋巴结、咽侧淋巴结、下颌角淋巴结、下颌下淋巴结和颏下淋巴结组成。

2. 内环（internal circle）又称为咽淋巴环（pharyngeal lymphatic circle）、Waldeyer 或 Pirogoff（比罗果夫）淋巴环（图 Ⅱ-3-10），由咽扁桃体（pharyngeal tonsil）、咽鼓管扁桃体（pharyngotympanic tubal tonsil）、腭扁桃体（palatine tonsil）、咽侧索（咽腭弓后方）（lateral pharyngeal fascicle）及舌扁桃体（lingual tonsil）构成。

（五）咽内淋巴环的功能意义（Functions of Intrapharyngeal Lymphatic Circle）

咽淋巴环与鼻、咽、喉等处的淋巴网密切相连，其生理性能上应视为一体。一般认为对消化道及呼吸道有保护作用，但其真正的生理功能则尚未完全明了。就目前所知有如下几种说法。

1. 防御和保护作用（prevention and protection）。
2. 产生免疫力与抗体（producing immunity and antibody）。
3. 产生淋巴细胞（producing lymphocytes）。
4. 反射功能（reflex function）等。

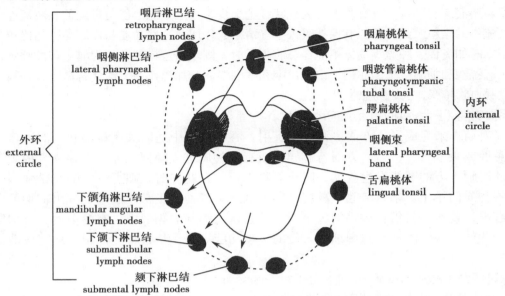

图Ⅱ-3-10　咽淋巴环示意图
Diagram of the Pharyngeal Lymph Circles

八、咽的功能 Functions of Pharynx

咽为呼吸系与消化系的通道，因此，其功能主要与吞咽、呼吸、防御与调整中耳压力、共振作用（resonance action）和语言形成等相关。当鼻咽阻塞时可以引起闭塞性鼻音（closed rhinolalia），软腭活动不灵可致开放性鼻音（open rhinolalia），咽壁的脓肿可以显著地影响发音，这是临床上时常要注意的现象。

（一）吞咽功能（Swallowing Function）

吞咽动作是一种复杂的，由许多肌肉参加的反射性协同动作，是在大脑皮质冲动的影响下随意开始的。当食物进入口腔后，先经牙齿磨碎，进行咀嚼，在舌和下颌舌骨肌等的作用下，把食物推向咽部。在进入咽部前，此时对不愿咽下的食物尚可吐出，故被称为吞咽的自控阶段。当食物进入咽部，与舌根及咽峡触及时即发生吞咽反射，压迫食物进入咽腔，在此同时软腭上提、咽后壁向前突出封闭鼻咽通道。此时环杓侧肌（lateral cricoarytenoid muscle）和杓肌（arytenoid muscle）的收缩，声带内收。喉头升高（甲状会厌肌、杓会厌肌、舌骨下肌群等收缩）并向前紧贴会厌，封闭咽与气管的通路，此时呼吸暂时停止。由于喉头前移，食道上口张开，并且由于咽缩肌自上而下有序发生收缩向下压迫食团，使食团从咽被挤入食道，这一过程进行极快，通常费时约 0.1 秒。

食团进入食道，是由食道肌肉的顺序收缩而实现的。食道肌肉的顺序收缩也称蠕动（peristalsis），它是一种向前推进的波形运动。经常是食团下端为一舒张波，上端为一收缩波，这样，有序地把食团很自然地推送前进，下行至胃。

食道的蠕动是一种反射动作，它是由食团刺激了软腭、咽部和食道等处的感受器，传入冲动通过延髓中枢，再向食道发送传出冲动而引起。

吞咽是一种复杂的反射动作，它有一连串的按顺序发生的环节，每一环节由一系列的活动过程所组成，而且总是前一环节的活动又可引起后一环节的活动。吞咽反射动作的传入神经主要是来自软腭、咽壁等处的 V、Ⅸ、Ⅹ脑神经的传入神经纤维。吞咽的基本中枢位于延髓内，支配舌、喉、咽部、食道等肌肉动作的传出神经在Ⅴ、Ⅶ、Ⅸ、Ⅹ、Ⅺ、Ⅻ脑神经。从吞咽开始到食团到达贲门所需的时间与食物的性状及人体体位有关，液体食物约需 3~4 秒，糊状食物约 5 秒，固体食物稍慢，约需 6~8 秒，一般不超过 15 秒。

（二）呼吸功能（Respiratory Function）

鼻咽部不仅是空气必经之道，且为鼻腔、鼻窦和咽鼓管的引流处。鼻咽部具有黏膜和丰富的腺体，对吸入空气的加温、湿润甚有助益，且黏膜上皮为柱状纤毛上皮，其上的黏液毯与鼻腔的黏液毯连成一片，能吸附呼吸气流中的尘粒、细菌等，有保持吸入空气清洁的作用。这些功能与鼻腔黏膜相比较为逊色。当鼻腔完全阻塞时如炎症、肿瘤等气体不能经鼻腔呼吸时，则须通过口腔，是为非生理性呼吸，此时口咽、喉咽负担起湿润和加温空气的作用，由于口咽和喉咽湿润和加温作用无法代替鼻腔，呼吸者常常感到口干、咽黏膜血管扩张，久之易患慢性炎症。

（三）防御保护功能（Prevention and Protection）

主要是由咽反射动作来完成。一方面协调吞咽反射，吞咽过程中适时关闭鼻咽和喉的入口，使食物不致反流入鼻腔或吸入气管；另一方面若有异物或有害物质进入咽部，即可由异物直接刺激而引起呕吐反射，此时咽下方的咽肌发生收缩，阻止异物下行，在此同时，咽上方的咽肌松弛咽腔扩大便于异物或有害物质的排出。来自鼻腔、鼻窦、喉和咽鼓管等处的正常或病理性分泌物均可借咽的反射作用加以咳出，或吞下后借胃酸将细菌杀灭。并且认为咽部的黏液内含有溶菌酶，有抑制与溶解细菌的作用。此外，咽淋巴环有防御细菌入侵的免疫功能等等。从各个侧面很好地完成咽的防御保护功能。

（四）调节中耳压力（Regulation of Middle Ear Pressure）

咽鼓管咽口的开放对调节中耳鼓室的压力平衡至关重要。它与咽肌的运动尤其是吞咽运动密切相关。由于吞咽动作不断进行，咽鼓管经常得到开放，以保持中耳内气压与外界大气压得到平衡，这是保持正常听力重要条件之一。人们所熟悉的潜水员深水作业，或乘坐飞机急速下降时，外界压力突然升高，鼓膜内陷使人有不舒服感觉，听力也会暂时受影响。所以乘飞机的乘客常常口内嚼糖块，目的是刺激口腔唾液分泌，多作吞咽动作，使咽鼓管咽口呈现开放状态，借此保持中耳内外的间压力平衡。并认为机体平衡中耳与外界压力是通过中耳黏膜气体交换和咽鼓管开放方式实现的，但各自作用所占的比重如何仍不清楚。新近资料表明，生理状态下中耳气压下降很慢，机体通过咽鼓管周期性开放平衡中耳与外界气压。

（五）语言形成（Language Formation）

咽腔是共鸣腔之一。发音时口腔和咽腔均改变形状，产生共鸣，并由软腭、口、舌、齿等协同作用，和谐、悦耳，使声音清晰并构成各种语言。咽部结构和功能正常与否与声音清晰和音质音色密切相关。若部分腭帆诸肌运动功能障碍，腭裂、软腭麻痹时将使鼻腔与口腔之间不能封闭，而出现开放性鼻音；或由于扁桃体周围脓肿，或巨大肿瘤，咽部疼痛剧烈等，所致口腔和咽部有明显肿胀，发音时因缺乏共鸣，将导致吐字不清。所以当咽部有缺陷或病变时，语言的清晰和音质特色都会有所改变。

九、腭扁桃体 Palatine Tonsil

（一）腭扁桃体的形态结构与功能（Morphological Structures and Functions of Palatine Tonsil）

腭扁桃体（palatine tonsil）民间通俗的叫法是扁桃腺。它是一对扁卵圆形的淋巴上皮器官，也是三对扁桃体（咽扁桃体、舌扁桃体）中形体最大的一对，左、右各一，位于两腭弓之间的三角形扁桃体窝内，其大小随年龄变化，幼年期较大，突入咽腔，青春期后约平腭舌弓、腭咽弓。

腭扁桃体分内侧面（游离面）和外侧面。外侧面较大，为一结缔组织膜所包绕，小包膜紧邻咽上缩肌，且附着不紧密，形成一潜在间隙，称扁桃体周围隙。腭扁桃体的内侧面，即游离面，其上被覆复层扁平上皮，表面有 10~20 个隐窝（crypt），均为盲管，这些隐窝自扁桃体表面伸入其深部，呈单一的或不规则分支状，深浅不一，称扁桃体隐窝（tonsillar crypts）（图Ⅱ-3-11）。其中有一最大且位置最高的隐窝，开口于半月襞之下，称扁桃体上隐窝。且有收集来自鼻腔淋巴液的淋巴管存在于扁桃体区域的上方，故扁桃体周围炎或扁桃体周脓肿（peritonsillitis or peritonsillar abscess）多发生于扁桃体上部。细菌多由隐窝上皮层侵入，当扁桃体结构异常，如表面瘢痕较多或与三角皱襞（triangular fold）及舌腭弓发生粘连，均足以阻碍扁桃体各隐窝之引流，脱落之上皮细胞或其他污物碎屑积留其中，此种环境非常有利于细菌繁殖，细菌产生毒素破坏隐窝上皮层，则侵入扁桃体而发生炎症。炎症也可发生在鼻腔术后，特别是在术后作鼻腔填塞，称之为"创伤性扁桃体炎"（traumatic tonsillitis）。这是由于填塞后，下鼻甲上皮每有创伤，细菌自创伤处侵及下鼻甲，经咽静脉丛而达扁桃体和 Waldeyer 环的其他淋巴组织所致。扁桃体的急性炎症可表现为卡他性炎或滤泡性炎；慢性炎症则有纤维型和肥大型，前者扁桃体不但不肥大，往往反而缩小，但病灶感染多为这一型扁桃体炎所引起，故不可单纯根据扁桃体大小决定是否需要施行扁桃体摘除术（tonsillectomy）。

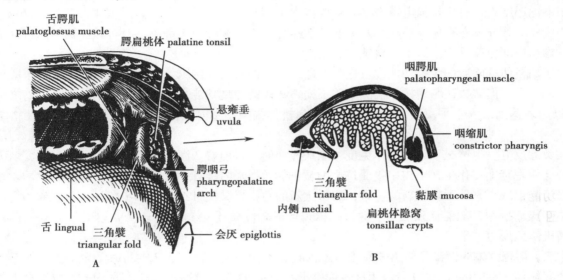

图Ⅱ-3-11 腭扁桃体位置示意图
Diagram of the Position of Palatine Tonsil
A. 右内侧面观（right medial aspect） B. 经扁桃体水平切面示意图（horizontal section through the tonsil）

　　扁桃体的深面有致密结缔组织构成的被膜。许多淋巴小结（滤泡）（lymph nodule or follicle）分布于上皮下和隐窝周围，常排成单层，厚约 1~2cm。淋巴小结之间为弥散淋巴组织（diffused lymphoid tissue），没有淋巴管及淋巴窦，但周围有毛细淋巴网，淋巴细胞由此进入附近的淋巴结，扩大免疫效应（amplifying immune effect）。

　　扁桃体是一种周围性免疫器官（淋巴器官）（peripheral immune organ or lymphoid organ），出生后细菌经隐窝进入扁桃体淋巴组织，使其产生抗体。隐窝上皮呈疏松的网状结构，其裂隙由淋巴组织所直接填补，提供与隐窝抗原接触的良好条件，这种结构称为"隐窝淋巴细胞系"（cryptal lymphocyte series），亦为抗体形成的中心。

　　扁桃体被膜外含许多小黏液腺，腺导管大多数开口于扁桃体的表面，很少开口于隐窝。扁桃体隐窝呈复杂的树枝状分支，估计总面积约 300cm²，这样广大的面积利于"采集"外界进入的菌群。其位置亦有利于这一活动，当每一吞咽动作，咽上缩肌收缩时，可将扁桃体推向咽部，使其表面浸泡于口腔及咽部的液体中，使淋巴组织不断监护空气及食物中的各种细菌，使"采集"到的细菌经过淋巴组织，自动制成抗体提高自身免疫效应。

　　在种系发育上扁桃体是哺乳类动物的特有组织，到人类已发育成完整的咽淋巴环。个体发育过程中，胎儿第 2 个月开始，在咽部发生扁桃体的部位上，逐渐有大量的淋巴细胞浸润，从而形成各种扁桃体，这些扁桃体构成咽淋巴环。

　　新生儿出生时除经胎盘获得来自母体的 IgG（免疫球蛋白 G）外，缺乏其他免疫球蛋白，但出生后不久，免疫系统迅速成长。经抗原的不断刺激，扁桃体可产生五种免疫球蛋白。

　　据观察，形成 IgA（免疫球蛋白 A）的细胞大多数接近扁桃体基膜、上皮内的腺组织及生发中心；

含有 IgG 及 IgM（免疫球蛋白 M）的细胞多见于生发中心的外围；含有 IgE（免疫球蛋白 E）的细胞为数虽少，但遍布于淋巴组织中。

扁桃体尚可产生一种 sIgA（分泌性免疫球蛋白 A），由黏膜细胞所合成，属于一种糖蛋白，其结构与血清的 IgA 不同，在局部免疫反应中起重要作用，有抗菌、抗病毒的性能；还可通过 C_3 旁路激活补体系统，加强溶菌作用，所以分泌性 sIgA 是咽喉部黏膜表面一种重要的防御因素，缺乏 sIgA 的儿童，常易患呼吸道感染。

应用膜标记法观察扁桃体内淋巴细胞的分布，发现 T 淋巴细胞分布于弥散淋巴组织内，B 淋巴细胞聚集于淋巴小结内，应用扫描电镜观察人扁桃体内 T 细胞及 B 细胞的分布，发现 T 细胞占 26.6%，B 细胞占 40.7%。腺样体亦有免疫功能，其中淋巴细胞约 25%~30% 为 T 细胞，对特异性抗原执行细胞免疫反应，参与局部免疫反应，但不如扁桃体明显。

关于扁桃体摘除后的免疫功能改变这一问题，在中国及其他国家均有许多报道，尽管各家所报道的结果不甚一致，但多数认为扁桃体摘除术并不损害身体的免疫功能。幼儿的免疫系统正在发展之中，到 13 岁以后才达到成人水平。因此，为幼儿进行扁桃体摘除手术时应注意其免疫功能状况，严格掌握手术指征。

在炎症反复发生情况下，扁桃体免疫功能状况如何，目前看法尚不一致。Sürjanl 通过研究认为，反复发炎会使隐窝上皮化生，上皮中接受抗原的 M 细胞（胞浆内富有小管泡状系统）较前减少，以致活化的淋巴细胞也减少，易于发生新的感染，而每次新的感染，又使 M 细胞进一步减少，新形成的复层扁平上皮不能摄取抗原，却能让致病因子穿过，以致形成恶性循环（vicious cycle），这时摘除扁桃体常有助于提高机体免疫力。

（二）腭扁桃体的位置及位置关系（Position and Its Relation to Palatine Tonsil）

腭扁桃体（palatine tonsil）上下均有黏膜皱襞。上端称为半月襞（semilunar fold），位于腭舌弓与腭咽弓相交处，覆盖在扁桃体上端，扁桃体上隐窝开口于其下方。下端为三角襞（triangular fold），由腭舌弓向下延伸止于舌根，包绕扁桃体下段。成人可无此襞。在三角襞中有淋巴组织，在施行扁桃体摘除时应将其尽量切除，以免其中的淋巴组织术后增生肥大而出现类似扁桃体残体的症状（见图Ⅱ-3-2、图Ⅱ-3-3、图Ⅱ-3-11）。但扁桃体的外侧面与咽肌内壁之间，尚有结缔组织包囊所围抱（咽腱膜），因此扁桃体与外侧面相连不紧，特别是在上部，此即一般所称的扁桃体上窝（在被囊外）。所以在扁桃体手术时甚易从此处剥离，但亦为扁桃体周围脓肿好发部位之一。扁桃体上窝各人不同，它可能呈隐窝状，称之为腭隐窝，或形成一个很大的空腔，称之为 Tourtuae 窦，常为扁桃体周围脓肿、异物存留、结石形成及结核感染之发生地。据临床统计，约有 98% 脓肿发生于扁桃体前上方，患者多为单侧，多见于 15~35 岁之间。中医称这为喉痈（throat abscess）。

扁桃体的外侧面或扁桃体门，通过其被膜与咽缩肌相接。血管和神经自扁桃体周围疏松的结缔组织进入扁桃体内。扁桃体周脓肿（peritonsillar abscess），又名脓性蜂窝织炎性咽峡炎（angina phlegmona），中医称为"喉痈"，常发生在这个潜在的间隙内。此病好发于青壮年，平均年龄 20~35 岁，儿童和老年人少见，国外曾报导年龄最小者为 4 个月的婴儿，国内曾见到一例发生于 1 岁的婴儿，实属罕见。其位置在扁桃体上方者最多，占 98%。在扁桃体下后方者极少。咽旁间隙借咽壁而与扁桃体相隔（图Ⅱ-3-11）。

还得提及的是，迷走神经、舌下神经、舌咽神经、副神经和颈内动、静脉占据了咽旁间隙的大部分。扁桃体与咽旁间隙的关系，在茎突的前后各不相同。在茎突前部，扁桃体与咽壁及翼内肌之间借疏松的结缔组织相联系。扁桃体仅在茎突后部才与颈内动、静脉发生关系。只有在极为异常的情况下，颈内动脉才紧挨着扁桃体的外侧。一般它都是在扁桃体后方颇远之处，而两者之间尚隔着茎突咽肌，相距有 15.0mm 以上。由于有这个距离存在，所以当发生病变时，可在颈后部切开摘除扁桃体，只要把手术野保持在茎突诸肌和二腹肌后腹的前方，则不至于伤及颈内动、静脉。

颈内动脉距咽侧壁约 20.0mm，且中间有腮腺一部分和茎突周围的组织相隔。不过须记住，一旦发生病变，一个深深埋藏的肿大扁桃体，其位置比咽壁其他部分更偏向外侧，故其与大血管的关系较正常情况更为密切。

须知颌外动脉（面动脉）偶尔与扁桃体的后下部有重要的关系。此动脉从颈外动脉分出以后，常常往上弯曲走行至下颌支的深部。假如弯曲很明显，则其形成的动脉襻便与扁桃体下部发生密切关系，在摘除扁桃体时可能伤及此动脉。颌外动脉与扁桃体之间只隔以咽上缩肌，此部发生出血时，几必为颌外动脉的腭升支或扁桃体支受损所致，因后两者均穿通咽上缩肌而供给腭扁桃体。

扁桃体与咽旁间隙的关系说明前部扁桃体周围脓肿可能侵犯间隙的茎突前部。早期切开排脓可以减少咽旁间隙感染的机会和防止间隙后的血管受侵。

（三）腭扁桃体的血液供应（Blood Supply of Palatine Tonsil）

主要有颈外动脉（external carotid artery）的分支，计有舌动脉（lingual artery）、面动脉（facial artery）、腭升动脉（ascending palatine artery）、咽升动脉（ascending pharyngeal artery）及腭降动脉（descending palatine artery）等的扁桃体支供应。其中偶然或由颈外动脉直接分支至扁桃体（图Ⅱ-3-12）。

腭扁桃体的静脉，则在包囊外形成扁桃体静脉丛，经咽丛，入颈内静脉。此外，扁桃体静脉血尚可流入翼丛，间接与海绵窦相通，故当扁桃体有较严重感染时也有可能引起海绵窦血栓性静脉炎。

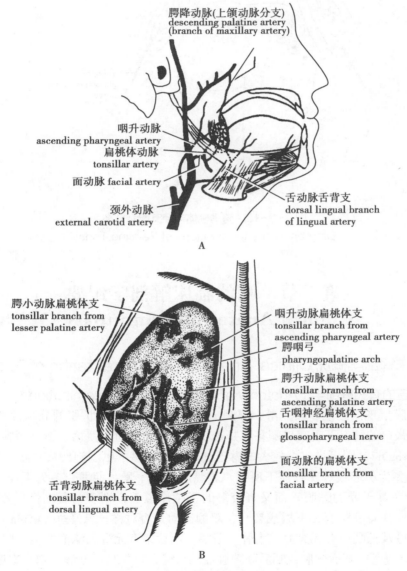

图Ⅱ-3-12 腭扁桃体血液供应
Blood Supply of Palatine Tonsil
A. 腭扁桃体的动脉（arteries of palatine tonsil）
B. 腭扁桃体血液供应（扁桃体已移除）（blood supply of palatine tonsil）（tonsil removed）

（四）腭扁桃体的神经支配（Innervation of Palatine Tonsil）

主要由以下神经支配（图Ⅱ-3-13）。

1. 三叉神经（trigeminal nerve）　其第二支即上颌神经的分支经蝶腭神经节的腭中神经和腭后神经，由体之上极穿被膜而进入扁桃体内。

2. 舌咽神经（glossopharyngeal nerve）　通过其末梢支的扁桃体支由下极穿被膜而至扁桃体及腭弓的黏膜外，亦通过鼓室支分布于中耳的黏膜，因此扁桃体炎可能伴有中耳疼痛。

根据上述二神经分布特点，摘除扁桃体作局部浸润麻醉时，应以上、下极为重点在被膜外进行。

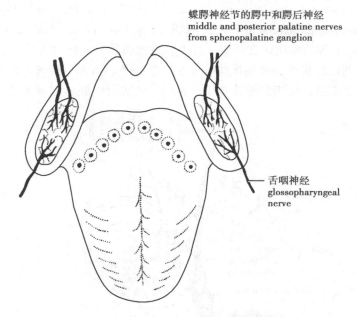

蝶腭神经节的腭中和腭后神经
middle and posterior palatine nerves
from sphenopalatine ganglion

舌咽神经
glossopharyngeal
nerve

图Ⅱ-3-13　腭扁桃体神经支配示意图
Diagram of the Innervations of Palatine Tonsil

（张　黎　王啟华）

第二节　咽的临床解剖学纪要
Section 2　Clinical Anatomical Summary Of Pharynx

一、咽的临床解剖学概况 Clinical Anatomical Generalization of Pharynx

（一）口咽检查的有关解剖学（Anatomy of Oropharyngeal Examination）

正常咽后壁黏膜呈现淡红色、较光滑、湿润，有时可见少许轻度扩张的静脉及散在的小淋巴滤泡。通常在放松、自然张口的情况下观察口咽黏膜是否正常，有无充血、溃疡、新生物肿胀及隆起等。慢性咽炎（chronic pharyngitis）则可见多个较大的淋巴滤泡，或较多淋巴滤泡融成片状。如见黏膜表面有较多的脓液或黏液，多为鼻腔或鼻窦处流下所致。若黏膜表面干燥、菲薄，多为干燥性咽炎（pharyngitis sicca）的表现；若在其干燥的黏膜表面又有较多的干脓痂覆盖，则多为萎缩性鼻炎（atrophic rhinitis）累及咽部所致。还应注意软腭有无下塌或裂开，双侧运动是否对称；悬雍垂（uvula）是否过长、分叉，双侧扁桃体、腭舌弓及腭咽弓有无充血、水肿、溃疡；咽后壁有无淋巴滤泡增生、肿胀和隆起。若一侧咽后壁肿胀，隆起，应考虑咽后脓肿或咽后间隙肿瘤的可能，必要时行触诊穿刺或影像学检查加以鉴别，如果咽后壁隆起、溃疡，又不伴有炎症表现则应提高警惕必须作进一步追踪以明确诊断。

（二）鼻咽检查的有关解剖学（Anatomy of Nasopharyngeal Examination）

通常情况下，前鼻镜不易看清后鼻孔全貌及鼻咽部。在用血管收缩剂（如麻黄素）使鼻甲充分收缩后或鼻腔特别宽大者（如萎缩性鼻炎时）间或有时能窥见后鼻孔甚至鼻咽部。

间接鼻咽镜检查，简便常用。鼻咽内镜检查有硬质镜和纤维镜两种，由于鼻咽纤维镜的广泛应用，前者已经较少采用。鼻咽纤维镜较细（直径约 3mm~4mm），可弯曲，照明强度好，从鼻腔导入后，能随意变换角度，依次观察鼻咽各壁、软腭背面、鼻中隔后缘、后鼻孔、咽鼓管咽口、咽鼓管圆枕、咽隐窝等。注意鼻咽黏膜有无充血、粗糙、出血、溃疡、隆起及新生物等（见文末彩图 II-3-14）。由于鼻咽癌好发于咽隐窝及鼻咽顶前壁，可用间接鼻咽镜检查。鼻咽顶前壁，间接鼻咽镜检查时要特别关注，呈小结节状或肉芽肿样隆起，表面粗糙不平，易出血，有时表现为黏膜下隆起，表面光滑。早期病变不典型，仅表现为黏膜充血、血管怒张或一侧咽隐窝较饱满等等，对这些体征要特别重视，必要时，可行鼻咽部活检及 EB 病毒血清学等多方面检查以明确诊断。鼻咽癌首次检查阴性或鼻咽外观正常并不能完全排除鼻咽癌。对可疑鼻咽癌病人，应注意密切随访，必要时延期进行鼻咽部活检，这有利于减少漏诊。

（三）喉咽检查的有关解剖学（Anatomy of Laryngopharyngeal Examination）

由于喉咽解剖学关系十分紧密。喉咽检查见后述喉黏膜检查的相关解剖学

（四）吞咽困难的临床解剖学（Clinical Anatomy of Dysphagia）

吞咽困难（dysphagia）是指吞咽食物时发生异常，即吞咽功能发生障碍，患者在咽下食物时有梗阻的感觉，并常常能指出梗阻的解剖部位。其主要原因与自口腔、咽、食道等与食团吞咽有关的消化道，由于种种原因而引起的梗阻密切相关。按吞咽困难解剖部位不同可分为口咽型吞咽困难和食管型吞咽困难。其中口咽型吞咽困难常见于中枢及周围神经系病变，如卒中史、帕金森病史等所致的咽肌麻痹或痉挛，常有口咽型吞咽困难，但其治疗手段非常有限。相比之下，许多食管型吞咽困难却能够有效治疗。若根据病因将食管型吞咽困难分为机械性吞咽困难及动力性吞咽困难，前者常见于各种食管的良性及恶性器质性改变，如食管平滑肌瘤、食管癌等，后者包括贲门失弛缓症以及慢性食管痉挛等。其中咽喉部的疾患，如炎症、肿瘤、异物等均可因阻塞性原因干扰正常的吞咽活动，影响食物的下行，而引起吞咽困难。所以凡导致咽痛的疾患，一般都伴有不同程度的吞咽障碍，且病变侵犯的部位越低，受累的咽壁越深，越易导致吞咽困难，故其吞咽困难程度与病变的性质和轻重成正比。由于神经原因所致的咽肌麻痹或痉挛，前者可使咽腔紧闭，后者则不能吞咽及饮用液体易进入喉腔和气管而致剧烈呛咳，两者进食液体饮料时吞咽困难症状明显。

吞咽困难这一症状往往有重要的临床意义，如某些先天性畸形：腭裂和后鼻孔闭锁。在儿童，可因进食时食物呛入鼻腔影响正常的吞咽功能而出现吞咽困难。除由口到胃的吞咽过程各个解剖部位的疾病所致的吞咽困难外，尚须顾及相关解剖毗邻关系所致的吞咽困难。如扁桃体周围炎、咽后脓肿、纵隔炎、纵隔肿瘤、主动脉弓的主动脉瘤、心包炎、胸膜炎等等。

（五）鼻咽粘连的临床解剖学（Clinical Anatomy of the Nasopharynx Adhesion）

由于软腭及腭咽弓与咽后壁，因某些原因粘连而使鼻咽和口咽之间的通道变窄者称鼻咽粘连（nasopharyngeal adhesion），若粘连完全不通者则称鼻咽闭锁（nasopharyngeal atresia），多为先天性发育异常，本病较少见。

鼻咽粘连过去以梅毒引起者最常见，现在则以手术、外科及其他特殊性传染病引起为主，强酸、强碱等化学药物腐蚀伤也可能引起鼻咽粘连。由于鼻咽粘连所致的鼻咽与口咽通道狭窄，改变了正常的呼吸道，将引起系列相关功能上的改变。从解剖学角度考虑其症状一般为：张口呼吸、鼻塞、闭塞性鼻音、嗅觉减退或消失等。再由于鼻腔分泌物不能排出而积聚于鼻咽部，咽鼓管咽口可受到影响，产生听力下降并有可能引起中耳炎。

经鼻内注入碘油行 X 线拍片，可了解粘连的部位范围及厚度，而 CT、MRI 则能提供更详细的病变情况。采用单纯瘢痕切开和扩张术临床效果不佳，由于术后常有瘢痕挛缩，不易成功。多用鼻咽成形术，通过手术使已狭窄或闭锁的鼻咽重新与口咽相通。由于采用了带蒂黏膜瓣，尤其是 Z 形切口的整形手术原则的应用使鼻咽形成术效果较好。

二、鼻咽癌的临床解剖学及其他 Clinical Anatomy of Nasopharyngeal and Others

1. 鼻咽癌（nasopharyngeal carcinoma）是我国高发肿瘤之一，是恶性程度较高的肿瘤。它在世界上

各大洲均有发现，但有流行病学特征。在欧洲、美洲、大洋洲和拉丁美洲国家较少，发病率在 1/10 万以下；非洲属于鼻咽癌中发地区，东南亚一些国家，如马来西亚、新加坡、印尼等其发病率高于非洲国家。我国是世界各大洲中鼻咽癌的最高发地区之一。侨居世界各地的华人，其中主要来自广东、广西和福建鼻咽癌的发病率亦居较高水平。国内鼻咽癌分布亦有明显的地区性差异，以广东中部的肇庆、佛山、广州地区和广西东部的梧州地区互相连成一片为高发中心，向周围逐渐降低。鼻咽癌的发病率为耳鼻咽喉科恶性肿瘤之首。据李振权等人报导（1987）鼻咽癌占全身恶性肿瘤的 30.97%，占头颈部恶性肿瘤的 78.08%，占上呼吸道癌的 92.99%。鼻咽癌以男性居多，约为女性的两倍。鼻咽癌可发生于各年龄段，大多在 30~50 岁之间、国内报导最小发病年龄为 3 岁（四川医学院 1959 年），最大发病年龄为 90 岁。

2. 据中山大学附属肿瘤医院的临床资料，自 1964—1982 年间共诊治恶性肿瘤 159 396 例，其中鼻咽癌 51 103 例，占全部癌肿的 32.06%，足见其严重性。由于鼻咽癌多发生于鼻咽的顶壁、咽隐窝、鼻咽的后壁、咽鼓管咽口和后鼻孔，故在作鼻咽部检查时，这些解剖位置应特别注意。

3. 由于鼻咽部的局部位置，即向前通鼻腔，两侧借咽鼓管通中耳以及向上后与枕骨、蝶窦、海绵窦相邻，其间又与结构薄弱的破裂孔和卵圆孔密切相关，而这两个孔又是颅底阻力很小的孔，因此，为通向颅内提供了方便之门。这一"蝶岩交叉路线"，使海绵窦及其内容，半月节与鼻咽部的关系密切，是鼻咽癌侵入颅内的主要途径。因此，当发生鼻咽癌时会出现耳部症状（咽鼓管阻塞而引起耳鸣、耳内疼痛、听力减退等）、鼻塞、鼻衄以及脑神经症状（首先为三叉神经及展神经）等。

4. 咽部的淋巴回流至颈深淋巴结，故咽部的恶性肿瘤首先转移至颈部的有关淋巴结，其中特别是位于下颌角后方与乳突之间的，即颈深上淋巴结的前组和后组引起肿大时，应予特别注意。

5. 由于咽与喉的紧邻解剖关系，一方面可以理解咽部的疾患会引起喉部的症状，反之喉的疾病也会影响咽部引起吞咽困难。

6. 要注意咽旁间隙，即"危险间隙"（dangerous space）。咽后间隙及其与扁桃体的局部关系。由于这些间隙位置较深，而且又与纵隔及颅腔有关联，故这些间隙的脓肿，有时也可并发险恶的后果。因此在诊断、治疗上应该注意。

（罗思瑾）

三、鼻咽癌放射治疗的有关解剖学 Relative Anatomy of Radiotherapy for Nasopharyngeal Carcinoma

近一个世纪以来，众多的资料显示，鼻咽癌的放射治疗效果已为大家所公认。因此，鼻咽癌首选放射治疗。此乃由于鼻咽癌对放射线具有中等度以上的放射敏感性，其原发性和颈部淋巴结引流区域易被包括在照射野内。

放射治疗始于 19 世纪末，从 20 世纪 20 年代的深部 X 线治疗机和 50 年代的 [60] 钴治疗机、到 60 年代后期的直线加速器的应用，随着放射治疗设备的不断改进，鼻咽癌的疗效也不断得以提高。1959 年张去病报告采用深部 X 线治疗机，鼻咽癌的 I、II、III 和IV期的 5 年生存率分别为 40%、21%、6.9% 和 5%。我国在 20 世纪 60 年代引进 [60] 钴治疗机，70 年代末引进直线加速器，据中山大学附属肿瘤医院于 1974 年报告，鼻咽癌的 I、II、III 和IV期的 5 年生存率分别为 80%、59.4%、49.1% 和 20.0%。1992 年报告，鼻咽癌的 I、II、III 和IV期的 5 年生存率分别为 89.7%、75.6%、51.3% 和 22.2%。

（一）体外照射时放射源的选择（Selection of Radiator during External Irradiation）

放射线须穿过颧骨、颞骨、枕骨、鼻骨等骨屏障至鼻咽部。用深部 X 线，五年生存率仅为 19.6%~25.8%，用高能 X 线束治疗，其五年生存率提高约 50%。原因是后者的穿透力强于前者，且具有骨的吸收系数小等优点。

（二）放射治疗范围及原则（Range and Principle of Radiotherapy）

根据鼻咽部及其相关的淋巴引流区域的局部解剖学特点，鼻咽癌的体外照射应包括整个鼻咽腔、茎突前间隙、茎突后间隙和咽后间隙、颅底筋膜、颅中窝的底部并包括鼻腔的后 1/3。而颈部的照射为颈部淋巴结阴性者作两侧上颈区（环状软骨或颈部第二道皮纹为界）的预防照射；对颈部淋巴结阳性者，同侧的照射范围应多包括一个颈区（环状软骨或颈部第二道皮纹以下至锁骨上方）。

（三）应用解剖的体表标志（Landmark of Body Surface of Applied Anatomy）

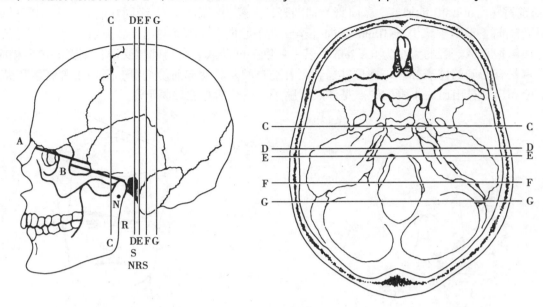

图Ⅱ-3-15　解剖学体表标志示意图
Diagram of the Anatomical Landmark of Body Surface

1. 鼻咽腔中点（N点）在外耳门中央前 20mm，颞颌关节窝下 15mm，咽后淋巴结（Rouviere 淋巴结，R 点）位于第二颈椎体前缘，矢状面旁 15mm~20mm 处，侧位投影于乳突尖与下颌角连线中点。

2. 颈交感神经节和下 4 对脑神经行走处（S点）在咽后淋巴结的侧方稍后，即在矢状面旁 20mm~35mm 范围内。侧位体表投影在 R 点后 5mm。

3. 颅基底线颅前窝基底线（A线）眼眶上缘水平，相当颅前窝外侧的底部。

4. 颅中窝基底线（放疗基准线，B线）外眦与外耳门连线。

5. 颅底诸孔与有关连线之关系：①双侧颞颌关节前缘连线（C线），经过破裂孔正中、卵圆孔与棘孔之间；②双侧外耳门后缘连线（D线），经过双侧内耳门、茎突根部、枕骨斜坡中段、枕骨大孔前缘 10mm；③双乳突前缘连线（E线），经过枕骨大孔前缘（颅内颈静脉孔前缘）、乙状窦最前方颅外的颈静脉孔后缘；④双乳突尖连线（F线），经过枕骨大孔中央稍后方，舌下神经孔位于 F 线与 E 线之间；⑤双乳突后缘连线（G线），经过枕骨大孔的中后 1/3 交界（图Ⅱ-3-15）。

6. 颈上段脊髓行径的侧面投影外耳门与下颌角后 20mm 连线向后 10mm 的范围。

（四）鼻咽癌体外照射的解剖学设计（Anatomical Design External Irradiation of Nasopharyngeal Carcinoma）

1. 耳前野（preauricular field）　耳前野为主射野，常规设左、右耳前野，大小为 6×7cm² 或 7×8cm²（图Ⅱ-3-16）。定位方法：①耳前野上缘于颅中窝基底线的后 1/3 上 15mm，若有颅底骨质破坏或颅内受侵时，其上缘应相应上移，下缘相当于下颌角上 10mm，前缘相当于外眦后 20mm，后缘相当于外耳门后缘，如有茎突后间隙受累者，其后缘应包括该间隙；②先定出鼻咽腔中心点，即外耳门中央前 20mm，颞颌关节窝下 15mm，该点为照射野的中心点，向上、下各扩展 35mm~40mm，向前、向后各扩展 30mm~35mm，如鼻咽腔肿瘤下行延及口咽，则照射野的下缘相应下移。从鼻咽部的解剖学，耳前野作为主射野是因其包括整个鼻咽腔、咽旁、咽后间隙、颅底和颅中窝，并具有体表标志明确，摆位较易，采用双侧野平行对照，能使照射部剂量分布均匀等优点。本野方式适用于高能 X 线和 ⁶⁰钴治疗。虽然 ⁶⁰钴侧耳前野照射往往导致颞颌关节受量高于鼻咽部受量，易发生颞颌关节和咀嚼肌纤维化而出现张口困难，但从整个治疗效果来看还是值得的。耳前野的解剖境界包括大脑颞叶下份，脑干前部、颞颌关节、腮腺、咀嚼肌及部分牙龈等，这些相应的解剖范围进行治疗时，必须给予应有的防护。再加上有选择地使用高剂量率后装腔内放射治疗，将可能提高对局部控制率和减少相应的后遗症。

2. 鼻前野（prenasal field） 鼻前野为辅助野，上缘为平眉弓，下缘同耳前野。下界为两侧边界，由上界沿内眦向下至眶下缘上 5~10mm 折向外至瞳孔中心向下（图Ⅱ-3-17）。鼻前野呈"凸"字形，照射时用铅块保护眼球。野的大小为 6×7cm²。若一侧咽旁间隙或茎突后间隙受侵，则野的边界相应外移。本野的优点是有明确的体表标志，摆位容易，可补充鼻腔及鼻咽部前份剂量。适用于肿瘤累及鼻腔或鼻咽部前部分和出现鼻出血。本野的缺点是涉及了脑干，治疗后鼻腔黏膜干燥。

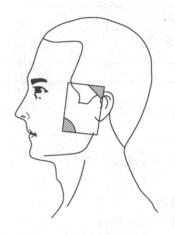

图Ⅱ-3-16 耳前野示意图
Diagram of the Anterior Ear Field

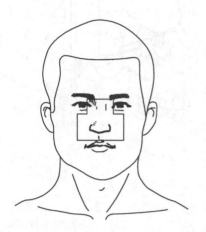

图Ⅱ-3-17 鼻前野示意图
Diagram of the Anterior Nasal Field

3. 眶下野（infra-orbital field） 眶下野为辅助野，上缘相当于眶下缘上 5~10mm，下缘为上缘往下 40~50mm。两侧边界为相当双眼正视时，该侧瞳孔中心为眶下野的中心，向内，向外各扩展 20~25mm（图Ⅱ-3-18）。照射时嘱患者两眼向头顶上视，入射角与矢状面呈 22°~25°。本野适用于一侧鼻腔后份、翼板区、鼻咽侧壁和咽旁间隙的肿瘤浸润。由于本野涉及眶内结构，照射后可有轻度放射性结膜炎。照射时眼球上视，可避免伤及晶状体。

4. 耳后野（retroauricular field） 耳后野为辅助野，上缘为颅中窝基底线上 15~25mm，下缘为上缘下 50~60mm，前缘为耳根处或外耳门后 10mm，后缘距前缘 40~50mm（图Ⅱ-3-19）。入射角与矢状面呈 45°~50°，射线中心束对准鼻咽及颅底。本野适用于茎突后间隙受侵犯、颅底骨质（包括岩尖区，破裂孔，枕骨斜坡，舌下神经孔和颈静脉孔）破坏、顶枕部剧烈头痛和下 4 对脑神经受累者。由于本野摆位难度较大，有少量射线到达对侧眼球，并有部分鼻咽腔结构在照射野之外，摆位时应予注意。

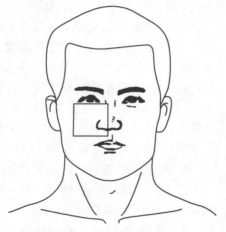

图Ⅱ-3-18 眶下野示意图
Diagram of the Infraorbital Field

5. 颅底野（basicranial field） 颅底野为辅助野，上缘为颅中窝基底线上 15~25mm，下缘为颅中窝基底线下 20~25mm，后缘为外耳门后缘，前缘为后缘向前 60mm（图Ⅱ-3-20）。适用于鼻咽肿瘤已消退，但有颅底蝶窦、筛窦破坏，海绵窦受累，茎突前间隙受侵犯及前组脑神经损害等，以及上述区域计量不足时作补充照射。一般在耳前野结束后缩成颅底野补充剂量。本野摆位较易，不足之处为颞叶受量较高，使用时注意掌握剂量。

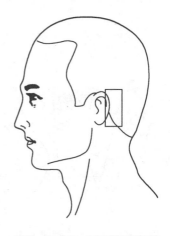

图Ⅱ-3-19　耳后野示意图
Diagram of the Posterior Ear Field

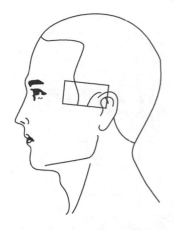

图Ⅱ-3-20　颅底野示意图
Diagram of the Basicranial Field

6. 眼眶前野（preorbital field）　眼眶前野为辅助野（图Ⅱ-3-21）照射野包括眼眶上、下、外、内缘过矢状面，该野大小约 5cm×4cm 或 5cm×5cm。本野适用于病灶累及眶尖、球后、筛板、视神经和眶上裂等，临床表现为突眼，视力下降或失明。从临床体征估计视力有可能恢复时，应用轴柱保护晶状体。本野照射可致放射性结膜炎。

7. 面颈联合野（faciocervical combined field）　面颈联合野相当于耳前野加上颈侧垂直小野（图Ⅱ-3-22），适用于鼻咽原发肿瘤侵犯口咽、咽扁桃体、软腭、咽喉、茎突后间隙及颈深上组淋巴结转移较大（>30mm）者。由于本野可使鼻咽原发灶与向下扩展的病变区或与颈深上组淋巴结转移灶包括在一个均匀的等剂量曲线照射野内，因而近期临床逐渐多采用本野作为鼻咽癌外照射的主野。缺点是放射反应大，包括全身反应如疲乏、食欲减退、头晕、恶心、呕吐等；局部反应如口干、咽痛、口咽黏膜充血、糜烂等，常发生吞咽困难，严重影响进食。治疗后易发生放射后遗症如颞颌关节功能障碍，照射区软组织萎缩和纤维化（soft tissues atrophy and fibrosis in area of irradiation）、放射性重度龋齿（radioactive severe dental caries）和放射性颌骨骨炎（radiativeostitis of jaw），甚至发生放射性脑脊髓病。到目前为止，尚未有一个能逆转放射效应的妥善办法。因此，在制定鼻咽癌放射治疗计划和设计本照射野时，应尽可能保护邻近正常组织，尤其是中枢神经组织避免高剂量照射。一般认为，中枢神经组织所受剂量超过 40~45Gy/4 周~5 周时，发生中枢神经后遗症（central nervous sequela）的危险性就明显增加。据中山大学附属肿瘤医院一组 9233 例鼻咽癌放疗后发生放射性脑脊髓病（radiation myeloen-cephalopathy）73 例的资料分析表明，采用面颈联合大野照射，放射性脑脊髓病的发病率为 4%，当改用小野照射后，发病率降至 0.4%。近年中山大学附属肿瘤医院利用 CT 模拟设计双侧面颈联合野＋鼻前面颈联合野为基本射野，能有效地减少颞颌关节及腮腺浅叶的受照体积和剂量。但该技术不宜应用于有眼球或球后侵犯者。

8. 颈部分隔野（cervical septal field）　颈部分隔野包括前、后分隔野，中间用 30mm 宽的长条状铀块或铅块遮挡，采用深部 X 线治疗者用铅橡皮片遮挡。

（1）前全颈分隔野（anterior septal field of whole neck）：上界为下颌骨下缘上 10mm，同时包括乳突根部，下界为锁骨下缘（图Ⅱ-3-23）。

（2）后全颈分隔野（posterior septal field of whole neck）：上界为双侧乳突根连线，下界为平第 7 颈椎下缘（图Ⅱ-3-24）。

如颈淋巴结阴性者，只需作上半颈区预防照射，前、后分隔野的下界可以环状软骨下缘为界。

采用颈部分隔野可减少颈段脊髓和咽喉部剂量。中山大学附属肿瘤医院研究了 1963 年以前采用面颈联合野或双侧颈垂直野照射 905 人，发现发生放射性脊髓病者 24 人，占 0.29%。颈部分分隔野可以照射到全颈各组淋巴结。前分隔野摆位较易，有部分射线到小脑和枕叶；后分隔野摆位较难，且有射线到双侧腮腺。

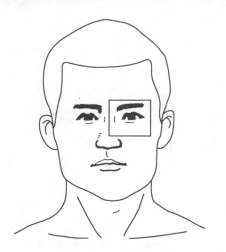

图Ⅱ-3-21　眼眶前野示意图
Diagram of the Preorbital Field

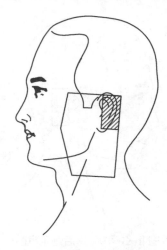

图Ⅱ-3-22　面颈联合野示意图
Diagram of the Faciocervical Combined Field

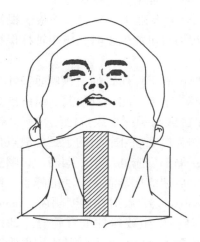

图Ⅱ-3-23　前全颈分隔野示意图
Diagram of the Separating Field of Anterior
Whole Neck

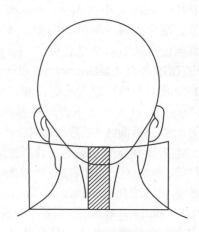

图Ⅱ-3-24　后全颈分隔野示意图
Diagram of the Separating Field of Posterior
Whole Neck

9. **上颈侧垂直小野**（vertical small field laterally on upper neck）　其上界为平乳突下缘，前界距外耳门前 15mm 斜向前下过下颌骨水平支中部（面动脉）向下，下界为沿甲状软骨后缘至环状软骨下缘，后界为乳突后方、斜方肌前缘（图Ⅱ-3-25A）。

10. **下颈锁上垂直侧野**（vertical field laterally on lower neck above clavicle）　其上界为环状软骨下缘，下界为锁骨下缘，前界为沿气管软骨后至胸锁关节处，后界为斜方肌前缘（图Ⅱ-3-25B）。

颈部垂直小野（上颈、下颈/及锁上）能照射到口咽、舌根及咽喉部浸润性病灶，对颈部各组淋巴结（包括锁骨上）可得到较均匀的照射剂量。但颈段脊髓包括在照射野内，若采用直线加速器时可选用适当能量的电子束照射以减低颈段脊髓的受量。咽喉部受到照射可发生放射性黏膜反应，如因咽喉部干燥及疼痛而暂时影响正常进食，可在饭前用 1% 的卡因液喷喉，有关症状将会得到改善。

11. **高剂量率后装腔内放射治疗**（high dose-rate afterloading intracavitary radio therapy）由于其针对性强、照射范围小等优点，可增加鼻咽腔局部剂量、减少周围正常组织的放射损伤和放射性后遗症。目前在中国广州、上海、北京等地的肿瘤医院均已有选择的作为辅助治疗，适用于早期鼻咽癌、鼻咽腔复发等病例。照射途径有经口咽和鼻腔两种，常配合外照射治疗，并得到较为满意的疗效。

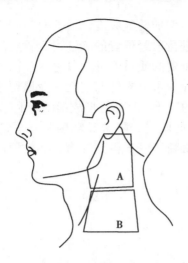

图 Ⅱ-3-25 颈部垂直小野
the Small Vertical Field of Neck
A. 上颈侧垂直小野示意图（diagram of the small vertical of lateral superior neck）
B. 下颈锁上垂直野示意图（lateral supraclavicular vertical field of inferior neck）

（五）鼻咽癌放射治疗展望（Prospection of Radiotherapy for Nasopharyngeal Carcinoma）

目前，鼻咽癌的放射治疗主要采用 60 钴或直线加速器（后者目前已成为放射治疗的主流设备），两者临床效果相仿。自从 CT 问世以来，由于它具有较高的密度分辨率，采用薄层扫描可以较清晰地观察到鼻咽腔肿瘤部位及肿瘤向鼻咽腔临近组织如茎突前间隙、茎突后间隙、咽后间隙等深层软组织、鼻旁窦和颅底骨质的侵犯情况。而这些鼻咽腔邻近区域的侵犯，用一般鼻咽镜、颅底平片的检查方法因受客观限制实难于发现。其中对茎突前间隙、茎突后间隙和咽后间隙等区域的肿瘤侵犯，从中山大学附属肿瘤医院用 CT 扫描发现的检出率高于临床检出率的 4.73 倍（即 142∶30），颅底平片显示颅底骨质破坏率 11.8%，而 CT 扫描则为 25.5%。可见 CT 扫描对鼻咽癌的分期、准确设置照射野及追踪观察提供了更为有利的条件。随着磁共振扫描（MR）应用于临床，由于 MR 可做多轴面扫描，软组织对比度较好，应用于鼻咽癌检查比 CT 有更好的软组织分辨率和多方位成像特点，可弥补 CT 的某些不足。近年来的研究表明，在检测鼻咽癌的浸润／侵犯（鼻咽原发肿瘤和颈部淋巴结）范围方面 MR 均明显优于 CT。但由于骨皮质不产生 MR 信号，故 MR 显示颅底骨结构则不如 CT 直观。近年开发的正电子发射断层显像（PET）与 CT 结合的 PET/CT 设备，可在一次检查中同时收到解剖和分子生物信息，为鼻咽癌的精确分期和定位提供依据。鼻咽癌的放射治疗也实现了从物理靶体积定位向生物靶体积定位的转换，从而达到真正的多维适形放射治疗的目的。

作为医疗设备和技术的改进，CT/MR 扫描后采用治疗计划系统（therapy plan system，TPS）可以帮助作出最佳治疗计划的设计。由模拟定位机协助作治疗计划的确认，照射野的验证，然后执行治疗计划。这样通过 CT/MR 扫描—TPS—模拟定位机—放射治疗等技术的应用，有助于改进和提高剂量的准确性。

随着计算机技术的迅猛发展并应用于医学影像和放射治疗技术的改进，采用三维治疗技术，可使放射治疗的高剂量区分布的形状，在三维方向上达到与肿瘤靶区的形状一致，这种技术被称为"三维适形放射治疗"。临床上可达到仅照射肿瘤，而肿瘤周围的正常组织所受到的剂量却很少。目前三维放射治疗计划系统和三维适形放射治疗技术已发展成为成熟的放射治疗手段并广泛应用于临床。随着计算机技术不断应用于放射治疗技术的改造，由此发展了调强适形放射治疗。调强适形放射治疗不仅可使三维方向照射野的形状大小与肿瘤靶区的形状大小一致，还可使肿瘤靶区内每一点所受剂量一致。放射治疗从此进入了崭新的精确治疗时代。在放射治疗中，尤其是三维适形放射治疗／调强适形放射治疗对射野位置的准确性要求很高。采用拍摄射野胶片进行射野位置的验证，是对放射治疗的质量保证，要想有效减少摆位误差便需增加验证频度，既费时又费力；且很难进行射野几何位置偏差的定量分析。采用电子射野影像系统进行射野位置的验证可获得实时的数字化射野影像，克服了胶片法的不足，并逐步成为当今放射治疗重要的质量保证工具之一。随着由计算机控制的影像处理技术和放射治疗技术的飞速发展，在放射治疗中可以实现照射靶区及照射剂量的精确控制和实时验证。传统的放射治疗应用技术正逐渐进入精确的三维/四维适形放射治疗和影像引导下的放射治疗（image guided radiotherapy，IGRT）的新时代。与此同时，随着鼻咽癌基础理论研究和血清学诊断的研究进展，相信鼻咽癌放射治疗后的长期生存率必将进一步得到提高，而放射性损伤也能进一步减少，上述均展示出鼻咽癌治疗率将会有较好的前景。

（管迅行）

第四章 喉

Chapter 4 Larynx

喉（larynx）不仅是呼吸的管道，同时也是发音器官。它以软骨为基础，借关节、韧带、膜及肌肉互相连结起来而成为复杂的管状装置（图Ⅱ-4-1、图Ⅱ-4-2）。

喉位于颈前部的正中，上借甲状舌骨膜与舌骨相连，上通喉咽，下接气管。喉上端为会厌上缘，在成人相当于第3颈椎上缘或下缘平面；下端为环状软骨下缘相当于第6颈椎下缘。喉成人长度男性为44.0mm，女性为36.0mm，横径男性为45.0mm，女性为41.0mm，前后径男性为36.0mm，女性为26.0mm。喉的前面为舌骨下肌群，后为咽及颈椎的椎体，两侧为颈部的大血管神经束、甲状腺侧叶及至甲状腺的神经血管。

喉在颈部的位置虽较浅在，但容易移动，软骨富有弹性，故在平时喉外伤较少见，但在战伤中还是可见到挫伤、撕裂伤、刺刀伤、穿通性伤、火伤等。

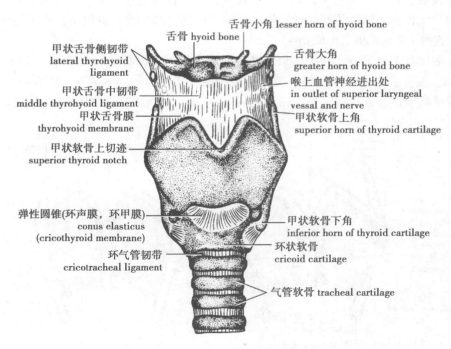

图Ⅱ-4-1 喉连结（前面观）
Laryngeal Connections（Anterior Aspect）

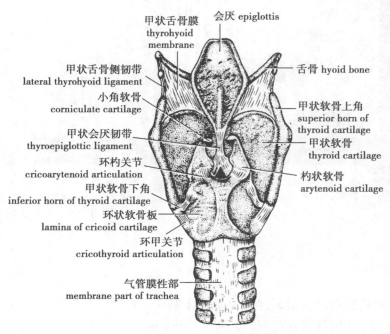

图Ⅱ-4-2　喉连结（后面观）
Laryngeal Connections（Posterior Aspect）

第一节　喉的结构与功能
Section 1　Structure and Function of Larynx

一、喉的软骨 Laryngeal Cartilage

喉的软骨构成喉的支架，共九块，其中三块较大，为不成对的甲状软骨、环状软骨及会厌软骨，另六块为成对的杓状软骨、小角软骨和楔状软骨。其中小角软骨和楔状软骨很小，临床意义不大。

（一）甲状软骨（Thyroid Cartilage）

甲状软骨是喉软骨中最大的一块，形似盾牌，构成喉的前壁和侧壁的大部分，系由两块近似四边形的板，即左板和右板合成。两板的前缘，彼此融合构成前角（anterior horn）（图Ⅱ-4-3）。前角上端向前突出，成年男子特别显著，称喉结（laryngeal prominence），作喉腔探查时，可在喉结处作矢状切开。

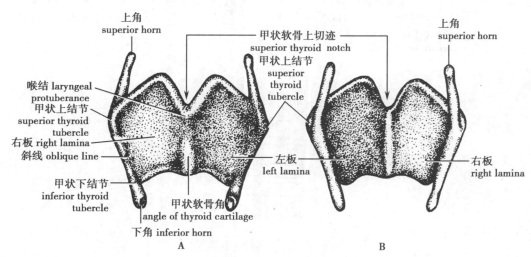

图Ⅱ-4-3　甲状软骨
Thyroid Cartilage
A. 前面观（anterior aspect）　B. 后面观（posterior aspect）

前角上方呈 V 形切迹，称甲状软骨切迹（thyroid notch），此切迹为喉手术的一个重要标记。两板向后分开的角度男性约成直角，女性约为 120°。甲状软骨板后缘向上、向下延伸各形成一圆柱形突起，称甲状软骨上角（superior cornu of thyroid cartilage）及甲状软骨下角（inferior cornu of thyroid cartilage）。上角借韧带与舌骨大角联系。甲状软骨上角的解剖变异可能刺激颈动脉、颈交感干上段、舌骨大角，可能出现舌骨综合征相应症状。下角的内面有关节面与环状软骨形成环甲关节。板的外侧面被一不很明显的斜线（oblique line）分为不相等的两部分，斜线的上端起于接近上角前面的甲状上结节（superior thyroid tubercle），斜向下方止于板下缘近中点的甲状下结节（inferior thyroid tubercle）。斜线前上部较后下部大，为甲状舌骨肌所披覆，后下部则为咽下缩肌所遮盖。斜线为胸骨甲状肌、甲状舌骨肌、咽下缩肌及椎前筋膜的附着处。

喉结依其大小分 4 度：①第 1 度，无喉结；②第 2 度，在甲状软骨板间夹角处可摸得一垂直棱；③第 3 度，不仅可摸到且可看出这条垂直棱；④第 4 度，甲状软骨正中左右两板交角明显突出。声变前，绝大多数无喉结，变声期开始后，喉结渐增大，变声期结束时多可增大到第 3 度，而增大到第 4 度的很少。喉结是性征之一，无论男女属于正常范围内的均不需整形。在女性，过度突出的喉结常因有窘迫感而要求整形；在男性变性癖患者，施行变性手术后对于过度突出的喉结也常需进行整形术以与性别协调。

（二）环状软骨（Cricoid Cartilage）

环状软骨构成喉的底座，形似一带印章的戒指，为喉软骨中唯一呈环形的软骨，是喉的主要支架，对于保持呼吸道的畅通有特别重要的意义（图Ⅱ-4-4~图Ⅱ-4-6）。如果外伤或疾病引起环状软骨损伤，常引起喉狭窄（laryngostenosis）。据中国人资料显示环状软骨上口左右横径男性为（20.82±0.26）mm（15.0~25.20mm），女性为（17.17±0.38）mm（12.00~21.50mm）。环状软骨上口前后内径男性为（28.04±0.39）mm（21.00~39.00mm），女性为（23.77±2.54）mm（17.50~29.00mm）。环状软骨下口前后内径男性为（18.54±0.16）mm（14.00~23.50mm），女性为（16.28±0.48）mm（12.00~20.00mm）。下口左右内径男性为（19.82±0.38）mm（15.00~28.90mm），女性为（17.37±0.49）mm（13.00~21.50mm）。环状软骨是由环状软骨板和环状软骨弓两部分构成。环状软骨板近似六边形，位于后方，构成喉后壁的大部分。环状软骨板正中高径男性为（23.48±0.92）mm（19.20~27.10mm），女性为（20.42±0.34）mm（17.50~28.50mm）。环状软骨板的厚度男性为（4.89±0.13）mm（3.0~6.50mm），女性为（3.99±0.18）mm（2.60~5.50mm）。环状软骨板宽径男性为（26.08±0.34）mm（19.20~81.90mm），女性为（22.68±0.59）mm（19.00~30.00mm）。板的后面中线上有一不甚明显的纵形嵴，名正中嵴（median ridge）。在嵴的两侧各有一浅凹，称板凹（laminar fovea），为环杓后肌的起始处。板的上缘两侧各有一长圆形的关节面与杓状软骨构成环杓关节。前部较狭窄，名为环状软骨弓，位于前外侧部，构成喉的前外侧壁。环状软骨弓亦为手术的重要标记，有助于计数气管环的序数。板与弓相接的外侧面两侧各有一关节面，朝向后外方与甲状软骨下角形成环甲关节。环状软骨位置有年龄上的差异，3 个月的婴儿其高度相当于第 4 颈椎下缘平面，6 岁时降至第 5 颈椎以下，至青春期已降至第 6 颈椎平面。

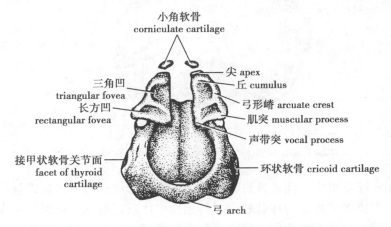

图Ⅱ-4-4　环状软骨、杓状软骨（前面观）
Cricoid and Arytenoid Cartilages（Anterior Aspect）

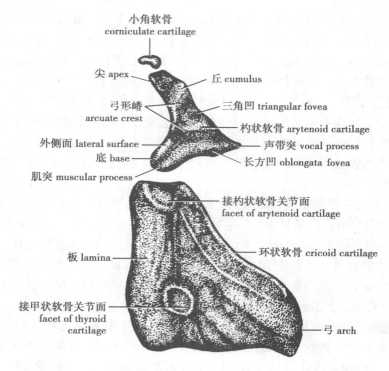

图Ⅱ-4-5　环状软骨、杓状软骨（侧面观）
Cricoid and Arytenoid Cartilages（Lateral Aspect）

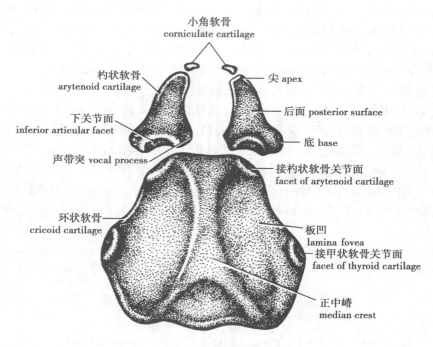

图Ⅱ-4-6　环状软骨、杓状软骨（后面观）
Cricoid and Arytenoid Cartilages（Posterior Aspect）

　　环状软骨的炎症和坏死可由于插入鼻胃管引起的损伤引起。此乃由于鼻胃管插入后紧靠环状软骨板表面菲薄的黏膜，当患者仰卧时，环状软骨板与颈椎椎体靠得更紧，鼻胃管夹在这两个坚硬结构之间，因环后区黏膜较薄，故易发生损伤、感染而形成软骨膜炎。此时渗出液积留于软骨膜下间隙，使软骨膜与软骨剥离，软骨血循环断绝，因而坏死。由于环杓后肌起自环状软骨板，故该肌受累则出现声带外展障碍，如炎症波及杓间肌，可由于该肌痉挛，使声带处于内收状态。环状软骨这一病变的发生与鼻胃管粗细，放置时间长短无关。Holinge 等认为主要是由于鼻胃管处于中线位所致。Freedman等认为如能于插管 24 小时内将中线位的管移到外侧位，则有可能预防这一病变的发生。发生这一病变疼痛是重要的先兆症状，应及时拔除鼻胃管，如病情不允许拔除，可将鼻胃管自中线移至梨状窝（piriform recess）。外科手术后如能在麻醉喉镜暴露下经梨状窝插入胃管，下咽部手术中从一侧梨状窝插入鼻胃管，可预防喉部并发症的发生。近年，临床上已开始采用的经皮颈部造口术，经舌骨大角下方从梨状隐窝插入胃管可预防喉部并发症，提高美容效果，减轻局部反应，也是代替鼻胃管维持肠道内营养的最佳方法。

（三）会厌软骨（Epiglottic Cartilage）

会厌软骨位于舌骨及舌根后面，喉入口的前方，上宽下狭，形似叶状，下端借甲状会厌韧带连于甲状软骨上切迹的后下方（图Ⅱ-4-7）。会厌可分为舌面和喉面。舌面组织疏松，炎症时肿胀明显；舌面和舌根之间的黏膜形成舌会厌皱襞（glossoepiglottic fold），其两侧为舌会厌谷（glossoepiglottic vallecula）。中国人会厌软骨长径男性为（42.36 ± 1.29）mm（30.00~51.00mm），女性为（34.63 ± 5.79）mm（24.00~50.00mm）。宽径男性为（22.51 ± 0.29）mm（17.00~29.00mm），女性为（18.85 ± 3.13）mm（18.00~20.00mm）。在软骨表面有若干神经及血管穿行的小孔，另有供黏液腺栖息的凹窝。会厌软骨的表面都盖以黏膜，称会厌（epiglottis），为喉口的活瓣，当吞咽时，喉口即被会厌关闭，以防止食物进入喉腔。

会厌可因病毒（主要为呼吸道合胞体病毒）和细菌（主要为B型溶血性链球菌流感杆菌等）的混合感染引起急性会厌炎。在儿童因会厌组织松弛，会厌黏膜充血水肿而肿胀增厚，可为正常的 6~10倍，很快累及杓会厌皱襞，同时肿胀的会厌因前面受舌根阻挡只能

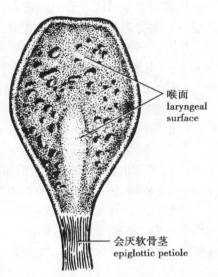

喉面
laryngeal
surface

会厌软骨茎
epiglottic petiole

图 Ⅱ-4-7　会厌软骨
Epiglottic Cartilage

向后下移位，因而极易梗阻声门，发生呼吸困难或突然窒息并无先兆，这是因为患儿阵咳后，肺内气体已很少，吸气时将会厌肿胀的组织吸入喉腔如同瓶塞塞入，而肺内又无足够的气体将会厌水肿的组织冲出，因而突然窒息与一般喉阻塞引起的临床症状不同，发病急，病死率高。以往认为急性会厌炎是一种多发于学龄前儿童的感染性疾病。然而据我国学者对收集到的国内外有关临床资料进行分析，以及对有发热、咽痛、流涎、拒食等疑似急性会厌炎症状的 635 例 8 岁以下儿童，行常规间接喉镜检查（若用儿童纤维喉镜检查更优）所取得的结果，认为国外急性会厌炎多见于儿童，而国内则好发于成人。其发病率低，起病急，发展快，易发生呼吸道阻塞乃至窒息死亡，但如能早期发现，及时治疗，则需行气管切开抢救者的数量减少，病死率也低。

此外，儿童先天性喉鸣（congenital laryngeal stridor）与会厌有关，如当会厌大而软，吸气时，会厌两侧和杓会厌皱襞向后卷曲，互相接近，使喉入口呈一狭长裂缝，或由于会厌卷曲，会厌软骨软弱，吸气时内部负压使喉组织塌陷，也可使喉入口呈一狭长裂缝，则可引起先天性喉鸣，随患儿长大，喉腔渐变大，喉组织变硬，喉鸣在 2 岁前后消失。婴儿出生后有吸气性喉鸣声，可伴吸气时胸骨上窝、锁骨上窝、剑突下凹陷。也可发生于出生后 1~2 个月，多为持续性，也可为间歇性，患儿哭声无嘶哑。

（四）杓状软骨（Arytenoid Cartilage）

杓状软骨成对，呈近似三面锥体形软骨，骑跨于环状软骨板上缘的外侧。可分为尖、底、两突及三面。三面即后面、前外侧面和前内侧面（图Ⅱ-4-4~图Ⅱ-4-6）。后面呈三角形，光滑且凹陷，有杓横肌覆盖。前外侧面有一呈弓状的隆起，称弓形嵴（crista arcuata）。嵴的上端有小突，称为丘（colliculus）。由丘开始的弓形，先向后，再转向前下方止于声带突（vocal process）。前外侧面被弓形嵴分成上、下两个小凹，上面的呈三角形，叫三角凹（triangular fovea），较深有腺体在此。下面的椭圆形，叫长方凹

（oblongata fovea），较浅，有声带肌和甲杓肌附着于此。内侧面较狭窄而平坦，朝向喉腔。尖伸向内后方，其上有小角软骨与之结合。底呈三角形，有向前和向外侧的突起。向前的突起，叫声带突（vocal process），细而尖锐，富于坚韧性，声带附着于此；向外侧的突起叫肌突（muscular process），较粗短而钝圆，环杓后肌、环杓侧肌、杓斜肌及杓横肌等均附着于此。底上有一稍凹陷而光滑的关节面，与环状软骨板的杓状软骨关节面构成环杓关节。

上述声带突处由于黏膜较薄，如发音过多，两侧杓状软骨互相撞击，容易损伤黏膜而渐渐形成溃疡，称之为喉接触性溃疡。溃疡小而浅，呈慢性炎症改变，也可并发肉芽肿，病变可进一步侵及软骨而致坏死，但局限于一小部分，并不侵及整个杓状软骨或环杓关节，故杓状软骨运动正常。

杓状软骨或可因气管内插管向后外侧脱位，多发生于左侧，于拔管后数小时到一天内出现，患者即诉喉痛、吞咽痛及声嘶，且逐渐加重，间接喉镜检查声带呈外展或旁中位，其运动也差。

此外，喉结核最易侵及杓状软骨，引起软骨膜炎，使杓状软骨处于充血水肿，形成瘘管，黄色分泌物流入声门处，逐渐可使软骨坏死，也常波及环杓关节，使患侧声带固定。

（五）小角软骨（Corniculate Cartilage）

小角软骨系微小的纤维软骨，位于杓状软骨顶端，居杓会厌襞的后部内。从表面观察该处黏膜较膨隆，叫小角结节（corniculate tubercle）（见图Ⅱ-4-4~ 图Ⅱ-4-6、图Ⅱ-4-16）。

（六）楔状软骨（Cuneiform Cartilage）

楔状软骨也位于杓会厌襞后部内，在小角软骨之外侧。表面观察该处黏膜较膨隆，叫楔状结节（cuneiform tubercle）。此软骨有时可能缺如（图Ⅱ-4-16）。

喉软骨对保存喉功能是很重要。每一种保存喉功能的手术都应考虑保留甲状软骨和其他软骨，故仔细检查喉癌对喉软骨侵犯的部位、范围能为临床外科指示方向。如声门型癌发展慢，侵犯软骨少，在切除癌变的同时，可保存部分软骨支架，有利于功能重建。

此外，据报告经过放射治疗后发生喉软骨放射性坏死者约占3%，曾产生过急性反应及采用短时大视野、大剂量放疗的患者较为严重。如放疗前肿瘤已累及软骨或伴有软骨感染，进行过量的放疗必然引起喉软骨坏死。故凡部分喉切除及放疗后复发的喉癌，均不宜用放射治疗，而应行喉全切除术。

术前了解喉癌是否侵犯喉软骨对确定分期及治疗方案具有重要意义。但喉癌侵犯软骨临床诊断极为困难。陈岚等用CT诊断甲状软骨破坏的准确率达90%，但CT只能发现5.0mm以上的软骨破坏。蔡一龙等通过观察CT所见和全喉连续切片组织标本所见不一，认为通过CT扫描检查，要了解喉软骨的轻微病变是很困难。

二、喉的连接 Laryngeal Articulation

喉软骨是借关节和韧带或膜相互连接起来的，兹分述如下。

（一）关节连接（Articulations）

1. 环杓关节（cricoarytenoid joint）　其由杓状软骨的基底与环状软骨板上缘的关节面构成。环杓关节是一对更为灵活的关节，对声门的开闭起重要作用（图Ⅱ-4-2）。有关环杓关节的活动形式有两种看法：①一种认为杓状软骨在环状软骨上的活动，主要以垂直轴作内、外旋运动，使声带突向内侧或外侧移动，以开闭声门；②另一种认为杓状软骨是沿着环状软骨板两肩上的关节面呈上、下、内、外、前、后滑动，两侧的杓状软骨互相接近或远离以开闭声门。与此同时，杓状软骨还有一定程度的向后、内或向外偏跨（滑行）的配合活动。

近年来，较多注意到环杓关节病（炎症、创伤）也可导致声带运动障碍。如急性环杓关节炎为类风湿性关节炎常见的喉部表现，患者可出现声带固定，但喉肌电图多正常。而由于喉返神经损伤引起的声带运动障碍，喉肌电图可出现神经损伤电位，故应用喉肌电图可鉴别声带运动障碍的原因。

2. 环甲关节（cricothyroid joint）　其由甲状软骨下角与环状软骨板侧部的关节面构成（图Ⅱ-4-1、图Ⅱ-4-2）。两侧的环甲关节是一个联合关节，也是甲状软骨和环状软骨之间的两个共同支点，如两软骨前部的距离缩短则后部的距离有所增加，从而使环状软骨板后仰，附着在背板上的杓状软骨也随之后仰，使声带的张力增加，配合了声门的闭合。如果出现环甲关节活动障碍必将影响声带的弛张，在发声时声门不能紧闭而出现梭形裂隙。若一侧环甲关节障碍或两侧活动不对称，在发音时声门出现偏斜，后部偏向患侧或活动较差一侧。

（二）韧带或膜的连接（Articulation of Ligament or Membrane）

1. 甲状舌骨膜（thyrohyoid membrane）　其系连接舌骨与甲状软骨上缘的弹性薄膜（图Ⅱ-4-1、图Ⅱ-4-8）。膜的中央部增厚，称为舌骨甲状中韧带（middle hyothyroid ligament）；膜的两侧较薄，有喉上神经喉内支及喉上动脉经此入喉；膜的后外侧缘称为甲状舌骨侧韧带（lateral thyrohyoid ligament），其内有数目不定（或有时缺如），通常为一对，形状似麦粒的小纤维软骨，称麦粒软骨（triticeal cartilage）。

2. 喉弹性膜（fibroelastic membrane of larynx）　其属喉黏膜固有层的一部分，为宽阔的含弹性纤维的结缔组织膜。左右各一，被喉室分为上下两部。上部称方形膜，下部称弹性圆锥。

（1）方形膜（quadrangular membrane）：也称四方膜，位于会厌软骨的两侧缘和甲状软骨角后面弯向后至杓状软骨内缘，故也称杓会厌膜（aryepiglottic membrane）（图Ⅱ-4-8）。此膜上缘游离，称杓会厌襞（aryepiglottic fold）；下缘游离弹力纤维组织较发达，称室韧带（ventricular ligament），是假声带的基础。在杓会厌襞的后下方，每侧有一凹陷称梨状窝（piriform recess），是异物易停留之处。喉上神经也经此窝，在黏膜下形成一斜向内下行走的襞，称喉上神经襞，然后分出细支到达喉上部。由于神经位置相对较浅，临床上可在梨状隐窝内涂抹表面麻醉剂麻醉喉上神经。

（2）弹性圆锥（elastic cone）：又称环甲膜（cricothyroid membrane），为弹力纤维的膜片，自甲状软骨前角的后面，以扇形向下，后方散开，向下附着于环状软骨的前上缘内侧，向后方附着于杓状软骨的声带突（图Ⅱ-4-8）。此膜的上缘游离，弹力纤维比较发达，紧张于甲状软骨前角的后面与杓状软骨的声带突之间，称声韧带（vocal ligament），是声带的基础。弹性圆锥外面较凹陷，与环杓侧肌和甲杓肌接触。圆锥前部的纤维较厚，呈垂直方向，由甲状软骨下缘中部起始，向下止于环状软骨弓上缘中部，叫环甲中韧带（median cricothyroid ligament）或圆锥韧带（conic ligament）。由于韧带是弹性圆锥前部的一部分，故又称弹性圆锥独立部（liberal part of elastic conus）。当咽喉部发生急性阻塞时，为了急救，可在环甲中韧带切开，解除阻塞。

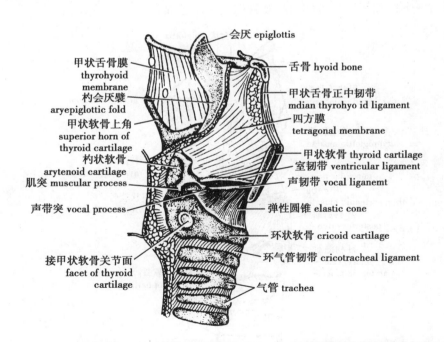

图Ⅱ-4-8　喉侧面观，甲状软骨之右半已移除，示弹性圆锥，声韧带及四方膜

Lateral Aspect of Larynx, Right Half of Thyroid Cartilage is Removed to Show Elastic Cone, Vocal Ligament and Tetragonal Membrane

　　弹性圆锥是防止癌扩展的主要屏障，绝大多数声门癌被限制在它的浅面，故声带仍能活动，它也限制声门下的病变向上蔓延。

　　声带或声襞（vocal cord or vocal fold），是黏膜覆盖在声韧带和声带肌上而成的结构，由于无黏膜下层，黏膜极薄，与声韧带相连甚紧，且血管供应较少，正常时呈白色，此与假声带呈淡红色不同，这种正常色泽在喉镜检查时应予注意。

　　3. 环气管韧带（cricotracheal ligament）　其连于环状软骨下缘与第一气管环之间。

三、喉肌 Laryngeal Muscles

　　喉肌一般可分为与喉升降有关的舌骨上、下肌群，即喉外肌，以及喉本身运动有关的喉固有肌（临床上称喉内肌）。喉内肌属横纹肌，以运动声带为主，是保证发出悦耳、和谐、节奏语言的重要组成部分。在功能上十分重要。

　　喉内肌，依功能可分为以下几部分。

　　（一）使声带内收（声门关闭）的肌肉（Muscles Making Vocal Cord Adductionor Glottal Closure）
主要的作用是关闭声门，与发音及吞咽有关。

　　1. 环杓侧肌（lateral cricoarytenoid muscle）　其紧贴在弹性圆锥的外面，其外侧被甲状软骨所遮盖。起自环状软骨弓的上缘和外面，斜向后上方，止于杓状软骨肌突。此肌牵引肌突向前，使声带内收、缩小声门（图Ⅱ-4-9）。

　　2. 杓肌（arytenoid muscle）　其主要缩小喉口及关闭声门后部，依肌纤维方向可分为以下内容（图Ⅱ-4-10）。

　　（1）杓横肌（transverse arytenoid）：纤维呈横位，是唯一不成对的单块喉肌。起自一侧杓状软骨外侧缘，止于对侧杓状软骨的外侧缘。其收缩时可使两侧的杓状软骨彼此向正中线接近，使声门裂后部（软骨间部）变狭窄，还可使喉口和喉前庭狭窄。

　　（2）杓斜肌（oblique arytenoid）：呈 X 状，位于前肌的浅面，起自一侧杓状软骨底部，止于对侧杓状软骨的顶端。其中有一部分纤维延伸至杓会厌襞，称杓会厌肌（aryepiglottic muscle）。杓斜肌与杓会厌肌共同收缩时，使喉口关闭，并可使杓状软骨向会厌结节靠近。

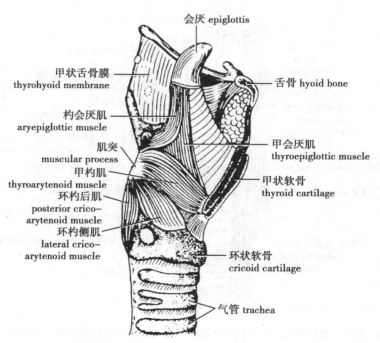

图Ⅱ-4-9　喉固有肌（侧面观）
Proper Laryngeal Muscles（Lateral Aspect）

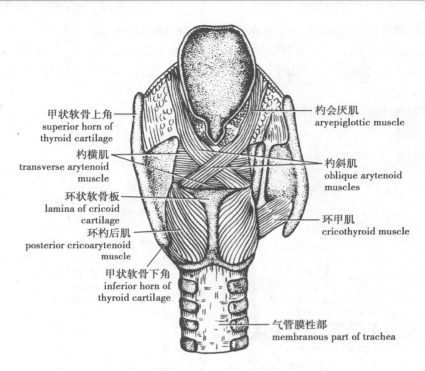

图Ⅱ-4-10　喉固有肌（后面观）
Proper Laryngeal Muscles（Posterioraspect）

（二）使声带外展（声门张开）的肌肉（Muscles Making Vocal Cord Abduction or the Glottis Open）

主要的作用是使声门开大，利于呼吸，对呼吸道的畅通有重要意义。

环杓后肌（posterior cricoarytenoid muscle）起自环状软骨板后面，纤维斜向外上行，止于杓状软骨肌突（图Ⅱ-4-10）。此肌牵引肌突向后外，使杓状软骨在垂直轴上旋转，声带突外展，声门开大，声带紧张。环杓后肌为喉内肌中唯一的外展肌，若两侧声带外展肌麻痹时，有窒息的危险。

（三）使声带紧张的肌肉（Muscles Making Vocal Cord Intensity）

环甲肌（cricothyroid muscle）起自环状软骨弓的外侧面，扇形向上后，止于甲状软骨下缘（图Ⅱ-4-11）。前内侧部的肌束倾斜较小，称直部；后外侧部倾斜度较大，称斜部。此肌收缩时，甲状软骨前倾，使声带紧张。当用食指置于环状软骨前弓面上，试发高音，即可觉其上升，如发低音则觉其下降。

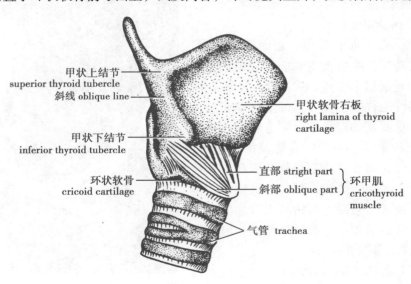

图Ⅱ-4-11　环甲肌
Cricothyroid Muscle

（四）使声带松弛的肌肉（Muscles Making Vocal Cord Relaxation）

甲杓肌（thyroarytenoid muscle）起自甲状软骨板的后面中央，与声带几乎平行向后，止于杓状软骨声带突和外侧面，其中止于声带突的肌肉，紧贴声韧带而称之为声带肌（vocalis），收缩时使声带变短、变松弛（图Ⅱ-4-9）。

喉内肌的作用已如上述，今就其功能综合如图（图Ⅱ-4-12）。

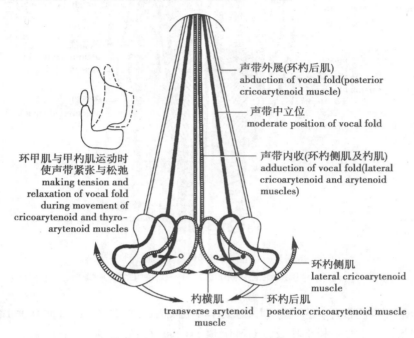

环甲肌与甲杓肌运动时使声带紧张与松弛 making tension and relaxation of vocal fold during movement of cricoarytenoid and thyro-arytenoid muscles

声带外展(环杓后肌) abduction of vocal fold(posterior cricoarytenoid muscle)

声带中立位 moderate position of vocal fold

声带内收(环杓侧肌及杓肌) adduction of vocal fold(lateral cricoarytenoid and arytenoid muscles)

环杓侧肌 lateral cricoarytenoid muscle

杓横肌 transverse arytenoid muscle

环杓后肌 posterior cricoarytenoid muscle

图Ⅱ-4-12 喉固有肌运动时声带收展情况示意图
Diagram of the Adducent and Abducent State of Vocal Fold during Movement of Proper Laryngeal Muscles

（韩跃峰 王啟华）

四、喉黏膜 Laryngeal Mucous Membrane

喉黏膜上连喉咽部，下与气管黏膜相续（图Ⅱ-4-13），分述如下。

（一）会厌（Epiglottis）

会厌呈叶片状，有舌面和喉面，表面覆盖黏膜，中间有弹性软骨支持。黏膜由上皮和固有层组成。舌面和喉面上半部为复层扁平上皮，舌面偶见味蕾，喉面的基部为假复层纤毛柱状上皮。舌面上皮基底部呈波浪状起伏不平，喉面基部较平整。固有层为疏松结缔组织，弹性纤维较丰富，内含混合腺及淋巴组织，此腺可伸达会厌软骨，固有层深部与软骨膜相连。喉入口处两侧有皱襞，名杓会厌襞，起自会厌软骨两侧缘，而达杓状软骨顶部。喉后部两杓状软骨之间隙名杓间隙，此处黏膜常成皱褶状，有时呈凸面，极易误为黏膜之肿胀（见文末彩图Ⅱ-4-14）。

（二）喉室及室襞（Ventricle of Larynx and Ventricular Fold）

喉黏膜由上皮层和固有层两层组成。黏膜衬以假

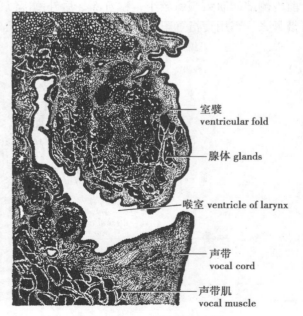

室襞 ventricular fold

腺体 glands

喉室 ventricle of larynx

声带 vocal cord

声带肌 vocal muscle

图Ⅱ-4-13 喉黏膜（低倍）
Laryngeal Mucosa（Low Power）

复层纤毛柱状上皮，纤毛向口腔方向摆动，有杯状细胞。固有层为疏松结缔组织，有大量的弹性纤维、丰富的淋巴组织和混合腺、浆细胞、肥大细胞等。黏膜下层为疏松结缔组织，与软骨膜相连，其中有小型的混合腺，喉黏膜大部分腺体为分支管泡状混合腺，分泌的黏液较杯状细胞分泌的稀，PAS呈弱阳性，称浆黏液腺，分泌物有润滑声带的作用。

固有层为结缔组织，不含腺体，可分三层。浅层纤维成分少，组织疏松。上皮与固有层浅层共同形成声带包膜。中层含大量由前向后的弹性纤维构成的声带内弹性膜，浅层与中层界限清楚。深层是胶原纤维为主的致密层，中层与深层分界不清，形成致密板状结构的声韧带，是发声的主要结构。声带喉腔面（上方），构成声韧带的弹性纤维，胶原纤维较稀少，只有固有层浅层形成Reinke间隙，这是声带黏膜波产生的结构基础。

喉黏膜上连喉咽，下接气管黏膜。在会厌喉面、小角软骨、楔状软骨及声带黏膜下组织附着甚紧之外，其他部分较松弛，特别是会厌皱襞及声门下区最显著，其黏膜下层结缔组织疏松。炎症时，容易发生黏膜肿胀或水肿，造成气道狭窄，呼吸困难，尤以儿童更应注意。

五、喉腔 Cavity of the Larynx

喉腔是由喉软骨围成的管状空腔，上与喉咽腔相通，下与气管相接。它起于喉入口至环状软骨下缘。以声带为界将喉腔分为上、中、下三部。上部称喉前庭或声门上区，中部即声门区，下部为声门下区，或喉下腔（图Ⅱ-4-15）。

喉口（aperture of larynx）是喉腔的进出口，近似前高后低的三角形。它是由会厌上缘、杓会厌襞和位于此襞内的楔状软骨、小角软骨，及杓状软骨间切迹所围成。在杓会厌襞，小角软骨及楔状软骨的相应部位，喉口稍隆起，呈结节状，位于后面的一对结节状隆起叫小角结节（corniculate tubercle），小角结节的前外侧为楔状结节（cuneiform tubercle）。喉口平面朝后上方，正常呼吸时呈开放状态，当吞咽时即关闭（图Ⅱ-4-16）。

（一）声门上区（Supraglottic Portion）

声门上区也称喉前庭（vestibule of larynx）。声门上区呈上宽下窄的漏斗形，上界为喉口，下界为两侧的声带。

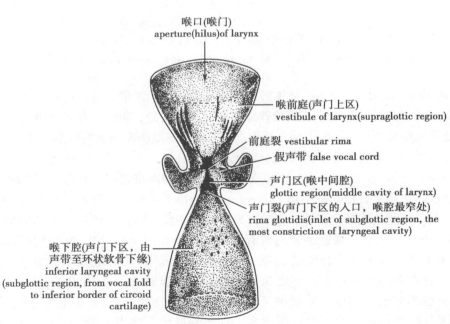

图Ⅱ-4-15　喉腔分部示意图
Diagram of the Division in Laryngeal Cavity

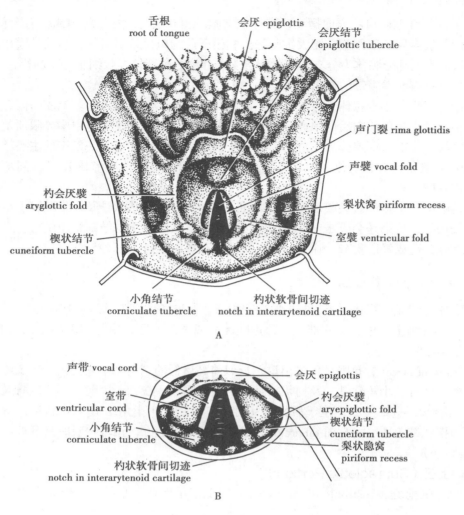

图Ⅱ-4-16　喉腔的结构
Structure of Laryngeal Cavity
A. 喉口（上面观）aperture of larynx（superior aspect）
B. 间接喉镜下所见之结构 structures seen under indirect laryngoscope

1. 室襞（ventricular fold）　室襞又称假声带或室带，位于声带上方，与声带平行，左右各一。前端起于甲状软骨板交界内面，后端止于杓状软骨前面，由室韧带、肌纤维黏膜所组成。呈浅红色，较声襞厚而柔软，此处黏膜松弛，边缘向下堕成弧形。发声时边缘呈凸面向上的弧形，喉入口开大黏液流出，使声带湿润；呼气时边缘展直，喉室入口成窄隙状。

2. 喉室（ventricle of larynx）　喉室是界于假声带和声带之间，开口呈现椭圆形的腔隙，其前端向上向外延展成一小憩室，称喉室小囊（sacculus of larynx）或喉室附属部。在人类，喉室则属喉囊退化的残余部分，其大小和范围具有个体和年龄差异。囊襞黏膜下层有黏液腺，分泌液体以润滑声带。

据 Broyles（1959）观察，喉室小囊均衬有纤毛上皮，是感染或新生物的潜在隐藏源泉。并发现 75% 的喉室小囊长 6.0~8.0mm，25% 的长度大于 10~15mm。胎儿的喉室小囊有 25% 可伸展高达甲状舌骨膜。如小囊先天性异常扩张，称之为先天性喉小囊囊肿（congenital laryngeal saccular cyst），它不与喉腔相通也不向喉腔引流。喉囊肿（laryngocele）或称喉膨出，为喉室小囊异常的病理性囊性扩张所致，因与喉腔相通，故当喉内压增高，如慢性咳嗽，吹奏乐器等均可使喉室小囊内压增高而逐渐扩大，出现（暂时性）相应的症状。根据喉室小囊扩展的范围，可将本病分为以下三型（图Ⅱ-4-17）。

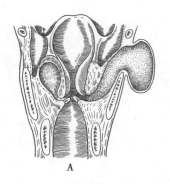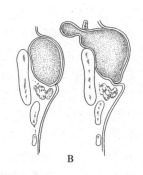

图Ⅱ-4-17　喉气囊肿示意图

Diagram of Laryngocele

A. 喉内型（左侧）及喉外型（右侧）

intralaryngeal type（left）and extralaryngeal type（right）

B. 喉内型（左）及混合型（右，额切面后面观）

intralaryngeal type（left）and mixed type（right: frontal section, norma posterior）

（1）喉内型（intralaryngeal type）：含气扩展的喉室小囊位于甲状软骨板与喉室黏膜层之间，表现为一侧声带以上的喉腔壁向内膨出。患者主要表现为声嘶，呼吸不畅与喘鸣。

（2）喉外型（extralaryngeal type）：喉室小囊沿着甲状软骨板内侧向上，通过甲状舌骨膜向外疝出于颈部，于颈侧出现囊性隆起。喉室小囊也可通过咽中缩肌与咽下缩肌之间的缝隙向颈外扩展，此时一侧颈部出现隆起，深呼吸或剧烈咳嗽时，隆起可增大，囊肿大者可影响头颈部静脉血回流而出现头痛或局部不适。

（3）混合型（mixed type）：含气囊肿，同时出现于喉内与颈部，于甲状舌骨膜处有一峡部相连，似哑铃状。喉气囊肿常见于成年人并与喉腔相通，而喉小囊囊肿（喉室小囊肿）则多见于新生儿和婴儿，不与喉腔相通，这是两者的主要区别，但两者均来源于喉小囊，是为其共同点。有关喉气囊肿发病率到1977年为止，世界文献共报导为300例，很少见于儿童，多见于成年人，尤其以50~60岁之间成人更多见（Canalis等1977）。Holing等（1967）记载12例先天性喉气囊肿都是婴儿。

（二）声门区（Glottic Portion）

位于声带之间，是喉腔体积窄的部分，包括两侧声带，前连合和后连合。它不仅是呼吸必经之路，也是语言运动器官，故在功能上十分重要。

1. 声带（vocal cord）　声带腱位于室带下方，左右各一，由黏膜及声韧带、声带肌所组成。前端起甲状软骨板交界内面，两侧声带在此融洽形成声带腱（vocal tendon），称前连合（anterior commissure）；声带后端向后止于杓状软骨的声带突，故可随声带突的运动而张开或关闭。正常声带在间接喉镜下呈白色带状，边缘整齐（见文末彩图Ⅱ-4-18）。

声带的显微结构，由浅至深可分为五层：①上皮层，为不角化的复层扁平上皮；② Reinker 层，是疏松结缔组织；③弹力纤维层，含有大量由前向后的弹力纤维构成的声带内弹力膜；④胶原纤维层；⑤肌肉层。第三、第四层构成声韧带的基础，第二至四层与黏膜固有层相当，为结缔组织。新生儿期黏膜固有层纤维成分少，尚无声带韧带形成，固有层呈均质状态，成纤维细胞及血管网较成人密集。随着年龄的增加，成纤维细胞逐渐分化为弹性纤维和胶原纤维，使固有层纤维成分增加并出现分化。10岁左右，弹性纤维多位于固有层中层，胶原纤维则位于深层。10岁半以后，分化进一步完善，固有层的层次分化完成，声带形成，但其厚度及纤维密集程度均低于成人。20岁以后，固有层浅层水肿而致声带包膜加厚，上皮层几无明显变化。40岁以后，固有层中层则因弹性纤维密度下降而逐渐变薄，并明显萎缩及走行紊乱。固有层深层的厚度在50岁以后有逐渐增加的趋势，其主要成分胶原纤维的密度和直径均有增加。上述这些变化以男性尤显著。据测量声带黏膜的厚度，新生儿为0.75mm~0.95mm，无性别差异。男性随年龄增加而加厚，20岁时为0.91~1.55 mm，女性为0.75~1.15mm。并测出成年男性声带包膜厚为0.2~0.5mm，声韧带厚为0.5~1.1mm。第五层肌肉层即声带肌（vocalis），其肌束纤维有纵、横、斜三向走行，与身体其他部位的肌纤维走行不同。肌纤维间的结缔组织，在声变期前较少且疏松，以变声期为转折逐渐增多，在成人肌间结缔组织较多。人声带肌中红肌纤维数始终多于白肌纤维，新生儿最明显，其后白肌纤维有所增加，20~30岁红肌纤维和白肌纤维数相差最少。成年后，随着年龄增加，二型肌纤维都有不同程度的减少。近年来，有人通过电镜观察发现人声带有囊内神经结构存在，囊内神经结构由长约1.0mm的直部和一些侧支组成。直部包括直径约10μm的细横纹肌纤维和2.0~7.0μm直径的有髓神经纤维；侧支则仅由无髓神经纤维组成。与肌梭（muscle spindle）比较，声带囊内肌纤维受运动神经支配，缺乏特殊神经末梢，认为囊内横纹肌纤维可能是控制囊内神经结构的感觉阈水平。提示囊内神经结构侧支类似腱器（tendon organ）即腱梭（tendon spindle），它位于肌纤维之间，超微结构表面是压力感受器，因而推测它的功能是检测声带的紧张度。据知声带的五层组织，各层有不同的物理特性。外四层本身由喉肌被动控制拉紧、松弛，第五层声带肌本身能主动收缩、放松外，同时还被环甲肌拉紧。因此声带在发声运动时构成分层结构振动体。平野实（1981）将五层结构分为三部分：第一、二层组成包膜部（cover）；第三、四层组成过渡部（transition）；第五层为本体部（body）。声带在发声运动时，因环甲肌、声带肌的不同作用，各部由于不同声高，不同声强而产生不同形式的运动。发胸音时声带肌收缩比环甲肌有力，声带本体部变硬及弹性增强，包膜松弛和弹性变小，黏膜波明显。发假声时声带肌不收缩或轻微收缩，而环甲肌用力收缩，因此声带本体部和包膜部被拉紧保持同样张力，声带振动时黏膜波消失。这些现象在喉动态镜下可清楚见到。

据魏能润等（1961）曾用X线测得声带的生理长度，成年男性为20mm，成年女性为15mm。日本平野实在尸体测量的结果，新生儿声带全长为2.5mm~3mm，膜部长为1.3~2mm，软骨部长为1.0~1.4mm，无性别差异。声变期因喉部迅速增大，声襞被拉长，出现男性＞女性的差异。到达20岁声带基本上停止增长。男性全长为17~21mm，膜部长14.6~18mm，软骨间部2.5~3.5mm；女性全长为11~15mm，膜性部8.5~12mm，软骨间部2.0~3.0mm。

另外，沿声带内侧缘（双侧或一侧）可见到纵形沟叫声带沟（vocal cord groove），也称声门沟（glottic groove）、沟状声带（sulciform vocal cord）、双重声带（double vocal cords）或声带萎缩纹（vocal cord atrophic striae），一般认为属先天性声带发育异常。Bouchayer等认为本病的发生是由于在喉发育过程中，第4和第6鳃弓的先天性异常而形成声带表皮样囊肿。若囊肿充分开放于黏膜表面即成为声带沟，若囊肿有两处开口则成为黏膜桥，故表皮样囊肿、声带沟及黏膜桥三种病变实际是同一种先天性病变，只是在其转归中的不同阶段。声带沟处黏膜下陷形成囊袋，囊袋披复层扁平上皮，常有增厚、角化，固有层或为硬化、纤维化或玻璃样变、水肿。囊袋底部与声韧带粘连，囊内常有坏死及角化物脱屑堆积。声带沟患者在发音时，声带可呈弓形，声门关闭不全，肌张力因此就代偿性增强，导致继发性运动过度进而可引起慢性喉炎，声带水肿或息肉等继发性改变。

2. 声襞（vocal fold）　声襞是一对有弹性的黏膜皱襞。黏膜上皮为不角化的复层扁平上皮，上皮基部起伏不平。黏膜上皮随年龄的增加而变化，新生儿有3~4层扁平上皮细胞，出生后3个月为6~9层，并有乳头状突起和皱襞形成，是上皮增生的表现。1岁开始到变声前期，上皮无明显变化，变声期上皮变薄，为5~6层，因喉生长迅速，变声期过后上皮再度增厚。在20~40岁之间，上皮层数无变化。40岁以后，乳头状突起减少，上皮渐变薄。60岁时，上皮基部出现空泡化，上皮细胞减少渐薄化。

3. 声门裂（fissure of glottis）　声门裂是界于两侧声带之间的裂隙，为声门下区的入口，乃喉腔中最狭窄处。前2/3界于两侧声带之间称为膜间部，后1/3界于杓状软骨之间称软骨间部（图Ⅱ-4-19），此部亦即所谓后连合（posterior commissure）。后连合与杓间区为一三角形的解剖间隙，气管内插管经此间隙为圆形管所占据，二者形状很不协调，致使后连合中部及杓状软骨声带突较易受损伤，声带突处如有缺损压槽，则出现永久的声嘶。

值得注意的是声门区的闭合则系两侧声带和室带互相接近的结果，二者的接近不仅使声门区收窄，并且具有活瓣的作用，使闭合的声门区不致为自上向下，或者自下向上的气流所冲开。这个特征有其解剖构造上的特殊性，当室带互相接近时，在其接触面以上形成一圆弧形空腔，室带如一单活瓣，易为自上向下的气流冲开，但能阻抑自下向上的气流外泄；而声带则在其平面之下形成一作用相同，但方向完全相反的活瓣，二者共同作用的结果，能有效地使声门区紧密闭合。但声带和室带作用能力的大小却不同，声带抵抗自上向下的气流冲开声门的能力，可数倍于室带的抵抗气流自下向上冲开声门的能力，故喉部有阻塞现象时，所造成的呼吸困难，也以吸气困难为主。耳语仅使声门的膜间部（即声带）彼此接近，尤其是中 1/3 特别接近，软骨间部因为杓肌不收缩而未使杓状软骨向中间靠拢，遗留一呈三角形的裂隙，呼出气流由此外泄，而形成耳语。某些有喉部疾患的人，企图借耳语获得声带的休息，殊不知声带运动在耳语时与平常语言时并无不同，故不难理解耳语并不能使声带休息。

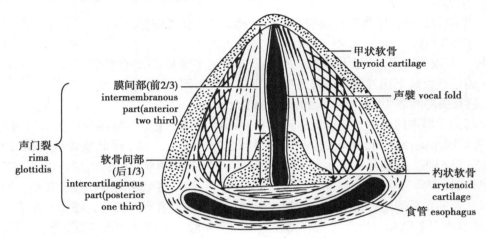

图 II-4-19 声门裂分部示意图
Diagram of the Division of Rima Glottidis

（三）声门下区（Infraglottic Portion）

声门下区也称喉下腔（infralaryngeal cavity），是喉腔的最低部分，位于声带平面以下至环状软骨下缘以上的喉腔。此腔上小下大，幼儿时期此区黏膜下组织疏松，炎症时易发生水肿常引起喉阻塞。

由于某些原因引起的声门下区狭窄，据 Holinger 报道，86% 系由气管内插管所引起，主要为瘢痕性狭窄，管腔可完全闭锁，纤维化改变常扩伸到声门处。Hawkino 尸检资料分析，插管持续 6 天以上者，有 97% 声门下形成溃疡，鳞状化生，并见上皮下纤维化。Wigger 及 Tang 认为上述变化可引起声门下区黏液腺排泄管阻塞，从而形成潴留性囊肿。长期气管插管的婴儿，拔管后几周或几个月后，出现喘鸣者，多为声门下狭窄和喉囊肿；立即呈现喘鸣者，归因于喉气管黏膜水肿。此外，声门下狭窄还可以是先天性的，在婴幼儿慢性呼吸道阻塞的病因中占第三位，仅次于喉软骨软化及声带麻痹。正常新生儿声门下腔直径 >6.0mm。如 5.0mm 对呼吸影响不大。凡出生时，声门下腔直径 <4.0mm，即为先天性声门下狭窄。其特点为环状软骨正常，由于声门下区黏膜下组织纤维化致管腔狭窄，增生组织在声门下腔后壁特别明显，含有大量黏液腺和纤维结缔组织；或由于环状软骨发育异常，狭窄呈环状或声门下腔呈裂隙状，前后径明显大于横径或环状软骨形态正常，但发育较小，炎症时易引起管腔狭窄。

在活体作喉腔检查时，可借助喉镜。按局部解剖的位置关系，首先见到舌根、轮廓乳头、舌扁桃体等，然后观察喉口的情况、会厌、会厌结节、杓会厌襞，在此襞上可见到小角结节、楔状结节、杓状软骨间切迹，以及位于杓会厌襞侧方的梨状窝，再可见到假声带、声带、前庭裂、声门裂、杓状软骨间区（图 II-4-16）。

观察时应注意：在正常情况下，喉及喉咽两侧对称，吞咽活动正常，梨状窝光滑、无积液及分泌物潴留，无溃疡、新生物（见文末彩图 II-4-20）。如果见到有分泌物潴留或新生物等某些异常现象，切应加以注意，查明原因，至为重要。假声带位于上方呈淡红色，声带呈白色带状，在假声带的下方，边缘整齐，表面光滑，当发"咿"音时，可见声带内收，向中线靠拢，吸气时声带向两侧外展，此时可见到喉下腔及上方数个气管环。检查时宜按解剖次序，将上述各结构依次观察，以免遗漏。

六、喉的分界及与喉有关的间隙 Boundaries and Relating Spaces of Larynx

（一）喉的分界（Boundaries of Larynx）

随着喉癌的临床分类、分期应用日益普及，关于喉的界限的概念就显得日益重要，费声重建议将喉分为上、下、前、后和两外侧六个界限。

1. **上界**　舌骨会厌韧带，会厌尖，两侧杓会厌皱襞，两侧杓状软骨区。

2. **下界**　环状软骨下缘。

3. **前界**　甲状舌骨膜，甲状软骨板前部，环甲膜，环状软骨前弓。

4. **后界**　杓状软骨，杓间区。

5. **外侧界**　两侧会厌缘，杓会厌皱襞，甲状软骨板前半部和梨状窝内壁黏膜。

凡肿物未越过或突破上述界限者应视为 T_3 以下病变，否则为 T_4。

（二）与喉有关的间隙（Spaces Relating to Larynx）

喉有三个间隙，即声门旁间隙、会厌前间隙和 Reinke 间隙，它们与喉癌的扩散密切相关。

1. **声门旁间隙（paraglottic space）**　声门旁间隙左右各一，位于甲状软骨板内膜与甲杓肌之间，向上与会厌前间隙相通。有前外、内、内下和后界。其前外界为甲状软骨板内膜；内界为喉弹力膜的上部、喉室、甲杓肌；内下界为弹性圆锥；后界为梨状隐窝黏膜。是喉癌向外扩展，甚至达会厌前间隙或向后伸展至梨状窝的重要通道。由于此间隙处于喉的深层，即使有癌肿侵犯，临床上也不易诊断。尽管 CT 能清晰地显示声门旁间隙，诊断肿瘤有无侵犯声门旁间隙的准确率令人满意，但由于其局部位置隐匿，该间隙受侵犯常是喉部分切除术失败的潜在原因，值得注意。

韩德民通过 100 例的整喉连续切片观察了声门旁间隙的特点，并提出以喉室外下角水平假想水平线为界，将该间隙分为上、下两个部分。上部属于声门上区，下部属于声门区。声门上癌常通过会厌前间隙发展到声门旁间隙，再经声门旁间隙发展至声门区。故声门上癌易受深层浸润侵及声门旁间隙。

2. **会厌前间隙（preepiglottic space）**　会厌前间隙又称鲍耶间隙（Boyer's space），形如倒置的锥形，上宽下窄，位于会厌之前，可分为上、前和后界。其上界为舌骨会厌韧带，此韧带表面的黏膜构成会厌谷的底部；前界为甲状舌骨膜及甲状软骨板前上部；后界为舌骨平面以下的会厌软骨（图Ⅱ-4-21）。由于会厌前间隙不仅在会厌之前，并包括会厌之两侧，故称之为会厌周围间隙（periepiglottic space）较确切。会厌软骨下部有许多穿行血管和神经的小孔和会厌前间隙相通，故会厌癌易循这些小孔向会厌前间隙扩展。声门上癌易在侵袭该间隙后循此向下到声门区。颈侧位片对明显的会厌前间隙肿物能作出诊断，而 CT 更能清晰显示会厌前间隙全貌，能早期诊断该间隙早期肿瘤浸润。

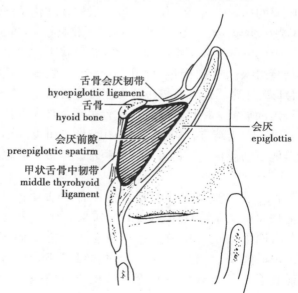

图Ⅱ-4-21　会厌前间隙示意图
Diagram of Preepiglottic Space

3. Reinke 间隙是位于声带游离缘上皮下与声韧带之间的潜在性的微小间隙，左右均存在，正常情况下难于辨认该间隙极易受外伤，如感冒声带充血期仍用嗓过度或经常挤紧喉咙，高频率发音，都易造成此间隙损伤。炎症时上皮下水肿，该间隙变大，不及时治疗，易造成声带小结、囊肿等病变（见文末彩图Ⅱ-4-22、彩图Ⅱ-4-23）。声带息肉（polyp of vocal cord）即形成于此（见文末彩图Ⅱ-4-24）。

七、喉的神经支配 Nerves Innervation of Larynx

喉的神经支配有二：喉上神经（superior laryngeal nerve）和喉返神经（recurrent laryngeal nerve），二者均是迷走神经的分支（图Ⅱ-4-25）。

迷走神经是一对行程最长，分布最广的，以副交感为主，支配颈、胸、腹部（结肠左曲以上的消化管）等内脏活动的主要神经，且与咽喉肌运动有关的混合性神经。

（一）喉上神经（Superior Laryngeal Nerve）

喉上神经属混合性神经，在相当于舌骨大角平面处分为内、外两支。外支属运动神经，供给环甲肌；内支在喉上动脉穿入甲状舌骨膜的上后方穿过该膜，分布于声带以上黏膜部，属感觉神经。但亦可能有运动神经纤维供给杓肌。作喉上神经封闭或酒精注射时，可在舌骨大角和甲状软骨上结节连线中点稍内侧 10mm 处刺入。

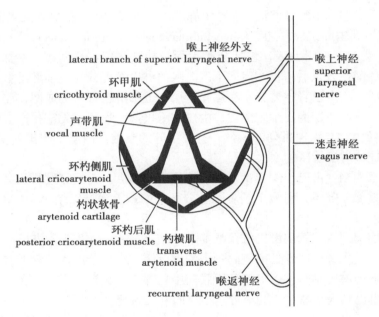

图Ⅱ-4-25　喉神经支配示意图
Diagram of the Innervations of Laryngeal Nerves

（二）喉返神经（Recurrent Laryngeal Nerve）

喉返神经亦属混合神经，是迷走神经进入胸腔后分出，两侧行程不同，右侧在锁骨下动脉前离开迷走神经，绕锁骨下动脉下、后，再折向上，沿气管与食管所形成的沟内上行，经甲状腺下动脉的浅或深面，在环甲关节的后方进入喉内，改名为喉下神经（inferior laryngeal nerve）。左侧的行路较长，在迷走神经越过主动脉弓后，分出由前向后绕过主动脉弓下方，然后上行，经过与右侧相似的途径入喉。喉返神经与甲状腺下动脉的位置关系，将在颈部甲状腺下动脉中加以介绍。喉返神经主要是运动神经，支配除环甲肌以外的其他喉肌，如环杓后肌、环杓侧肌、杓肌等。但亦有感觉支分布于声门下区的黏膜、气管、食管及一部分喉咽的黏膜。

喉返神经左侧较右侧的径路为长，受累的机会也较多。

有关喉返神经在迷走神经干内的定位问题，据广东药科大学应用解剖学研究室采用神经束解剖分离的方法，在手术显微镜下以环杓侧肌、环杓后肌肌支进行逆向解剖分离进行观察，见到喉返神经在甲状软骨下角处分出环杓侧肌和环杓后肌两肌支，并为环咽肌所覆盖的解剖学关系，相对较为恒定，因此，甲状软骨下角无疑是寻找喉血管神经的良好标志。从外形看环杓侧肌支似为喉返神经的直接延续，分支多数在肌的中分进入肌肉。环杓后肌支如果在甲状软骨下角下方与环杓侧肌分支分开，则由下往上依次分支进入肌内；关于两肌支在甲状软骨下角上方分开，则在肌侧缘的上半部从肌的深面入肌，并较常见到在肌的侧缘相邻二支先吻合成"襻"分出分支进入肌内。

喉返神经在甲状软骨下角处外径（左右径、前后径）左侧为 0.7mm × 0.8mm，右侧为 0.5mm × 0.9mm。喉返神经在迷走神经干内的局部位置相对较稳定，从远端向近端较有规律的自前内（或前外）侧→前方→前内，约占迷走神经干切面积的 1/4。而且在颈部切开血管神经鞘后，在迷走神经上较常见到有一纵行的小静脉，适位于喉返神经束与迷走神经干之间，可作为喉返神经的分界标志。

八、喉的血液供应与淋巴管分布 Blood Supply and Lymphoduct Distribution of Larynx

喉的动脉来源主要由甲状腺上动脉（颈外动脉分支）的喉上动脉及甲状腺下动脉（锁骨下动脉分支）的喉下动脉供应。

静脉则经甲状腺上、中、下静脉回流（上、中静脉入颈内静脉，下静脉入无名静脉）。

喉内淋巴管分布根据国际抗癌联盟（Union Internationale Contre le Cancer，UICC）1987 年规定，喉分为三个不同解剖区域：①声门上区，包括会厌舌面、杓会厌襞、杓间区、会厌喉面、室襞和喉室；②声门区，包括声襞、前连合及后壁；③声门下区。喉内淋巴管可分为毛细淋巴管和小淋巴管。毛细淋巴管主要分布在黏膜层，小淋巴管主要分布在黏膜下层，毛细淋巴管密集成网，注入黏膜下淋巴管。透射电镜观察，毛细淋巴管由单层内皮细胞围成，内皮细胞极薄，连续、无窗孔，未见基膜，细胞核形态不规则，胞质中有线粒体，和纵向排列的微丝，直径不等的空泡，内皮细胞排列呈叠瓦状，间隙较宽。小淋巴管与身体其他部分淋巴管区别不大。

喉上部与声门上区相当，淋巴组织丰富，淋巴管稠密而粗大。它们穿过梨状窝前壁，伴喉上血管束穿甲状舌骨膜离喉，多数（98%）引流至颈总动脉分叉处的颈上深淋巴结，少数（约 2%）引流入较浅的淋巴结和副神经淋巴结。

声门下区淋巴管前部汇入气管前淋巴结及喉前淋巴结，最后进入颈下深淋巴结；后部则汇入喉返神经周围的淋巴结，最后进入颈内静脉处前侧的颈下深淋巴结；小部分流入锁骨上淋巴结。声门下区若发生恶性肿瘤，多先有喉前淋巴结转移，可于环甲膜前中央部皮下触到，因此，在临床上甚重要。声带本身的淋巴系统与周围淋巴结极少联系，为一近于独立的淋巴系统。

九、喉的功能 Laryngeal Functions

喉的功能主要为发音、呼吸作用，此外尚有吞咽、增加胸膜腔内压及保护排除等作用。

（一）发音作用（Phonatory Action）

喉的首要功能为发音作用。发音时，先由关闭声门的喉内肌使声门变狭窄，然后用由肺向上呼出的气柱，通过声门，振动声带而发音。此活动与声带的紧张度有关，故改变声带张力的肌也参与作用。

语言是一种有音节的声音，需经咽、舌、齿、腭及唇的帮助，并由咽腔、口腔、鼻腔及肺的共鸣形成。人类的声音包括三个要素，即音调（pitch）、音色（quality）及强度（intensity）。音调的高低度与声带的紧张度及呼出气柱的强度有关。如声带松弛，呼气强度小则音低，反之声带紧张，呼气强度大则音高。音色可因不同的情况和环境而产生差异，如性别、种族、年龄、环境、精神状况等均有影响。另与强度和振幅有关，强度大时声门较窄，强度较低时不甚关闭或不闭。耳语时杓肌不收缩，声门后部可现一三角形裂孔而声带前端之运动照常，欲使声带完全休息，"耳语"亦须避免。

发最低音阶时须松弛声带，长度最大而振动慢，但儿童和女性因声带短不能振动太慢，故不能发较低的音；发高音阶时须紧张声带，降低宽度和厚度，故男性较难发高音。人类的发音范围约为两个 8 度音程（interval），经训练后可达两个半音程，少数可达三至三个半音程。

母音及辅音。在原发音的部位上不同，母音为乐音，辅音为噪音，母音的发音在声带，辅音则由于排气经口腔的某部阻挡而发出：如英文中唇音［p］、［b］，唇齿音如［d］、［t］等字。Luchsinger 用喉动态镜及高速摄影研究声带振动时指出，发低音时杓状软骨处于轻微外展位，声门裂呈狭长三角形，声带全振动。随着音调的上升，声带的张力及双声带相互间的压力也渐增强。发高音时，声带的软骨部紧闭不振动，仅声带的膜部振动。发假声时仅膜部的边缘振动，故唱高音或发假声时，膜部中点振幅最大。声带膜部中点边缘上皮下有一潜在间隙称 Reinke 间隙，正常情况下不易辨认。

Sonninen 认为声带小结、息肉最初的损害在声韧带。发声方法不良或过分唱自己力所不及的高音时，喉肌过分紧张，呼气过分冲击声带，这时声韧带受到的外张力过高，可使胶原纤维破裂。Friedman 也认为声带中的结缔组织可在声带剧烈振动时振碎，使组织中含透明质酸和硫酸 6- 软骨素增高，这些成分用奥辛蓝（alcian blue）染色呈强阳性，而声带小结和息肉病理检查进行奥辛蓝染色也显示强阳性，故认为声带在发声振动时纤维组织破碎是小结、息肉的成因之一。

病理检查声带小结的病变主要见于黏膜上皮层，表现为局限性棘细胞增生，极少采用手术疗法。而声带息肉的病变主要在黏膜固有层，慢性炎症，如血管炎等使固有层结构破坏，手术摘除为最佳疗法。

此外，Reinke 间隙也可有因甲状腺功能减退等原因所致的黏液性水肿的浓稠黏液积聚，致声带体积增大，出现声嘶反复发作及声音低沉。

（二）呼吸作用（Respiratory Action）

喉部不仅是呼吸空气的通道，且对气体交换的调节有一定的作用。声门裂是整个气道最狭窄之处，其开张的程度与气体交换有关。平静呼吸时，声带微有内收，声门裂宽度约 13.5mm；深呼吸时，声带极度外展，声门裂的宽度约为 19mm。

正常情况下，吸气时气流使声带斜面向下、向内挤压，致使声带向中线靠拢。但于吸气的同时，伴有声带的外展运动，使声门开大，因之无呼吸困难发生。如喉部充血肿胀，黏膜水肿等原因使组织肿胀 1mm，声门入口面积缩小到原面积的 35%（儿童可由正常的 $14mm^2$ 减少到 $5mm^2$），此时吸入的空气气流向内挤压，使已大大缩小了的声门面积更加狭窄，以致空气进入困难。呼气时由于声门下区的下部分较宽而上部分狭窄，气流将声带向上方和外侧冲开，声门区即稍可变宽，故呼气较容易进行。各种原因所致的喉梗阻表现为吸气性呼吸困难，尤见于儿童。因儿童声门较成人狭小，喉黏膜下层组织疏松，尤其是声门下区，发生炎症时较易充血肿胀，且儿童会厌多卷曲呈 Ω 形，吸入的气流不成一直线，在有炎症或喉部受挤压变位时更为显著，因之较易出现喉梗阻。此外，儿童神经系统不稳定，喉神经易受刺激发生喉痉挛，而致喉梗阻。喉梗阻时，气体吸入不足，胸腔扩张不充分，静脉回流受阻，致颈部和颜面静脉明显扩张，并伴有发绀，严重时还可引起不同程度的脑缺氧症状。

（三）吞咽作用（Swallowing Action）

喉对吞咽亦有一定作用。当食团通过咽峡后，由喉外肌（下颌舌骨肌、颏舌骨肌、二腹肌、甲状舌骨肌）的作用将喉拉向前上，紧贴会厌，封闭咽与气管的通路，吞咽刹那呼吸暂时停止。而喉内的括约肌（杓肌包括杓会厌肌、甲杓肌）则括约喉门和声门。两假声带也因两侧杓状软骨合拢使前庭裂闭合，食团至会厌处自行分开，循两侧梨状隐窝下降，使食物不致入喉。临床上，从行会厌截除术后或病变侵犯会厌而溃疡腐蚀缺失时，吞咽食物也不致入喉。从实际情况看，既往所谓在吞咽时会厌即向前倒，盖住喉口之说，并非如此。

（四）增加胸膜腔内压的作用（Action Increasing Intrathoracic Pressure）

喉由于声带的关闭能阻止空气的进出，暂时增加胸膜腔内压。增加胸膜腔内压有两个目的，即能使臂或前肢的随意肌及腹壁随意肌有力，如前肢的努力悬吊、攀拉、抱持或举重等运动，以及腹壁肌用力收缩以助排便、分娩等属之，即所谓"运气"或"鼓气"。患者被行气管切开术或截除术后，因空气经由颈部呼吸，故难举重物与腹部用力，若临时将其颈部出气孔阻塞，则又可暂时助其用力。

（五）保护及排除作用（Action of Protection and Elimination）

咳嗽是喉的保护及排除作用，而纤毛运动亦同样有其功用。倘有异物、食物等误入喉时，由喉内肌的作用闭合喉门、括约声门，使不能进入喉内，并能发生咳嗽将其排出。声带、室带及声门下区的黏膜极为敏感，当有异物、分泌物到达此处刺激感觉神经末梢时，即发生咳嗽。故咳嗽反射，有"肺的看门狗"（watch–dog of the lung）之称（Jackson，1933）。而喉以下有内在产生物如分泌物、脓液等，可经咳嗽反射而咳出。

呼吸道黏膜属纤毛上皮，纤毛运动亦有排出分泌物的能力。

咳嗽动作是一种反射，当局部受刺激时，由迷走神经向心纤维上行，中枢在延髓。当迷走神经的耳支（ramus auricularis nervi vagi orArnold 神经）受刺激时，亦可发生咳嗽。其动作为先关闭声门，以增加肺内压力，随即呼出一股强烈而有力的气流，迅速推开声门，将刺激物咳出。有时需连续数次，方能将之咳出。

（六）情绪合作作用（Action of Emotional Cooperation）

喉对情绪表现合作有关，如啜泣、痛哭、号叫、惊叹、呻吟、悲叹、大笑等，均可因喉的合作而表现，没有喉的合作，仅依赖面部的表情与手势，极难表达生动的情绪。

（七）循环功能（Circulatory Function）

上面对呼吸功能已述及有助于血液中气体之交换，同样的理由，呼吸时因声门张开的程度，与气管、支气管及肺泡内发生正压与负压的大小有关，对肺泡的血液循环有作用，亦多少影响于心脏。

（张　黎　刘　靖）

第二节　喉的年龄变化
Section 2　Changes of Larynx With Ages

儿童的喉较成人长，喉腔较窄，声门裂在 6~7 岁也相对的较窄，软骨柔软细弱，黏膜薄弱而富有血管及淋巴组织，因而轻微的炎症均可引起喉道狭窄，发生呼吸困难及声音嘶哑。

新生儿声带短，尤其膜部相对更短，其声带层次结构发育不完善，声韧带尚未完成，故只能发出单一的相当于"a"音，20 岁时声带发育基本结束。变声期声带长度增长迅速，通常男性较变声期前增长 11.0mm~12.0mm，女性增长 5.0mm~6.0mm；同时也相应增宽，男性可增宽 0.6mm，女性增宽 0.5mm。此时声带有充血、肿胀，少数可见表面粗糙，边缘不整，有分泌物附着，声门后部可出现闭合不全称变声三角，为一短三角裂隙。由于变声期喉软骨支架、喉内、外肌发育增长，比例失常，影响喉肌运动力平衡所致。进入变声显著期，声带充血、肿胀加重，分泌物增多，甚至出现边缘增厚。变声后期，以上现象大多逐渐减轻而消失。30 岁便开始出现退行性变化，上皮细胞层变薄，基底细胞出现空泡化，固有层的变化较显著，浅层水肿，致声带包膜增厚，中层弹性纤维萎缩而变薄，深层则因胶原纤维增加而增厚，这些变化以男性显著，故男性一生中声音变化较女性明显。此外随年龄的增加，声带肌纤维变细，肌纤维细胞数目减少，这些改变尤以白肌（为快收缩肌，适于反射性灵活收缩，纤维内线粒体相对少）为显著，而红肌（适于持续性收缩，纤维内线粒体含量多）变化相对较少。

甲状软骨的第二性征，通常在 10 岁以后才逐渐显示出来。

关于喉软骨的骨化问题，19 世纪的解剖学家（Chievitz）进行详细研究已明确指出，喉软骨的骨化现象不外乎是一种生理现象，从而否定了以前认为是病态及老态现象的说法。依新近不少解剖学家和临床学家（Dreyfuss，Bonnanos 等）的观察结果，进一步明确喉软骨骨化现象与老化现象并无关系。故目前较普遍认为喉软骨骨化是一种正常的生理现象。它的骨化是在身体其他部分骨骼停止生长时才开始的。喉软骨骨化后，因血管丰富易受肿瘤侵犯。Micheau 等通过器官切片发现 70 例喉软骨受侵的病例中，发现喉软骨支架受癌侵犯者，94% 发生于骨化区。

关于喉软骨骨化的时期，日本学者的观察是：

甲状软骨：男，20 岁；女，18 岁。

环状软骨：男，25 岁；女，26 岁。

杓状软骨：男，30 岁；女，25 岁。

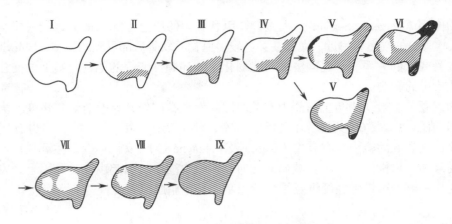

图 Ⅱ-4-26　甲状软骨骨化情况示意图
Diagram of the Ossification of Thyroid Cartilage

　　甲状软骨的骨化由其下角附近开始，先向侧板下缘及侧板后缘扩展，以后在前交角中央生骨化点。其次，已达下结节的下缘骨化，由此向上方伸出舌状骨突，中央骨核逐渐发展，上方在侧板上缘与向上伸出的舌状突相会，下方越下结节与向前来的下缘骨化相结合，由此在侧板前半部残留软骨岛。继之后缘骨化，在侧板上缘扩展，与舌突的上后部相结合，在此形成第二次软骨岛。这两个软骨岛之中，后部先被骨化而消失，继之前部同样消失，于是，甲状软骨完全骨化（图 Ⅱ-4-26）。

　　另有一种与此骨化过程不同，即在中途不发生男性特有的舌突，前交角的中央骨核与后下缘的骨化都继续向前发展，在侧板上下缘互相融合，而完全骨化。

　　环状软骨的骨化，始于环杓关节后上部，男性则由该处沿软骨上缘向前延展，同时就整个来说，也多少向下方扩展，终于骨化占软骨的上 2/3，最后残留的下 1/3 的软骨也逐渐完成骨化，环状软骨变成环状骨（图 Ⅱ-4-27）。

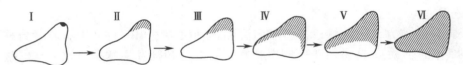

图 Ⅱ-4-27　环状软骨骨化情况示意图
Diagram of the Ossification of Cricoid Cartilage

　　杓状软骨的骨化较甲状、环状软骨为迟，它的骨化是从底部开始（图 Ⅱ-4-28）。

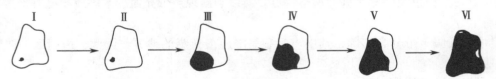

图 Ⅱ-4-28　杓状软骨骨化情况示意图
Diagram of the Ossification of Arytenoid Cartilage

　　以上各种骨化现象是随年龄而进展，但在速度方面，个人差异甚为明显，也因性别有所不同。例如有的 50 岁的男人，喉软骨就完全骨化，但 58 岁的女人，却只在甲状软骨的后面见到骨组织的痕迹（Scheier M，1902）。

　　关于骨化机理，在甲状软骨的表层软骨组织发生脂肪浸润以前，深部基质因营养障碍而出现退行性变，因而发生纤维化，钙盐沉着，边缘部分被吸收的同时形成骨化或结缔组织移行于软骨内，因而形成骨髓。骨化虽也受年龄的影响。但另一方面，认为骨化的起始部分仅相当于喉的韧带，或肌肉的附着处，该处接受牵引等强力的作用（Bergeat，Segond），大血管及甲状腺等的压迫（Chievitz）也会有影响。事实上，骨化部分是在出入软骨膜的喉血管附近，尤其在穿过较多血管的软骨后部见到的为多（Chievitz，Rheiner）。

这样生成的骨或骨髓，系表示趋向萎缩、脆弱化、胶样髓性变等的单纯年龄上的变化，特别是骨髓也受全身消耗性疾患的影响。

关于声变的问题，一般认为与生殖能力有关。因此女性在闭经开始时有老年声变。男性通常一般在60岁以上还有生殖能力，故60岁以后才开始有声变，此声变称"第二声变"。但也有例外，即在性生活丧失后，仍保持其歌喉的能力者亦有之（Rubin及Leblache等）。女性声变，主要是声域缩小，高音阶下降，音质也受破坏。男性同样，声音减弱的同时，声域也缩小。引起声变的原因是，发音器官喉的弹性组织萎缩性变化，老人声带弹性纤维及结缔组织基质发生脂肪沉着变性等。

（卢伟光　王启华）

第三节　喉的临床解剖纪要
Section 3　Clinical Anatomical Summary of Larynx

一、喉的临床解剖概况 Generalization of Clinical Anatomy of Larynx

1. 喉是由软骨做支架，以关节、韧带、肌肉等连接而成的复杂装置，位于颈部的中线，易于触及。因此，在触诊时要熟悉喉软骨的正常形态结构，主要注意喉软骨有无外形上的改变、增厚，位置是否正常，两侧是否对称，有无压痛等。

2. 喉结、甲状软骨上切迹，适在颈前正中线上，既是喉部最明显的标志，也是喉部手术及气管切开的重要标志。

3. 环状软骨是喉的底座，它标志着喉的下界，因此，是计算气管软骨环的主要根据。同时环状软骨也是喉及整个呼吸道唯一完整的软骨环，对保证呼吸道的畅通有重要意义。因此，在做气管切开时，一般不应轻易伤及。

4. 喉位于脊柱的前方，正常触诊，将喉向两侧移动时会发出一种"甲状软骨脊柱碎裂声"（有特殊的声音和摩擦的感觉），这是由于两侧甲状软骨后缘与颈椎发生摩擦所致。喉癌时，患侧的摩擦音会消失，这说明癌肿已向后侵犯，妨碍了甲状软骨的正常活动。虽然喉周围水肿，可能会使这种正常的磨擦音消失，但一般这种磨擦音消失的症状依然是可作为癌肿已经扩展，不宜作喉全切除的有力指征。

5. 由于喉部息肉和肿瘤多见于声带。因此，要牢记声带由于缺乏黏膜下层，黏膜又薄，连系紧，血管少，故正常时呈白色及两侧对称等形态特点。所以当出现声带充血、水肿或粗糙有赘生物时都要加以足够的注意。

6. 喉腔可依真假声带分为三部，其中声门裂是喉腔最狭窄的地方，因此，声门区的改变，会直接影响正常呼吸功能。

7. 由于声门区淋巴管特别稀少，声门区的肿瘤较少发生转移，手术预后良好；声门下区由于黏膜下的软组织较少，故肿瘤一般发展缓慢，若发生转移时，有时可在环甲膜的前方触到喉前淋巴结，值得注意；声门上区淋巴管较多，故肿瘤容易转移至颈深上淋巴结。

8. 声带是发音的物质基础，它的运动是靠喉固有肌的作用，而喉肌的运动是受迷走神经的分支所支配。因此喉肌的功能丧失，可以是神经性的，也可以是肌源性的，不管是前者或后者，都会出现发音障碍。所以当出现发音障碍时，要进行审慎检查和分析。

9. 喉是呼吸管道，也是发音器官。当出现声音嘶哑或呼吸障碍时，对喉部都要进行细致的检查并及时治疗。

10. 幼儿的喉腔较窄，淋巴管和血管又较丰富，因此，轻微的炎症可引起喉腔狭窄，而发生呼吸困难，应予注意。

11. 喉与气管颈段的前面除一些肌肉、甲状腺峡及小静脉外，无其他重要结构。因此，在行紧急的气管切开术时，要切实恪守在环状软骨以下，颈前正中线进行。

12. 喉与气管颈段的后面是咽与食管。因此，在行气管切开术时必须注意这种关系，认真、细致对待，特别在儿童及儿童咳嗽时要更加注意，以免伤及食管。

喉与气管的两侧是颈部的血管神经束、甲状腺侧叶，以及支配喉肌的喉返神经也行于气管食管沟内，并且行程较长，因此这些结构的疾患都会牵累到喉与气管，而引起功能上的障碍，在作喉检查时宜加以注意。

13. 由于喉黏膜与气管支气管黏膜相连续，喉黏膜的急性感染，特别是声门下区可下行蔓延累及气管、支气管，即为急性喉气管支气管炎，是儿科常见的危急重症。多见于3岁以下幼儿，由于急性水肿和黏稠分泌物的形成，可迅速造成呼吸道的阻塞，且可并发肺炎，因而又加重阻塞，二者互相影响而发生"喉肺综合征"，从而导致致命性换气功能障碍。

14. 喉各部的黏膜厚度不同，在喉室的深部黏膜薄，而在喉后壁的复层扁平上皮有相当的厚度，随年龄增长，喉黏膜上皮也随着增厚，如受到干燥空气、化学药品、过度说话或慢性炎症的刺激，就可引起肿瘤样增生、黏膜白斑等改变，可能是恶性肿瘤的前身，Eggoton和Wolff认为慢性喉炎患者，咳嗽和音哑超过三周者应作详细检查，以排除早期喉癌。

15. 喉癌为上呼吸道最常见的恶性肿瘤，好发于声带及会厌的喉侧面（见文末彩图Ⅱ-4-29）。对尚无颈淋巴结转移，虽侵犯声带，但未引起声带固定，可称之为早期喉癌。

喉癌90%~98%为鳞状细胞癌。近来采用银蛋白复合物（Agnors）技术，对喉鳞癌组织病理学特征进行初步检查，发现Agnors颗粒数在Ⅲ、Ⅳ期喉鳞癌有明显增加的趋势，这一点可考虑作为判断喉鳞癌恶性程度的辅助指标，对患者预后的评估有一定的参考意义。

二、喉部分切除术的入路解剖学 Anatomical Entrance of Partial Laryngectomy

（一）喉部分切除术的形态学依据（Morphological Accordance of Partial Laryngectomy）

从胚胎发育追溯，喉的声门上区来自第3、4鳃弓的颊咽始基，声门区和声门下区来自第5、6鳃弓的气管支气管始基。这些始基最初是左、右分别发育，尔后在中线融合。从胚胎发育角度上可将喉视为上、下、左、右四个相互分立的部分。然而，声门区和声门下区虽有共同的来源，但二者在结构上却具有差异：①声带上皮为无角化的复层扁平上皮，声门下区为呼吸型的假复层纤毛柱状上皮；②声带无黏膜下层，无黏液腺（有人认为前连合除外）。同时，从喉淋巴引流研究发现，声带仅有疏松的淋巴网，在喉的垂直淋巴引流中起"隔障"作用。声门上区和下区的淋巴管丰富程度差别显著，而且在垂直方向上三区淋巴管均无吻合。临床资料亦认为三个部位的新生物的生物特性和扩散形式不尽相同，喉癌早期扩散一般不超越各自的分区。因之，将喉划分为声门上区、声门区和声门下区的意见一致。但对喉左、右侧是否分立的问题看法不一，许多学者认为左、右半喉本身的淋巴管在中线没有或很少有交通，其淋巴引流和胚胎发育来源一样，是左、右分立的。这为垂直半喉切除术提供了理论基础。亦有学者认为，声门上、下区的左、右侧淋巴管彼此交通，左、右侧声带之间以及声带与声带上、下区之间没有吻合。因而将喉视为四个相对独立部分：声门上区、声门下区、左声门区和右声门区。从这些学者观点看，上半喉切除是合理的，垂直半喉切除是值得考虑的。

（二）喉部分切除术的进路解剖（Anatomical Entrance of Partial Laryngectomy）

喉部分切除术必须彻底切除癌肿及可能涉及的组织。因此，适应证选择要求甚严，手术操作要求精细，因肿瘤生长部位不同，手术方法亦因之而异。通常有喉裂开术、前侧部半喉切除术（前连合手术）、上半喉切除术和垂直半喉切除术等。这些手术如果不行颈淋巴结廓清术，一般均用颈前正中纵切口。现就这几种手术的手术入路涉及的一些解剖学问题综合予以介绍。

1. 舌骨以下的前正中线附近，皮肤菲薄，浅筋膜疏松，无颈阔肌存在，而且两侧舌骨下肌群在中线不相靠近（相距5.0~10.0mm），故进行颈前正中切口时可将皮肤、浅筋膜及封套筋膜视为一层切开。在喉裂开术和前连合手术中，将舌骨下肌群向两侧牵开暴露深部结构即可，不必进行过多分离，以免影响甲状软骨血液供应。行上半喉切除术和垂直半喉切除术须切断舌骨下肌群。从解剖上看，不在甲状软骨中部至环状软骨上缘之间切断肌肉，不易伤及颈襻上根，这样可使支配肌肉的神经少受损伤，有利于喉切除后缝合肌肉加强喉咽部前壁。

2. 甲状腺锥体叶和甲状腺峡部，呈褐红色，多在中线附近，位于喉和气管前面。甲状腺锥体叶由甲状腺侧叶（多由右侧叶）或峡部向上连于舌骨。峡部连接甲状腺两侧叶下部，其大小和位置虽常有变异，但最常见其横过第 2~3 气管环前方，宽度和高度约 11.2mm 左右。甲状腺上动脉有分支沿峡部上缘吻合，甲状腺下静脉属支在其下缘离开甲状腺。半喉切除切断锥体叶和峡部时，因甲状腺血运十分丰富，切口断端以贯穿缝合为妥。

3. 甲状软骨在喉部分切除术中，剥离甲状软骨膜，切开或切除部分甲状软骨是手术操作的必要步骤。处理甲状软骨，了解以下解剖要点会有裨益。

（1）甲状软骨外软骨膜于甲状软骨中间较薄，两侧方较厚。

（2）在前连合附着处，甲状软骨无内软骨膜，前连合的癌肿常向深部侵入甲状软骨。同时，有人认为喉的黏膜腺体是癌肿扩散的因素之一。声带中无黏膜腺体，但声带前连合有黏膜腺体（有争议），因此，对侵及前连合的肿瘤不能与一般声带癌等同视之。前连合手术时，有的临床学家在中线处切开甲状软骨，剥离软骨膜，进入喉腔。从解剖学角度，这只能在确知癌肿未侵入甲状软骨方可应用，否则癌肿切除不会彻底。根据上述前连合特点，考虑声带腱（Broles 韧带）在甲状软骨内面的附着点宽约 3.0mm，进行前连合手术时，为防止肿瘤侵入甲状软骨，在距甲状软骨中线两侧至少 4.0~5.0mm 以上断开甲状软骨似乎较妥。

（3）男性声带上缘平甲状软骨切迹尖至甲状软骨下缘之间的中点平面，女性略高于上述平面 1.0~2.0mm。可作为进行上半喉切除术软骨切口的重要参考平面。

（4）少数人环甲动脉特别粗大（约占 18.6%），沿甲状软骨下缘或横过甲状软骨板中部到达中线附近，然后垂直下降分出肌支和喉支。亦有少数人，喉上动脉穿甲状软骨板（约 8.1%）入喉。

（5）有学者认为，当癌肿侵及喉软骨时，软骨的骨化部对癌肿扩散的抵抗力最小。当怀疑肿瘤侵及甲状软骨时，应注意检查甲状软骨的骨化部。

（6）垂直半喉切除和上半喉切除术在切断甲状软骨上角时注意，上角与喉上血管和神经毗邻，上角后内侧深面为梨状窝，该处咽黏膜甚薄。

4. 甲状舌骨膜和环甲膜甲状舌骨膜构成喉上部前壁和侧壁，环甲膜参与喉下部前壁的构成。

甲状舌骨膜（甲舌膜）为纤维弹性膜，下方附于甲状软骨上缘和甲状软骨上角前面，上方附于舌骨体及其大角后面上缘。甲舌膜高度，男性约为 9.5mm，女性约为 8.1mm；宽度，男性为 36.5mm，女性为 29.0mm。舌骨体后面与该膜上份之间常有一黏液囊。甲舌膜前面与甲状舌骨肌、胸骨舌骨肌、肩胛舌骨肌相贴；后面为会厌前间隙，与会厌和喉咽部梨状隐窝密切相关。声门上区的淋巴管越经会厌前间隙，穿甲状舌骨膜出喉，注入位于该膜前面的舌骨下淋巴结（甲舌淋巴结）或直接注入颈深淋巴结。

环甲膜大多呈菱形。其外侧部被环甲肌掩盖，该肌从环状软骨弓外侧面向后上方附于甲状软骨下缘，多与咽下缩肌连接（占 75.8%）。环甲膜前部纤维较厚，呈垂直方向，止于环状软骨弓上缘中部，称环甲中韧带。其长度男性为 10.4mm，女性为 9.9mm；上缘宽度男性为 9.6mm，女性为 7.3mm；下缘宽度男性为 16.0mm，女性为 12.0mm。环甲动脉沿甲状软骨下缘向内横行于环甲膜前面，左、右动脉彼此吻合成动脉弓，由弓发出数条细小喉支，在环甲三角（由环甲肌前缘、环甲中韧带和甲状软骨下缘围成）穿环甲膜入喉。喉切除时常须将该三角内的小血管予以烧灼止血。环甲膜前面中部有环甲淋巴结（Delphian 淋巴结），收纳声门下区和甲状腺的淋巴，声门下癌和甲状腺癌往往转移到该淋巴结。故环甲淋巴结肿大可视为喉癌和甲状腺癌转移的重要指征之一。

切开甲状舌骨膜和环甲膜是全喉和喉部分切除术中的必要步骤之一（少数情况例外，如喉裂开术）。切开前注意检查甲舌淋巴结和环甲淋巴结，发现淋巴结肿大，则应考虑扩大手术范围，如扩大喉切除范围或行颈淋巴结廓清术等。

5. 会厌谷表面投影施行上半喉切除术进入喉咽腔，一般采取从会厌谷进入途径。据 Berman 的意见可通过与舌骨上缘约呈 30° 角的平面进入会厌谷。手术中如怀疑会厌谷已有癌肿侵犯时，则可采用由梨状窝进入的途径（梨状窝的投影、黏膜特点可参看全喉切除术的入路解剖）。

6. 咽下缩肌进行上半喉切除须在甲状软骨后缘切断咽下缩肌。切断该肌时注意喉上神经喉外支伴行于甲状腺上动脉内侧，在咽下缩肌表面沿甲状软骨后缘下行至其下缘，从环甲肌外侧进入该肌；喉返神经伴喉下动脉，多在咽下缩肌下缘，环甲关节后方附近穿入喉内（据观察 65% 先于喉外分支后再穿入喉内）支配喉内肌。

三、全喉切除术的进路解剖学 Anatomical Entrance of Total Laryngectomy

全喉切除术是喉癌治疗中使用最广、疗效较高，应用最早的手术。

（一）体位和切口（Posture and Incision）

喉位于颈前正中线上，其上方借甲状舌骨膜和甲状舌骨肌与舌骨相连，下方借胸骨甲状肌连于胸骨，后壁为喉咽部前壁，而咽后壁与椎前筋膜之间借疏松结缔组织相连，两侧为颈动脉鞘。从喉与周围器官结构的联属关系可知，喉的位置虽然浅在，但活动性较大，手术时宜采取头后仰，颈部两侧以沙袋固定，以保持喉处于正中位置。

常用的手术切口（图Ⅱ-4-30）有二：①颈正中线纵切口，上自舌骨体上缘，下达胸骨颈静脉切迹上方约一横指处；②U 形围裙式切口，在舌骨上缘平面，从距左、右胸锁乳突肌前缘约 10.0mm 处，与该肌前缘平行作双侧斜行向下的切口，至胸骨切迹的稍上方，然后以一横切口连接两侧切口下端。

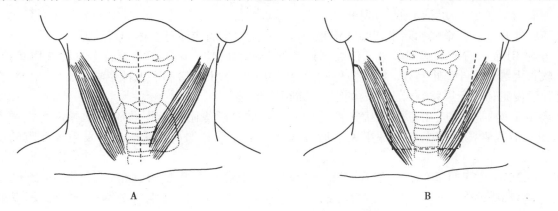

图Ⅱ-4-30 全喉切除术手术切口示意图

Diagramof the Operating Incision in Total Laryngectomy

A. 纵行切口（longitudinal incision）　　B. U 形切口（U-shape incision）

（二）手术入路层次解剖（Anatomical Layers for Entrance during Operation）

1. 皮肤和浅筋膜皮肤薄，移动性大，浅筋膜疏松，包绕颈阔肌。两侧颈阔肌在下颌骨下缘附近彼此接近，向下则相距较远，故颈正中纵切口处无颈阔肌。颈前静脉在浅筋膜内，旁颈前正中线两侧下行，有时仅有 1 条，位于颈前正中线附近。静脉至胸骨颈静脉切迹上方穿入胸骨上间隙，手术时可予结扎切断。在 U 形切口中，颈阔肌深面尚可见颈横（皮）神经的分支，颈外静脉的属支及其附近的浅淋巴结，由于颈动脉鞘约在胸锁乳突肌中点平面以上已无该肌掩盖，鞘与颈阔肌之间仅有封套筋膜（颈深筋膜浅层）相隔，故作 U 形切口沿胸锁乳突肌前缘前方切开浅层结构时，应注意切口深度。

2. 封套筋膜和舌骨下肌群封套筋膜浅叶包绕胸锁乳突肌，深叶包被舌骨下肌群，形成舌骨下肌群筋膜。浅、深叶在颈前正中线处结合而成宽约 2~3mm 的颈白线，在胸骨柄上方约 30mm 处，二叶分开，分别附于胸骨柄的前、后缘，形成胸骨上间隙（Burn 间隙），内有颈浅静脉弓、淋巴结和脂肪。

舌骨下肌群又称带状肌（strap muscle），分列于颈前正中线两侧，分为浅、深二层。浅层为胸骨舌骨肌（内侧）和肩胛舌骨肌（外侧）；深层为甲状舌骨肌和胸骨甲状肌。有时，在颈前正中线上有一条胸骨奇肌，作颈前正中纵切口时，对此变异应有所了解。

3. 将带状肌分离并切断以后，被颈内筋膜所包绕的喉、甲状腺和气管颈段即清晰地暴露于视野中。

（1）甲状软骨和甲状舌骨膜构成喉前壁和侧壁大部，环甲膜参与喉前壁的构成。

甲状软骨板前缘上份分开，形成甲状软骨上切迹，是判断颈前正中线的重要标志。前缘下份在中线会合形成前角。在前角内面，靠近甲状软骨上切迹尖端稍下方有甲状会厌韧带附着，中部有室壁和声带附着。甲状软骨板外侧部，甲状软骨上、下结节之间的斜线，是甲状舌骨肌和咽下缩肌的起始点和胸骨甲状肌止点。全喉切除时，常在斜线处切断或剥离咽下缩肌和甲状舌骨肌。

甲状舌骨膜（甲舌膜）位于甲状软骨上缘和舌骨后面之间，其外侧部较薄，有喉上动、静脉和喉上神经喉内支穿过。

环甲膜介于甲状软骨下缘与环状软骨弓之间。声门下区淋巴管穿该膜和环气管韧带，至环甲淋巴结、颈深淋巴结，是声门下区癌肿向喉外扩散的重要通路。因此，环甲膜被认为是喉薄弱环节之一。

（2）甲状腺：甲状腺侧叶上极约平甲状软骨后缘中、下 1/3 交界平面，下极平第 4、5 气管环高度，侧叶内侧面紧贴喉和气管、咽和食管。甲状腺峡多在第 1~3 气管环范围内横过气管前方，但其宽窄不等。少数人缺如（约占 5.7%）。锥状叶（出现率 61.5%）由左或右侧叶发出，经喉前面到舌骨下面。全喉切除时，将峡部和锥状叶与气管和喉分离并予切开、缝扎，同时将侧叶尽量向两侧分开，可充分暴露喉和气管。如果喉癌侵及甲状腺，亦应将受侵的甲状腺以及气管附近的淋巴结一并切除。

（3）气管颈段：前面除甲状腺峡、甲状腺下静脉及甲状腺奇静脉丛以外，通常无重要结构。但是，有时甲状腺最下动脉、头臂干、左头臂静脉等位居气管颈段下部前面（参看气管切开术入路解剖）。气管颈段侧面与甲状腺下动脉和颈总动脉毗邻，而且愈近颈部下方，愈相贴近，分布到气管颈段的动脉分支多经其后外侧进入，全喉切除术切断气管并进行气管造口术时应注意上述的解剖关系。

4. 全喉切除术的手术解剖学 为了使喉部松动便于牵引转位，可沿甲状软骨上缘切开甲状舌骨膜。在甲状软骨上缘外侧 1/3 处上方，甲舌膜外侧部寻找并切断喉上血管和喉上神经喉内支。如血管在穿喉处已有肿瘤侵犯，可于甲状软骨上角内侧结扎切断喉上血管。

剥离咽下缩肌时，应注意在甲状软骨上角或甲状软骨后缘附近有甲状腺上动脉走行，喉下动脉伴喉返神经沿气管侧面向上，至环甲关节后方入喉。上述动脉如不慎受损，可发生较严重的动脉性出血。

喉切除断离气管的部位，一般在第 1 气管软骨环上缘切断环气管韧带。若癌肿边缘已侵及气管，则应将断端下移，但不宜超过第 3 或第 4 气管环。否则，因断端过分靠近胸骨，不仅缝合与气管造口比较困难，而且因气管愈靠近胸骨，其解剖毗邻关系愈复杂，容易伤及颈根部大血管和胸膜顶。

究竟由下而上抑或从上而下游离喉体？鉴于会厌软骨具有大量黏膜腺体，软骨本身有许多小凹开口，这些结构特点为声门上癌向会厌前间隙提供了直接扩散的通路，声门上区的淋巴管亦通过会厌前间隙。因此，在喉切除手术中，从尽少侵扰会厌前间隙这一角度出发，由下而上游离喉体较好。但是，如果癌肿侵及杓会厌襞，为了避免自下而上剪开喉咽部可能盲目波及癌肿时，采用自上而下的方法又比较适宜。总之，手术进入喉咽部应选择在无癌肿的部位，在明视下切除肿瘤。

从解剖学而言，无论怎样游离喉体，剥离气管和喉后壁时应注意以下几点：①食管外膜为疏松结缔组织，无浆膜层，管壁薄弱，较易穿破，故切断气管之后剥离气管和喉后壁时，应特别注意防止损伤食管和咽壁；②咽喉部和食管上段主要由甲状腺下动脉分支营养，但也有甲状腺上动脉的小分支（3~5 支）走行于喉咽部和食管上段的前面，参与该部营养；③咽壁静脉丛比较发达，尤其是黏膜下层具有直径约 1.0~3.0mm 的静脉组成的静脉丛，因此，剥离喉咽部黏膜时应注意止血；④喉咽部的梨状窝位于甲状软骨板内面、甲状舌骨膜与杓会厌襞之间，梨状隐窝尖的表面投影约在环状软骨下缘上方 1.5mm 的平面上，可在该平面以上剥离梨状隐窝黏膜，剥离时，应注意窝底黏膜较薄，尤其是甲状软骨上缘和上角处，慎勿穿破；⑤喉上血管和喉上神经喉内支穿甲状舌骨膜入喉后越过梨状隐窝窝底。

四、喉的先天性异常 Congenital Deformity of Larynx

（一）喉蹼（Laryngeal Web）

先天性喉蹼（congenital laryngeal web）系指喉腔间有一先天性膜状物，其厚薄不一，为结缔组织，有少量毛细血管并覆有喉部黏膜上皮。按喉蹼所在的位置可分为声门上、声门及声门下三型。其中发生在声门区者居多，声门上、声门下及喉后部者极少见。

由于喉蹼的存在有多种情况，因此出现的症状因其大小而有差异。喉蹼范围较大的婴幼儿，其出生后无哭声，呼吸困难或窒息，可有呼噜样的喉鸣音，吸气时有喉阻塞现象，口唇发绀及吸吮不能等症状；中等度大小者，喉腔内尚有通气，但声音嘶哑，并伴有吸气性呼吸困难；较小喉蹼无明显的呼吸困难，但哭声低哑。儿童和成人喉蹼一般皆无明显症状，偶有声嘶或发音易疲倦，在剧烈活动时有呼吸不畅感。

先天性喉蹼应与其他喉发育异常，如先天性声门下梗阻及先天性喉鸣等相鉴别。对儿童和成人还应根据病史鉴别先天性或属后天性。先天性喉蹼患者常伴有其他部位的先天性异常，诊断时宜顾及。已有资料显示，先天性喉蹼并不常见。临床所见多为后天性，如外伤或声带手术所致有关（见文末彩图Ⅱ–4–31）。

（二）喉鸣（Laryngeal Stridor）

先天性喉鸣（congenital laryngeal stridor），亦称喉软骨软化（laryngomalacia）。一般认为主要是由于妊娠期营养不良胎儿缺钙，致使喉软骨软弱，吸气时负压增大使会厌软骨两侧缘向内卷曲接触；或会厌软骨过大而柔软，两侧杓会厌襞互相接近，以致喉腔变窄或活瓣状震颤而发生喉鸣。常发生于出生后不久。通常随年龄增大，喉软骨逐渐发育，喉鸣音逐渐消失。若症状不重，一般至2~3岁能自愈。故可告其家长解除顾虑，平时多注意预防受凉及受惊，以免发生呼吸道感染和喉痉挛等。

先天性喉鸣须与喉及气管发育异常相鉴别，如喉蹼、喉裂、气管软骨软化等。亦应注意与一些先天性喉部疾患相鉴别，如炎症、异物、外伤等。

（三）先天性声门下狭窄（Congenital Subglottic Stenosis）

先天性声门下狭窄是由于发育异常以致声门下腔狭小，导致阻塞而致，常是声门下腔壁之一侧或两侧阻塞，多为弹性圆锥病变，但亦有环状软骨畸形所致。

先天性声门下狭窄，一般常见症状为婴儿出生后呼吸有响声，但哭泣正常。呼吸困难的程度根据阻塞情况而定，狭窄严重者可致婴儿窒息。患儿易患喉炎或呼吸道感染。通常根据上述婴幼儿症状，结合直接喉镜及颈部X线检查可作出诊断。

（四）先天性喉裂（Congenital Cleft of Larynx）

先天性喉裂是由于喉发育不良，有一裂隙存在的形态学改变。多见于喉后部。喉裂的程度有较大的差异，轻者仅见于两侧杓状软骨间有一裂，重者则整个喉后部，甚至气管上端都完全裂开。其发生原因尚不明确，如果喉裂程度较轻，一般无症状，重度喉裂者则常伴有喉鸣、呛咳、吞咽困难及呼吸困难等症状。由于喉裂可能同时伴有腭裂，气管食管瘘等畸形的存在，所以有可能因此而忽略喉裂的存在。故对有喉鸣、吞咽困难或进食呛咳的患儿，无论有无其他畸形，都应考虑行直达喉镜检查，其中要特别注意杓状软骨间的情况，仔细检查喉后部是否有喉裂的存在，以明确诊断。

若为轻度喉裂，尤其是喉保护功能良好者，只要饮食不过急，并注意预防感染，一般无需特殊治疗。但重症喉裂患者，确诊后应尽早进行手术缝合，并做一暂时性气管切开术。

（韩跃峰　张为龙）

五、临床咽、喉CT解剖学 Clinical CT Anatomy of Pharynx and Larynx

（一）CT图

1. 横断位（axial images）

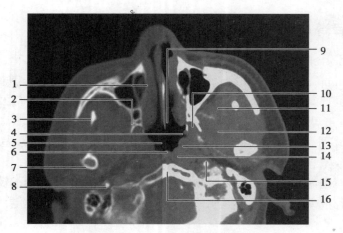

图Ⅱ-4—32　CT 影像咽隐窝上部层面
Slice through Superior Part of Pharyngeal Recess

1. 下鼻甲 inferior turbinate
2. 翼突 pterygoid process
3. 下颌骨冠突 coronoid process of mandible
4. 咽鼓管咽口 opening of auditory tube
5. 鼻咽腔 nasopharyngeal cave
6. 鼻咽后壁 posterior wall of nasopharynx
7. 髁突 condylar process of mandible
8. 茎突 styloid process of temporal bone

9. 后鼻孔 choana
10. 翼内肌 medial pterygoid muscle
11. 颞下窝 infratemporal fossa
12. 翼外肌 lateral pterygoid muscle
13. 咽隐窝 pharyngeal recess
14. 头长肌 long muscle of head
15. 颈内动脉 internal carotid artery
16. 枕骨基底部 basilar part of occipital bone

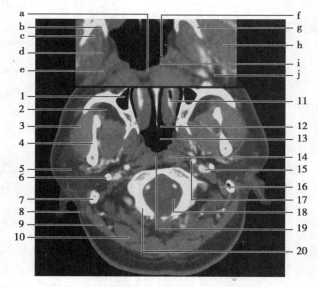

图Ⅱ-4—33　CT 影像咽隐窝中部层面
Slice through Middle Part of Pharyngeal Recess

1. 上颌窦 maxillary sinus
2. 颞下窝 infratemporal fossa
3. 咬肌 masseter
4. 下颌支 ramus of mandible
5. 腮腺 parotid
6. 茎突 styloid process
7. 乳突尖 apex of mastoid process
8. 胸锁乳突肌 sternocleidomastoid muscle
9. 头夹肌 splenius capitis
10. 头半棘肌 semispinalis capitis
11. 下鼻甲 inferior turbinate
12. 后鼻孔 choana
13. 鼻咽腔 nasopharyngeal cave
14. 头长肌 longus capitis
15. 颈内静脉 internal jugular vein
16. 二腹肌后腹 posterior belly of digastric muscle

17. 颈内动脉 internal carotid artery
18. 枕大孔 foramen magnum
19. 咽后间隙 retropharyngeal space
20. 枕骨髁 occipital condyle

小图为鼻咽局部放大图

a. 鼻咽后壁 posterior wall of nasopharynx
b. 翼突内侧板 medial plate of pterygoid process
c. 翼内肌 medial pterygoid muscle
d. 腭帆张肌 palatine velar tensor
e. 腭帆提肌 palatine velar levator
f. 咽鼓管圆枕 tubal torus
g. 翼突外侧板 lateral plate of pterygoid process
h. 翼外肌 lateral pterygoid muscle
i. 咽隐窝 pharyngeal recess
j. 咽旁间隙 parapharyngeal space

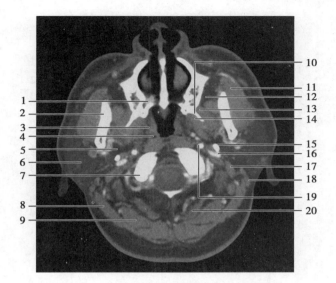

图 Ⅱ-4-34 CT 影像 咽隐窝下部层面
Slice through Inferior Part of Pharyngeal Recess

1. 硬腭 hard palate
2. 下颌支 ramus of mandible
3. 腭帆提肌 palatine velar levator
4. 咽隐窝 pharyngeal recess
5. 咽旁间隙 parapharyngeal space
6. 腮腺 parotid
7. 枕骨髁 occipital condyle
8. 头夹肌 splenius capitis
9. 头半棘肌 semispinalis capitis
10. 翼突 pterygoid process

11. 咬肌 masseter
12. 颞下窝 infratemporal fossa
13. 翼外肌 lateral pterygoid muscle
14. 翼内肌 medial pterygoid muscle
15. 茎突 styloid process
16. 颈内静脉 internal jugular vein
17. 二腹肌后腹 posteriorbelly of digastric
18. 胸锁乳突肌 sternocleidomastoid muscle
19. 颈内动脉 internal carotid artery
20. 头后大直肌 rectus capitis posterior major muscle

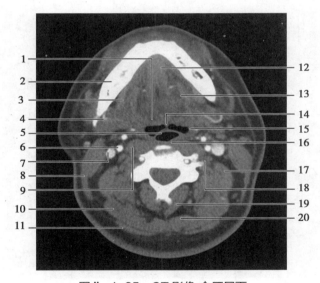

图 Ⅱ-4-35 CT 影像 会厌层面
Slice through Epiglottis

1. 舌根 root of tongue
2. 下颌体 body of mandible
3. 下颌舌骨肌 mylohyoid
4. 颌下腺 submandibular gland
5. 会厌 epiglottis
6. 颈内动脉 internal carotid artery
7. 颈内静脉 internal jugular vein
8. 胸锁乳突肌 sternocleidomastoid muscle
9. 头长肌和颈长肌 longus capitis and cervicis
10. 头夹肌 splenius capitis
11. 斜方肌 trapezius

12. 颏舌肌 genioglossus
13. 舌骨舌肌 hyoglossus
14. 舌会厌正中襞 median glossoepiglottic fold
15. 口咽侧壁 lateral wall of oropharynx
16. 咽后壁 posterior wall of pharynx
17. 肩胛提肌 levatorscapulae
18. 斜角肌 scalenus
19. 颈半棘肌 semispinalis cervicis
20. 头半棘肌 semispinalis capitis

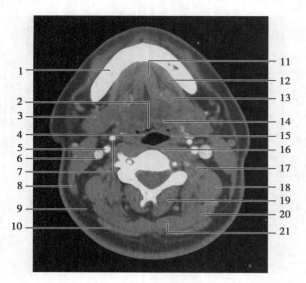

图Ⅱ-4-36　CT 影像 会厌谷层面
Slice through Epiglottic Vallecula

1. 下颌体 body of mandible
2. 会厌谷 epiglottic vallecula
3. 颌下腺 submandibular gland
4. 会厌 epiglottis
5. 颈内动脉 internal carotid artery
6. 颈内静脉 internal jugular vein
7. 颈外动脉 external carotid artery
8. 胸锁乳突肌 sternocleidomastoid muscle
9. 颈后三角 posterior triangle
10. 斜方肌 trapezius
11. 颏舌肌 genioglossus

12. 下颌舌骨肌 mylohyoid
13. 舌骨舌肌 hyoglossus
14. 舌扁桃体 lingual tonsil
15. 口咽侧壁 lateral wall of oropharynx
16. 咽后壁 posterior wall of pharynx
17. 斜角肌 scalenus
18. 肩胛提肌 levator scapulae
19. 颈半棘肌 semispinalis cervicis
20. 头夹肌 splenius capitis
21. 头半棘肌 semispinalis capitis

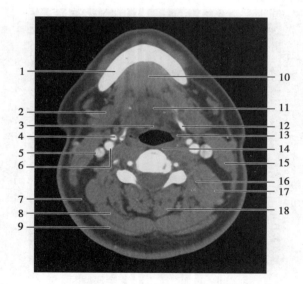

图Ⅱ-4-37　CT 影像 舌骨大角层面
Slice through Great Horn of Hyoid

1. 下颌体 body of mandible
2. 颌下腺 submandibular gland
3. 会厌 epiglottis
4. 颈外动脉 external carotid artery
5. 颈内静脉 internal jugular vein
6. 颈内动脉 internal carotid artery
7. 颈后三角 post-cervical triangle
8. 头夹肌 splenius capitis
9. 斜方肌 trapezius

10. 口底 floor of oral cavity
11. 舌根 root of tongue
12. 舌骨大角 great horn of hyoid
13. 咽侧壁 lateral wall of pharynx
14. 咽后壁 posterior wall of pharynx
15. 胸锁乳突肌 sternocleidomastoid muscle
16. 斜角肌 scalenus
17. 肩胛提肌 levator scapulae
18. 颈半棘肌 semispinalis cervicis

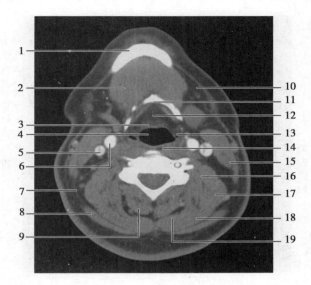

图Ⅱ-4-38　CT 影像 舌骨体层面
Slice through Body of Hyoid

1. 下颌体 body of mandible
2. 下颌舌骨肌及二腹肌前腹 mylohyoid and anterior belly of digastric
3. 会厌 epiglottis
4. 喉口 laryngeal aperture
5. 颈内静脉 internal jugular vein
6. 颈总动脉 common carotid artery
7. 颈后三角 posterior triangle
8. 斜方肌 trapezius
9. 颈半棘肌 semispinalis cervicis

10. 颌下三角 inframandibular triangle
11. 舌骨体 body of hyoid
12. 会厌前间隙 preepiglottic space
13. 咽侧壁 lateral wall of pharynx
14. 咽后壁 posterior wall of pharynx
15. 胸锁乳突肌 sternocleidomastoid muscle
16. 斜角肌 scalenus
17. 肩胛提肌 levator scapulae
18. 头夹肌 splenius capitis
19. 头半棘肌 semispinalis capitis

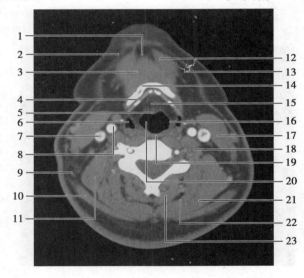

图Ⅱ-4-39　CT 影像 会厌前间隙层面
Slice through Preepiglottic Space

1. 颏下三角 submental triangle
2. 颈阔肌 platysma
3. 下颌舌骨肌 mylohyoid muscle
4. 甲状舌骨韧带 thyrohyoid ligament
5. 会厌 epiglottis
6. 梨状隐窝 piriform recess
7. 颈内静脉 internal jugular vein
8. 颈总动脉 common carotid artery
9. 颈后三角 posterior triangle
10. 斜方肌 trapezius
11. 肩胛提肌 levator scapulae
12. 二腹肌前腹 anterior belly of digastric muscle

13. 颌下三角 inframandibular triangle
14. 舌骨体 body of hyoid
15. 会厌前间隙 preepiglottic space
16. 杓会厌皱襞 aryepiglottic fold
17. 胸锁乳突肌 sternocleidomastoid muscle
18. 斜角肌 scalenus
19. 咽后壁 posterior wall of pharynx
20. 喉口 laryngeal aperture
21. 头夹肌 splenius capitis
22. 头半棘肌 semispinalis capitis
23. 颈半棘肌 semispinalis cervicis

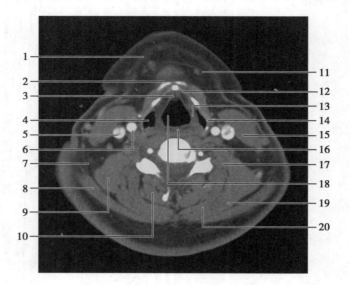

图Ⅱ-4-40　CT 影像 梨状窝层面
Slice through Piriform Recess

1. 颈阔肌 platysma
2. 舌骨体 body of hyoid bone
3. 会厌软骨茎 epiglottic petiole
4. 梨状窝 piriform recess
5. 颈内静脉 internal jugular vein
6. 颈总动脉 common carotid artery
7. 颈后三角 posterior triangle
8. 斜方肌 trapezius
9. 肩胛提肌 levator scapulae
10. 颈半棘肌 semispinalis cervicis

11. 颌下三角 inframandibular triangle
12. 甲状舌骨韧带 thyrohyoid ligament
13. 杓会厌皱襞 aryepiglottic fold
14. 下咽侧壁 lateral wall of laryngopharynx
15. 胸锁乳突肌 sternocleidomastoid muscle
16. 咽后壁 posterior wall of laryngopharynx
17. 斜角肌 scalenus
18. 喉前庭 vestibule of larynx
19. 头夹肌 splenius capitis
20. 头半棘肌 semispinalis capitis

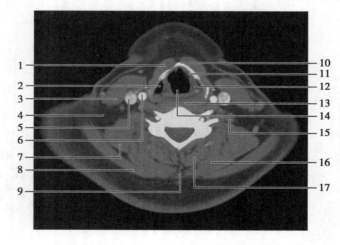

图Ⅱ-4-41　CT 影像 假声带层面
Slice through False Vocal Cord

1. 舌骨下肌 infrahyoid muscles
2. 梨状窝 piriform recess
3. 胸锁乳突肌 sternocleidomastoid muscle
4. 颈后三角 posterior triangle
5. 颈内静脉 internal jugular vein
6. 颈总动脉 common carotid artery
7. 肩胛提肌 levator scapulae
8. 斜方肌 trapezius
9. 项韧带 ligamentum nuchae

10. 甲状软骨 thyroid cartilage
11. 假声带 false vocal cord
12. 杓会厌皱襞 aryepiglottic fold
13. 咽后壁 posterior wall of laryngopharynx
14. 喉前庭 vestibule of larynx
15. 斜角肌 scalenus
16. 头夹肌和头半棘肌 splenius capitis and semispinalis capitis
17. 颈半棘肌 semispinalis cervicis

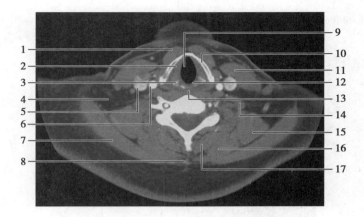

图Ⅱ-4-42　CT 影像 声带层面
Slice through Vocal Cord

1. 舌骨下肌 infrahyoid muscles
2. 声带 vocal cord
3. 杓状软骨 arytenoid cartilage
4. 颈后三角 posterior triangle
5. 颈内静脉 internal jugular vein
6. 颈总动脉 common carotid artery
7. 斜方肌 trapezius
8. 项韧带 ligamentum nuchae
9. 声门裂 rima glottidis

10. 甲状软骨 thyroid cartilage
11. 胸锁乳突肌 sternocleidomastoid muscle
12. 环状软骨 cricoid cartilage
13. 喉咽 laryngopharynx
14. 斜角肌 scalenus
15. 肩胛提肌 levator scapulae
16. 头夹肌和头半棘肌 splenius capitis and semispinalis capitis
17. 颈半棘肌 semispinalis cervicis

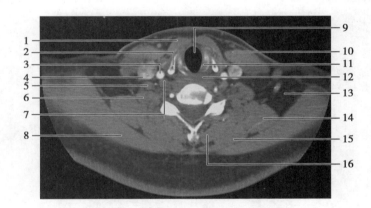

图Ⅱ-4-43　CT 影像 声门下腔层面
Slice through Infraglottic Cavity

1. 舌骨下肌 infrahyoid muscles
2. 甲状软骨 thyroid cartilage
3. 颈总动脉 common carotid artery
4. 颈内静脉 internal jugular vein
5. 中斜角肌 middle scalene muscle
6. 后斜角肌 posterior scalene muscle
7. 前斜角肌 anterior scalene muscle
8. 斜方肌 trapezius
9. 声门下腔 infraglottic cavity

10. 胸锁乳突肌 sternocleidomastoid muscle
11. 环状软骨 cricoid cartilage
12. 喉咽（环后区）laryngopharynx
13. 颈后三角 posterior triangle
14. 肩胛提肌 levator scapulae
15. 头夹肌和头半棘肌 splenius capitis and semispinalis capitis
16. 颈半棘肌 semispinalis cervicis

B. 冠状位（coronal images）

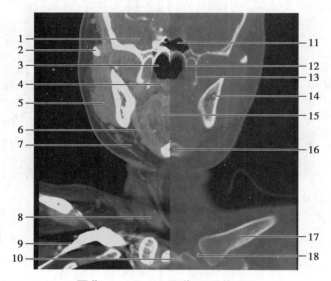

图Ⅱ-4-44 CT 影像 舌骨体层面
Slice through Body of Hyoid Bone

1. 颅中窝 middle cranial fossa
2. 颧弓 zygomatic arch
3. 后鼻孔 choana
4. 软腭 soft palate
5. 咬肌 masseter
6. 下颌舌骨肌 mylohyoid
7. 颌下间隙 submandibular space
8. 胸锁乳突肌 sternocleidomastoid muscle
9. 锁骨下静脉 subclavian vein

10. 胸骨柄 manubrium sterni
11. 蝶窦 sphenoid sinus
12. 翼突内侧板 medial plate of pterygoid process
13. 翼突外侧板 lateral plate of pterygoid process
14. 下颌骨 mandible
15. 舌 tongue
16. 舌骨体 body of hyoid bone
17. 锁骨 clavicle
18. 胸锁关节 sternoclavicular joint

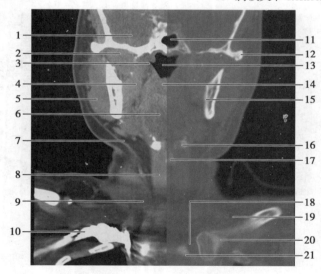

图Ⅱ-4-45 CT 影像 喉结层面
Slice through Laryngeal Prominence

1. 颅中窝 middle cranial fossa
2. 翼外肌 lateral pterygoid muscle
3. 咽鼓管咽口 pharyngeal opening of auditory tube
4. 翼内肌 medial pterygoid muscle
5. 咬肌 masseter
6. 舌 tongue
7. 颌下间隙 submandibular space
8. 舌骨下肌 infrahyoid muscles
9. 胸锁乳突肌 sternocleidomastoid muscle
10. 锁骨下静脉 subclavian vein
11. 蝶窦 sphenoid sinus

12. 颧弓 zygomatic arch
13. 鼻咽腔 nasopharyngeal cavity
14. 软腭 soft palate
15. 下颌骨 mandible
16. 舌骨 hyoid bone
17. 喉结 laryngeal prominence
18. 胸锁关节 sternoclavicular joint
19. 锁骨上三角 supraclavicular triangle
20. 锁骨 clavicle
21. 胸骨柄 manubrium sterni

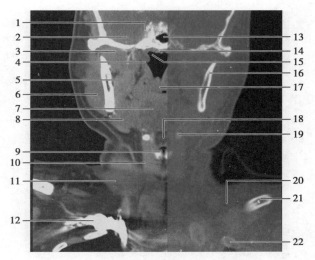

图Ⅱ-4-46　CT 影像 甲状软骨上切迹层面
Slice through Superior Thyroid Notch

1. 海绵窦 cavernous sinus
2. 颅中窝 middle cranial fossa
3. 翼外肌 lateral pterygoid muscle
4. 咽鼓管咽口 opening of auditory tube
5. 翼内肌 medial pterygoid muscle
6. 咬肌 masseter
7. 舌 tongue
8. 颌下腺 submandibular gland
9. 甲状软骨上切迹 superior thyroid notch
10. 舌骨下肌 infrahyoid muscles
11. 胸锁乳突肌 sternocleidomastoid muscle

12. 锁骨下静脉 subclavian vein
13. 蝶窦 sphenoid sinus
14. 鼻咽顶壁 superior wall of nasopharynx
15. 咽隐窝 pharyngeal recess
16. 下颌骨 mandible
17. 软腭 soft palate
18. 会厌前间隙 preepiglottic space
19. 舌骨大角 greater horn of hyoid bone
20. 锁骨上三角 supraclavicular triangle
21. 锁骨 clavicle
22. 肋骨 rib

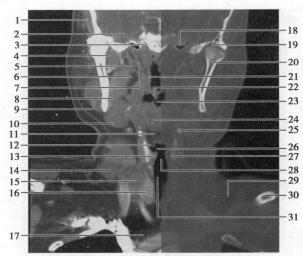

图Ⅱ-4-47　CT 影像 喉室层面
Slice through Ventricle of Larynx

1. 颞肌 temporal muscle
2. 颅中窝 middle cranial fossa
3. 破裂孔 foramen lacerum
4. 翼外肌 lateral pterygoid muscle
5. 腭帆张肌 palatine velar tensor
6. 咽旁间隙 parapharyngeal space
7. 腭帆提肌 palatine velar levator
8. 翼内肌 medial pterygoid muscle
9. 咬肌 masseter
10. 颌下腺 submandibular gland
11. 会厌前间隙 preepiglottic space
12. 假声带 false vocal cord
13. 声带 vocal cord
14. 胸锁乳突肌 sternocleidomastoid muscle
15. 胸骨甲状肌 sternothyroid muscle
16. 甲状腺 thyroid gland

17. 上纵隔 superior mediastinum
18. 岩尖 petrous apex
19. 颞颌关节 temporomandibular joint
20. 下颌骨髁突 condylar process of mandible
21. 鼻咽侧壁 lateral wall of nasopharynx
22. 悬雍垂 uvula
23. 口咽 oropharynx
24. 舌根 root of tongue
25. 舌骨大角 greater horn of hyoid bone
26. 喉室 ventricle of larynx
27. 甲状软骨 thyroid cartilage
28. 声门下腔 subglottic cavity
29. 锁骨上三角 supraclavicular triangle
30. 锁骨 clavicle
31. 气管 trachea

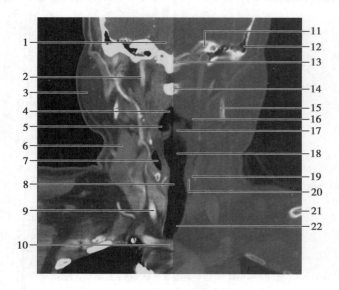

图Ⅱ-4-48 CT 影像 梨状窝层面（1）
Slice through Piriform Recess（1）

1. 颅后窝 posterior cranial fossa
2. 颈内动脉 internal carotid artery
3. 腮腺 parotid
4. 口咽 oropharynx
5. 会厌谷 epiglottic vallecula
6. 胸锁乳突肌 sternocleidomastoid muscle
7. 梨状窝 piriform recess
8. 声门下腔 subglottic cavity
9. 颈总动脉 common carotid artery
10. 头臂干 brachiocephalic trunk
11. 颞骨岩部 petrous part of temporal bone
12. 乳突 mastoid process
13. 枕骨 occipital bone
14. 寰椎前弓 anterior arch of atlas
15. 下颌角 angle of mandible
16. 口咽侧壁 lateral wall of oropharynx
17. 会厌 epiglottis
18. 喉前庭 vestibule of larynx
19. 甲状软骨 thyroid cartilage
20. 环状软骨 cricoid cartilage
21. 锁骨 clavicle
22. 气管 trachea

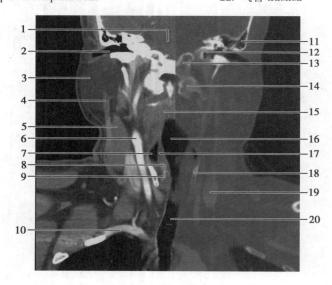

图Ⅱ-4-49 CT 影像 梨状窝层面 2
Slice through Piriform Recess（2）

1. 颅后窝 posterior cranial fossa
2. 外耳道 external acoustic meatus
3. 腮腺 parotid
4. 下颌后静脉 retromandibular vein
5. 胸锁乳突肌 sternocleidomastoid muscle
6. 颈总动脉 common carotid artery
7. 梨状窝 piriform recess
8. 杓状软骨 arytenoid cartilage
9. 环状软骨 cricoid cartilage
10. 锁骨下动脉 subclavian artery
11. 乳突 mastoid process
12. 颞骨岩部 petrous part of temporal bone
13. 枕骨 occipital bone
14. 寰椎 atlas
15. 咽后壁 posterior wall of pharynx
16. 喉前庭 vestibule of larynx
17. 杓会厌皱襞 aryepiglottic fold
18. 甲状软骨 thyroid cartilage
19. 颈内静脉 internal jugular vein
20. 气管 trachea

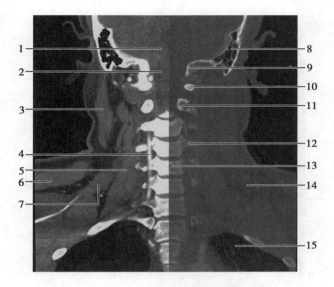

图Ⅱ-4-50　CT 影像 颈椎横突层面
Slice through Transverse Process of Cervical Vertebra

1. 颅后窝 posterior cranial fossa
2. 枕大孔 foramen magnum
3. 胸锁乳突肌 sternocleidomastoid muscle
4. 椎动脉 vertebral artery
5. 斜角肌 scalene muscles
6. 斜方肌 trapezius
7. 肩胛提肌 levator scapulae
8. 乳突 mastoid process

9. 枕骨 occipital bone
10. 寰椎 atlas
11. 枢椎 axis
12. 颈椎横突 transverse process of cervical vertebra
13. 颈椎椎体 cervical vertebral body
14. 颈后三角 posterior cervical triangle
15. 肺 lung

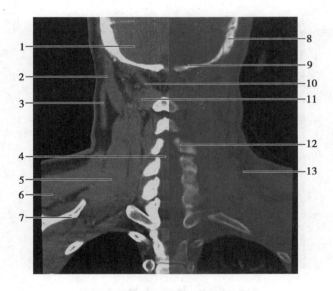

图Ⅱ-4-51　CT 影像 椎管层面
Slice through Vertibral Canal

1. 颅后窝 posterior cranial fossa
2. 头夹肌 splenius capitis
3. 胸锁乳突肌 sternocleidomastoid muscle
4. 椎管 vertebral canal
5. 肩胛提肌 levator scapulae
6. 斜方肌 trapezius
7. 肩胛骨 scapula

8. 颞骨 temporal bone
9. 枕骨 occipital bone
10. 头后小直肌 rectus capitis posterior minor
11. 头下斜肌 obliquus capitis inferior
12. 椎弓 vertebral arch
13. 颈后三角 posterior triangle of neck

C. 矢状位（sagittal images）

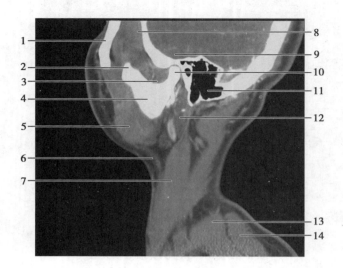

图Ⅱ-4-52　CT 影像 下颌切迹层面
Slice through Mandibular Notch

1. 颧骨 zygomatic bone
2. 下颌骨冠突 coronoid process of mandible
3. 下颌切迹 mandibular notch
4. 下颌支 ramus of mandible
5. 咬肌 masseter
6. 颈阔肌 platysma
7. 胸锁乳突肌 sternocleidomastoid muscle

8. 颞肌 temporal muscle
9. 颅中窝 middle cranial fossa
10. 髁状突 condyle process
11. 乳突 mastoid process
12. 腮腺 parotid gland
13. 肩胛提肌 levator scapulae
14. 斜方肌 trapezius

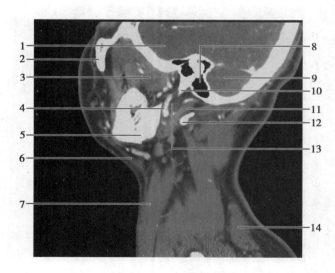

图Ⅱ-4-53　CT 影像 下颌角层面
Slice through Angle of Mandible

1. 颅中窝 middle cranial fossa
2. 颧骨 zygomatic bone
3. 颞肌 temporal muscle
4. 下颌后静脉 retromandibular vein
5. 下颌角 angle of mandible
6. 颈阔肌 platysma
7. 胸锁乳突肌 sternocleidomastoid muscle

8. 乳突气房 air cells of mastoid process
9. 颅后窝 posterior cranial fossa
10. 茎突 styloid process
11. 二腹肌后腹 posterior belly of digastric muscle
12. 寰椎 atlas
13. 腮腺 parotid gland
14. 斜方肌 trapezius

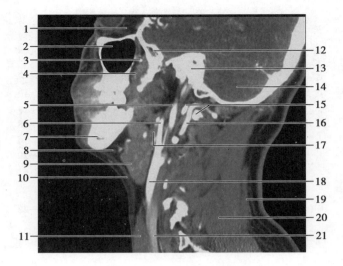

图Ⅱ-4-54　CT影像 颌下腺层面
Slice through Submandibular Gland

1. 眼眶 orbit
2. 上颌窦 maxillary sinus
3. 上颌动脉 maxillary artery
4. 翼上颌裂 pterygomaxillary fissure
5. 颈内动脉 internal carotid artery
6. 颈外动脉 external carotid artery
7. 下颌体 body of mandible
8. 颌下间隙 submandibular space
9. 颌下腺 submandibular gland
10. 颈阔肌 platysma

11. 胸锁乳突肌 sternocleidomastoid muscle
12. 蝶骨 sphenoid bone
13. 颞骨 temporal bone
14. 颅后窝 posterior cranial fossa
15. 寰椎 atlas
16. 椎动脉 vertebral artery
17. 二腹肌后腹 posterior belly of digastric muscle
18. 颈总动脉 common carotid artery
19. 斜方肌 trapezius
20. 肩胛提肌 levator scapulae
21. 颈内静脉 internal jugular vein

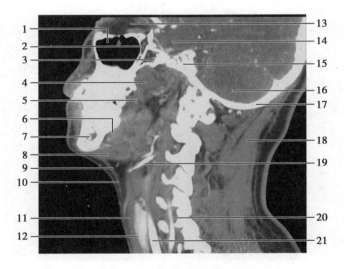

图Ⅱ-4-55　CT影像 舌骨大角层面
Slice through Greater Horn of Hyoid Bone

1. 上颌窦 maxillary sinus
2. 翼腭窝 pterygopalatine fossa
3. 蝶骨 sphenoid bone
4. 翼外肌 lateral pterygoid muscle
5. 翼内肌 medial pterygoid muscle
6. 下颌舌骨肌 mylohyoid
7. 下颌骨 mandible
8. 二腹肌前腹 anterior belly of digastric muscle
9. 颌下间隙 submandibular space
10. 颈阔肌 platysma
11. 胸锁乳突肌 sternocleidomastoid muscle

12. 甲状腺 thyroid gland
13. 眼眶 orbit
14. 颅中窝 middle cranial fossa
15. 颞骨 temporal bone
16. 颅后窝 posterior cranial fossa
17. 枕骨 occipital bone
18. 头夹肌 splenius capitis
19. 舌骨大角 greater horn of hyoid bone
20. 椎动脉 vertebral artery
21. 颈总动脉 common carotid artery

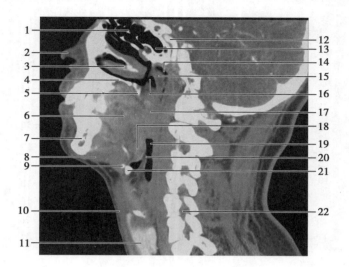

图Ⅱ-4-56　CT 影像 舌骨小角层面
Slice through Lesser Horn of Hyoid Bone

1. 筛窦 ethmoid sinus
2. 鼻翼 alae nasi
3. 下鼻甲 inferior nasal concha
4. 上颌骨腭突 palatine process of maxilla
5. 腭骨水平板 horizontal plate of palatine bone
6. 舌体 body of tongue
7. 下颌骨 mandible
8. 下颌舌骨肌 mylohyoid
9. 舌骨小角 lesser horn of hyoid bone
10. 胸骨舌骨肌 sternohyoid
11. 甲状腺 thyroid gland

12. 颈内动脉 internal carotid artery
13. 蝶窦 sphenoid sinus
14. 咽隐窝 pharyngeal recess
15. 咽鼓管圆枕 tubal torus
16. 咽鼓管咽口 pharyngeal opening of auditory tube
17. 腭扁桃体 palatine tonsil
18. 舌根 root of tongue
19. 口咽 oropharynx
20. 会厌 epiglottis
21. 舌骨体 body of hyoid bone
22. 椎间孔 intervertebral foramina

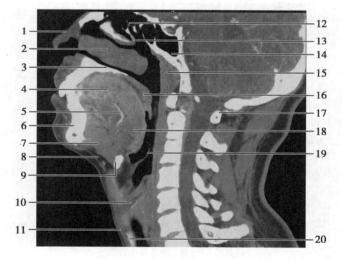

图Ⅱ-4-57　CT 影像 舌深动脉层面
Slice through Deep Lingual Artery

1. 鼻翼 alae nasi
2. 下鼻甲 inferior nasal concha
3. 硬腭 hard palatine
4. 舌体 body of tongue
5. 舌深动脉 deep lingual artery
6. 下颌骨 mandible
7. 下颌舌骨肌 mylohyoid
8. 颏下间隙 submental space
9. 舌骨体 body of hyoid bone
10. 喉 larynx

11. 胸骨舌骨肌 sternohyoid
12. 筛窦 ethmoid sinus
13. 中鼻甲 middle nasal concha
14. 蝶窦 sphenoid sinus
15. 咽后壁 posterior wall of pharynx
16. 软腭 soft palatine
17. 寰椎 atlas
18. 舌根 root of tongue
19. 会厌 epiglottis
20. 甲状腺 thyroid gland

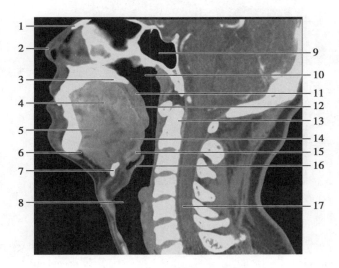

图Ⅱ-4-58　CT 影像 中线层面
Slice through Midline

1. 鼻骨 nasal bone
2. 鼻翼 alae nasi
3. 硬腭 hard palatine
4. 舌体 body of tongue
5. 颏舌肌 genioglossus
6. 颏下间隙 submental space
7. 舌骨 hyoid bone
8. 喉 larynx
9. 鼻中隔骨部 bony part of nasal septum
10. 鼻中隔软骨 nasal septal cartilage
11. 蝶窦 sphenoid sinus
12. 鼻咽 nasopharynx
13. 软腭 soft palatine
14. 舌黏膜 lingual mucosa
15. 齿状突 odontoid process of axis
16. 会厌 epiglottis
17. 脊髓 spinal cord

（二）CT 虚拟内镜（CT Virtual Endoscopy，CT-VE）

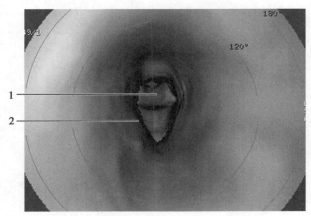

图Ⅱ-4-59　下面观
Posterior View of Larynx

1. 会厌 epiglottis
2. 声带 vocal cord

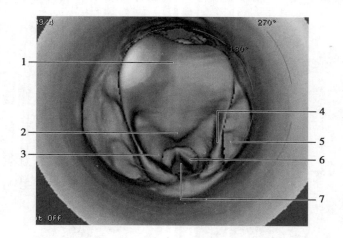

图Ⅱ-4-60　上面观
Superior View of Larynx

1. 会厌 epiglottis
2. 会厌结节 epiglottic tubercle
3. 假声带 false vocal cord
4. 杓会厌皱襞 aryepiglottic fold

5. 梨状窝 piriform recess
6. 声带 vocal cord
7. 声门裂 rima glottidis

（周正根　卢伟光）

第五章　气管与食管

Chapter 5　Trachea and Esophagus

第一节　气管
Section 1　Trachea

一、气管的形态结构 Morphology and Structure of Trachea

正常人的气管位于正中，也是颈部中线重要器官之一，由软骨、肌肉、黏膜和结缔组织所构成。自环状软骨下缘（相当于第6颈椎下缘水平）开始至气管叉（相当于第5胸椎水平），长约71.0~134.0mm，左右径9.5~22.0mm，前后径8.0~22.5mm。儿童长50.0~70.0mm，左右径6.0~8.0mm，前后径5.0~6.0mm。

气管是由12~20个不完整的呈U形的软骨环借环间韧带连接而成。中国人在12~19环之间，平均为15.8环，其中11~17环之间者占多数约为87%。软骨环的数目无年龄上的变化，其中上7~8个在颈部，合称颈部气管，可以触到，其余在胸腔。每一个软骨环后面，由纤维组织和平滑肌混合而成的膜性壁所填补。当进行支气管镜检查，吸气时气管腔断面呈圆形，而呼气时则呈肾形。肾形断面于咳嗽及强力呼吸时较明显。如于安静呼吸时都看到气管腔呈明显肾形断面则属异常。这点在全身麻醉气管松弛下检查易于漏诊。在颈部第2~4气管环前面有甲状腺峡部，是气管切开术的重要解剖学标志。气道狭窄是长期气管切开的常见并发症之一，应采取预防性的护理干预手段，以降低气道狭窄的发生率，提高抢救成功率。

颈部气管的长度和位置深浅与头的位置相关。当头后仰时颈部气管较长，位置变浅可暴露出较多气管环，气管切开手术操作较易，但易造成低位气管切开，也容易伤及大血管和胸膜顶。而头抬高向前倾时，较多的气管进入胸部，位置较深，手术操作较难，易造成高位气管切开。这些体位上的改变所造成气管颈段解剖位置的变化应有所了解。

在全部的气管软骨环中，第一软骨环最宽；最下一个软骨环的内面有"三角形"的突起称气管隆凸（carina tracheae）或气管隆嵴（图Ⅱ-5-1，见文末彩图Ⅱ-5-2、彩图Ⅱ-5-3）。通常偏左侧，从这里分出左、右两主支气管，是支气管镜检查时的重要标志。

据观察，气管随年龄增大而逐渐增长，一般在生后6个月生长较快，以后渐慢，但在14~16岁气管生长比较快（表Ⅱ-5-1）。

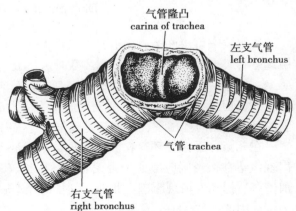

图Ⅱ-5-1　左、右支气管及气管隆嵴
Left, Right Bronchi and Carina of Trachea

表Ⅱ-5-1　各种年龄尸体的气管平均值

（Table Ⅱ-5-1 the Average of Trachea in Cadaver of Different Age）

年龄	标本例数	长度 /cm	直径 /cm	断面面积 /cm²	体积 /cm³	膜样部宽度 /cm
6 个月胎儿	3	2.36	0.60	0.28	0.66	0.20
9 个月胎儿	5	2.92	0.71	0.40	1.15	0.26
初生儿	20	3.10	0.83	0.54	1.67	0.34
3 个月	20	3.57	0.92	0.66	2.05	0.41
6 个月	12	4.04	0.91	0.65	2.63	0.40
9 个月	9	4.32	0.99	0.74	3.32	0.44
1 岁	21	4.70	1.07	0.89	4.22	0.50
3 岁	26	5.42	1.10	0.95	5.15	0.53
6 岁	11	6.32	1.33	1.38	8.78	0.65
9 岁	3	7.00	1.47	1.69	11.88	0.70
12 岁	8	7.12	1.48	1.72	12.25	0.80
15 岁	4	8.42	1.66	2.16	18.22	0.97
18 岁	8	9.25	1.92	2.89	26.78	1.26
20 岁	4	9.82	2.10	3.46	34.01	1.52

　　气管的形态一般是初生儿多为漏斗形。自 5 岁以后多呈圆锥形，这些形态的描述主要系根据各种水平面上测量发现的，用肉眼观察不易见到（图Ⅱ-5-4）。

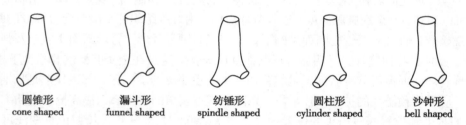

| 圆锥形 | 漏斗形 | 纺锤形 | 圆柱形 | 沙钟形 |
| cone shaped | funnel shaped | spindle shaped | cylinder shaped | bell shaped |

图Ⅱ-5-4　婴儿气管形态示意图

Diagram of the Tracheal Shapes in Infants

　　气管狭窄可由许多原因引起，但绝大部分是由于气管外或内的直接外伤，如气管套管的压迫或感染引起软骨膜炎或坏死，拔管数周或数月后形成气管狭窄；或因气管切开位置过高，伤及环状软骨并继发感染，拔管后渐形成疤痕性狭窄。据 Grillo 报道，气管管径小到 5.0mm（正常成人为 20.0mm）才出现症状。外伤后气管狭窄的隐匿期表现通常为用力后呼吸短促，常易忽视。气管狭窄的症状只有在 50% 以上的管腔受阻时才出现，其特征是吸气、呼气时都出现喘鸣音。

　　在儿童，无血管环存在的异常头臂干（无名动脉）压迫气管的现象是较常见。3 岁以下儿童如反复出现痉挛性喉炎则应考虑是否无名动脉压迫气管的可能。支气管镜检可发现 50% 的气管腔内于其胸段前壁有一搏动性横跨压迹。此外，气管切开术后无名动脉出血均为继发性，一旦发生，抢救成功率几乎为零。因此，发生前的观察与护理至关重要。故护理上要严密观察气管切开术后病人套管的位置及有无搏动，注意无菌操作，减少不必要的吸引，观察吸出物有无带血情况，与医师密切配合，避免致死性大出血。

二、气管的位置关系 Positional Relationship of Trachea

气管依其位置可分颈、胸两部。

（一）颈段（Cervical Portion）

在颈部，气管的位置较浅，前面覆皮肤、皮下组织、胸骨舌骨肌、胸骨、甲状腺及甲状腺峡，两侧有颈部的血管神经束、喉返神经、甲状腺侧叶，后方紧邻食管（图Ⅱ-5-5），二者的关系在应用上至为重要，其中特别是儿童，行气管切开时值得注意。在颈下部胸骨柄上方，气管的位置较深，与颈部两侧大血管也较近，气管切开的位置不宜低于第5软骨环。

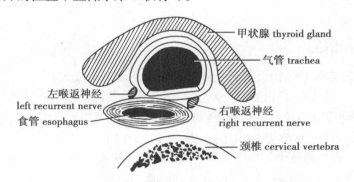

图Ⅱ-5-5　气管颈段位置关系示意图

Diagramof the Relation to Position of Tracheal Segment in Neck

从气管颈段的局部位置，可知气管切开的"Jackson 安全三角"的解剖学根据（图Ⅱ-5-6、图Ⅱ-5-7）。

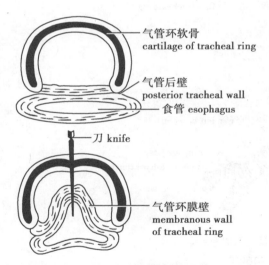

图Ⅱ-5-6　气管颈段的位置关系

Position of Cervic Portion of Trachea

上：正常气管与食管之位置

Upper：Normal position of trachea and esophagus

下：当咳嗽时部分食管前壁突入气管，尤以儿童为甚。手术应该注意误伤。

Lower：Trachea protruding into a part of anterior wall of esophagus during cough special in children. Accidental injury should be avoided in operation.

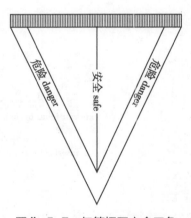

图Ⅱ-5-7　气管切开安全三角示意图

Diagram of the Safe Triangle in Tracheotomy

（二）胸段（Thoracic Portion）

在胸部，前有胸骨，两侧有胸膜囊及喉返神经，后方有食管。气管在胸骨上窝水平处前面还与无名动脉及无名静脉相邻。曹天英等在 30 具成人男性尸体上进行了有关头臂干（无名动脉）位置与气管切开术关系的研究。头臂干上端、中点至环状软骨上缘的距离平均值分别为 4.68cm、6.42cm。头臂干上端、中点至第 2、3 气管环的距离分别为 3.20cm、4.60cm。头臂干末端平均所对应的是 7.77 气管环。三种不同型号气管套管气囊的位置均低于第 4 气管环。气管套管末端位置均位于第 12 气管环以下，低于头臂干上端。气管隆嵴上方的气管环数目平均为 20.66 个。头臂干的长度平均值为 3.60cm。因此，气管切口位置过低或套管弯曲度不合适，或外伤严重感染，都有可能累及上述血管，将可引起严重出血，亦可伤及胸膜顶而危及生命。

三、支气管 Bronchus

（一）支气管的形态结构（Morphological Structures of Bronchi）

支气管（bronchus）从气管隆嵴开始，分为左右主支气管。气管分叉处是气管比较固定的解剖部位，在成人相当于第 5 胸椎上缘水平（胸骨角），但有年龄上变化，即新生儿相当第 3 胸椎，儿童相当第 4 胸椎水平。

气管分叉的角度，通常呈 60°~75°，中国人为 60.60°±8.10°（38°~94°），其中右主支气管与中线角度较小，约为 20°~25°，而左侧较大与中线呈 40°~50°（图Ⅱ-5-8）。气管分叉角度的大小受胸廓的形状、膈的位置、年龄、性别等因素的影响，一般说在这些因素的影响下，±15° 还是正常的。

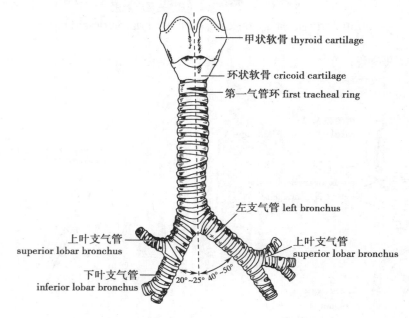

图Ⅱ-5-8　气管及支气管
Trachea and Bronchi

右主支气管：长 10.00~25.00mm，直径 11.00~14.00mm。

左主支气管：长 45.00~55.00mm，直径 9.00~16.00mm。

因此，右主支气管的形态特点是：粗、短、与中线角度小，气管隆嵴偏左。从气体动力学，右侧通气量较大的种种关系，容易理解支气管异物多发生在右侧的解剖学依据。

气管支气管异物以 1~3 岁儿童最常见（68%），植物类异物最常见（85.9%）。异物在气管支气管内引起的病变与异物性质、大小、形状、存留时间及感染情况均有密切关系，如植物性异物（花生仁、黄豆等）因含有游离脂酸对黏膜刺激性大，易引起弥漫性炎症反应。易生锈的金属异物对黏膜刺激性大，久之可产生肉芽或纤维组织增生等病变。有感染的异物，炎性病变严重，存留日久，可引起肺炎、肺脓肿、支气管扩张或脓胸等病变。对气管支气管异物及时正确的诊断、合适的麻醉与手术方法的选择、术中应变能力，尤其是术者熟练的手术技能对减少并发症、降低死亡率至关重要。硬支气管镜下异物取出术是治疗儿童气管支气管异物最适用的方法。

（二）气管与支气管的长度测量

气管与支气管的长度测量（length measurements of trachea and bronchi），综合如（表Ⅱ-5-2）。幼儿、儿童及成人气管、支气管长度和管径在支气管镜检查时的关系，综合如（图Ⅱ-5-9）。

表Ⅱ-5-2　中国人气管支气管测量统计表
（Table Ⅱ-5-2 Statistical Table of Tracheal and Bronchial Length Measurement in Chinese）

测量部位	平均长度	
	男性 /cm	女性 /cm
自上切牙至会厌尖	11. 01	10. 46
自会厌尖至声门口	2. 98	2. 66
自上切牙至声门口	14. 12	12. 75
自声门口至气管隆凸	12. 89	11. 26
自上切牙至气管隆凸	26. 92	24. 75
自气管隆凸至右肺上叶支气管开口	1. 10	1. 10
自右肺上叶支气管开口至右肺中叶支气管开口	2. 49	2. 36
自右肺中叶口至右肺下叶端	3. 00	2. 76
自上切牙至右肺下叶端	33. 35	31. 06
自气管隆凸至左肺上叶支气管开口	3. 35	3. 32
自左肺上叶口至左肺下叶端	3. 38	3. 14
自上切牙至左肺下叶端	33. 47	31. 37

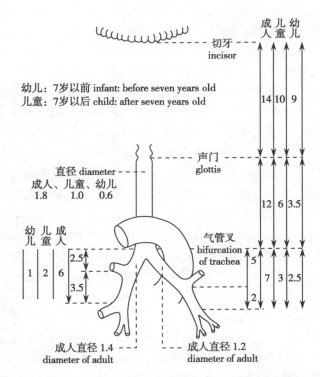

图Ⅱ-5-9　成人、儿童及幼儿气管、支气管长度及管径示意图（单位：cm）
Diagram of the Length and Caliber in Trachea and Bronchus of Adult, Child and Infant
幼儿：7岁以前（Infant：before age of seven years）；儿童：7岁以后（Child：after age of seven years）

（三）支气管肺段（Bronchopulmonary Segments）

依照支气管分支，主支气管是第一级，肺叶支气管是第二级，再分出的支称第三级支气管。第三级支气管及其所属肺组织，构成一个支气管肺段（bronchopulmonary segment），故又称为肺段支气管（segmental bronchi）（图Ⅱ-5-10）。

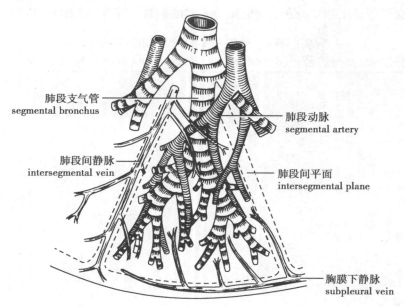

肺段支气管
segmental bronchus

肺段动脉
segmental artery

肺段间静脉
intersegmental vein

肺段间平面
intersegmental plane

胸膜下静脉
subpleural vein

图Ⅱ-5-10　支气管肺段结构示意图
Diagram of the Structure of a Brochopulmonary Segment

根据上述区分，给我们一个肺段结构的概念，对临床应用颇有价值。支气管肺段是一个楔形或圆锥形的肺组织，尖端朝肺门，其底对向肺表面。它只接受一肺段支气管。伴随肺段支气管的有肺动脉的分支，但肺静脉只在肺段之间走行，接受邻近二肺段的血液。由于每一肺段支气管只能通气到该肺段，而不与其他肺段相通，因此，各个支气管肺段互不发生联系，正如每一肺叶一样，彼此独立，互不相通，所以肺的阻塞与炎症病灶，可以只限于一个肺段，但恶性肿瘤的侵犯，是不限于此解剖界线。认识到支气管肺段的解剖，在支气管镜检查中，对于许多肺病变原因、诊断及治疗都非常重要，因此支气管肺段又称为"支气管镜检查单位"（region of bronchoscopic examination）。由于近代胸部外科的进展，不但能切除全肺或一肺叶，且可能做肺段切除，以尽量保留健康的肺组织。因此，在手术以前不但要确定病灶的性质，而且应该要了解病灶所在肺段的位置。所以支气管肺段也可以说是肺的"手术单位"（region of operation）。左肺上叶支气管的上，下两分支，要视为肺叶支气管，即相当于右肺上叶支气管及中叶支气管，不要误认为肺段支气管。按照第三级支气管所隶属的肺段，右肺分为10个肺段，左肺分为10个肺段（或8个肺段）。右肺分别为，上叶：尖段（apical segment BISI），后段（posterior segment BⅡSⅡ），前段（anterior segment BⅢSⅢ）；中叶：外侧段（lateral segment BⅣSⅣ），内侧段（medial segment BⅤSⅤ）；下叶：上段（superior segment BⅥSⅥ），内侧底段（medial basal segment BⅦSⅦ），前底段（anterior basal segment BⅧSⅧ），外侧底段（lateral basal segment BⅨSⅨ），后底段（posterior basal segment BⅩSⅩ）。左肺分别为，上叶：尖后段（apicoposterior segment BI+ⅡSI+Ⅱ），前段（anterior segment BⅢSⅢ），上舌段（superior linguar segment BⅣSⅣ），下舌段（inferior linguar segment BⅤSⅤ）；下叶：上段（superior segmentBⅥSⅥ），内侧底段（medial basal segment BⅦSⅦ），前底段（anterior basal segment BⅧSⅧ），外侧底段（lateral basal segment BⅨSⅨ），后底段（posterior basal segment BⅩSⅩ），其中BⅦ+BⅧ合称为前内基段（anteriomedial basal segment）。在X线片上各支气管肺段也比较容易区分辨认。在作支气管镜检查以前，首先应当了解病变是在某一肺叶，还是在某支气管肺段，以便按照病区进行检查。支气管肺段及其在支气管镜下所见之状况（图Ⅱ-5-11）。

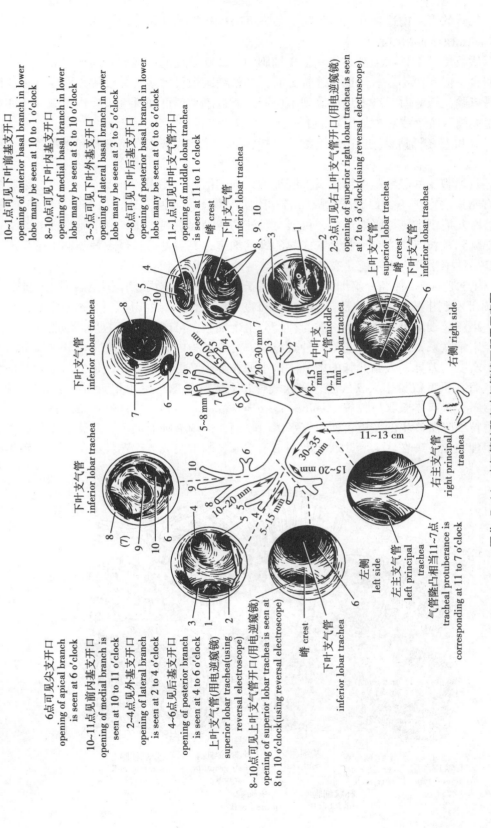

6~7点可见下叶尖支开口
opening of apical branch in lower lobe many be seen at 6 to 7 o'clock

10~1点可见下叶前基支开口
opening of anterior basal branch in lower lobe many be seen at 10 to 1 o'clock

8~10点可见下叶内基支开口
opening of medial basal branch in lower lobe many be seen at 8 to 10 o'clock

3~5点可见下叶外基支开口
opening of lateral basal branch in lower lobe many be seen at 3 to 5 o'clock

6~8点可见下叶后基支开口
opening of posterior basal branch in lower lobe many be seen at 6 to 8 o'clock

11~1点可见中叶气管开口
opening of middle lobar trachea is seen at 11 to 1 o'clock

嵴 crest

下叶支气管
inferior lobar trachea

2~3点可见右上叶支气管开口(用电逆窥镜)
opening of superior right lobar trachea is seen at 2 to 3 o'clock(using reversal electroscope)

上叶支气管
superior lobar trachea

嵴 crest

下叶支气管
inferior lobar trachea

下叶支气管
inferior lobar trachea

中叶支气管
middle lobar trachea

右侧 right side

下叶支气管
inferior lobar trachea

右主支气管
right principal trachea

左侧
left side

左主支气管
left principal trachea

气管隆凸相当11~7点
tracheal protuberance is corresponding at 11 to 7 o'clock

嵴 crest

下叶支气管
inferior lobar trachea

6点可见尖支开口
opening of apical branch is seen at 6 o'clock

10~11点可见前内基支开口
opening of medial branch is seen at 10 to 11 o'clock

2~4点见外基支开口
opening of lateral branch is seen at 2 to 4 o'clock

4~6点见后基支开口
opening of posterior branch is seen at 4 to 6 o'clock

上叶支气管(用电逆窥镜)
superior lobar trachea(using reversal electroscope)

8~10点可见上叶支气管开口(用电逆窥镜)
opening of superior lobar trachea is seen at 8 to 10 o'clock(using reversal electroscope)

图Ⅱ-5-11 支气管肺段在支气管镜下所见示意图

Diagram of the Bronchopulmonary Segment Seen with a Bronchoscope

四、气管与支气管的组织结构 Histological Structures of Trachea and Bronchi

气管和肺外支气管的管壁构造相同，由黏膜、黏膜下层和外膜组成。

（一）黏膜（Mucous Membrane）

黏膜表面衬以假复层纤毛柱状上皮，每一上皮细胞约有 200 条纤毛，细胞之间夹有杯状细胞，可以分泌黏液，基膜明显，但厚薄不一。慢性支气管炎时，杯状细胞数目增多，黏液的黏稠度增加，纤毛作用减弱，黏液不易排除。缺氧时，纤毛运动表现不协调，病毒感染也可使纤毛清除作用减弱。亦常见慢性炎症使上皮发生萎缩、脱落或变为复层扁平上皮。

电镜观察，气管和支气管黏膜上皮由纤毛细胞、杯状细胞、基底细胞、刷细胞和小颗粒细胞等组成（图Ⅱ–5–12）。

纤毛细胞、杯状细胞及基底细胞前已述及。刷细胞，细胞散在，在人的呼吸道中少见。细胞呈细柱状，细胞游离面有密集的微绒毛，如刷子状故得名。胞质内滑面内质网发达，顶部可见许多质膜小泡，可能有吸收作用。胎儿期刷细胞可吸取黏液，可能对黏液的清除起重要作用，刷细胞功能尚不清楚。有人在刷细胞的顶部见到基粒，认为它可能是未成熟的纤毛细胞；又因见有神经末梢与刷细胞形成上皮树突突触，故认为是一种感受器，也可能是有几种不同类型的刷细胞。

小颗粒细胞（内分泌细胞，神经分泌细胞）广泛存在于呼吸道的上皮内，细胞呈锥形或卵圆形，较矮，底端连于基膜，顶部不到上皮游离面。胞质有发达的高尔基复合体、线粒体、内质网及 100nm~300nm 的致密核心颗粒。小颗粒细胞可分两类：一类为神经分泌型细胞，可产生儿茶酚胺，细胞基底部与含突触小泡的传出神经末梢联系，此细胞可能是一种效应器；另一类为内分泌型细胞，可分泌肽类激素。根据颗粒大小和电子密度的差异，人胎儿肺的内分泌型小颗粒细胞又可分Ⅰ、Ⅱ、Ⅲ型。Ⅰ和Ⅱ型细胞主要分布于各级支气管，Ⅲ型仅见于大支气管，成人气管和支气管只见与胎儿Ⅱ型细胞相似的一种细胞。两类小颗粒细胞均属于胺前体摄取与脱羧（amine–precursor–uptake and decarboxylation，APUD）细胞系。胎儿及新生儿小颗粒细胞所产生的胺类可使血管平滑肌收缩，以调节肺血循环，并调节支气管平滑肌以适应出生时肺的生理变化。现在认为胎儿的Ⅱ型和Ⅲ型小颗粒细胞及成人小颗粒细胞是支气管类癌及燕麦细胞癌的来源。

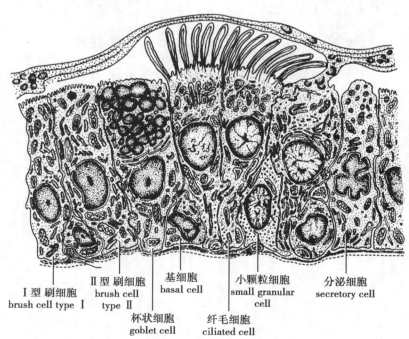

图Ⅱ–5–12　呼吸上皮细胞的超微结构示意图
Diagram of the Ultrastructuresin Respiratory Epithelial Cell

固有层为疏松结缔组织，纤维细密，含胶原纤维及弹性纤维。在固有层深面可见较厚的织，并常有浆细胞、淋巴细胞侵入上皮内。固有层中的浆细胞，可合成 IgA、IgG、IgM 及 IgE，以合成 IgG 的浆细胞占多数，这些浆细胞在形态上无甚差异。

（二）黏膜下层（Submucous Layer）

由疏松结缔组织组成，含少量弹性纤维及较多的胶原纤维，有时可见少量的平滑肌细胞，还有血管、淋巴管、神经及大量的混合腺。人类的混合腺以黏液性腺细胞为主，只有少量的浆液性腺细胞。在腺细胞及导管上皮细胞间，有时可见散在或成群的嗜酸性粒细胞，嗜酸性颗粒即为线粒体，大部分线粒体呈球形，嵴少，基质电子致密度不大，一般认为随年龄增加，耗尽了线粒体内的一种或多种酶系统，因而以增加线粒体的数目进行补偿。这种细胞属退化细胞，随年龄增加，有人认为其功能可能类似唾液腺分泌管的上皮细胞，可改变分泌物的含盐量，此种细胞是支气管嗜酸细胞瘤的起源。这种细胞也见于鼻咽部。

混合腺除分泌黏液和浆液外，浆液性腺细胞还可分泌溶菌酶，并产生分泌片。当浆细胞分泌的 IgA 经过上皮时与分泌片结合成分泌型 IgA，附在黏膜的表面起破坏外来抗原的作用，其分泌量因人而异。有些人常因缺少这种免疫球蛋白而易发生呼吸道感染。慢性支气管炎时，黏液性腺细胞增生、肥大，浆液性腺细胞部分黏液化，腺体分泌功能亢进。久之，分泌亢进的细胞逐渐衰竭，腺体萎缩。

（三）外膜（Adventitia）

由半环形透明软骨及其外的纤维性结缔组织构成。软骨环的背侧有缺口，该处有平滑肌和结缔组织，平滑肌收缩可使管腔变小。软骨环随年龄增长可成为纤维软骨。外膜中有丰富脂肪组织、血管、淋巴管和神经。在软骨环缺口处，黏膜下层的腺体可延伸至外膜。

（卢伟光　曾明辉）

第二节　食管
Section 2　Esophagus

一、食管的基本概况 Generalization of Esophagus

食管（oesophagus）是咽的直接延续。也是连接咽与胃贲门之间，在消化管全长相对较狭窄的纵行肌性管道，平时管腔的前、后壁相贴，在吞咽过程中可依食团的经过依次作不同程度的扩张。

食管起自环状软骨下缘，相当于第 6 颈椎下缘的高度即为食管上口，与咽的下端相接，并沿脊柱的前方下行，经后纵隔，至第 10~11 胸椎水平穿膈肌食管裂孔进入腹腔，终于贲门（cardia）。初生婴儿食管上界较高，相当于第 4~5 颈椎处，下界亦较高，相当于第 9 胸椎。

关于食管的分段尚未见有既符合解剖生理原则，又与临床要求相一致的分法。目前常用的有按食管的解剖位置，一般可分为颈、胸、腹三段：①颈部上起食管上口，下至胸骨颈静脉切迹，长约 5cm；②胸部上起颈静脉切迹，下至膈食管裂孔，长约 18cm；③腹部由膈食管裂孔至胃贲门，长约 1~2cm。其中以胸段最长，腹部最短。另一种分法为临床定位所常用，即依据主动脉弓上缘和肺下静脉下缘分为上、中、下三段（图Ⅱ-5-13），或以气管杈（bifurcation trachea）为标志，将胸段食管分成上下两部分。跨段病变，按病变中点位置归段。除上述分法外，影像学也有它自己的分法，在食管下端还分出"食管前庭"（esophageal vestibule）和"膈壶腹"（phrenic ampulla）。这些在 X 线钡餐造影可以显示的部分，在解剖学上难以确定。

（一）上段（Superior Segment）

自食管上口至第 2、3 胸椎之一段，或自食管上口至主动脉弓平面之一段。长约 5~8cm。

（二）中段（Middle Segment）

由第 2、3 胸椎至第 6 胸椎之一段或自主动脉弓平面至左下肺静脉平面之一段。长约 15~18cm。

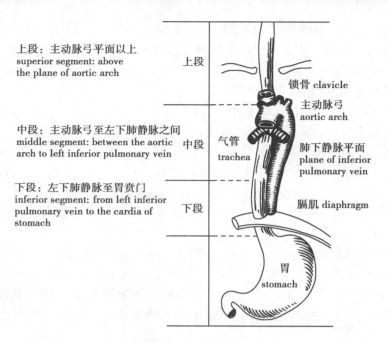

上段：主动脉弓平面以上
superior segment: above
the plane of aortic arch

中段：主动脉弓至左下肺静脉之间
middle segment: between the aortic
arch to left inferior pulmonary vein

下段：左下肺静脉至胃贲门
inferior segment: from left inferior
pulmonary vein to the cardia of
stomach

图Ⅱ-5-13　食管分段示意图
Diagram of the Segmental of Esophagus

（三）下段（Inferior Segment）

第 6 胸椎以下的一段，或左下肺静脉以下的一段，此段最短，长约 0.5~5cm。

食管癌发生的部位多见于食管中、下段。据中国人 841 例的观察是：食管上段 75 例（9%）；食管中段 396 例（47.1%）；食管下段 187 例（22.2%）；贲门部腺癌 181 例（21.5%）；另 2 例部位未定。

二、食管的长度及管径 Length and Calibra of Esophagus

（一）食管长度（Length of Esophagus）

食管长度的描述通常在成人，全长约 23.0~30.0cm，平均为 25.0cm（图Ⅱ-5-14），且与个体躯体的长度不同而有差异。随着纤维内镜的普及及使用，近年来对食管活体测量资料显示，各家的报道的相关数据差异较大。陈洪来等测量 852 名（男 559，女 293）正常成人食管长度，男性为（25.0±0.9）cm，女性为（23.7±0.3）cm，并认为食管长度与身高及坐高相关。何凤昌等对新疆地区 306 名汉族和 108 名少数民族成人食管管长度测量，汉族为（27.5±3.0）cm（24.0~33.3cm），少数民族为（28.0±3.0）cm（24.6~34.0cm）。并认为少数民族的食管长度较汉族平均长度约长 5.0mm，认为这与少数民族组平均身高稍高于汉族组有关。杜程等探讨了国人食管与身高、坐高、性别及年龄的相关性。通过应用前视式胃镜在直视下经食管内腔测量了 613 例（男 378 例，女 235 例）食管上口（咽部）至食管末端（齿状线最近侧缘）的长度。发现成年男性食管平均长度为（24.8±2.1）cm，成年女性食管平均长度为（22.8±1.9）cm，男、女性食管长度存在显著性差异。同时发现，男女性食管长度与身高、坐高呈直线相关关系。但各年龄组间食管长度无显著性差异。认为食管长度受多因素影响，其中身高和坐高是影响食管长度的最重要的两个因素。

年龄上的差别。初生儿的食管长度约 8.0~10.0cm。1 岁食管增长至 12.0cm。1~5 岁期间则达 16.0cm。5 岁以后到青春期食管的加长则较为缓慢，15 岁食管长只达 19.0cm。成人从中切牙到食管入口之距离是 15.0cm，从食管入口到贲门是 25.0cm，故从中切牙到贲门全长 40.0cm。从中切牙至主动脉弓横跨食管部是 23.0cm，至左支气管横跨部是 27.0cm。食管镜检时可以根据此数字得知，食管镜已达到食管的某部位（表Ⅱ-5-3）。

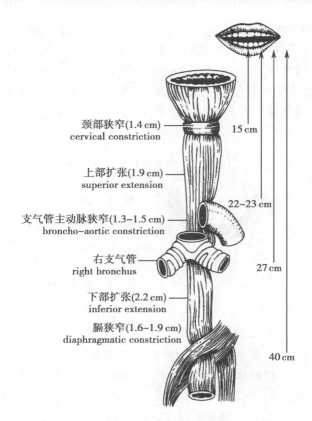

颈部狭窄(1.4 cm)
cervical constriction

15 cm

上部扩张(1.9 cm)
superior extension

22~23 cm

支气管主动脉狭窄(1.3~1.5 cm)
broncho-aortic constriction

右支气管
right bronchus

27 cm

下部扩张(2.2 cm)
inferior extension

膈狭窄(1.6~1.9 cm)
diaphragmatic constriction

40 cm

图 II-5-14　食管长度与有关狭窄示意图
Diagram of the Length of Esophagus and Constrictions

表 II-5-3　从切牙到食管各部位之距离在年龄上的差别（单位：cm）
(Table II-5-3 the Difference of the Distance from Incisor to Each Part of Esophagus with Age)

部位	初生	1 岁	3 岁	6 岁	10 岁	14 岁	成人
胃大弯	23	27	30	33	36	43	53
贲门	18	19	22	25	27	34	40
膈肌食管裂孔	17	18	21	24	26	33	38
左支气管	13	15	16	18	20	24	27
主动脉弓	12	14	15	16	17	21	23
环咽肌	7	9	10	11	12	14	16

（二）食管直径（Diameter of Esophagus）

　　静止状态下的食管其最大直径为 20.0mm，但能扩张到 30.0mm。初生儿的食管直径约 5.0mm，但在 1 岁时差不多增加 1 倍约 9.0mm，5 岁时即达 15.0mm。

（三）食管的狭窄与膨大（Esophageal Stenosis and Enlargement）。

　　食管的粗细在全长并不均等，有三个狭窄部与二个梭形扩张部及两个固定点。固定点在环咽肌部（part cricopharyngeal muscle）及膈肌食管裂孔（esophageal hiatus of diaphragm）处。在膈肌食管裂孔与贲门（cardia）相接处的部分有人称为食管前庭（esophageal vestibule）。

　　第 1 个狭窄，即食管入口，或食管上口，是各狭窄中最狭窄处，亦是食管异物最好发的解剖部位。通常状态关闭呈一额状缝隙，吞咽时才开放。其管径平均为 14mm，距门齿距离 15~17cm。该处有一似括约肌作用之肌组织，称环咽肌（cricopharyngeal muscle）。当环咽肌紧张收缩时，可以牵引环状软骨向后，对向颈椎（图Ⅱ–5–15），所以食管入口常呈收缩闭合状态，是插入食管镜最困难而又容易发生损伤之处（图Ⅱ–5–16）。因此，当食管镜（oesophagoscope）至环咽肌收缩闭拢之食管上口时，一般稍停数秒钟，待此紧张收缩的状态已缓解而开放后，食管镜即可插入。由于有这样的解剖结构，故在未看清食管开口前绝对不能盲目地插入食管镜，否则可能将食管穿破。

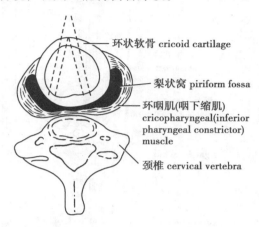

图Ⅱ–5–15 食管入口周围关系示意图
Diagram of the Relation to Periesophageal Inlet

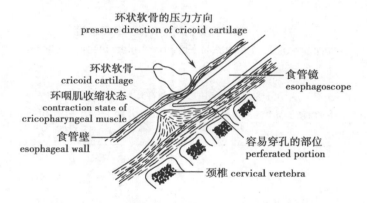

图Ⅱ–5–16 食管镜通过食管入口的困难示意图
Diagram of the Difficulty in Esophageal Inlet Passing through the Esophagoscope

在环咽肌的上下方各有一稍呈三角形的间隙，居上者名环咽肌上三角（Killian 三角，Killian triangle），在喉咽部。居下者称环咽肌下三角，又称 Laimer 三角（Laimer triangle），位于环咽肌与咽下缩肌之间，在食管入口之后壁，此处是食管壁在解剖结构上较薄弱的地方，也是食管镜容易穿破食管的危险部位，同时也是发生食管上段憩室的主要原因（图Ⅱ–5–17）。该憩室又名 Lenker 憩室，室壁仅由黏膜及纤维组织组成，屡经感染之后，憩室壁可与周围组织发生粘连，憩室偶可发生癌变，常位于其下 2/3 处。大憩室可压迫喉返神经。其发生认为系吞咽时各有关肌不协调所致。如环咽肌正在关闭时，又有其他咽缩肌的收缩，这种憩室经咽下缩肌之间向后下发展，从后向前压迫食管。

第 2 个狭窄，位于左支气管斜跨食管处。相当于胸骨角平面及第 4~5 胸椎水平，且由于主动脉弓从其左侧和左支气管从其前面跨过，故也称支气管 – 主动脉狭窄，其管径平均为 15~17mm，距门齿为 25~27.5cm。通常食管镜经过这两个狭窄时并不困难，但在主动脉弓扩大，特别是患有主动脉瘤时，或由于主动脉弓异常绕过食管后方或右锁骨下动脉起始异常，如主动脉弓第四个分支行经食管后方，或双主动脉弓包围食管、气管时，管道通过该处可以受到压迫。

第 3 个狭窄，则在食管通过膈肌的膈肌食管裂孔处，位于贲门上方 2~4cm，相当于第 10 胸椎平面，其管径为 16~19mm，距门齿为 37~42cm。通常指的贲门痉挛，即该处狭窄处肌肉发生痉挛性收缩所致。食管裂孔由右向左成一斜位，且食管入腹腔后向左趋向胃贲门时与胸段食管构成一显著的角，食管镜插入时必须注意这一解剖特点，以免穿破食管壁。贲门呈菊花状，前后黏膜皱起，中间横裂。食管镜通过贲门进入胃内，常可见有胃液喷出。上述这些狭窄的解剖位置是异物容易嵌留之处，食管损伤和癌肿多发生于这些狭窄部位。

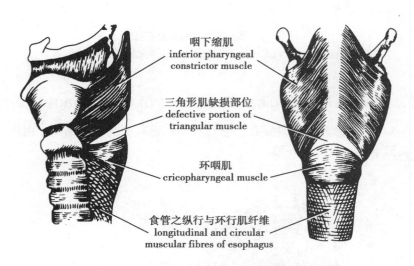

图Ⅱ-5-17   食管上口后壁之三角形肌缺损示意图
Diagram of the Defect of Triangular Muscle in the Posterior Wall of Superior Esophageal Orifice

食管在三个狭窄之间形成两个相对膨大部，即位于第 1、2 狭窄间的上一个膨大，长约 10cm，最大管径约 19mm；下膨大则位于第 2、3 狭窄之间，长约 15~17cm，最大管径约 22mm。

食管狭窄的生理意义在于：①安静状态下，位于两端的第 1 和第 3 狭窄经常处于闭合状态；②第 1 狭窄主要是阻止吸气时空气从咽进入食管；③而第 3 个狭窄可防止胃内容物逆流入食管。如果食管下端括约肌功能失调，胃和或十二指肠内容物可反流入食管引起食管黏膜炎症，称反流性食管炎（reflux esophagitis）或 Barrett 食管炎。目前认为食管下端抗反流的功能失调、幽门括约肌的关闭不全、食管黏膜防御功能的破坏等因素等均可促使反流性食管炎的发生，其中食管下端括约肌功能不全是最基本的。至于食管下端功能不全的原因至今尚未阐明。吞咽时，当食团到达食管上口并刺激该处黏膜，引起食管肌层有序的连续运动。这种有序连续运动称为蠕动（peristalsis），它是一种向前推进的波形运动。表现为食团前方的环形肌层舒张，而食团上方为收缩波，这样有序的把食团通过食管三个狭窄经贲门进入胃。因此第 1、3 狭窄属生理性狭窄，第 2 个狭窄生理意义不大，在正常情况下该狭窄并不影响食物的通过。

三、食管的走向 Trend of Esophagus

食管从上到下并不是一条直的管道，而是有三个轻度的弯曲，其中一个弯曲呈矢状面，两个弯曲呈冠状面。矢状面的弯曲较明显，它与脊柱向前的弯曲度相平行，约于第 7 胸椎处，食管即渐移向前，位于降主动脉之前。因为这种解剖关系，所以在食管镜检查时，患者头的位置，开始须取高位，以后随食管深入，须逐渐降低头的位置（图Ⅱ-5-18）。第一冠状面弯曲是在食管入口以下，略偏左侧，渐次移向中线，至第 5 胸椎处即达正中线，约当第 7 胸椎的高度，食管再次偏左，继而向前穿膈肌食管裂孔，下行入胃而形成第二冠状面弯曲。所以当从右嘴角送入食管镜，将进入胃时，食管镜的嘴端恰与左髂前上棘相对。当做食管镜检查时，注意食管的解剖方向，特别是在食管显著扩张的病例，有助于在许多皱褶中发现食管裂孔。

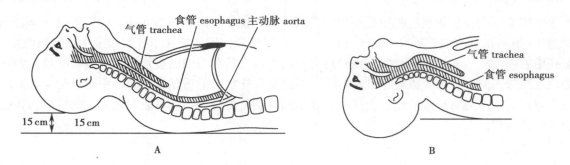

图Ⅱ-5-18　食管镜检时头的位置
the Position of Head during the Esophagoscope

四、食管壁的组织结构 Histological Structures of Oesophageal Wall

食管壁厚约 3.0~4.0mm，故较薄而易穿孔。它具有消化道典型的四层结构，由内向外（图Ⅱ-5-19），通常可分为黏膜、黏膜下层、肌层和外膜。

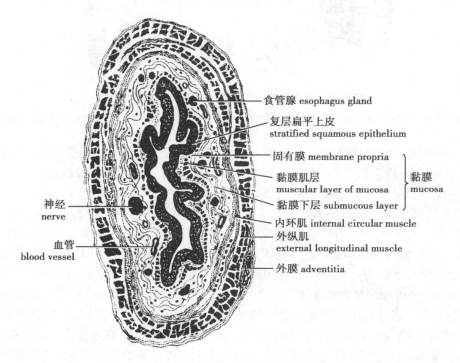

图Ⅱ-5-19　食管的横切面
Transverse Section of Esophagus

（一）黏膜（Mucous Membrane）

肉眼观察时，黏膜表面呈淡粉红色，湿润而有光泽，在食管下端稍显浅灰色，管壁韧而有弹性。收缩状态下，食管的黏膜形成 7~10 条纵皱襞，管壁黏膜皱襞凸向腔内，故食管横切面呈星形裂隙。当食团经过食管时，这些皱襞可由于食管肌层的松弛而暂时展平，食管管径因而增大。

1. **上皮（epithelium）**　黏膜表面为复层扁平上皮，约有 20~25 层细胞，厚度约 200μm~300μm。在食管和胃交界处，上皮突然转度为单层柱状上皮，分界颇为明显。

2. **固有膜（proper membrane）**　固有膜为细密结缔组织，浅部形成许多隆起的乳头，向上皮基底部伸入，其中富含网状纤维，并常有弥散的淋巴小结。食管下端的固有膜内含有管状分支的黏液腺，称贲门腺。一般在上端常缺少这种腺体。

3. **黏膜肌层（muscularis mucosae）**　其由一薄层纵行平滑肌束组成，厚约 200μm~400μm，位于固有膜与黏膜下层之间，是咽壁弹力纤维膜（elastic fibrous membrane of pharyngeal wall）的延续。自食管的起端附近开始，下行到贲门处逐渐增厚，其中含有大量的弹力纤维。黏膜肌层至贲门处逐渐过渡于胃的黏膜肌层。黏膜肌层的纤维与上皮表面呈同方向排列，也随纵行皱襞形成波纹状的起伏。

（二）**黏膜下层（Submucous Layer）**

为疏松结缔组织，厚约 300~700μm，含有大量纤维，交织成网，富有较大的血管、神经和淋巴管，并含有一些黏液腺（mucous gland），称食管腺（oesophagus gland）。

（三）**肌层（Muscular Layer）**

在人类，上 1/3 是由一层纵行的横纹肌，围绕着一层环行的横纹肌组成。外层稍厚于内层，在两层之间的结缔组织内含有弹力纤维。食管下 1/3 则完全为平滑肌纤维组成，也有两层，外层纵行，不规则，内层呈环状，但亦含有螺旋形、椭圆形或斜行的肌束。食管的中 1/3 则为两种肌纤维混合排列，即在中段由上往下，横纹肌纤维逐渐减少，而平滑肌则逐渐增加。食管两端虽看不到有解剖上的括约肌，但在食管起端环状肌增厚，而称"食管上括约肌（superior oesophageal sphincter）"又称"环咽肌"（cricopharyngeal muscle），下端与胃接连处形成"食管下括约肌（lower oesophageal sphincter，LES)"又称"贲门括约肌"（cardiac sphincter）。

上述两个括约肌实际起到功能性括约的作用。某些动物（如犬和象等）整条食管都是横纹肌。

（四）**外膜（Adventitia）**

为纤维结缔组织，其中含有较多的纵行血管、神经丛和淋巴管等，相当于膈肌食管裂孔附近，外膜含有大量弹性纤维，将食管固定于膈肌上，而不会影响其功能。

由于食管缺乏浆膜层，故食管手术后愈合较差，且易受管腔内、外诸原因导致外伤破裂，其中最常见为食管异物，因尖锐异物嵌顿于食管内，致食管痉挛或剧烈呕吐而使异物刺穿食管壁或因异物停留时间过久，由于局部感染，糜烂而致穿孔，穿孔后感染得以直接在食管周围的颈深筋膜间隙发生和发展，引起食管周围脓肿，并可累及喉、气管引起呼吸困难或语音改变，甚至因感染累及喉返神经而出现声带麻痹。

一些因素对食管壁的影响主要表现在以下两方面。

1. **胃液对食管壁的影响（the influence of gastric juice upon the oesophageal wall）**　食管黏膜对酸极敏感，胃内酸性物质反流入食管，可刺激食管黏膜引起反流性食管炎，或发生食管裂孔疝（滑动型）。由于膈下食管、贲门及胃底滑入胸腔，贲门移至膈上，贲门括约肌失去正常活瓣作用，而产生胃食管反流或食管内有异位胃黏膜，以致有胃液分泌物存留于食管下端。在食管镜下进行活检可早期发现反流，此时见上皮基底层增厚，乳突延长，但肉眼观上皮变化不明显。如炎症累及食管固有层以下深部组织可引起食管狭窄、缩短。Anderson 认为凡硬质食管镜镜咀推之能下降 10.0~20.0mm 者说明食管无明显狭窄、缩短。如长期反流可致食管黏膜剥脱、化生黏膜过长引起 Barrett 食管炎，患者有较重的胸骨下疼痛。有的患者膈孔以上的食管腔形成一纤维环——Shatji 环，胃黏膜伸至其下缘，其表面则被覆食管复层扁平上皮。据 Puhakka 等分析，反流性食管炎患者 88% 可出现咽异感，往往以咽异感症而首先就诊于耳鼻咽喉科。

2. **化学腐蚀剂对食管壁的影响（oesophageal wall under influence of chemical caustic erodent）**　腐蚀剂引起食管灼伤的部位和程度与吞咽生理有关。吞咽腐蚀剂时，环咽肌受刺激而产生强有力收缩，使腐蚀剂迅速通过上段入中段，故上段一般损伤较轻，中段食管肌为平滑肌，收缩力弱，腐蚀剂通过较慢，接触食管壁时间长，故损伤较重，至食管下端，由于括约肌短暂痉挛，略停顿后始进入胃内，故损伤也较重。

食管镜检查可用来确定食管有无灼伤，因即使有误吞腐蚀剂的病史，咽部检查有灼伤，食管却可能正常，而咽部检查无灼伤者，食管却可能有明显灼伤，即出现所谓"跳跃地带（skipping area）"，故多数主张早期（即灼伤后 24 小时至 48 小时）进行食管镜检查。Range 等认为伤后 7~21 天禁忌作此项检查。检查中发现食管有灼伤改变时，即停止送入食管镜，不越过灼伤区，因此无穿孔之虑。

急性期食管灼伤按其累及食管解剖结构的状况，一般分为三度：①Ⅰ度仅累及黏膜层；②Ⅱ度累及黏膜和肌层；③Ⅲ度累及食管全层甚至周围组织。慢性期则以其狭窄程度分级，Teafix 等将其分为四级：①Ⅰ级，局部纤维变性，范围一般少于食管 1 周；②Ⅱ级，局部环形狭窄，其长度在 12.5mm；③Ⅲ级，食管腔变窄或呈线条状，纤维性病变达肌层；④Ⅳ级，广泛纤维性变，食管腔显著狭窄，管壁与周围组织发生粘连。

值得提出的是，食管化学灼伤后约有 2%~5% 发生食管癌。灼伤后生存 20 年以上者，其食管癌发生率为正常人 1000 倍。故化学灼伤几年后，如再出现食管梗阻症状，应注意排除食管癌的可能。

五、食管的毗邻 Adjacent to Esophagus

（一）颈段（Cervical Part）

食管位于脊柱和椎前肌之前（颈长肌），隔以椎前筋膜和疏松的结缔组织（图Ⅱ-5-20、图Ⅱ-5-21）。食管之前为气管后面的膜性壁，并由疏松结缔组织与气管相连接。食管和气管间的两侧沟内有喉返神经上行至喉部。食管的两侧与甲状腺两侧叶的后部和颈总动脉、颈内静脉相邻。由于食管颈部向下渐偏左，故左颈总动脉比右侧更靠近食管，右侧距食管约 10.0mm，左侧仅数毫米。在环状软骨下 15.0~20.0mm 处，有甲状腺下动脉，向内经食管两侧分布到甲状腺。此外，在食管的左侧有胸导管，它上行一小段距离后，注入左静脉角。有时，一些异常的器官如异位的甲状腺组织，可能位于气管和食管之间，因此，在检查甲状腺时，X 线侧位片的拍摄有一定意义。

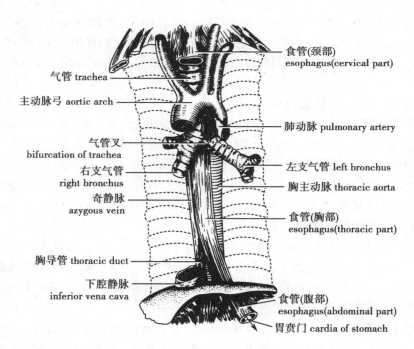

图Ⅱ-5-20　食管的位置关系
Relation to Position of Esophagus

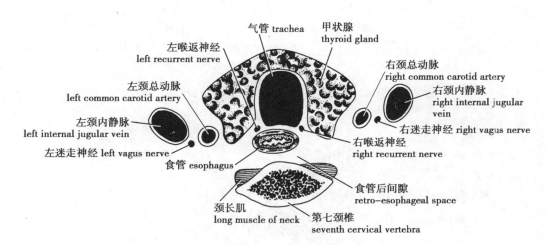

图Ⅱ-5-21　食管颈段的位置关系示意图（平第七颈椎）
Diagram of Relation to Position of Cervical Esophagus（Level with Seventh Cervical Vertebra）

（二）胸段（Thoracic Part）

食管在纵隔内位于气管和脊柱之间，即气管全长均位于食管之前（图Ⅱ-5-22～图Ⅱ-5-24）。下行约至第4胸椎处，由于主动脉弓向后弯曲并越过食管的左侧缘，并沿胸主动脉的右侧下行入后纵隔，也是后纵隔的主要结构之一。相当于第7胸椎水平，食管再次向左偏斜并跨越胸主动脉之前至其左侧，继穿膈肌的食管裂孔至腹部与胃相接。食管在胸部的毗邻关系，前方及侧面，自上而下，主要有气管、左支气管、左颈总动脉、左锁骨下动脉、左喉返神经、迷走神经、胸导管及纵隔胸膜等结构紧密相贴；气管与食管之间有较多的结缔组织束相连，而蜂窝组织较少，故此段食管发炎或癌肿时左喉返神经和胸导管等结构有可能与此粘连，给手术分离和寻找这些结构带来不少困难。在胸下段食管前邻心包，左心房，手术中剥离此段食管易伤及心包，宜注意。左心房与食管的关系密切，因此，左心房扩大常可使食管向后移位。所以X线在前斜位所见到的食管向后移位，常常是左心房增大患者的依据之一。在后面，食管与脊柱之间有颈部食管后间隙的延续，与颈部的"危险间隙"相通连，间隙内充满疏松结缔组织，在结缔组织内主要有胸导管、奇静脉、半奇静脉和副半奇静脉的末段等。奇静脉的末端于食管与右纵隔胸膜之间绕右支气管上方，形成奇静脉弓向前注入上腔静脉。左、右迷走神经沿食管两侧下行，相当于肺根处，呈顺时针方向环绕食管，即右迷走神经主要分布于食管的后面，左迷走神经主要分布于食管的前面，此即一般指左前右后。此种变动的发生，主要是由于胚胎时期胃长轴向右转位所致。左、右迷走神经纤维在食管壁上共同组成神经丛，除分布于食管外，还下行至胃。

由于食管毗邻主动脉弓，异物（特别是尖锐异物）穿通食管壁后可进一步损伤血管壁，引起主动脉破裂或食管主动脉瘘，这是食管异物最严重的致死性并发症。主动脉弓降段后壁，距左侧锁骨下动脉10.0~50.0mm 范围，是主动脉穿孔多见部位，因此处食管与主动脉最接近，也是食管相对狭窄之处，异物较易嵌塞于此。患者几乎遵循以下临床经过：异物停留和损伤→程度不同胸痛→潜伏期→先兆性出血（"信号性出血"）（premonitory or signal bleeding）→致死性大出血。从损伤主动脉到引起先兆性出血的潜伏期一般约5天至3周，个别可长达4年，先兆性出血可发生在异物未及时取出而继发感染或异物虽已取出而感染未得到控制形成食管假性憩室，穿孔继而侵蚀动脉壁形成假性动脉瘤破裂后出血。由于常常是细小而十分尖锐之异物，故需分辨率较高的X线拍片，并结合荧光屏透视才能隐约显示。CT问世后，显示这些异物均能得到解决。

从食管在后纵隔的位置关系，不难理解当食管异物引起感染形成脓肿时，破裂后脓液可流入胸膜腔、心包腔、邻近的血管，甚至主动脉内。

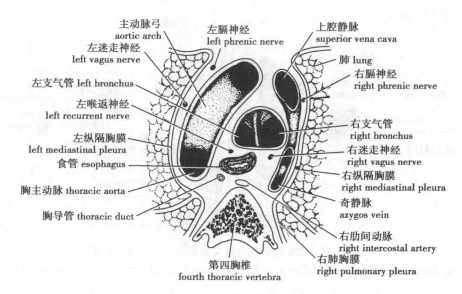

图Ⅱ-5-22　食管胸段平第四胸椎的位置关系示意图

Diagram of the Relation to Position of Thoracic Esophagus Leveling with fourth Thoracic Vertebra

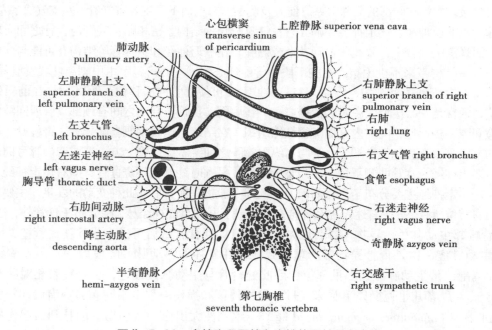

图Ⅱ-5-23　食管胸段平第七胸椎位置关系示意图

Diagram of the Relation to Position of Thoracic Esophagus Leveling with Seventh Thoracic Vertebra

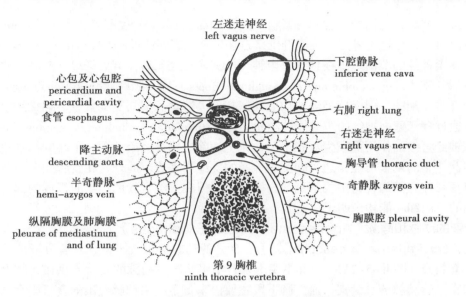

图Ⅱ-5-24　食管胸段平第9胸椎位置关系示意图
Diagram of the Relation to Position of Thoracic Esophagus Leveling with Ninth Thoracic Vertebra

（三）腹段（Abdominal Part）

食管的腹段甚短，仅有 10.0~20.0mm，入腹腔后向左与贲门相接。

（刘　靖）

六、食管的神经支配、血液供应及淋巴引流 Innervation Blood Supply and Lymph Drainage of Oesophagus

（一）食管的神经支配（Innervation of Oesophagus）

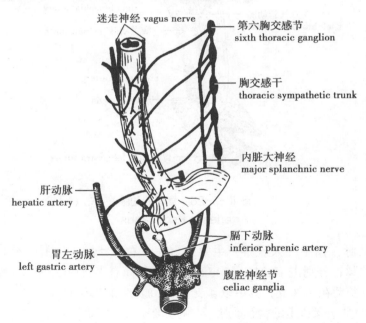

图Ⅱ-5-25　食管的神经支配示意图
Diagram of the Innervations of Esophagus

一般认为是来自迷走神经和交感神经的分支进入食管壁后，在环、纵肌层间及黏膜下层内形成两个神经丛，从这两个神经丛再发出分支至食管壁（图Ⅱ-5-25）。但有些学者认为支配食管上段横纹肌的部分为舌咽和迷走神经，它们的纤维起自疑核（nucleus ambiguus），故不属自主神经（autonomic nerve）。食管下段的平滑肌，则为迷走神经，神经纤维来自迷走神经背核（dorsal nucleus of vagus nerve），属副交感神经支配。迷走神经的节前纤维在食管壁内神经丛交换神经元后，节后纤维支配平滑肌运动。迷走神经的节前、节后纤维（preganglionic and postganglionic fibres）均为胆碱能纤维（cholinergic fibres）。食管是有交感神经纤维支配的，但交感神经的功能如何却不大清楚。据知支配食管下端括约肌的副交感神经兴奋时，可以通过食管壁内神经的胆碱能神经元兴奋（stimulation of cholinergic neuron）而引起收缩，也可以通过交感神经直接的作用而发生舒张。但在完全切除交感神经后，食管下端的括约肌仍然能正常收缩和舒张。因此，它的调节可能是通过副交感神经的支配来完成。此外，在食管完全由横纹肌组成的那些动物，可以预料在它们的食管中找不到壁内神经丛，但在人类食管的横纹肌组成的部分是存在着肌间丛。它们存在的原因和功能均未明了。

（二）食管的动脉和静脉（Arteries and Veins of Esophagus）

1. 食管的动脉（arteries of oesophagus）　食管的动脉血供较丰富，具有分段性、多支性、多源性及分支细小等特点（图Ⅱ-5-26）。颈部主要由来自于甲状腺下动脉的食管支供血，胸上段主要由来自于胸主动脉和支气管动脉的食管支供血。胸下段主要由来自于胸主动脉发出的食管固有动脉和肋间后动脉食管支供血，腹段主要由来自于胃左动脉和左膈下动脉食管支动脉供血。颈段有甲状腺动脉的分支，气管杈部有支气管动脉，胸下段有胸主动脉，腹段有胃左动脉等分支供应。这些动脉间有吻合支，但不丰富，特别在主动脉弓以上的部分血运较差，故作食管手术时不宜作广泛的分离。

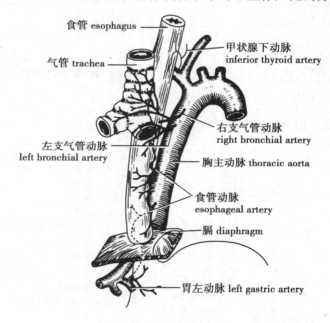

图Ⅱ-5-26　食管的动脉
Arteries in Esophagus

（1）颈段的食管动脉：据中国人观察，主要来自左、右甲状腺下动脉，分别占 97.6% 和 90.59%，其次是左、右锁骨下动脉，分别占 18.24% 和 13.53%。此外尚有来自甲状颈干、颈总动脉颈升动脉、肋颈干、椎动脉等。支数变动在 2~8 支，其中以 4 支占 38.0% 或 5 支占 31.0% 多见。

（2）胸部上段：即气管分叉以上的食管动脉，右侧主要来自第三肋间动脉、左、右支气管动脉，出现率为 31.64%±2.93%；左侧主要来自主动脉弓，它和胸主动脉的左支气管动脉，出现率为 34.18%±2.85%。此外，也可来自甲状腺下动脉、锁骨下动脉、肋颈干等。支数变动在 1~8 支，以 5 支较为常见。

（3）胸部下段：即气管分叉以下的食管动脉，来源有三：① 100% 接受来自胸主动脉的食管动脉的食管支；② 64.29% 来自右肋间动脉的食管支；③来自左侧肋间动脉食管支者仅有 7.14%。动脉支数为 2~9 支，以 6 支型多见。

（4）腹腔段的食管动脉：主要来自胃左动脉和膈下动脉。发自胃左动脉的分支供应食管前面的80.37%，来自膈下动脉的分支供应食管后面的53.34%；其他可来自副肝动脉、脾动脉、腹腔干等。从胃左动脉发出的食管支以 2~3 支多见，也可多达 7 支；从膈下动脉发出的食管支以 1 支多见。

食管各段动脉血管之间的吻合情况并不十分恒定。有资料显示，在支气管动脉分支与甲状腺下动脉、锁骨下动脉或颈段动脉分支之间有吻合者，右侧占 68%，左侧占 22%；支气管动脉与主动脉分支之间有吻合者右侧为 34%，左侧为 12%；食管下段主动脉两条分支之间有吻合者占 56%。

分布到食管各段的动脉分支较常见到要经 1~3 级分支后，再分升支和降支在食管表面互相连接形成纵行的动脉吻合。这种吻合上接甲状腺下动脉，下连上位的肋间后动脉食管支构成一些纵形吻合支，由纵行吻合再分支，穿入管壁形成肌层内和黏膜下动脉网。这些网与食管表面的动脉有畅通吻合。这些动脉网具有使动脉血在食管壁中相对均衡分配的功能。基于食管表面的动脉吻合网与黏膜下的吻合网发育是否良好，对由于食管剥离的阻断部分血管后的侧支循环的建立有很大的影响。通常认为颈段的血供来源较恒定，吻合丰富，血运也相对充分；其次是胸上段气管杈邻近的食管，血供也较好。胸下段食管支数虽少，但血管相对较粗大，血供也较丰富。所以，整个食管颈、胸上、胸下、和腹四段的血供从食管壁上配布来看还是比较丰富。至于有些学者所提到的段间血供可能存在相对血供贫乏区，如 Deme 认为胸下段上分与气管杈下方的一段食管，特别是其前面和右侧面，与血供丰富区之间的吻合比较贫乏等等，目前解剖学上还有争论。至于人体在多大范围内剥离食管是安全的，尚未有确切的报导，有待更多的资料，更进一步研究。

2. **食管的静脉回流（venous return of oesophagus）**　食管本身的静脉系统有黏膜下静脉丛和食管周围静脉丛，且丛与丛之间借大量穿支形成广泛交通吻合（图Ⅱ-5-27）。黏膜血液引流至黏膜下静脉丛，然后形成稍短、较粗的静脉穿过肌层，至食管表面周围的静脉丛。通常是食管颈段的静脉血主要注入甲状腺下静脉或头静脉。食管胸上段的静脉血，大部分注入奇静脉、半奇静脉和副半奇静脉，最后注入上腔静脉。而食管胸下段和腹段的静脉血，则部分回流至奇静脉，部分经胃左静脉（冠状静脉）入门静脉系统。因此，食管下段是门静脉系与上腔静脉系吻合的部位。所以，当门静脉回流受阻时，食管下段的静脉丛便成为门脉侧支循环的通路之一，故可出现静脉曲张，严重时，可引起血管破裂，造成食管大出血。

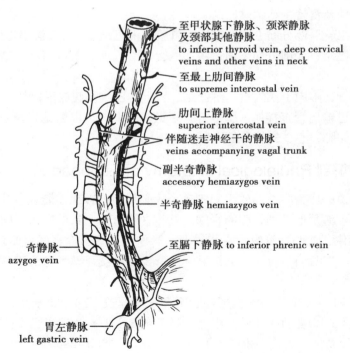

图Ⅱ-5-27　食管的静脉回流
Drainage of Esophageal Veins

（三）食管的淋巴引流（Lymph Drainage of Oesophagus）（图Ⅱ-5-28）

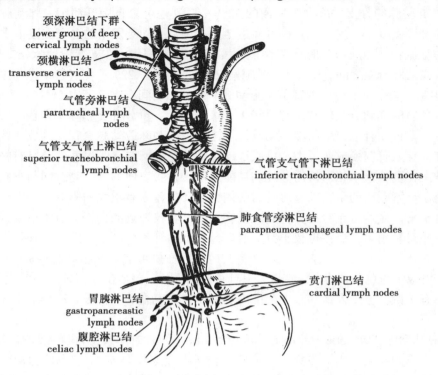

颈深淋巴结下群
lower group of deep
cervical lymph nodes

颈横淋巴结
transverse cervical
lymph nodes

气管旁淋巴结
paratracheal lymph
nodes

气管支气管上淋巴结
superior tracheobronchial
lymph nodes

气管支气管下淋巴结
inferior tracheobronchial lymph nodes

肺食管旁淋巴结
parapneumoesophageal lymph nodes

贲门淋巴结
cardial lymph nodes

胃胰淋巴结
gastropancreastic
lymph nodes

腹腔淋巴结
celiac lymph nodes

图Ⅱ-5-28　食管的淋巴引流示意图
Diagram of the Drainage of Lymph in Esophagus

颈段食管淋巴输出管多是斜向上行或横向两侧，注入颈深下淋巴结、气管旁淋巴结、气管后淋巴结及锁骨下淋巴结（图Ⅱ-5-28）。

胸上段食管淋巴输出管向上斜行或向两侧注入颈深下淋巴结、气管旁淋巴结、气管前淋巴结、支气管肺淋巴结、椎前淋巴结及食管主动脉淋巴结。

胸下段食管淋巴输出管一部分向上或两侧注入气管杈淋巴结、支气管肺淋巴结、食管主动脉淋巴结、食管旁淋巴结及椎前淋巴结；大部分向下通过膈肌的食管裂孔而注入贲门淋巴结、胃胰淋巴结、胃上淋巴结及腹腔淋巴结。

腹段食管淋巴输出管，多向下注入贲门淋巴结、胃上淋巴结及腹腔淋巴结。

也有一部分食管淋巴输出管直接注入胸导管，多见于胸下部，也可见于胸上部。食管淋巴管在行程中可与胸腔其他脏器，如肺、心、气管等的淋巴管相连接。

七、食管的 X 线解剖 Radiological Anatomy of Esophagus

由于食管也和胃肠道一样为肌性的软组织管道，故必须用造影剂才能观察其形态和生理变化。通常在吞钡后，正常情况下可清楚地见到管腔的轮廓以及与食管弯曲一致的影像。同时也可沿食管长轴显示数条纵行纤细的条纹影像，此乃食管纵行黏膜皱襞的影像。这些影像当经膈肌食管裂孔时，互相靠拢，过裂孔后又稍分离，并经胃贲门与胃小弯的纵皱襞的影像相延续。熟悉这些正常的影像，对早期诊断食管疾病有重要的实用意义。

此外，在 X 线检查时还可见到四个生理性狭窄和三个压迹。四个狭窄是：①食管入口处即环咽肌部位相当于第 6 颈椎水平；②主动脉弓处，相当于第 4 胸椎水平；③左支气管横过食管处，相当于第 4、5 胸椎间水平；④穿食管膈肌裂孔处，相当于第 10 胸椎水平（图Ⅱ-5-29）。

三个压迹中，有两个与上述的第 2、3 生理性狭窄的位置相一致，它们是：①主动脉弓压迹（impression of aortic arch），由于主动脉弓向左后方横跨食管时，压迫食管左前壁所致，因此该压迹一般随年龄的增长而日趋明显；②左支气管压迹（left tracheal impression），乃由于左支气管自食管前跨过时，压迫食管左前壁所致，当主动脉弓压迹和左主支气管压迹显现比较明显时，在两者之间形成囊状隆凸易误认为憩室；③左心房压迹（left atrial impression），乃左心房后壁向后推压食管中、下段的前壁所致。在正常情况下这些压迹的影像可随体位及呼吸运动而发生变化，如立位深呼吸时，压迹可消失。当左心房发生病理性扩大时，则食管压迹显著。在幼儿及少年左心房压迹稍明显，有时不易与左心房轻度肥大相区分。

此外，当钡剂通过食管入胃前，常在膈上部的末端显示一个一时性的膨大阴影，尤其在深吸气时更为明显，这是由于深吸气时，膈肌下降，食管裂孔缩窄所造成的生理现象。由于膨大的影像似壶腹，故称"膈壶腹（phrenic ampulla）"；相反，当呼气时，因膈肌上升，食管裂孔松弛，壶腹内的钡剂迅速入胃（图Ⅱ-5-30、图Ⅱ-5-31）。

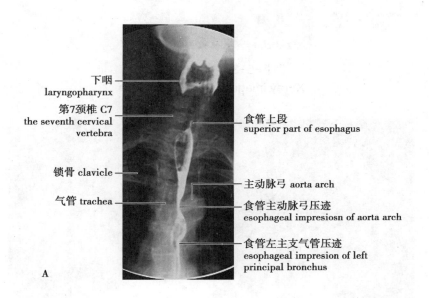

下咽 laryngopharynx

第7颈椎 C7 the seventh cervical vertebra

锁骨 clavicle

气管 trachea

食管上段 superior part of esophagus

主动脉弓 aorta arch

食管主动脉弓压迹 esophageal impresiosn of aorta arch

食管左主支气管压迹 esophageal impresion of left principal bronchus

A

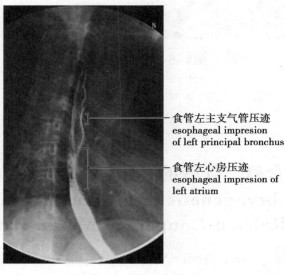

食管左主支气管压迹 esophageal impresion of left principal bronchus

食管左心房压迹 esophageal impresion of left atrium

B

图Ⅱ-5-29　食管狭窄与压迹
Esophageal Stenosis and Impression
A. 主动脉弓压迹（Esophageal Impression of Aorta Arch）
B. 左心房压迹（Esophageal Impression of Left Atrium）

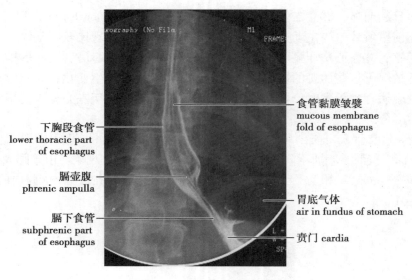

图 II-5-30　膈壶腹 X 线片
X-ray Image of Phrenic Ampulla

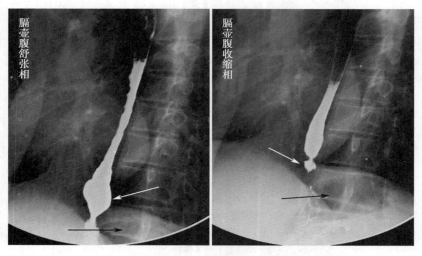

图 II-5-31　膈壶腹（X光片）
Phrenic Ampulla，X-ray
食管下段充盈相显示膈壶腹。白箭示膈壶腹，黑箭示胃底

（卢伟光　刘　靖）

第三节　食管、气管的胚胎发生与有关的先天性畸形
Section 3　Embryogenesis of Esophagus and Trachea and the Related Congenital Malformation

　　食管、气管均来源于前肠。前肠是原始消化肠的前段，它是卵黄囊的内胚层上皮形成的。原始消化肠中段与卵黄囊通连的部分称为中肠，中肠的前端称前肠，后端为后肠。

　　通常在胚胎第 4 周左右食管尚为一位于咽至胃之间的短管，以后由于颈部的生长，心脏位置的变迁及肺芽的膨大，食管也随之延长，与此同时，在咽囊尾端之前，食管底面有一纵走之喉气管沟出现，是呼吸系器官的始基。喉气管沟上段演变为喉及气管；下段演化为左、右支气管及肺。由于食管和气管均系来源于胚胎的前肠，而且在早期是一个共同的管道，随着胚胎的发育，在喉气管沟的两侧各发生一纵行长沟，自下而上，渐渐深陷，一般到第5、6周时，喉气管沟与原始食管分开，即腹侧部分形成气管，背侧部分形成食管（图Ⅱ-5-32）。

在食管形成时，里面的腔道暂时闭塞。食管内面的上皮变化比较特殊，初为单层柱状，到胚胎4个月部分上皮出现纤毛，亦有部分变为复层，至胎儿出生前后食管上皮才完全变为复层扁平上皮。食管上皮的增殖使食管腔隙大为减少，但不久即发育为正常状态。

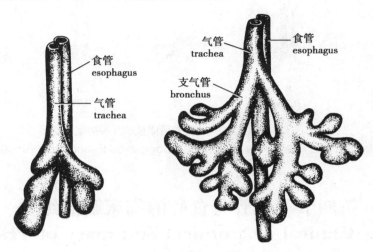

图Ⅱ-5-32　食管、气管发生示意图
Diagram of the Genesis of Esophagus and Trachea

如果发育过程中，未按正常进行，某一部分受到障碍，不成管状，即发生食管闭锁；如果由于某种原因气管与食管未完全分开，而且管腔相通，即形成气管食管瘘；假如在食管发育的早期，有部分细胞分出并继续生长，即形成一般所称的食管重复畸形，且大都表现为囊肿，靠近食管壁，有的和食管腔相通，成为先天性食管憩室。这种重复畸形亦可完全在食管肌肉层内上、下端与食管腔相通，成为双腔食管。

上述这些畸形，在临床上比较罕见。但在食管畸形中，则以食管先天性闭锁，且常伴有气管食管瘘比较常见。造成这些畸形的原因目前尚未清楚，且有多种说法，有谓由于母亲在怀孕期间患病，有谓胎盘有不正常状态，亦有认为与遗传有关等。但有一点值得注意的是，先天性食管闭锁的婴儿，约有1/3常伴有身体其他器官的畸形，较常见的为先天性心脏血管畸形及胃肠道的闭锁，如肛门闭锁、小肠闭锁等。这些畸形从形态上来分，大致有三个类型（图Ⅱ-5-33）。

1. 食管闭锁和气管食管瘘同时存在（oesophageal atresia and tracheoesophageal fistula exist simultaneously）这一类型又可有三种情况，即：①食管上段和下段完全分开；食管上段为盲端，下段和气管相通形成食管气管瘘，约占86.5%（图Ⅱ-5-33A）；②食管下段成盲管状；上段与气管相通形成食管气管瘘，约占0.8%（图Ⅱ-5-33B）；③食管上、下段完全隔绝或分开，但上、下二段之间的距离长短不等，其间可以完全离断或有纤维组织相连，其下段的上端多仍在膈上，但也有完全在腹部，约占7.7%（图Ⅱ-5-33C）。

2. 食管闭锁，无气管食管瘘（oesophageal atresia without tracheoesophageal fistula）有双瘘，即食管上段及下段分别与气管相通，约占0.7%（图Ⅱ-5-33D）。

3. 气管食管瘘（tracheoesophageal fistula），但食管畅通约占4.2%（图Ⅱ-5-33E）。

据观察以上各型中，以食管上部为一盲管，自口咽下达胸腔上口有时可达气管分叉平面；食管下部的上端与气管相沟通，其通连点多在气管分叉处或其稍上方，个别可与右总支气管相通连。食管上、下端的距离一般约10.0~30.0mm，其间或有纤维组织或肌丝相连，但内腔不通，这种情况最为多见，占所有食管闭锁的80%~90%。北京阜外医院报道的13例中，属此种情况者就有11例（图Ⅱ-5-33A）。

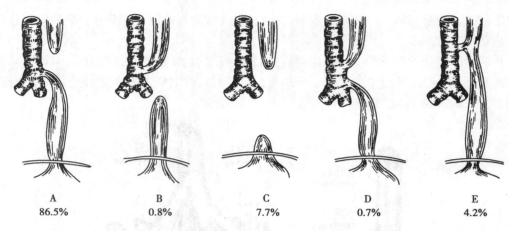

A	B	C	D	E
86.5%	0.8%	7.7%	0.7%	4.2%

图Ⅱ-5-33　较常见的先天性食管闭锁的几种类型示意图
Diagram of a Few Kinds of Common Congenital Esophageal Atresia

第四节　气管与食管的临床解剖纪要
Section 4　Clinical Anatomical Summary of Trachea and Esophagus

一、气管切开术的进路解剖学 Anatomical Entrance of Tracheotomy

（一）气管切开术的应用解剖学（Applied Anatomy of Tracheotomy）

气管切开术适用于喉本身疾患（如急性喉炎、喉创伤、喉肿瘤等）和喉以外疾患（如颈部炎症、外伤、肿瘤等）所引起的呼吸道阻塞，以及脑外伤后昏迷、颈部和胸部手术后咳痰困难影响呼吸道畅通等。做颌面部、口腔、鼻咽部或喉内大手术时，如不能作气管插管，也可作气管切开术经气管导管进行麻醉。

气管颈段上接环状软骨，下达颈静脉切迹，长约 56.0mm，约占气管全长的一半，共有 6~8 个气管软骨环。第 1 个软骨环较高、较宽，其余软骨环约高 4.0mm，厚 1.0mm。两个或多个环之间常有部分联合。气管内横径男性为 16.5mm，女性为 13.6mm。内矢状径男性为 15.0mm，女性为 12.6mm。其轮廓明显，且近体表，气管软骨环、环状软骨、喉结及舌骨均能清楚地摸到。气管起始部表浅，一般距皮肤 10.0~20.0mm，在胸骨柄上方则为 30.0~40.0mm。

气管颈段前方由浅入深依次为皮肤、浅筋膜、深筋膜浅层、胸骨上间隙及颈浅静脉弓、舌骨下肌群、气管前筋膜、甲状腺峡及气管前间隙。两侧紧贴甲状腺侧叶，并与颈动脉鞘及胸膜相邻。气管与食管之间两侧的沟内有喉返神经（见图Ⅱ-5-5）。

在气管前面，甲状腺峡的下方有甲状腺下静脉，通常形成静脉丛；有时还有细小的甲状腺最下动脉（12%）；在婴幼儿尚可见到胸腺、左头臂静脉和主动脉弓，在某些成人也可能具有位置偏高的头臂干（无名动脉）、左头臂静脉甚至主动脉弓。故在气管切开术时必须特别注意，以免损伤这些结构而出现严重后果。最近，有人指出，气管切开术后必须注意晚期出血（术后 6~10 天），虽是少量，但常是致死性大出血的先兆。近年来，中国和外国文献曾有不少报道，有些实为头臂干出血。头臂干在第 7~8 气管环处越过气管前壁向右后斜行，与气管十分接近，其间仅有少量结缔组织，尤其是年幼儿童，头臂干位置较高，常超出胸廓上口，作低位气管切开术，有一定危险性，如低于第 5~6 气管环，则更为危险。据 Oskinky 测量结果，若套管置入低于第 5 气管环时，套管凹面可直接刺激头臂干导致破裂；若置于第 2、3 气管环处，最大可能是套管气囊或套管末端腐蚀气管前后壁损伤头臂干。头臂干破裂的原因，可能是套管气囊的压力相当于气管黏膜毛细血管的平均灌注压力，从而影响局部血液供应，导致气管前壁腐蚀后直接刺激或感染头臂干。这种术后大出血是最常见的迟发性致死性并发症，发生率为 1%~4.5%。在吸入性呼吸困难的吸气期，气管后壁可凸向前方，食管前壁随之前凸，故气管切开时不要切入过深，以免损伤气管后壁和食管，形成气管食管瘘。

婴幼儿和年龄小的儿童，气管软骨既小，且很柔软，活动度也较大，作气管切开时，若患儿头位过度后仰，颈椎向前凸，压迫气管，使之变得扁平狭窄，可引起呼吸困难。且头位过度后仰，胸段气管被牵扯上移，相对使气管切开位置过低，头位恢复原位时，气管切口可能与胸腔相通，将发生严重后果。

为了安全施行气管切开术，Jackson（1865-1958，美国喉科医生）曾划定了一个气管切开术的安全三角（图Ⅱ-5-7）。

（二）手术入路的解剖学（Anatomical Entrance of Operation）

患者仰卧，肩下垫枕，头后仰，使颈隆凸、喉结及胸骨颈静脉切迹中点始终保持在一直线上，固定气管于正中矢状位，从环状软骨下缘至颈静脉切迹作一纵行正中矢状切口（也有人用横切口，切口与颈部皮肤张力线（Langer 线）的方向一致，术后伤口愈合较快，瘢痕隐晦，但手术操作不如纵切口方便），依次切开皮肤、浅筋膜和颈白线，拉开中线两侧的舌骨下肌群，切开气管前筋膜，显露气管，在气管前方牵开或切断、结扎甲状腺下静脉和可能存在的甲状腺最下动脉，以免误伤；向上推开甲状腺峡，用尖刀由下往上纵切（也可作十字切开）第 3~5 气管软骨环、有时也可切开第 2~3 气管软骨环，但勿高于第 2 和低于第 5 气管软骨环，以免引起喉狭窄和伤及其他周围结构。

二、支气管镜检的临床解剖学 Clinical Anatomy with Bronchoscopy

支气管镜（bronchoscopy）检查是供临床医生在直视下观察患者气管、支气管病变情况，以及采集病理标本，并可用于止血、吸痰、取异物、摘除肿物等的一种重要手段。是检查下呼吸道有关疾病的较常用的诊疗技术之一。自 Bozzini（1806）开始应用烛光为光源，以铜管来检查肛门和子宫病变以来，几经改进的支气管镜的临床应用已有近 200 年的历史。早期采用的是硬支气管镜，其优点是内径大，取活检和异物较容易。缺点是检查范围受限，不能窥视较细小的支气管；插管中病人要承受较大的痛苦；且医生操作不当易穿破气管壁。1964 年日本池田研制出可屈性纤维支气管镜（flexible bronchofibroscope，或称软性纤维支气管镜），并于 1967 年应用于临床。由于软性纤维支气管镜具有镜体细而可弯曲的特点，改变了光线传输只能沿直线行进方式，可以沿任何弯曲管道前行，检查以往不能到达的解剖部位。其次，由于光线照明充足，并可用广角镜摄像，故可观察到极细微的病理改变。而且受检患者痛苦小，因此，目前已广泛应用于临床。

纤维支气管镜检查进路一般有三种解剖学途径：一是经鼻插入；二是经口插入；三是经气管套管口插入。临床上较常用经鼻插入法。经鼻入路应首先排除某些鼻部疾患，如鼻中隔偏曲，鼻甲肥大，鼻息肉等。

纤维支气管镜由一侧鼻孔插入，首先在鼻前庭见到鼻毛，稍进可见到下鼻甲前端。沿下鼻道底或总鼻道与硬腭平行徐徐深入 6.0cm，则可见到咽后壁及咽鼓管垫。再深入 1.0cm，镜端上翘进入鼻咽部，在此同时调整上翘角度可见到活动而略内收的软腭及悬雍垂。进入约 16~20cm 即可见到舌根及会厌。自会厌的喉面越过，镜端略翘即可见声门（glottis），此时让患者吸气，声门张开，将镜迅速插过声门进入气管（trachea）。进入气管后，应使镜端处于气管中央，有利于从一个管道上端向远端看景象。正常气管黏膜呈淡红色，潮湿而有光泽（见文末彩图Ⅱ-5-3）。如果镜下见到黏膜粗糙，肉芽肿、肿物呈现结节或球状，无包膜等形态改变都应高度重视，作病理活检以明确诊断。气管软骨呈马蹄形，占周径的 2/3~4/5，缺口向后为无软骨的膜部。各软骨环呈白色，其上的微血管清晰可见。而气管环间膜则色泽稍红，血管纹理不清，凹下而软。气管的膜性后壁色较红，血管纹理不清，当咳嗽时常见凸入气管腔。边观察边推进，此时应注意黏膜色泽、有无肿物、气管全段是否保持马蹄形、气管是否笔直居中、有无推挤倾斜或压迫变形等改变、心脏传来的搏动对气管壁的震动是否均匀一致等等。当进入胸段气管时，心脏搏动感愈加明显。应重点观察气管下段两侧壁是否改变，特别是对于肺门增宽的病例。

自鼻孔至气管末端长约 28~30cm，此时可见醒目标志——"气管隆嵴（carina of trachea）"（见图Ⅱ-5-1、文末彩图Ⅱ-5-3）。正常的隆嵴在腔内为短的矢状位白色软骨嵴，在仰卧位时为垂直位，居气管中线稍偏左侧，这是由于左支气管稍细而分支角度更大的缘故。由于隆嵴的锐度，长度和位置有比较重要的临床意义，故观察时应注意隆嵴的轮廓分明程度和动度。在正常情况下咳嗽时隆嵴会变短，变厚。基于隆嵴的周围有许多淋巴结，故当淋巴结肿大时隆嵴会发生挤压而变形。因此，当正常形态变化消失时，可能提示癌肿浸润（见文末彩图Ⅱ-5-34），隆嵴或隆嵴下淋巴结肿大，将纤维支气管镜右偏25°即进入右支气管，平隆嵴左侧即进入左支气管。支气管腔与气管内腔不同的是，软骨环已成为全环，软骨间间隙相对减小。有关支气管镜下所见可见（见图Ⅱ-5-11）。

三、食管镜检的临床解剖学 Clinical Anatomy with Esophagoscope

1. 根据食管正常的、较明显的矢状位的弯曲和不明显的冠状位弯曲，而这些弯曲又可由于头部位置的改变而相应改变。因此，当做食管镜检查时，开始头要高位，这样可使食管起端的弯曲变直。当食管镜进入中段时（一般指通过环咽肌后）则应使头的位置渐渐降低，并将头稍偏于右侧（使冠状弯曲变直）。待食管镜到达贲门时，病人头可使之位于肩水平下约20.0mm，使其嘴端对向左髂前上棘。

2. 由于儿童的气管腔较狭窄、壁软等年龄上的特点，以及气管与食管在颈部的密切关系，因此，当食管上段异物体积较大时，有压迫气管的危险，所以当用食管镜取儿童食管异物时，如果病孩的头位较低，插入的食管镜可以阻塞气管，故此时儿童应保持头高位，则可避免发生窒息的危险。

3. 由于食管胸段与主动脉的关系密切，故主动脉瘤的患者，一般是禁忌插食管镜的，同时也可说明主动脉瘤为什么会引起吞咽困难的解剖关系。

4. 食管镜检时要记清喉口的结构及食管起端是食管最狭窄之处，又是异物容易停留的地方，也是食管镜检时较难通过的解剖位置。通常食管镜至食管上端时可见到环咽肌之收缩状态，此时绝不能强行插入，一般稍待数秒钟后，此紧张状态即可缓解，然后再行插入，故在第一狭窄处要特别注意。

5. 根据食管的走向，使用食管镜检时，一般由右口角送入，进入右侧梨状窝后，此时食管镜很容易滑过中线而至左侧，进入左侧梨状窝。所以当食管镜由左侧梨状窝移于右杓状软骨之后时，应记住保持在中线，方可避免穿破食管的危险。

6. 梨状隐窝位于喉头之两侧，向下与食管相续，在正常情况下可能见有少量唾液，而无其他内容。因此当发现窝内有分泌物或食物残渣时，则可能是食管病变的征象（Jackson征）。尤其在吞咽困难的患者，更要提高注意，因为咽喉的肿瘤也常侵入梨状隐窝，异物也常嵌顿于隐窝内。

7. 食管先天性闭锁，多伴有气管食管瘘，从胚胎发生上去解释是容易理解的。但由于食管是食团必经之处，而且这种畸形又多见于新生儿。因此，当发现新生儿进食时发生呕吐和伴有呼吸系统症状，虽有各种可能，但从解剖学角度来看首先考虑到食管闭锁。如果在有气管食管瘘而无食管闭锁的病例，症状也就可能不那么明显，给诊断带来一定困难。

8. 食管畸胎瘤（teratoma esophageal） 畸胎瘤（teratoma）据已有资料显示多发生于生殖部位，常见于卵巢，其次是睾丸，也可以发生于后腹膜、前纵隔、骶尾部、颅底等部位，或可出现于脑、鼻、颈、口底、前列腺，且以良性为多。虽在文献资料有位于肝脏、甲状腺、肺及胃畸胎瘤的报告，但一般均较少见。而出现在食管的畸胎瘤则十分罕见。国外Bernat曾收集1972—1990年间共有7例食管畸胎瘤，国内河北石家庄高营社区卫生服务中心内科何志广等2013年报导1例。

该例患者为男性40岁，因咽下硬噎感一年而就诊。在胃镜下距门齿31~36cm处见两个豆大亚蒂隆起，表面黏膜光滑完整，隆起肿物基底部呈广基形态（见文末彩图Ⅱ-5-35）。小探头超声内镜（EUS）显示，食管腔内偏下端病变分隔样囊实性病变，局部肌群缺失。彩色多普勒示肿物内部见动脉样血管，食管腔内偏上端肿物大部分为强回声改变，内部见囊性改变，基底部肌层可见（见文末彩图Ⅱ-5-36）。患者术后大体病理标本显示，肿物表面被覆扁平上皮，且伴多量血管，组织内伴有毛发、皮脂腺、汗腺，包块中央为脂肪组织、结缔组织及平滑肌组织。病理诊断为食管成熟型畸胎瘤。

畸胎瘤一经确诊，最好尽早手术切除，既可避免良性畸胎瘤恶变，同时也可减少肿瘤引发的感染、破裂、出血等并发症的发生。

四、颈段食管手术的解剖学 Anatomy of Operation on Esophagus of Cervical Segment

（一）应用解剖学（Applied Anatomy）

颈段食管的手术适用于取出异物、扩张狭窄部、切除憩室和肿瘤等。

颈段食管起始端对应环状软骨下缘，即相当于第六颈椎平面与咽相续，向下至颈静脉切迹处续胸段，占食管全长的 1/3。起始部是食管的第一狭窄处，也是食管憩室的好发部位。

颈段食管的前方为气管，但往下，食管渐移至左侧，至颈根部，则超过气管左缘 40.0~60.0mm，故颈段食管手术一般选择左侧，对有些食管憩室凸向右侧者除外。后方借椎前间隙、椎前筋膜及颈长肌与脊柱相隔、两侧为甲状腺侧叶及颈动脉鞘。颈动脉鞘与食管相距仅 10.0~20.0mm，鞘的前面有时可见到舌下神经襻，手术必要时可以切断。食管与气管的沟内有喉返神经。在颈根部，食管右侧与胸膜顶相邻；左侧与胸导管、锁骨下动脉及胸膜顶邻接，且与颈动脉鞘更贴近，仅数毫米（见图Ⅱ-5-22）。上述毗邻关系对颈段食管手术入路至关重要，以免误伤，引起严重后果。

（二）手术进路解剖学（Anatomy for Operative Aditus）

一般采用左侧进路，在甲状软骨上缘平面，沿胸锁乳突肌前缘至颈静脉切迹作一斜行切口，依次切开皮肤、浅筋膜、颈阔肌及颈深筋膜浅层，显露肩胛舌骨肌，向上外方牵引或切断，找出甲状腺左侧叶，牵向前内侧，再将颈动脉鞘牵向后外侧，如遇到甲状腺下动脉，可牵开或结扎，切断，充分显露食管，在靠近气管处切开食管。

（张为龙）

五、临床食管钡餐造影图 Clinical Esophageal Barium Meal Radiograph

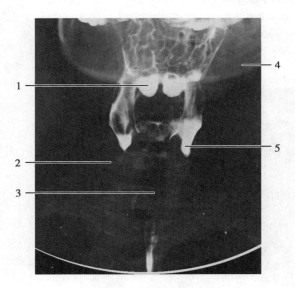

图Ⅱ-5-37　下咽及食管上段
Hypopharynxand Superior Part of Esophagus

1. 会厌谷 epiglottic vallecula
2. 第 7 颈椎 the seventh cervical vertebra
3. 食管上段 superior part of esophagus
4. 下颌骨 mandible
5. 梨状窝 piriform recess

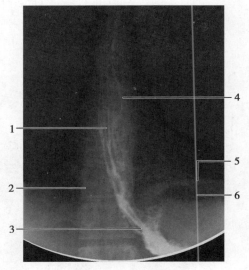

图Ⅱ-5-38　食管下段
Inferior Part of Esophagus

1. 食管黏膜皱襞 mucous membrane fold of esophagus
2. 胸椎 thoracic vertebrae
3. 贲门 cardia
4. 食管壁 wall of esophagus
5. 膈 diaphragm
6. 胃底 fundus of stomach

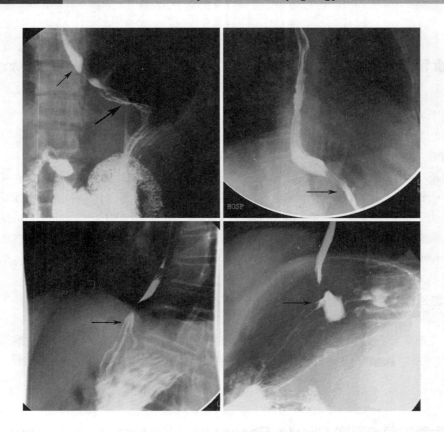

图Ⅱ-5-39　贲门的不同形态
Different Forms of Cardia
粗箭示贲门（coarse arrow to show cardia），
细箭示膈壶腹（fine arrow to show phrenic ampulla）

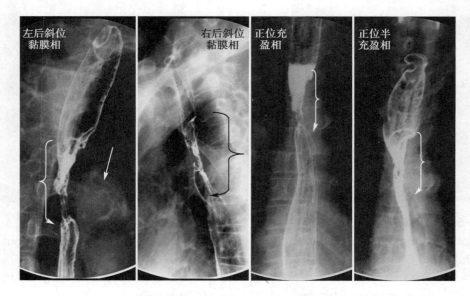

图Ⅱ-5-40　男 71 岁食管癌，食管胸段（主动脉弓平面）狭窄，边缘不规则，
黏膜中断，其上段食管扩张。大括号示病灶范围，箭示主动脉弓
a 71–Year–old Man，Demonstrated Esophageal Carcinoma. the Thoracic Part of Esophagus（At The Level of Aortic Arch）is Stenotic，with Irregular Edge and Discontinuous Muscosal Line.The Part of Esophagus Upper to the Lesion is Dilated

（周正根）

第六章 颈 部

Chapter 6　Neck

第一节　颈部外表形态和分区
Section 1　Superficial Configuration and Subarea of Neck

一、基本概念 General Conceptions

　　颈部位于头胸之间，可视为连接头与躯干、躯干与上肢之间的桥梁。因此，头与躯干之间往返的结构在颈部多是纵向排列，如咽喉、食管、气管等颈部器官纵列于脊柱的前方。大的血管、神经则纵行于颈部器官的两侧。而胸部经颈部到上肢的血管、神经，多取横位，如锁骨下动脉和静脉、臂丛等。从颈部器官安排来看，可知其在临床上是一个重要而有实用意义的局部部位。

　　颈部的形态有显著的个体、性别及年龄差异。一般瘦长者颈长而细，肥胖的人较短而粗，女性和儿童由于皮下脂肪较多，故轮廓较圆。同时由于运动灵活是颈部的特点，加上发音、吞咽、呼吸等活动，更增加了颈部结构间的活动范围与颈部灵活运动相适应。颈部肌肉数目较多，大小不一，形态复杂，层次较多。颈部的筋膜及蜂窝组织也特别发达，表现在颈部筋膜层次多，包绕颈部各器官形成鞘，且与上肢、纵隔密切相关。这样，不但与颈部运动相适应，而且起着保护作用。同时，筋膜之间形成蜂窝组织间隙，在临床上蜂窝组织炎常可沿这些间隙蔓延到咽部、胸腔或上肢的腋窝。颈部的血管神经也都被筋膜包绕形成血管神经鞘，尤其在颈根部围绕静脉壁形成的静脉鞘，可借结缔组织与静脉壁紧密连接，使静脉壁在创伤时不能闭合，所以颈部静脉创伤有引起空气栓塞的危险。熟悉这些相关的情况在临床应用上颇有意义。

　　颈部活动范围颇大，正如前述。因此，当颈部运动时各器官的位置会发生改变，如头后仰时，颈前部变长，颈段气管与皮肤接近，尤其在环状软骨下方最为表浅，距皮肤约 10.0~20.0mm，是气管切开时的适当位置。当头向一侧转动时，喉、气管均向旋转侧移动，食管则移向旋转的对侧。在颈部手术时对这些情况应有充分的了解。由于头的重心位于环枕关节的前方，故后部的肌肉多而粗壮；而位于脊柱颈段前方的肌肉，均较细小，多取纵行位，使之与功能相适应。

二、颈部的境界及分区 Boundaries and Regions of the Neck

　　上界：下颌骨下缘、下颌角、乳突尖、上项线和枕外隆凸的连线。

　　下界：胸骨上切迹（胸骨颈静脉切迹）、胸锁关节、锁骨、肩峰和第 7 颈椎棘突的连线。

　　颈部以斜方肌前缘为界（或自乳突至肩峰的连线），分为前、后二部。后部为项部，前部为狭义的颈部。它又分为颈前区和颈侧区，前者由两侧的颈内侧三角所组成，后者又分为胸锁乳突肌区和颈外侧三角（图Ⅱ-6-1）。

　　颈内侧三角（medial cervical triangle）又称颈前三角（anterior triangle of neck）。上界为下颌骨下

缘，前界为颈正中线，后界为胸锁乳突肌前缘。二腹肌和肩胛舌骨肌上腹又将此三角分成颌下三角（inframandibular triangle）或二腹肌三角（digastric triangle）、颈动脉三角（carotid triangle）和肌三角（肩胛舌骨肌气管三角）（omotracheal triangle）。

两侧颈内侧三角，以舌骨为界，分为舌骨上区和舌骨下区。在舌骨上区中，除颌下三角外，还有颏下三角。

胸锁乳突肌区，为胸锁乳突肌所在的部位。颈总动脉、颈内静脉均在此区。颈内静脉前后有较多的颈深淋巴结，为颈部恶性肿瘤转移最先到达的部位，颈部淋巴结肿块也常在此被触及。

颈外侧三角（lateral cervical triangle），前界为胸锁乳突肌的后缘，后界为斜方肌前缘，下界是锁骨的中 1/3 段。肩胛舌骨肌下腹自此三角的下方通过，因而又将其分为枕三角（occipital triangle）或肩胛舌骨肌斜方肌三角（trigonum omotrapezium）和肩胛舌骨肌锁骨三角（omoclavicular triangle）或锁骨上三角（supraclavicular triangle）。

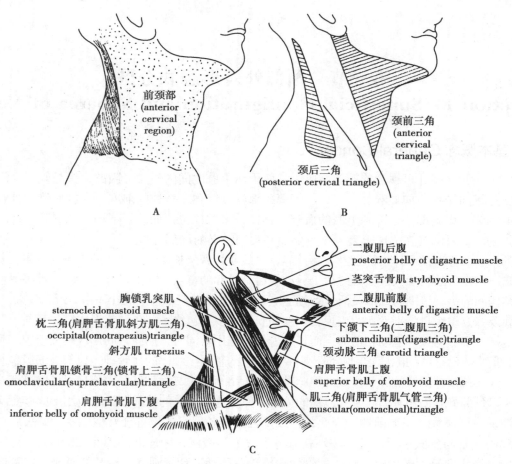

图Ⅱ-6-1 颈部三角示意图
Diagram of the Triangles in Neck

三、颈部的体表标志 Superficial Landmark of the Neck

颈部的体表标志一般在临床上常用而又能摸到的有以下内容（图Ⅱ-6-2）。

（一）舌骨（Hyoid Bone）

舌骨位于颈中线最上方，当两眼向前平视时适对下颌骨下缘。用手触摸在吞咽时可感到其在手指下移动，后方约对第 3 颈椎，舌骨大角上缘是作为寻找结扎舌动脉的标志。由于胚胎发育畸形出现的瘘管，若瘘管高于舌骨平面，可认为来自第一对鳃沟，低于舌骨平面则来自第 2~5 鳃沟。当进行甲状舌骨囊肿摘除手术时，常需将舌骨体中部切除，以达到彻底根治，减少复发的目的。

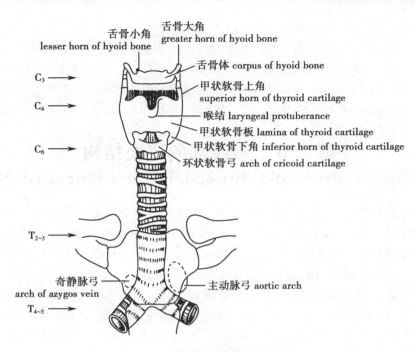

图Ⅱ-6-2 颈部表面标志示意图
Diagramof the Surface Landmarks in Neck

（二）甲状软骨（Thyroid Cartilage）

甲状软骨位于舌骨体的下方，其间以甲状舌骨膜相连，成年男性在前方有明显的喉结（laryngeal prominence），妇女及小孩喉结不明显，但也可摸到。其上方即甲状软骨上切迹（superior thyroid notch），是颈部正中线定位的重要标志。颈总动脉分叉恰在此切迹同一水平上。甲状软骨后方对第5~6颈椎。

（三）环状软骨（Cricoid Cartilage）

环状软骨位于甲状软骨的下方，其间以环甲膜相连。临床上常在此处作急救切开或用粗针头插入，以解救窒息。环状软骨后方正对第6颈椎下缘，可借此标志认出下述结构：①当头部出血需暂作止血时，可在此水平于环状软骨两侧，相当于胸锁乳突肌前缘中点处，将颈总动脉压于第6颈椎横突前结节，以达到暂时止血的目的，故第6颈椎前结节也称颈动脉结节或Chassalgnacs结节（夏桑亚克结节）；②相当于肩胛舌骨肌与颈总动脉交叉点，在交角内有舌下神经降支与第2颈神经的分支组成舌下神经襻（hypoglossal ansa），并在交角内发出舌骨下肌群的运动支，可据此将颈深淋巴结分为颈深上淋巴结和颈深下淋巴结两组；③是喉与气管、咽与食管的交界点；④相当于颈交感干颈中节所在的位置。

（四）气管颈段（Cervical Tracheal Segment）

其在环状软骨下缘至胸骨上切迹（胸骨颈静脉切迹）之间的皮下均可摸到，当头后仰时尤为明显。一般是环状软骨下方，气管最为表浅，距皮肤仅约10.0~20.0mm，越往下则越深，在胸骨上缘距皮肤约40.0~45.0mm。

（五）胸骨上切迹（胸骨颈静脉切迹）（Suprasternal or Sternal Jugular Notch）

其相当于第2、3胸椎水平。右侧胸锁关节后方为头臂干（无名动脉）分叉处，左侧胸锁关节后方则有左颈总动脉经过。

（六）锁骨上三角或锁骨上窝（Supraclavicular Triangle or Fossa）

其为位于锁骨的中1/3上方，胸锁乳突肌后缘与斜方肌前缘之间。锁骨下动脉行经此窝，故在此窝的锁骨上缘处可摸到锁骨下动脉搏动，在动脉搏动处的后上方，有臂丛的锁骨上部，自内上向下外，经锁骨中后方和第一肋之间。臂丛麻醉经锁骨上入路时，常在动脉搏动点之外上方，即锁骨中点上方10.0~15.0mm处进针，但要注意勿损伤在此窝内的胸膜顶。呼吸困难时，此窝加深，是"三凹征（three concave sign）"之一。

（七）胸锁乳突肌（Sternocleidomastoid Muscle）

是颈部的重要肌性标志，当头转向一侧时，则另一侧的胸锁乳突肌颇明显。胸锁乳突肌深面有颈总动脉、颈内静脉、迷走神经、颈丛等重要结构。耳大神经、枕小神经、颈前皮神经及锁骨上神经等皮神经适在此肌后缘中点走出后放散至各处。颈部手术行局部阻滞麻醉时，即在此中点进行。副神经就在胸锁乳突肌后缘上、中 1/3 交点处稍上方向下外至斜方肌。故称胸锁乳突肌后缘中点为神经点（neural point）。

第二节　颈浅部的主要结构
Section 2　Principle Superficial Structures of Neck

浅部结构主要包括皮肤、浅筋膜及其内的肌肉、有关血管、神经等。其中有位于浅筋膜内的颈阔肌（platysma），因位于皮下也称颈皮下肌（subcutaneous muscle of the neck）。此肌不恒定，在人类不很发达。它起自胸大肌和三角肌筋膜，向上内至口角，并与口角区的表情肌纤维相连接，而另一部分纤维则编织于腮腺咬肌筋膜中。位于颈浅部的静脉要穿过此薄肌至深部静脉，故对促进浅静脉内血液流动或有一定作用。同时此肌属皮肌，故在裂伤和手术切开后必需细心缝合，不然肌纤维发生回缩，容易形成较大瘢痕。切口应与颈部皮纹一致。此外，若手术时将颈阔肌切断而颈深筋膜浅层仍完整时，被切断的血管不能回缩，管腔开放而出血多；如将颈深筋膜浅层同时切断，则血管可回缩，一般小血管的渗血将可止住。

颈阔肌受面神经的颈支支配。

一、颈浅部的浅静脉 Superficial Cervical Veins

（一）颈外（浅）静脉（External or Superficial Jugular vein）

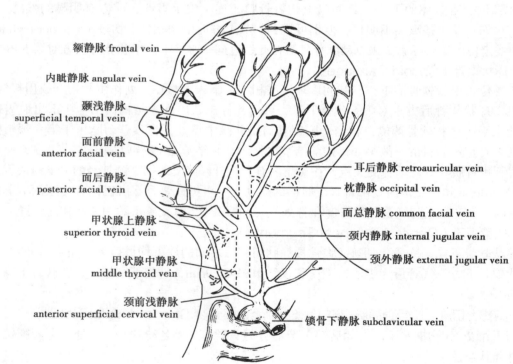

图 Ⅱ-6-3　头、颈部浅静脉示意图
Diagram of the Superficial Veins in Head and Neck

颈外静脉是颈部浅层中较大的静脉，活体上易见。其管径平均约 6.0mm，系由面后静脉的后支与耳后静脉在相当于下颌角处合并而成，然后越胸锁乳突肌浅面向下，相当于锁骨内、中 1/3 交点距锁骨 25.0mm 处，穿颈深筋膜注入锁骨下静脉或颈内静脉（subclavian vein or internal jugular vein）（图 Ⅱ-6-3）。

颈外静脉（external jugular vein）穿深筋膜处，血管壁与筋膜密切相连。此静脉变异较多，约6%的人缺如。一般一侧静脉较大者，另一侧多较小，两侧均大者，颈内静脉相应地较小。由于静脉表浅，在儿童，可在此处输液或取血。在临床上已开展切开或穿刺颈外静脉，以代替锁骨下静脉穿刺，进行上腔静脉插管，作为长期高价营养治疗或测定中心静脉压。穿刺或切开颈外静脉的部位，可在锁骨上方60.0mm处胸锁乳突肌浅面至肌后缘一段，穿刺方向可沿胸锁乳突肌后缘斜向前下。由于有少数人的颈外静脉呈垂直注入锁骨下静脉，故插管时应注意此种情况，并随时注意调整插管的角度。

（二）颈前浅静脉（Superficial Anterior Jugular Vein）

其起自颏下部的浅静脉，在颈正中线两侧向下，注入颈外静脉或锁骨下静脉（图Ⅱ–6–3）。由于颈浅部的静脉均位于浅筋膜内（即在浅筋膜与深筋膜浅层之间），主要的颈外静脉和颈前静脉多取垂直位，故颈部作横切口时慎勿伤及这些静脉。

二、颈浅部的神经 Superficial Cervical Nerves

颈浅部的神经除支配颈阔肌的面神经颈支是运动神经外，其余都是皮神经，均来自颈丛（图Ⅱ–6–4）。它们都在胸锁乳突肌后缘中点处从深层穿出，再以不同方向散开，进入浅层中。

（一）耳大神经（Great Auricular Nerve）

其为颈丛中最大的皮神经，上行到达面部，位于颈外静脉的稍后方，分布于腮腺、咬肌和耳廓的皮肤。耳大神经的横径平均2.7mm（1.8~3.7 mm）。在周围神经外科应用上，可作为神经移植的供体，供体长度可达60.0mm左右。耳大神经的血供来自耳后动脉的营养支。

（二）枕小神经（Lesser Occipital Nerve）

其位于耳大神经的上后方，循胸锁乳突肌后缘向上，支配耳后的皮肤及耳廓后面上1/3感觉。

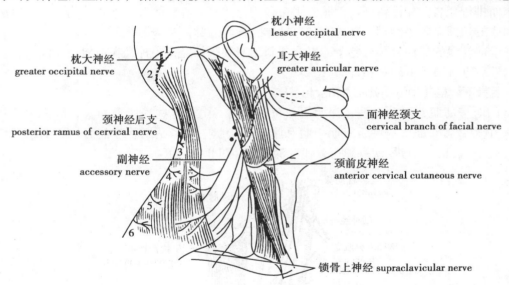

图Ⅱ–6–4　颈浅部的神经示意图
Diagram of the Nerve of Superficial Neck

（三）颈皮神经（Cutaneous Nerve of Neck）

其几乎横越胸锁乳突肌，走向正中线，它分为上、下两支穿过颈阔肌，分布于颈内侧三角的皮肤。颈皮神经上支在舌骨高度处与面神经颈支吻合，后者在腮腺颈突的内下方穿过颈部第二层筋膜，分布于颈阔肌。面神经颈支和颈皮神经的联系构成朝向外下方的弓，位于颈阔肌和颈部第二层筋膜之间。在正中线上尚可看到左、右颈皮神经之间的联系。

（四）锁骨上神经（Supraclavicular Nerve）

其从胸锁乳突肌后缘浅出，呈束状，以内侧支、中间支和外侧支作扇形散开，支配胸锁乳突肌区和颈外侧三角的皮肤，而它的终末支到达锁骨下区和三角肌区。

所有上述神经几乎集中在胸锁乳突肌后缘中点浅出。颈部发生恶性肿瘤压迫这些神经时，可以引起散向各方的剧痛。熟悉颈皮神经的分布，特别是与胸锁乳突肌后缘的关系，施行颈部手术做局部麻醉时有实用意义。

（曹明辉　王启华）

第三节　颈深部的主要结构
Section 3　Principal Deep Structures of Neck

一、颈部的肌肉 Cervical Muscles

（一）胸锁乳突肌（Sternocleidomastoid Muscle）

此肌起于胸骨柄和锁骨前面的内 1/3，止于乳突外面和上项线外 1/3（图Ⅱ-6-1）。据观测中国人肌前缘长成人为（15.78±1.09）cm，儿童为（10.04±1.06）cm；肌后缘长成人为（13.39±1.27）cm，儿童为（8.22±0.07）cm。该肌受副神经和第 2、3 颈神经支配。一侧肌肉收缩时使头转向对侧，即右侧肌收缩，头转向左侧，此时右侧胸锁乳突肌甚明显，反之亦然。一侧胸锁乳突肌挛缩，则形成斜颈畸形。由于此肌止点（乳突）位于寰枕关节额状轴的后方，故当颈固定，两侧肌同时收缩时，可使头后仰。如头部固定，可上提胸骨，助深吸气。当支气管哮喘，端坐张口呼吸，吸气时，可见此肌强烈收缩。

胸锁乳突肌是颈部外科重要的肌性标志，也是改良性颈清扫术（modified neck dissection）中，要保的三要件之一。所谓改良性颈清扫术，是由 Suarez（1944）提出的概念，在彻底清除颈淋巴结前提下，保存胸锁乳突肌、颈内静脉和副神经三结构中一个或多个结构，尽量减少对患者的功能损害，并根据被保留的结构而进行命名，如保留颈内静脉，则命名为保留颈内静脉的改良性颈清扫术。在肌深面，有由颈深筋膜围成的颈部血管神经鞘，鞘内有颈总动脉、颈内静脉，动静脉之间靠后有迷走神经。在颈部血管神经鞘和椎前筋膜的深面有颈交感干，以及前斜角肌和膈神经，膈神经在前斜角肌浅面垂直下降，在前斜角肌的外后方有锁骨下动脉和臂丛。

（二）舌骨下肌群（Infrahyoid Muscles）

其共有四对扁薄肌，可分为浅、深两层，每层两对。由于这些扁肌薄而长，故又称带状肌（strap muscle）。其中胸骨舌骨肌、肩胛舌骨肌上腹和胸骨甲状肌三者紧贴甲状腺前面，故也称甲状腺前肌群（anterior thyroid muscles）。按层次一般可分浅、深两层（图Ⅱ-6-5）。

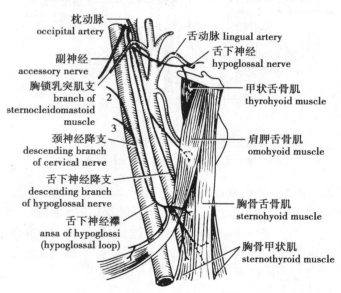

图Ⅱ-6-5　舌骨下肌群及其神经支配示意图
Diagram of the Infrahyoid Muscles and Their Innervation

浅层有胸骨舌骨肌和肩胛舌骨肌。

1. 胸骨舌骨肌（sternohyoid muscles） 其位于中线两侧，起自胸骨柄后面，止于舌骨体。有时此肌可出现变异，在颈部正中线多出一块胸骨舌骨奇肌，使颈正中线本来没有肌的部位，出现一块肌。在此情况下，做喉、气管切开术或甲状腺手术时，对此变异应有所了解。

2. 肩胛舌骨肌（omohyoid muscles） 其位于前肌的外侧。有上、下两肌腹，中间借一短腱相连，下腹起自肩胛骨上缘与肩胛上韧带，然后斜行向前上经颈外侧部，在胸锁乳突肌深面连中间腱移行于上腹，止于舌骨体。有时可见肩胛舌骨肌的一个肌腹缺如，中间腱为肌质所代替者，占14%；中间腱不完整者，占18.5%。

深层有胸骨甲状肌和甲状舌骨肌

1. 胸骨甲状肌（sternothyroid muscles） 其起于胸骨柄后面及第1肋软骨，上行经胸骨舌骨肌深面，止于甲状软骨斜线，紧贴甲状腺的浅面，是甲状腺手术时辨认层次的有用标志。当甲状腺过度肿大时，此肌可受压而变薄，有时也不容易辨认，在这种情况下可不用过多时间去寻找分离。

2. 甲状舌骨肌（thyrohyoid muscles） 其似为胸骨甲状肌向上的延续，起自甲状软骨斜线，上行被覆甲状舌骨膜，止于舌骨体下缘。

舌骨下肌群均受第1~4颈神经借舌下神经襻支配。虽然神经进入"肌门"的位置并不十分恒定，但从解剖学观察资料显示，所有甲状腺前肌的上部和下部均有发自舌下神经襻（颈襻）的肌支进入。据此规律，在施行甲状腺手术时，遇到腺体过大或上极过高显露不佳操作困难时，建议在甲状腺峡高度，即第1、2气管环高度，由正中线往外切断甲状腺前肌，使其上半部和下半部仍保留有支配神经进入，就有可能避免损伤或少损伤有关神经，从而也就有可能避免由于损伤甲状腺前肌的神经支配而造成有关肌肉术后发生萎缩，而致气管突出等后遗症。同时还要特别注意避免损伤位于胸骨甲状肌外侧缘与颈内静脉之间下行的颈神经降支。

（三）舌骨上肌群（Suprahyoid Muscles）

舌骨上肌群主要是构成颏下三角及颌下三角的肌肉。

1. 二腹肌（digastric muscles） 其有前、后两个肌腹与一个中间腱。后腹起于颞骨乳突部的乳突切迹，先行于乳突及胸锁乳突肌的深面，向下前内行，续于中间腱，还借一筋膜连于舌骨大角根处，由中间腱向前内移行于前腹，往前上止于下颌骨的二腹肌窝。

二腹肌是舌骨上部的重要肌性标志。在后腹的深面有颈内静脉、颈内动脉、副神经、迷走神经、舌下神经、枕动脉、颌内动脉及面动脉等结构（图Ⅱ-6-6）。

二腹肌后腹由面神经自茎乳孔穿出后所发出分支支配，前腹由三叉神经第三支下颌神经分出的下牙槽神经的分支——下颌舌骨神经所支配。

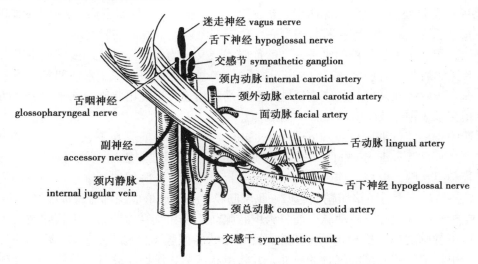

图Ⅱ-6-6　二腹肌后腹深面的重要结构示意图
Diagram of the Important Structures Deep to Posterior Belly of Digastric Muscle

二腹肌的作用是在舌骨固定时，二腹肌能降下颌，反之下颌骨固定时，则能协助下颌舌骨肌上提舌骨。

2. 茎突舌骨肌（stylohyoid muscles） 其与二腹肌后缘偕行，起于茎突后面，止于舌骨大角与舌骨体的交界处。止端常分二支跨过二腹肌的总腱，为面神经分支支配、作用为上提舌骨。

3. 下颌舌骨肌（mylohyoid muscles） 其宽而薄，位于二腹肌前腹的上方，起自下颌骨的下颌舌骨线，后部纤维向下内行，止于舌骨体，前部纤维与对侧会合于正中线共同组成口腔底。接受下颌舌骨神经支配。

4. 颏舌肌（geniohyoid muscles） 其位于下颌舌骨肌上方正中线两侧，起于颏棘，止于舌骨体，接受舌下神经分支支配。

舌骨上肌群，主要是起止于下颌骨与舌骨之间。因此，它们的作用当上方固定时，主要为上提舌骨，反之若舌骨固定则降下颌。

二、颈部的筋膜 Cervical Fascia

由于颈部各器官间毗邻解剖关系复杂，各器官的运动灵活多样，故筋膜的配布也相应复杂。但从筋膜的层次、分布进行观察，似较容易理解。颈部各层筋膜之间形成筋膜囊或筋膜间隙，内有疏松组织、淋巴管、淋巴结、血管及神经等。当间隙内脓肿或出血，均可在囊内压迫有关器官或沿间隙向一定方向蔓延。因此，熟悉颈筋膜的配布有实用意义。

（一）颈筋膜的分布（Cervical Fascial Disposition）

颈筋膜的分布各学者论述不一，一般可分为颈浅筋膜和颈深筋膜（图Ⅱ-6-7、图Ⅱ-6-8及结构示意图）。

1. 颈浅筋膜（superficial cervical fascia） 为一薄层，属全身浅筋膜的一部分，包绕颈阔肌，形成不明显的颈阔肌的肌鞘。

2. 颈深筋膜（deep cervical fascia） 包绕颈部结构如一封套。按深浅层次可分为浅、中、深三层。

（1）颈深筋膜浅层（superficial layer of deep cervical fascia）：此层筋膜上方附着于枕外隆凸、上项线、乳突底、颧弓和下颌骨下缘；下方附着于肩峰、锁骨和胸骨柄。在项部由颈椎棘突开始向前，分为两层包绕斜方肌，形成肌鞘，至该肌前缘，两层相合，向前覆盖颈外侧部，形成颈外侧三角的外壁。在胸锁乳突肌后缘，又分两层包绕该肌形成胸锁乳突肌鞘，至肌的前缘，又合为一层。筋膜在正中线与对侧相连，形成颈内侧三角的外壁。筋膜附着于舌骨大角和舌骨的全长。平舌骨平面将该层筋膜分为舌骨上部和舌骨下部。在舌骨上部，覆盖口底。其在下颌下腺处，分成浅、深两层，包绕下颌下腺和下颌下淋巴结。浅层向上附着于下颌骨下缘；深层附着于下颌舌骨线，在此形成潜在的下颌体间隙（正常时此间隙并不存在）。筋膜在腮腺处也分为浅、深两层，形成腮腺鞘。浅层与腮腺紧密愈着，并形成腮腺咬肌筋膜，附着于颧弓；深层延续成颊咽筋膜，附着于颅底，位于咽壁外面，椎前筋膜之前。

在舌骨下区，相当于甲状腺峡的水平，颈深筋膜浅层又分为浅、深两叶。浅叶向下附着于胸骨柄和锁骨前缘；深叶又称肩胛锁骨筋膜（omoclavicular fascia）被覆舌骨下诸肌，形成肌鞘，附着于胸骨柄及锁骨的后缘。深、浅两叶在两侧与包绕胸锁乳突肌的筋膜相连接。在甲状腺峡水平以上，两侧颈深筋膜浅层在中线上相交形成颈白线（linea alba cervicalis）。

（2）颈深筋膜中层（middle layer of deep cervical fascia）：颈深筋膜在胸锁乳突肌的深面分出中层。此层筋膜也称颈内筋膜（endocervical fascia），它又分成脏层和壁层。脏层包绕所有的颈部器官，即咽、食管、喉、气管和甲状腺；壁层上连舌骨，相当于胸骨角处移行于脏层与纤维心包相连，位于颈部脏器的前面和两侧，并粘连于舌骨下诸肌鞘的后壁。此层筋膜在外侧还形成颈部血管神经鞘，包绕颈总动脉、颈内静脉和迷走神经。筋膜在颈总动脉之前分为甲状腺前筋膜和气管前筋膜。甲状腺前筋膜行于甲状腺上血管与甲状腺下静脉之前，松松包围甲状腺，此即甲状腺假囊（假包膜），一般薄而透明，易于剥离。气管前筋膜位于甲状腺的后外侧和气管的前面，并将甲状腺紧连于甲状软骨、气管、食管部位而起着固定的作用。在甲状腺的内上侧，气管前筋膜加厚，形成甲状腺悬韧带，将甲状腺连于环状软骨，起着悬吊的作用。因而甲状腺手术移动甲状腺时，须将悬韧带切断。

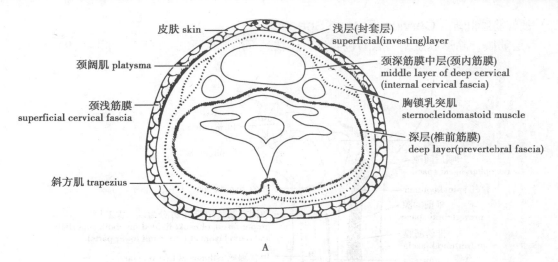

皮肤 skin
浅层(封套层) superficial(investing)layer
颈阔肌 platysma
颈深筋膜中层(颈内筋膜) middle layer of deep cervical (internal cervical fascia)
胸锁乳突肌 sternocleidomastoid muscle
颈浅筋膜 superficial cervical fascia
深层(椎前筋膜) deep layer(prevertebral fascia)
斜方肌 trapezius

A

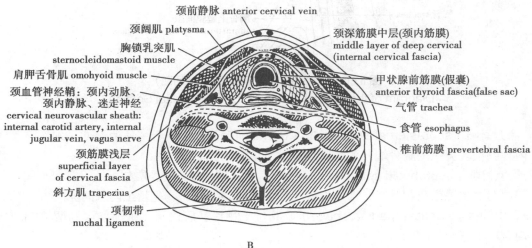

颈前静脉 anterior cervical vein
颈阔肌 platysma
胸锁乳突肌 sternocleidomastoid muscle
肩胛舌骨肌 omohyoid muscle
颈血管神经鞘：颈内动脉、颈内静脉、迷走神经 cervical neurovascular sheath: internal carotid artery, internal jugular vein, vagus nerve
颈筋膜浅层 superficial layer of cervical fascia
斜方肌 trapezius
项韧带 nuchal ligament

颈深筋膜中层(颈内筋膜) middle layer of deep cervical (internal cervical fascia)
甲状腺前筋膜(假囊) anterior thyroid fascia(false sac)
气管 trachea
食管 esophagus
椎前筋膜 prevertebral fascia

B

图Ⅱ-6-7 颈筋膜
Fasciae in Neck

A. 颈筋膜一般配布情况示意图（横切面）

Diagram representing the general disposition of cervical fascia（transverse section）

B. 颈筋膜配布情况示意图（横切面）

Diagram of the disposition of cervical fascia（transverse section）

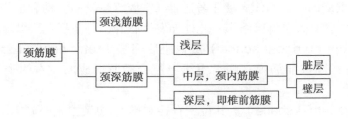

图Ⅱ-6-8 颈筋膜的组成
The Consist of Cervical Fascia

（3）颈深筋膜深层（deep layer of deep cervical fascia）：又名椎前筋膜（prevertebral fascia），上连颅底，下至后纵隔移行为胸内筋膜。位于颈内各器官的深面，紧靠椎前肌肉（颈长肌，头长肌，前、中、后斜角肌）的浅面。在此筋膜的深面，有颈交感干，膈神经和颈丛神经。其浅面有颈部大血管。此筋膜形成颈血管神经鞘的后壁。在外下方，还形成锁骨上大窝的底，包被锁骨下血管和臂丛根，并随着大血管进入腋腔形成腋鞘（axillary sheath）。

（二）颈部筋膜间隙（Cervical Fascial Spaces）

上述各层筋膜，除形成肌鞘和腺的包囊外，还在颈部形成以下几个间隙（图Ⅱ-6-9）。

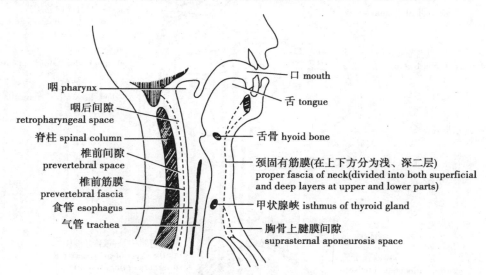

咽 pharynx
咽后间隙 retropharyngeal space
脊柱 spinal column
椎前间隙 prevertebral space
椎前筋膜 prevertebral fascia
食管 esophagus
气管 trachea

口 mouth
舌 tongue
舌骨 hyoid bone
颈固有筋膜（在上下方分为浅、深二层）proper fascia of neck（divided into both superficial and deep layers at upper and lower parts）
甲状腺峡 isthmus of thyroid gland
胸骨上腱膜间隙 suprasternal aponeurosis space

图Ⅱ-6-9　颈筋膜间隙示意图（矢状切面）
Diagram of the Fascial Spaces in Neck（Sagittal Section）

1. **胸骨上间隙（suprasternal space）或（Burns 间隙）**　其位于胸骨柄上方，颈深筋膜浅层的两叶之间，内含胸锁乳突肌的胸骨端、颈静脉弓、淋巴结和脂肪。

2. **舌骨上间隙（suprahyoid space）**　其位于舌骨上方，深筋膜浅层与下颌舌骨肌之间。与舌下间隙相通。间隙内发生感染或积液时，即可出现于颏下区或颌下区，或蔓延至内脏间隙。

3. **颈正中间隙（cervical median space）**　其位于颈深筋膜浅层，椎前筋膜和两侧的颈血管神经鞘之间，内含以下三个间隙。

（1）甲状腺间隙（thyroid space）：位于甲状腺的外侧，气管前筋膜的深面，内含疏松组织、甲状腺动脉、静脉、喉返神经和甲状旁腺，是甲状腺手术必经之处。

（2）气管前间隙（pretracheal space）：相当于颈内筋膜壁层与脏层之间气管前面的部位。向下与前纵隔相通。气管前间隙的感染，可沿气管和颈血管神经鞘的前面蔓延至前纵隔；前纵隔的气肿，也可上行蔓延至此。此外，间隙内有甲状腺最下静脉，有时还有甲状腺最下动脉和无名动脉通过。儿童的胸腺上部也位于此间隙内。

（3）内脏间隙（visceral space）：位于颈内筋膜壁层与脏层之间。内含咽喉、颈段气管、食管、甲状腺和大血管。各脏器间围绕的疏松组织，便于各脏器（空腔脏器）的移动和扩张。此间隙上至颅底，下经后纵隔达膈肌，间隙中含有大量淋巴组织。此处如发生脓肿，可蔓延至后纵隔间隙。

4. **咽后间隙（retropharyngeal space）或内脏后间隙（retrovisceral space）**　其位于咽后面的颈内筋膜脏层的后方，与椎前筋膜在咽后中线上汇合后所形成的左右两个互不相通的间隙（详见前咽周间隙）。

5. **椎前间隙（prevertebral space）**　其位于脊柱和椎前筋膜之间。颈椎结核所致的寒性脓肿在此间隙内。脓液可积于咽后壁的中部，借此可鉴别咽后间隙脓肿。脓液还可沿筋膜积聚在锁骨上大窝，或沿锁骨下血管或腋鞘蔓延至腋腔形成肿胀（有时可至肘区），或直接蔓延至后纵隔。

综上所述，颈部筋膜所构成静脉鞘，鞘与静脉壁间有结缔组织紧密粘连，使血管保持开放状态，颈部血管与胸腔相邻近，易受呼吸运动的影响，静脉受伤后断端不易闭合，空气易于进入而有引起空气栓塞的危险。尤其在颈根更应注意。

（刘　靖　王启华）

三、颈部的主要血管 Principal Blood Vessels of the Neck

（一）颈总动脉（Common Carotid Artery）

颈总动脉是头颈部的主要动脉，左、右各一（图Ⅱ-6-10，见文末彩图Ⅱ-6-11）。左侧直接起自主动脉弓者，占89.7%，约有10%起于头臂干或与左锁骨下动脉共干起始于主动脉弓（0.3%）；右侧有98.5%起自无名动脉（头臂干），偶见（1.5%）起自主动脉弓。向上经胸廓上口，由胸锁关节之后入颈。在胸锁乳突肌前缘深侧向上，平甲状软骨上缘分为颈内、外两动脉而终。全程与颈内静脉、迷走神经共同藏于致密纤维所构成的颈血管神经鞘内。静脉位于动脉外侧，静脉粗大时会遮盖动脉的前面，迷走神经介于动、静脉之间的后方。

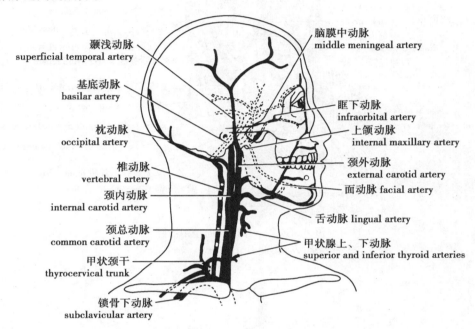

颞浅动脉
superficial temporal artery

脑膜中动脉
middle meningeal artery

基底动脉
basilar artery

眶下动脉
infraorbital artery

上颌动脉
internal maxillary artery

枕动脉
occipital artery

颈外动脉
external carotid artery

椎动脉
vertebral artery

面动脉 facial artery

颈内动脉
internal carotid artery

舌动脉 lingual artery

颈总动脉
common carotid artery

甲状腺上、下动脉
superior and inferior thyroid arteries

甲状颈干
thyrocervical trunk

锁骨下动脉
subclavicular artery

图Ⅱ-6-10　颈总动脉、颈外动脉分支示意图
Diagram of the Distribution of Common and External Carotid Arteries

颈总动脉之位置关系为，在前面（图Ⅱ-6-12），鞘的全长皆被覆以胸锁乳突肌前缘，在颈下部，动脉与胸锁乳突肌之间隔以胸骨舌骨肌、胸骨甲状肌与肩胛舌骨肌上腹。肩胛舌骨肌将动脉分为上、下二段，上段较浅，下段甚深，外科结扎颈总动脉常在上段施行。鞘的上段前面一般走行有舌下神经降支及舌下神经襻。颈神经降支沿颈内静脉之后下降，绕其外侧、前面以至颈血管神经鞘之前，加入舌下神经襻。汇入颈内静脉之面总静脉与甲状腺上、中二静脉亦经其前面越过。

在后面，位于下四颈椎横突及其附着之肌与椎前筋膜前面。其中第6颈椎横突前结节甚大，称颈动脉结节，颈动脉出血时，能对之压迫颈总动脉以获暂时止血。颈交感干位于颈动脉鞘和椎前筋膜的深面。此外，在颈的下部后面还有椎动脉、甲状腺下动脉。左颈总动脉后方有胸导管，在内侧为甲状腺侧叶与咽下缩肌，在外侧为颈内静脉与迷走神经。

1. 颈动脉小球（carotid glomus）　其又名颈动脉体（carotid body），是一个扁椭圆形的小结节，呈褐色，长约4.0~7.0mm，横径2.0~4.0mm，在颈内、外动脉根之间，周围包有结缔组织的膜囊，被血管外膜覆盖，附着于动脉附近的结缔组织上（图Ⅱ-6-13）。

颈动脉体属化学感受器。当血液的化学成分有变化时，特别是缺氧，感受刺激后传至神经中枢而反射地影响心脏、血管和呼吸，随即出现反射性的呼吸调节作用。颈动脉体可发生良性肿瘤，称之为颈动脉体瘤（carotid body tumor），有家族倾向，常表现为颈动脉上三角区一质硬有橡皮感、无痛性、缓慢生长的肿块，可左、右活动，但不能上、下移动，肿瘤增大时可压迫邻近的迷走神经、喉返神经、颈交感神经节、舌下神经等而有相应的临床表现。颈动脉造影可显示颈动脉分叉扩大，其间有一血管非常丰富的肿块阴影。

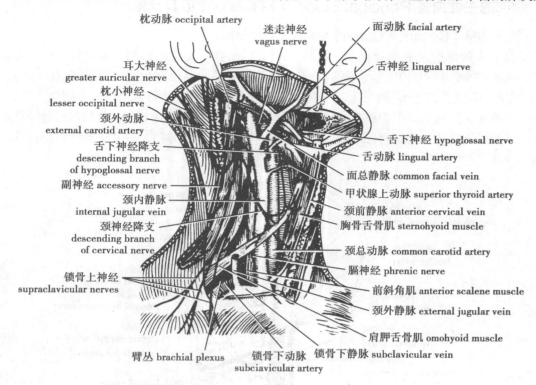

图Ⅱ-6-12　颈部的血管和神经
Blood Vessels and Nerves in Neck

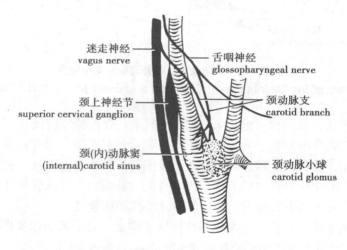

图Ⅱ-6-13　颈（内）动脉窦及颈动脉小球
（Interal）Carotid Sinus and carotid glomerulus

2. 颈动脉窦（carotid sinus）　其是颈内动脉起始处，管壁略作球形膨大的部分，此处管壁较薄。其位置有时在颈总动脉的上端，或自此延长到颈内、外动脉的起始部。据刘正津观察85%的人有明显的颈动脉窦，其中有71%位于颈内动脉的起始处，有9%在颈内、外动脉分叉处，有4%在颈总动脉末段，1%在颈外动脉起始处。颈动脉窦为一对血压敏感的结构，受刺激后可反射性地减低心率与降低血压。临床上有时可遇到颈内动脉窦过敏患者，此处稍受轻压时，即引起心跳减慢，血压降低晕眩而胸闷、心悸、甚至失去知觉。此即所谓颈动脉窦过敏综合征（carotid sinus hypersensitive syndrome，CSHS），也称为颈动脉窦综合征（carotid sinus syndrome）或Weiss-Bake综合征。此外亦可见于某些人在穿西服打领带时由于过紧所致的"领带综合征（necktie syndrome）"，所以结领带时切勿过紧，以免出现此症。颈部肿块由于波及颈动脉窦，亦可出现上述症状，其病理改变主要是恶性肿瘤与颈动脉分叉部严重粘连，或肿瘤侵犯颈动脉窦壁，也有表现肿瘤侵犯颈部末梢神经。如为良性肿瘤，主要是对颈动脉窦的压迫。心血管疾病如主动脉狭窄、冠心病等或洋地黄等药物也可引起 CSHS。临床上 CSHS 分三型：心脏抑制型、血管舒张型及中枢型。

由于颈动脉窦和颈动脉球有上述的特性，因此，在颈总动脉分叉附近进行手术前，应先将其进行封闭。

颈动脉小球和颈内动脉窦，由舌咽神经的窦神经和交感神经颈上节的分支分布。

（二）颈外动脉（External Carotid Artery）

颈外动脉平甲状软骨上缘起自颈总动脉。起端在胸锁乳突肌前缘的被覆下，向上，在下颌角处为二腹肌后腹及茎突舌骨肌所越过，然后进入腮腺实质内，相当于下颌颈处分为颞浅与上颌两动脉而终。颈外动脉在二腹肌后腹之下位置较浅，除有胸锁乳突肌前缘外，浅面常有面总静脉及舌下神经经过（图Ⅱ-6-10、图Ⅱ-6-12、图Ⅱ-6-14）。

颈外动脉的分支，依其走向可分为向前、向后和向上的分支，向前的有甲状腺上动脉、舌动脉及面动脉；向后的有枕动脉和耳后动脉；向上的有咽升动脉，以及两个终支，即颞浅动脉和上颌动脉。

1. 甲状腺上动脉（superior thyroid artery） 其有 82.5% 于甲状软骨上缘与舌骨大角之间起于颈外动脉根部的前缘，有 14.5% 平下颌角，只有 3.0% 其起点在甲状软骨后缘中点。起始口径平均 2.2mm，长度约 30.0mm，起始后作弓状向前下方弯曲，达甲状腺上端，分数小支入甲状腺。其经过中还发出喉上动脉和环甲支。

（1）喉上动脉（superior laryngeal artery）：多数（89.0%）发自甲状腺上动脉，有 9.3% 起自颈外动脉，1.7% 起自舌动脉。随同喉上神经的喉内支，穿甲状舌骨膜入喉内，分布于喉肌及黏膜。

（2）环甲支（cricothyroid branch）：经环甲肌及环甲韧带的前方向内，和对侧的同名支相吻合。其经过中除分布于同名肌外，更以小支穿环甲韧带入喉内，分布于喉的内部。此动脉与喉上神经喉外支伴行，因此在甲状腺手术结扎甲状腺上动脉的环甲支时要十分注意，以免损伤该神经。据观察有 18.6% 的环甲支特别粗大，可按原有行程或横越甲状软骨中部达正中线，然后垂直下降，发出肌支和喉支，其腺支也较粗大。这类粗大的环甲支是喉头切开引起严重出血的主要原因，手术时应予顾及。

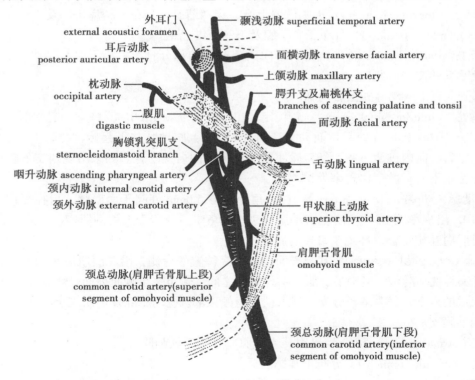

图Ⅱ-6-14　颈外动脉分支示意图

Diagramof the Branches of External Carotid Artery

2. 舌动脉（lingual artery）　其平舌骨大角处，起于甲状腺上动脉起始处的稍上方的颈外动脉，沿二腹肌内面行向前上内，达舌骨大角的上方，再进入舌骨舌肌深面至舌，经行于颏舌肌与舌骨舌肌之间。在此动脉经过中的分支有舌背支、舌下动脉和舌深动脉。

（1）舌背支（dorsal lingual branch）：分布于舌根及腭扁桃体。

（2）舌下动脉（sublingual artery）：于舌骨舌肌的前缘发自舌动脉，经下颌舌骨肌与舌下腺之间前行，分布于舌下腺、口腔的黏膜、牙龈及肌肉等。

（3）舌深动脉（deep lingual artery）：是舌动脉干的直接连续。在舌下面附近，沿颏舌肌外面迂曲前行，至舌系带，沿途分支分布于其经过中的邻近组织。

由于舌动脉主要分布于舌，故在舌的外科手术时常须事先结扎舌动脉，以防止出血。由于舌动脉起始总是在舌骨大角附近，因此舌骨大角是显示舌动脉的良好标志。

舌动脉的起始部位，据观察，多数起于舌骨大角的稍上方，仅有少数起于舌骨大角处或稍下方。舌动脉一般单独起自颈外动脉（中国人：63.3%，日本人：71.5%）；但也可起于甲状腺上动脉同干（中国人：3.3%；日本人：4.7%）。故 Camillo 指出，当扁桃体出血局部止血无效时，通常是在甲状腺上动脉起始处结扎颈外动脉。但当舌动脉起始有变异时，则应结扎甲状腺上动脉。

3. 面动脉（facial artery）　其又称颌外动脉，有 41%~49% 平下颌角高度，单独（86%）或与舌动脉共干（14%），起于舌动脉发出部的稍上方，起始口径 2.8mm。向前内侧行进，经茎突舌骨肌及二腹肌的内侧，达下颌下腺后端，然后沿下颌骨内面作 S 状弯曲，行经颌下腺上面的沟中，至咬肌的前缘，距下颌角约二横指幅处，绕下颌骨下缘到达面部。在此处易扪到面动脉的搏动，当面部创伤出血严重时，也是暂时压迫止血的解剖部位。在面部向前上内侧斜行，强度迂曲，经颊肌与犬齿肌的浅面，沿口角与鼻翼的外侧上升，在鼻背外侧部以吻合支与眼动脉分出的鼻背动脉相吻合。此动脉在面部行程中被颈阔肌、笑肌、颧肌及上唇方肌等所遮蔽。其分支有颈部和面部两种。

（1）颈部的分支有腭升动脉、扁桃体支、腺支和颏下动脉。

1）腭升动脉（ascending palatine artery）：起于面动脉的根部，沿咽侧壁上升至软腭，分布于软腭的肌肉及黏膜。

2）扁桃体支（tonsillar branch）：沿咽侧壁上升，穿咽缩肌，分布于腭扁桃体及舌根。

3）腺支（glandular branch）：分布于颌下腺及下颌下淋巴结。

4）颏下动脉（submental artery）：由本干向面部弯曲的部分分出，沿下颌舌骨肌下面前行达颏部，分布于下唇及颏部的皮肤与肌肉。

（2）面部分支有下唇动脉和上唇动脉。

1）下唇动脉（inferior labial artery）：较恒定，出现率为 97%，80% 为一支，起始部口径 1.4mm。通常于口角外下方 10.0~20.0mm 处起自面动脉。约有 6% 与上唇动脉共干起始，此时上、下唇动脉共干，长约 6.3mm。然后迂曲内进至下唇，经口轮匝肌与对侧的同名支吻合。如果出现两支下唇动脉，其中远离唇缘的一支称副下唇动脉，出现率为 17%。

2）上唇动脉（superior labial artery）：在口角外上方 5.0mm 处起于面动脉，口径平均 1.2mm，多数为一支（79%），出现率为 85%。副上唇动脉出现率为 6%。分布于上唇的肌肉及外鼻。左右上、下唇动脉在口轮匝肌内互相吻合，环绕于口裂的周围。

4. 枕动脉（occipital artery）　其起于面动脉同高位置的后侧，沿二腹肌后腹的下方，到寰椎横突的高处，后经颞骨枕动脉沟，经头最长肌与头外直肌之间，转至头半棘肌表面，然后穿斜方肌的附着部，弯曲向上达枕部的皮下，分为多数分支，其末梢支至颅顶部。枕动脉除发出肌支至项肌外，还有乳突支、耳支、枕支和脑膜支。

（1）乳突支（mastoid branch）：自乳突孔入颅腔，分布于硬脑膜。

（2）耳支（auricular branch）：分布于耳廓的后部。

（3）枕支（occipital branch）：为枕动脉的直接延续，约分出 18 支皮支，分布于枕部的皮肤，分布面积为 89cm²，约占整个头皮面积的 35%。据观察左、右侧呈均衡分布者占 78%，左侧占优势者占 6%，右侧占优势者占 16%。枕动脉有 76% 为单一主干，少数为 2 支（23%）或 3 支（1%），其外径均大于 1.1mm。其体表位置约在枕外隆凸下方 20.0~30.0mm，距中线约 30.0~40.0mm 处。由于位置较恒定，主干及分支管径均较粗大，当椎基动脉缺血时，常可选用枕动脉与小脑下后动脉进行吻合。枕动脉与耳后动脉及对侧同名动脉，均有丰富的吻合。

（4）脑膜支（meningeal branch）：出自枕支，穿顶孔入颅腔，分布于硬脑膜。

5. 耳后动脉（posterior auricular artery）　其于枕动脉起始部的稍上方，自颈外动脉的后壁发出，经腮腺下端的内面，达乳突前方，沿乳突与耳廓后面之间的沟内上升，其分支除至腮腺外，尚有肌支、茎乳动脉、耳支和枕支。

（1）肌支（muscular branch）：为多数小支，分布于附近的颈肌及咀嚼肌。

（2）茎乳动脉（stylomastoid artery）：自茎乳孔入面神经管中，供应鼓室、鼓窦、乳突气房等，并发出一支至镫骨肌。

（3）耳支（auricular branch）：分布于耳廓后面。

（4）枕支（occipital branch）：经乳突外面后进，至枕部与枕动脉吻合。

6. 咽升动脉（ascending pharyngeal artery）　其是较小的一支，从颈外动脉起始处自干的内侧发出，沿咽侧壁上升达颅底，分布于咽、颅底、颈的深部及椎前肌等。咽升动脉起始变异较多，有 23% 起自枕动脉，9% 起自颈内动脉或面动脉，也有 8% 与腭升动脉同干起自颈外动脉。其分支有咽支、脑膜后动脉和鼓室下动脉。

（1）咽支（pharyngeal branch）：分布于咽缩肌、咽鼓管及腭扁桃体。

（2）脑膜后动脉（posterior meningeal artery）：经颈静脉孔或破裂孔或舌下神经管入颅腔，分布于硬脑膜。

（3）鼓室下动脉（inferior tympanic artery）：穿鼓室小管入鼓室，分布于鼓岬附近。

7. 颞浅动脉（superficial temporal artery）　其从走向来看是颈外动脉干的直接延续，为颈外动脉两终支之一。颞浅动脉起始部外径平均 2.6mm，平颧弓高度，外径为 2.2mm。自下颌颈后方上升，穿腮腺经外耳道与下颌关节突之间，越颧弓的根部到达颞部。颞浅动脉在此位居皮下，很易触知其搏动，当头部创伤出血时，常可在此压迫止血，也可作为测脉点。在颧弓上方约 20.0~30.0mm 处，分为额支和顶支两终支。其经过的分支有腮腺支、面横动脉、颧眶动脉、耳前支、颞中动脉、额支和顶支。

（1）腮腺支（parotid branch）：是入腮腺的一些小支。

（2）面横动脉（transverse facial artery）：横过咬肌表面，沿颧弓与腮腺管之间前行，分布于腮腺及面肌。

（3）颧眶动脉（zygomaticoorbital artery）：起于颧弓上方，前行分布于眼轮匝肌。

（4）耳前支（anterior auricular branch）：分布于耳廓及外耳道。

（5）颞中动脉（middle temporal artery）：颧弓上方，穿颞筋膜入颞肌。

（6）额支（frontal branch）：达额部分布于眼轮匝肌、额肌、帽状腱膜及皮肤，并与额内侧动脉及额外侧动脉吻合。

（7）顶支（parietal branch）：向后上方达颅顶部，与附近的动脉支吻合。由于颞浅动脉解剖行程位置恒定、浅表、管径粗大，临床上还可以用此动脉灌注药物，也可以用作颅内外动脉吻合的供血动脉。

8. 上颌动脉（maxillary artery）　其又称颌内动脉（图Ⅱ-6-15）是颈外动脉在颧弓下方约 29.0mm 处分出较大的终支之一。平下颌颈与颞浅动脉几呈直角（30°~135°，平均为 89°）分出后，于下颌颈与蝶下颌韧带之间向内走行于翼外肌上、下二头之间（临床上多在此处寻找和结扎颌内动脉进行上颌骨切除术），再向前内上方达翼腭窝。按颌内动脉的行程和位置可分为下颌段、翼肌段和翼腭窝段，各段都有分支，分述于下。

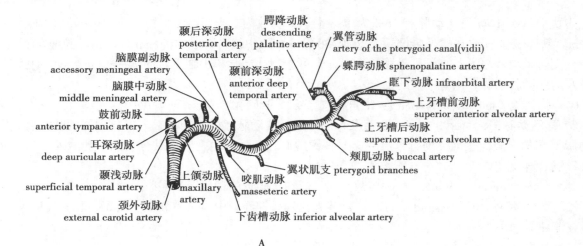

A

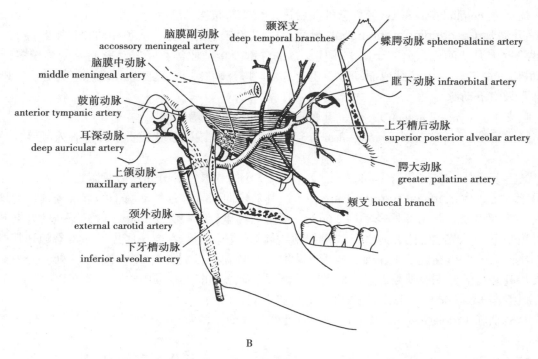

B

图Ⅱ-6-15 上颌动脉
Maxillary Artery
A. 上颌动脉分支示意图（diagram of the branches of maxillary artery）
B. 上颌动脉及其分支（maxillary artery and its branches）

第一段下颌段分支有下牙槽动脉、脑膜中动脉、耳深动脉和鼓室前动脉。

（1）下牙槽动脉（inferior alveolar artery）：有94%起于此段，其余的可起于上颌动脉第二段，偶可见起于脑膜中动脉。此动脉口径平均为1.0mm，距上颌动脉起点约10.0~20.0mm。经下颌孔入下颌管内，最后出颏孔，称为颏动脉，分布于颏部及下唇。当本干经过下颌管时，分出多数小支至下颌骨的牙槽、牙龈及牙齿等。本干在入下颌管以前，还发出下颌舌骨肌支，沿同名沟前行，分布于同名肌。

（2）脑膜中动脉（middle meningeal artery）：有97%起自上颌动脉第一段，3%起自第二段。口径平均1.6mm，距上颌动脉起点约7.0~8.0mm。沿翼外肌内面，经过耳颞神经两根之间向上，经棘孔至颅中窝。通常在距棘孔20.0~45.0mm处，于硬脑膜外面分为前、后两支，分布于硬脑膜，是供应硬脑膜的主要动脉。当颅脑外伤时，也是硬脑膜外血肿出血来源较多见的血管。据我国资料，硬脑膜外血肿与脑膜中动脉及其分支有关者占57.4%。

脑膜中动脉来自眼动脉或泪腺动脉的不多见，但脑膜中动脉与泪腺动脉吻合是比较恒定的，通常提到脑膜副动脉多在颅外，颅内甚少。脑膜副动脉的出现率，据中国人观察为97.0%。

（3）耳深动脉（deep auricular artery）：是向上的小分支，经岩鼓裂，分布于下颌关节、外耳道及鼓膜。

（4）鼓室前动脉（anterior tympanic artery）：亦为一小支，也经岩鼓裂入鼓室，在鼓膜内与鼓室后动脉相吻合。

第二段为翼肌段在颞下窝，翼内、外肌之间，主要分支供应咀嚼肌群。计有咬肌动脉、翼肌动脉、颞深前和颞深后动脉及颊动脉，直径平均0.7mm。

第三段为翼腭窝段在翼腭窝内，分支有上牙槽后动脉、眶下动脉、腭降动脉、翼管动脉和蝶腭动脉。

（1）上牙槽后动脉（posterior superior alveolar artery）：是上颌动脉进入翼腭窝之前相当于上颌结节处起于上颌动脉，多为一支，占87%，与眶下动脉共干者，占43%，口径平均1.5mm。向前下方斜行，入上颌牙槽孔，经齿槽管达磨牙及牙龈。

（2）眶下动脉（infraorbital artery）：也于上颌结节自本干分出，经眶下裂入眶下沟及眶下管，最后自眶下孔出现到面部，在眶下管中发出上颌牙槽前动脉，下降分布到上颌前部的牙齿及牙龈。

（3）腭降动脉（descending palatine artery）：穿翼腭管下降，分为腭大、小动脉两支。腭大动脉（greater palatine artery）经腭大孔至硬腭，分布于硬腭的黏膜、黏液腺及牙龈，其前部的一小支经门齿管入鼻腔与鼻中隔后动脉吻合；腭小动脉（lesser palatine artery）有两支，经腭小孔至软腭及扁桃体。

（4）翼管动脉（artery of pterygoid canal）：有时起于腭降动脉，经翼管后到达咽的上部。

（5）蝶腭动脉（sphenopalatine artery）：经同名孔入鼻腔，分为两支。一支为鼻后外侧动脉至鼻腔外侧壁；另一支为鼻后中隔动脉，分布于鼻中隔，并与腭大动脉吻合。是鼻部血液供应的主要来源。当严重鼻出血在一般非手术治疗无效时，采用结扎动脉干及蝶腭动脉可获得理想效果。

上、下颌骨损伤，若伴有颌内动脉损伤，势必引起严重出血，因而常常需要结扎颈外动脉，才能达到止血。

颈外动脉的侧支循环为，甲状腺上动脉的喉上动脉与锁骨下动脉的甲状腺下动脉（喉下动脉）吻合，以环甲支与对侧的同名支吻合。面动脉的上、下唇动脉与对侧的同名动脉吻合。其末梢以内眦动脉与眼动脉的鼻背动脉相吻合。颞浅动脉的末梢支与眼动脉的额内、外侧动脉吻合。颈外动脉的多数分支在正中线上都和对侧的同名动脉吻合。

（三）颈内动脉（Internal Carotid Artery）

颈内动脉自甲状软骨上缘的高处起于颈总动脉，直向上升，穿颈动脉管入颅腔，于蝶骨体两侧的颈动脉沟通过海绵窦，往前至蝶骨小翼突后端的内侧，穿硬脑膜向后上方弯曲，分出眼动脉后，再分为大脑前动脉及大脑中动脉两终支（见图Ⅱ-6-10）。因此，颈内动脉依其行程可分为颈段、岩内段、海绵窦段及小翼突上段。颈内动脉的海绵窦段及小翼突上段在脑血管造影上常合称为虹吸部（carotid siphon）。由于虹吸部内的流体力学时相经常发生变化，动脉管壁的压强亦随之发生变化，故为动脉硬化好发部位之一。

颈内动脉主要分布于脑的大部和视器。其起始部居颈外动脉的后外侧，然后渐达其后内侧，沿咽侧壁及椎前筋膜的前面上升。颈内动脉与颈外动脉之间，隔有茎突舌肌及茎突咽肌，后外侧有颈内静脉，后侧有迷走神经。颈内动脉在颈部行程中不发出分支，在颞骨的颈动脉管中，仅发出微细的颈鼓支，入鼓室。在海绵窦的附近，发出一些细支，分布于展神经、三叉神经半月节及脑垂体等。其分支以眼动脉入眶内，分布于眶内容物、鼻腔、睑及额部，其他分支都分布于大脑。

颈内动脉是脑血液供应的主要来源，占9/10，而椎动脉仅占1/10。单纯结扎颈内动脉。死亡率高达30%，此时颈动脉窦压力骤升，引起反射性血压下降，不利于椎-基底动脉系统及颈外动脉系统侧支循环的建立。且左侧较右侧粗，故结扎左侧发生严重后果的机会多，50%患者可发生永久性神经麻痹和脑并发症。因此结扎颈内动脉前，要慎重考虑其侧支循环情况，尤其是大脑后动脉、脑底动脉环和颈外动脉分支在解剖上有无异常，否则术后能导致严重供血不足。

（四）颈内、外动脉的位置关系（Relative Positions of Internal and External Carotid Arteries）

据观察二者是有一定位置关系变化，一般有下列四种情况（图Ⅱ-6-16）。

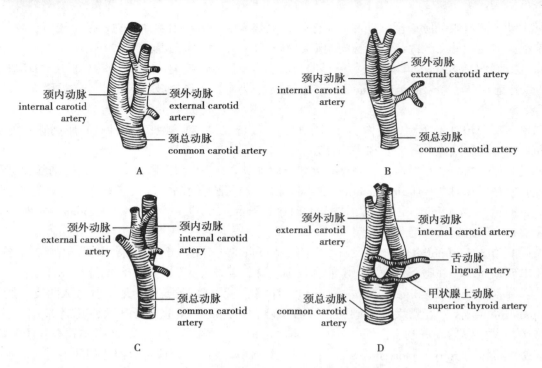

图Ⅱ-6-16　颈内、外动脉位置关系示意图

Diagram of the Positions Relating to Internal and External Carotid Arteries

A. 颈外动脉位于颈内动脉的前内侧　B. 颈外动脉位于颈内动脉前方

C. 颈外动脉位于颈内动脉前外侧　D. 颈外动脉位于颈内动脉的外侧

1. 颈外动脉位于颈内动脉前内侧者中国人 80%，Töndury 50%，Jayuta 85%。
2. 颈外动脉位于颈内动脉前方者中国人 13.8%，Töndury 21%，Jayuta 10.5%。
3. 颈外动脉位于颈内动脉前外侧者中国人 2.4%，Töndury 18%。
4. 颈外动脉位于颈内动脉外侧者中国人 3.6%，Töndury3.0%。

在颈部如何确认颈外动脉，在实用上有重要意义，通常我们可根据其解剖上的特点：①在确认颈总动脉分叉后，颈内动脉在颈部无分支，而颈外动脉有分支；②颈总动脉分叉多在甲状软骨上缘；③颈外动脉多位于颈内动脉的前内侧；④在结扎前试压颈外动脉，并触摸颞浅动脉或面动脉有无搏动以证实。

颈总动脉、颈外动脉的表面解剖学为，由胸锁关节至耳垂连成一线，自甲状软骨上缘以下的一段代表颈总动脉，上缘以上的一段为颈外动脉的表面位置。

（五）颈内静脉（Internal Jugular Vein）

作为改良性颈清扫术要保留三要件之一的颈内静脉（internal jugular vein，IJV），系位置比较浅表的最大一条静脉，在贯穿伤中可能受伤。其外径平均为 13mm。位于颈血管神经鞘内、颈总动脉、颈内动脉和迷走神经的外侧，相当于连接颈椎横突外侧缘的连线上。此静脉为乙状窦的直接向下延续部，因而颅内静脉窦血栓形成，特别是横窦的血栓形成，可蔓延至此静脉而发生继发性感染。静脉下行于胸锁乳突肌和胸锁关节深面，与锁骨下静脉会合成无名静脉（头臂静脉）（innominate vein or brachiocephalic veins）。静脉与胸锁乳突肌之间有很多淋巴结。在甲状软骨和环状软骨水平，分别有颈神经降支和肩胛舌骨肌中间腱横过。由于颈内静脉距胸腔较近，故呼吸对此静脉影响颇大。因此，在创伤时有引起空气栓塞的危险。通常右侧颈内静脉较左侧粗，而且与头臂静脉几呈一直线通上腔静脉，临床上通过颈内静脉穿刺和插管通至上腔静脉，用作测定中心静脉压和输入高价营养的途径之一。因此，颈内静脉穿刺和插管可选在右侧，并在胸锁乳突肌前缘中点或稍上方，也可在胸锁乳突肌后缘中、下 1/3 交界处、或在该肌胸骨头与锁骨头之间的三角形间隙进行。

由于颈内静脉主要引流颅内外静脉血，且在其周围有较多的颈深淋巴结，这些局部位置上的解剖特点，当进行根治性颈清扫术（radicalneck dissection）已被视为治疗颈部转移癌的一种标准手术和主要的方法，但有待解决的问题还多。该如何处理好颈内静脉，一直困扰着临床工作者。在这漫长的岁月中，双侧颈清术如何解决颅内、外静脉回流的问题从未中断。例如，颈内静脉切除后，侧支循环能否有效地建立，重建的 IJV 能否保持血流畅通等等，一直为临床学家所关注并至今仍在不懈在探索的课题。20 世纪 40 年代以前，由于双侧根治性颈清术的并发症多，死亡率高，对双侧颈部转移癌普遍视作不治之症。40~50 年代以后，通过大量实践认识到，双侧颈部转移癌是能采用一期或二期双侧根治性颈清术予以有效治疗，但死亡率及并发症仍较高。Bajack（1981）报道 61 例一期施行双侧颈清术，死亡率为 10%，有并发症占 11%；而分期施行双侧根治性颈清术，死亡率仅为 3.2%，有并发症者为 54%。间隔时间有人提出 14 天或 2 个月至 4 年不等，各家意见不一。故认为分期施行双侧根治性颈清术，虽可减少手术的危险性，但在两侧手术间隔期过长，颈部肿瘤可继续发展，甚至有可能贻误治疗时机等等。

Friedman（1983）用膨体聚四氟乙烯（expanded polytetrafluoroethylene，e-PTFE）人造血管进行兔颈静脉重建实验，结果表明也有效，但必须在术前和术后连续使用抗凝剂或抗血小板药物，否则将导致管腔阻塞。Oresković 等（1984）切除 11 只狗的双侧颈内静脉后，用自体股静脉进行一侧 IJV 重建，在未用抗凝剂的情况下，8 只狗手术成功，术后 1~2 个月，仍有 7 只狗重建的 IJV 血流正常。Kowalik（1982）对 3 例双侧根治性颈廓清术的患者采用颈内、外静脉吻合，即将术中保留的颈外静脉吻合于颅底处的颈内静脉残端，可有效地防止并发症的发生。目前临床上多用自体大隐静脉制备螺旋状静脉移植物，进行 IJV 重建，一般所需大隐静脉的长度约为 IJV 缺损段的 3 倍。术时切取从腹股沟直至膝部的大隐静脉，用肝素生理盐水冲洗，并将之纵行剪开，用一根与 IJV 上端直径相似的橡皮管（如 22-24F Malecot 导管），在其上缠卷，利用导管的增粗端将静脉条缠卷成两端分别与 IJV 上、下端直径相似的螺旋状静脉移植物，用 6-0 聚丙烯线缝合静脉条边缘，即可供移植用。Leafastedt 等（1985）在 3 例双侧根治性颈廓清术中，用螺旋状自体大隐静脉移植物重建 IJV 均获成功，术后 14 日皆能开始放疗。而用膨体聚四氟乙烯人造血管施行的 6 例，有 3 例失败。从临床应用效果来看，采用螺旋状自体大隐静脉移植物重建 IJV，虽增加手术时间 30 分钟至 1 小时，但效果好，成功率高，减少并发症且安全，耐受放疗作用而不损坏移植物或狭窄，可使病人在术后 6 周所谓的"黄金时期（golden period）"内，便得以进行术后计划放疗。而认为膨体聚四氟乙烯人造血管，可作为重建 IJV 的次选材料。

为了寻找解决淋巴清扫术中颈内静脉切除后颅内静脉血回流发生急性障碍这一棘手问题，早在 20 世纪 30 年代 Leelere 和 Ray 曾提出保留双侧颈外静脉的设想，以后 Oyland、Weingarten 等的实践认为保留颈外静脉对代偿颈内静脉切除后的颅内静脉回流和减少术后回流障碍等症状是有重要意义的。尽管头面部存在各种各样的潜在的回流通道，如椎管静脉丛（vertebral venous plexus）、板障静脉（diploic vein）、导血管（emissarium）、颅底孔道静脉网等等通过直接或间接等多种多样的方式与颈外静脉之间有潜在性的回流代偿通道。但当双侧颈内静脉断流后，如何建立侧支循环及潜在性通道的完成均需一个代偿期。因此，如何保证患者术后平安渡过代偿期完成前这一关键时间，仍然有许多有待解决的课题，例如，如何为平稳颅内压及减轻脑水肿，脑脊液压的监测及脑脊液的排放等等。温玉明、陈亚多自 1982 年以来，以 500 例临床实践以及通过猕猴动物模拟颈淋巴清除术的颈内静脉断流实验，均证实保留颈外静脉具有缓解颈内静脉结扎后颅内压升高的效果，从各个方面证实了保留颈外静脉在根治性颈内淋巴清扫术中代偿颈内静脉回流取得重要意义。从猕猴模拟双侧颈淋巴清扫术及临床资料看，保留颈外静脉在根治性颈淋巴清扫术中具有肯定代偿颈内静脉切除颅内静脉回流的功能。将为解决双侧颈内静脉切除后，颅内静脉回流所引发的急性功能障碍方面多了一个可行的方法。所以，无论是自体大隐静脉进行颈内静脉重建，以及保留颈外静脉等等，其目的均要维持颅内静脉的回流，使患者得到康复。随着头颈肿瘤外科的深入发展，技术和手术方法的更新、完善，如处理得当，将有助于患者术后早期安全接受放疗和化疗，从而可望进一步提高双侧颈部转移癌治疗的存活率。

（卢光伟 王啟华）

四、颈部的主要神经 Principal Nerves of the Neck

（一）颈丛（Cervical Plexus）

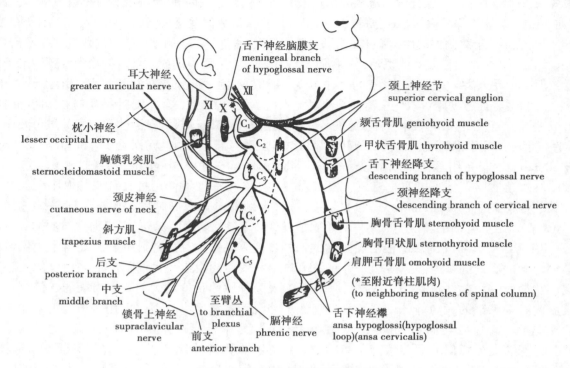

舌下神经脑膜支
meningeal branch
of hypoglossal nerve

耳大神经
greater auricular nerve

颈上神经节
superior cervical ganglion

颏舌骨肌 geniohyoid muscle

枕小神经
lesser occipital nerve

甲状舌骨肌 thyrohyoid muscle

胸锁乳突肌
sternocleidomastoid muscle

舌下神经降支
descending branch of hypoglossal nerve

颈皮神经
cutaneous nerve of neck

颈神经降支
descending branch of cervical nerve

斜方肌
trapezius muscle

胸骨舌骨肌 sternohyoid muscle

胸骨甲状肌 sternothyroid muscle

后支
posterior branch

肩胛舌骨肌 omohyoid muscle

中支
middle branch

（*至附近脊柱肌肉）
(to neighboring muscles of spinal column)

锁骨上神经
supraclavicular
nerve

至臂丛
to branchial
plexus

膈神经
phrenic nerve

舌下神经襻
ansa hypoglossi(hypoglossal
loop)(ansa cervicalis)

前支
anterior branch

图Ⅱ-6-17　颈丛及其分支示意图
Diagram of the Cervical Plexus and Its Branches

颈丛由第1~4颈神经的前支组成。位于胸锁乳突肌、椎前筋膜深面，肩胛提肌、中斜角肌之浅面。分支有皮支和肌支（图Ⅱ-6-17）。

1. 皮支（cutaneous branches）（见颈浅部神经）。

2. 肌支（muscular branches）主要分支支配颈深肌，如椎前肌和斜角肌。第1、2颈神经的部分纤维加入舌下神经并与之同行，这部分纤维除直接分支到甲状舌骨肌和颏舌肌外，其余的离开舌下神经，并作为舌下神经降支与第2、3颈神经的部分纤维组成舌下神经襻（hypoglossal ansa）。自襻上发出分支，支配肩胛舌骨肌、胸骨舌骨肌和胸骨甲状肌。据观察中国人舌下神经襻成襻者较多，占55.47%，襻的位置在颈内动脉及颈总动脉前外侧面下降者为80.32%，位于颈内动、静脉之间者为19.68%。襻下垂达环状软骨弓水平者，占48.28%，高于环状软骨者，占18.97%，低于此弓者，占32.75%。在施行颈部大血管显露和结扎手术时，应注意舌下神经襻位置上差异的情况，特别是遇到甲状腺体过大时，应有所顾及。

颈丛主要的分支为膈神经（phrenic nerve），主要来自第4颈神经，并有第3、5颈神经参加。位于椎前筋膜的深面，前斜角肌的浅面，自上外向下内斜行至膈肌（图Ⅱ-6-10、图Ⅱ-6-17）。手术时常以此毗邻关系作为辨认膈神经的标志。膈神经在锁骨下动、静脉之间，胸膜顶的内侧，迷走神经的外侧进入纵隔。右侧膈神经越过锁骨下动脉第二段之前；左侧越过动脉第一段之前，并有胸导管跨过，有时还有副膈神经沿前斜角肌前面下行，副膈神经的出现率较高，国人为38.7%~73.85%，Kelley为75.7%，Tündury为20%。

当显露膈神经，经锁骨上窝暴露颈丛时，认清膈神经解剖学上的特征和局部的位置关系，避免损伤其邻近的颈交感干、迷走神经和来自锁骨下动脉的甲状颈干。另外，在左侧应注意膈神经的浅面有胸导管横过，故手术一般不宜过低，以免损伤胸导管。如作颈部大块清扫术时，当结扎切断甲状颈干和颈横动脉，亦要避免伤及胸导管。

（二）下（后）四对脑神经（Four Pairs of Inferior Cranial Nerves）

包括舌咽神经、迷走神经、副神经和舌下神经。

1. 舌咽神经（glossopharyngeal nerve）　其为混合性神经，含有四种纤维成分：①运动横纹肌的纤维（特殊内脏运动纤维），分布于茎突咽肌等，起自疑核（nucleus ambiguus）；②运动平滑肌的纤维（副交感神经），分布于腮腺，起自下泌涎核（inferior salivary nuclei）；③特殊感觉纤维，司舌后 1/3 的味觉；④一般感觉纤维，司舌后 1/3、咽鼓管、鼓室、腭扁桃体等处的感觉，以及颈动脉窦和颈动脉球的感觉（图 Ⅱ-6-18）。

舌咽神经与迷走神经、副神经在橄榄体背侧离开脑，然后经颈静脉孔出颅，神经干在孔内有较小的上神经节（superior ganglion），稍下又见有稍大的岩神经节（petrous ganglion）。主干在颈内动、静脉间下行，绕茎突咽肌的后下缘，复弯向前，呈凸向后的弓，至舌骨舌肌的深面。其分支如下。

（1）鼓室神经（tympanic nerve）：起自岩神经节，经鼓小管下口进入鼓室，至其内侧壁形成鼓室丛（tympanic plexus）。此丛另有来自交感神经干颈上节的颈内动脉丛的纤维参加。鼓室丛发出许多小分支至鼓室、乳突气房和咽鼓管的黏膜。鼓室神经的终支为岩浅小神经（nervi petrosus superficialis minor），内含至腮腺的分泌纤维，它经鼓小管上口出鼓室，再经卵圆孔到颞下窝，进入耳神经节，交换神经元后，节后纤维随耳颞神经分布于腮腺。

（2）咽支（pharyngeal branch）：有二、三支，在咽后壁与迷走神经和交感神经的咽支共同构成咽丛，分支至咽部的黏膜，司一般内脏感觉。

（3）茎突咽肌支（stylopharyngeal branch）：分布至茎突咽肌。

（4）颈动脉窦神经（或称颈动脉窦减压神经）（carotid sinus or carotid sinus depressor nerve）：神经细胞体位于岩神经节内，其周围突分布于颈内动脉窦和颈动脉球，中央突至孤束核或其附近，以调节心跳、血压和呼吸。

（5）舌支（lingual branch）：为舌咽神经的终支，有数支分布于舌后 1/3 的黏膜，司一般感觉和味觉。

（6）扁桃体支（tonsillar branch）：分布于腭扁桃体和两个腭弓的黏膜，司一般感觉。

舌咽神经单独损害的症状主要是舌后 1/3 味觉消失，咽肌轻度瘫痪，咽部感觉丧失，腮腺分泌障碍。常见于咽部肿瘤。由于它与迷走神经和副神经的解剖位置关系密切，故往往同时被波及。

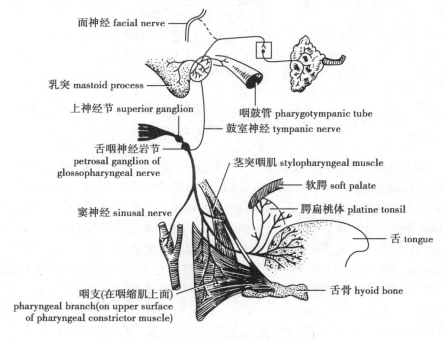

图Ⅱ-6-18　舌咽神经分支示意图
Diagram of the Distribution of Glossopharyngeal Nerve

2. 迷走神经（vagus nerve）　其为混合性神经，含有四种纤维成分：①运动横纹肌纤维（特殊内脏运动纤维，即运动腮弓肌的纤维），起自疑核，分布于咽、喉肌；②运动平滑肌纤维（颅段副交感神经的主要神经纤维），起自迷走神经背运动核，分布于胸、腹腔内脏平滑肌；③一般感觉纤维，分布于外耳道底、耳廓、硬脑膜等处，感觉纤维止于三叉神经脊束核；④一般内脏感觉纤维，分布于咽、喉、气管、肺、腹腔大部分胃肠道及其他脏器等（图Ⅱ-6-19）。

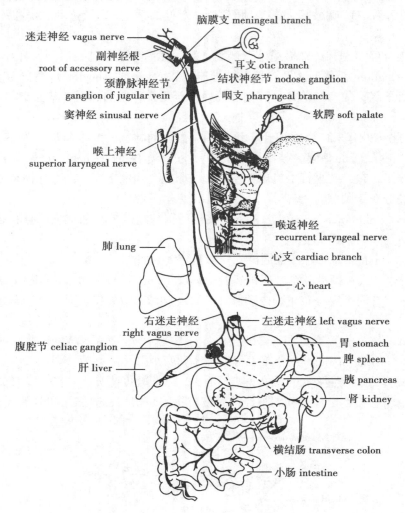

图Ⅱ-6-19　迷走神经分布示意图
Diagram of the Distribution of Vagus Nerve

迷走神经在延髓下橄榄体背侧离开脑，与舌咽神经及副神经伴行，经颈静脉孔出颅。在颈静脉孔内，迷走神经干上有膨大的颈静脉神经节（jugular ganglion），在此节的下方接受副神经的内支，神经干出孔稍下方，又有一个更大的结状神经节（nodose ganglion）。在颈部，主干沿颈内静脉与颈内动脉、颈总动脉间下行，经胸廓上口入胸腔。在胸部，左、右行程稍异。右侧迷走神经通过右锁骨下动、静脉间，沿气管右侧下行，越过右支气管后方，在食管后面分散形成食管后丛。左侧迷走神经行于左颈总动脉和左锁骨下动脉间，越过主动脉弓的前面，再经左肺根的后方，至食管前面也分散形成食管前丛。二丛向下，分别延为后索和前索，伴随食管穿过膈肌食管裂孔进入腹腔。迷走神经在颈部、胸部及腹部的分支如下。

（1）在颈部的分支（branches in the neck）如下：

1）脑膜支（meningeal branch）：起自颈静脉神经节，经颈静脉孔返回颅内，分布至硬脑膜。

2）耳支（auricular branch）：起自颈静脉神经节，向后外穿颞骨岩部，至外耳道和耳廓凹面的部分皮肤。

3）咽支（pharyngeal branch）：通常有两支，起自结状神经节，在颈内、外动脉间下行，至咽中缩肌表面，它与舌咽神经、交感神经的咽支共同构成咽丛（pharyngeal plexus），支配咽缩肌、悬雍垂肌、提腭帆肌和舌腭肌等。

4）喉上神经（superior laryngeal nerve）：起自结状神经节，位于颈内动脉内侧，沿咽中缩肌下行，至舌骨大角处，分为内、外两支：①外支即环甲支（external or cricothyroid branch），分布至环甲肌，此支与甲状腺上动脉的环甲支相邻近，甲状腺手术处理喉上动脉时要注意此神经，若不慎受到损伤，将引起环甲肌麻痹，以致声带松弛，出现声调降低的症状；②内支（internal branch），与喉上动脉一同穿甲状舌骨膜入喉，并分出数个小支至会厌、舌根、梨状隐窝以及声门裂以上的喉腔黏膜，司一般感觉。

喉上神经可因颈部外伤、肿瘤压迫、中毒性休克等原因而发生麻痹，引起患侧喉腔感觉丧失。若运动支瘫痪，则失去紧张声带的作用，故声带松弛，内收力减弱，声门后联合偏向健侧，影响发声。

5）心上支（superior cardiac branch）：自喉上神经起点的下方发出，伴随颈总动脉下行，与交感神经的心支至心丛。

（2）在胸部的分支（branches in the thorax）如下。

1）喉返神经（recurrent laryngeal nerve）：在左、右侧迷走神经分别越过主动脉弓（左侧）和锁骨下动脉（右侧）时发出。左侧绕主动脉弓，右侧绕锁骨下动脉，折返向上，行于食管和气管间的沟中，于甲状腺体的背面，与横过的甲状腺下动脉相交叉，然后至咽下缩肌下缘入喉，称为喉下神经（inferior laryngeal nerve）。

喉下神经为喉返神经穿入喉内的末梢支。此神经入喉之前已分成前、后两支或更多分支，曾有过报道分成六支者。喉下神经在喉外分叉的位置变异较多，可以在甲状腺以下、甲状腺中部的上方或下方，或在环甲关节后方，甚至在环状软骨以下。由于喉下神经在未进入喉前，即在喉外已分支这一解剖情况，当做甲状腺切除术时，应有足够的注意，以免损伤此神经。

喉返神经与甲状腺下动脉的位置关系变异较多。根据中国人 182 例尸体解剖的观察，有下列四种情况：①神经位于动脉之前者 35 例，占 19%；②神经位于动脉之后者 59 例，占 33%；③神经与动脉交叉者 82 例，占 45%；④神经与动脉不交叉者 6 例，占 3%。

喉返神经分布于喉肌（环甲肌除外）和声门裂以下的喉黏膜。此外还发出心下支加入心丛，以及分出小支至气管和食管上部。

由于喉返神经与甲状腺下动脉位置关系密切，甲状腺手术时最易损伤，通常将神经易损伤的部位称"危险地区（dangerous region）"。该区位于甲状腺左、右两叶背面，自喉返神经与甲状腺下动脉分支交叉处到环状软骨下缘水平，即喉返神经进入喉的一段。故手术时要注意：①除熟悉喉返神经与甲状腺下动脉的局部位置关系之外，在结扎甲状腺下动脉时要远离腺体的背面，靠近颈总动脉附近结扎其主干，避免切断，结扎前还必须分离清楚喉返神经；②切除甲状腺时，应保留腺体背面的完整；③行囊外结扎、针麻或局麻下施行手术，应反复检查患者的发音。上述情况都有助于避免损伤喉返神经。

此外，由于右侧喉返神经绕锁骨下动脉，接近胸膜顶，故右肺尖及胸膜疾患可致右侧声带瘫痪；而左侧绕主动脉弓下方，接近左肺纵隔胸膜的气管旁淋巴结及气管支气管淋巴结，故该处淋巴结肿大，可压迫左喉返神经而致声带麻痹。且还可因施行先天性动脉导管未闭手术时，易被牵拉而受损。糖尿病引起的神经病变可出现声带瘫痪，通过病理观察，发现喉返神经节段性脱髓鞘变化，轴突退行性变，施旺细胞呈同心性增生。

喉返神经受损时，因涉及的分支或纤维不同，而影响不同的喉肌，致使声带也处于不同的位置。如喉外展肌瘫痪，声带固定于中线位；喉内收肌瘫痪，声带固定于外展位；内收肌与外展肌同时瘫痪时，声带固定于中间位；若环甲肌未受累，仍有一些内收作用，则声带固定于旁正中位，患侧声带常低于健侧声带平面。

牟连才等通过喉返神经急性损伤的肌电图和临床动态实验研究发现，临床表现声带完全麻痹，并不意味着喉返神经的轴突和神经干已完全离断，故不能将声带固定不动者，全部视为"永久性"或"不可逆性"麻痹（permanent or irreversible paralysis）。肌电图出现再生电位，提示有临床恢复的可能。据

Colman 动物实验和临床观察，认为长期喉返神经瘫痪并不导致环杓关节纤维固定，这对喉麻痹的治疗提供有利的理论基础。

另外，对周围神经损伤后的修复，从解剖学基础实验研究和临床观察，都证明了带有血液供应的神经移植优于不带血供的神经移植。经我们对迷走神经和喉返神经的血供观察，有如下的规律性对临床应用有参考意义。

A. 血供来源为多源性，迷走神经有来自颈内动脉、颈总动脉和甲状腺上、下动脉等的小分支（图Ⅱ-6-20）。喉返神经有来自胸主动脉或主动脉弓，头臂动脉及甲状腺上、下动脉至食管的小分支（图Ⅱ-6-21）。故血供来源为多源性、节段性和不对称性分布。

B. 迂曲行程，从内侧进入，纵行吻合丰富。进入神经外膜前所有的神经营养动脉均呈现一定的迂曲行程，未见有径直走向神经者，从生理角度而言，是与颈部有较大的活动度有关；从临床应用上，神经牵拉允许有一定距离。由于绝大多数神经营养血管均系由内侧进入，故带血管蒂的手术方式，应将蒂留在内侧，显露分离神经时，外侧为安全侧；牵拉神经时，容许较大幅度向内牵拉，但向外牵拉幅度应小。血管进入神经前，多数分成上、下二支，上、下节段血管之间有良好的纵行吻合。

C. 营养动脉进入迷走神经和喉返神经的解剖位置虽不完全恒定，在甲状软骨上角、下角、环状软骨、迷走神经绕过主动脉弓或锁骨下动脉的平面，都较常见到营养血管，因此，这些标志，对寻找营养动脉有实用意义。

2）支气管支与交感神经的分支（tracheal and sympathetic branches）：在支气管前、后共同构成肺丛，自丛发出细支至气管、支气管和肺。

3）食管支（esophagus branches）：左、右迷走神经分别在食管前后分散成食管丛，并有交感纤维加入，自丛发出食管支至食管壁。

（3）在腹部的分支（branches in the abdomen）如下。

沿食管下行的食管丛，至食管下端，合成前索和后索，穿食管裂孔进入腹腔。

1）前索（anterior funiculus）：沿胃小弯的前面，发出胃支和肝支至胃和肝。

2）后索（posterior funiculus）：沿胃小弯的后面，发出胃支至胃。但后索主要发出腹腔支，沿胃左动脉至腹腔神经节（纤维在节内不交换神经元），以后与交感纤维一同沿动脉分布于腹腔的大部分脏器（如胃、小肠、盲肠、升及横结肠至结肠左曲、肝、胆囊、胰、脾和肾等）。

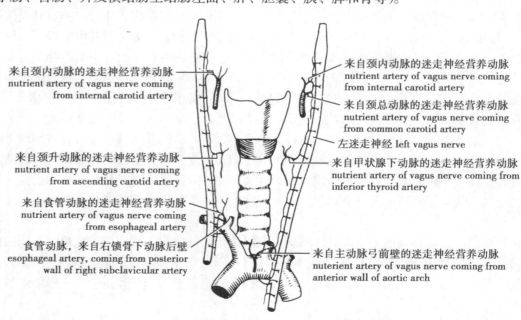

图Ⅱ-6-20　迷走神经血液供应示意图
Diagram of the Blood Supply of Vagus Nerve

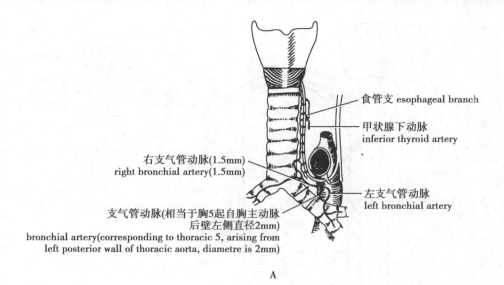

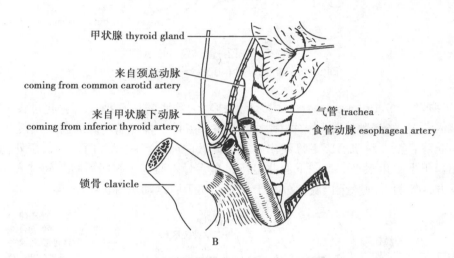

图Ⅱ-6-21　左、右喉返神经血液供应示意图
Diagramof the Blood Supply of Both Side Recurrent Laryngeal Nerves
A. 左喉返神经（left recurrent laryngeal nerve）　　B. 右喉返神经（right recurrent laryngeal nerve）

迷走神经单独损害者少见，可见于甲状腺癌或甲状腺手术时的损伤，其症状主要为患侧软腭瘫痪、声带麻痹（旁正中位）、咽喉感觉障碍、声音嘶哑、心动过速；双侧损害可致喉肌瘫痪、失音、呼吸困难、心律不齐，甚至死亡。迷走神经和舌咽神经同时受损可见于传染性多发性神经炎，亦致使咽肌及喉肌瘫痪，咽喉部感觉丧失和分泌物潴留。

3. 副神经（accessory nerve）　其属运动性神经，是颈后三角的主要内容之一，也是改良性颈清扫术中要妥加保护或保留的三结构之一（图Ⅱ-6-22）。由延髓根和脊髓根合成。延髓根起自疑核，纤维加入迷走神经，并随之至咽喉肌；脊髓根起自上 5 个颈节，离开脊髓后返向上结合成干，经枕骨大孔入颅，再与舌咽神经同经颈静脉孔出颅。出颅后副神经则向后经二腹肌后腹之深面，相当于乳突下 35.0mm 处进入胸锁乳突肌，然后在该肌后缘中点处的深面浅出，越过颈外侧三角的上部，颈深筋膜浅层的深面，下行至斜方肌前缘中、下 1/3 交界处进入斜方肌的深面，支配上述二肌。沿副神经行程有颈深淋巴结围绕，枕小神经位于其下方，第 3、4 颈神经在其下方与之平行至斜方肌。因此，临床上自胸锁乳突肌后缘近中点处分离副神经多无困难，当然也可自斜方肌前缘分离。在需要进行颈深下淋巴结活检或切除时，尤须注意保护。副神经如在此受伤，斜方肌即瘫痪，患肩向下垂，并被牵向前内方。

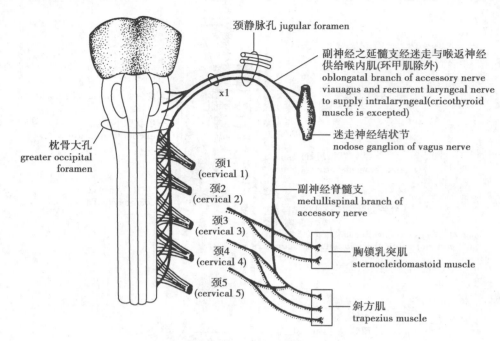

图Ⅱ-6-22　副神经分布示意图
Diagram of the Distribution of Accessory Nerve

4. 舌下神经（hypoglossal nerve）　舌下神经为舌肌的运动神经。它起自舌下神经核（nucleus of hypoglossal nerve），经延髓锥体与橄榄体之间出脑，由舌下神经管（髁前管）出颅，即与舌咽、迷走神经相贴近，向下直至二腹肌后腹下缘浅出始行分离，向前内行越过颈内动脉、颈外动脉及舌动脉，在舌骨上外方相当于下颌角水平，呈向下弯曲走行，自舌骨舌肌与二腹肌后腹之间进入颌下三角，位于颌下腺导管的下方，伴随舌静脉至口底，分布于舌肌，司舌肌运动（图Ⅱ-6-23）。

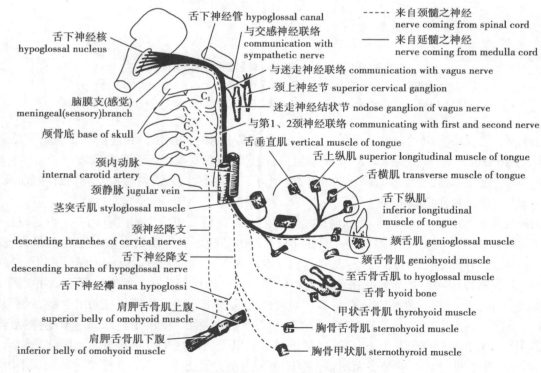

图Ⅱ-6-23　舌下神经分布示意图
Diagram of the Distribution of Hypogossal Nerve

　　舌下神经是颌下三角重要内容之一，也是颌下腺手术要注意处理好三根神经之一（其他是面神经下颌支及舌神经），同时又是构成舌下神经舌骨三角（Pirogoff triangle）的上界，此三角的前界为下颌舌骨肌游离缘，下界为二腹肌的中间腱，底为舌骨舌肌。施行"颈大块清扫术"或"颌下三角手术"时，要注意舌下神经的行程及毗邻，避免损伤。

　　舌下神经的损伤常见于颅底骨折，口腔底外伤，颈椎向后脱位，枕骨大孔附近骨膜炎及颈部手术的误伤。患者症状主要是患侧舌肌瘫痪、萎缩，伸舌时舌尖偏向患侧，若两侧损伤，则舌肌全部瘫痪，舌位于口腔底，不能外伸，言语及吞咽困难。从后组脑神经的局部位置和功能以及根据临床资料，后组脑神经、即下四对脑神经损伤患者，能够生存的少见。其中特别是枕下部的骨折，常引起非常严重脑神经及脑损伤。

（三）颈部的交感神经（Sympathetic Nerves of the Neck）

　　颈部交感干位于头长肌和颈长肌的浅面，颈总动脉、颈内动脉、迷走神经和椎前筋膜的深面，上达乳突之下，下至第一肋骨。通常具有上、中、下三对交感神经节（图Ⅱ-6-24）。颈部交感神经的分布范围，上达头部，下至胸腔，单独或和副交感神经共同构成神经丛，主要随有关血管的分支而分布。

　　当颈后部颈交感神经受刺激时，可出现 Barre Lieou 综合征，为颈椎病或颈椎外伤所引起，以枕部头痛明显，伴有阵发性感觉外物旋转感，多在转颈时发生。

　　现将颈部上、中、下三对交感神经节分述如下。

　　1. 颈上神经节（superior cervical ganglion）　其是交感干上最大的神经节（由 1~4 干节合并而成），呈梭形，位置相当于 C_1~C_2 横突（或 C_2~C_3 横突）的水平面，下端由节间支连接颈中神经节。主要的分支如下：

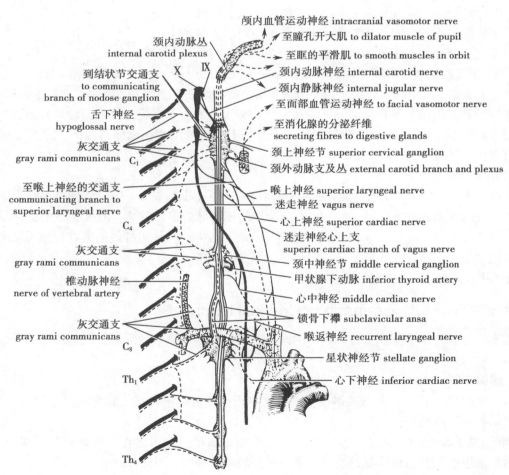

图Ⅱ-6-24　颈交感神经分布示意图
Diagramof the Distribution of Cervical Sympathetic Nerves

（1）颈内动脉神经（internal carotid nerve）：随颈内动脉入颅腔，它的分支包绕颈内动脉而成颈内动脉丛（internal carotid plexus）及海绵神经丛（cavernous plexus），由这些丛发出分支随颈内动脉的分支至有关的器官。其中由海绵神经丛发出的分支穿眶上裂进眶，至睫状神经节（不在节内交换神经元），经此节到眼球，分布于瞳孔扩大肌，司瞳孔扩大。此外还有岩深神经（deep petrous nerve），由颈内动脉丛在颈内动脉管内发出，与岩浅大神经（来自面神经）合并成翼管神经到蝶腭神经节（sphenopalatine ganglion），随神经节的分支到口、鼻的腺体和血管。蝶腭神经节周围的炎症病变可诱发翼腭神经节痛，其疼痛性质类似多发性植物性神经炎，多沿蝶腭神经、三叉神经第二支的颧支和眼支的泪腺神经扩散。

（2）颈内静脉神经（internal jugular nerve）：随颈内静脉经颈内静脉孔连于舌咽神经和迷走神经的神经节。

（3）颈外动脉神经（external carotic nerve）：由神经节下端发出，包绕颈外动脉形成颈外动脉丛，随颈外动脉的分支而分布。

（4）心上神经（superior cardiac nerve）：沿颈血管神经鞘下降至胸腔，左侧经主动脉弓加入心浅丛，右侧到气管下端前面至心深丛，分布于心肌。

（5）咽支（pharyngeal branch）：有数支，与舌咽、迷走神经的咽支组成咽丛。

此外，从神经节发出灰交通支连至第1~4颈神经。

2. 颈中神经节（middle cervical ganglion）　其是颈交感神经节中最小者，且形态、位置和数目都常有变异，一般多位于甲状腺下动脉的附近，相当于C_6水平处，向上由节间支连于颈上神经节，向下有两支连至颈下神经节或星状神经节，其中一支经锁骨下动脉的前面，形成所谓锁骨下襻（subclavicular ansa）连于下节。颈中神经节的分支如下。

（1）甲状腺支（thyroid branch）：分布于甲状腺。

（2）心中神经（middle cardiac nerve）：左侧循左颈总动脉入胸腔，在气管下端前面加入心深丛；右侧经锁骨下动脉的前面或后面进入胸腔，再循气管前面达心深丛。

另外，亦有灰交通支连于第5~6颈神经。

3. 颈下神经节或星状神经节（inferior cervical or stellate ganglion）　据观察有63.5%与胸部交感干第一胸节合并而成。此节常位于第7颈椎横突与第一肋颈之间，锁骨下动脉的后方和椎动脉的起始处，借胸膜肋骨韧带和胸膜椎骨韧带与锁骨下动脉相隔。神经节的前下方为胸膜顶，后外方为肋颈干，前内侧为胸导管（左侧）。由于星状神经节位置较深，又与上述重要结构相毗邻，因此，临床上行星状神经节切除术时要小心谨慎。

颈下神经节的分支如下。

（1）分布到锁骨下动脉的分支（branches distributing to subclavicular artery）：围绕锁骨下动脉形成锁骨下动脉丛，并随该动脉的分布至上肢。另有分支围绕椎动脉成椎动脉丛，随该动脉至脑。

（2）心下神经（inferior cardiac nerve）：经锁骨下动脉后方，与迷走神经的喉返神经所发出的心支合并加入心深丛。

此外还有灰交通支与第7~8颈神经相连。

五、颈部的淋巴引流 Drainage of Cervical Lymph

颈部的淋巴系统主要与头、上肢和胸部的淋巴有关。其淋巴结群的配布，依其位置可分为环组和纵组（图Ⅱ-6-25）。

（一）环组（Circular Group）

环绕头、颈之间，由后往前有枕淋巴结、乳突淋巴结或耳后淋巴结、腮腺浅淋巴结或耳前淋巴结、下颌下淋巴结和颏下淋巴结。

1. 枕淋巴结（occipital lymph node）　其位于枕动脉穿斜方肌之点，在枕外粗隆尖下25mm处，接受颅顶后部的淋巴，其输出管至颈浅淋巴结。风疹患者常肿大，可触及。

2. 乳突淋巴结或耳后淋巴结（mastoid or retroauricular lymph node）　其位于乳突的浅面，沿耳后动脉，接收颅顶外侧、耳廓的淋巴，其输出管入颈深淋巴结。

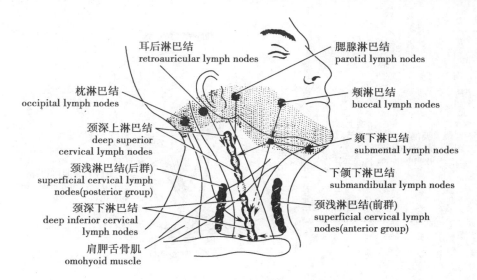

图Ⅱ-6-25 颈淋巴结配布示意图
Diagram of the Distribution of Cervical Lymph Nodes

3. 腮腺浅淋巴结或耳前淋巴结（superficial parotid or preauricular lymph node）　其位于腮腺筋膜之浅面。接收颞部、鼻根、眼睑、外耳道、腮腺等处的淋巴，其输出管至颈浅、深淋巴结及腮腺深淋巴结（deep parotid lymph node），后者位于腮腺鞘内，也注入颈深淋巴结。

4. 下颌下淋巴结（submandibular lymph node）　其位于颌下三角内，颌下腺的浅面，沿面动脉向外，一般有4~6个，接收面，颊，上、下唇外侧，舌尖、舌侧，上、下颌牙齿、牙龈和颏下淋巴结的输出管的淋巴。下颌下淋巴结的输出管注入颈上深淋巴结。由于面颊部软组织、鼻、唇、齿等处是感染的好发部位，因此，下颌下淋巴结感染较为常见。此外，上述部位的肿瘤也可能转移至此淋巴结。

5. 颏下淋巴结（submental lymph node）　其位于颏下部，下颌舌骨肌浅面，左、右二腹肌前腹之间，接收下唇中部、颏部、口底、下颌切牙和舌尖等的淋巴。其输出管注入下颌下淋巴结或颈深淋巴结。舌尖或下唇的肿瘤可转移至此淋巴结。

（二）纵组（Longitudinal Group）

纵组主要沿颈内、外静脉排列。

1. 颈浅淋巴结（superficial cervical lymph node）　其位于胸锁乳突肌的浅面，沿颈外静脉而列。主要接收枕部、耳和腮腺区的淋巴。其输出管终于颈深淋巴结。

2. 颈深淋巴结（deep cervical lymph node）　其位于胸锁乳突肌深面，上起自颅底，下达锁骨，大部分围绕颈内静脉、副神经和颈横动脉排列成一个三角形（图Ⅱ-6-26）。

沿颈内静脉排列的淋巴结群，通常又以肩胛舌骨肌上腹与颈内静脉交叉点（或以颈总动脉分叉点）为界，分为位于上方的颈上深淋巴结和位于下方的颈下深淋巴结，二群淋巴结之间彼此互相交通。颈上深淋巴结又可分为前组和后组。前组在二腹肌后腹、下颌角下后方和胸锁乳突肌止端前缘下方；后组在胸锁乳突肌深面和乳突尖下方。它们接收鼻咽部的淋巴，鼻咽癌常转移至此。因此，位于下颌角后方与乳突之间的颈上深淋巴结，常被称为"最重要的淋巴结"。转移的多个淋巴结可融合成巨大肿块，并压迫颈交感神经节，致出现Horner综合征（Horner syndrome）。

副神经淋巴结群，沿副神经行程分布，鼻咽部的淋巴也有直接注入颈上深淋巴结或副神经淋巴结，故鼻咽癌亦可转移至此。

沿颈横动脉排列的淋巴结群，因位于锁骨上窝内，故亦称锁骨上淋巴结群（supraclavicular lymph node）。一部分位于静脉角的周围；另一部分位于臂丛和斜角肌的浅面。其中邻近左侧静脉角的淋巴结即Virchow淋巴结（Virchow lymph node），常为胃癌或食管下段癌肿转移的部位，对临床诊断有重要意义。

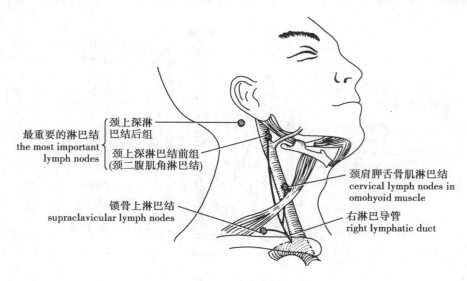

图 Ⅱ-6-26 颈深淋巴结配布示意图
Diagram of the Distribution of Deep Cervical Lymph Nodes

　　颈深淋巴结主要接收颈部各器官的淋巴，并为头、颈部淋巴管道总汇合处。颈上深淋巴结群还直接接收来自硬腭、软腭、腭扁桃体、舌根、鼻咽部和鼻腔后部的淋巴，其输出管走向颈淋巴干。左侧大部分注入胸导管后，入左静脉角；右侧头、颈、上肢和胸腔右半的淋巴，分别注入右颈淋巴干，右锁骨下干和右支气管纵隔干，以后由右淋巴导管注入右静脉角。

　　屠规益等认为颈部淋巴结中，从临床角度看，最主要是颈内静脉淋巴结、副神经淋巴结和锁骨上淋巴结，这三组淋巴结彼此有淋巴管沟通，形成头、颈部的汇流区。颈淋巴结廓清术主要切除这三组淋巴结。

　　由于颈部淋巴结是头、颈部淋巴液的总汇区，无论头、颈部还是胸、腹腔恶性肿瘤都能以颈部转移作为首先发现的症状，如常出现颈部淋巴结异常增大，形成无痛性和渐进性生长的肿块。据小野勇统计，以颈部转移为首发症状的，在鼻咽癌为 32%~50%，扁桃体癌及口咽癌为 28%，前列腺癌为 20%，胆囊癌为 12.8%。有些原发病灶虽很小，如鼻咽癌、扁桃体癌、甲状腺癌、前列腺癌等，直径仅为 1.0~3.0mm，但颈部可出现较大的转移灶。

　　通过对肿瘤患者颈部淋巴结转移的组织病理学研究和长期术后随访观察，发现决定肿瘤患者预后的组织学因素有三，即淋巴受累或自身转移，淋巴结包囊破溃和淋巴结内出现瘤栓。此外，颈部淋巴结的反应性对决定肿瘤患者预后有明显的关系。根据组织学特点，可将颈部淋巴结反应性分为四型：①淋巴细胞优势，表现为 T 细胞增生肥厚并扩展到邻近的区域，这型患者对抗原刺激可产生细胞免疫反应，生存率较高；②生发中心优势型，表现为 B 细胞区增厚，并可延伸到副皮质区消失处，可见到具有生发中心的大型淋巴滤泡和增生的髓索，此型患者对抗原刺激可产生细胞免疫反应，但其对肿瘤细胞的作用不大，故预后较差；③淋巴细胞静止型，淋巴结内的淋巴细胞未受到刺激，组织学结构同正常淋巴结一样，不存在任何区域的优势。此型患者机体免疫反应消失，不能抵御肿瘤细胞，预后也较差；④淋巴结衰竭型，淋巴结纤维化，内部缺乏淋巴细胞，可见广泛的玻璃样物质沉积，本型最为少见，预后最差。

　　3. 当出现单纯颈浅和颈深淋巴结结核，患者经保守治疗后有切除可能者，可施行颈淋巴结切除术。方法是，患者取仰卧位，肩下垫枕，头偏向对侧，自乳突沿胸锁乳突肌中央向下作一直线切口至锁骨上方三横指处，弯向后方至斜方肌前缘，依次切开皮肤、浅筋膜、颈阔肌，将皮瓣向后翻至斜方肌前缘，在胸锁乳突肌表面可见到颈外静脉及其周围肿大的淋巴结，仔细进行切除。但须注意颈外静脉附近的颈丛神经皮支，然后在胸锁乳突肌后缘中点附近分离清楚副神经，及在其下方出现于胸锁乳突肌后缘向上后行的枕小神经和耳大神经，将胸锁乳突肌后缘及斜方肌前缘分别拉向前、后方，切除沿副神经附近排列的淋巴结；如沿颈内静脉和颈横动脉排列的淋巴结也受累，应首先切断并结扎颈横动脉的分支，然后仔细切除此两处的淋巴结，但必须密切注意不要损伤副神经、颈动脉鞘内的结构、右侧颈淋巴干和左侧胸导管。

4. 美国耳鼻咽头颈外科协会于1991年将颈部淋巴结分为六区。在颈清扫术时有参考意义。

（1）第Ⅰ区（level Ⅰ）：包括颏下淋巴结和颌下淋巴结。

（2）第Ⅱ区（level Ⅱ）：颈内淋巴结上组，起自颅底至舌骨水平，前界为胸骨舌骨肌，后界为胸锁乳突肌后缘。

（3）第Ⅲ区（level Ⅲ）：为颈内淋巴结中组，自舌骨水平至肩胛舌骨肌与颈内静脉交叉处，前后界同Ⅱ区。

（4）第Ⅳ区（level Ⅳ）：为颈内静脉淋巴结下组，自肩胛舌骨肌与颈内静脉交叉处至锁骨上，前后界同Ⅱ区。

（5）第Ⅴ区（level Ⅴ）：为颈后三角淋巴结，包括锁骨上淋巴结、前界为胸锁乳突肌后缘，后界为斜方肌，下界为锁骨。

（6）第Ⅵ区（level Ⅵ）：为颈前间隙淋巴结，也称内脏周围淋巴结，包括咽后淋巴结，甲状腺周围淋巴结，环甲膜淋巴结及气管周围淋巴结。两侧界为颈总动脉，上界为舌骨，下界为锁骨上窝。

（王　诚　王启华）

第四节　颈根部
Section 4　Root of Neck

颈根部或颈胸部，即形成颈部与胸部之间的邻接区。为胸腔上口的紧邻，主要为进出胸腔的组织所占据。头臂动脉（无名动脉）和锁骨下动脉发生动脉瘤时，可通过此部进行手术。颈根部包括斜角肌前间隙、斜角肌间隙及斜角肌椎骨三角，其中最主要的内容为胸膜顶及其毗邻的胸导管等。

一、斜角肌前间隙及斜角肌间隙 Anterior Scalenus and Interscalenus Space

斜角肌前间隙（anterior scalenus space）位于胸骨舌骨肌、胸骨甲状肌和前斜角肌之间，其中主要的内容为迷走神经、颈总动脉、膈神经和锁骨下静脉等（图Ⅱ-6-27）。

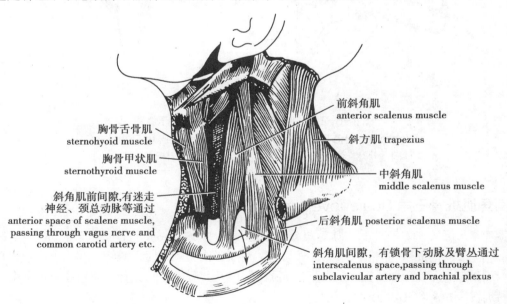

图Ⅱ-6-27　斜角肌前间隙、斜角肌间隙
Anterior Space of Scalenus Muscle and Interscalenus Space

斜角肌间隙（三角）（scalenus space or triangle）其境界前为前斜角肌，后为中斜角肌，底为第一肋，其间有锁骨下动脉和臂丛通过。

（一）迷走神经、膈神经及颈总动脉等的解剖（见前）

（二）锁骨下静脉（subclavian vein）

两侧锁骨下静脉皆为腋静脉的直接延续，走行于斜角肌前间隙中，静脉在相当于胸锁关节、前斜角肌内缘处，与颈内静脉汇合形成无名静脉（innominate vein）又称为头臂静脉（brachiocephalic vein），汇合处所成的角，即为静脉角（angle venous）。锁骨下静脉外径平均为12.0mm，略小于颈内静脉（13.0mm），而大于颈外静脉（6.0mm）。其在左侧有胸导管，右侧有右淋巴导管分别注入此角内。锁骨下静脉与锁骨下动脉之间，除动脉的第二段隔以前斜角肌外，其余第一段和第三段都紧密并行，因而此处受外伤后有发生外伤性动静脉瘘的可能。静脉浅面有锁骨下肌与锁骨相隔，临床上锁骨骨折虽然多见，但并发锁骨下静脉损伤却较少见。由于静脉壁与锁骨下肌筋膜和气管前筋膜紧密相连，故在吸气时使管腔变大或保持原状。臂上举时亦有同样情况，这一点在手术中误伤此静脉时必须记得，以免引起空气栓塞。颈外静脉、肩胛横静脉和颈横静脉都注入此静脉内（见图Ⅱ-6-3、图Ⅱ-6-12）。

由于锁骨下静脉解剖位置恒定，管径较大，变异小，邻近结构又不多，临床上常做反复多次进行穿刺置管，为目前常用做穿刺的静脉。该静脉位于锁骨内侧1/3后方的一段，平均长48.0mm，锁骨下静脉与锁骨下面所成角度平均为38°（图Ⅱ-6-28A），提示穿刺角度为35°~40°，针头紧贴胸廓与胸廓前面平行向后内方，对着胸锁关节方向刺入，稍向上并以紧贴锁骨后面前进为宜。自皮肤到锁骨下静脉前面的垂直距离平均为22.0mm。临床上一般不采用垂直穿刺而采用斜穿法，但此数据仍可作参考。穿刺插管的深度，一般以只能抵达上腔静脉为度。据观测，左、右锁骨下静脉、头臂静脉和上腔静脉总长度，右侧约140.0mm，左侧160.0mm。由于右侧头臂静脉与上腔静脉之间角度为28°，左侧为47°，因此，安置导管右侧比左侧顺利，故临床应用时，应首先考虑在右侧进行（图Ⅱ-6-28B）。

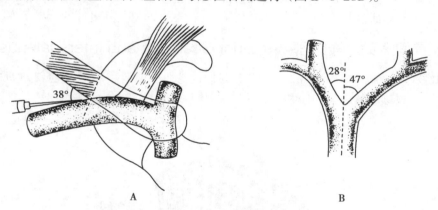

图Ⅱ-6-28　锁骨下静脉穿刺有关位置示意图
Diagram of the Position of Subclavicular Vein to Puncture
A. 锁骨下静脉穿刺示意　B. 左、右侧头臂静脉与上腔静脉夹角示意图

二、斜角肌椎骨三角 Scalenovertebral Triangle

斜角肌椎骨三角又称为锁骨下动脉三角或椎动脉三角（scalenovertebral or subclavian arterial or vertebral arterial triangle）。三角的界限（图Ⅱ-6-29），外为前斜角肌，内为颈长肌内侧缘，底为胸膜顶，顶为第6颈椎横突的颈动脉结节。三角内容主要有锁骨下动脉第一段及其分支、胸导管、交感神经的颈中、下节等。

（一）锁骨下动脉（Subclavian Artery）

右锁骨下动脉在右胸锁关节后方起自头臂干（无名动脉），左侧在胸骨柄上半部后方起自主动脉弓。因此，左侧略长于右侧（图Ⅱ-6-30）。据观察国人左锁骨下动脉起始较为恒定，有99.8%直接起于主动脉弓，只有0.2%与左颈总动脉合成左头臂干起于主动脉弓。右锁骨下动脉有98%起于头臂干，只有2%直接起于主动脉弓。此外，右锁骨下动脉异常起于主动脉弓，多数经食管后，但亦有经气管的后方或前方，有时还可与右位主动脉弓同时出现，形成一个"血管环"，这种异常的右锁骨下动脉，在临床上可能压迫食管和气管，引起吞咽和呼吸障碍。据中国人资料综合统计858例异常食管后的右锁骨下动脉的出现率为0.5%～1.0%。Adachi为0.2%（1928）；Quain. R（1844）、Turrer. W为0.4%（1897）；Harrey为0.8%（1917）；Thomson为1.0%（1803）。锁骨下动脉通常以前斜角肌分为三段，即位于斜角肌内侧的为第一段，位于斜角肌间隙中的为第二段，而位于斜角肌外侧的为第三段。

锁骨下动脉第一段，即位于斜角肌椎骨三角或锁骨下动脉三角中的一段。动脉的深面为椎骨，浅面为胸锁乳突肌、胸骨舌骨肌和胸骨甲状肌，内侧为颈总动脉，下为胸膜顶。与动脉浅面相邻的血管和神经左、右不同。右侧其浅面为静脉角，在动脉与静脉角之间自内向外有迷走神经与膈神经通过，右喉返神经位于动脉的深面。左侧浅面为颈内静脉与无名静脉，在动、静脉之间有迷走神经和膈神经通过，左喉返神经在动脉内侧走行。胸导管在相当于动脉分出甲状颈干的部位横过动脉。

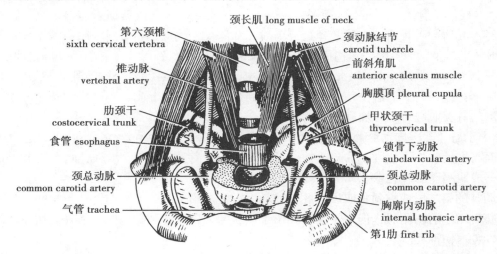

图Ⅱ-6-29　斜角肌椎骨三角示意图
Diagram of Scalenovertebral Triangle

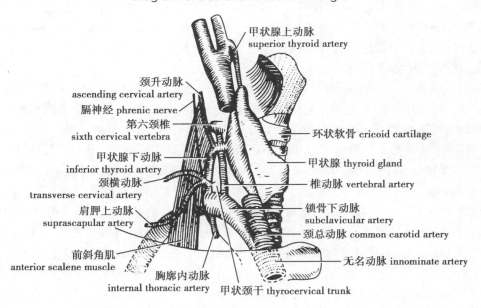

图Ⅱ-6-30　锁骨下动脉分支示意图
Diagram of the Branches of Subclavicular Artery

锁骨下动脉的主要分支均由此段发出，计有椎动脉和甲状颈干。

1. 椎动脉（vertebral artery）　其是锁骨下动脉的第一个大分支。起自第一段的后上方，垂直上行，通过上六个颈椎横突孔，上行经寰椎横突孔穿出，呈直角弯曲后行于寰枕间的硬脑膜内，经枕骨大孔入颅腔。施行颈段椎根切除术除去寰椎时，注意椎动脉的行程，以免损伤。

2. 甲状颈干（thyrocervical trunk）　其短而粗，起自椎动脉的外侧，稍小于椎动脉。自此干发出甲状腺下动脉、颈升动脉、颈浅（横）动脉和肩胛上（横）动脉。

（1）甲状腺下动脉（inferior thyroid artery）：向内上沿前斜角肌内缘上行，约于颈动脉结节下方20.0mm处，即弯向内侧行于颈血管神经鞘的深面，颈交感干的浅面，到达甲状腺的后缘分成上、下两支。动脉在分支前或后与喉返神经关系密切（详见喉返神经）。在行甲状腺手术处理甲状腺下动脉时，注意动脉与神经解剖位置的关系，切勿损伤。

（2）颈升动脉（ascending cervical artery）：位于前斜角肌浅面，膈神经内侧上行，沿途发出肌支供应邻近肌肉。

（3）颈浅（横）动脉（superficial or transverse cervical artery）：向外后横过前斜角肌、膈神经、臂丛和肩胛上神经，在肩胛舌骨肌斜方肌三角处分为浅支和深支。浅支分布于斜方肌；深支分布于肩部，它与肩胛下动脉（来自腋动脉）的分支构成肩部的动脉吻合网，形成锁骨下动脉与腋动脉之间的侧支循环。

（4）肩胛上（横）动脉（suprascapular or transverse scapular artery）：经胸锁乳突肌与前斜角肌之间，向后外与肩胛上神经伴行到肩胛上切迹，经肩胛横韧带上方进入冈上窝，再经肩胛颈后方入冈下窝，营养冈上、下窝的有关肌肉，也参加肩胛部的动脉吻合。

3. 胸廓内动脉（乳房内动脉）（internal thoracic or internal mammary artery）　起自锁骨下动脉第一段的凹面与椎动脉或甲状颈干的起始处相对，下行经胸锁关节外侧，沿胸骨两旁约15.0mm，至第7肋软骨处，分成肌膈动脉和腹壁上动脉而终。

锁骨下动脉的第二段或称斜角肌段，此段动脉下方紧贴第1肋，上方与臂丛干相邻。如果要在此段显露动脉，必需切断前斜角肌，但由于膈神经位于该肌的上外缘转到下内缘，最好只切断其外侧缘部分较为安全，以免损伤神经。

锁骨下动脉第三段位于第1肋的表面，前斜角肌的外侧缘，动脉的上、外、后方为臂丛神经，前与锁骨下静脉相邻。此处为动脉瘤和外伤性动、静脉瘘的好发部位。当动脉扩张，向上、外、后可压迫臂丛神经而产生患者相应的上肢的感觉与运动障碍；向下压迫锁骨下静脉，影响静脉回流而出现患肢水肿。

从锁骨下动脉各段的解剖位置和分支来看，由于第一段位置关系较深而复杂，而且大的分支多，要显露第一段是较困难。第三段位置较浅，在此进行手术比较容易。

（二）胸导管（Thoracic Duct）

胸导管起自乳糜池（cisterna chyli），经主动脉裂孔进入胸腔，相当于第4~5胸椎处移向左，自后纵隔上行至颈左侧，走行于食管与左锁骨下动脉起始部之间（图Ⅱ-6-31）。胸导管平第7颈椎高处转向前、上、外，再弯向下成胸导管弓，跨过左胸膜顶上方。胸导管弓的浅面为颈血管鞘，深面为锁骨下动脉起始部、星状神经节、椎动脉、椎静脉、甲状腺下动脉、前斜角肌、膈神经。胸导管颈段外径平均4.5mm。胸导管弓下段长约10.0mm的部分，局部呈膨大，称胸导管囊部或壶腹部，外径平均5.2mm，胸导管注入静脉角的口径较细小，外径只有3.3mm。当导管插入时，对此情况应有所了解（图Ⅱ-6-31B）。胸导管入口处较恒定（99%）有一对瓣膜，只有1%属于功能不完整的始基性瓣膜（图Ⅱ-6-31C），位于右侧端的瓣膜平均长3.1mm（2.0~6.0mm），宽1.5mm（0.5~3.0mm）；左侧的瓣膜长3.0mm（0.5~5.0mm），宽1.5mm（0.5~3.0mm）。胸导管主要收集身体下半部与左侧上半部的淋巴，注入左静脉角（图Ⅱ-6-31A、B）。是颈部淋巴结清扫手术时，不慎损伤胸导管的解剖部位，要特别警惕，不然，将导致乳糜外溢（乳糜溢，chylorrhea）。亦可见于颈段食管切除术、锁骨上窝淋巴结清除或活检、颈肋切除术及甲状腺等手术伤及胸导管，故也是颈部手术的一个严重并发症，除可继发感染致皮瓣坏死外，尚可引起全身性低氯血症、低钠血症、低蛋白血症及血容量减少。熟悉胸导管和淋巴管的有关情况，对于手术医师有很重要的实用意义。

有资料显示，据观察中国人的胸导管在颈根的数目多数为单干，占73.3%，双干者占22.7%，三干者为2.7%，四干者占1.3%。至于其在颈部终止的形式，有73.3%为单干，均为一个开口；多干只有一个开口者，占18.3%；多干多个开口者，占8.3%。胸导管在颈部汇入静脉系统的位置也不完全恒定，按通常解剖学描述，开口于静脉角者占 62.2%，注入左颈内静脉者占 16.6%，左锁骨下静脉者 9.2%，左头臂静脉占 4.6%，注入其他静脉（包括左椎静脉、左颈外静脉，及右位胸导管汇入右侧的有关静脉等）占 7.6%。Greenfield 和 Gottlieb 研究 75 例尸解的胸导管终端，其中 48 例终于左颈内静脉，18 例终于左锁骨下静脉，7 例终于左颈外静脉，终于左无名静脉和右颈内静脉各 1 例。Parsons 和 Sargent 注意到 45% 胸导管有两个终端。关于胸导管异位分支，可以在上部分裂成左右两个分支，左支仍终止于原处，而右支可终止于与右淋巴导管相连的右锁骨下静脉。同样的，了解胸导管的异常变化与邻近结构关系亦有重要的实用意义。右侧有很短的右淋巴导管，注入右侧颈静脉角内。接收膈肌以上身体右半的淋巴。胸导管与右淋巴导管之间有交通支，因此，虽将破裂的胸导管结扎，亦不致阻碍淋巴液的流通。

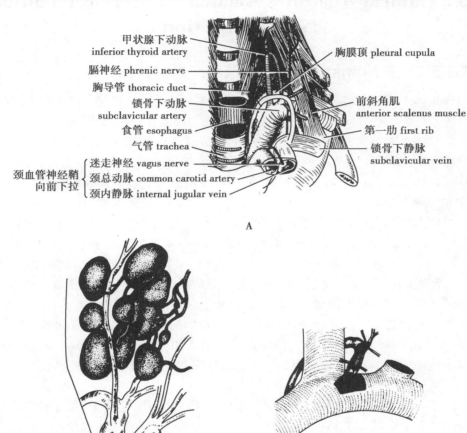

图Ⅱ-6-31　胸导管汇入处位置关系、外形及瓣膜示意图
Diagram of the Relation of Position，Appearance and Valve of Thoracic Duct in Drainage Site
A. 位置关系（relation of position）　　B. 外形（appearance）　　C. 瓣膜（valve）

（三）胸膜顶（Cupula of Pleura）

胸膜顶指覆盖在肺尖部的胸膜壁层，突出胸廓上口至颈根，通常位于锁骨内、中 1/3 交点上方 20.0~30.0mm 处，相当于第 7 颈椎棘突的水平（见图Ⅱ-6-31A）。

胸膜顶的后面与第 1 肋骨小头、颈长肌、交感神经颈下节及椎动脉相邻，其前外侧为前斜角肌，前为锁骨下静脉，前上为锁骨下动脉，外侧为臂丛下干，内侧右为无名动脉，左为颈总动脉。由于第 1 肋的胸骨端较低于胸椎端，它的位置与水平面形成角度，所以胸膜顶明显地高出于第 1 肋之上。胸膜顶突出的程度以及它的形状，主要与胸廓的形态有关。当胸廓狭窄而长时，胸膜顶的形状似圆锥体，高出第 1 肋的前半约 40.0mm 或稍高一些；在较宽阔的胸廓，胸膜顶接近半球形，高出第 1 肋，不超过 25.0mm。因此，施行颈淋巴清扫术、颈根手术或受到创伤，都有损伤胸膜顶的可能。

由于有自第6、7颈椎横突连至胸膜顶的胸膜横突韧带，以及第1肋的胸骨端连至胸膜顶上内方的肋胸膜韧带，所以，胸膜顶的后部比较固定，因而肺尖后部的呼吸运动也较前部为弱。当进行肺萎陷手术治疗肺结核时，必须将上述韧带切断，才能使肺尖下陷。

在锁骨内、中1/3相交处上1寸，相当于胸锁乳突肌起点外缘上方，有针刺穴位颈臂穴，或在颈根附近穴位作针刺治疗时，要注意胸膜顶的体表位置，以免刺伤造成人工气胸。

第五节　颈部肿块及颈清扫术有关的临床解剖学
Section 5　Clinical Anatomy Related To Cervical Tumour And Neck Dissection

一、颈部的正常形态 Normal Morphological of the Neck

正常颈部呈圆锥体。观察时应注意：①双侧是否对称，有无肿块隆起，皮肤有无局限性或弥漫性充血、肿胀、溃疡、皮疹、瘘口、瘢痕；②是否有静脉充盈或血管异常搏动等；③喉结是否位于中线，喉体有无膨大，甲状腺是否肿大；④颈部的活动是否受限等等。如果颈部见到肿块，首先要明确肿块的解剖位置及肿块发生的时间，是先天性的还是后天性的。先天性的肿块如甲状舌管囊肿（thyroglossal cyst）、鳃裂囊肿（branchial cyst）等。若为后天性肿块又可分为炎性肿块和新生物肿块。炎性肿块分为特异性炎性和非特异性炎性肿块。特异性炎性肿块，如结核性所致颈淋巴结肿大；非特异性炎性肿块，如颈部急、慢性淋巴结炎所致的颈淋巴结肿大。新生物肿块又分为良性和恶性肿瘤。颈部良性肿瘤，如神经鞘瘤（schwannoma）、神经纤维瘤（neurofibroma）等。如果肿块被发现在"颈动脉三角（carotid triangle）"，且为无痛性、孤立性肿块，生长缓慢，呈圆形或椭圆形，表面光滑，边界清楚，左右活动好，上下活动范围较小，伴有或不伴有神经压迫症状，从肿瘤的解剖位置、大小、形状、质地、活动度等相关体征，应考虑为良性肿瘤，且以神经鞘瘤为多。但还得以B超、CT、MRI、DSA进一步检查明确诊断。恶性肿瘤更要注意是原发性或转移性恶性肿瘤。在颈部以转移恶性肿瘤占多数，其中在转移性恶性肿瘤中几乎有80%是来自颈部原发性肿瘤，如鼻咽癌（nasopharyngeal carcinoma），首先发生颈部转移率高达约60%~80%，甲状腺癌发生颈部转移率约50%~70%，仅有少数来自胸、腹及盆。

如果肿块出现在上颈部，有进行性增大，触之质硬，无压痛，且与周围组织粘连不活动等体征，则应考虑恶性肿瘤。由于在颈部以转移性恶性肿瘤占多数，肿块位于颈上深淋巴结相应的位置，首先考虑是否与鼻咽癌有关是合理的。

二、颈清扫术有关的临床解剖学 Clinical Anatomy Relating to the Neck Dissection

自1906年由Crile首先提出治疗颈淋巴结转移的根治性颈淋巴结切除术（radical neck dissection）以来，一个多世纪过去了，在时光运行轨迹中，医疗手段不断改进、更新，对控制颈部肿瘤淋巴结转移治疗亦有长足的进步。该术式有颈淋巴结组织整块切除术、颈廓清术、颈部大块切除术等名称，但以颈淋巴清扫术或颈清扫术较常用。目前颈清扫术已成为头颈部癌综合治疗中不可缺少的重要组成部分。由于口腔颌面在内的头颈部原发恶性肿瘤，90%以上为上皮源性肿瘤，均可在不同病程期间出现颈淋巴结转移，而颈淋巴结转移大多在一定时间内停留在颈部发展。临床实践经验表明，颈清扫术对控制颈部癌肿区淋巴结转移的治疗，提高患者治愈率和生存率，起着重要作用。

根据颈部清扫术的解剖范围，颈清扫术的目的是将头颈部淋巴引流范围相关的淋巴结一并切除，通常按术式可分为根治性颈清扫术、功能性颈清扫术；按手术的局部解剖学范围分为舌骨上颈清扫术、全颈清扫术、扩大根治性颈清扫术等；按术式目的分为治疗性颈清扫术和选择性颈清扫术；以及按是否合并原发病病灶切除分为单纯颈清扫术和联合颈清扫术。根据术式介绍如下。

（一）根治性颈清扫术（Radical Neck Dissection）

其也称经典式或传统式的颈清扫术，是指同时切除一侧颈前部所有六个三角区内全部淋巴组织。即颈阔肌深面，椎前筋膜浅面，锁骨上下、下颌下缘以下，斜方肌前缘，前界系颈中线带状肌（band-shaped muscle）或甲状腺前肌群（anterior thyroid muscle），即舌骨下肌群的外缘的范围。切除内容包括胸锁乳突肌、肩胛舌骨肌、颈内、外静脉及其分支、副神经、颈丛神经皮支。但须保留颈总、颈内动脉、迷走神经、喉返神经、舌下神经、舌神经、面神经下颌缘支等结构。该术式由于涉及的解剖范围较广，相关的结构也多，其中在锁骨上三角这个局部位置，应特别警惕胸导管、胸膜顶、颈内静脉、锁骨下静脉的被撕裂，以免造成乳糜溢、气胸，或者不易控制的大出血，以及或有可能空气进入锁骨下静脉形成气栓。此外，对一些已有双侧颈淋巴结转移的患者，采用双侧颈淋巴组织清扫术较为彻底的治疗措施时，对切除双侧颈内静脉，就颈内静脉回流发生急性障碍，其中主要为不可缓解的致死性颅内高压，或继发性硬脑膜静脉窦的血栓形成等并发症。有资料显示，在人类约有 5% 出现一侧侧窦缺如，10%~15% 的上矢状窦经一侧横窦引流，而直窦汇入另一侧横窦，4%~9% 的上矢状窦和直窦均汇入同一侧横窦，仅有细小侧支与对侧横窦相连。这类畸形的可能出现，使对侧颅内外静脉回流通道成为主要功能侧，因此在硬脑膜窦变异的情况下，即使是单侧颈清扫术，只要切除的是主要功能侧的颈内外静脉，也同样可以发生这一问题。术前应有充分的估计和相应的防治措施。有关颈清扫术颅内并发症的防治如麻醉方法、降温和降压的选择、体位的调整、脱水疗法、激素的应用、脑脊液压的监测及脑脊液的排放、水、电解质控制、呼吸道通畅及氧供给以及是否保留颈外静脉（颈清扫术时颈内、外静脉常规切除）等各类处理措施对缓解或减轻颅压升高等多方面方法，但这些手段的效果是短暂的、治标的，均未有较满意的结果。自 1932 年 Leelere 和 Ray 首先提出保留双侧颈外静脉的设想以来，在近九十年的基础研究和临床实践，均表明保留颈外静脉对代偿颈内静脉切除后的颅内静脉回流，减轻颅内高压的产生，以及减少术后回流障碍的症状有重要意义。（有关保留颈外静脉对减轻颅内高压等方面的基础研究。请见前颈内静脉相关内容）。

（二）功能性颈淋巴清扫术（Functional Neck Dissection）

它是经典的根治颈淋巴清扫术的改良式式，故也称改良性颈清扫术（modified neck dissection）。随着根治性颈淋巴清扫术的广泛开展和经验积累，它是在部分指征选择恰当的病例，颈淋巴清扫术Ⅰ～Ⅴ区淋巴结的基础上，保留胸锁乳突肌、颈内静脉、副神经三个结构的一个或多个解剖结构，仍可达到根治的目的，且同时保存了患者颈部外形和功能，以及避免颅内并发症的改良术式。该术式由 Bocca（1967）报道应用于喉癌病例，并获得满意疗效以来，已得到不少头颈外科医师所赞同。它可根据被保留的结构而进行命名，如保留颈内静脉，则可命名为保留颈内静脉的改良性颈清扫术等。

通常认为临床颈淋巴结未触及，但疑有转移的病例，如临床已有肿大淋巴结，但数目不多，体积不大且完全活动，但疑为转移的病例，以及原发病灶已被控制或可控制者，且无远处转移，全身无手术反指征者，均可考虑功能性颈清扫术；如果颈淋巴结长大 3.0cm，或界限不清且固定者，多区域淋巴结肿大，或颈深上组淋巴结肯定有肿大、变硬，疑为转移者应作为禁忌证。

基于颈部是连接头与躯干、躯干与上肢间的桥梁，在局部解剖位置上，不仅有如颈内、外动脉、颈内静脉及下四对脑神经等众多重要结构，更有与生命息息相关的呼吸道，以及为数不少的淋巴结群的所在地。术中为了保证保留结构维持良好功能，术中手术应轻柔，避免过度牵拉造成损伤。在解剖颈动脉三角区的颈深上淋巴结时，宜注意走行于颈内静脉后外的副神经主干慎勿损伤。在解剖副神经时应适当保留神经干周围部分软组织，以期保持血运。胸锁乳突肌需要完整保留。若采用切断胸锁乳突肌术式，在关创前应拆去断端结扎线，彻底止血，在肌断端对位缝合后，再沿断端四周肌膜作间断缝合，以减少术后肌萎缩及瘢痕形成，避受影响外形和功能。

（三）选择性颈清扫术（Elective Neck Dissection）

它又称分区性颈清扫术（Selective Neck Dissection）是根据肿瘤淋巴结转移部位进行分区性颈淋巴结清扫术，即按手术的局部解剖学的范围的颈清术。基于颈清扫术的广泛开展和经验的积累，出现意外及严重并发症机会大为减少。所有分区性颈清扫术，均常规保留胸锁乳突肌、颈内静脉和副神经。

1. 舌骨上淋巴清扫术（suprahyoid neck dissection） 它又称上颈清扫术。本术式只适用于少数特定部位的早期肿瘤，或因全身情况难于承受颈清术的患者。如下唇、颏部皮肤、下颌前牙龈的早期原发癌，或颌下腺瘤等，以及经病理检验证实或疑有颌下区转移等情况。手术切开皮肤后在下颌下缘与舌骨体之间充分显露同侧的二腹肌后腹和对侧二腹肌前腹。若为双侧清扫术，应将两侧二腹肌后腹间术野显露。术中要谨慎妥善保护面神经下颌缘支免受损伤，在咬肌前缘与下颌下缘向浅面觅得面动、静脉并结扎之，并彻底止血。要特别强调面动脉近心端的结扎，若结扎线一旦滑脱将导致术后严重出血的后果，故应加实结扎。若术中发现淋巴结与毗邻结构有粘连，应将粘连部分同时切除。切除的解剖范围主要包括颏下三角、颌下三角的淋巴组织，相当于Ⅱ区的淋巴结。在清扫包括颌下腺在内的颌下三角内的淋巴结、脂肪、结缔组织一并整块向上翻起时，要特别注意舌神经（lingual nerve）和舌下神经（hypoglossal nerve），并妥为保护和保留。若发现肿瘤范围已超过中线或未过半中线，但可疑或已证实对侧有转移者，应作双侧舌骨上清扫术。

2. 肩胛舌骨肌上颈淋巴清扫术（supraomohyoid neck dissection） 它是以肩胛舌骨肌为下界，包括颏下三角、颌下三角、颈内动脉三角区，相当于Ⅰ～Ⅲ区的淋巴结，腺体及蜂窝组织一并切除的手术。其特点是不必像全颈清扫术要牺牲胸锁乳突肌、副神经及颈内静脉三要件重要结构，故创面小，安全性大，但彻底性较差，当今临床应用较少。对颈部转移灶平面未超过肩胛舌骨肌平面，转移灶可切净，以及颌下和上颈部原发灶恶性肿瘤切除时，可连同肩胛舌骨上区淋巴结一并清除较适用。此外，因患者全身状况不能承受全颈清扫术，作为颌下淋巴结转移的扩大术式，或颈侧上部原发恶性肿瘤整块切除的一部分是可接受的。

（四）扩大根治性颈清扫术（Extended Radical Neck Dissection）

其指需要切除的解剖范围超出了根治性颈清扫术以外的淋巴结群及其他结构。如咽旁淋巴结及上纵隔气管旁淋巴结（superior mediastinal paratracheal lymph node）等。

（姚良忠）

第六节　颈的胚胎发生与先天性畸形
Section 6　Embryogenesis and Congenital Malformation of Neck

人颈的发生与鳃弓演化有密切关系。约在胚胎第4周时，于头部腹侧显现5对鳃弓（图Ⅱ-6-32），各鳃弓外表有4对内陷的鳃沟（branchial groove）。在此同时，咽两侧之内胚层有一列成对的咽囊（pharyngeal pouch）或鳃囊（gill pouch），共5对，发生次序由前往后，通常在第4周末已全部显现，至第6周末开始逐渐萎缩，到第2个月末则完全消失。此后由于咽的下部伸长为食管和心脏降入胸腔，于是第1鳃弓与心包之间便形成一个细长的颈。咽囊两侧向外突出，为相邻鳃弓所分隔。因此，每1鳃沟与其相对的咽囊相贴，二者之间仅为一薄膜相隔，称为闭板（closing plate），在鱼类闭板消失而成鳃裂。人类，正常情况下并无穿孔现象。

每一鳃弓的结构，内面为内胚层上皮，外面为外胚层，二者之间为中胚层。每一鳃弓在背面与头部组织相连接，在腹面正中线处与对侧相当之鳃弓相连接。若第1和第2鳃弓在中线不愈合则发生舌下囊肿。

每一鳃弓均发育成一组肌肉，并由一神经供应。鳃弓的演化大致是第1鳃弓分化成上颌突和下颌突，组成面部的主要部分及咀嚼肌群等（受三叉神经运动支支配）。第2鳃弓帮助形成颈之前方及两侧的结构，如茎突、茎突舌骨韧带、舌骨小角和面部表情肌（由面神经支配）。第3鳃弓分化成茎突咽肌和咽上缩肌等（受舌咽神经支配）。第4鳃弓主要分化成喉肌和咽肌的一部分（受迷走神经支配）。在胚胎第6周时，第2鳃弓生长迅速，尾端超越过其余三对鳃弓而形成一沟，称颈窦（cervical sinus）（图Ⅱ-6-33）。正常情况下窦内、外胚层迅速生长增殖，不久窦即消失。如仍存在即成为所谓鳃囊肿。若第2鳃弓与第5鳃弓不融合则形成鳃瘘，常位于胸锁乳突肌前缘，胸锁关节上方，并走行于颈内、外动脉之间。

在胚胎发育过程中，各咽囊之命运不一，有的消失不留痕迹，有的则演化成重要的内分泌器官如甲状腺、甲状旁腺及胸腺，还形成与咽相通的其他器官（图Ⅱ-6-34）。

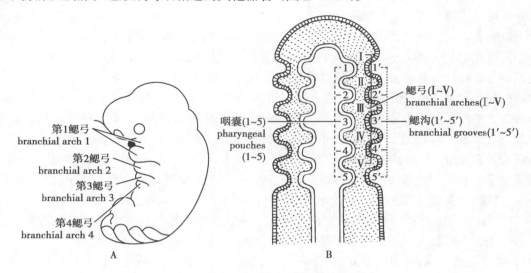

图Ⅱ-6-32　鳃弓演化示意图
Diagram of the Branchial Arch

A. 人胚侧面观（约 5mm）lateral aspect of human embryo（about 5mm）

B. 鳃弓、鳃沟、咽囊示意图 diagram of the branchial arches，grooves and pharygcal pouches

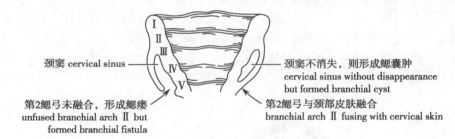

图Ⅱ-6-33　鳃瘘、鳃囊肿形成示意图
Diagram of the Formation of Branchial Fistula and Cyst

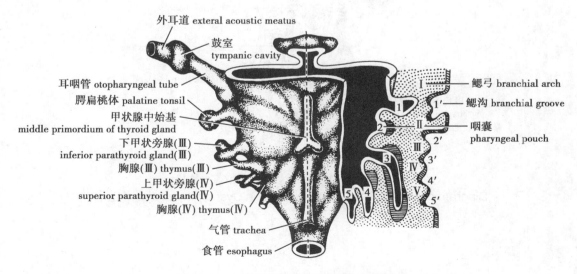

图Ⅱ-6-34　人胚咽囊及其衍生器官示意图
Diagramof the Pharyngeal Pouch of Human Embryo and Its Deriving Organs

　　第 1 对咽囊向咽的两侧伸展，形成将来的咽鼓管和鼓室。第 1 对咽囊与鳃沟间的闭板则形成外耳道和鼓膜。第 2 对咽囊缩小，只遗留一浅凹（图Ⅱ-6-35），形成腭扁桃体窝及上皮。第 3 对咽囊形成胸腺的主要部分或甲状旁腺的下一对。第 4 对咽囊一般不明显，或完全消失，不留什么痕迹。在胚胎演化过程中除第 1 对咽囊保留其腔穴，形成鼓室，已如前述外，其他咽囊不久都消失。如果咽囊与咽相通的口不消失，则发生咽憩室（pharyngeal diverticulum）。若与咽通连的口愈合，而咽囊不消失，则形成囊肿。由于它们都是与咽囊发育异常有关，故这些囊肿和憩室都是黏膜性的。

　　甲状腺的发生与第 1、2 咽囊有关，当人胚发育到第 4 周，胚体长约 2.0mm 时，在第 1、2 鳃弓间，咽底正中部分，咽腔腹侧壁内胚层向下方陷入形成一囊，此即甲状腺始基。以后向下生长，借甲状舌管和咽表面的上皮相连，通常到第 6 周时，甲状舌管即行退化、消失，仅在其起始处保留一浅凹（相当于舌体与舌根交界处的正中，轮廓乳头的后方），即舌盲孔（foramen cecum of tongue）。甲状舌管消失后，甲状腺始基也变成一个实体的细胞索，以后逐渐下移，直至成人甲状腺的位置。如果发生甲状舌管萎缩或闭合不全，从胚胎发育过程来看，可能形成以下三种情况（图Ⅱ-6-36、图Ⅱ-6-37）。

　　1. 正中线囊肿或甲状舌管囊肿可发生在舌盲孔与甲状腺峡的任何位置上，但多在舌骨下方，呈球形，无痛感，一般不再长大，通常不阻碍呼吸和咽下运动。

　　2. 正中线瘘管或甲状舌管瘘可以是完全性瘘管，由舌盲孔直达颈部皮肤；亦可以在舌骨前、后或穿过舌骨，成为内盲管，仅开口于舌盲孔，成为外盲管，则开口于颈部皮肤。

　　3. 迷走甲状腺组织在舌盲孔至甲状腺峡的任何位置上，形成额外的甲状腺。

　　在第 6 周末的人胚，于第 3 咽囊的两侧内胚层向外呈囊状突出，为胸腺的原基。它借胸腺咽管随心脏下移，通常在第 7 周，胸腺咽管消失，胸腺原基与咽囊失去联系，并由囊状变为实体，即为胸腺（thymus）。以后左、右两叶腺体在中线位置由结缔组织相连，附于心包的腹面。如若胸腺咽管退化不全，遂成为颈侧先天性囊肿或瘘管。胸腺咽管囊肿多位于颈侧，胸锁乳突肌的前方或后方，囊肿大小不定，体积大时可扩展至对侧，影响呼吸和吞咽运动。一旦囊肿溃破可形成瘘管，其开口位于胸锁乳突肌前缘。瘘管长短不定，长者可至颈总动脉分叉处，开口于腭扁桃体附近，此处之瘘管常不易被发现（图Ⅱ-6-36）。

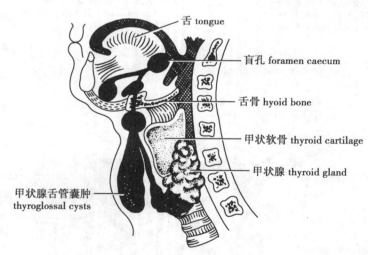

图Ⅱ-6-35　甲状舌管囊肿常见位置示意图
Diagram of the Position Ordinarily Seen in Cyst of Thyroglossal Duct

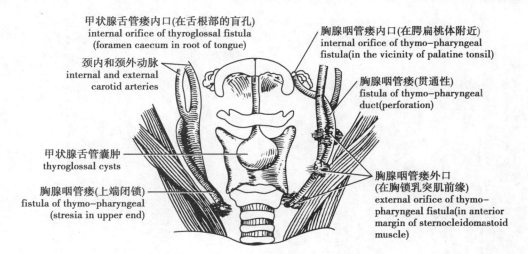

甲状腺舌管瘘内口(在舌根部的盲孔)
internal orifice of thyroglossal fistula
(foramen caecum in root of tongue)

颈内和颈外动脉
internal and external
carotid arteries

甲状腺舌管囊肿
thyroglossal cysts

胸腺咽管瘘(上端闭锁)
fistula of thymo-pharyngeal
(stresia in upper end)

胸腺咽管瘘内口(在腭扁桃体附近)
internal orifice of thymo-pharyngeal
fistula(in the vicinity of palatine tonsil)

胸腺咽管瘘(贯通性)
fistula of thymo-pharyngeal
duct(perforation)

胸腺咽管瘘外口
(在胸锁乳突肌前缘)
external orifice of thymo-
pharyngeal fistula(in anterior
margin of sternocleidomastoid
muscle)

图Ⅱ-6-36　先天性颈囊肿和颈瘘示意图
Diagram of the Congenital Cervical Cyst and Fistulae

（曾明辉　王啟华）

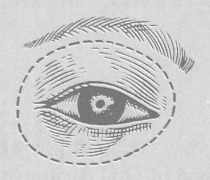

下篇
Lower Part
口腔美容解剖学
Anatomy of Oral and Aesthetics

第一章 口 腔
Chapter 1   Oral Cavity

第一节 口腔解剖生理学概况
Section 1   General of Oral Anatomy and Physiology

口腔解剖生理学（oral anatomy and physiology）是研究以口腔为主，以及与颅、面、颈相关正常形态结构与功能活动规律、并以临床应用为主的学科。口腔在头（head）与颈（neck）这一局部，就整个身体而言是比较小的区域，但却集中了许多诸如心血管活动、消化、呼吸以及思维活动等等与机体生命活动息息相关的中枢：脑以及眼、耳、鼻等既拥挤又复杂的器官。因此，当某一器官的疾病或微小损害都有可能造成身体的机能障碍，甚至危及生命。所以头颈部分的局部解剖结构不仅眼、耳、鼻、咽、喉科、口腔科的医生所关注，也为所有临床医生所重视。有资料显示，约有 65% 以上的病人在社区就诊的都是上呼吸道的感染（upper respiratory tract infection）；而在常规的体检时，对头、颈部的众多器官也不能有丝毫的疏忽。头与颈之间的界线是以：下颌骨下缘、下颌角、乳突、上项线、枕外隆突对称地移行至对侧而划定（图Ⅲ–1–1）。

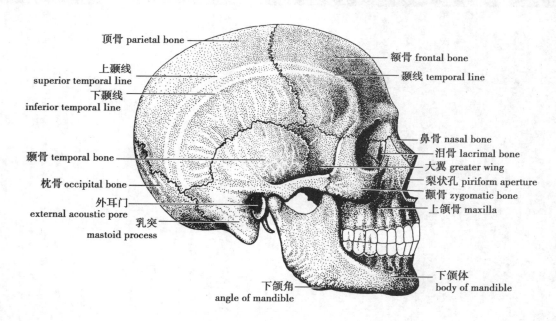

顶骨 parietal bone
额骨 frontal bone
上颞线 superior temporal line
颞线 temporal line
下颞线 inferior temporal line
鼻骨 nasal bone
泪骨 lacrimal bone
颞骨 temporal bone
大翼 greater wing
枕骨 occipital bone
梨状孔 piriform aperture
外耳门 external acoustic pore
颧骨 zygomatic bone
乳突 mastoid process
上颌骨 maxilla
下颌角 angle of mandible
下颌体 body of mandible

图Ⅲ –1–1   颅骨侧面观
Side View of the Skull

骨骼是形成结构的基础：本章将观察头骨之后，再按颅脑、面和颈的顺序，由浅到深逐一加以介绍。

（王启华）

第二节　头骨
Section 2　Bones of Skull

头骨（bones of the skull）由 23 块（不计中耳听小骨）形态不一的骨骼构成，包括脑颅或神经颅（cerebral cranium or neurocranium）和面颅或内脏颅（facial cranium or viscerocranium）。脑颅与面颅的分界线大致为：眶上缘、颧弓上缘、外耳道上缘和乳突的连线而划定（图Ⅲ-1-2）。

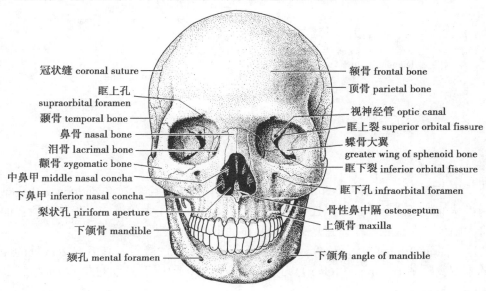

图Ⅲ -1-2　颅骨前面观
Front View of the Skull

一、脑颅 Cerebral Cranium

脑颅共 8 块。有成对的顶骨（parietal bone）、颞骨（temporal bone）和不成对的额骨（frontal bone）、枕骨（occipital bone）、蝶骨（sphenoid bone）和筛骨（ethmoidbone）。在成人除枕骨大孔（foramen magnum）外它们共同围成非常固定，难于改变的颅腔（cranial cavity），对脑及其相关结构的保护有特别重要的意义。

脑颅又可以分为颅顶（top of skull）和颅底（base of skull），两者的界线人为地以眶上缘向外向下→蝶骨大翼的颞下嵴→颞骨颧突→外耳门上缘→乳突根部→上项线→枕外隆凸，对称地移行至对侧（图Ⅲ -1-1）。

（一）颅顶（Top of Skull）

颅顶由额鳞、左右顶骨、枕骨上项线以上部分、蝶骨大翼和颞鳞的一部分构成（图Ⅲ -1-3）。大部分为扁骨，2 岁时逐渐形成有明显的内板（lamina interna）、外板（lamina externa）和两板之间的板障（diploe），为骨松质，内含骨髓，并有板障静脉通行其中，借此颅内、外静脉相交通。由于板障静脉经过内外板处有骨性管道，该管在 X 线片上显示出一条线状影，类似骨折线应注意鉴别。颅顶骨的厚度，成年人平均约为 5mm，最厚处可达 10mm，而颞区和枕区较薄，仅有 2mm。

颅顶似一球体，稍有弹性，且颅顶致密的内外板被海绵状的板障所分离，所以颅顶在承受外力时能起到很好的缓冲作用。由于内板相对较薄，质地较脆弱，故有玻璃样板之称。当任何可引起致弯曲骨折的外力作用于颅顶时，宛如折断一根新鲜的树枝那样使内骨板先行破裂。若冲击力把内骨板折断后已消失，则只发生内骨板骨折。如果外加压力仍继续加大，则外骨板亦将骨折。此时内骨板骨折范围必然会加大。

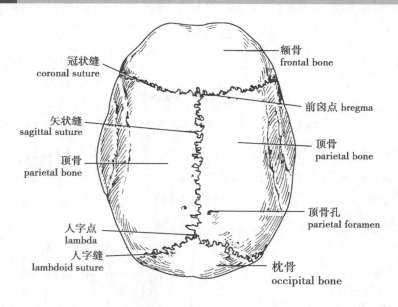

图Ⅲ-1-3　颅顶
Top of the Skull

1. 颅顶能触摸认的结构

（1）枕外隆凸或粗隆（external occipital protuberance）：其深面与窦汇（confluence of sinus or confluens sinuum）相当。从枕外隆凸至鼻根中点连线称矢状线，此线相当于大脑镰和上矢状窦所在的部位。大脑纵裂沿此线将大脑分成左、右半球，它是头部最明显、重要的骨性标志。

（2）顶结节（parietal tuber）：是顶骨最凸之处，是度量头宽的骨点，其下方 2cm 处的深面适对大脑外侧裂后支的末端。额结节（frontal tuber）为额部最突出处，约位于眉弓上方 5.0cm 处，其深面正对额中回（middle frontal gyrus）。

（3）眉弓（superciliary arch）：易触及，位于眶上缘上方 1.5cm 处的隆起，其深面为额窦。

（4）眉间（glabella）：也称"印堂"，位于两眉弓之间，是测量头长及颅长之骨点。

（5）眶上缘（supraorbital margin）：通常能在皮外看出，易触及，在眶上缘内、中 1/3 相交处，有眶上（孔）切迹（supraorbital notch），眶上神经、眶上血管由此出眶。三叉神经痛病人可表现眶上切迹处疼痛；是查找"扳机点"体检位点，也是三叉神经阻滞之处。

2. 颅顶能见到的结构　矢状缝（sagittal suture）位于中线两顶骨之间。相当于顶结节间平面上，就近矢状缝两侧常可见到成对的顶骨孔（parietal foramen），有动脉和顶导血管通过。中国人顶骨孔的出现率约为 74%~77% 左右。沿矢状缝向前与冠状缝（coronal suture）相交处称冠矢点或前囟点（bregma）。在婴儿时为膜性前囟（membranous anterior fontanelle）的所在地。人体直立由一侧耳屏经颅顶至对侧耳屏连线之中点或其附近，即为冠矢点的表面投影位置；矢状缝向后与人字缝（lambdoid suture）相交处称人字缝尖（lambda）或人字点，位于枕外隆凸尖上 6.0cm 处，也是婴儿后囟（posterior fontanelle）所在处。如果从人字缝尖至乳突尖作一连线，此线的上 2/3 相当于人字缝的表面位置（图Ⅲ-1-3）。

新生儿前囟和后囟均为膜性。前囟呈菱形，矢状径 35mm，横径 25mm，通常在 2 岁时闭合，也有晚到 3 岁才闭合。后囟呈三角形，通常在生后三个月内闭合。由于囟门形态和闭合时间相对较有规律可循，故有重要的临床意义。例如产科医师可根据前、后囟形态不同来确定胎头的位置；如检查者首先触到为三角形的后囟，胎位则为常见的"枕前位"（occipitoanterior position）；若手指触到菱形的前囟，则胎位为"枕后位"（occipitoposterior position），此时必须将胎儿头旋转，使其成为枕前位以便分娩；在儿科则可根据囟门闭合时间去衡量婴儿的发育状况，如囟门闭合延迟，通常是小儿骨质中缺少矿物质主要表现之一。谚语云：三岁不关门，到老不成人。虽系经验之谈，不无参考意义。此外，在儿科检查时应注意囟门之大小，压力、搏动等情况，如脑压增高，囟门膨隆，张力增加；休克和脱水时，囟门下陷，张力降低。

（二）颅底（base of skull）

颅底承载着额叶、颞叶和小脑，以及与脑相关的血管、神经等进出颅腔必经之路。因此，不仅管、孔众多，也形成颅底的骨质厚薄不一，故结构十分复杂。外观上颅底内面，起伏不平，甚至有许多小骨嵴，在此处剥离硬膜时，应细心勿剥破。从前向后，若以颞骨岩部上缘、蝶骨小翼后缘为标志，呈阶梯状，可分成颅前窝、颅中窝和颅后窝（图Ⅲ-1-4）。如果以矢状缝相当的位置，自前向后在颅窝作一假想中线，就人体结构的"对称性"和"规律性"，不难见到在中线两侧的结构依旧是井然有序。将依此方法就颅前窝、颅中窝和颅后窝逐一加以介绍，将有助于理解、记忆和应用。

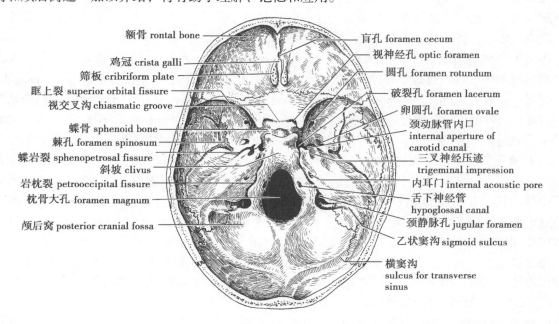

额骨 rontal bone
鸡冠 crista galli
筛板 cribriform plate
眶上裂 superior orbital fissure
视交叉沟 chiasmatic groove
蝶骨 sphenoid bone
棘孔 foramen spinosum
蝶岩裂 sphenopetrosal fissure
斜坡 clivus
岩枕裂 petrooccipital fissure
枕骨大孔 foramen magnum
颅后窝 posterior cranial fossa

盲孔 foramen cecum
视神经孔 optic foramen
圆孔 foramen rotundum
破裂孔 foramen lacerum
卵圆孔 foramen ovale
颈动脉管内口 internal aperture of carotid canal
三叉神经压迹 trigeminal impression
内耳门 internal acoustic pore
舌下神经管 hypoglossal canal
颈静脉孔 jugular foramen
乙状窦沟 sigmoid sulcus
横窦沟 sulcus for transverse sinus

图Ⅲ-1-4　颅底内面观
Internal Surface of Base of Skull

1. 颅底内面（internal surface of base of skull）

（1）颅前窝（anterior cranial fossa）：由额骨眶板、筛骨筛板、蝶骨小翼和蝶骨体前部构成。是三个颅窝中位置在前、最高的一个。由于它与眼眶、鼻腔、鼻窦局部关系紧邻，某些部位彼此间仅为"薄骨板"相隔，是颅底骨折常见的解剖部位，故具有重要的临床意义。

颅前窝的中线前端自前向后有额嵴（frontal crest）、盲孔（foramen cecum）、鸡冠（crista galli），鸡冠为大脑镰前端附着处。其两侧有筛骨的筛板（cribriform plate），筛板有约40~44个筛孔（cribriform foramina），有嗅神经的嗅丝通过，是颅前窝的薄弱区，也是颅前窝骨折的好发部位，故也称危险区（dangerous area）。由于嗅神经嗅丝很多小支通过筛板，硬膜又与筛板粘连较紧，故筛板骨折时易伤及嗅神经。并撕裂该处硬膜而发生脑脊液鼻漏（cerebrospinal rhinorrhea）。

颅前窝的两侧为额骨的眶板，构成眶顶，表面有明显的大脑轭和凹陷的脑回压迹，与额叶的眶面相适应。由于眶板高低不平，在冲击性脑损伤时较常发生额叶眶面脑组织挫裂伤。颅前窝的后界中部为视神经沟的前缘，后界外侧为蝶骨小翼后缘及靠内侧的前床突。从颅底内面观察，颅前窝占前后总长的1/3，也就是说在颅底自前向后剥离硬脑膜，在视神经交叉前并无特殊困难。

（2）颅中窝（middle cranial fossa）：主要由蝶骨和颞骨岩部所构成。它较低于颅前窝，中份较窄，和外侧份较宽广深凹。前界为蝶骨小翼后缘和视神经沟前缘，即颅前窝的后缘；后界为颞骨岩部上缘。由蝶骨体上面、蝶骨大翼和颞骨岩部前面等部分构成。

颅中窝的中部即鞍区。有形似马鞍形称蝶鞍（sella turcica）。中央凹陷为垂体窝（hypophysial fossa），容纳垂体（hypophysis），垂体窝底仅隔一薄板与蝶窦紧邻。垂体窝的前方有鞍结节（tuberculum sellae），结节前方有视交叉沟（chiasmatic sulcus），向前两侧连同侧的视神经管通眼眶；管内有视神经和眼动脉通过。蝶鞍两侧自前向后有：蝶骨小翼后缘内侧突出的前床突（anterior clinoid process）、鞍结节外侧端膨出的中床突（middle clinoid process）和鞍背外上方的后床突（posterior clinoid process）。垂体窝的两侧有海绵窦（cavernous sinus），它是由硬脑膜所形成的静脉窦，窦内有许多纤维小梁，把窦腔分成许多小腔状似海绵，故名，同属静脉系的一种特殊结构。窦内有颈内动脉，Ⅲ、Ⅳ、Ⅴ、Ⅵ脑神经。垂体病变常累及这些结构，而出现海绵窦综合征（cavernous sinus syndrome）或称垂体蝶骨综合征（hypophyseal-sphenoidal syndrome）。由于海绵窦与位于其下方的蝶窦毗邻关系密切，因而蝶窦炎也有可能累及海绵窦，或为海绵窦血栓形成的原因之一。面部静脉因无静脉瓣，因此面部感染易逆行，且面部静脉借面深静脉与翼静脉丛相连，通过该丛与海绵窦相通，也有可能引起海绵窦血栓性静脉炎，临床上需要关注，这也是面部危险三角禁止挤压的原因。

垂体窝的外侧蝶骨大、小翼之间有眶上裂（superior orbital fissure）与眼眶相通，有Ⅲ、Ⅳ、Ⅴ₁、Ⅵ脑神经、眼动脉通过。自眶上裂向后外依次可见到三对小孔，分别为圆孔（foramen rotundum），有上颌神经通过；卵圆孔（foramen ovale），有下颌神经通过；棘孔（foramen spinosum），有脑膜中动脉由此进入。在棘孔的外侧可见到明显的脑膜中动脉沟（sulcus for middle meningeal artery），是脑膜中动脉及其分支的走行轨迹。有资料显示：脑膜中动脉前支有93%经过颞骨下颌关节结节的颅腔面；脑膜中动脉后支经颞下颌关节窝颅腔面也有59%，当进行颞下颌关节手术时，需牢记这一局部关系，避免误伤这些血管。卵圆孔内侧有破裂孔（foramen lacerum），孔的上方、蝶骨体的两侧有颈动脉沟，沟内有海绵窦和颈内动脉。其中有三点值得注意：①正常两侧圆孔或卵圆孔的孔径可相差2mm左右，若发现两侧同名孔径对比相差3mm以上时，圆孔缘不整齐者，可视为有受肿瘤侵患的可能，应引起关注；②眶上裂，圆孔和棘孔排列在一条弧形线上，当施行颅颌面切除术中，颅中窝切除岩骨线即应循此弧形线进行；切割时不应超越此线。此线紧靠海绵窦。避免损伤行走的颈内动脉和相关神经；③海绵窦通过翼丛，眼静脉与面部静脉相交通；由于相互交通之小静脉内无静脉瓣，故当面部的化脓性感染有可能借上述途径扩散至海绵窦，而导致海绵窦炎或血栓形成。这样的解剖联系宜有所顾及。

颅中窝的侧份较宽且深，承托大脑颞叶。在颞骨岩部上面近尖端处，破裂孔的外侧有浅凹状的三叉神经压迹（trigeminal impression），是三叉神经半月神经节的所在地。脑膜中动脉结构异常，可压迫三叉神经，引起三叉神经痛。自此向后外，在颞骨岩部上面依次见到弓状隆起（arcuate eminence）（内耳上半规管突起所致），该隆起的前外侧为鼓室盖（tegmen tympani），此处骨质较薄，下为鼓室，是颅底骨折易波及的解剖部位。此处可能有先天性缺口，故也是中耳炎导致颅内感染的解剖途径。颞骨岩部上缘有岩上窦沟，有岩上窦和小脑幕附于此。

（3）颅后窝（posterior cranial fossa）：是颅窝中最大且深者。容纳小脑、脑桥和延髓。主要由枕骨和颞骨岩部后面构成。在中部相当于中央最低处有枕骨大孔（foramen magnum），孔的前方有斜坡（clivus）与脑桥、延髓相紧邻。孔的前外缘上有舌下神经管，有舌下神经、咽升动脉脑膜支等通过。小脑半球下面的小脑扁桃体（cerebellar tonsils）紧贴枕骨大孔上方，当颅内压增高时，可能被压迫而嵌入枕骨大孔，称枕骨大孔疝或扁桃体疝（tonsillar hernia）。

颅后窝的前外侧，有明显特征朝向内侧的内耳门（internal acoustic pore）和内耳道（internal acoustic meatus），有面神经、位听神经及迷路动脉进出。在内耳门的上方和下方，即颞骨岩部的上缘和后缘，分别有岩上窦沟（sulcus for superior petrosal sinus）和岩下窦沟（sulcus for inferior petrosal sinus），为同名的硬脑膜静脉窦所在地。枕骨大孔后方中线上有呈现"十"字形的隆起称枕内隆凸（internal occipital protuberance），为窦汇（confluence of sinus or confluens sinuum）所在，自此向两侧各有一横窦沟（sulcus for transverse sinus），向前下接乙状窦沟（sigmoid sulcus），分别容纳同名的硬脑膜静脉窦；其末端接颈静脉孔（jugular foramen），孔内有Ⅸ、Ⅹ、Ⅺ脑神经和颈内静脉通过。

颅骨内面有一层既坚韧且内表面又平滑，弹性极小的硬脑膜（cerebral dura mater），对保护脑极为重要，其厚度各处不等，平均为0.46mm，枕骨大孔处最厚约1.0mm。硬脑膜与颅骨附着的情况各处不一，在颅顶除骨缝处粘连较紧密，其他各部附着较松，尤其在枕部和颞部易从颅骨剥离，故有"易剥离区"

之称。脑部手术多经此进行，是有其相关的解剖因素之一。在颅底与颅骨紧密粘连，尤其在骨突处和孔裂处尤甚，如脑神经在颅底出颅处硬脑膜形成神经鞘，更增加了与颅底的粘连现象。因此在颅底硬膜外出血现象很少见；但在颅底骨折时，则容易将硬脑膜、蛛网膜撕裂产生脑脊液漏。

硬脑膜可分为内、外两层，外层直接披以颅骨内面，内层为硬脑膜本身。外层实为颅骨内膜紧贴颅骨内面，且有许多细小纤维束伸入颅骨内板。硬膜与颅骨之间有潜在性间隙，称硬膜外间隙，当横过脑膜中动脉沟的颅骨骨折，而引起脑膜中动脉裂所致的硬膜外血肿（epidural hematoma，EDH），积血积聚于此间隙内。颅内之硬脑膜二层在枕骨大孔处下行至椎管与硬脊膜相延续，此二层之间的腔隙称硬膜外腔，存在于整个椎间隙管内，但不存在于颅内。因此，硬脊膜外腔的感染不能蔓延至颅腔。

由脑颅围成的颅腔（cranial cavity）是机体内一个特殊的重要部分。其主要结构特征是：坚固而缺少伸缩性，颅腔借水平位的小脑幕（tentorial cerebelli）分成小脑幕上间隙和幕下间隙，幕下间隙即颅后窝；幕上间隙以矢状位的大脑镰（falx cerebri）分成左右两间隙，左右两间隙之间在大脑镰下缘有稍宽的空间通连；幕上间隙和幕下间隙则仅借较狭小的小脑幕裂孔相通连（图Ⅲ-1-5）。在颅腔内有脑组织、脑脊液和血液三种内容物，它们之间总是恒定地保持一种体积上的比例（图Ⅲ-1-6），在神经体液协调下，使机体始终维持在最佳状态。在这三种内容物中，脑脊液的移动性最大，它可以通过枕骨大孔自由进出椎管；而脑组织和血液的移动性则很小。如果发生病变，如颅内肿瘤、血肿等，侵占了颅腔内一定容积时，首先受影响的是脑脊液。在颅内压增高过程中，脑脊液循环障碍、病变附近脑静脉血回流受阻和病变周围脑组织水肿三个因素在起作用，其最后的转归是颅内压增高。如果把颅压增高后所产生局限压力作用下，占位性病变体积继续扩大、病变周围脑组织水肿程度和范围继续加重、扩大，就会引起病变邻近脑组织的移位。脑组织移位通常有一定规律和方向，一般是先在同一侧移位，接着向另一侧移位等等。在脑组织移位过程中，大脑镰下的空隙，幕切迹和枕骨大孔必然首当其冲；在颅内压继续升高的情况下，可导致颅内压增强危象——脑疝（hernia cerebri）。如颞叶内侧部分的海马回钩可能被挤入小脑幕切迹而进入颅后窝，形成"小脑幕裂孔疝"（transtentorial hernia）或小脑扁桃体被挤入枕骨大孔，形成"小脑扁桃体疝"（tonsillar hernia）。

还得注意的是：幕下间隙，即颅后窝含有小脑、脑干、后六对脑神经（Ⅶ-Ⅻ）的全部行程和Ⅲ-Ⅳ脑神经的部分行程。因此，颅后窝的疾患可产生小脑、脑干受累的症状和相应脑神经中任何一对的功能障碍。

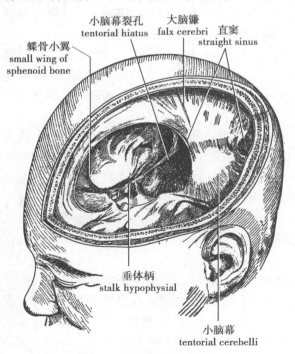

图Ⅲ-1-5　颅腔三室示意图
Diagram of the Trilocular of Cranial Cavity

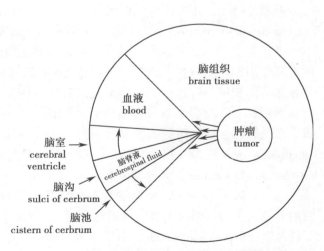

图Ⅲ-1-6　颅腔内容物及其彼此关系示意图
Diagram of the Contents of Cranial Cavity and their relationship

2. 颅底外面（external surface of basal of skull）　颅底外面神经血管通过的孔裂繁多，结构复杂。为了有助于记忆，可用前、后二条横线将颅底分为前、中、后三个区。前横线位于两侧颞骨下颌窝的前界，该线通过卵圆孔、破裂孔和蝶枕软骨结合部；后横线则位于两侧乳突的前缘，该线通过茎乳孔后缘及舌下神经管（图Ⅲ–1–7）。

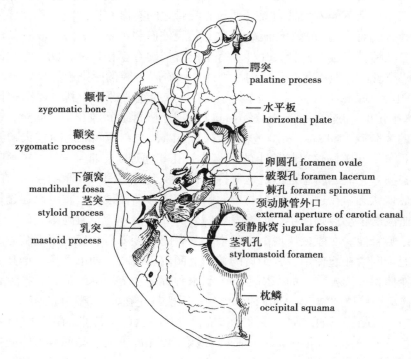

图Ⅲ–1–7　颅底外面观
External Surface of Base of Skull

（1）前区（frontal area）：位于前横线的部分，可见到的结构有：上颌骨的牙槽弓（alveolar arch），内有上颌牙槽；在中线靠近切牙的后方有切牙孔（incisive foramen），内有血管神经进出；在牙槽弓的后外侧，相当于第三磨牙处有腭大孔（greater palatine foramen）和腭小孔（lesser palatine foramen），有同名神经、血管通过。其表面标志为上颌第三磨牙腭侧龈缘，至腭中线连线的中、外 1/3 的交点上，距硬腭后缘 0.5cm 处。在中线后方，硬腭之上有鼻后孔（posterior nasal apertures），其两侧为蝶骨翼突、翼突内侧板和外侧板。在翼突外侧板向外侧通颞下窝（infratemporal fossa），向前经眶下裂通眶，经翼上颌裂（pterygomaxillary fissure）通翼腭窝（pterygopalatine fossa）。

（2）中区（middle area）：这个区有较多的血管、神经进出颅腔，是较重要的一个区域。在中线为枕骨基底部。两侧相当于蝶骨大翼后缘之前有卵圆孔（foramen ovale），有下颌神经，以及连接海绵窦和翼静脉丛的交通静脉通过。在卵圆孔之后外有棘孔（foramen spinosum），有脑膜中动脉通过。在卵圆孔内侧，由蝶骨、枕骨基底和颞骨岩部共同围成不规则的破裂孔（foramen lacerum），活体时为软骨所封闭。在破裂孔之后外可见到颈动脉管外口（external aperture of carotid canal）。中区的后外侧有颈静脉孔（jugular foramen），其中有颈内静脉、Ⅸ、Ⅹ、Ⅺ对脑神经和枕动脉分支通过；茎突和茎突前方的茎乳孔（stylomastoid foramen），面神经由此出颅腔。

（3）后区（back area）：中央有枕骨大孔，有脊髓及其血管、椎动脉、副神经脊髓部等通过。孔的两侧有朝向下的椭圆形关节面，即枕骨髁（occipital condyle），与寰椎形成关节。在髁的前外侧上方有舌下神经管（hypoglossal canal），有舌下神经通过。枕骨大孔的后方，正中线上有枕外嵴（external occipital crest），此嵴向上即为明显的枕外隆凸，在隆凸两侧延伸为上、下两横嵴，称上项线（superior nuchal line）和下项线（inferior nuchal line），有项韧带和枕肌附着。

颅内、外肿瘤侵犯颅底或原发于颅底的肿瘤的手术，术中应注意降低颅内压，减少出血，颅颈联合切除的手术失血量多达 4000ml~5000ml，结扎颈外动脉及有关分支可减少术中出血。前颅底与上颌骨联合切除术中出血主要发生于上颌骨切除时，故应先作颅内切除为宜。在颞下咽旁区切除时要注意茎突深部内侧的颈内动、静脉。另外，术中应防止和处理硬脑膜撕裂，小的硬脑膜裂口可直接缝合，较大的裂口需用肌肉填塞并仔细缝合，无法缝合时，需用颅骨膜、颞筋膜移植修复。

二、面颅 Facial Cranium

面颅共 15 块，其中成对的有鼻骨、下鼻甲骨、腭骨、泪骨、上颌骨、颧骨和不成对的犁骨、下颌骨和舌骨。

（一）鼻骨（nasal bone）

鼻骨位于面部中线两侧，左右对称，构成鼻脊（梁）。有二面四缘，外面横稍凸而直凹，正中有小孔通小静脉；内面有上、下走的小沟，内有鼻睫神经之小支。内侧缘上段较厚，而下段稍薄，与对侧鼻骨对接，在成人两侧连接紧密，故骨折多为双侧；儿童鼻骨间有明显缝隙，骨折可局限于一侧。两侧鼻骨相连并凸向后面成嵴，分别与额骨棘、筛骨垂直板、鼻中隔软骨相接，所以当鼻骨上部骨折时有可能累及筛骨而引起嗅觉障碍或脑膜炎。外侧缘与上颌骨相接。上缘接额骨鼻切迹，下缘较宽而薄，构成梨状孔上缘，并与鼻软骨连接。由于鼻骨下部较薄，故鼻骨下部骨折较上部多见。

（二）下鼻甲（inferior nasal concha）

下鼻甲成对，是弯曲的骨片，附着于鼻腔外侧壁下部。成为中鼻道和下鼻道的分隔骨板，分别与上颌骨、腭骨、泪骨及筛骨相连接。

（三）腭骨（palatine bone）

腭骨成对，为一呈L形骨块，位于上颌骨之后，每侧的腭骨可分为构成硬腭后 1/3 的水平板（horizontal plate）和组成鼻腔外侧壁的垂直板（perpendicular plate），分别与蝶骨、筛骨、上颌骨、犁骨、下鼻甲及对侧腭骨相连接。

（四）泪骨（lacrimal bone）

成对泪骨，位于眶内侧壁前下部。泪骨的外侧面有一纵嵴，称泪后嵴（posterior lacrimal crest）将此面分成前后两部，前部呈沟状，称为泪沟，与上颌骨额突共同构成泪囊窝（fossa of lacrimal sac）容纳泪囊；后部则成为眶内侧壁的一部分。泪后嵴是泪囊手术的解剖标志之一，有眼轮匝肌之泪部所附着。

（五）犁骨（vomer）

犁骨是单一骨块，位于鼻腔正中线，呈犁形的薄骨片，形成鼻中隔的后下部。

（六）颧骨（zygomatic bone）

颧骨或称颊骨（cheek bone）位于面部两侧，左右对称。颧骨有 3 个面和 3 个突起。3 个面：一为颊面，朝向前外；二为颞面，朝向后外；三是眶面，平滑且凹陷，构成眶外侧壁的主要部分。3 个突起：一是朝向额骨和蝶骨的额蝶突（processus frontosphenoidalis），分别与额骨和蝶骨相连接；二是上颌突（maxillary process or processus maxillaris），与上颌骨的颧突相接形成颧上颌缝（zygomaticomaxillary suture）；三是颞突（temporal process or processus temporalis），与颞骨颧突相接形成颧弓（zygomatic arch）。它是颅骨与上颌骨之间的重要连接支架，对构成面颊部外形具有重要作用。

颧骨是面部较坚硬的骨块，有强的对抗外力，发生骨折的机会较少，但其与颞骨、额骨及上颌骨相连接的突起，犹如"三条脚板凳"，且颧骨位置也较突出，多遭受外力打击而产生"单脚或多脚"骨折，造成面部塌陷畸形及张口受限。颧骨骨折常与上颌骨骨折伴发，称为颧上颌骨复合体骨折。颧骨复合体骨折较易伤及眶底形成眶周和结合膜下出血，并且有可能破入上颌窦，造成鼻出血。如果眶壁骨折，眶壁移位可引起复视。

颧骨的形态，在美学方面亦非常重要。颧骨复合体的宽大可通过颧骨复合体缩小术来完善。

另外，颧骨区常作为颌面骨缺损种植赝复体修复时的基骨。

（七）上颌骨（maxilla）

两侧对称的上颌骨，是构成面中部 1/3 最主要的骨块，分别与颧骨、鼻骨、额骨、筛骨、腭骨、犁骨、泪骨等邻骨连接，并参与眼眶底、鼻腔底、鼻腔侧壁和口腔顶颞下窝和翼腭窝及眶下裂的构成。按其形态可分为 1 个体和 4 个突（图Ⅲ -1-8）。

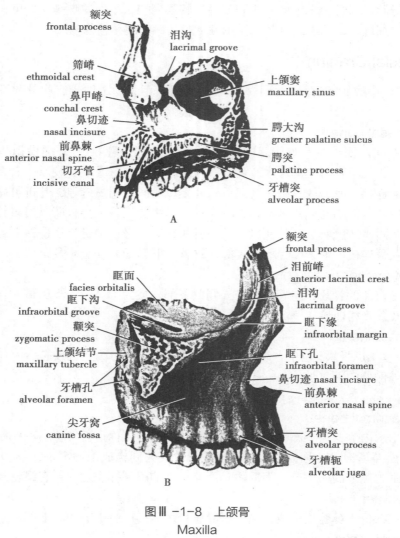

图Ⅲ -1-8　上颌骨
Maxilla
A. 内侧面 medial aspect　　B. 外侧面 lateral aspect

就上颌骨整体骨结构而言，它既有腔窦形成薄而蛋壳的骨壁，又有加强的坚固的骨柱形成一拱成支架结构。因此，若遭受轻度外力打击时，常可在各骨缝联络处和骨壁分散消失而不致发生骨折；但若受暴力冲击，不仅上颌骨与各骨衔接处的骨缝和腔窦等薄弱区发生骨折，可以出现单一的上颌骨骨折，甚至到整个中面部骨骼的骨折，完全取决于暴力直接冲击的部位，方向和力量。

1. 上颌体（body of maxilla）形似锥体形，中空，为上颌窦（maxillary sinus），有 4 个面：

（1）前外面：也称脸面，朝向前外，在尖牙根的部位有纵形骨质隆起称尖牙隆起（canine eminence），在隆起的上外方有浅凹称尖牙窝（canine fossa）。尖牙窝的骨板较薄，当施行传统上颌窦内手术治疗时，多选择此处凿开骨壁进入上颌窦；上颌牙源性感染化脓也常穿破骨壁累及于此窝中。在尖牙窝上方有眶下孔（infraorbital foramen），有眶下神经和血管通过。要注意此孔方向朝向前、下、内，在施行眶下神经麻醉时要顾及。上颌骨前面内侧有鼻切迹，在中线与对侧鼻切迹共同形成梨状孔的外侧界和下界，是鼻前部的骨性边缘。内侧缘下端有一突出与对侧的突合成前鼻棘（anterior nasal spine），在活体上从口腔前庭可摸到，是正颌外科手术时一个重要的标志，也是在手术设计方案及术后效果评价所用的头颅侧位 X 线常用标志。严重上颌前突特别是伴有鼻唇角过小的患者，手术时可修整或切除前鼻棘。

（2）后面：又名颞下面，凸向后外，构成颞下窝之前壁和翼腭窝的前壁。此面之后下角骨质呈圆结节状，在第二磨牙萌出后更为清楚，称上颌结节（maxillary tubercle），有翼内肌纤维附着于此，是上牙槽后神经阻滞时有用的骨性标志。在此骨面中部有 2~3 个小骨孔，称牙槽孔（alveolar foramen），有上牙槽血管神经通过。上牙槽后神经阻滞麻醉时，麻醉药即注入此处。在后面与前外侧面之间有颧牙槽嵴（zygomatic alveolar crest），口腔前庭可触及，是上牙槽后神经阻滞麻醉的重要标志。

（3）上面：稍呈三角形，构成眶底，故也称眶面。上颌窦即借此薄骨板与眼眶相隔，由于此板较薄，上颌窦肿瘤较易破坏此骨板而侵入眶部。眶面中部有眶下沟（infraorbital groove）向前、内、通眶下管（infraorbital canal），开口于上颌体脸面的眶下孔（infraorbital foramen）。眶下管中段有牙槽管，通过上牙槽前、中神经、血管，故眶下管麻醉可同时麻醉上牙槽前、中神经及眶下神经。眶下管的长度平均为：男性 14.5mm，女性 13.1mm，针尖刺入不可太深，以免损伤眼球。

（4）内面：也称鼻面，参与鼻腔外侧壁的构成，即形成上颌窦的内侧壁。此面有上颌窦口通向中鼻道，在上颌窦口的后方有向下、前走向的沟与腭骨垂直板共同构成翼腭管（pterygopalatine canal），管长约 3.1cm，约有 81% 人为直管，19% 呈弯曲状；管内有腭降动脉（descending palatine artery）和腭神经（palatine nerve）通过。临床上可通过翼腭管，施行上颌神经麻醉阻滞。

2. 上颌骨 4 个突，分别称之为额突、颧突、腭突和牙槽突。

（1）额突（frontal process）是一坚韧向上的骨突，其上、前、后缘分别与额骨、鼻骨和泪骨相连接，并参与泪沟的构成，若上颌骨骨折累及鼻腔和眶底时，应仔细复位处理，以保证鼻泪管通畅。

（2）颧突（zygomatic process）伸向外上，与颧骨相接，自颧突向下至第一磨牙之间，所形成的颧牙槽嵴也是上颌体前外侧面与后面（颞面）的分界线。它是有实用意义的骨性标志，从口腔前庭可摸到此嵴。

（3）腭突（palatine process）由上颌体与牙槽突移行处伸向内侧的水平板，与对侧腭突在中线相接形成硬腭前 2/3 骨板和鼻腔底的大部分。腭突的鼻腔面是光滑微凹；从口腔侧观察，骨面粗糙且呈穹窿状，在其前方中线上，中切牙之后有切牙孔（门齿孔）（incisive foramen），向上后通入两侧切牙管，有鼻腭神经及血管通过。鼻腭神经阻滞麻醉时麻药即经此孔注入。在腭突下面两侧与牙槽突交界处有纵行沟或管，自后向前延伸称为腭沟（palatine groove），有腭大血管和神经束位于此沟内。

（4）牙槽突（alveolar process）也称牙槽骨（alveolar bone），是上颌骨最厚的部分，自上颌体向下伸出，也是上颌骨包围牙根周围的突起部分，质松，大部分为骨松质，其表面骨密质很薄，且有许多小孔与外面相通，因此临床行上颌牙、牙龈、牙槽骨治疗或手术时，用局部浸润麻醉可得到良好效果。

两侧牙槽突在正中线结合形成蹄铁形的牙槽骨弓，称牙槽弓（alveolar arch）。牙槽突容纳牙根的深窝称牙槽窝（alveolar fossa）。牙槽窝的形态、大小、数目和深度与所容纳的牙根相适应。如尖牙的牙槽窝最深，磨牙的牙槽窝最大。牙槽窝的游离缘称牙槽嵴；两牙之间的牙槽骨称牙槽间隔；多根牙诸根之间的牙槽骨称牙根间隔（图Ⅲ-1-9）。牙槽窝周壁称为固有牙槽骨，包被牙周膜的外围，骨面有多数小孔，又称筛状板，因其骨质致密，X 线片上呈现包绕在牙周膜周围的白色线状影像，又称硬板。因此，硬板、固有牙槽骨及筛状板均是指同一部位。硬板对诊断牙周病有一定意义。在 X 线片像最初为牙槽嵴顶骨板消失，骨质吸收，边缘如虫蚀状，逐渐加重则牙槽嵴的高度降低。

上颌骨牙槽窝的唇侧、颊侧与腭侧骨板厚薄并不完全相等，通常是上颌牙槽窝的唇、颊侧骨板均较腭侧者为薄。上颌第一磨牙颊侧骨板因有颧牙槽嵴面使之增厚，上颌第三磨牙牙根远中面的牙槽骨骨质甚松。对牙槽窝骨板厚薄的解剖位置有所了解有利于掌握拔牙时的脱位运动。

熟记以下两点，有特别重要的实用意义：一是牙槽骨为全身骨骼系统中变化最显著的部位，其变化与牙齿的发育、萌出及恒牙的脱落，咀嚼功能和牙齿移动密切相关。该变化反映出骨组织的改变过程，亦即破骨与成骨两者互相平衡的生理过程。临床有时利用牙槽骨可塑性的生物学特性，给错位牙施以适当的矫治力，使其向正常位置移动，以达到牙列整齐并建立正常咬合关系的目的。当牙齿缺失后，咀嚼功能及机械刺激减弱，残存的牙槽骨不断萎缩吸收，逐渐降低其高度而失去其原有的大小和形状。

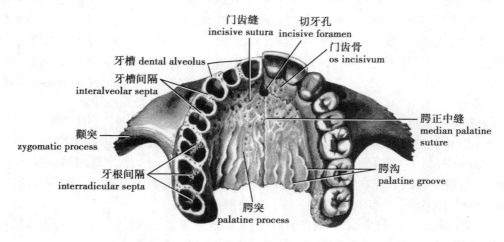

图Ⅲ-1-9　压槽间隔及牙根间隔
Interalveolar Septa and Interradicular Septa

萎缩吸收显著者，切牙乳头与牙槽嵴顶几乎接近。二是上颌牙根尖周围骨质较薄，所以与上颌窦底之间只隔一层很薄的骨质，有时甚至并无骨质，因而牙根尖有可能直接与上颌窦黏膜接触，这种情况以上颌第二前磨牙和第一、二磨牙较常见。由于这样的解剖关系，当牙齿感染时有可能进入上颌窦而引起上颌窦炎。在取上颌牙根时也必须注意，以防将牙根推入上颌窦内。作上颌窦根治术时，刮除窦壁应记住不要伤及根尖，否则，将引起牙齿长期麻木，甚至导致牙髓坏死等后遗症。此外，当切牙区牙缺失时，将产生骨质快速流失，为减少其影响，应尽早种植为宜。

（八）下颌骨（Mandible）

下颌骨是面颅骨中最大的一块骨；也是面部诸骨中唯一能活动者。可分为水平的下颌体和垂直的下颌支（图Ⅲ-1-10）。

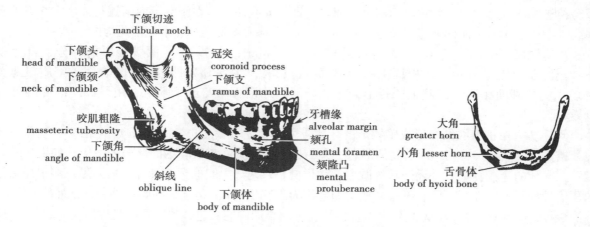

图Ⅲ-1-10　下颌骨侧面观（左）和舌骨（右）
Left：the Mandible（Lateral Aspect）　Right：the Hyoid Bone

1. 下颌体（body of mandible）呈弓形，有内、外两面，牙槽突（上缘）和下缘。

（1）外面：正中有不明显骨嵴称正中联合，系在胚胎期由左右两侧合成之处。下份有颏隆凸（mental protuberance），由于此处骨质厚且坚硬，因此通过两个中切牙中间的骨折很少垂直通过颏隆凸，而多数绕过颏隆凸形成弯曲的骨折线。在颏隆凸左右各有一个隆起称颏结节（mental tubercle），从结节向后上与下颌支前缘相连续的骨嵴称外斜线（external oblique line），有降下唇肌及降口角肌附着。在外斜线上方，下颌第二磨牙或第一、二前磨牙之间的下方有颏孔（mental foramen），有颏神经、颏血管通过。颏孔的位置有明显的年龄差，儿童6岁前在第一恒磨牙萌出以前，颏孔位于下颌第一乳磨牙的下方，距下颌下缘较近；到了老年因病牙脱落后，牙槽骨萎缩吸收，颏孔位置相对上移甚至接近下颌骨上缘，离牙槽嵴顶很近，或甚至就开口在牙槽嵴顶部。当无牙颌患者的后牙区作牙种植时，往往需要先打开下颌管，进行下牙槽神经移位术。成人颏孔多朝向上、外方，颏神经麻醉颏孔注射时应注意此方向。以往人们一直认为把颏孔以前区域作为安全区。但解剖学观察表明，颏孔前 3.25mm 的水平距离内以及颏孔下 3.32mm 垂直距离内仍有颏神经穿行。真正的手术安全区应该在颏孔 4mm 前，才能不损伤切牙神经。两侧颏孔间的安全区域，也是上颌前牙区种植自体骨移植的供骨区。

（2）内面：近中线处有上、下两对突起称颏棘（mental spine），分别为颏舌肌（genioglossus）和颏舌骨肌（geniohyoideus）附着。下前牙种植时，谨防穿破舌侧骨皮质，致口底血肿，将可引起窒息。宜注意。自颏棘下方斜向后上与外斜线相对应的骨嵴称内斜线或内斜嵴（internal oblique line），因有下颌舌骨肌起止于此，故也称下颌舌骨线（mylohyoid line）；内斜线将下颌体内面分成上下二部；内斜线上方为舌下腺窝与舌下腺相邻；内斜线下方，中线两侧近下颌骨下缘处，有不甚明显的二腹肌窝，为二腹肌前腹的起点。在二腹肌窝的后上方有下颌下腺窝，下颌下腺位于此。

（3）牙槽突（alveolar process）：与上颌骨的牙槽突相似，但下颌骨的牙槽突均较相应的上颌骨牙槽窝要小，牙槽突内、外骨板均由较厚的骨密质构成，除切牙区外，很少通向骨松质的小孔，所以下颌拔牙及牙槽骨手术时，除切牙区可采用浸润麻醉外，如果采用局部浸润难于见效，一般均采用阻滞麻醉。

（4）下缘：也称下颌底，外形圆而厚，主要由骨密质构成，为下颌骨坚实处。当下颌体内有囊肿或肿瘤破坏时，下颌缘的破坏常常比其他部分出现得晚。下颌缘常作为颈部的上界，也是下颌下区切口的有用骨性标志。

2. 下颌支（mandibular rames）形似几乎垂直的骨板，分为内、外两面和位于上方的冠（喙）突和髁突。

（1）内面：在中央稍偏向后上方，有下颌孔（mandibular foramen），该孔呈漏斗形，其口朝向后上方。下颌孔的位置，在男性约与下颌磨牙的骀面平高，女性及儿童稍低，孔的前方有下颌小舌（lingula mandibulae），有蝶下颌韧带附着；孔的后上方有下颌神经沟，下牙槽神经血管通过此沟进入下颌孔。下颌神经沟约相当于下颌磨牙骀平面上约 1.0cm。下牙槽神经口内行阻滞麻醉时，为了避开下颌小舌的阻挡，更好接近下颌神经，注射针尖最好在下颌孔上方 1.0cm 处，注入麻药以麻醉该神经。据观察下颌孔与下颌支后缘的距离个体差异较大，成人一般约为 12~16mm。中国人资料显示：下颌孔后缘与升支后缘水平距离均值 13.6mm，最小距离为 10.1mm。所以，在行下颌支垂直或斜行骨切开术时，在距下颌支后缘以内 8~9mm 进行较为安全。

下颌孔连下颌管（mandibular canal）通至颏孔。下颌管为位于下颌骨骨松质间之骨密质管道，与下颌牙齿关系最为密切；能准确地掌握、了解其形态结构对牙种植手术及下牙槽神经麻醉具有重要的实用意义。通常是：下颌第三磨牙的牙槽窝与下颌管接触，向前下行下颌第一、二磨牙及下颌第二前磨牙牙根尖的距离依次加大；若下颌骨体上、下缘间距离较高，下颌磨牙及下颌第二前磨牙牙根为一般长度，则下颌管与下颌磨牙及下颌第二前磨牙牙根存在一段距离；反之，若下颌骨体较矮，下颌磨牙及下颌第二前磨牙牙根较长，则下颌磨牙及下颌前磨牙牙根尖与下颌管可密切接触。基于这样的解剖关系，在拔牙或摘除断根时，应顾及，避免损伤下牙槽神经。

（2）外面：扁平，下颌支后缘与下颌骨下缘相接处为下颌角（mandibular angle）；此处稍上方有咬肌粗隆即下颌支外侧隆突，其对应的内面有翼肌粗隆，均有同名肌附着。下颌支外侧隆突的位置相当于内侧面的下颌孔前或后 4.7~5.0mm（约有 66% 位于下颌孔前）下颌孔上方约 0.90~1.62mm 处。当行下颌支手术（如正颌手术）可以借下颌外侧隆起为标志保护走行于下颌支内侧的下牙槽血管、神经。

（3）喙突（coracoid process）：呈扁三角形，有颞肌和咬肌附着，故也称肌突。当颧骨骨折时，骨折片可能压迫冠突，将影响下颌关节的运动。当陈旧性颧骨颧弓骨折如压迫冠突，可手术切除，改善张口。

（4）髁突（condylar process）：也称关节突或下颌小头。髁突上方膨大称下颌头，上有关节面，与颞骨下颌窝形成下颌关节。关节突下方较细的部分称下颌颈（neck of mandible），颈下方有翼肌窝，是翼外肌下头附着处。冠突与髁突之间有呈 U 形的下颌切迹（mandibular notch）或称乙状切迹分隔。切迹内有咬肌血管、神经通过。髁突是下颌骨之主要生长中心之一，如果该处在下颌骨发育过程中遭受到损伤或破坏，将影响下颌骨的生长发育，最终导致面部畸形。髁颈部骨折，常因翼外肌的牵拉致其向内侧移位，可引起张口功能障碍。

下颌骨的内部结构较上颌骨厚且坚硬，尤其在下颌骨的下缘最为坚厚，下颌骨内无明显的大骨髓腔，主要为骨松质。下颌牙槽突部的松骨质与体部松骨质相混连，因此，牙槽突部的感染较易扩散到体部，形成下颌骨骨髓炎。

下颌骨在面部诸骨中体积最大，位置也最为突出者，但在整体结构上也存在某些薄弱的、较易造成骨折的解剖部位。如：①正中联合，该位置最为突出，也是胚胎发育过程中两侧下颌突的联接处；②颏孔区及尖牙区，此处有颏孔，又有下颌前磨牙的牙槽窝位于其间，且尖牙根长而粗壮，周围骨质较薄；③下颌角，位于下颌体与支的转折处，骨质相对较薄，且处于下颌骨牙弓弯曲部位，又有第三磨牙在此，牙槽也较深，若第三磨牙阻生或埋伏时骨质更加薄弱；④髁突颈部，该处较细小、骨质较薄，其上下明显较粗，在直接或间接暴力打击下都有可能发生骨折。上述这些结构上的薄弱区并非是造成下颌骨折的唯一因素，因为引起骨折的部位，还需要与受外力的方向，程度和性质等综合因素密切相关。

下颌骨骨折需要微型钢板内固定时，从下颌骨的结构应注意：①下颌骨为一呈 U 形似马蹄的扁平骨，牙槽突受力部位，与四肢长骨的受力方式不同，且牙槽骨内有牙根，稍下方有牙槽神经和血管，这些解剖因素，对钢板的外形、固定部位均应根据不同的骨折部位而定；②下颌骨以下颌骨体下缘骨质较致密，骨皮质厚而坚硬，骨面也较平坦；下颌支上部较薄，后缘较前缘厚。故下颌骨骨折多选择在下颌骨下 1/3 或下颌支后缘下 1/3 等处，可使钉固定牢固，也可避免损伤下牙槽神经血管。

（九）舌骨（Hyoid Bone）

舌骨位于甲状软骨上方，下颌骨的后下方，稍呈 U 形，是颈部的重要骨性标志之一。通常可分为舌骨体、大角和小角（图Ⅲ-1-10）。

舌骨体（body of hyoid bone）位于舌骨中部，后方正对 3~4 颈椎之间。可在颈前皮下扪及。

舌骨大角（greater horn）自舌骨体外侧端向后上方，舌骨舌肌起始于此，一般与舌动脉（lingual artery）起于颈外动脉在同一水平。也是临床上寻找或结扎舌动脉的解剖学标志。舌骨小角（lesser horn）适位于舌骨体和大角的连接处，有茎突舌骨韧带（stylohyoid ligament）附着。所以舌骨大角为甲状舌管囊肿切除术后界的安全标志。

舌骨在下颌骨侧位的 X 线片上可同时显示出来，由于有部分解剖位置的重叠，慎勿错认为碎骨块。

（卢伟光 陈克功 关 键）

第三节 颅顶软组织
Section 3 Epicranial Soft Tissue

颅顶软组织包括正中的额顶枕区（fronto-parieto-occipital area）和两侧的颞区（temporal area）。

一、额顶枕区 Frontoparietal Occipital Area

其边界，前为眶上缘，后为枕外隆凸（枕外粗隆）和上项线（superior nuchal lines），两侧以颞上线（superior temporal line）与颞区相连。

（一）额顶枕区的软组织（soft tissue of frontoparietal occipital area）

其覆盖颅穹窿部坚韧的结构，也称头皮（scalp）、颅顶盖、头皮盖、头盖，构成保护颅骨及颅内容物的屏障。由浅至深分为五层（图Ⅲ -1-11）：

1. 皮肤（skin）   皮肤厚而致密，有两个特点，一是除额部以外、均有头发，并有大量的汗腺和皮脂腺，毛囊多深居皮下浅筋膜中，毛发斜向生长；二是具有丰富的血管和淋巴管。所以，当有创伤时，虽创伤口不大，但也出血较凶猛，这对幼小儿童足以导致休克。

2. 浅筋膜（superficial fascia）   其由致密坚韧的结缔组织和脂肪组织构成。结缔组织形成许多垂直的纤维束把皮肤与深层的帽状腱膜联系在一起，并将脂肪分隔成无数小格，小格内有丰富的神经血管穿行。所以，此层的出血不易扩散蔓延，但可压迫神经末稍而引起疼痛。血管在皮下组织内往往和纤维互连，外伤时血管壁不易收缩，在头皮裂伤或开颅术中出血较多，因此，诸如钳夹腱膜层外翻压迫止血法的应用显得很重要。

3. 帽状腱膜（galea aponeurotica）   帽状腱膜为一坚韧宽长的腱膜，前连额肌（frontalis）后接枕肌（occipitalis），两侧逐渐变薄与颞筋膜浅层相续。皮肤、皮下组织、帽状腱膜在组织结构上紧密相连成一个"三文治式"的结构，在临床上视为一层，即外科上称之为狭义的"头皮"。外伤头皮撕脱或手术时翻转头皮，此三层皆连成一片。头皮外伤如未伤及帽状腱膜，则伤口裂口并不明显；如果帽状腱膜同时受伤，由额、枕肌的牵拉则伤口裂开，尤其以横行裂开伤口为甚，外伤缝合头皮时一定要将此层缝合好，这样既可减少皮肤的张力，也有利于伤口愈合和止血。

4. 腱膜下疏松结缔组织（subaponeurotic loose connective tissue）   其是一薄层疏松结缔组织，使头皮与颅骨外膜疏松结合，形成一潜在性腱膜下间隙；此间隙范围较广，前至眶上缘，后达上项线，两侧至颧弓。遇头皮撕脱伤时，整个头皮可以此层分离。若有出血或感染，血液或脓液也可沿此层蔓延甚至波及全颅顶部。在这一层内还有些小动脉和导血管（emissarium）将头皮动、静脉与颅骨和板障静脉与颅内静脉窦连接起来。如发生炎症，感染可借相关血管而扩散至颅骨或颅内，继发颅骨骨髓炎或颅内感染。因此临床上将此层称之为颅顶"危险区"。

5. 颅骨外膜（pericranium）   其位于颅顶骨外表面，由致密结缔组织所形成的薄层，与颅骨疏松相连，故手术时较易剥离；但在骨缝处则与颅骨紧密相连，所以，骨膜下的感染或在分娩时胎儿发生的骨膜下血肿，脓液或血液可仅局限于某一块颅骨的骨膜下，很难向四处蔓延，常与其所处的颅骨的形状相似。较常见的是位于顶骨骨膜下。

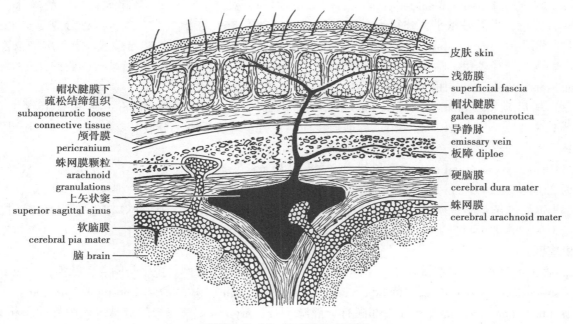

皮肤 skin
浅筋膜 superficial fascia
帽状腱膜 galea aponeurotica
导静脉 emissary vein
板障 diploe
硬脑膜 cerebral dura mater
蛛网膜 cerebral arachnoid mater

帽状腱膜下疏松结缔组织 subaponeurotic loose connective tissue
颅骨膜 pericranium
蛛网膜颗粒 arachnoid granulations
上矢状窦 superior sagittal sinus
软脑膜 cerebral pia mater
脑 brain

图Ⅲ -1-11 头皮结构示意图
Diagram of the Structure of the Scalp

（二）额顶枕区血管和神经（blood vessels and nerves of frontoparietal-occipital area）

额顶枕区的血管和神经均由颅底侧向颅顶侧走行（图Ⅲ-1-12）。所以在行骨瓣开颅术时，皮瓣蒂部位应设于颅底侧，即使在一般切口时也应考虑这一解剖学特点，以免损伤更多的血管和神经。

1. 动脉（artery）　其动脉主要来自颈外动脉，或间接来自颈内动脉。自前向后共有 5 对。

（1）滑车上动脉（supratrochlear artery）和眶上动脉（supraorbital artery）：来自颈内动脉的分支眼动脉（ophthalmic artery），在眶内发出与同名神经伴行，至额部和颅顶部。

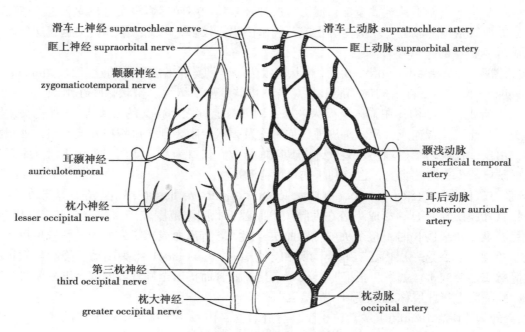

滑车上神经 supratrochlear nerve
眶上神经 supraorbital nerve
颧颞神经 zygomaticotemporal nerve
耳颞神经 auriculotemporal
枕小神经 lesser occipital nerve
第三枕神经 third occipital nerve
枕大神经 greater occipital nerve

滑车上动脉 supratrochlear artery
眶上动脉 supraorbital artery
颞浅动脉 superficial temporal artery
耳后动脉 posterior auricular artery
枕动脉 occipital artery

图Ⅲ-1-12　颅顶血管和神经示意图
Diagram of Blood and Nerve of the Skull

（2）颞浅动脉（superficial temporal artery）：是颈外动脉二终支之一，较粗大；与颞浅静脉、耳颞神经三者伴行。平颧弓水平，外径为 2.16mm，据观察约有 76% 在颧弓上方 2~3cm 处分成额支（frontal branch）和顶支（parietal branch），它们的外径分别是：1.8mm 和 1.7mm。由于颞浅动脉的解剖位置相对恒定、表浅、管径较粗，临床上不仅可用此动脉压迫止血的部位及临床上施行动脉插管灌注化疗药物，治疗面颈部恶性肿瘤的常用途径；也是颈内外动脉吻合的供血动脉。

（3）耳后动脉（posterior auricular artery）：较细小，外径平均 1.3mm，在颧弓上缘 5.42mm（3.0~5.7mm）处起自颈外动脉，沿二腹肌后缘向后上方至耳廓后方，分成耳支和枕支，分布于耳廓侧面及其后上方的皮肤。

（4）枕动脉（occipital artery）：较粗大，在颧弓根上缘平均 7.3mm 处，起自颈外动脉，起始处平均口径为 2.0mm（1.2~3.4mm），经二腹肌后腹下缘向后行，至乳突内侧，在枕大神经外侧穿斜角肌，分布于枕部皮肤。从解剖学观察，枕动脉及其分支的管径相对较粗，在椎-基动脉缺血时，可考虑用枕动脉与小脑下后动脉进行吻合。由于枕动脉与颞浅动脉、耳后动脉间有丰富的吻合，故枕头皮可作为皮瓣移植的供应区。

2. 静脉（vein）　其静脉位于皮下组织内，广泛吻合形成静脉网。主干与同名动脉伴行，如滑车上静脉（supratrochlear vein）、颞浅静脉（superficial temporal vein）、耳后静脉（posterior auricular vein）和枕静脉（occipital vein）等。此外头部尚有导静脉（emissary veins），与板障静脉或硬膜静脉窦相通连，构成颅外静脉与颅内静脉窦之间的交通；由于导静脉无静脉瓣，故导静脉的血液可逆流，可导致颅内外感染直接相互蔓延。

3. 淋巴引流（lymphatic return）　颅顶部的淋巴管较为丰富，互相吻合成网，分区不很严格。额区的淋巴向下后方注入腮腺淋巴结及下颌下淋巴结；顶颞区的淋巴注入腮腺前淋巴结、耳后淋巴结及颈前淋巴结；枕区淋巴注入枕淋巴结和颈外侧上淋巴结。

4. 神经（nerve）　其神经共 8 对，行于浅筋膜内。以"顶耳前线"人为地分成前、后两组；在顶耳前线前方者是三叉神经（trigeminal nerve）的分支，后方为颈神经（cervical nerve）的分支。但这些神经之间彼此相互交错和重叠。自前向后依次是：

（1）滑车上神经（supratrochlear nerve）和眶上神经（supraorbital nerve）：均是三叉神经的眼神经分出的额神经（frontal nerve）的终末支；其中滑车上神经，在距正中线 2.0cm 处有额动脉伴行，经眶上缘向上穿额肌至额部皮肤。所以三叉神经痛的病人可表现为眶上缘的内、中 1/3 处疼痛。

（2）颧颞神经（zygomaticotemporal nerve）和耳颞神经（auriculotemporal nerve）：前者是三叉神经的上颌神经（maxillary nerve）的分支，穿颧骨额突后方的颞筋膜，分布于颞区前部的皮肤。后者为三叉神经的下颌神经（mandibular nerve）的分支，与颞浅动脉、静脉伴行，紧靠耳廓前方向上行，分布于耳廓上部、外耳道、颞区和头侧部的皮肤。腮腺区手术，如耳颞神经暴露和损伤可引发耳颞神经痛，宜注意。

（3）耳大神经（great auricular nerve）和枕小神经（lesser occipital nerve）：均为颈神经的分支，主要分布于耳廓后面和下部，腮腺表面的皮肤及耳廓后面和邻近颅顶的皮肤。

（4）枕大神经（greater occipital nerve）和第三枕神经（third occipital nerve）：亦为颈神经的分支；枕大神经在距枕外隆凸外侧约 2.5cm 处穿出斜方肌和深筋膜，分布于头后部大部分皮肤。第三枕神经也穿斜方肌，分布于枕外隆凸邻近的皮肤。

二、颞区 Temporal Area

（一）境界（realm）

颞区位于颅顶两侧，前为颧骨额突和额骨颧突，后为乳突基部和外耳门，上为颞线，下为颧弓上缘之间。此区与额顶枕区的层次结构稍有不同。

（二）层次（level）

由浅至深有：皮肤、浅筋膜、颞浅筋膜、颞深筋膜、颞肌、颅骨外膜及颅骨七层。

1. 皮肤（skin）　其移动性较大，前部较薄，后部与额顶枕区相似。

2. 浅筋膜（superficial fascia）　其皮下脂肪较少，其中主要有颞浅动脉、静脉及耳颞神经穿行。若在此处进行开颅术时，所作的皮瓣蒂应朝下，且需将穿行其间的血管和神经包括在内，以保证皮瓣的存活和原有的感觉。

3. 颞浅筋膜（superficial temporal fascia）　其可视为帽状腱膜的延续，向下逐渐变薄而消失。

4. 颞深筋膜（deep temporal fascia）　其致密坚韧，起于上颞线，向下分成深、浅两层，附着于颧弓的内、外面。深层内面有颞肌部分纤维起始，故深层显得特别致密，并含有腱纤维，当此层裂开后，其裂缘坚硬似骨，应注意鉴别。

5. 颞肌（temporal muscle）　其强大、肥厚，呈扇形，起自颞窝颞筋膜深面，肌纤维向下集中，止于下颌骨冠突。如果需切除其深面较薄的颞鳞时，由于有颞筋膜和颞肌的存在，其深面的脑组织也能得到很好的保护。

6. 颅骨外膜（pericranium）　其较薄，紧贴颞骨表面，故此处很少发生骨膜下血肿。

7. 颅骨（skull）　此区是颅骨较薄弱的部分，主要由颞骨、蝶骨大翼、额骨和顶骨四骨会合所组成。彼此相交处呈 H 形，称翼点（pterion point 或 Sylvian 点）。其中心位于颧弓上方 4.0cm，额骨颧突后方 3.0cm；可以一手之拇指于颧骨额突之后，他手食中二指于颧弓之上，两者所成之角即代表翼点之位置（图Ⅲ-1-13）。翼点之重要意义在于：适对脑膜中动脉（middle meningeal artery）的前支及大脑外侧沟（裂）（lateral cerebral sulcus or fissure）分为三支之点。由于脑膜中动脉沟约有半数以上的人形成骨管，脑膜中动脉前支走行此骨管内。当颞部外伤骨折时易损伤上述骨管中的脑膜中动脉，而形成硬膜外血肿（epidural hematoma）。据临床资料显示，硬脑膜外血肿，在颅 X 线片中可见骨折线跨过脑膜中动脉沟、矢状窦或横窦。

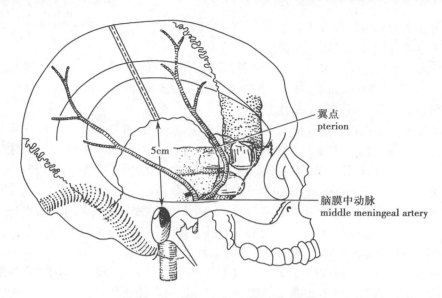

图Ⅲ-1-13　翼点表面位置示意图
Diagram of Superficial Position of Pterion

三、颅顶软组织的临床解剖学纪要 Clinical Anatomical Summary of the Epicranial Soft Tissue

1. 头皮动脉血供特点是吻合丰富，它们在同侧及对侧形成密集的动脉网。基于血管吻合丰富，一方面在挫裂伤后极易出血，虽结扎或压迫一侧血管主干也不见可能止血；另一方面由于血运丰富，组织再生和抗感染能力强，伤口愈合迅速，挫裂伤所形成的窄带皮瓣也有可能不致坏死，故损伤后清创缝合时应顾及这一特点。

头皮静脉的特点是借导血管与板障静脉或颅内静脉相通。一方面头皮感染可蔓延至颅内，反之亦然；另一方面当颅内压长期增高的患者，如肿瘤或脑积水等，板障静脉和导血管均可极度扩张而变粗，施行开颅术时应十分注意。

2. 头皮神经支配的特点是相邻区域有重叠。因此，单纯的阻滞麻醉常不能得到满意的效果，在切口部位作局部浸润麻醉药物应注入皮下组织。

3. 颅顶骨的血供主要来自颅顶软组织，基于这样的解剖关系，在处理创伤或手术时应尽可能多保存软组织和颅顶骨的联系至为重要。

4. 头皮是颅脑损伤中较常见的解剖部位。因为头皮损伤能提供头部损伤的位置、冲击力的大小和大体方向，以及可能伴同其他颅内损伤的相关信息。通常有闭合损伤和开放损伤两种情况，前者主要有各类的"头皮血肿"，后者则为擦伤、挫裂伤及头皮撕脱伤。

（1）闭合损伤根据头皮的解剖结构，头皮血肿包括：

1）皮下血肿与头皮积液（subcutane ous hematoma and scalp effusion）：皮下血肿位于皮肤与帽状腱膜之间。由于此层内有致密的结缔组织将皮肤与帽状腱膜密不可分地连在一起，故有局部隆起，血肿不易扩展，一般局限于头皮的着力部位。这类血肿大多能自行吸收，可不需作特殊治疗。头皮积液与头皮血肿相似，但据临床所见头皮积液远较头皮血肿少见。此乃由于头皮积液多有颅骨线形骨折及其下面的硬脑膜被撕裂，脑脊液经颅骨折裂缝渗至皮下，故多为脑脊液，可不含血液或有少量血液。一般情况下无需特殊治疗，待撕裂硬膜自行修复后，积液可自行消退；

2）帽状腱膜下血肿（galea aponeurotica hematoma）：此类血肿位于帽状腱膜与颅骨膜之间，由于此层为腱膜下疏松组织，出血极易在此层内扩散，出血量常可达数百毫升，致使整个头皮浮起，波动明显，常需穿刺抽吸务必将积血抽尽，然后加以包扎及时妥善处理至为重要；

3）骨膜下血肿（subperiosteal hematoma）：由于骨膜在颅缝处紧密相贴解剖关系的限制，骨膜下血肿常与所在处的颅形状相似；一般积血量不多，可不需特殊治疗。

（2）开放损伤：主要有头皮擦伤、头皮挫裂伤和头皮撕脱伤。头皮擦伤多因头皮与粗糙面磨擦或因外力是切线方向作用于头皮所致的头皮表面皮肤被擦破，一般出血少。头皮挫裂伤多为锐器打击或少数为钝器的严重打击所致。它取决于打击物的物理特性，使头皮创口的大小及深浅而不尽相同，创缘可以整齐或残缺破碎。但由于头皮血供丰富，尽管创口不大，出血常较凶猛，尤其是幼小儿童。如病人情况良好，均需立即作彻底清创缝合。如处理不当可导致日后的感染性并发症，应十分注意。

头皮撕脱伤，是较为严重的头皮损伤，从头皮的解剖结构特点，被撕脱的头皮，分离面大多在帽状腱膜层下，故可前至眉弓，后及枕骨上项线，可整块被撕脱，以往大多为长发被卷入转动的机器所造成；过去多见于女性，但由于男性也蓄长头发者日益增多，故男性亦有遭遇此危险的机会。还得顾及的是由于导致头皮撕脱的拉力较大，颈椎常可受到牵扯，故要警惕有无颈椎损伤的可能。

（曾明辉　张文光）

第四节　口区
Section 4　Oral Region

口区也称唇区（lip region），是指位于鼻区（nasal region）下方，其两侧以鼻唇沟（nasolabial sulcus）与颏区（mental region）为界。此区主要内容为口腔及口腔内的牙、舌等有关结构（图Ⅲ-1-14）。

一、基本概况 General Overview

口区是面部下 1/3 的主要结构，其主要内容为口腔。它是消化道的起始部，也参与咀嚼、吞咽、味觉，并有协助发音和语言及辅助呼吸等功能。在结构上，它有骨性结构和相关的软组织。前者如上颌骨、腭骨、下颌骨，相关内容见本章第一节。后者为：唇、颊、牙龈、软腭等。下面将按：口周围肌肉、口腔、牙、舌等内容逐一介绍。其中牙是口区结构中最重要的一块，也是口腔医学最核心的内容，将另立一节作较系统翔实的描述。

二、口周围的肌肉 Circumoral Muscles

这些肌肉与唇、颊的运动有关。在人类由于语言的高度发展，故人类的口周围肌高度分化，形成互相掩盖、相互交错的复杂肌群，按其位置可分为：口周肌上群、口周肌下群、口轮匝肌和颊肌（图Ⅲ-1-14、图Ⅲ-1-15）。其中口轮匝肌呈环形排列在口裂周围，其余的均呈放射状排列在口轮匝肌周围。

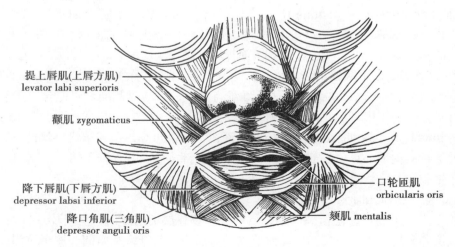

提上唇肌(上唇方肌) levator labi superioris
颧肌 zygomaticus
降下唇肌(下唇方肌) depressor labsi inferior
降口角肌(三角肌) depressor anguli oris
口轮匝肌 orbicularis oris
颏肌 mentalis

图Ⅲ-1-14　口周围肌
the Muscles around the Mouth

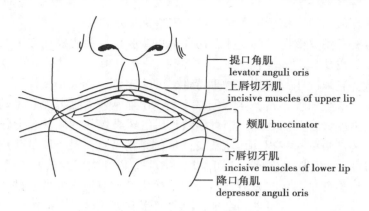

提口角肌
levator anguli oris
上唇切牙肌
incisive muscles of upper lip
颊肌 buccinator
下唇切牙肌
incisive muscles of lower lip
降口角肌
depressor anguli oris

图Ⅲ-1-15　口轮匝肌纤维示意图
Diagram of the Orbicularis Oris

（一）口周肌上群（superior group of circcumoral muscles）

其包括颧肌、笑肌、提上唇肌和提口角肌。

1. **颧肌（zygomaticus）**　其呈带状，位置表浅，起于颧骨颧颞缝前方，行向前下，越过面动、静脉，而止于口角和上唇的皮肤和黏膜，有牵拉口角向外上的作用。由面神经颧支支配。

2. **笑肌（risorius）**　其薄而细窄，起自腮腺咬肌筋膜（parotideomasseteric fascia），向前下行，越过咬肌，止于口角和唇的皮肤和黏膜。其中部分肌束与颈阔肌（platysma）的面部肌束相混合，不易分离。有牵引口角向外上。由面神经颊支支配。

3. **提上唇肌（levator labii superioris）**　其位于眶下部皮下，近似四角形，故也称上唇方肌（quadrate muscle of upper lip）。有三个头，即颧头、眶下头和眼角头。其中颧头居最外侧，起自颧骨外侧面颧颌缝的后方，向下内行，止于口角内侧的上唇皮肤；眶下头居中部，稍宽，起自上颌骨眶下缘，纤维向下与口轮匝肌纤维相交织，止于上唇外侧半皮肤。眼角头居最内侧部，起于上颌骨额突上部，肌纤维斜向外下方，止于鼻翼软骨及上唇外侧半皮肤，作用为牵拉上唇。及鼻翼向上，上唇外翻，上提口角。由面神经颧支与颊支支配。肌的深面有眶下动、静脉及眶下神经。

4. **提口角肌（levator anguli oris）**　其位置较深，被上述各肌所覆盖。起自上颌骨尖牙窝（canine fossa），肌纤维向下行止于口角皮肤，并参与口轮匝肌的构成。有牵拉口角向上，改变鼻唇沟的形状及深度的作用。由面神经颊支支配。

（二）口周肌下群（inferior group of circumoral muscles）

其由浅至深为：降口角肌、降下唇肌和颏肌。

1. **降口角肌（depressor anguli oris）**　其呈三角形，故也称三角肌（deltoid）。起自下颌骨体下缘的外侧面，向上内行，部分纤维止于口角皮肤，部分纤维与口轮匝肌的上部、笑肌和提口角肌相延续，也参与口轮匝肌的构成。有降下口角的作用。由面神经下颌缘支支配。

2. **降下唇肌（depressor labii inferioris）**　其呈方形，故也称下唇方肌（quadrate muscle of lower lip），起自下颌骨前面颏结节之间的外斜线，肌纤维行向上内，与对侧同名肌汇合，止于下唇和颏部的皮肤和黏膜。有降下唇的作用。由面神经下颌缘支支配。

3. **颏肌（mentalis）**　其也称颏提肌，位置稍深在，肌束短小，呈圆锥状，起自下颌骨侧切牙与中切牙的牙槽突处，行向内下，止于颏部皮肤，其作用提颏部皮肤，并前伸下唇。使下唇、颏部软组织及颏唇沟上抬，产生皱纹。

（三）口轮匝肌（orbicularis oris）

口轮匝肌位于上、下唇内，呈横椭圆形，是围绕口裂数层不同方向，呈扁环状排列的肌束所组成。通常由浅层、中层和深层三组。浅层为口轮匝肌的固有肌束，肌纤维从唇的一侧至对侧；中层则由口周肌上、下群的颧肌、提上唇肌、提口角肌、降口角肌和降下唇肌等的纤维组成；深层为来自颊肌唇部纤维组成（图Ⅲ-1-14、图Ⅲ-1-15）。口轮匝肌的功能主要为闭唇，并参与咀嚼和发音。其深部斜行纤维，可使唇靠近牙齿，交叉纤维可使唇突出，做努嘴，即嘟嘴（pout one's lips as a signal），吹口哨等动作。由面神经下颊支及下颌缘支支配。

（四）颊肌（buccinator）

颊肌稍呈四边形，位于颊部，在提口角肌，颧肌，降口角肌深面。起自上、下颌骨第三磨牙牙槽突的外面及翼突下颌缝，肌纤维朝口角汇聚，其中部分纤维交叉止于口角，上、下唇颊部的皮肤；部分纤维交叉参与口轮匝肌的构成，其上分纤维入下唇，下分纤维入上唇。颊肌主要功能为：牵抗口角向后，并使颊部贴近上、下牙列，有助于咀嚼和吸吮。当颊部由于口腔充满气体而膨胀时，颊肌收缩可将气体驱出口外。

三、口腔 Oral Cavity

口腔是由成对的上颌骨、腭骨和不成对的下颌骨及相关的软组织所构成。它的前壁为唇，并借上、下唇间的口裂与外界相通；向后经咽峡（isthmus of fauces）（咽门）与口咽部相续。口腔上壁的前部为硬腭（hard palate），后部为软腭（soft palate），借此与鼻腔紧邻；下壁为封闭口底的下颌舌骨肌和黏膜所形成的舌下区；两侧为颊。当闭口牙尖交错𬌗时，由上、下列牙龈及牙槽黏膜将口腔分成前外侧部的口腔前庭（oral vestibule）和后内侧部的固有口腔（oral cavity proper）。在休息态下颌姿势位时，这些间隙经𬌗间隙两者之间有广泛交通。但在咬合位或牙关紧闭时，口腔前庭只有在其后部翼下颌皱襞与最后磨牙远中面之间的空隙与固有口腔相通。故在颌间固定患者或牙关紧闭患者，可经此空隙输入流体营养物质。

正常情况下，因面肌的张力使口腔前庭壁与牙和牙龈紧紧合在一起；但当面神经麻痹时颊与牙和牙龈离开，呈开放状态，且有流涎现象。

（一）唇（lip）

唇为上、下唇的总称，其上界为鼻底，下界为颏唇沟，两侧界以唇面为界，其中上、下唇的游离缘共同围成横行的口裂（oral fissure），闭口时只有一条横缝，其两端汇合为口角（angle of mouth），是位于两眼平视时瞳孔中点向下延长的垂直线上，约在尖牙与第一前磨牙之间，它是测量口裂宽度的标记，当施行口角开大或缩小术时，应注意此关系。正常口裂两侧对称，宽度为 3.5~4.0cm，正常开口度平均为 3.7cm，若超过 4.0cm 可认为是开口过大，有可能是由于翼外肌功能亢进，关节韧带松弛或关节盘弹性纤维区损伤等。如果开口度小于 2.0cm，可认为是开口受限，可能提示翼外肌功能受损，翼外肌痉挛、挛缩或其他闭口肌群痉挛等有关。在自然放松状态下，上颌切牙外露约 2.0mm，微笑时牙冠部分一般不超过 2/3。唇红（vermilion）是指上、下唇游离缘与黏膜的移行区，色泽红润，是人类的特征。由于唇红上皮细胞含有油粒蛋白，即角母蛋白（eleidin），增强了透明度，可透过上皮见到乳头内丰富的微血管。唇红与皮肤交界处则称唇红缘（唇缘）（vermilion border）。上唇的全部唇红呈 M 形弓背状称唇弓（labial arch），M 形唇弓在正中线最低点之间，称为人中点（人中切迹）（point of philtrum），在其两侧的 M 形唇弓最高点称唇峰（唇弓峰）（labial bow）；上唇红正中呈珠状向前下方突出称唇珠（lip bead or vermilion tubercle），即上唇结节（labial tubercle of upper lip）。

上唇（upper lip）表面正中线纵行，发育程度不尽相同的浅沟称人中（philtrum），其上、中 1/3 交点为人中穴，为人类所特有，是急救的针刺穴位；也是构成上唇美的必要条件之一。人中的长短是上唇美的必要因素，也可反映出上唇皮肤的高度（不包含唇红部），一般应在 12.0~19.0mm，若上唇高于 19.0mm 或低于 10.0~12.0mm 都将影响唇形的美。一个正常美的上唇，从正面观呈弓形状态，唇红缘中部的弓形更为明显，艺术界称之为"爱神之弓"（Cupid's bow），认为它蕴藏着极大的魅力。人中两侧各有一条并行的皮肤嵴，自鼻孔底下行延伸至唇峰，称为人中嵴（crest of philtrum）（图 Ⅲ-1-16）。上述唇红缘、上唇结节、唇峰、人中、人中嵴等等，在唇裂手术或外伤修复中，均为重要的解剖标志。

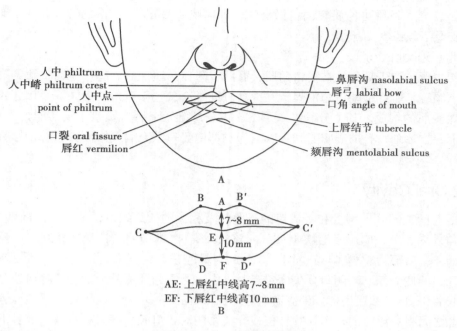

图Ⅲ-1-16 唇的表面解剖
Surface Anatomy of the Lip

下唇（lower lip）较上唇窄，其下界以颏唇沟与颏部相邻；下唇与颊部无明显的标志，但在老年人常借一起自口角或鼻唇沟下端内侧，邻近口角处，有一向后突的弧形皱褶，称唇缘沟（labiomarginal sulcus）与之分界。上、下唇在口角处有一菲薄的皱襞称唇联合（labial commissure）相连，张口时能清楚见到，此处为口腔易受损伤的解剖部位之一。

唇的结构由浅至深可分为：皮肤、浅筋膜、肌层、黏膜下层和黏膜5层构成（图Ⅲ-1-17）。

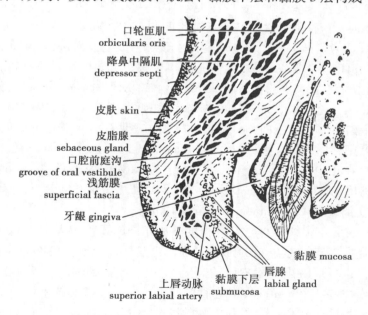

图Ⅲ-1-17 上唇矢状切示：唇的层次结构
Vertical Plane of Upper Lip Shows：Hierarchical Structure of Lip

1. 皮肤（skin） 其较厚，与浅筋膜及表情肌结合紧密，具有表皮的全部特征，即含汗腺、皮脂腺及毛囊，是疖、痈、痣的好发部位。由于上唇位于"危险三角"区内，感染可通过面静脉血液逆行扩散至颅内，有引起海绵窦化脓性血栓性静脉炎的可能，宜注意。因此，唇部疖痈严禁挤压。唇红处无汗腺及毛囊，仅有孤立的皮脂腺。

2. **浅筋膜（superficial fascia）**　其较疏松，唇部感染时常呈明显水肿。

3. **肌层（muscle layer）**　其主要为围绕口裂的口轮匝肌。按口轮匝肌的形态学特点，唇部手术以少做垂切口为宜；手术或外伤也应将其对位缝合，以免愈合后形成较宽的瘢痕或隐裂，宜顾及。

4. **黏膜下层（submucosa）**　其内含有上、下唇动脉（superior and inferior labial artery）和黏液腺（mucous gland），当腺管阻塞时可发生黏液囊肿（mucocele）。上、下唇动脉在平唇红缘处形成环状动脉，距黏膜近而隔皮肤稍远，以手指扪触，可感到唇动脉搏动。唇部手术时，可用唇夹或拇、食两指夹住口唇暂时止血，有利操作。

5. **黏膜（mucosa）**　其内有唇腺（labial gland）。在上、下颌牙弓的中线上，黏膜形成上、下唇系带（frenulum of upper and lower lip），制作义齿时，基托边缘应注意此关系。

（二）唇的血液供应、淋巴回流及神经支配（blood supply，lymphatic return and innervation of lips）

1. **动脉（artery）**　其主要来自面动脉（facial artery）的分支，上唇动脉（superior labial artery）和下唇动脉（inferior labial artery），均在口角处分出，左右两侧围绕口裂形成一动脉环（图Ⅲ-1-18）。其中上唇动脉较粗大而迂曲，还向上发出鼻中隔支至鼻中隔的前下分，并与筛动脉的分支相吻合。临床上，行"Ab"瓣手术修复对侧唇缺损时，常以此动脉为蒂，旋转时避免过度扭曲。

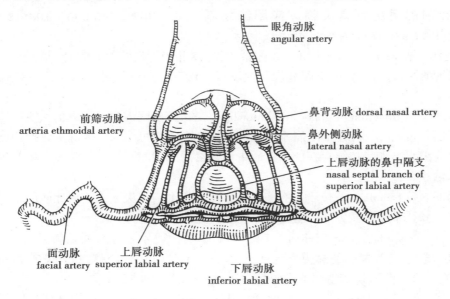

眼角动脉 angular artery

前筛动脉 arteria ethmoidal artery

鼻背动脉 dorsal nasal artery

鼻外侧动脉 lateral nasal artery

上唇动脉的鼻中隔支 nasal septal branch of superior labial artery

面动脉 facial artery　上唇动脉 superior labial artery

下唇动脉 inferior labial artery

图Ⅲ-1-18　唇的动脉
Artery of the Lip

2. **静脉（vein）**　其与同名动脉伴行，主要经面静脉回流。

3. **淋巴回流（lymphatic return）**　唇的淋巴管较丰富。上、下唇外侧部的淋巴管注入颌下淋巴结（submandibular lymph nodes）；上唇的淋巴管有时可注入耳前淋巴结（preauricular lymph nodes）或颈上深淋巴结（superior profunda cervical lymph nodes）（图Ⅲ-1-19）。下唇中部的淋巴管注入颏下淋巴结（submental lymph node）；下唇中线或近中线的淋巴管，可交叉注入对侧的颌下淋巴结；下唇外侧1/3的淋巴管，尚可通过颏孔进入下颌骨，故下颌的肿瘤可能累及下颌骨。熟悉上、下唇淋巴管引流广泛，并可交叉至对侧这一解剖学特点，在上、下唇癌的诊治等均具有临床意义。

4. **神经支配（innervation）**　唇的感觉神经来自三叉神经的上、下颌神经的分支，运动神经来自面神经的分支。

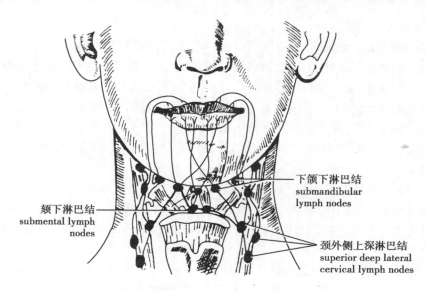

图Ⅲ-1-19　唇的淋巴回流
Lymphatic Return of the Lip

（三）口腔前庭可见到有关临床应用的解剖标志（anatomical landmarks of the clinical application can be seen on the oral vestibule）

1. 口腔前庭沟（groove of oral vestibule）或称唇颊龈沟，相当于口腔前庭的上、下界，呈马蹄形，是唇、颊黏膜移行于牙槽黏膜的沟槽。由于前庭沟黏膜下组织松软，是口腔局部麻醉常用穿刺及手术切口的部位。

2. 上、下唇系带（frenulum of upper and lower lip）是口腔前庭沟中线上扇形或线形的黏膜皱襞。通常上唇系带较下唇系带明显。儿童的上唇系带相对较为宽大，并可能与切牙乳头直接相连；随着年龄的增长，系带也相应缩小。如果持续存在，则上颌中切牙之间的间隙不能自行消失，将影响上颌恒切牙的排列，需要手术治疗。

3. 颊系带（buccal frenum）是位于口腔前庭沟，相当于上、下尖牙或前磨牙区的扁形黏膜皱襞，其数目不定，通常上颊系带较明显，义齿基托边缘应顾及此关系。

4. 腮腺管乳头（papilla of parotid duct）在平对上颌第二磨牙牙冠的颊黏膜上，有一腮腺管乳头，腮腺管开口于此。若在乳头周围的黏膜出现针头大小的白色斑点，称麻疹黏膜斑或 Koplik 斑，为麻疹（measles）的早期特征。作腮腺管造影或腮腺管内注射治疗时，须找到此导管口。

5. 磨牙后三角（retromolar triangle）和磨牙后垫（retromolar pad）合称为磨牙后区。前者位于第三磨牙后方，该三角的底朝前，为第三磨牙远中面的颈缘，其尖朝向后方。后者为覆盖于磨牙后三角表面的软组织；下颌第三磨牙冠周炎时，磨牙后垫常显红肿。

6. 翼下颌皱襞（pterygomandibular fold）该皱襞为伸延于上颌结节后内方与磨牙后垫后方之间，此皱襞已是下牙槽神经阻滞的重要标志，同时也是翼下颌间隙及咽旁间隙口内切口的有关标志。

7. 颊垫尖（buccal pad pointed）　大张口时，平对上、下颌后牙殆面间隙黏膜上有一三角形隆起，称颊垫（buccal pad）。其尖称颊垫尖，此尖向后紧邻翼下颌皱襞前缘，此尖相当于下颌孔平面，为下牙槽神经阻滞麻醉的重要标志。该点恰好在下颌磨牙殆面之上 10.0mm 假想水平的黏膜上。颊垫深面为颊脂垫（buccal fat pad）所衬托。由于颊脂垫为脂肪组织构成，故颊垫尖的位置有时不恒定，或不明显，或上、下颌磨牙缺失的病员，可在大张口时，上、下颌牙槽嵴相距中点外侧 3~4mm 的交点处作进针点。

（四）颊（cheek）

颊作为口腔的外侧壁，组成颌面 的一部分。从外面观颊的上界为颧骨与颧弓下缘，下界为下颌骨下缘，前界为鼻唇沟，后界为咬肌前缘。颊自浅至深可分为：皮肤、皮下组织、颊筋膜、颊肌、黏膜下层和黏膜6层。

1. 皮肤（skin）。

2. 皮下组织（subcutaneous tissue）较面部其他部位发达。在颊肌表面和颊、咬两肌之间，有一团菲薄筋膜包被的脂肪组织，称颊脂垫（buccal fat pad）。在皮下组织中有神经血管穿行，按其走行方向有横行的神经分支和斜行的血管。横行的神经自上而下依次为：面神经颧支、上颊支、腮腺导管、面神经下颊支和下颌缘支；斜行的血管为面动脉及其伴行的面静脉。由于面神经上颊支和下颊支位于腮腺导管上、下方相对恒定的局部关系。所以，腮腺导管为寻找面神经分支的醒目标志。面动脉通常较恒定地经咬肌前缘，越下颌下缘行向内眦，表面仅覆以皮肤、浅筋膜，位置表浅，行程稳定。所以，下颌骨下缘，咬肌前缘是压迫该血管的最佳解剖部位，扪触脉搏也较方便。

3. 颊筋膜（buccal fascia）覆盖于颊肌表面，向后延伸至咽肌表面，称颊咽筋膜（buccopharyngeal fascia）；该筋膜在两肌之间增厚形成翼突下颌韧带（pterygomandibular ligament）或翼突下颌缝（pterygomandibular raphe）。此韧带也是翼内肌前缘的标志。

4. 颊肌（buccinator）起自翼突下颌缝及上、下颌第一至第三磨牙牙槽骨外面，肌纤维向前行参入口轮匝肌中，该肌为腮腺导管所穿过。

5. 黏膜下层（submucosa）有黏液腺和混合腺。

6. 黏膜（mucosa）在平对上颌第二磨牙牙冠的颊黏膜上有腮腺导管开口，该处黏膜稍隆起，称腮腺管乳头（papilla of parotid duct）。

（五）颊的血液供应、淋巴回流和神经支配（blood supply，lymphatic return and innervation of cheeks）

1. 颊的血液供应主要来自面动脉、眶下动脉和面横动脉的分支，它们彼此间有众多的吻合。静脉主要回流至面静脉。

2. 颊的淋巴管注入颌下淋巴结。

3. 颊的感觉神经为三叉神经的上、下颌神经的分支支配；运动则来自面神经。

（冯建国　王啟华）

第五节　牙
Section 5　Teeth

牙的演化与其他生物演化相似，源远流长。牙始见于鱼类（fish），但其作用仅仅是捕捉食物，无咀嚼功能。到了两栖类、爬行类，牙的形态基本相似。所有的现代鸟类均无牙，但化石鸟是有牙的。只有到了哺乳类已发展为异形牙（heterodont），可分为切牙、尖牙、前磨牙和磨牙四类。

牙是人体最坚硬的器官，除有直接行使咀嚼功能外，且与发音、语言及保持面部正常形态和面庞美紧密相关。

一、牙的分类 the Classification of Teeth

人类有两副牙齿，根据其在口腔内存在时间的久暂而分为：乳牙和恒牙。

（一）乳牙（deciduous teeth）

在出生后 6 个月左右开始萌出，通常到 2 岁半时萌出 20 个乳牙。6~7 岁至 12~13 岁乳牙逐渐脱落，为恒牙所取代。因此，乳牙在口腔内存留时间，短者为 5~6 年，长者可达 10 年左右。

（二）恒牙（premanent teeth）

恒牙是继乳牙脱落后的第二副牙齿，非因疾患或意外损伤不致脱落，脱落后再也无牙替代。恒牙通常在 6 岁左右开始萌出和替换，通常至 12~13 岁完成；其中第三磨牙萌出的时间很不一致，可以在 7~25 岁或更晚萌出，故又称迟牙或智齿（wisdom tooth）。近代人第三磨牙有退化趋势，故有不少人恒牙数在 28~32 颗之间。

牙也可依其形态特点和功能特性来分类，恒牙可分为切牙（incisor）、尖牙（canine）、前磨牙（premolar）和磨牙（molar）四组，每组 8 个，上、下、左右共 32 个恒牙。乳牙则分为乳切牙、乳尖牙和乳磨牙三组，每组 5 个，上、下、左、右共 20 个乳牙。

依牙与口角的关系，可分为前牙和后牙；其中切牙和尖牙位于口角之前，故称前牙（anterior teeth）；前磨牙和磨牙位于口角之后，故也称后牙（posterior teeth）。

二、临床牙位记录及相关的编号系统 Clinical Tooth Bit Record and Numbering System

临床上为了便于描述、记录牙的部位及名称，每个牙均有一定的符号加以标记，当前常用的有：部位记录法、Paulmer 记录系统、通用编号系统及国际牙科联合会系统四种，分述如下。

（一）部位记录法（quadrant coding method）

目前国内最常用的记录法是医生面对患者，以被检查者的方位为准，用两条相互垂直的直线将上、下牙弓分为 ABCD 四个区，垂直线代表中线，区分左右；横线表示𬌗面，区分上、下颌牙。⌐ 代表患者右上区，称 A 区；⌐ 代表患者左上区，称为 B 区；⌐ 代表患者右下区，即 C 区；⌐ 代表患者左下区，即 D 区。因此，上、下牙弓区分为𬌗四区。乳牙由罗马字Ⅰ~Ⅴ表示，如：Ⅲ表示右上乳尖牙；恒牙用阿拉伯字 1~8 表示，￪表示左上第一磨牙。自中线向远侧，所以愈近中线数字愈小，如中切牙为 1；愈远离中线愈大，如第三磨牙为 8（图Ⅲ-1-20、图Ⅲ-1-21）。

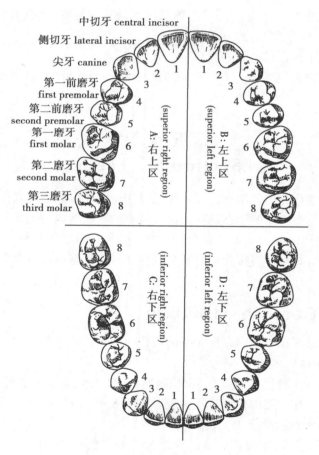

图Ⅲ-1-20 恒牙牙列和符号
Dentition and Notation of the Permanent Teeth

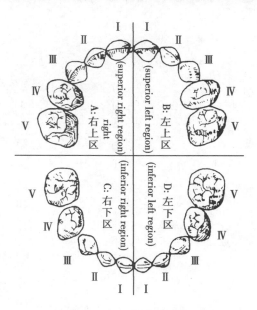

图Ⅲ-1-21　乳牙牙列和符号
Dentition and notation of the deciduous teeth

乳牙的临床牙位符号，以罗马数字记录。

右（A）上颌（B）左

V	IV	III	II	I		I	II	III	IV	V
V	IV	III	II	I		I	II	III	IV	V

右（C）下颌（D）左

第二乳磨牙	第一乳磨牙	乳尖牙	乳侧切牙	乳中切牙

如 "Ⅳ┼" 表示右上第一乳磨牙。

恒牙的临床牙位符号，以阿拉伯数字记录。

右（A）上颌（B）左

8	7	6	5	4	3	2	1		1	2	3	4	5	6	7	8
8	7	6	5	4	3	2	1		1	2	3	4	5	6	7	8

右（C）下颌（D）左

中切牙	侧切牙	尖牙	第一前磨牙	第二前磨牙	第一磨牙	第二磨牙	第三磨牙

如 "6┼" 表示右上颌第一磨牙，"┼4" 表示左下颌第一前磨牙。

（二）Palmer 记录系统（Palmer notation system）

与常用的 A~D 四个区相似，Palmer 记录系统中恒牙以 1~8 表示；仅仅是乳牙符号采用英文大写字母 A~E 表示。

恒牙的临床牙位符号:

右（A）上颌（B）左

8	7	6	5	4	3	2	1	1	2	3	4	5	6	7	8
8	7	6	5	4	3	2	1	1	2	3	4	5	6	7	8

右（C）下颌（D）左

			中切牙	侧切牙	尖牙	第一前磨牙	第二前磨牙	第一磨牙	第二磨牙	第三磨牙

例如:"⊥"表示右上颌第二前磨牙。

乳牙的临床牙位符号:

（右）上颌（左）

E	D	C	B	A	A	B	C	D	E
E	D	C	B	A	A	B	C	D	E

（右）下颌（左）

乳中切牙	乳侧切牙	乳尖牙	第一乳磨牙	第二乳磨牙

例如:"⊥"表示右下颌乳尖牙。"⊥"表示左上颌第二乳磨牙。

（三）通用编号系统（universal numbering system）

通用编号系统记录牙位,每一颗牙均有其独自编号。恒牙采用阿拉伯数字以 1–32 分别加以记录;上颌牙由右向左依次编号,从右上颌第三磨牙起,编号定为 # 1,右上颌第二磨牙为 # 2,继续依次向左,上颌中切牙编号为 # 8。左上颌中切牙定为 # 9,左上颌第三磨牙定为 # 16。下颌牙则由左向右继续编号:左下颌第三磨牙定为 # 17;左下颌中切牙定为 # 24,右下颌第三磨牙编号定为 # 32（图Ⅲ–1–22）。按牙的符号记录如下。

恒牙临床牙位符号:

1	2	3	4	5	6	7	8	9	10	11	12	13	14	15	16
32	31	30	29	28	27	26	25	24	23	22	21	20	19	18	17

如 # 7 代表右上颌侧切牙, # 20 代表左下颌第二前磨牙。

乳牙临床牙位符号则用英文 A–T 表示。A 表示右上颌第二乳磨牙,K 代表左下颌第二乳磨牙（图Ⅲ–1–23）。临床牙位符号记录:

A	B	C	D	E	F	G	H	I	J
T	S	R	Q	P	O	N	M	L	K

如 # E 代表右上颌乳中切牙; # K 代表左下颌第二乳磨牙。

通用编号系统采取按数字及英文字母表示一牙一位,不致有上下、左右之误。

（四）国际牙科联合会系统（Federation Dentaire International System, FDI）。

FDI 记录牙位符号时采用二位数,个位数代表乳牙或恒牙的符号;十位数代表相应牙区;个位数表示各牙与中线的相关位置,其规律性是:愈近中线牙数愈小,离中线愈远,则牙数愈大（图Ⅲ–1–24、图Ⅲ–1–25）。

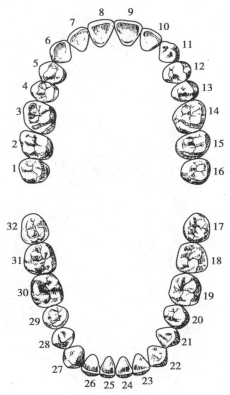

图Ⅲ-1-22　恒牙通用编号系统
Universal Notation System of Permanent Teeth

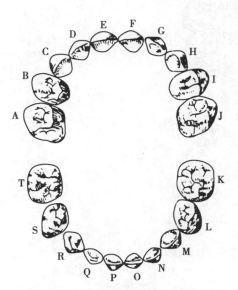

图Ⅲ-1-23　乳牙通用编号系统
Universal Notation System of Deciduous Teeth

恒牙区：

1	2
（右上颌牙区）	（左上颌牙区）
4	3
（右下颌牙区）	（左下颌牙区）

乳牙区：

5	6
（右上颌乳牙区）	（左上颌乳牙区）
8	7
（右下颌乳牙区）	（左下颌乳牙区）

"1"表示恒牙右上区，"2"表示恒牙左上区，"3"表示恒牙左下颌区，"4"表示恒牙右下颌区；"5"代表乳牙右上颌区，"6"代表乳牙左上颌区，"7"代表乳牙左下颌区，"8"代表乳牙右下颌区。

恒牙编号：

18	17	16	15	14	13	12	11	21	22	23	24	25	26	27	28
48	47	46	45	44	43	42	41	31	32	33	34	35	36	37	38

如：＃16代表右上颌第一磨牙，＃27代表左上颌第二磨牙，＃43代表右下颌尖牙，＃35代表左下颌第二前磨牙。

乳牙编号：

55	54	53	52	51	61	62	63	64	65
85	84	83	82	81	71	72	73	74	75

如：＃54代表右上颌第一乳磨牙，＃82代表右下颌乳侧切牙，＃63代表左上颌乳尖牙，＃73代表左下颌乳尖牙。

此种记录方法适用于计算系统。

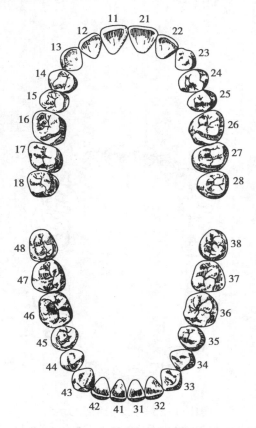

图Ⅲ-1-24　恒牙国际牙科联合会系统
the FDI System of Permanent Teeth

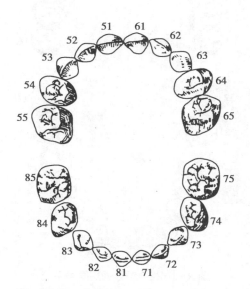

图Ⅲ-1-25　乳牙国际牙科联合会系统
the FDI System of Deciduous Teeth

（李　慧　王啟华）

三、牙的形态结构 Morphological Structure of Tooth

每个牙均可分为：牙冠、牙颈、牙根三个部分；以及在牙的表面能见到的结构等等，分别介绍如下。

（一）牙体一般常用术语（general dental terms）

1. **中线（median line）**　人体结构的对称性，同样适用于口腔的牙齿。通过面部正中矢状面上的两眼之间、鼻尖和左右中切牙接触区正中线，正好将牙弓分成左、右对称的两半。

2. **牙体长轴（long axis）**　其指经过牙冠或牙根中心的假想直线（图Ⅲ-1-26）。

3. **接触区（contact area）和牙间隙（interdental space）**　接触区是指两牙邻面最隆突处相互的接触部位，一般位于邻面的近𬌗1/3处，称接触区或邻接区（图Ⅲ-1-27）。其功能为阻止食物嵌入两牙之间，以及使邻牙互相支持，借此保持牙齿位置和牙弓形状的稳定。如果两牙之间正常接触关系被破坏，将是引起龋齿（dental caries）或牙周组织病变的原因之一。

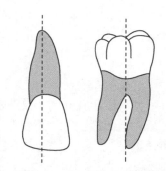

图Ⅲ-1-26　牙长轴示意图
Diagram of the Dental Long Axis

牙间隙是指牙接触区周围呈向外展开的空隙称外展隙（embrasures），并以其所在位置而命名。如颊、舌侧者称为颊、舌侧外展隙，在𬌗面者称𬌗外展隙，向牙颈部者称牙间隙或邻间隙。正常的牙间隙中有牙间乳头充满。外展隙的作用是有助于咀嚼时食物由此处排溢而不致塞入牙间隙中而刺激牙乳头。

4. **线角（line angle）与点角（point angle）**　牙冠上两面相交处所成的角称线角。如前牙的近中面与唇面的交角称近唇线角；后牙的近中面与颊面的交角称近颊线角（图Ⅲ-1-28）。三面相交处所成的角称点角。如前牙的近中面、唇面与切嵴所成的角称近唇切点角；磨牙的颊面与骀面、近中面相交处称近颊骀点角（图Ⅲ-1-29）。

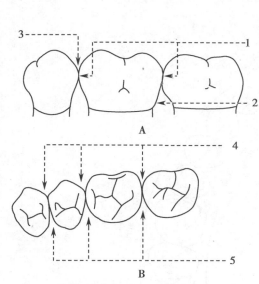

A

B

1. 接触区 contact areas
2. 邻间隙(牙间隙) interproximal spaces
　　(interdental spaces)
3. 骀外展隙 occlusal embrasures
4. 颊外展隙 buccal embrasures
5. 舌外展隙 lingual embrasures

图Ⅲ-1-27　接触区和外展隙
Contact Area and Embrasures

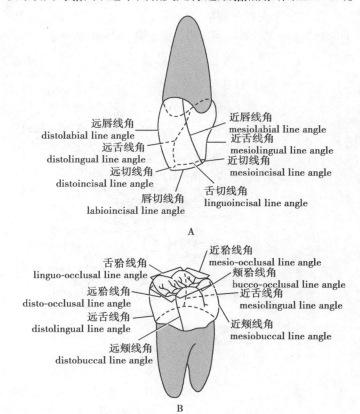

远唇线角
distolabial line angle
远舌线角
distolingual line angle
远切线角
distoincisal line angle
唇切线角
labioincisal line angle

近唇线角
mesiolabial line angle
近舌线角
mesiolingual line angle
近切线角
mesioincisal line angle
舌切线角
linguoincisal line angle

A

舌骀线角
linguo-occlusal line angle
远骀线角
disto-occlusal line angle
远舌线角
distolingual line angle
远颊线角
distobuccal line angle

近骀线角
mesio-occlusal line angle
颊骀线角
bucco-occlusal line angle
近舌线角
mesiolingual line angle
近颊线角
mesiobuccal line angle

B

图Ⅲ-1-28　切牙、磨牙线角示意图
Diagram of the Line Angles for Incisor and Molar
A. 切牙线角（line angles for the incisor）　　B. 磨牙线角（line angles for the molar）

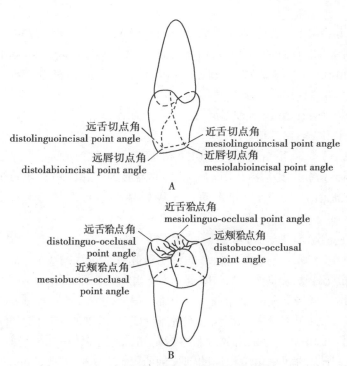

远舌切点角
distolinguoincisal point angle
远唇切点角
distolabioincisal point angle

近舌切点角
mesiolinguoincisal point angle
近唇切点角
mesiolabioincisal point angle

A

近舌骀点角
mesiolinguo-occlusal point angle

远舌骀点角
distolinguo-occlusal
point angle
近颊骀点角
mesiobucco-occlusal
point angle

远颊骀点角
distobucco-occlusal
point angle

B

图Ⅲ-1-29　切牙、磨牙点角示意图
Diagram of the Point Angles for Incisor and Molar
A. 切牙点角（point angles for incisor）　　B. 磨牙点角（point angles for molar）

（二）牙冠各面的标记（surface markings of dental crown）

按每个牙在口腔的解剖位置，均有与牙体长轴大致相平行的四个轴面，在描记各牙时经常被提到。分别称之为唇（颊）面、舌（腭）面、近中面和远中面，以及与牙体长轴基本垂直的𬌗面或切嵴（图Ⅲ-1-30）。

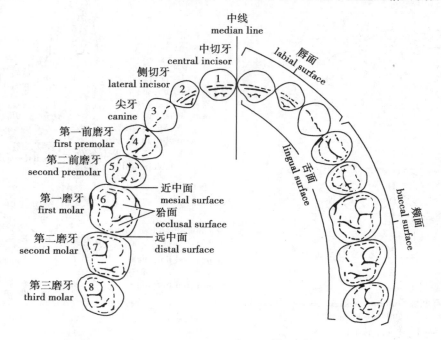

图Ⅲ-1-30　牙冠各面示意图
Diagram of the Surface of the Dental Crown

1. **唇面（labial surface）或颊面（buccal surface）** 前牙牙冠靠近唇黏膜的一面称唇面；后牙牙冠靠近颊黏膜的一面称颊面。

2. **舌面（lingual surface）或腭面（palatal surface）** 前牙或后牙牙冠靠近舌侧的一面均称舌面，上颌牙冠的舌面接近腭，故也称腭面。

3. **近中面（mesial surface）和远中面（distal surface）** 每个牙均有靠近中线的牙面和远离中线的牙面，分别称之为近中面和远中面。近中面和远中面合称为邻面（porximal surface）。

4. **𬌗面（occlusal surface）和切嵴（incisal ridge）** 上下颌牙在咀嚼时相对作用的一面称为𬌗面或咬合面；前牙无𬌗面，切端有切咬功能的嵴称为切嵴。

（三）牙冠的突起标记（elevations of the dental crown）

牙冠的突起标记（图Ⅲ-1-31）有：

1. **牙尖（dental cusp）** 其系指位于尖牙切端或前磨牙和磨牙𬌗面上的近似锥体，突出尖形部分。

2. **切缘结节（mamelon）** 其是指初萌切牙切缘上圆形的隆起，随着牙的切磨而逐渐消失。

3. **舌面隆突（cingulum）** 其指前牙舌面近颈缘处稍呈半月形的隆起，亦为前牙的解剖学特征之一。

4. **嵴（ridge）** 在牙冠上细长的牙釉质隆起均称为嵴。依其所在位置、形状和方向可分为：①切嵴（incisal ridge）为切牙切缘，舌侧长条形的釉质隆起；②边缘嵴（marginal ridge）是前牙舌面近、远中及后牙𬌗面与轴面相交处边缘细长形釉质隆起；③三角嵴（triangular ridge）为位于𬌗面牙尖两斜相汇合而成细长的釉质隆起。每条三角嵴自𬌗面中央开始，止于牙尖的尖顶，即均由近中和远中两斜面汇合而成；④牙尖嵴（cusp ridge）系是指从牙尖顶分别斜向近、远中的嵴。尖牙的近、远中牙尖嵴组成切嵴，后牙颊尖和舌尖的近、远中嵴，分别组成颊𬌗边缘嵴和舌𬌗边缘嵴；⑤横嵴（transverse ridge）在𬌗面，且横过𬌗面，由两个相对牙尖的两三角嵴相连的细长釉质隆起；⑥斜嵴（oblique ridge）在𬌗面上相对牙尖两三角嵴相连，横过𬌗面的牙釉质隆起；⑦轴嵴（axial ridge）和颈嵴（cervical ridge）。前者系指牙的轴面上从牙尖顶伸向牙颈的纵形隆起，位于尖牙唇面者称唇轴嵴，而位于后牙颊面者称颊轴嵴；位于舌面者则称为舌轴嵴。后者在牙冠唇、颊面沿颈缘部位、微显突起细长形的牙釉质隆起，称为颈嵴，如位于唇面者称唇颈嵴；在颊者则称颊颈嵴。

（冯建国）

（四）牙冠凹陷的解剖学标记（anatomical markings of concavities in dental crown）

主要在牙冠上能见到沟、裂、窝（图Ⅲ-1-31）。

1. 沟（groove） 沟位于牙冠的殆面，介于牙尖和嵴之间，或窝底部细长凹陷的部分，计有：①发育沟（developmental groove）：是牙生长发育时，两生长叶相连所形成的明显的浅沟，称发育沟；②副沟：发育沟以外的任何沟都可称为副沟（supplemental groove），其形状不规则。钙化不全的沟称为裂（fissure），若3条或3条以上的发育沟汇合相交所形成的凹陷，则称点隙（pit）；这些"裂"、"点隙"是龋齿的好发部位。

2. 窝（fossa） 窝指位于牙冠殆面或前牙舌面上不规则的凹陷，如前牙殆面上的舌窝，后牙殆面上的中央窝；由于正常的发育沟也会有色素沉积，但不弥散。在临床实践中要判断正常发育沟，与沟、点、隙、窝等处的早期龋齿是相当困难；从牙齿的形态结构考虑，当一时未能确诊为"龋齿"时，对儿童和青少年人很有必要。进行作定期的跟踪追查；通常在3~6个月检查一次。追踪1年左右或更长，在此期间均未发生龋，将可排除不是"龋齿"（dental caries）。

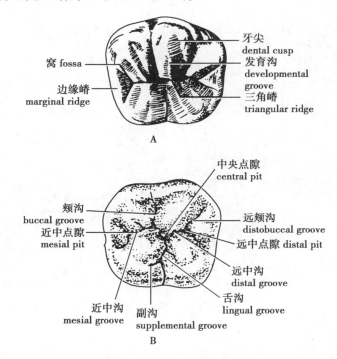

图Ⅲ-1-31 牙冠表面标志

Surface Markings of the Dental Crown

（五）牙的外部形态和牙体组织（external morphology and histology of tooth）

1. 从外部观察每个牙均可分为牙冠、牙颈和牙根三部分：

（1）牙冠（crown of tooth）：是指牙体显露于口腔的部分，但有解剖牙冠（anatomical crown）和临床牙冠（clinical crown）之分。解剖牙冠是以釉质所覆盖的部分，牙冠与牙根以牙颈为界（图Ⅲ-1-32）。临床牙冠则以牙显露于口腔部分，牙冠与牙根以龈缘为界。一般所指的牙冠系指解剖牙冠而言。临床观察认为，正常健康人的牙齿外观，特别是青少年人的临床牙冠常小于解剖牙冠，老年人或有牙周病的牙，因牙龈萎缩，临床牙冠常常明显大于解剖牙冠。牙冠可分为5个面，即唇（颊）面、舌面、近中面、远中面及殆面；除殆面外其他4个面均与牙体长轴平行，故亦可称轴面；切牙与尖牙咬合面不是面，而是线状，故称切缘或牙尖。

（2）牙颈（neck of tooth）：是指牙冠与牙根交界处，因其呈线形，故又称颈线或颈缘。

（3）牙根（root of tooth）：是牙体嵌入牙槽窝内部分，也可分为解剖牙根（anatomical root）和临床牙根（clinical root）。前者是指牙体在牙槽窝内的部分，牙根与牙冠以牙颈为界；后者为牙体在口腔内不能见到的部分；牙根和牙冠以龈缘为界。通常指的牙根是指解剖牙根而言。牙根数目与牙的功能要磨碎食物相关。前牙只用于切割和撕裂食物，功能简单，故为单根；磨牙要磨碎食物功能复杂，故为2~3根。

2. 牙体的纵切面上，可见牙体组织是由3种硬组织：釉质、牙骨质、牙本质和一种软组织（牙髓）所构成（图Ⅲ-1-32、图Ⅲ-1-33）。

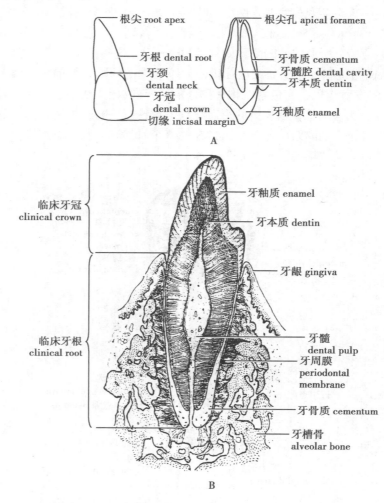

图Ⅲ-1-32　牙的形态
Modality of Teeth

（1）牙釉质（enamel）：也称珐琅质，覆盖于解剖牙冠表面，是人体内最坚硬的组织。用物理学硬度计测量，釉质硬度为9，金刚石硬度为10，釉质硬度仅次于金刚石，可以与特种钢相比；釉质是人体组织中高度钙化、最坚硬的组织，由于位居其深部的牙本质富有一定的弹性，故当釉质受力时可适当缓冲其咀嚼力，压力面不致破裂。所以对咀嚼的磨损有较好的抵抗力。其厚度因解剖部位不同而异；在切牙的切缘处约2.0mm，在磨牙牙尖处约2.5mm；而向牙颈部则逐渐变薄呈刀刃状。釉质呈现白色，有一定的透明度；薄而透明度高的釉质能透出深层牙本质的浅黄色，使牙冠呈黄白色；厚而透明度低的牙釉质使牙冠呈灰白色。釉质中无机物含量约占96%~97%，及少量的有机物和水。无机物质主要由钙（Ca^{2+}）、磷（P^{3-}）离子的磷灰石晶体和少量的其他磷酸盐晶体等组成。有机物质主要由蛋白质和脂类所组成，它在釉质中的总重量不到1%。

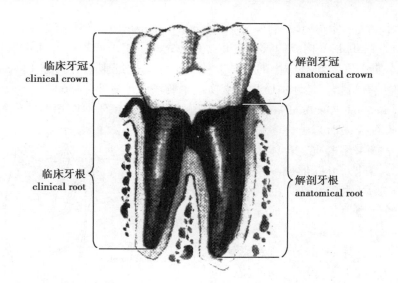

图Ⅲ-1-33　临床牙冠、牙根与解剖牙冠、牙根的示意图
Diagram of the Clinical Crown，Root and the Anatomical Crown，Root

牙釉质的组织学结构在光学显微镜下观察，主要由釉柱和柱间质构成（图Ⅲ-1-34）。

1）釉柱（enamel prism）：直径平均约 4~6μm。它是细长的柱状结构，起自釉质牙本质界，贯穿釉质全层至牙的表面，它是钙化程度很高的细长柱状体。釉柱排列，根据解剖部位不同而有所不同，通常在窝、沟处，釉牙本质釉柱向窝、沟底部集中，在近牙颈部，釉柱排列几呈水平；而在牙尖釉柱呈放射状排列（图Ⅲ-1-35）。釉柱并不完全呈直线分布，在近牙表面 1/3 多为垂直方向，而内部 2/3 则呈弯曲扭转，在牙尖及切缘处弯曲绞绕尤为明显，称为螺旋状釉质，即绞釉（gnarled enamel）。绞釉增加了牙釉质对咀嚼的抵抗力而不易被劈裂。了解釉柱的方向有重要的临床意义，因为凿切釉质时，器械刀具的施力方向必须与釉柱排列一致；在治疗龋齿制备窝洞时，一般不宜有失去牙本质支持的悬空釉柱存在。

2）柱间质（interprismatic substance）为釉柱间呈均质状的黏连质，其钙化程度较釉柱为低。

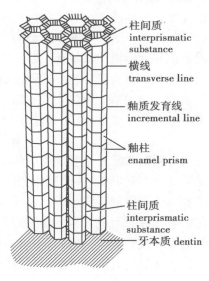

图Ⅲ-1-34　釉柱示意图
Diagram of the Enamelprism

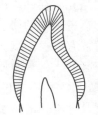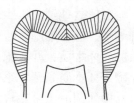

图Ⅲ-1-35　釉柱排列示意图
Diagram of the Alinement of the Enamelprism

（2）牙本质（dentine）：是构成牙体的主质，色淡黄有丝绢样光泽。硬度比釉质低，稍高于骨组织；含无机物约 70%，有机物和水约 30%。牙本质还具有一定的弹性，因而给硬而易碎的釉质提供了一个良好的缓冲环境。牙本质内层有髓腔，其内充满牙髓组织。牙本质和牙髓在胚胎期的发生和功能上关系

密切，故两者合称为牙髓－牙本质复合体（pulpodentinal complex）。牙本质主要由基质及贯穿于基质中的牙本质小管（dentinal tubule）构成的管和空间，其中充满了组织液和一定量的牙本质细胞突起。成牙本质细胞突起和牙本质小管之间有一小的空隙，称为成牙本质细胞突周间隙（periodontoblastic space），间隙内含组织液和少量有机物，是牙本质物质交换最主要场所（图Ⅲ－1－36）。

釉质牙本质界（enamelo-dentinal junction, EDJ），是指釉质和牙本质相交的位置，在牙齿纵磨片上可见到，它不是一条直线，而是由许多弧形线连接而成。前已述及牙髓－牙本质复合体内含有形成牙本质的母细胞。因此，可以形成一系列的防御或反应性的变化。此乃由于牙在人的一生中咀嚼、刷牙等机械刺激性磨擦，常可造成牙本质组织的缺损，而称之为磨损（abrasion）。这些磨损主要见于恒牙牙尖及切缘，牙的邻接触点和唇侧牙颈部。此外，还得关注发生于牙硬组织的龋，也可造成牙本质结构的破坏。熟悉牙本质这种反应性改变的基础知识对临床应用颇有助益。

（3）牙骨质（cementum）：是覆盖牙根表层的硬组织，在牙颈处较薄约 $20\mu m \sim 50\mu m$，近根尖和磨牙根分叉处较厚约 $150\mu m \sim 200\mu m$。色淡黄，

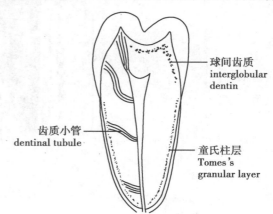

图Ⅲ－1－36 牙本质小管排列示意图
Diagram of the Alinement of Dentine Tubule

球间齿质 interglobular dentin

齿质小管 dentinal tubule

童氏柱层 Tomes's granular layer

硬度与骨相似；含无机盐约 50%~55%，有机物和水约 45%~50%。牙骨质按间质中细胞之有无，一般可分为无细胞牙骨质（acellular cementum）和细胞牙骨质（cellular cementum）两种。目前认为这两种牙骨与牙骨质基质的形成和矿化的速度有关。并且认为在牙建立咬合功能前所形成的牙骨质又可称为原发性牙骨质（primary cementum），而之后形成的牙骨质则称为继发性牙骨质（secondary cementum）。

无细胞牙骨质在建𬌗之前的牙根发育过程中形成，它紧贴牙本质表面，分布于自牙颈部到近根尖1/3处，牙颈部常由其全部占据。细胞牙骨质形成于牙萌出并建𬌗之后，内含牙骨质细胞，位于无细胞牙骨质的表面，但在根尖部可以全部为细胞牙骨质。细胞牙骨质和无细胞牙骨质也可以交替排列。

牙骨质是维系牙和牙周组织联系的重要结构，在正常生理情况下，牙骨质不像骨组织可以不断地改建和重塑，而对于压应力，牙骨质较固有牙槽骨更具有较强的抗吸收能力，这些是临床正畸治疗时牙移动的形态学基础。目前认为牙骨质有两方面的功能，一是把牙周组织和牙体组织联结在一起；二是修复牙根面的损伤。它表现在不但能修复因过度咬合力或其他原因而造成的小范围的吸收或牙骨质折裂，而且尚能在进行治疗后，牙骨质能新生并覆盖创面，重建牙体与牙周的连结关系。所以它是干髓、根管治疗、再植术等达到理想成功的形态学基础。在病理等特殊情况下，如乳恒牙交替或根尖有炎症或创伤则可导致牙骨质的吸收。这种吸收还可波及牙本质。

（4）牙髓（dental pulp）：是充满在髓腔内，为一种特殊分化的，对刺激极易产生反应的疏松结缔组织。与身体其他结缔组织一样具有较强的修复、再生能力。它是以星形网状形的成纤维细胞为主，还有防御细胞、储备细胞以及牙髓特有的、高度分化的成牙本质细胞和一些不定的基质组成。成牙本质细胞不断形成牙本质，并有胞浆突起伸入到牙本质小管内，牙本质保护着牙髓，而成牙本质细胞胞浆突起又将牙髓与牙本质紧密联系起来，这种结构和关系又被称为牙髓－牙本质复合体（pulpodentinal complex）。它对维持牙髓的正常生理功能及牙本质的修复等有重要意义。但由于牙髓的解剖条件所限，其修复再生能力将受到限制。

基于牙髓局限在四壁坚硬的牙髓腔中，为厚而坚硬的牙本质所包绕。但牙髓中的血管淋巴管和神经仅通过根尖孔与牙围组织相连；并借成牙本质细胞突起与外界有着密切的联系。当有任何物理笔化学的刺激加到牙本质表面时，与该部位相应的牙髓组织必然会发生反应。当所受刺激是慢性的，较弱的则可引起修复性牙本质形成，并可造成部分牙髓组织的退行性变；若所受的刺激强烈，则可引起炎性反应。而当牙髓由于感染而发生感染时，则完全的修复性再生显得十分困难。当牙髓发生炎症时，由于髓内的

血管壁薄，易于扩张、充血及渗出，导致牙髓末梢神经受压而产生剧烈疼痛。由于牙髓神经缺乏定位能力，故牙髓患者往往不能准确指出病牙的位置。一般情况下只有牙体组织病变达到牙髓或接近牙髓时，才会产生牙髓疾病。例如龋齿病损发展到接近牙髓时，一旦发生炎症康复均较困难，常常有一个相对较长的炎症过程，并有可能最后牙髓坏死。因此，预防及早治疗龋齿，对预防牙髓病有十分重要的意义。

营养牙髓的血管主要由来自颈外动脉的上颌动脉的分支；上、下牙槽动脉（superior and inferior alveolar artery）的分支供应。牙髓中最大的动脉直径 50μm~100μm；小动脉直径约 20μm~30μm，毛细血管直径约 8μm~10μm，与身体其他部位小动脉相似。它们由根尖孔进入髓腔，即牙髓动脉，分成许多小支再向牙本质细胞层分成细支，即毛细血管。毛细血管再汇合成与动脉伴行的小静脉，牙髓静脉出根尖孔。由此可见牙髓的血液循环为通过根尖孔的终支循环，缺乏侧支循环。所以，牙髓病变不易康复。牙髓的神经则由三叉神经第二支上颌支支配上颌牙的牙髓，第三支下颌支支配下颌牙的牙髓。

牙髓有明显的年龄差。牙刚萌出时，牙根尚未完全形成，髓腔明显宽大，根尖孔也粗大，细胞多，血管丰富。随着年龄的增长，继发性牙本质的量逐渐增多，由于髓室顶有继发性牙本质的堆积，髓室也逐渐变窄，随着年龄的老化，髓室甚至形成一线状空隙，在此同时根尖孔也变小；加上牙髓组织中的细胞成分的减少，纤维成分增多，牙髓活力降低，以致发生种种退行性变。

3. **牙体三等分**（division into thirds） 为了便于描述牙体各面上的一定部位常将牙体的轴面，在一个方向分为三等分，其中之一份称 1/3。如在垂直方向牙冠唇（颊）面可分为：切（殆）1/3，中 1/3 和颈 1/3；牙冠的邻面则分为：唇（颊）1/3，中 1/3，舌 1/3，牙根则分为根颈 1/3，根中 1/3 和根尖 1/3（图Ⅲ-1-37）。

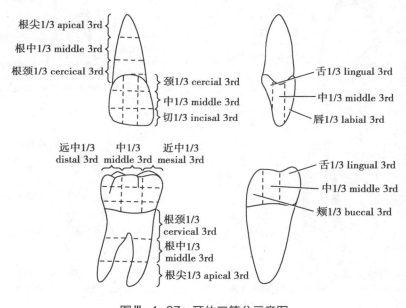

图Ⅲ-1-37 牙体三等分示意图
Diagram of Division into Thirds of the Teeth

（李 慧）

四、恒牙 Permanent Teeth

上、下颌恒牙各 16 个，共 32 个，在中线两侧对称排列（见文末彩图Ⅲ-1-38）。健康恒牙列，成人口腔 CT 骨性结构三维图像正侧位见文末彩图Ⅲ-1-39、彩图Ⅲ-1-40。其规律性为：一是凡位置对称的同颌牙，其形态、结构相似，故恒牙共有 16 种不同形态；二是凡功能相同的牙其形态也相似，由中线至远侧依次为：切牙、尖牙、前磨牙和磨牙四种类型。在学习过程中，只有掌握某一类型的形态结构特点再与同类型其余牙及其他类型牙进行比较，从中找到它们之间的某些差异，对熟悉全口牙的解剖形态，对临床实践有所助益。

（一）切牙组（incisor group）

切牙（incisor）也称门牙（齿），位于口腔前部中线两侧，上、下颌各2个，共8个，其主要功能为切割食物，且对语言和衬托面部外形有密切关系。牙冠由唇面、舌面、近中面和远中面4个轴面和一个切嵴组成；牙根为单根。

1. **上颌中切牙（maxillary central incisor）** 全长 22.8mm，根长 11.3mm，冠长 11.5mm，冠宽 8.6mm，冠厚 7.1mm（图Ⅲ-1-41）。它是切牙中体积最大，前牙中近远中径最宽，牙弓中位置最靠前的牙。牙冠（crown of tooth）的唇面（labial surface）稍呈梯形，切颈径大于近远中径。切缘与近中缘相交的近中切角几呈直角，与远中缘相交的远中切角则较圆钝，借此区分左右离体牙。舌面（lingual surface）较唇面小，中央有明显的舌窝（lingual fossa），周边围以突起的嵴，其中在牙颈部者称舌面隆起，其他的分别称之为近中边缘嵴、远中边缘嵴和切嵴。邻面（proximal surface）的近中面，形似顶为切端底为颈缘的三角形，远中面似近中面，但稍短而圆突。切嵴（incisor ridge），切端唇侧较平形成切缘，舌侧圆突成嵴称切嵴，与下颌牙的切嵴接触时，有切割功能。牙根（root of tooth）为单根，粗壮较直，呈圆锥状。拔除时，先作扭转动作，如较牢固可配合适度摇动，一定程度地松动后作直线牵引即可拔出。

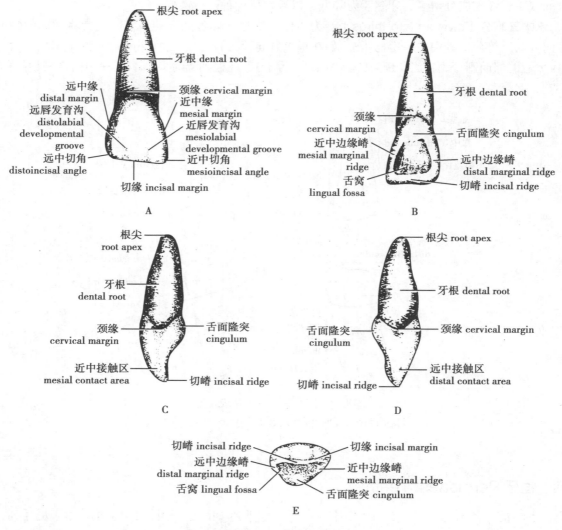

图Ⅲ-1-41　右上颌中切牙
Right Maxillary Central Incisor

A. 右上颌中切牙唇面（labial surface of maxillary right central incisor）　B. 右上颌中切牙舌面（lingual surface of maxillary right central incisor）　C.右上颌中切牙近中面（mesial surface of maxillary right central incisor）　D.右上颌中切牙远中面（distal surface of maxillary right central incisor）　E. 右上颌中切牙切端（incisal surface of maxillary right central incisor）

2. **上颌侧切牙（maxillary lateral incisor）**　全长 21.5mm，根长 11.5mm，冠长 10.1mm，冠宽 7.0mm，冠厚 6.4mm。在切牙中唇面最突，舌面舌窝窄而深，有时有沟越过舌面隆起的远中，延续到根颈部成为裂沟，是龋的好发部位之一。牙根为单根，较中切牙根细而稍长。拔除时，以摇动为主，可加小幅度扭转，扭转幅度要小于中切牙。牵引方向宜向下前并逐渐偏向远中。

上颌侧切牙的形态变异较多。据 Brothwell（1963）报道约有 2% 的人先天性缺此牙，或是锥形。

3. **下颌中切牙（mandibular central incisor）**　全长 19.9mm，根长 10.7mm，冠长 9.0mm，冠宽 5.4mm，冠厚 5.7mm。是全口牙中体积最小，左、右两侧形态最为对称，离体后较难区分左右。牙冠宽度约为上颌中切牙的 2/3。唇面狭长光滑平坦。舌面的舌窝较浅，牙根形扁，为单根。拔除时：宜先摇动，不宜加扭转力，向唇侧方向牵引；牵引时应用左手拇指控制牙钳，防止碰伤对牙。

4. **下颌侧切牙（mandibular lateral incisor）**　全长 21.0mm，根长 11.5mm，冠长 9.5mm，冠宽 6.1mm，冠厚 6.2mm，形态与下颌中切牙基本相似，但下颌侧切牙的牙冠稍宽于下颌中切牙。牙根偏向远中，亦为单根，形扁圆，且较下颌中切牙长。拔除时用力同下颌中切牙。

（二）尖牙组（canine group）

尖牙（canine）也称犬齿，位于切牙的外侧，相当于口角的稍内侧，上、下、左、右共 4 个；尖牙主要功能为撕裂物；其形态特点为：有最大的牙尖。

1. **上颌尖牙（maxillary canine）**　全长 25.2mm，根长 14.2mm，冠长 11.0mm，冠宽 14.2mm，冠厚 8.2mm，是全口牙中牙体最长、牙尖最大的牙齿，唇侧骨板较薄（图Ⅲ-1-42）。牙冠的唇面似圆五边形，它是由近中缘、近中斜缘、远中斜缘、远中缘及切缘组成。舌面稍小于唇面，舌面隆突明显，并可见到由牙尖至舌面隆突的纵嵴称舌轴嵴，将舌窝分成近、远中舌窝。邻面似三角形。牙尖（dental cusp），粗大而明显，由 4 嵴和 4 斜面组成，分别为唇轴嵴、舌轴嵴、近中牙尖嵴、远中牙尖嵴和近唇斜面、远唇斜面、近舌斜面和远舌斜面。4 牙尖嵴汇合成牙尖顶，牙尖顶稍偏近中。牙根，形粗壮，唇面大于舌面，单根。拔除时，先向唇侧摇动，并结合小幅度扭转。最后向唇侧向牵引拔出。在此同时宜注意该牙拔除时易发生唇侧牙槽骨骨折和牙龈撕裂。

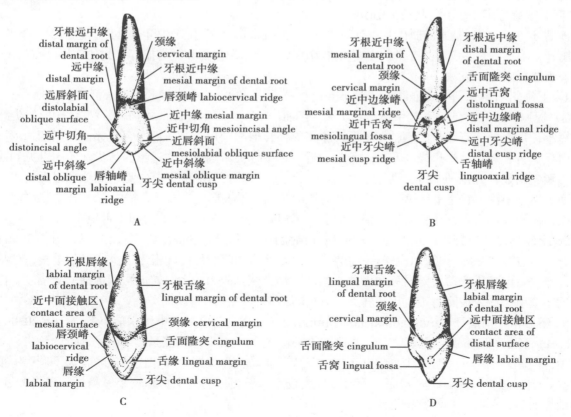

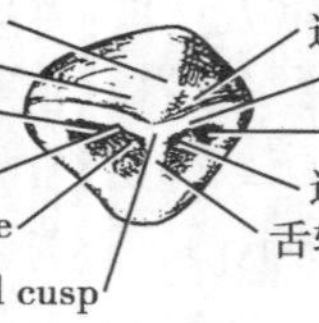

唇轴嵴 labioaxial ridge
远唇斜面 distolabial oblique surface
远中舌窝 distolingual fossa
远中牙尖嵴 distal cusp ridge
远舌斜面 distolingual oblique surface
牙尖 dental cusp

近唇斜面 mesiolabial oblique surface
近中牙尖嵴 mesial cusp ridge
近中舌窝 mesiolingual fossa
近舌斜面 mesiolingual oblique surface
舌轴嵴 linguoaxial ridge

E

图Ⅲ-1-42 右侧上颌尖牙
Right Maxillary Canine

A. 右侧上颌尖牙唇面（labial surface of maxillary right canine） B. 右侧上颌尖牙舌面（lingual surface of maxillary right canine） C. 右上颌尖牙近中面（mesial surface of maxillary right canine） D. 右上颌尖牙近中面（distal surface of maxillary right canine） E. 右侧上颌尖牙切面（incisal surface of maxillary right canine）

2. 下颌尖牙（mandibular canine） 全长 24.6mm，根长 13.5mm，冠长 11.1mm，冠宽 7.0mm，冠厚 7.9mm。其形态与上颌同类牙相似，但下颌尖牙牙冠稍显细长，舌面小于唇面，舌轴嵴不如上颌尖牙明显。牙根扁圆细长，亦为单根；但有时下颌为双根。拔除时，可按先向唇侧，后向舌侧方向反复摇动，再配合小幅度扭转，最后向上、向唇侧牵引。左手拇指控制牙钳，防止碰伤对牙。

（三）切牙与尖牙临床解剖学的两个特点（two clinical anatomical characteristics of incisor and canine）

1. 按解剖位置切牙与尖牙均属前牙，位于牙弓前部，易受外伤而松动，折裂或脱落，其后果对言语和面容都将受到影响。尤其上颌尖牙，正好位于口角，支持口角保持正常形态有重要意义；若上颌尖牙的缺失，口角上部塌陷，影响面容明显。作修复时应注意牙冠唇面的形态、色泽与面型及邻牙的协调。

2. 切牙的邻接区、上颌侧切牙的舌窝顶端，自洁作用差，是龋的好发部位，口腔检查宜顾及；但尖牙牙冠各面光滑，不存在沟裂成点隙，自洁作用也好，故很少发生龋坏。其牙根粗长，常常是口内保留时间最长的牙，当修复有关牙缺失时，多选作基牙。

（四）前磨牙组（premolar group）

前磨牙（premolar）或前臼齿，也称双尖牙（bicuspid teeth），位于尖牙的外侧，包括上、下颌第一、二前磨牙，上、下、左、右共 8 个。主要功能为协助尖牙撕裂食物和具有捣碎食物的作用。减数正畸时，常在该组选择某个牙拔除。

1. 上颌第一前磨牙（maxillary first premolar） 全长 20.5mm，根长 12.1mm，冠长 8.5mm，冠宽 7.2mm，冠厚 9.5mm。是前磨牙中体积最大者（图Ⅲ-1-43）。牙冠（crown of tooth）：颊面形似尖牙唇面但较短小，颊面中部有纵行的颊轴嵴。舌面小于颊面，似卵圆形，光滑而圆突。邻面约呈四边形。𬌗面外形由颊、舌、近、远中边缘嵴及颊、舌尖的近、远中牙尖嵴围成的六边形。牙尖在𬌗面可见到颊尖和舌尖，颊尖明显长大锐利，舌尖则短小而圆钝。窝、沟点隙均可见到，其中近中点隙越过近中边缘嵴至近中面，称近中沟，它是上颌第一磨牙特有的解剖标志。牙根形扁，多在牙根中部或根尖 1/3 处分为颊、舌两根，颊根长于舌根，较细易断的根。但也有单根者，偶见 3 根（2 颊根和 1 舌根）。

2. 上颌第二前磨牙（maxillary second premolar） 全长 20.5mm，根长 12.7mm，冠长 7.8mm，冠宽 6.7mm，冠厚 9.3mm。形似上颌第一前磨牙。但上颌第二前磨牙的牙根多为呈扁形的单根，牙根多不分叉，颊侧骨壁较舌侧薄拔除时先向颊侧小幅度摇动，感到阻力较大时转向腭侧逐渐增大幅度，同时向颊侧远中牵引。该牙拔除时不宜用扭转力，以免断根。

3. 下颌第一前磨牙（mandibular first premolar） 其是前磨牙组中体积最小者，全长 20.9mm，根长 12.3mm，冠长 8.7mm，冠宽 7.1mm，冠厚 7.9mm。它的主要形态特点是：牙冠𬌗面上的牙尖，颊尖大于舌尖，两者差别明显，且二尖均偏向近中；颊尖三角嵴与舌尖三角嵴相连的横嵴，为下颌第一前磨牙的重要解剖标志。该横嵴越过𬌗面，将𬌗面分成较大、长圆形的远中窝和较小、稍呈三角形的近中窝。牙根细长而扁，单根，颊侧宽于舌侧。

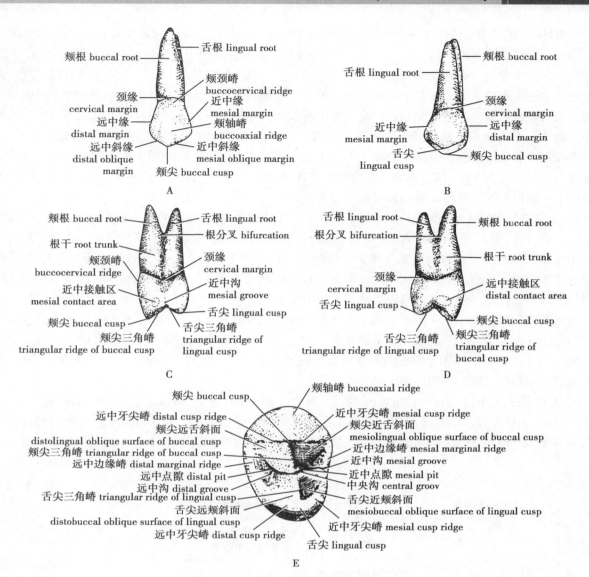

图Ⅲ-1-43　右侧上颌第一前磨牙
Right Maxillary First Premolar

A. 右上颌第一前磨牙颊面（buccal surface of maxillary right first premolar）　B. 右上颌第一前磨牙舌面（lingual surface of maxillaty right first premolar）　C. 右侧上颌第一前磨牙近中面（mesial surface of maxillary right first premolar）　D. 右侧上颌第一前磨牙远中面（distal surface of maxillary right first premolar）　E. 右侧上颌第一前磨牙𬌗面（occlusal surface of maxillary right first premolar）

　　4. 下颌第二前磨牙（mandibular second premolar）　全长 20.5mm，根长 12.6mm，冠长 7.9mm，冠宽 7.1mm，冠厚 8.3mm。牙冠外形方圆，𬌗颈高度、颊舌厚度和近远中宽度相近，舌面与颊面大小几乎相等。𬌗面中央偶可见一小牙尖，被称为中央尖（central cusp）或畸形中央尖。易被磨损使髓腔暴露，导致牙髓炎或根尖周炎。这样的中央尖可见于诸前磨牙，但以下颌第二前磨牙多见。拔牙时主要为颊舌向摇动，再辅以小幅度扭转，最后向上颊侧远中方向牵引。

　　（五）磨牙组（molar group）
　　磨牙（molar）也称臼齿，位于前磨牙的远中侧。上、下颌各 3 个，由近中向远中分别称为第一磨牙、第二磨牙和第三磨牙；上、下、左、右共 12 个。牙体形态由第一磨牙至第三磨牙，似依次有序的减小；由于要磨碎食物，故牙冠体积大，𬌗面亦大，一般能见到 4~5 个牙尖。

　　1. 上颌第一磨牙（maxillary first molar）　由于它是约在 6 岁左右萌出的一个恒牙，故也称"六龄牙"（图Ⅲ-1-44）。体积最大，颊面最宽。全长 19.7mm，根长 12.4mm，冠长 7.3mm，冠宽 10.1mm，冠厚 11.3mm。牙冠的颊面显得宽大，近、远中颊尖等高；舌面，远舌尖发育良好；𬌗面结构复杂，可见 4 个牙尖，即近中颊尖、远中颊尖和近中舌尖、远中舌尖，其中颊侧牙尖较锐，舌侧牙尖较钝，近中舌尖常常是 4 个牙尖中最大者，也是上颌第一磨牙的主要功能；远中舌尖则是其中最小者。在𬌗面中部凹陷成窝，由斜嵴将𬌗面分成近中窝和远中窝，近中窝较大，也称中央窝，窝内有中央点隙。颊沟自中央点隙伸向颊侧，在两颊尖之间经颊𬌗边缘嵴至颊面。近中沟自中央点隙伸向近中，止于近𬌗边缘嵴之间。有时可在近中舌尖的舌侧，有第 5 个牙尖称卡氏尖（cusp of Carabelli），中国人的出现率，发育良好有沟与近舌尖分隔者约占 8％；沟不明显，有牙尖痕迹者约 11％。有 3 个牙根，且分开，1 个舌根、2 个颊根，分别称近中颊根和远中颊根。舌根为三根中最大者。

2. **上颌第二磨牙（maxillary second molar）** 其多数于 12 岁左右萌出，故也称"12 岁牙"。全长 19.3mm，根长 11.9mm，冠长 7.4mm，冠宽 9.6mm，冠厚 11.4mm。形态与上颌第一磨牙相似，但与第一磨牙相比体积稍小，颊面较宽。远中颊尖明显缩小，舌面近中舌尖占舌面大部分，近中舌尖显得特大，极少有第 5 牙尖。牙根与第一磨牙相同，但三叉根比较靠近；偶见有愈合成二根者，即近中颊根或远中颊根与舌根愈合，近、远中颊根与舌根愈合者极为少见。

值得关注的是；上颌第一磨牙、第二磨牙前已述及比较坚固，且有 3 根，根分叉大，其周围骨质坚实，颊侧稍薄，但第一磨牙的颊侧又有颧牙槽突的加强。当拔除上颌第一、第二磨牙时，若评估比较牢固，可先用牙挺挺松，再用牙钳先向颊，后向腭缓慢摇动，待牙松动到一定程度，再沿阻力小的方向，向下远中、颊侧牵引拔出。切忌使用暴力。

3. **上颌第三磨牙（maxillary third molar）** 其全长 17.9mm，根长 10.6mm，冠长 7.3mm，冠宽 9.1mm，冠厚 11.2mm。形态与第二磨牙相似，但体积在磨牙系列中显得最小，颊面也较窄。在𬌗面副沟多，但界限不明显。牙根多合并成一锥形根，但根的数目和形态变异颇大。

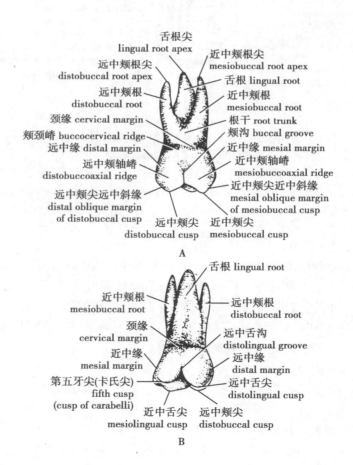

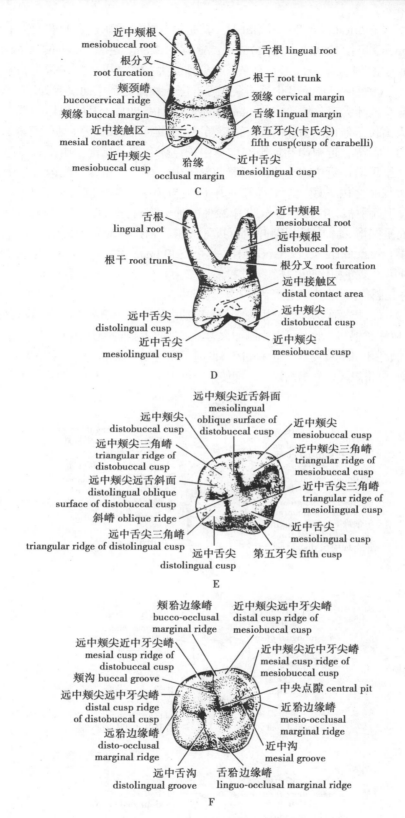

图Ⅲ-1-44　右侧上颌第一磨牙
Right Maxillary First Molar

A. 右侧上颌第一磨牙颊面（buccal surface of maxillary right first molar）　B. 右侧上颌第一磨牙舌面（ligual surface of maxillary right first molar）　C. 右侧上颌第一磨牙近中面（mesial surface of maxillary right first molar）　D. 右侧上颌第一磨牙远中面（distal surface of maxillary right first molar）　E. 右侧上颌第一磨牙𬌗面（occlusal surface of maxillary right first molar）　F. 右侧上颌第一磨牙𬌗面（occlusal surface of maxillary right first molar）

4. 下颌第一磨牙（mandibular first molar） 其是恒牙中最早萌出者，殆面上的尖、嵴、沟、窝等最多的牙。全长 20.5mm，根长 12.9mm，冠长 7.6mm，冠宽 11.2mm，冠厚 10.5mm。下颌第一磨牙体积最大，颊面宽于舌面，邻面约呈四边形；殆面形态复杂，能见到的尖、嵴、沟、窝有：牙尖 5 个，即近、远中颊尖，近、远中舌尖和近中尖（图Ⅲ-1-45）。其中远中尖最小，位于颊面与远中面交界处；近、远颊尖短而钝，近、远中舌尖长而尖。有 5 条牙尖三角嵴（triangular ridge）朝向中央窝，其中以远中颊尖三角嵴最长，远中尖三角嵴最短。中央窝位于殆面二近中牙尖三角嵴的远侧及远殆边缘嵴近侧，窝内有中央点隙。共有 5 条发育沟，其中颊沟、舌沟、近中沟和远中沟均与中央点隙有关，颊沟，由中央点隙至颊侧；舌沟由中央点隙经两舌尖之间至舌面；近中沟由中央点隙伸向近中，止于近殆缘嵴之内；远中沟则由中心点隙伸向远中，止于远殆边缘嵴之内，颊远沟则位于远中颊尖与远中舌尖之间，从远中沟分出。牙根扁而厚，为双根，近中根稍大于远中根，有资料显示约有 22% 的远中根再分为颊、舌二根，其中远中舌根细而圆，且呈沟状弯曲，断面呈圆形，术中易折断并遗留拔牙或根管治疗时应顾及此情况。

5. 下颌第二磨牙（mandibular second molar） 其全长 19.1mm，根长 12.3mm，冠长 7.6mm，冠宽 10.7mm，冠厚 10.4mm。与下颌第一磨牙相比较，体积较小，殆面多为 4 个牙尖，发育沟呈十字形。牙根：近、远中根相距较近，偶可聚成一锥体形，有少数分叉为三根，即近中颊根、近中舌根和远中舌根者，约占 3%。拔牙或根管治疗均应顾及此关系。拔下颌磨牙时，用颊、舌向摇动力量扩大牙槽窝，松动后向颊侧方向牵引脱位；有时舌侧骨板薄，术中应注意感知，此时可向舌侧加大力量，并向舌侧向牵引脱位。当遇到上下颌第一磨牙的牙冠部破坏大，一般下颌磨牙钳不易夹紧，也易夹碎，此时可以选用牛角钳，将钳缘角尖插入根分叉处，以牙槽突为支点，握紧钳柄，可将患牙自牙槽窝楔出。即使不能楔出也可起到分根的作用，为下一步处理创造条件。

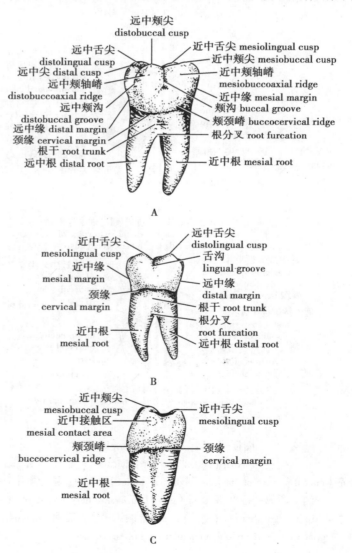

A

B

C

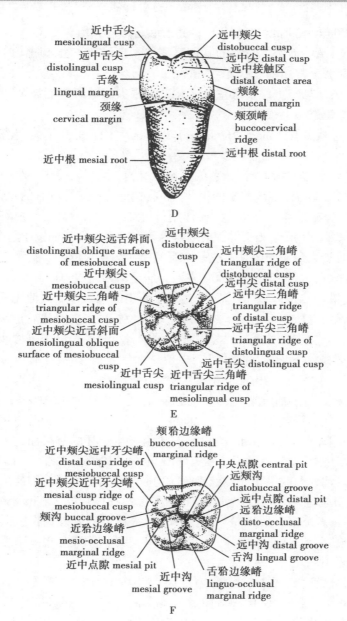

图Ⅲ-1-45　右侧下颌第一磨牙
Right Mandibular First Molar

A. 右侧下颌第一磨牙颊面（buccal surface of mandibular right first molar）　B. 右侧下颌第一磨牙舌面（lingual surface of mandibular right first molar）　C. 右侧下颌第一磨牙近中面（mesial surface of mandibular right first molar）　D. 右侧下颌第一磨牙远中面（distal surface of mandibular right first molar）　E. 右侧下颌第一磨牙𬌗面（occlusal surface of mandibular right first molar）　F. 右侧下颌第一磨牙𬌗面（occlusal surface of mandibular right first molar）

6. 下颌第三磨牙（mandibular third molar）　其是全口牙中形态、大小和位置变异较多者之一，其体积最小，𬌗面明显缩小，通常有 4~5 个牙尖，嵴、窝不清晰而副沟多。牙根多合并为一锥形根，但亦有分成 4~5 根者。中国人双根多见，约占 87.2%。值得注意的是：下颌第三磨牙与下颌管接近，在处理下颌磨牙的残根时应牢记此种关系，以免损伤下牙槽神经。因为下颌第三磨牙变异大，阻生多，宜注意。由于此磨牙萌出较晚，可以在 17~25 岁或更晚萌出，故称迟牙或智齿（wisdom tooth）；也可终身生不出，故有资料显示约有 25% 的人可先天性无此牙。

（何宏文）

（六）后牙的临床解剖学（clinical anatomy of posterior teeth）

1. 基于第二前磨牙与第一前磨牙特有的紧密毗邻关系，而第一磨牙萌出时间在恒牙中较早，缺失机会相对较多，故第二前磨牙常作基牙修复第一磨牙。

2. 上颌的前磨牙、磨牙均与上颌窦底壁紧密相关，根尖感染有可能波及上颌窦，在取断根时，应注意避免使用推力，以避免进入上颌窦内。

3. 下颌前磨牙可作寻找颏孔（mental foramen）的标志。该孔适在下颌前磨牙的下方，或第一、二前磨牙之间的下方。

4. 上、下颌第一磨牙也称"六龄齿"，它的实用意义有三点：一是，"六龄齿"为人类口腔中最早萌出的恒牙，所以在它前面和后面陆续萌出的恒牙，都得向它靠拢，根据它的位置而排列，在此同时"六龄齿"对维持面部下 1/3 的端正容貌也有着重要作用；再加上"六龄齿"的形态结构和局部位置上有牙冠大，牙尖多，咀嚼面积大，牙根分叉长得特别结实等特点，而且又正好位于整个牙弓的中段。所以"六龄齿"是人们咀嚼食物时受力最集中的牙，也是承受咀嚼压力最大的牙。据测定，一个强壮男性或女性"六龄齿"的咬合力竟能分别达到 800N 和 500N 左右，居全口牙之冠。因此，"六龄齿"被称为牙列"中坚"，必须多加保护和爱惜。二是，"六龄齿"既是最早萌出的永久牙，其他先后萌出牙的咬合高度也都以"六龄齿"为标准而确定。所以，上、下颌第一磨牙的位置关系，对建立正常的咬合关系起着十分重要的作用。据此，也是临床检查𬌗关系、修复设计、颌骨骨折及错𬌗分类等诊断或治疗效果评估的参照标准之一。所以，在可能条件下均应尽量治疗，保留"六龄牙"。如拔除后也应尽早修复，以免影响正常的咬合关系。三是，"六龄牙"萌出早，𬌗面沟、窝、点隙多，自洁作用也不理想，故易龋坏，称窝沟龋（pit and fissure caries），属于釉质龋（enamel caries），是发生在釉质内的龋，临床角度来看属于浅龋，病损常从窝沟侧壁开始，然后沿龋釉柱长轴方向向深部扩展，如不及时治疗龋损可能发展至牙本质。与窝沟龋相似浅龋的平滑面龋（smooth surface caries）则常发生于牙的邻接面，相邻牙接触点的下方。有资料显示每 100 颗六龄齿中有 30 颗有龋齿，约占 30% 左右。其龋病率之高可以想见，患者在有条件时，要及时到正规口腔医院诊治，及时给予充填或修复时均应注意恢复其正常的解剖形态至为重要。

5. 第一磨牙与第二乳磨牙形态相似，且局部位置紧邻，在拔除第二乳磨牙时应特别注意鉴别。

6. 磨牙𬌗面沟、窝、点隙多，所以是龋齿（dental caries）的好发部位。据临床资料显示龋齿的牙位分布，恒牙牙列磨牙最高，其次是前磨牙、上切牙、下切牙、下尖牙患龋率逐渐降低。龋坏约有 43% 在𬌗面，其次是邻面和牙颈部。

7. 前已述及第三磨牙是全口牙中萌出最晚的牙，常因先天缺失或形态位置异常，或空间不足而出现阻生牙（impacted teeth），临床上常引起冠周炎（pericoronitis）。所谓阻生，是由于邻牙、骨或软组织的阻碍，导致只能部分萌出或完全不能萌出，且以后也不能萌出的牙。据知引起阻生的成因，主要是随着人类的进化，颌骨的退化与牙量的退化不同步，导致骨量相对小于牙量，以致颌骨缺乏足够的空间容纳全部恒牙。有资料显示，常见阻生牙为下颌第三磨牙、上颌第三磨牙及上颌尖牙。据观察表现：阻生牙发生的位置特殊，较常靠近重要的解剖结构与邻牙的关系密切，因而易造成手术难度较大。如下颌第三磨牙即迟牙或"智牙"是阻生牙中最为常见。基于下颌阻生智牙位于下颌体后部与下颌支交界处；此局部解剖位置的骨质由厚变薄且下颌体和下颌支方向不同，应力向周边的传力受阻，再加上牙体深入骨体内，使骨的连接更加薄弱；当需要拔牙时，若使用暴力，有可能引起下颌角骨折。此外尚有：①下颌阻生智牙以两根最为常用见，其次为合并根（包括结合根和融合根）。近中和水平阻生牙的根尖向近中弯曲者较多见，有可能成为拔牙断根的主要原因；垂直阻生时根尖向远中弯曲多见。当出现双侧下颌阻生智牙时，阻生智牙的牙位、牙冠、牙根、根尖形态具有一定的对称性，彼此对称相似者在 70% 以上；一侧拔牙的经验可为另一侧牙的拔除提供参考。②下颌阻生智牙常位于下颌支前下缘内侧，因此，在下颌侧位 X 线片或根尖片中，牙的冠部常不同程度地被下颌支前缘重叠遮盖。要判断牙冠被远中骨质覆盖多少时，易产生将下颌支前缘或其内侧之颞嵴误认远中骨覆盖，有可能错误地设计用去骨法拔牙。故判断这种情况时应十分仔细的以临床检查为主，X 线片检查仅供参考。③下颌阻生智牙本身变异较大，常因牙冠表面有两个发育沟，近中发育沟距根分岐近，并为牙冠的薄弱部位，常可作为劈开牙冠时放置凿子的部位；舌侧发育沟位于正中，颊侧劈开失败时可尝试由此劈开。④下颌阻生智牙的远中是磨牙后区。该区内有下颌血管分支经过，如远中切口延及下颌支前缘且较偏舌侧时，可导致术中出血多而影响术野，应予小心应对。⑤下颌阻生智牙是距下颌管最近的牙，牙根可位于下颌管的上方、侧方或其致接触。拔牙时应顾及此局部位置关系，应避免损伤下牙槽血管神经束。此外，舌神经在下颌第三磨牙处常位于黏膜下，且有时位置偏高。术中切口和累及舌侧操作时应十分谨慎勿伤及。⑥下颌阻生智牙舌侧骨板较薄，自牙根的下方突出于下颌体的舌面，一方面其弹性较大，牙多向舌侧脱位；另一方面，容易导致舌侧骨板骨折，引起出血，肿胀等反应。故有人提出利用这一解剖特点，用舌侧劈开骨板的方法拔除低位阻生智牙。⑦下颌阻生智牙颊侧骨板较厚，并有外斜线的加强，成为骨阻力产生的重要解剖部位，故去骨困难；然而这也使之成为用牙挺时的有利支点。在结构上，下颌第三磨牙的颊侧骨皮质纹理与下颌体平行成层状排列，去骨时凿骨线可能沿纹理向前延伸，导致邻牙颊侧骨板缺损。为避免这一问题的发生，水平凿骨前，应在邻牙的远中凿骨线，中断骨纹理。用凿去骨时，可利用层状结构，顺纹理凿行，去除板层状骨板，可提高去骨效率。⑧颞肌肌腱附着主要附着磨牙后区的后部，亦有可能达到智牙远中部，剥离困难。翼内肌止端前缘中智牙牙槽邻近，拔牙和冠周感染激惹颞肌肌腱和翼内肌，是造成开口受限的主要原因。⑨下颌阻生智牙位于下颌支前下缘内侧，在下颌支前下缘与智牙之间形成一骨性颊沟，下颌支前下缘向前与外斜线相延续，外斜线的上方常为凹槽状，此区域尚有颊肌附着。拔牙后的渗出物、出血及冠周炎的炎症产物或脓液，将沿这路径向前下引流至第一、第二磨牙的颊侧，形成肿胀、血肿或脓肿。术者应在术前对阻生牙的形态和位置、与邻牙的关系，阻生牙周围的局部解剖环境，均应通过详细的临床检查和必要的 X 线检查做出详尽准确的判断。并以此为依据设计妥善全面的手术预案，并在术中根据实际情况及时调整，是手术能否顺利进行的必要基础。

8. 关于下颌阻生第三磨牙拔除或第三磨牙保留的考量。对有症状或引起病变的下颌阻生智牙均主张拔除者包括：①下颌阻生智牙反复引起冠周炎者；②下颌阻生智牙本身有龋坏或引起第二磨牙龋坏；③引起第二磨牙与第三磨牙之间食物嵌塞或因压迫导致第二磨牙牙根或远中骨吸收；④已引起牙原性囊肿或肿瘤；因正颌需要正畸治疗效果，以及可能为颞下颌关节紊乱病诱因的下颌阻生智牙；或因完全骨阻生而被疑为某些原因不明的精神病因者，或可疑病灶牙者均应拔除。

当下颌第三磨牙处于下列情况时，可酌情考虑保留：①处于正位萌出达邻牙平面，经切除远中覆盖的龋片后可暴露远中冠面，并与对𬌗牙可建立正常咬合关系者；②虽邻牙龋坏可以治疗，但因牙间骨质吸收过多，拔除阻生牙后邻牙可能松动者，可同时姑且保留阻生智牙和第二磨牙；③当第二磨牙已缺失或因病损无法保留时，如下颌阻生智牙近中倾斜角度不超过45°，可保留做修复基牙，避免游离端缺失；④完全埋伏于骨内，与邻牙牙周无相通，无压迫神经引起疼痛症状者，可暂时保留；⑤下颌第三磨牙根尖未形成，下颌其他磨牙因病损无法保留时，可将其拔出后移植于其他磨牙处；⑥第二磨牙拔除后，如下颌第三磨牙牙根未完全形成，可以自行前移替代第二磨牙，与上颌磨牙建立咬合，如配合正畸治疗，可建立良好关系；⑦8~10 岁的儿童第一恒磨牙龋坏无法保留，如第三磨牙非颊舌位（最好是前倾位）拔除第一磨牙后的间隙可能因第二、三磨牙的自然调整而消失，配合正畸治疗，可获得更好的疗效，等等可考虑保留。

由于阻生智牙局部解剖位置特殊，复杂。拔除前必须同其他手术一样进行详细的病史询问，全身和局部的检查，X 线摄片应列为术前常规检查项目。其中特别要注意：①口腔检查时对颊部的皮肤有无红肿或瘘管；淋巴结是否肿大，有无压痛；下唇感觉有无异常；开口度的大小等予注意。②检查下颌第三磨牙时要掌握其在颌骨准确位置、方向、与邻牙的关系；远中龋片的韧性及覆盖牙冠的大小，有无红肿、压痛或糜烂；盲袋是否有脓性分泌物；牙冠有无龋洞，破坏大小等。同时应注意第二磨牙的松动度、充填体、牙周情况，特别是远中颈部有无龋洞。因为术后疼痛，有时可能是第二磨牙的牙髓性引起的，应加以注意鉴别；若第二磨牙的龋洞可能或引起牙髓炎，应在拔牙前先行牙髓失活，可避免因术后张口受限而无法开髓。③由于通过 X 线片可以更好地了解牙阻生情况、牙根形态、周围骨质的密度，且有助于阻力的分析；以及 X 线片还可显示下颌管与牙根的局部关系和距离。读片时，除了要关注邻牙情况，更应注意周围是否存在其他病变，如有可疑之处，必须加拍其投照位置以明确诊断，切不可贸然拔牙。尽管 X 线片可提供很多信息，但也要注意前面提到的投照造成的重叠和失真。当下颌管与牙根重叠时有可能误认为根尖已突入管内，此时应留意观察牙根的牙周膜和骨硬板是否连续、重叠部分的下颌管是否比牙根密度高，有无变窄等。以判断牙根是否已进入下颌管内。在下颌体侧位片中和第三磨牙根尖片上，牙冠常呈不同程度与下颌前缘重叠可出现形成骨质压盖的假象，有可能造成设计用去骨法拔牙。当判断冠部骨阻力时，主要应根据临床检查，尤其要注意术中所见牙位的高低和探查。此外，由于锥形束CT应用于下颌阻生智牙的检查具有无法取代的优点，可以有效地避免根尖片因影像重叠和投照角度偏差而造成的假象；检查第二磨牙远中根吸收优于其他检查方法；且可以直观和量化下颌管在不同层面和方位上与下颌第三磨牙的距离关系。有条件，有可能，无疑是一个很好的选择。

有关阻生智牙拔除前，除了上面提到的相关情况外，还得顾及下颌阻生智牙时产生阻力的三个部位：①首先是冠部阻力。有软组织阻力，主要来自第三磨牙上方覆盖的龈片，通常覆盖超过冠部远中 1/2 常产生阻力；此龈片组织较韧，并保持相当的张力包绕牙冠。用切开分离即可解除其阻力。骨阻力来源于包裹牙冠部的骨组织，主要是牙冠外形高点以上的骨质。所以，冠部骨阻力的判断主要应根据临床所见牙位的高低和覆盖多少，若仅从X线片判断常可引起误差。解除冠部骨阻力主要采用去骨法，有时截冠或增隙也可达到减除冠部骨阻力之目的。②其次是根部阻力。是拔牙需要克服的主要阻力。它主要来自牙根周围的骨组织；根部阻力的大小取决于牙阻生的情况、牙根的数目、形态、根尖的形态以及周围的骨质环境。若牙根多、粗长、分叉大，根尖弯曲、肥大；根周骨质致密或与牙根形成粘连，均是增大根部骨阻力的相关因素。根部骨阻力可借用X线片分析。解除骨阻力的方法有分根、去骨、增隙。多根牙可用劈开或钻磨的方式分开，分别取出。术中要根据具体情况利用各种方法去应对拔除。③其三是邻牙阻力。阻力主要是第二磨牙在拔除智牙时产生的妨碍脱位运动的阻力。其阻力之大小视第二磨牙与智牙接触的程度和阻生的位置有莫大关系。尽管 Thoma 提出在X线片上，以近中阻生牙的根尖为圆心，以根尖到冠部近中牙尖为半径画弧线，若弧线与邻牙冠部远中面相重叠，可作为判断有邻牙阻力。但往往由于X线投照角度、牙位的高低、牙根长短对阻力的判断都将产生影响，所以不能仅靠X线片显示两牙接触的紧密情况作为判断邻牙阻力的依据，而临床观察显得十分重要和可靠。故X线片仅供参考。邻牙阻力的解除采用分冠和去骨的方法。

由于下颌阻生智牙局部位置特殊，适在口腔后部进路及术野显露较困难，下颌阻生智牙拔除术被认为是一项较为复杂的手术。拔除时应遵守无菌操作外，麻醉方法及药物选择，黏骨膜瓣的设计，选用解除阻力的方法，预估需去除骨质的量和分开牙体的解剖部位，以及设计脱位的方向等均应有周详的考虑。其中在切开、翻瓣后，去骨时应检查骨质覆盖牙面的状况，决定去骨量的部位。通常垂直阻生去骨要达到牙各面外形高点以下；水平和近中阻生颊侧为劈开分牙，应达近中颊沟之下，远中至颈部以下。分牙：其主要目的是解除邻牙阻力，减小骨阻力；分牙有劈（截）冠和分根。分牙的优点有创伤小、时间短、并发症少等。增隙：所谓增隙是指将骨凿紧贴根面凿入，利用松骨质的可压缩性，以扩大牙周间隙，解除根周骨阻力的方法。

9. 牙拔除术（exodontia）后检查的相关解剖标志　作为强调保留牙为首要目标的当代口腔医学，仍常用作为某些口腔疾病的终末治疗手段，也是治疗口腔颌面部牙源性或某些相关全身疾病的措施。再加上牙在口腔内与颌骨的关系结构复杂多样。牙拔除后应注意：①首先检查牙根是否完整，数目是否符合该牙的解剖规律，若发现有残缺，应视情况进一步处理，绝不能有残根遗留。②再检查牙龈有无撕裂，有明显撕裂者应予细心缝合，避免术后出血。用刮匙探查牙窝（socket），去除异物（牙石、牙片、骨片）炎性肉芽组织，根端小囊肿等。③检查牙槽骨有无折断，折断骨片大部都有骨膜附着应予复位，基本游离者则取出。对过高牙槽中隔、骨嵴或牙槽骨壁，可引起疼痛，妨碍创伤愈合，并有可能影响义齿修复，应及时加以修整。④对连续拔除多个牙时，牙龈有可能游离外翻应拉拢缝合。对可能选择种植修复的牙，拔除后应当彻底清除牙槽窝内的各种肉芽组织及病变，必要时可以先填充具有骨引导再生功能的物质或覆盖具有屏障功能的生物膜，以维持牙槽嵴的形态，对日后牙种植十分有利。最后，在拔牙创表面，用消毒的纱布棉卷横架于两侧牙槽突，嘱患者咬紧30分钟后弃除。对有出血倾向者，必须检查无活动性出血方准离院。

（李　慧）

五、乳牙 deciduous teeth

在口腔内虽属暂时性牙齿，但也有与恒牙同样具有咀嚼、促进颅颌面发育和辅助发音等功能，更重要的是乳牙为恒牙萌出的向导作用不可忽视。此乃由于所有学龄前儿童的恒牙都在生长发育中，乳齿的过早丧失，必然会影响到恒牙的生长发育，可引致恒牙萌出及形态异常等等。如乳牙过早丧失，将可能出现邻牙移位，其后果可使继承恒牙因间隙不足而萌出位置不正，或萌出困难。例如：第二乳磨牙丧失于第一恒磨牙萌出之前，由于第一恒磨牙向近中移位，不仅导致第二前磨牙萌出间隙不足，还可能因第一恒磨牙的移位不能建立恒牙列的正常咬合关系，有可能出现复杂的错牙𬌗畸形。因此对乳齿应予同样重视。

乳牙位于中线两侧，上、下、左、右共 20 个，健康乳牙列见文末彩图Ⅲ-1-46，3 岁男性口腔 CT 骨性结构三维图像正、侧位见文末彩图Ⅲ-1-47、彩图Ⅲ-1-48。左右成对排列，依次为：乳切牙、乳尖牙和乳磨牙。

（一）乳切牙组（deciduous incisor group）

乳切牙（deciduous incisor）有上、下颌乳中切牙和乳侧切牙，上、下、左、右共 8 个（图Ⅲ-1-49）。

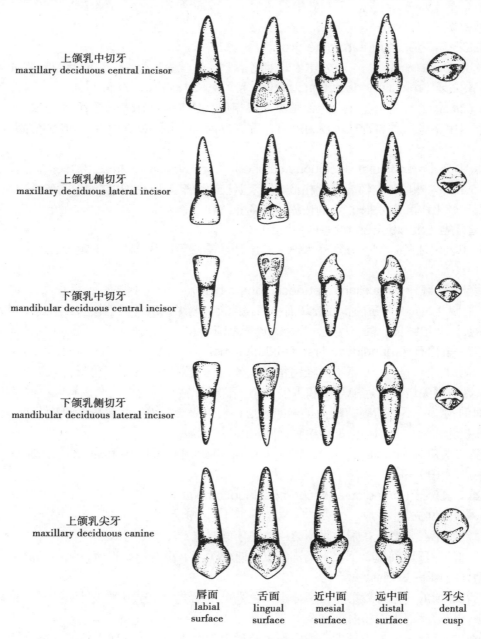

上颌乳中切牙
maxillary deciduous central incisor

上颌乳侧切牙
maxillary deciduous lateral incisor

下颌乳中切牙
mandibular deciduous central incisor

下颌乳侧切牙
mandibular deciduous lateral incisor

上颌乳尖牙
maxillary deciduous canine

| 唇面 labial surface | 舌面 lingual surface | 近中面 mesial surface | 远中面 distal surface | 牙尖 dental cusp |

图Ⅲ-1-49　乳切牙和乳尖牙
Deciduous Incisor and Deciduous Canine

1. **上颌乳中切牙**（maxillary deciduous central incisor）　全长 16.9mm，根长 10.0mm，冠长 6.8mm，冠宽 7.3mm，冠厚 5.4mm。外形与上颌恒中切牙相似，但体积显得要小。舌面、唇面约等大，舌面隆凸，舌窝均明显。牙冠（crown of tooth）的近远中径大于切颈径，故牙冠显宽短为其重要标志；牙根宽扁，唇面宽于舌面，单根，根长约为冠长的 2 倍。故宽冠、宽根为其特征。

2. **上颌乳侧切牙**（maxillary deciduous lateral incisor）　全长 16.5mm，根长 9.8mm，冠长 6.6mm，冠宽 6.0mm，冠厚 5.6mm。牙冠外形与上颌乳中切牙相似，但较乳中切牙小且短窄，舌面隆突较小，舌面窝也较浅。牙根亦为单根，较窄而略厚。

3. **下颌乳中切牙**（mandibular deciduous central incisor）　全长 16.3mm，根长 9.8mm，冠长 6.5mm，冠宽 4.8mm，冠厚 4.4mm。外形与下颌恒中切牙大致相似，但不像下颌恒中切牙牙冠呈窄长的外形，而显长度稍大于宽度。牙根亦为单根，较直较细长。

4. **下颌乳侧切牙**（mandibular deciduous lateral incisor）　全长 16.1mm，根长 9.6mm，冠长 6.5mm，冠宽 5.3mm，冠厚 4.9mm。牙冠较下颌乳中切牙为大，舌面隆突明显，舌窝也较深，牙根为单根，其长度稍长于下颌中切牙。

（二）乳尖牙组（deciduous canine group）

乳尖牙（deciduous canine）位于乳切牙的外侧，上、下、左、右各一共 4 个（图Ⅲ-1-49）。

1. **上颌乳尖牙**（maxillary deciduous canine）　全长 18.4mm，根长 11.4mm，冠长 7.0mm，冠宽 7.3mm，冠厚 6.2mm。在牙冠外形上与上颌恒尖牙很相似，但体积明显缩小；唇面牙尖长大，牙尖偏远中，近中斜缘长于远中斜缘；唇、舌轴嵴较为突出，舌窝被舌轴嵴分隔成近中舌窝和远中舌窝。牙根细长较直，为单根。

2. **下颌乳尖牙**（mandibular deciduous canine）　全长 18.0mm，根长 10.7mm，冠长 7.3mm，冠宽 6.1mm，冠厚 5.8mm。外形与上颌乳尖牙相似，但牙冠较短而窄；舌面的边缘嵴及舌轴嵴略突，舌窝明显。牙根亦为单根，较上颌乳尖牙根稍窄，根尖明显缩小。

（三）乳磨牙组（deciduous molar group）

乳磨牙位于乳尖牙的远侧，分别称为第一乳磨牙和第二乳磨牙，上、下颌各 2，上、下、左、右共 8 个（图Ⅲ-1-50）。

1. **上颌第一乳磨牙**（maxillary first deciduous molar）　全长 14.2mm，根长 7.7mm，冠长 6.4mm，冠宽 7.4mm，冠厚 9.2mm。牙冠的舌面较颊面小而稍圆突，𬌗缘上的舌尖也较颊尖圆突；颊面的宽度大于长度，颊尖微突。牙根细长，根干较短，根分叉近牙颈部，故三根分开甚远，以适应保护其间的恒牙胚。

2. **下颌第一乳磨牙**（mandibular first deciduous molar）　全长 15.7mm，根长 8.5mm，冠长 7.2mm，冠宽 8.4mm，冠厚 7.7mm。其形态不似任何恒牙。牙冠的𬌗面呈不规则四边形，其近中边缘嵴特别短；4 个牙尖中以近中颊尖最大，远中颊尖和舌尖最小；𬌗面可见中央沟，沟两端有较小的近中窝和较大的远中窝，𬌗面的沟、嵴不够清晰。颊面虽然四边形，但近中缘长而直，远中缘则短且突。舌面可见近、远两舌尖。牙根为二根，分别称为近中根和远中根。

3. **上颌第二乳磨牙**（maxillary second deciduous molar）　全长 16.1mm，根长 9.2mm，冠长 6.9mm，冠宽 9.4mm，冠厚 10.1mm。

4. **下颌第二乳磨牙**（mandibular second deciduousmolar）　全长 16.6mm，根长 9.4mm，冠长 6.9mm，冠宽 10.5mm，冠厚 9.3mm。

由于上、下颌第二乳磨牙在未被同颌第一前磨牙更替前，与同颌的第一恒磨牙（六龄齿）萌出之后，同处于混合牙列的一段时间里，不仅有局部紧密的毗邻关系，更有形态近似，故很易混淆。从形态学观察，第二乳磨牙有如下一些特点可参考：

（1）第二乳磨牙的牙冠常较第一恒磨牙小，色乳白；乳磨牙牙冠近颈缘呈明显缩小，颈嵴较突，牙冠向𬌗面缩小，故近颈部大而𬌗面小。

（2）下颌第二乳磨牙的近中颊尖、远中颊尖及远中尖大小约相等，而下颌第一恒磨牙的近、远中颊尖的三尖中，以远中尖最小。

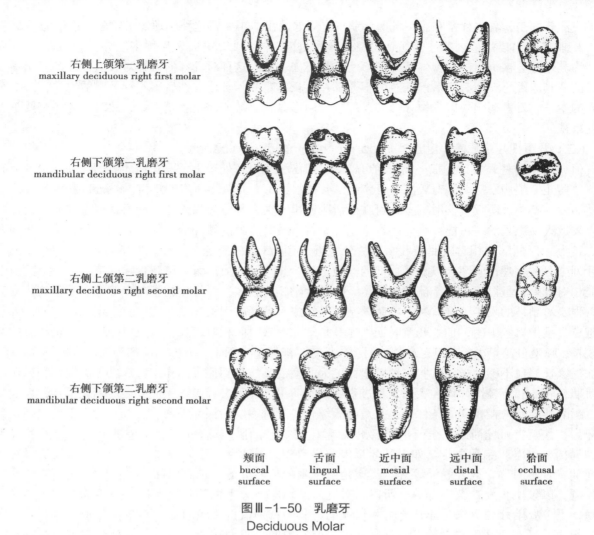

右侧上颌第一乳磨牙 maxillary deciduous right first molar					
右侧下颌第一乳磨牙 mandibular deciduous right first molar					
右侧上颌第二乳磨牙 maxillary deciduous right second molar					
右侧下颌第二乳磨牙 mandibular deciduous right second molar					
	颊面 buccal surface	舌面 lingual surface	近中面 mesial surface	远中面 distal surface	殆面 occlusal surface

图Ⅲ-1-50 乳磨牙
Deciduous Molar

（3）在口腔混合牙列中，同颌一侧牙列上，从近中向远中若有二个相似的磨牙，则位于近中较小者为第二乳磨牙，此乃由于恒牙的体积从近中向远中呈依次减小。再结合年龄、咬合关系和磨耗程度等等加以认证，将可与第一恒磨牙相区别。

六、乳牙的临床解剖学 Clinical Anatomy of Deciduous Teeth

（一）关注乳牙列及外伤后的处理（focus on deciduous dentition and processing after trauma）

要关注儿童的乳牙列，牙齿萌出的规律性，以及乳牙外伤后的处理等等。

1. 在正常情况下儿童具有完整的乳牙列，能发挥良好的咀嚼功能，对促进儿童健康成长发育具有十分积极的意义。所以任何原因导致乳牙正常位置的改变，如乳牙早失、乳牙滞留等等，其前后邻牙将向缺隙内倾斜或移位，使原有的空间缩小，待恒牙萌出时则显得位置不足，其转归势必错位萌出，往往是造成错殆畸形的原因之一。其中要特别注意儿童外伤、慢性根尖炎或特殊外力等因素作用下，将不可避免导致恒牙萌出形态发育异常。庄最新等人报道的临床资料显示：2001-2007年见到9例弯曲中切牙，均有乳牙外伤史。在9例患者均显示弯曲中切牙。其成因主要是由于乳牙外伤后，通过乳牙外伤在恒牙萌出前的影响，而形成弯曲角度和釉质发育不全等异常现象。所以，乳牙外伤后要及时检查，了解是否伤及恒牙胚；并及时处理受伤的乳牙，并引导恒牙萌出到正常的解剖位置；有条件可作定期跟踪观察，及时进行适当的处理。显然，早期及时的治疗是预防恒牙发育异常的最好方法。

2. 牙齿的萌出有一定的规律，但牙齿萌出的时间个体差异范围很大，相差几个月仍属正常萌出。

其中应注意的是，乳尖牙是在第一乳磨牙萌出之后才萌出，不要将这种生理的正常萌出误认为不正常。

3. 临床资料显示，因前牙外伤到医院就诊的儿童为数不少，并有逐年增多之势。人们有一种误区，总认为乳牙终会被恒齿所替换，若外伤不严重常不去就诊。这种对乳牙的误解对日后恒牙的萌出是十分有害的。其原因是：所有学龄前儿童的恒牙都在生长发育中，乳牙受伤后得不到及时的诊治，必将影响恒牙的生长、发育萌出，以致恒牙形态及颜色、萌出异常，甚或停止生长发育，故对乳牙一定要予以足够的重视。

（二）要重视儿童龋病（attach importance to childhood caries）

值得关注的是龋病，儿童与成人均可罹病。但由于儿童正处于生长发育和牙齿的解剖与生理上的特点，致使儿童龋病发病率相对较高，且广泛；有资料显示，儿童 7~8 岁的龋齿（dental caries）发病率可高达 70%~80%，不仅发病时间早，可在牙齿刚萌出不久，甚或牙尚未完全萌出就可发现龋坏。儿童之所以较成人易患龋病，可能与乳牙的解剖生理学特点及其所处的微环境等因素有关。如：①乳牙的解剖形态特点：牙颈部均相对较明显收窄，故牙冠近牙颈 1/3 处较隆起，邻牙之间的接触为"面"的接触，致牙列中存在生理性间隙，以及牙冠部的点隙、沟、裂均易造成滞留菌斑和食物碎屑。再加上儿童咀嚼功能相对较差，且以流食或半流软食为主，糖类食物相对较多，纤维食物相对少等等。基于这些食物致龋力强，对龋坏的发生无疑有利于细菌繁殖，最终成为致龋的因素；②儿童口腔卫生相对较差，因儿童较难自觉维护口腔卫生，加上儿童时期，尤其是幼儿睡眠时间相对较长，以致口腔处于静止状态的时间也较长，唾液分泌量少，菌斑、食物碎屑、软垢等易滞留于牙面上，方方面面都为细菌繁殖提供了条件；再加上家长们也不够重视。这些多种因素无疑为儿童的龋病起到促进的作用；③乳牙的发育和钙化在儿童时期，乳牙和年轻恒牙均在生长发育过程中，刚萌出的牙齿发育尚未完成，表层钙化不足，表面微孔多，耐酸性能差；在相同的条件下，儿童的龋坏较易透过表层向深部进展。所以，发育不良或钙化欠佳的牙齿，甚至有可能尚未完全萌出就已出现龋坏。因此，乳牙龋病危害之大超过成人，它的危害不仅影响局部，也将影响到全身。如果乳牙早失，导致殆关系紊乱，最终导致恒牙错殆；偏侧咀嚼有可能使面部发育不对称；或牙髓炎等等。其次是由于咀嚼功能降低，长此以往，将引致消化功能降低，营养失调，以致生长发育缓慢等等。所以，对乳牙龋坏应十分重视并及时治疗。一些认为乳牙早晚要被替换，不需要治疗的看法是非常有害和错误的。其中特别值得关注的是对 6~7 岁儿童"六龄齿"容易发生龋病的事实。基于"六龄齿"是儿童最早萌出恒磨牙咀嚼功能最强大，也是在口腔中存留时间最长的一颗牙，更是最容易发生龋病，甚至造成过早脱落的一颗牙。有针对性"六龄齿"咬合面窝沟多这一解剖学特点，国内北京、杭州、广州等大城市免费为"六龄齿"采用不损伤牙体组织的前提下，将封闭材料涂布于牙冠咬合面，颊舌面的窝沟点隙的"窝沟封闭"，借此阻止致龋菌及酸性代谢物对牙体的侵蚀，以达到预防窝沟龋的方法，对儿童口腔保健方面，从形态和功能方面而言无疑是十分必要和有效的值得坚持和推广。

龋（dental caries）是一种常见的多发病，它不分种族，年龄和性别均可罹病。它也是牙硬组织的感染性疾病，更是口腔疾病中发病率占首位。在 20 世纪 90 年代对北京、上海、甘肃、云南、辽宁、浙江、广东和四川等 11 个省市的城镇和乡村人口共 14 万人进行的第二次口腔健康流行病学调查结果显示，龋的发病率有民族、地区、年龄和性别的差异，其中：5 岁年龄组乳牙患龋率为 76.55%，龋尖补牙（decayed，missing and filled tooth，DMFT）为 4.48；12 岁年龄组患龋率为 45.81%，龋均为 1.03；35~44 岁年龄组患龋年龄率为 56.29%，龋均为 2.11；65~74 岁年龄组患龋率为 64.75%，龋均为 2.49，在老年人口中患龋率较高，可能与根龋发病率高有关；也可能与老年人牙龈萎缩，在暴露的牙根颈部也易生龋变相关。龋齿好发于后牙的咬合面窝沟，约有 43% 在殆面，其次为邻面和牙颈部。其牙位分布在不同的牙面易感性有所不同，恒牙牙列中磨牙的患龋率最高，其次是前磨牙和上切牙、下切牙和尖牙，其中下尖牙患龋率相对较低。由于龋齿是在牙萌出之后才发生，且龋的病变过程通常进展缓慢，在早期仅见釉质表面呈白色病损区，常伴有棕褐色色素沉着此时表面显粗糙，但无明显症状，故容易被忽视，口腔检查时要格外注意。当病变进一步发展，釉质由于脱矿，崩解而出现龋洞则可引起疼痛。当龋洞进一步发展波及到深部组织势必引起牙髓病、根尖周病及颌骨疾病等，将给患者带来莫大痛苦。因此，积极有计划的展开龋的防治工作无疑有重大的现实意义。由于龋的发生和发展的全过程是由复杂因素、条件所引起的感染性疾病，早在17世纪对龋的发生进行过大量的研究，并提出化学学说（chemical theory）或酸学说（acid theory），认为龋蚀与周围食物发酵有关，但到目前还无法做到完整地解释龋的发生和发展的全过程，眼下认为细菌、食物和宿主（牙）是龋发生必不可少的三大因素的"三联学说"。这三个因素构成了龋变发病理论的框架外，还有许多次要因素，如唾液是牙的外环境，唾液量、流速、粘稠度、缓冲能力及唾液内的钙、磷、氟、离子和溶菌酶等的食量，以及口腔卫生、食物结构和摄食频率，全身状况及遗传等因素，均可直接或间接地影响龋的发生和发展。

此外，有人提出"时间"也是龋发生的另一个重要因素。此乃由于致龋微生物以菌斑形式存在于易感牙的表面，利用食物中碳水化合物等到代谢产物酸，同时必须使局部微环境中的pH值维持一定时间方有可导致龋的发生。从而提出为大家所认同的"四联（菌斑，食物与糖，宿主牙及时间）学说"（图Ⅲ-1-51）。

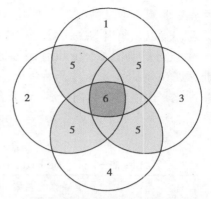

图Ⅲ-1-51   龋病发生的"四联因素"示意图
Diagram of Quadruple Factors Theory on Development of Caries
1. 菌斑（细菌）；2. 食物（糖）；3. 宿主（牙齿）；4. 时间；5. 无龋；6.+ 龋
1. plaque（bacteria）; 2. food（sugar）; 3. host（teeth）; 4. time; 5. no caries; 6. +caries

（三）乳牙根与恒牙胚关系（relationship between deciduous tooth root and permanent tooth germ）

乳前牙牙根舌侧有恒前牙牙胚，乳磨牙牙根分叉内有恒前磨牙牙胚，当治疗乳牙时，应顾及此种紧密关系，以免被伤及（图Ⅲ-1-52）。

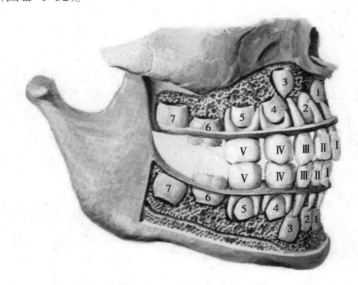

图Ⅲ-1-52   乳牙与恒牙胚示意图
Diagram of Deciduous Teeth and Performanent Tooth Germ

七、乳牙与恒牙的萌出和替换 Eruption and Replace of Deciduous and Permanent Teeth

牙的发育过程分为：发生（development）、钙化（calcification）和萌出（eruption）三个阶段。牙胚由来自外胚层的成釉器和来自中胚层的乳头状结缔组织构成。其中牙胚破龈而出的现象称出龈。从牙冠出龈至达到咬合接触的全过程称萌出。牙齿的萌出总是在一定时间内，按一定先后顺序，同名牙左、右对称性先后萌出；通常情况下，下颌牙萌出时间略早于上颌同名牙。由于萌出的顺序与牙列整齐与否有密切关系，所以，萌出顺序比萌出的时间有更重要的意义。萌出顺序的紊乱可能导致牙列不整齐。

（一）乳牙的萌出（eruption of deciduous teeth）

通常在出生后 6~8 个月开始萌出，约两岁半出齐。但在胚胎 2 个月，乳牙胚即已发生，约 5~6 个月开始钙化，出生时颌骨内已有 20 个乳牙胚。乳牙萌出的顺序约为：乳中切牙→乳侧切牙→第一乳磨牙→乳尖牙→第二乳磨牙。各乳牙萌出时间见表Ⅲ-1-1。

表Ⅲ-1-1　乳牙萌出的顺序和平均年龄
Table Ⅲ-1-1　the Eruption Sequence of Deciduous Teeth and Its Average Age

顺序	牙齿名称	上颌牙萌出平均年龄 / 月	下颌牙萌出平均年龄 / 月
1	中切牙（Ⅰ）	10.8	8.6
2	侧切牙（Ⅱ）	12.5	13.5
3	第一乳磨牙（Ⅳ）	17.6	17.6
4	尖牙（Ⅲ）	19.7	20.2
5	第二乳磨牙（Ⅴ）	27.1	27.0

（二）恒牙的萌出和乳恒牙的替换（eruption of permanent teeth，replacement of deciduous and permanent teeth）

第一恒磨牙是最早萌出的恒牙。通常在胚胎 4 个月，第一恒磨牙胚已发生，它也是最早发生的恒牙胚；新生儿第一恒磨牙胚已钙化。通常情况下，儿童 6 岁左右在第二乳磨牙的远中部位萌出第一颗恒磨牙，此即"六龄齿"，它不替换任何乳牙。

恒牙萌出的时间，一般下颌早于上颌同名牙，女性稍早于男性，其顺序与乳牙略有不同，正常情况下，上颌多为：6（第一恒磨牙，即六龄牙）→1（中切牙）→2（侧切牙）→4（第一前磨牙）→3（尖牙）→5（第二前磨牙）→7（第二磨牙），或 6（第一恒磨牙）→1（恒中切牙）→2（恒侧切牙）→4（第一恒前磨牙）→5（恒第二前磨牙）→3（尖牙）→7（第二恒磨牙）；下颌多为：6（第一恒磨牙）→1（恒中切牙）→2（恒侧切牙）→3（尖牙）→4（第一前磨牙）→5（第二前磨牙）→7（第二恒磨牙），或 6（第一恒磨牙）→1（中切牙）→2（侧切牙）→4（第一前磨牙）→3（尖牙）→5（第二前磨牙）→7（第二恒磨牙）。第三恒磨牙萌出很晚，可在 17~25 岁或更晚萌出，故又称智牙或迟牙（wisdom tooth）；也可终生不出，因此，成人恒牙 28~32 颗均属正常。

乳牙与恒牙替换关系见表Ⅲ-1-2。

表Ⅲ-1-2　乳牙与恒牙替换关系
Table Ⅲ-1-2　the Replace Relationship between Deciduous and Permanent Teeth

乳牙	Ⅰ（中切牙）	Ⅱ（侧切牙）	Ⅲ（尖牙）	Ⅳ（第一乳磨牙）	Ⅴ（第二乳磨牙）			
	↑	↑	↑	↑			↑	
恒牙	1（中切牙）	2（侧切牙）	3（尖牙）	4（第一前磨牙）	5（第二前磨牙）	6（第一恒磨牙）	7（第二恒磨牙）	8（第三恒磨牙）

恒牙萌出的时间见表Ⅲ-1-3。

（三）牙齿萌出异常（abnormal eruption of tooth）

牙齿萌出异常主要表现在萌出的时间和萌出的顺序。牙齿正常萌出的时间存在着个体间的差异，临床实践估计时间须参考个体萌出第一个牙的时间，以推断其与平均时间的差异。正常情况下，乳牙萌出的顺序是不变的；恒牙萌出顺序的变异在上尖牙和第一、第二前磨牙。有如下几种情况：

表Ⅲ-1-3　恒牙萌出的时间与顺序
Table Ⅲ-1-3　the Eruption Time and Sequence of Permanent Teeth

	萌出顺序	牙齿名称	萌出年龄 / 岁	
			男性	女性
上颌	1	第一磨牙	6.0~7.5	5.5~7.5
	2	中切牙	6.5~8.0	6~9
	3	侧切牙	7.5~10	7~10
	4	第一前磨牙	9~12	9~12
	5	尖牙	11~13	9.5~12.0
	6	第二前磨牙	10~13	9.5~12.0
	7	第二磨牙	11.5~14.0	11~14
下颌	1	第一磨牙	6~7	5~7
	2	中切牙	6.0~7.5	5.0~8.5
	3	侧切牙	6.5~8.5	5.5~9.0
	4	尖牙	9.5~12.5	8.5~11.5
	5	第一前磨牙	9.5~12.5	9~12
	6	第二前磨牙	10~13	9.5~13.0
	7	第二磨牙	11.0~13.5	10.5~13.0

1. **乳牙早萌**（premature eruption of primary teeth）　乳牙早萌偶尔可见。指的是婴儿出生时或出生后 1~3 个月已萌出的牙齿，此种过早萌出的乳牙称胎生牙或分娩牙（natal tooth）。这些早萌牙多见于下颌中切牙，偶见于上颌切牙或磨牙，且多数为正常牙，也有时可为多生牙即额外牙；乳牙早萌的原因尚不完全明了，有可能认为某些局部或全身因素有关；如牙胚的位置距口腔黏膜过近；遗传因素或环境因素等等，均有可能出现乳牙早萌。

2. **恒牙早萌**（premature eruption of permanent teeth）　恒牙早萌通常认为是由于乳牙根尖病变，将其继承恒牙胚周围的牙槽骨破坏，以致恒牙过早暴露于口腔内。基于恒牙尚在成长过程中，早萌牙除牙根发育不充分外，有时还合并有釉质发育不全或钙化不全，如治疗不及时，有可能导致恒牙过早丧失。多数或全部恒牙早萌罕见，但在垂体，甲状腺及生殖腺功能亢进者可见到。恒牙早萌多见于前磨牙，下颌多见于上颌。

3. **牙齿晚萌**（delayed eruption of tooth）　如果是多数牙或全口牙迟萌，多因系统性疾病、营养缺乏（维生素 D 缺乏等）或遗传因素影响等。个别乳牙迟萌可能与外伤或感染有关。恒牙迟萌往往因乳牙滞留所致。如果是出生后仍迟迟未萌者，则应查找原因。首先应拍 X 线片排除是否"先天性无牙畸形"，再考虑有无全身疾病，如维生 D 缺乏、甲状腺功能低下及营养极度缺乏等；一般认为出生后 1 年始萌出第一颗乳牙者尚属正常范围。

4. **牙齿萌出困难**（difficult eruption of tooth）　乳牙较少出现萌出困难。牙萌出困难多见于恒牙。有两种情况，一为上颌乳中切牙早失后，儿童习惯用牙龈咀嚼，以致龈黏膜角化增强，变得坚韧肥厚，致使恒牙萌出困难。临床可见局部龈色苍白，黏膜下牙冠突起，可切除部分龈黏膜至切缘完全显露，使牙齿得以萌出；另一种原因为：多生牙、牙瘤或囊肿所致；其表现为未萌出或错位萌出。通过 X 线片即可明确诊断。此外，偶尔也可见到由于遗传性成骨不全、牙槽骨重建困难、或牙齿萌出潜力缺乏所致的萌出困难，如：颅骨锁骨发育不全，属常染色体显性遗传疾病。

5. **牙齿异位萌出**（ectopic eruption of tooth）　其通常指的是：乳牙较少出现异位萌出。凡恒牙未在正常牙列位置萌出时，均称异位萌出（ectopia eruption）。多发生在上颌第一恒磨牙和上颌尖牙，其次为下颌侧切牙和下颌第一恒磨牙。

6. **牙数目异常（tooth number abnormity）** 其主要指牙数目上的额外牙（多生牙）（supernumerary teeth）和先天性缺额牙（congenital anodontia）（无牙症）或少牙（oligodontia）。目前认为额外牙的发生可能自牙胚发育形成过程中过多的牙蕾或由牙胚分裂而成的。恒牙列多生牙发生率约为1%~3%。多生牙可发生于颌骨的任何位置，但最常见的是正中多生牙或额外牙（hyperdontia or mesiodens），位于上颌两中切牙之间（图Ⅲ-1-53），可单个，也可成对。正中牙体积小，冠呈现锥形，其次上颌第四磨牙也较常见，它位于第三磨牙远中；此外，多生牙也可在前磨牙或上颌侧切牙区出现，常合并其他发育畸形，如腭裂、锁骨及头骨发育不良等。多生牙可萌出或被阻生在颌骨内；也可阻碍正常牙萌出导致牙移位或邻牙吸收等。

少牙（hypodontia）和无牙（anodontia）：前者是指一个或数个牙缺失；后者则指单颌或双颌牙列的完全缺失。它们可以是孤立性病变，也可以是全身性病变在口腔的表现。

少牙可以是一个或数个牙缺失，少牙在恒牙列较常见。除第三磨牙的缺失外，少牙在人群中恒牙列中发生率约为2%~10%，在乳牙列发生率少于1%。少牙可以是对称性的，也可以是随机性的。对称性常见于病变累及到另一个特定牙或一组牙；随机性少牙较常见于无特定方式缺牙。在对称性缺牙时，第三磨牙、上颌侧切牙、下颌第二前磨牙是最常累及的牙，上颌侧切牙缺失被认为与遗传因素有关（图Ⅲ-1-54）。少牙较常见于女性，有报道称男女比为1：1.5。

多数或全口牙缺失，常常是全身发育畸形的部分表现。如Rieger综合征。此征除牙齿数目缺少或不规则外，还有上颌前份发育不足，虹膜发育不良，眼距增宽，先天性脐疝，尿道下裂等。此征1920年由Axenfeld首先报导，1935年Rieger作了进一步的讨论，1957年Montes称之为Rieger综合征。也有人称为虹膜-牙发育不良-肌强直性营养不良综合征。乳牙的先天性缺失非常少见，但当乳牙先天性缺失时常常其继承恒牙也不能成形。

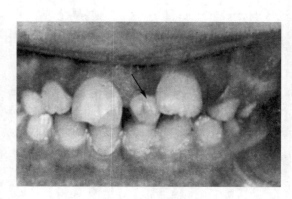

图Ⅲ-1-53 多生牙
Hyperdontia

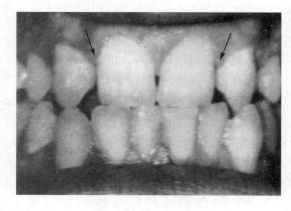

图Ⅲ-1-54 少牙
Oligodontia

（四）牙形态异常（abnormal morphology of tooth）

1. **巨牙（macrodontia）和小牙（microdontia）** 巨牙和小牙主要体现在牙的体积与面部的比例失调，以致有过大或过小。即牙体积越过正常值范围在牙列中与其他牙明显的不对称均可称为巨牙或小牙（见文末彩图Ⅲ-1-55）。巨牙或小牙可见于个别牙。个别牙过小多见于上颌侧切牙，第三磨牙和额外牙，牙冠呈现锥形，根短。若全口牙过小多与先天性垂体功能减退者。也可以是多数牙甚至全口牙。个别牙巨大偶见于上颌中切牙和下颌第三磨牙。全口牙过大见于垂体功能亢进常伴有全身骨骼过大。

2. **融合牙（fused tooth）** 融合牙多由于在发育期两牙胚融合在一起发育所致。乳恒牙均可发生融合（见文末彩图Ⅲ-1-56）。但最多见于下颌乳切牙，正常牙与多生牙也可发生融合。可表现为完全融合或不完全融合。导致融合的原因可能是压力所造成。若压力发生在牙冠发育之前，则将形成冠部融合；

若压力发生在牙冠发育之后则根融合而冠分离为二。无论是冠融合还是根融合，其融合部的牙体是相连的，这一点可以结合牙鉴别。

3. **双生牙（geminated tooth）**　其多由一个向内凹将一个牙胚不完全分开而形成。通常表现为完全或不完全分开的牙冠，有一个共同的牙根和根管（图Ⅲ-1-57）。

4. **结合牙（concrescence of tooth）**　其指两个发育完成后的牙借增生的牙骨质结合在一起。引起结合的原因被认为可能是创伤或牙拥挤，以致牙间骨质吸收，导致两邻牙靠拢，以后增生的牙骨质结合在一起，但是牙本质是分开的，多见于上颌第二、第三磨牙（见文末彩图Ⅲ-1-58）。

5. **牙内陷（dens invaginatus）**　其系指牙发育期间成釉器过度卷叠或局部过度增殖，深入到牙乳头中，待牙发育后则呈囊状深隔畸形。通常根据内陷的深浅及形态的变异而分为畸形舌侧窝、畸形舌侧尖、牙中牙三种：①畸形舌侧窝（lingual fossa deformity）是牙内陷较轻的一种发育畸形，它表现为牙舌侧窝呈囊状深陷。多见于上颌侧切牙（图Ⅲ-1-59）。此窝易滞留食物残渣，致有利于细菌滋生，由于窝底存在发育缺陷而引起牙髓感染；②畸形舌侧尖（talon cusp）这种畸形除舌侧窝内陷外，舌隆突呈圆锥形突起形成一牙尖。牙髓组织可进入舌侧尖内而形成纤细髓角，常常易引起磨损而引起牙髓及根尖周病（见文末彩图Ⅲ-1-60）；③牙中牙（dens in dente）是牙内陷最严重的一种，它是由于或釉器皱褶深入内陷的基础上形成牙本质和釉质；牙呈圆锥形，体积稍大，在X线片示内陷部分似包含在牙中的小牙，故称牙中牙（图Ⅲ-1-61）。

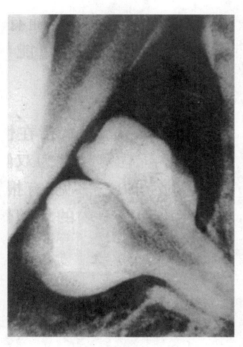

图Ⅲ-1-57　双生牙
Geminated Teeth

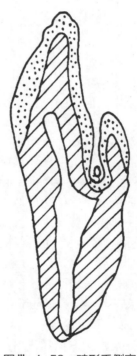

图Ⅲ-1-59　畸形舌侧窝
Invaginated Lingual Fossa

6. **畸形中央尖（central cusp deformity）**　其系指牙𬌗面中央窝伸出一个额外的牙尖（见文末彩图Ⅲ-1-62）。多发生于下颌前磨牙，且常对称出现；形态可为圆锥形、圆柱形或半球形，宽约2mm，高约1mm~3mm，其中有半数可伸入髓角。此尖的发生被认为是由于牙发育时期牙乳头组织向成釉器突起，在此基础上形成釉质和牙本质。如果中央尖在牙萌出后不久被咀嚼磨损或折断后，将导致牙髓暴露感染，甚至坏死，势必影响牙根发育。

7. **弯曲牙（dilaceration of tooth）**　其是指牙的异常成角、弯曲，且多见于牙根，牙冠少见。弯曲牙多是机械损伤的结果，创伤造成牙胚移位，之后形成的牙与先前的牙呈一角度（见文末彩图Ⅲ-1-63）。

8. **釉珠（enamel pearls）**　其是局限性釉质增生过长的小球形团块。釉柱是由釉质或釉质和牙本质构成，体积大者可有牙髓组织伸入釉柱内，但十分罕见。釉柱常发生在磨牙根部分叉的牙骨质表面，接近釉牙骨质界（见文末彩图Ⅲ-1-64）。

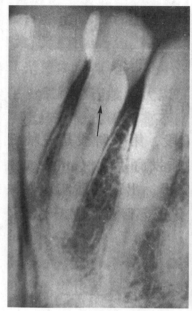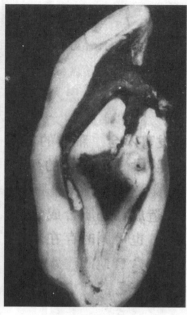

图Ⅲ-1-61　牙中牙
Dens in dente
左图箭头示牙中牙 the arrow in left picture showing the Dens in dente
右图为磨片观 the right picture is the ground section of the dens in dente

（五）牙结构异常（abnormal structure of tooth）

常提及的有：釉质发育不全、牙本质发育不全、氟牙症、先天性梅毒牙、四环素牙等。

1. 釉质发育不全（amelogenesis imperfecta） 它分两个阶段；第一阶段是成釉细胞合成和分泌釉基质；第二阶段是釉基质的矿化成熟。釉基质发育不全，可因第一阶段发育障碍导致釉基质合成分泌障碍而出现釉实质性缺损。若发生在第二阶段则将造成釉基质合成分泌正常而矿化成熟障碍，临床上无实质性缺损。两者可单独发生，也可以同时发生。婴幼儿时期牙发育期间患水痘、猩红热、麻疹等全身疾病，营养不良，如维生素 A、D、B 和钙、磷等缺乏，严重的乳牙根尖感染，氟摄入量多等等，以及母亲在怀孕期患风疹等疾病均可导致釉质发育不全。

2. 牙本质发育不全症（dentinogenesis imperfecta） 它又称遗传性乳光牙本质（hereditary opalescent dentine）或牙本质发育不全症Ⅱ型（dentinogenesis imperfecta typeⅡ）。它是一种常染色体显性遗传性疾病，可在一家族中连续几代出现患病，亲代一人患病，子女有半数发病，符合常染色体显性遗传规律。镜下观察除薄层的罩牙本质有牙本质小管外，其余牙本质小管稀疏，粗细不均，排列无序，甚至无牙本质小管；髓腔狭窄，甚或闭锁。影像学检查显示牙根粗短，髓室根管几乎完全消失。生化分析显示乳尖牙本质比正常牙本质含量增加而矿物质含量下降，严重者可见未矿化的牙本质区。牙本质发育不全也可以有不同的表现型，男女发病率相同，乳牙、恒牙均可受累的约占 1/8000。

3. 氟牙症（dental fluorosis） 它也称氟斑釉（enamelfluoride）主要由于水中含氟量过高（超过 1ppm），其中饮用水是摄入氟的最大来源，其次是食物中氟化物的吸收。氟化症具有地区性分布，世界各地有报导。我国的东北、内蒙古、河北、山东、山西、宁夏、陕西、贵州、福建等地均有报导。严重者同时影响到骨骼发育。过多的氟只有在牙发育期进入机体才能致氟化症。所以 6~7 岁之前后若居住在高氟区，由于此时正值牙发育期则有可能患氟牙症。氟牙症一般发生在恒牙多见于上前牙，此乃由于乳牙釉质的发育主要在胎儿和婴幼儿期完成，母亲的血中的氟难于通过胎盘和进入母乳，故乳牙一般不发生氟牙症，只有在高氟区的严重情况下才累及乳牙。氟牙症的牙面可见有白垩状斑点或黄褐色斑点，重症者多数牙或全部牙受累，甚至釉质缺损，导致牙面积粗糙不平。显微镜下可见釉质表层多孔状，釉柱间区发育不全或完全消失。

4. 先天性梅毒牙（congenital syphilitic teeth）　它是牙冠形成期，梅毒螺旋体侵入牙囊引起牙囊慢性炎症及纤维化，并挤压在发育的牙胚，引起成釉细胞增生而突入牙乳头，结果形成切缘中央缺陷的畸形。如果在切牙，由于切牙缘狭窄，切缘中央呈半月形凹陷，两切角钝圆，也称 Hutchinson 牙（哈钦森牙），是先天性梅毒牙之特征（图Ⅲ-1-65）。如果在磨牙则呈桑葚状外观，釉质表面呈多数不规则小结节和坑窝，牙尖向中央靠拢，牙冠𬌗面近远中距离较颊舌侧距离小，外观似"花蕾"，故有"蕾形牙"之称，牙横径最大处在牙颈部。先天性梅毒牙的组织学特征是：釉质明显变薄，也可完全缺如，牙本质发育不良；球间牙本质增多，生长线明显，前期牙本质显著增宽，牙颈部可出现局灶性细胞性牙本质，致新生线更加明显。

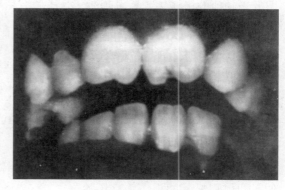

图Ⅲ-1-65　先天性梅毒牙
Congenital Syphilitic Teeth
（引自 Shafer 4th ed）

5. 四环素牙（tetracycline stained teeth）　它是由于在牙胚发育期服用了四环素类药物，药物进入机体后广泛分布在各种组织之中，它能与多价阳离子如钙、铅等起络合作用，与牙组织中的钙结合，将形成一种较稳定的四环素正磷酸盐，它能抑制钙化的两个相晶核形成和晶体的生长，导致影响牙的发育和矿化，而致釉质发育不全。由于釉质和牙本质同时发生，所以同一次的四环素剂量能在两种组织中沉积，但由于牙本质磷灰石晶体小，总面积比釉质磷灰石晶体大，因而牙本质吸收四环素要高 4 倍之多。四环素牙变色程度取决于服用四环素的时间和剂量。如果在牙发育早期服用四环素，色素沉着于釉牙本质界附近，也较容易透过釉质显露出来；若服用时间长，色素沉着带将越宽，颜色也越深。通常认为婴儿时期服用四环素药物剂量越大越早，其着色程度越重。此外四环素也可以通过胎盘引起乳牙着色。因此在妊娠期和哺乳期的妇女以及 8 岁以下的小儿慎用四环素类药物。

（六）釉质形成缺陷症（amelogenesis imperfecta）

釉质形成缺陷症为遗传性的釉质发育异常，较常见为常染色体显性型，X 染色体相关型少见。临床上表型可表现为矿化不全，其质形成不全，或两者兼有。同一遗传家族中可以有不同的表型存在。人群中本本病的患病率约为 1：718~1：14 000。

由于釉质的形成包括基质形成、钙化、成熟三个阶段，根据釉质形成缺陷症病变与钙化缺陷有关，还是与基质形成缺陷有关而分为矿化不全型（hypomineralized type）和形成不全型（hypoplastic type）。其中矿化不全型又可进一步分为钙化不全型（hypocalcified type）和成熟不全型（hypomaturation type）。在电镜及显微放射研究提示，在所有类型的釉质发育不全中均有钙化及基质形成障碍，从而表面釉质形成的普遍缺陷。

一般依遗传类型，临床表征的不同，釉质形成缺陷症可分为十余种亚型，但主要有：①形成不全型；②成熟不全型；③钙化不全型。其中形成不全型在釉质形成缺陷症的基质形成不全型，基本病变为釉质基质沉积量少，已形成的基质矿化正常，X 线检查釉质与其下方的牙本质有良好的反差。常染色体显性的光滑型，可表现为：牙釉质变薄，表面光滑，质地硬，有光泽，牙冠小，似进行过牙体制备（见文末彩图Ⅲ-1-66）。

（七）牙骨质结构异常（abnormal structure of cementum）

细胞性牙骨质在人的一生中可不断形成，而牙骨质由无骨性牙骨质细胞和细胞性牙骨质构成。所以牙骨质厚度有明显的个体差，但通常情况下牙骨质的厚度随年龄而增加，并代偿咬合磨损。一般有牙骨质过度增加或牙骨质发育不全。

1. 牙骨质过度增生（hypercementosis）是由于牙骨质形成异常增加，导致牙骨质过度增生所致。这种异常可以呈局部因素或全身疾病的结果，影响一个或多个牙（见文末彩图Ⅲ–1–67）。牙骨质过度增生可与牙根粘连有关，牙骨质直接与牙槽骨连续，或与结合牙根连续。有关牙骨质过度增生的病因尚不明确，但与下面的某些因素有关：①根尖周炎症：接近炎症中心的牙骨质可发生吸收，但稍远处的牙骨质因受刺激而沉积，导致牙骨质较广泛的增厚或局部结节状膨大；②机械性刺激：作用于牙的过度外力可导致吸收，但低于阈值的机械性刺激可刺激牙骨质的沉积；③无功能和未萌出牙：这些牙均可导致牙骨质区域性吸收，但也可以发生牙骨质的沉积；④骨 Paget 病：过度牙骨质增生常见于 Paget 病患者。

2. 牙骨质发育不全（hypocementosis，cemental hypoplasia）　牙骨质较少见。常与锁骨颅骨发育不全症（cleidocranial dysplasia）、无细胞性牙骨质沉积后，细胞性牙骨质缺失有关。此外，还认为牙骨质发育不全可见于低磷酸酯酶症（hypophosphatasia），为一种常染色体隐性疾病有关。

八、牙髓腔及根管系统 Dental Cavity and Root Canal System

（一）牙髓腔（dental cavity）

牙髓腔也称髓腔（pulp cavity），位于牙体内的空腔，其内充满牙髓。髓腔的形态与牙体外形基本相似，但体积显著缩小，并有年龄差。

髓腔在牙冠内扩大，称牙冠腔或髓室（pulp chamber）（图Ⅲ–1–68），其形态与牙冠外形相似；在牙根内称牙根管（root canal）。前牙髓室与根管无明显界限；后牙髓室呈立方形，由底、顶及四壁组成。其中朝向𬌗面（咬合面）或切嵴者为髓室顶（roof of pulp chamber）；朝向牙根与髓室顶相对应的一面称髓室底（floor of pulp chamber），两者之间的距离代表髓室的高度。髓室壁（pulpal wall）与牙体轴面相对应的髓腔牙本质的壁，分别称为近中髓壁、远中髓壁、颊侧髓壁和舌侧髓壁。髓室伸向牙尖突出成角状，称髓角（pulp horn），其形状、位置与牙尖的高度相似。髓角与𬌗面的距离有年龄差异；乳牙与刚萌出不久的恒牙髓室较大，髓角至𬌗面距离近；到了老年随着年龄增长，髓腔内壁有继发性牙本质（secondary dentin）沉积，而称之为髓腔增龄变化，髓腔内径也逐渐变小，髓角变低，𬌗面至髓角的距离变大。在进行牙髓治疗时应顾及此种关系。从髓室底移行于根管的部位称根管口（root canal orifice）；牙根末端的孔称根尖孔（apical foramen），是进出牙髓腔内血管、神经的通道。

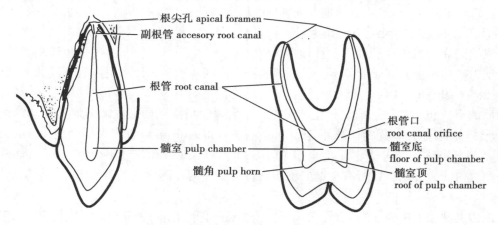

根尖孔 apical foramen
副根管 accesory root canal
根管 root canal
髓室 pulp chamber
髓角 pulp horn
根管口 root canal orifice
髓室底 floor of pulp chamber
髓室顶 roof of pulp chamber

图Ⅲ–1–68　髓腔示意图
Diagram of the Pulp Cavity

（二）根管系统（root canal system）

根管系统是指髓腔除髓室以外的管道系统，主要由根管以及管间吻合、根管侧支、根尖分叉及副根管等共同组成。尽管任何一个牙的牙冠内仅有一个髓室，但牙根管的数目与牙根却不完全一致。通常是：一个较圆的牙根内有一个与其外相似的根管，但一个外形较扁的牙根内，则可能有 1 个根管、2 个根管、或 1、2 个根相连的混合形式，偶尔也可见一个牙根内有 3 个根管者。据皮昕等人（1997—2006）对中国人根管系统的观察，认为可将恒牙根管形态分为四型。

1. **单管型（single-canal type）** 它指从髓室延伸至根尖孔为单一根管，也由一个根尖孔通出髓室外，这种形式最为多见。

2. **双管型（bicanal type）** 它指从髓室至根尖可见有2个分开的根管，可由2个根尖孔，或合并成一个根尖孔通向髓室外。

3. **单双管型（single-bicanal type）** 它指一个根管离开髓室再分成2个根管，或2个根管离开髓室，再合成一个根管，亦可再分而复合，合而复分等多种形态。

4. **三管型（tricanal type）** 它指1~3个根管离开髓室，形成三根管，由3个根尖孔通向髓室外。

（三）髓腔及根管的临床纪要（clinical summary of dental cavity and root canal system）

1. 髓腔的年龄变化主要表现在髓腔内壁有继发性牙本质沉积，以及髓腔体积逐渐减少，髓室底变突，髓室高度变小，髓角变低，根管变细，根尖孔相继窄小，有的髓腔部分或全部被钙化阻塞。以及老年人髓腔年龄变化的继发性牙本质沉积方位不同而有差异；如上颌前牙继发性牙本质沉积在髓室的舌侧壁，其次髓室顶；磨牙的继发性牙本质沉积在髓室底，其次为髓室顶和侧壁。所以，在进行牙髓治疗时，必需拍X线片，先行了解髓腔的相关情况，如位置、大小以及根管的走向，粗细，在具体操作时心中有数，将可避免髓室底或髓室侧壁的穿孔。

2. 在进行牙体、牙髓和牙周疾病治疗时，对髓腔的形态，如髓室的大小、位置、髓角的高度、根管的类型、根管口的位置，根管的弯曲程度和方向，以及与牙周组织的关系等等，均应有所了解；例如：弯曲的根管进行去髓和扩大时，容易造成器械折断或根管侧穿；若遇高耸的髓角，在备洞或嵌体针道时，有可能发生意外穿髓，宜注意。

（四）恒牙的髓腔和根管（dental cavity and root canal of permanent teeth）

1. **前牙组（anterior teeth group）** 其包括切牙和尖牙。髓腔的形态均与相应的牙体外形相似，髓室与根管无明显标记。它们的特点是，绝大多数为单根管，根尖孔多位于根尖顶。其中下颌中切牙根管多为窄而扁的单根管，分为唇、舌两管者约占4%。下颌侧切牙亦以单根管多见，2根管者约占2%。上颌前牙位于口腔前部，有较好的开阔操作视野，而且根管均相对较粗大而直的单管，当根管治疗时，有操作方便的空间，效果较好；在此同时上颌前牙髓腔的唇舌径在牙颈部最大，髓壁较切端为薄，开髓时可利用这一解剖结构，从舌面窝中央向牙颈方向钻入为好。下颌切牙根管相对较窄，根管壁较薄，仅厚约1.0mm，根管治疗时，应顾及不要侧穿根管壁。

2. **后牙组（posterior teeth group）** 其包括前磨牙和磨牙。前磨牙，髓室似立方体，颊舌径大于近远中径；髓室顶有颊、舌两个髓角；上颌前磨牙颊侧髓角较高，备洞充填时要顾及此关系，避免穿通颊侧髓角；同时也应注意上颌前磨牙髓室底较深，开髓时勿将显露的髓角误认为根管口；上颌前磨牙牙根内有1~2个根管。下颌髓室向下多与单根管相通。磨牙，髓室形态虽多似立方体，但亦不尽相同，其中：

（1）上颌第一磨牙，髓室似矮立方体。髓室顶形凹，最凹处几与颈缘平齐，故髓室高度很小，颊舌径＞近远中径＞髓室高度。髓室上有3~4个根管口，排列呈颊、舌径长，近远中径短的四边形或三角形，近颊根管口距远颊根管口较近，而距舌侧根管口较远，远颊根管口位于近颊根管口的远中偏舌侧；其中舌侧根为单根；近侧颊根管为双管型、或单双管型者共占63%，远侧颊根分为两管者约占9%。

（2）上颌第二磨牙，髓腔形态与第一磨牙相近似，但近颊根为双管型或单双管型者共约占30%。远颊根管和舌根管均为单根管。

（3）上颌第三磨牙的髓腔形态是全口牙中变化最多的牙之一；其主要特点表现为：髓室大、根管粗、髓角较低。髓室底的位置与牙根的形态有关；三根形者髓室底多在牙根颈1/3或中1/3；双根形者，髓室底多在牙根中1/3；单根或融合根者，多在根尖1/3缩小成管。

（4）下颌第一磨牙髓腔形态近似上颌同名磨牙，髓室顶也是凹形，最凹处也与颈缘平齐，故高度也小，仅约1.0mm。通常有3~4根管即近中2个根管，远中1~2个根管；近中根管为双管形或单双管型者共占87%，远中根管为双管型或单双管型者占40%。

（5）下颌第二磨牙髓腔形态与下颌第一磨牙相似。近中根管为双管型或单双管型者共占64%，远中根管为双管型或单双管型者共占约18%。其近远中根在颊侧融合，根管亦在颊侧连通。

（6）下颌第三磨牙由于外形变异多，其髓室及根管亦同样依其变异的形状而异。通常是髓室、根管均较大，有二根者多为二根管，若为融合根者则多为单根管。

（五）乳牙的髓腔和根管（dental cavity and root canal of deciduous teeth）

与恒牙就牙体比例而言，乳牙髓腔表现为：髓室大，髓角高，髓壁薄，根管粗，根管方向斜度较大，根尖孔也大。由于乳牙髓室腔壁较薄，髓角高，从髓角至牙尖顶，髓室顶至𬌗面、从髓室底至根分叉表面，从根管壁至牙根表面之间的距离，均相对较小。故在制备洞形时，应顾及这些结构的特点，多加保护牙髓，以防止穿髓。

乳前牙根管多为单根管，偶可见下颌乳切牙根分为唇、舌2个根管。乳磨牙通常均有3个根管。上颌乳磨牙有2个颊侧根管，1个舌侧根管；下颌乳磨牙有2个近中根管，一个远中根管。下颌第二乳磨牙有时可见到近中2个根管，远中2个根管的4根管者。

九、牙列、𬌗与颌位 Dentition，Occlusion and Mandibular Position

（一）牙列（dentition）

颌骨是牙的载体，全口牙按照一定顺序、方向和位置在牙齿槽内连续排列成近似抛物线的弓形，称为牙弓（dental arch）或牙列（dentition），它是构成𬌗或咬合的基础。位于上颌者称上牙弓（列），下颌者称下牙弓（列）。按构成牙列牙的类别，可分为恒牙列、乳牙列和混合牙列三种。恒牙列：是由全部恒牙组成的牙列；完整的上下颌恒牙列各含16颗牙；乳牙列：由乳牙组成完整的上下颌乳牙，各含10颗牙；以及混合牙列，由若干乳牙和恒牙所组成的牙列，在不同的生长阶段，牙数目略有差异。

正常牙列外形整齐、规则，每个牙均有其特定的位置，牙与牙之间借接触点或邻接区紧密互相接触，其生理功能意义在咀嚼运动中不仅可以互相支持，分散咀嚼的压力，提高咀嚼功能，也有利于牙弓和牙位置的稳固，并可阻止咀嚼时食物嵌入两牙之间。如果两牙之间正常接触的关系被破坏，则食物易进入两牙之间，常常是引起龋坏或导致牙周组织病变。根据对11 423个牙齿被拔除的原因调查分析资料显示，因龋病被拔除者占56.6%。所以龋病往往是造成牙体和牙列缺损的主要原因。牙列缺损是口腔医学领域中常见的缺损畸形，它的主要表现是：上颌或下颌牙列内不同部位及不同数目的牙齿缺失。值得注意的是：据1998年发表的全国口腔健康流行病学调查资料显示，15 260名35~44岁城乡人口中，上下牙列缺损者469人，占3%。牙列缺损在中、老年人更是常见病，有报道，我国目前60岁以上的老人约有8 000万，其中有77%~90%的老年人都有缺牙，平均缺失8~10颗牙，年龄越大，牙齿缺失牙的数量也越多。牙列缺损后的影响主要表现如下：

1. 咀嚼功能减退与缺牙部位和数目的不同，对咀嚼功能影响的程度也不同；通常是：缺牙部位越靠近磨牙区，数目又较多时，对咀嚼功能影响也越大。

2. 发音功能的影响牙列中个别牙缺失，如后牙，对发音功能影响不大。但当上、下颌前牙缺失或缺牙数目较多时，可造成不同程度的发音障碍。如对发齿音（如"知"、"吃"、"诗"），唇齿音（如"王"、"我"、"万"），舌齿音（如"德"、"特"、"难"）等的准确性。

3. 牙周组织的病变特别是在生长发育期，𬌗尚未完全建立一定的锁结关系时，有1~2个牙的缺失，则相邻的牙齿可向间隙倾斜、移位，都有可能造成𬌗关系紊乱，食物嵌塞而产生牙周病等等。

4. 影响面容美观及对下颌关节的影响完整的牙列对维持面部外形的自然状态有不可或缺的意义。如前牙的缺失，对面部美观影响较大。尤其当上、下颌缺失较多时，面部下1/3的垂直距离变短，鼻唇沟加深，面部皱纹增多而显得苍老；一般情况下，牙列内个别牙的缺失对下颌关节影响不大，但当缺牙数目较多，正中𬌗关系被破坏时，才会对下颌关节造成不同程度的影响。

牙列缺损后是否应该修复，必须根据患者的主观要求及客观检查，如：缺隙区拔牙创面愈合情况，牙槽嵴有无缺损、有无残根遗留、缺隙近远中向和𬌗龈的间隙是否正常、是否过大或过小等等；以及对基牙的牙冠、牙根、牙髓、牙周组织健康情况，均应作详细的检查和评估。修复后能否恢复牙列的完整，重建良好的𬌗关系，形成协调的下颌运动等等，再进行全面的考量，作出决定考虑进行修复。另一方面，若第三磨牙缺失，或其个别牙缺失而又久未修复，缺牙间隙变小，对咀嚼、发音、美观均有影响，可考虑进行修复。此外，对一些当患者全身健康情况无法耐受修复过程中在口腔内的各种操作，或患有严重的口腔黏膜病等等均不宜考虑进行修复。

所谓"牙列缺失"，指的是上颌或下颌，或上下颌的牙齿均缺失，形成无牙颌。是一种常见病、多发病，尤其在老年人多见。须用总义齿修复，恢复原有的功能。进入21世纪初兴起口腔种植学，眼下已有了蓬勃的发展，为老年人"牙列缺失"恢复原有的功能成为现实（详见本章第六节"口腔种植学的解剖学基础"）。

（二）𬌗或咬合与颌位（occlusion and mandibular position）

𬌗（occlusion）也称咬合（articulation），为下颌静止时，上、下颌牙间的接触；是在各种运动中上、下颌牙接触的现象。咬合是一个极其活跃的生物体结构，贯穿在人的一生中所历经萌出、建𬌗、自然磨耗、脱落等生理过程，以及病损，治疗等疾病和治疗过程。所以，它是口腔解剖学的中心。它在口腔系统中主要依靠肌肉链和韧带等软组织悬吊在颅骨上，像秋千一样可以动荡，相对是游离的。所以，周边的每一块肌肉紧张度的变化都将影响到牙𬌗或咬合的位置，从而影响到𬌗或咬合的功能。如：俗称歪脖子的斜颈、小儿麻痹后遗症造成的骶骨倾斜综合征，甚至驼背等患者都有可能影响到咬合功能紊乱。因此，它是口腔生理功能的核心位置。

在实际应用中𬌗与咬合是通用的，如咬合低，称为𬌗低；平衡咬合或咬合平衡，多称为平衡𬌗或𬌗平衡等。

1. 正中𬌗（centric occlusion，CO）　正中𬌗也称牙尖交错𬌗（intercuspal occlusion，ICO），是指上下颌牙，达到最广泛、最紧密接触时的咬合关系。所确定的牙尖交错位，是许多下颌运动的起始点和终止端；在所有下颌位置中该𬌗位的可重复性最好。因此，牙尖交错位常常被作为对咬合进行检查、诊断和评价的基准。牙尖交错𬌗其形态与生理意义在于：牙尖交错𬌗时的接触特征可以从近远中向、唇（颊）舌向的接触关系加以介绍。

2. 近远中向关系（relationship in mesial–distal direction）　牙尖交错𬌗时，上、下牙列中线上，除下颌中切牙、上颌第三磨牙外，都保持着一个牙齿对应于两个牙的上、下颌牙前后交错关系（图Ⅲ–1–69）。

临床应用上常以尖牙接触关系和第一磨牙接触关系为标志，作为描述上、下颌牙列的近远中向接触关系，并作为个体间比较的主要参考指标。通常尖牙接触关系，基本上反映了前牙的近远中向接触关系。正常时上颌尖牙的牙尖顶对应下颌尖牙的远中唇斜面及唇侧远中缘，下颌尖牙的牙尖顶对应着上颌尖牙的近中唇斜面及舌侧近中缘。第一磨牙的接触关系，大体上反映了后牙的近远中向的接触关系。正常情况下，上颌第一磨牙的近中颊尖对应着下颌第一磨牙的颊面沟；上颌磨牙的近中舌尖则接触在下颌第一磨牙的中央窝内。第

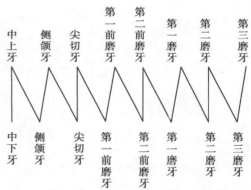

图Ⅲ–1–69　上、下颌牙牙尖交错的对应接触关系

the Contact Correspondence between Maxillary and Mandible Teeth in the Intercuspal Position

一磨牙间的接触关系比尖牙的接触关系应用更加普遍，更为重要，故也被称为𬌗关键（occlusal key）。其主要原因在于：第一恒磨牙是最早萌出的牙，不仅𬌗面形态复杂，牙根多，粗壮，长大；更重要在于当第一恒磨牙萌出达到𬌗接触后，易于保持稳定，为其近中或远中陆续萌出的磨牙可以在稳定关系的情况下达到各自对应的𬌗关系。因此，第一磨牙𬌗关系的正常是保证其他牙𬌗关系正常的前提和必要的条件，所以有"牙列中坚"之称。

此外，这种𬌗接触的生理功能意义在于：使𬌗面接触面积最大，有利于咀嚼；从而使整个牙列及牙周组织受力均匀，便于分散和承受咬合力的负荷，避免个别牙齿负担过重，达到最大限度发挥咀嚼食物的潜能。

3. 唇（颊）舌向的关系（relationship in labial–or buccal–lingual direction）　正常情况下上颌牙弓较下颌牙弓为大，当正中𬌗（牙尖交错位）时，上牙弓盖在下牙弓的唇（颊）侧，下牙弓咬在上牙弓舌侧，故有覆𬌗与覆盖的解剖关系。

（1）覆𬌗（overbite）是指牙尖交错时，上颌牙盖过下颌牙唇（颊）面的垂直距离（图Ⅲ–1–70）。如

在前牙，它指上切牙切缘与下切牙切缘之间殆的垂直距离，正常时为 2~4mm，或上颌切牙切缘盖在下颌切牙切 1/3 之内；在后牙，它是指上后牙颊尖顶与下后牙颊尖顶之间的垂直距离。临床上所有的覆殆，没有特别说明时，通常是指前牙的覆殆。如果上切牙包盖下切牙的程度在下切牙的切缘 2/3 之内，则称为深覆殆；若出现下颌牙反盖着上颌牙，则称为反殆（cross bite）；若上下切牙以切缘相对，或以颊尖相对时，则称对殆（edge to edge bite）。

（2）覆盖（overjet）也称超殆，是指上颌牙盖过下颌牙唇（颊）面的水平距离（图Ⅲ-1-70）。对于前牙是指上切牙切缘与下切牙切缘之间的水平距离，正常为 2~4mm，若超过此距离为深覆盖；在后牙是指上后牙颊尖顶与下后牙颊尖顶之间的水平距离。同样，临床上没有特别说明时，通常是指前牙覆盖。有时由于发育异常，下颌切牙在上颌切牙的唇侧，或下颌后牙的颊尖在上颌后牙的颊侧，则称反覆盖（cross overjet）。

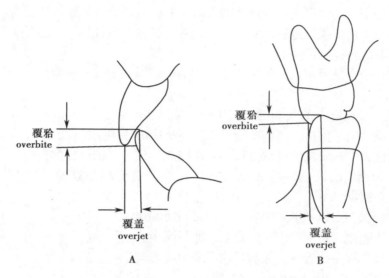

图Ⅲ-1-70 覆殆和覆盖
Overbite and overjet
A. 前牙 anterior teeth   B. 后牙 posterior teeth

（三）颌位（mandibular position）

颌位即下颌的位置，是指上颌骨或颅骨与下颌骨的关系而言。前者是固定的，后者是可以活动的；故下颌骨对上颌骨可以有各种各样的位置关系，例如下颌前伸位置，后退位置及侧向位置关系，以及各种不同程度开口的位置关系等等。但是基本的、可以重复的，对临床应用有参考意义，而又相对稳定的颌位有 3 个：牙尖交错位、后退接触位和下颌姿势位。

1. 牙尖交错位（intercuspal position，ICP）或正中殆位（centric occlusion position，COP）   它是以牙尖交错殆为前提，并随牙尖交错殆的变化而变化的下颌位置。无论牙尖交错殆为何种状态，它所确定的就是牙尖交错位，也称牙位。下颌骨的髁突在下颌窝的位置和下颌牙的咬合对应的两个变量常用来描述下颌位置的变化。在牙尖交错位时，髁突在下颌窝基本处于中央位置，双侧髁突的形态和位置对称，关节内压力正常。由于下颌正常位置的维持需要肌肉收缩去完成，所以左右两侧升、降颌肌的咀嚼肌群要相对平衡，协调收缩，才能维持正常的牙尖交错位。所以，在对下颌骨的对称运动中，常将双侧咀嚼肌均衡、对称的收缩力作为正常牙尖交错位的重要指标之一。

常牙尖交错位是以牙尖交错殆为依存条件，所以，当某些错殆、多个牙缺失、殆面重度磨耗等，有可能使牙尖交错位发生改变的异常变化情况，均可使牙尖交错位发生改变。因此，牙尖交错位随牙尖交错殆的存在而存在，也随牙尖交错殆的变化而变化，并随牙尖交错殆的丧失而丧失。

牙尖交错位正常的意义，一方面是下颌的主要功能位，咀嚼、语言、吞咽等正常功能活动紧密相关；以及在牙尖交错位的正常，则双侧咀嚼肌可发挥相对均衡、对称的收缩力，有利于下颌在口腔各种功能运动的稳定与协调，对防止运动时产生的创伤作用具有积极的意义；另一方面是牙尖交错位是最易重复的下颌位置，所以也是临床上可作为许多检查、诊断和治疗的基准位。

2. 后退接触位（retruded contact position，RCP） RCP 是从牙尖交错位开始，下颌还可以向后下移动约 1.0mm 左右，此时前牙不接触，后牙牙尖斜面部分接触，下颌骨的髁突位于下颌窝的最后位置，从该位置开始，下颌可作侧向运动，此时的下颌位置被称为"后退接触位"，也是下颌的生理性最后位。由于颞下颌关节的韧带具有一定的弹性，故有一定的可让性，它为髁突向后运动，一方面有一定的限制作用；另一方面也为髁突后移提供了可缓冲的空间，这就为下颌能向后作一定的运动提供了条件。故有人将下颌后退接触位，称为"韧带位"。基于肌肉收缩是任何运动不可或缺的条件之一，下颌从牙尖交错位向后下运动至后退接触位的运动过程中，以及这个位置的维持，均通过颞肌后束、二腹肌前腹、下颌舌骨肌、颏舌肌等舌骨上肌群的收缩而实现。由于后退接触位属于韧带位，为物理性定位，可重复性好，因此当大多数牙或全口牙缺失后，以牙尖交错𬌗为前提的牙尖交错位也相继丧失，或失去了其明确的标志。但此时韧带位仍然存在，也就为临床在修复缺牙过程中，可以以韧带位作为取得牙尖交错位有用的参考位。值得注意的是，有些学者指出颞下颌关节紊乱综合征患者很难诱导出后退接触位的患者比例增高，而且对于有后退接触位者，后退时单侧后牙接触的比例增高。因此，后退接触位存在或正常与否，对于颞下颌关节紊乱执业医师法症的检查、诊断和治疗，也具有重要的参考价值。

3. **下颌姿势位**（mandibular postural position，MPP） MPP 也称息止颌位（mandibular rest position）。是指人直立或端坐，两眼平视前方，不说话，不吞咽，下颌处于休息状态，上、下颌牙自然分开，不接触，从后向前保持一个楔形间隙，称之为𬌗间隙或息止颌间隙（freeway space）。

𬌗间隙的前端上下切牙切缘之间的距离，一般为 1~4mm，也有人报道为 1~3mm 或 2~5mm。此时下颌所处的位置称下颌姿势位。眼下已明确，下颌姿势位并不是一个稳定的位置，它受头位、体位、错𬌗、疼痛、恐惧、紧张以及与下颌运动有关的系统性疾病等诸多因素的影响，而有相应的改变。例如躯体直立，头向前倾时，𬌗间隙相对减少；头向后仰下颌前伸，则结果相反。当人们在咀嚼、吞咽等正常功能是在直立或前伸状态下完成，而临床上病人接受牙科治疗时多处于仰卧位状态。因此，实施有关治疗时要顾及患者体位的影响因素。在正常生理条件下，有相当长的一段时间内，下颌姿势位是相对稳定的，而且下颌姿势位并不以上、下颌牙的咬合为存在条件。因此，在全口牙缺失作总义齿修复确定颌位时，下颌姿势位可以作为恢复牙尖错位的重要参考颌位。

下颌姿势位的生理意义在于：上、下颌不接触，从而避免了非咀嚼性的磨损，牙周及颞下颌关节组织基本不承担负荷，口颌肌比较放松，这对维持口颌系统健康所必需的。从实际生活中可知，如果不咀嚼时，被动地上、下牙持续咬合数分钟，那种疲劳不适应感随之而生，咀嚼肌酸困，其或出现疼痛。因为实际上正常人在 24 小时内，上、下牙接触的时间才十几分钟。所以，保持下颌姿势位的相对稳定及正常的𬌗间隙，无疑有十分重要的意义。同时也不难理解，紧咬牙或磨牙症患者，在非咀嚼情况下，如夜间睡眠状态下，也保持上、下牙接触或接触运动，这不仅造成𬌗面的严重磨损，而且也势必增加了牙周组织、咀嚼肌及颞下颌关节等系列结构的负荷，其结果对口腔都可能造成不同程度的损害。

（冯建国）

十、牙周组织 Periodontal Tissue

牙周组织包括牙周膜、牙龈和牙槽骨。它们构成一个功能系统，将牙齿牢固地附着于牙槽窝内，承担咬合功能，并构成口腔黏膜与牙齿硬组织之间良好的封闭状态，故又名为牙齿支持组织或附着装置（attachment apparatus）（图Ⅲ-1-32B）。

（一）牙周膜（periodontal membrane）

牙周膜是一种富有弹性的纤维组织，环绕牙根，位于牙体与牙槽骨之间，其厚度约 0.15~0.38mm，在 X 线片上呈现为一层薄的线条状的黑色阴影。

牙周膜的主要成分为纤维，还有各种细胞、血管、淋巴管、神经以及上皮剩余和牙骨质小体等。牙周膜纤维主要由胶原纤维和耐酸水解性纤维组成，其中胶原纤维数量最多，它构成牙周膜的主要成分。

根据纤维的分布与性质可分为主纤维和间隙纤维两种。

1. **主纤维（principal fibers）** 主纤维分布在周间隙内，它的一端埋入牙骨质，另一端埋入牙槽骨，仅在牙颈部游离分布在牙龈固有层中（图Ⅲ-1-71）。所以主纤维是联系牙体与牙槽骨及牙龈的胶原纤维，它也是牙周膜中最重要的成分，数量也最多，当有压力时可以承受被牵拉或压缩，因而使牙齿稍有移动的可能。根据主纤维所在的部位、和功能的不同其排列的方向也不同，自牙颈向根尖可分为：①牙龈纤维（gingival fibers）：是主纤维中分量最小的一群，从牙颈部牙骨质起，分散于牙龈之中，使牙龈与牙体紧密连接，从而起着固定牙龈组有关的作用。②越隔纤维（transeptal fibers）是连接两邻牙之间强大纤维束，有防止牙向侧面倾斜，保持邻近两牙的正常位置。③牙槽嵴纤维（alveolar crest fibers）是自牙槽骨的嵴端呈放射状终止于相邻牙的颈部牙骨质中；它的功能是将牙体向牙槽窝内牵引，防止牙体向牙槽外移动。④水平纤维（horizontal fibers）：起自牙骨质，与牙的长轴呈垂直状到达牙槽骨，纤维束呈水平方向分布在牙体四周，有防止牙体向任何侧面变位的作用；并加强越隔纤维与牙槽嵴纤维的作用，三者合作，成为维持牙体在牙槽窝内正常直立位置的有力支持。⑤斜行纤维（oblique fibers）是牙膜周中最主要也最重要的一群纤维，整个牙根除牙颈和根尖外，都是纤维分布的范围。斜行纤维上端附着于牙槽骨，约呈45°斜向根尖的牙骨质，它对牙体的作用完全是一种悬吊性质，将牙体悬吊于牙槽之中，并承担牙体咀嚼而来的压力。由于骨组织对拉力的耐受性远远超过对压力的耐受性，而斜向纤维的排列，由咀嚼而来的垂直压力不直接加诸于牙槽骨，通过斜行纤维传导之后，使牙槽所受的力量不是压力而是拉力。适当的压力不但不会损伤牙槽骨，反而有利于牙槽骨的生长；但过大的压力，则可使牙槽骨产生破坏性的吸收，其结果将影响整个牙体的功能。所以斜行纤维承担和转换咀嚼压力的作用，对维护牙的生理功能有着极重要的作用。⑥根尖纤维（apical fibers）的功能是固定牙根尖的位置，故自根尖发出辐射到周围的牙槽骨。由于根尖上的根尖孔是牙髓血管和神经必经之路，根尖若不固定，这些结构将有被压伤的危险，对牙的生长、发育、营养和感觉极为不利。从上述这些纤维群的不同方向的排列，在功能也各有所长，通过这些纤维功能上的互补，在全部主纤维的统一协调下，完成牙周膜支持牙齿的功能。对加诸牙体任何方面的力量，皆可由1~2组或更多的纤维群的作用予以舒缓抵抗，达到始终保持牙齿的稳定。通常认为当牙承受垂直压力时，除根尖区外，几乎全部纤维呈紧张状态，或承受较大的殆力而侧面压力则使部分纤维呈紧张状态，这时易造成牙周纤维的损伤。

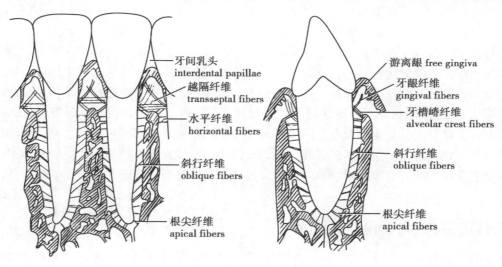

图Ⅲ-1-71 牙周膜主纤维分布示意图
Diagram of the Distribution of Periodontal Principal Fibers

2. **间隙纤维（septal fibers）** 间隙纤维数量少，多存在于主纤维间的空隙中，常伴有血管、淋巴管和神经。

3. **牙周膜的功能** 综上所述牙周膜的功能，主要表现在支持、更新和改建等。

（1）支持功能：基于牙周膜一端埋入牙骨质中，另一端埋入牙槽骨，将牙固定在牙槽窝内。当牙周膜一旦受到损害，无论牙体如何完整，均因该牙失去附着而松动，最后难逃脱落的厄运。

（2）感觉功能：牙周膜中有丰富神经和末梢感受器，对疼痛和压力，只要轻叩和震动都有敏锐的感觉。通过神经系统的传导和反射，对颌骨、相关的肌肉、关节的运动等调节，因此牙周膜能起到调节和缓冲咀嚼力的功能。

（3）营养功能：牙周膜具有丰富的血运循环，它不仅营养牙周膜本身，也营养牙骨质和牙槽骨。

（4）更新和改建形成功能：成纤维细胞不仅有合成胶原、基质、弹力纤维和糖蛋白的功能，还有吸收胶原、吞噬异物能力，去调控牙周膜在机体内的平衡和牙周膜的结构，使其始终处于良好的功能状态。成骨细胞和成牙骨质细胞不断地形成新的牙骨质和牙槽骨，新生成的牙周膜纤维被埋在其中，借此保证牙和牙周膜的正常附着关系。

4. 牙周膜的年龄变化（the age-related changes of periodontal membrane） 由于牙周膜的结构与其功能大小紧密相关，埋伏牙和经久不用的牙，牙周膜将变窄，主纤维也失去有规律的功能性排列，牙骨质和牙槽骨中缺乏穿通纤维。当功能增大时主纤维粗大并呈良好的功能性排列，牙周膜宽度增大。随着年龄的增长牙周膜中胶原纤维增多，直径增大，细胞成份减少；基质中硫酸软骨素也减少其中牙周膜厚度的改变是年龄变化的重要变化。所以随着年龄增长，牙周膜厚度变薄。如青年人牙周膜厚度约为 0.2mm，成年人厚约 0.18 mm，到老年时厚约减少到 0.15mm 左右，出现这种变化，可能是由于咀嚼功能减退有关。在正常情况下，牙骨质和釉质结合处是结合上皮附着的正常的解剖位置。随着年龄的增长的炎性刺激，结合上皮附着水平呈现缓慢向牙根方向移动，可达到牙骨质表面。

（二）牙龈（gingiva）

牙龈是由覆盖牙槽突和牙颈部的口腔黏膜，分别与口腔前庭、腭及口腔底的黏膜相延续；正常呈粉红色，组织坚韧，微有弹性，固定而不能移动。它与口腔其他部位的黏膜不同，感觉迟钝，但能适应用咀嚼所产生的压力与摩擦。牙龈由游离龈、附着龈和牙间乳头组成（图Ⅲ-1-72）。

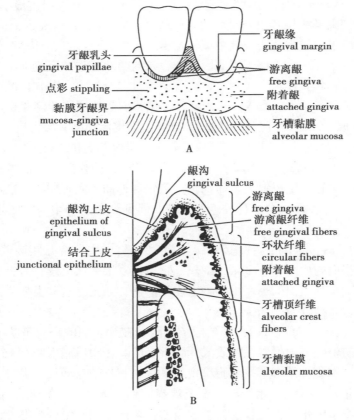

图Ⅲ-1-72　牙龈结构示意图
Diagram of the Structures of Gingiva

1. 牙龈的解剖学构成

（1）游离龈（free gingiva）：也称边缘龈（marginal gingiva），宽约1mm，是牙龈最边缘的部分，游离可动，呈连续的半月形弯曲，其色泽较附着龈稍红。它并不与牙体直接连接，而是有一空隙，呈领圈状包绕牙颈部，此空隙称为龈沟（gingival sulcus）。龈沟的壁一面为牙体，一面为游离龈。正常龈沟深度为0.5~3mm，平均深度为1.8mm，沟底位于釉牙骨质界的冠方，龈内衬有沟内上皮，为复层鳞状上皮，一般无角化层。若龈沟深度超过3mm时，通常认为是病理性的，称为牙周袋。牙龈炎时龈沟深度无论如何增加，只要沟底不超越釉牙质骨，即未有发生结缔组织附着的附着丧失（attachment loss），则预后良好。只要消除病因，牙龈组织消炎后即可恢复正常，故牙龈炎（gingivitis）是一种可逆性的牙周病。龈沟深度，即正常龈沟上皮附着的釉牙骨质界处，是区别牙龈炎和牙周袋的重要标志。龈沟底的位置有年龄上的差异，年轻时位于釉质面上，成年后位于釉质牙骨质界，老年则达牙骨质。

值得关注的是，龈沟内含有龈沟液其成分与血清相似，含有电解质，氨基酸，免疫球蛋白，溶菌酶等，具有清除异物增生上皮与牙贴附的作用，还有抗菌和增强牙龈免疫的能力，但同时也是微生物的培养基。龈沟又有利于菌斑和牙石的形成，从而刺激机体免疫系统的反应，借此阻止来自细菌的毒性物质进入牙龈。不过在许多情况下，上皮和结缔组织细胞的这种功能将受到影响，而引起牙龈和牙周组织疾病。

（2）附着龈（attached gingiva）：在游离龈的根方，紧密附着在牙槽嵴表面，它与游离龈相连处常有一沟称游离龈沟（free gingival groove）。由于该处的复层鳞状上皮下方没有黏膜下层，而由固有层直接紧附于牙槽骨表面的骨膜上，血管较少，故呈粉红色，坚韧不能移动。附着龈的表面有桔皮样的点状凹陷，称为点彩（stippling）；它是由数个上皮钉突融合并向结缔组织内突起所形成的。点彩在口腔内不同部位不尽相同，颊侧比舌侧明显。在牙龈炎症时点彩可因组织水肿而消失，表面光滑。但也有少数正常人可无点彩，故不能单以点彩的有无作为判断牙龈有无炎症。附着龈的宽度在各个牙位不同，上颌前牙唇侧最宽约3.5~4.5mm，后牙区较窄，第一前磨牙最窄，约1.8~1.9mm，有人报道最小的正常值为1.0mm。

附着龈的根方为牙槽黏膜，二者间有明显的膜龈联合（mucosa gingival junction）为界。牙槽黏膜的上皮角化程度较差，结缔组织较为疏松，其中血管丰富，正常颜色深红，移动度较大。牙龈无黏膜下层由而仅有上皮层和固有层，无黏膜下层，因此固有膜直接与骨膜相连，坚韧而不能移动。由于此结构特点，牙龈手术时，应将黏膜骨膜作为一层切开，自骨面将其完全剥离。若在口腔内作浸润麻醉时药物应注入口腔前庭沟黏膜下层内，而不应注入牙龈深部，不然将引起疼痛或牙龈断裂。

2. 牙龈的组织学构成 牙龈是口腔黏膜的一部分，由上皮层和固有层组成，无黏膜下层。

（1）上皮层（epithelial layer）：上皮层包括牙龈上皮、龈沟上皮和结合上皮。

1）牙龈上皮（gingival epithelium）：属复层鳞状上皮较厚，受伤后修复能力强，所以是一种保护性上皮组织。表面多为不全角化；上皮钉突多而细长，且较深地插入固有层中，借此使上皮深层组织牢固地连接。上皮基底细胞生长活跃，或含有黑色素颗粒，偶见黑色素细胞，以致牙龈有时可能出现黑色斑块，

2）龈沟上皮（sulcular epithelium）：是牙龈上皮游离缘转向内侧覆盖龈沟壁，所形成的龈沟上皮。上皮细胞浆少，含小量粗面内质网和许多张力细丝。它也是复层鳞状上皮，有上皮钉突，无角化，与结合上皮有较明晰的分界。结缔组织的炎症可影响上皮的成熟，如去除这些炎症，龈沟上皮仍可角化。龈沟上皮缺乏抵抗机械力，而易破裂。

3）结合上皮（junctional epithelium）：是牙龈上皮附着在牙表面的一条带状上皮，它属无角化的鳞状上皮，由龈沟底部形向根尖方向附着在釉质或牙骨质表面。在龈后底部约有15~30层细胞，向根尖方向逐渐变薄，约含3~4层细胞。结合上皮细胞呈现扁平状，其长轴与牙长轴平行，无上皮钉突。当受到刺激时，可见到钉突增生，伸入结缔组织内。电镜观察见到，结合上皮细胞含有丰富的高尔基复合体，粗面内质网和线粒体，胞浆中张力细胞较少，细胞面的桥粒比牙龈其他区域的上皮细胞少，细胞外间隙增大。因此，为牙龈结缔组织中的炎细胞，单核细胞，大分子量的物质等移动到龈沟内提供了解剖学通道。同时也显示龈沟底部溶菌酶体较多，显示磷酯酶的活性较强。

从结合上皮形态学特点表明，它是未成熟的低分化的上皮。上皮下的结缔组织对复层鳞状上皮的正常成熟有诱导作用。而结合上皮下的结缔组织却缺乏这种诱导作用，致使结合上皮仍保持有这种不成熟性的特征。结合上皮细胞可以形成许多半桥粒，使细胞紧密附着于牙面。在此同时结合上皮细胞在牙表面产生一种类似于上皮与结缔组织连接方式的，基板样物质，包括透明板和密板，通过半桥粒附着在这些物质上，可增加结合上皮更紧密附着在牙面上。在牙龈上皮中，基底细胞分裂、增生补充脱落的表皮细胞，而结合上皮的表层不易脱落，其更新的能移动到牙表面，然后向牙冠方向脱落到龈沟中。据观察结合上皮在牙面上的位置有年龄差异，年轻时附着在牙釉质上，随着年龄增长而向牙根方向移动，中年以后多在牙骨质上。基于结合上皮紧密附着于牙表面这一特有的解剖关系，任何手术都应谨记不能被破坏，如牙周清洁或制作修复体等等，都应妥善保护结合上皮，均要预防，避免结合上皮与牙紧密附着关系被损害。

（2）固有层（lamina propria）：由致密结缔组织构成，含有丰富的胶原纤维，直接附着于牙槽骨和牙颈部，使牙龈与深部组织稳固贴附。牙龈中几乎没有弹性纤维，仅有少量弹性纤维分布在血管壁内。固有层中的胶原纤维均有与其功能相协调的方向排列的纤维束，计有：

1）龈牙组（dentogingival group）：是牙龈纤维中最多的一组，广泛地分布于牙龈固有层中。自牙颈部牙骨质向牙冠方向散开，止于游离龈和附着龈的固有层。其功能主要是牵引牙龈向牙冠方向与牙紧密结合。

2）牙槽龈组（alveologingival group）：其纤维起自牙槽嵴向牙冠方向展开，穿固有层，止于游离龈和固有层内。

3）环行组（circular group）：呈环行排外，位居牙颈周围的游离龈中。纤维比其他纤维要细，且常与邻近的其它纤维束缠绕在一起，其功能有助于游离龈附着在牙上。

4）牙骨膜组（dentoperiosteal group）：纤维起自牙颈部的牙骨质，越过牙槽突外侧皮质骨骨膜，进入牙槽突，口腔前庭肌和口底。

5）越隔组（transseptal group）：是连接相邻两牙的纤维，故横跨牙槽中隔，所以只存在于牙邻面。纤维起于结合上皮根方的牙骨质，呈水平面方向越过牙槽嵴，止于邻牙的相同部位。其功能在于保持牙弓上相邻两牙的接触，对抗其分离。

牙间乳头（interdental papilla）或龈乳头（gingival papilla），位于相邻牙接触区，牙颈部之间，呈乳头状故名，是由游离龈和部分附着龈所组成。在后牙，颊和舌（腭）侧龈乳头顶端位置高，在牙邻面接触点下相互连接处低凹下状似山谷，称龈谷（gingival col）。龈谷表面覆盖薄而无角化上皮，且上皮的钉突数量多，伸入到结缔组织中。在前磨牙龈谷底形成楔形，在后牙区则显低平龈谷的形成与牙龈结合十分紧密。在结合上皮形成过程中，除了龈谷区外，釉上皮被口腔上皮所代替，而龈谷区仍保留着釉上皮的特征，成为牙龈的脆弱区，因而在牙周炎发生的过程中有着重要的相关作用。此外由于龈谷区不易清洁，故易形成菌斑或牙石，龈谷易受到炎症刺激，所以牙间区牙龈炎的发生率要高于其他解剖部位。到老年和疾病情况下，牙间乳头萎缩而牙间乳头间歇显露出来，不可避免地为食物的嵌塞和菌斑积聚提供了条件。故易致牙周炎的发生。

（三）牙槽骨（alveolar bone）

牙槽骨不是一块单独的骨块，而分别属于上颌骨（maxilla）和下颌骨（mandible）的一部分。由于它们是包围和支持牙根的颌骨突起，故又称牙槽突（alveolar process）。容纳牙根的凹窝，叫牙槽或牙槽窝（dental alveoli or alveolar fossa），牙槽窝的冠方游离缘有牙槽嵴（alveolar crest），其中磨牙的牙槽最宽，而尖牙的牙槽最深。两牙槽间的牙槽骨称牙槽间隔（interalveolar septa），多根牙诸牙根间的牙槽骨称牙根间隔（interradicular septa）。

牙槽骨由皮质骨（cortical bone）、固有牙槽骨（proper alveolar bone）及松质骨（spongy bone）或支持骨所组成。皮质骨位于牙槽骨的外层，为密质骨，其表面是平行的骨板，深层为哈氏系统（Haversian system）；固有牙槽骨构成牙槽骨的内壁，即与牙周膜相连的一面，是一层多孔的骨板，亦称筛状板，牙周膜的血管、神经通过此小孔与骨髓相连。固有牙槽骨骨质致密，在 X 线片上显围绕牙周膜周缘的白色线状影像，临床上称为硬骨板。硬骨板、筛状板和固有牙槽骨三者是同一部位的结构。在牙周发炎或外伤时，硬骨板即被吸收而消失。对牙周炎的诊断有一定的参考意义；松骨质位于皮质骨与固有牙槽骨之间，有许多骨小梁和骨髓腔。骨小梁的粗细排列方向均与咀嚼时受力方向一致。例如磨牙根尖的骨小梁呈水平方向，根尖区的小梁则呈放射状；磨牙区承受咀嚼压力较大，故骨小梁也相对要粗一些。

　　牙槽骨的厚度各部不一，它与炎症的播散及治疗有重要的关系。上颌骨牙槽突唇、颊侧骨板较薄，且有多数小孔通向其内的骨松质。因此，施行上颌牙及牙槽骨手术，可采用局部浸润麻醉。在下颌前牙的唇侧骨板较舌侧为薄，但在前磨牙区，颊、舌侧骨板厚度相近，在下颌拔牙、牙髓治疗或牙槽骨手术时，除切牙区可采用浸润麻醉外，一般均采用阻滞麻醉。

　　已知牙槽骨是人体骨骼系统中代谢和改建最活跃的部分，在正常生理状态下，牙槽骨的吸收与新生，是保持动态平衡，故牙槽骨总是能高度保持稳定，使牙齿在各种功能状态下，发挥最大效能。当骨吸收增加或骨新生减少，或二者并存时，牙槽骨的吸收与新生的平衡关系被破坏，即发生骨丧失。例如，一些牙龈中的慢性炎症向深部牙周组织到达牙槽骨附近时，骨表面和骨髓腔内分化出破骨细胞，发生陷窝状骨吸收，或使骨小梁吸收变细，在距炎症中的较远处，可有骨的修复性再生。在牙周炎时常伴有殆创伤，其表现为受压侧发生骨吸收，受牵引侧则发生骨质新生，形成垂直吸收或水平吸收的各种形式的骨吸收，从而产生各种形式的骨变化，致使各部位牙槽骨吸收不均匀，而出现不同程度的缺损，其最后的转归都有可能为牙松动及移位提供了条件。所以，不难理解牙槽嵴的组织结构与身体其他骨相似，其生长发育依赖于牙的功能性刺激。如果牙脱落牙槽骨也随之而现萎缩。牙槽嵴的形态在前牙区为圆柱状，在磨牙区为扁平状，但位于颊侧或舌侧的牙，牙槽嵴变薄或消失。

　　（四）牙周组织的临床解剖纪要（clinical anatomical summary of periodontal tissue）

　　1. 牙周组织（periodontal tissue）　　牙周组织包括牙周膜、牙龈和牙槽骨，已正如前述。牙周组织病就其发病部位可分为牙周病和牙龈病，牙龈病主要局限于牙龈组织内，而牙周病则是侵犯牙周组织以及牙骨质的慢性破坏性疾病（chronic destructive disease）。牙周炎和牙龈炎是口腔领域中的多发病，而牙周炎（periodontitis）是发生在牙支持组织上感染性疾患。此间所述的是发生在牙龈及深部牙周组织的炎症性疾病，一般称之为牙周炎。由于牙周病病程缓慢，早期症状不造成明显的痛苦，患者常不及时就医，致使支持组织的破坏逐渐加重，最终导致牙齿丧失。所以，牙周炎常常造成成年人丧失牙齿和老年人全口缺牙的主要原因。据原北京医科大学口腔医学院的资料显示：因牙周病拔牙者在1953年占31%，到1986年上升为44%，成为拔牙的首位原因。所以它是破坏人类咀嚼器的最主要的疾病，世界卫生组织已将牙周健康状况列为人类保健水平的一项重要指标。

　　由于牙周炎造成的组织破坏是不可逆的。尽管经彻底治疗后能使病变停止进展或有少许修复，但也难于全部恢复正常。这与牙龈炎（gingivitis）病因明确，病变局限而无深部牙周组织的破坏；只要除去病因，并改正一切造成菌斑滞留和刺激牙龈的因素，经一段时间治疗后，均可能恢复，这一点上有本质的不同。所以，就牙周炎对牙周支持组织破坏，除造成牙齿松动、咀嚼功能降低，从而影响消化功能外；牙龈炎的红肿、出血、溢脓，以及牙周袋内存在的大量细菌等等对人的身心健康都会产生不同程度的影响。所以对牙周炎的防治应有足够的重视。

　　2. 牙周袋（periodontal pocket）　　牙周袋是牙周炎最重要的病理和临床的表征之一，它是病理性增深的龈沟（gingival sulcus）。通常是用牙周探针沿着牙面进行探诊，其深度超过龈沟正常深度3mm者牙周袋。根据牙周袋所处的解剖位置的不同而有三种情况：①龈袋（gingival pocket）或假性牙周袋：仅仅是由于牙龈组织由于炎症性增生肿大使龈缘位置向牙冠方向移动，导致龈缘覆盖牙冠而形成龈袋。而牙周组织并未被破坏，牙槽骨尚无明显吸收，牙槽骨的高度亦未丧失，而形成龈袋。②骨上袋（supragingival pocket）或真性牙周袋（true periodontal pocket）：牙周袋底位于牙槽嵴顶上方，由于牙槽嵴为水平型骨吸收，其高度降低，导致骨上袋形成。③骨内袋（intrabony pocket）：牙周袋位于牙槽嵴顶下方，牙槽骨在袋的侧方，牙周袋处于牙根间与牙槽骨之间。此时牙槽骨的高度变化较微，但牙根周围的固有牙槽骨吸收，破坏显著。影像学见到骨内袋的牙槽骨呈垂直性吸收，牙周膜间隙明显增宽（图Ⅲ-1-73）。

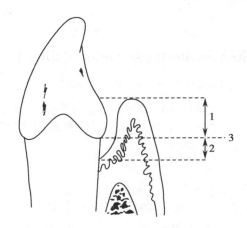

图Ⅲ-1-73　龈袋和牙周袋示意图
Diagram of Gingiva Pocket and Periodontal Pocket

1. 肥大或增生形成龈袋（假性牙周袋）the gingiva becomes hypertrophy or hyperplasia to form gingival pocket（false gingival pocket）；

2. 结合上皮向根方迁移，形成牙周袋（真性牙周袋）the junctional epithelium transfers toward the root of tooth to form gingival pocket（true gingival pocket）；

3. 釉牙骨质界，示真、假牙周袋同时存在（the boundary of enamel and cementum，showing the concurrence of true and false gingival pockets）

　　由于牙周炎的病理变化和临床表现均比较复杂，且累及的解剖结构既有软组织，也有硬组织，且每位患者常常有多个牙齿患病，各个患牙的病情又不尽相同，要作出完善、正确的治疗计划和估计预后，有一定的难度。只有对每位患者在细致全面检查的基础上，既要做出牙周炎的诊断，也要确定其所患牙周炎的类型、总体及各个患牙的破坏程度以及目前是否处于疾病的活动期，还要顾及其他的相关因素等等，因此对牙周炎的预防和及时治疗具有重大的意义。

（古怡秦　朱松槐）

第六节　口腔种植学的解剖学基础
Section 6　Anatomical Basis of Oral Implantology

　　口腔种植学（oral implantology）是研究和探索以解剖生理为基础，采用人工制作的种植体（implant）植入颌骨及颌面以修复牙、颌及颌面器官缺损。以恢复其原有的外形和生理功能，并能起到预防，治疗口腔颌面系统有关疾病的临床学科。所以口腔种植学是口腔医学（stomatology）的重要组成部分，也是口腔解剖生理学、口腔组织病理学、𬌗学、生物力学、生物材料学及医学美容学等多学科交叉学科结合的产物。属于生物医学工程范畴，是二级临床学科。尽管口腔种植是一门年轻而极速发展的学科，但有关牙种植的概念却有久远的历史。因为在远古时代我们的祖先很早就知道一口好牙的重要性，人们深知缺牙对全身健康的危害。

　　"骨结合"（osseointegration）是瑞典学者 Brånemark 于 20 世纪 50 年代所提出的，通过 10 多年深入的基础与临床研究被大家所认可；经过众多的实践已被公认为"骨结合"理论的确立，是指导口腔种植发展的理论基础也是成为划时代的"分水岭"的标志。在我国口腔种植起步较晚，20 世纪 70 年代曾有个别医生涉足牙种植，但效果欠佳；直到 20 世纪 90 年代初才趋向较为活跃，进入 21 世纪有了较大的发展。眼下口腔种植取得长足和可喜的发展，但面对治疗周期过长，如何缩短与自然牙主要功能上的差距等问题，以及目前尚无良好对策的种植体周围炎的预防，及治疗等等尚有待解决的问题，还有待我们去探索、克服。不过，口腔种植学是一门新兴的学科，从发展，骨结合理论的不断充实以及牙种植体材料所取得的成果十分令人鼓舞，但与牙缺失众多群体的渴求，仍存在一定的落差。但当下的现实确有极其强烈的市场需求，人们有理由坚信，这门新兴的口腔种植学，其前景是令人鼓舞的。

一、口腔种植的解剖学基础 Anatomical Basis of Oral Implantology

口腔种植的成功与修复效果与种植区骨的质量有直接的关系，更与口腔种植直接有关的成对上颌骨、和单一的下颌骨要有良好的牙槽骨形态结构和健康的生理状态，是保证口腔种植成功不可缺的关键因素。有关上颌骨、下颌骨的形态结构在本章第一节"口腔解剖生理学"中已有描述。下面仅就上、下颌骨与口腔种植有关的解剖学特点作进一步阐述。

（一）上颌骨（maxilla）

上颌骨是构成颌面中部 1/3 最主要的骨块，左右各一，相互对称。它与额骨、鼻骨、腭骨等 9 块颅骨相连接，并与口腔、眼腔、鼻腔、颞下窝、翼腭窝、翼上颌裂、眶下裂等结构密切相关。按形态可分为一体和四突。即：上颌体，额突、腭突、颧突和牙槽突。其中牙槽突与口腔种植直接相关。

牙槽突（alveolar process）也称牙槽骨（alveolar bone），自上颌体向下延伸，是上颌骨包绕牙根周围的突起部分，也是上颌骨最厚的部分。质松，大部分为骨松质。左右侧牙槽突在中线结合形成牙槽骨弓，弓内深窝称牙槽窝（alveolar fossa）。牙槽窝周壁称为固有牙槽骨，包绕牙周膜的外周。牙槽突有内、外骨板，均为骨密质，两者之间为骨松质。但牙槽突唇颊侧骨板均较腭侧骨板为薄。由于唇颊侧骨板较薄，在拔除前牙后易发生吸收，对口腔种植造成一定的影响。因此，上颌前牙区种植，应尽早进行，以尽可能保护牙槽骨，保持牙龈的美学形态。此外，由于牙槽骨的骨质致密，X 线上呈现为一白色状影像包绕在牙周膜周围，故称之为硬板。其实硬板、固有牙槽骨及筛状板系指同一位置。硬板 X 线像上的改变对牙周病的诊断有一定意义。

作为与口腔种植密切相关的牙槽突所形成的上颌窦底壁（下壁）是最大一对的鼻旁窦。该壁由前向后盖过 $\frac{18-15}{25-28}$ 的根尖，其中以上颌第一磨牙根尖距上颌窦底壁最近。故局部关系十分密切；由于上颌窦底壁厚薄不一，特别是磨牙区根尖与底壁之间有较厚或较薄的骨质或无骨质间隔而仅覆以黏膜。所以牙源性感染可由牙根尖蔓延至上颌窦，引起上颌窦化脓性炎症。临床上拔除上述各牙及摘除断根时应牢记，上述牙根与上颌窦底壁的紧密关系，以免穿通窦壁造成口腔上颌窦瘘，甚至将断根推入上颌窦内；同时，作上颌窦根治术时，刮除窦底壁时也应顾及相关关系避免损伤根尖，不然将可能引起牙齿长期麻木，甚至导致牙髓坏死等后遗症。上颌窦底壁内衬有一层厚约 0.13~1.00mm 黏膜，并通过上颌窦口与鼻腔黏膜相延续，其结构与其它呼吸道黏膜相似，但其厚度通常较鼻腔黏膜薄，血液相对略差。正常健康的上颌窦黏膜为灰白色，若 X 线影像中见到上颌窦黏膜增厚，则提示上颌窦有炎症。吸烟者的黏膜会萎缩变薄，且易损伤。而局部慢性炎症患者，尤其是增生性肥厚性鼻窦炎患者，其黏膜会变得肥厚、疏松。在这些病理状态下，上颌窦黏膜与骨性窦壁之间较常出现粘连，难以分离，黏膜本身也会变得松软，这将严重影响上颌窦提高升术中上颌窦黏膜剥离。因为它容易造成上颌窦黏膜破裂穿孔，将不适宜进行上颌提升术。所以也是上颌窦提升术的相对禁忌证之一。因此，对这些患者进行曲面断层片、CT 等检查明确局部组织结构的病情变化十分必要。如果见到上颌窦黏膜厚度增加到 3~4mm，就必需先进行抗炎或其他相关治疗，待黏膜恢复正常后方能再进行上颌窦提升术，为口腔种植做准备。作为上颌窦内骨性分隔与上颌窦提升术有一定的关系，上颌窦内分隔是上颌窦数目变异中的一种，其中以垂直分隔最为常见。垂直隔可见于窦壁的任何位置，但多见于窦底向上延伸，高低不一。垂直分隔的厚度约 0.8~1.7mm，通常是起始部较厚，然后向上逐渐变薄（有关上颌窦的变异见前鼻窦见中篇第二章第二节之图Ⅱ-2-31 及图Ⅱ-2-32）。据临床观察骨性垂直隔多见于第一磨牙或前磨牙区附近，主要集中在第二前磨牙和第一磨牙区，且以颊腭向分隔走行方向为主，但也可见到远近中走行方向的存在。下颌牙槽窝相比相应的上颌牙槽窝要小，牙槽突内、外骨板的骨密质均较厚。下颌切牙、尖牙唇侧牙槽窝骨板较舌侧薄，前磨牙的颊、舌侧骨板厚度相近。下颌磨常规 X 线检查，上颌窦 CT 断层是明确诊断这些分隔的可靠手段。上颌窦内骨性垂直分隔的存在对上颌窦提升术有一定的影响。如果分隔仅存在于窦底分隔的位置不高，则对上颌窦提升术入路影响不大，如果位置较高，达到入路制备部位，上颌窦提升术窗口的形状则需要根据分隔的形状而设计成 W 形或独立的两个窗口；另一方面骨性垂直分隔处的黏膜相对难于剥离,有可能容易造成手术中上颌窦黏膜穿孔等并发症。所以,在手术中要更为小心,谨慎至为重要。因此在进行上颌窦提升术前要了解上颌窦内骨性分隔的解剖状态用 CT,甚至三维重建等辅助检查十分必要。在此同时清晰显示,了解上颌窦底与上颌磨牙根之间的毗邻关系,以及牙槽骨骨质等相关情况,为口腔种植上颌牙前,对上颌窦提升术提供有价值的参考,颇有助益。

（二）下颌骨（mandible）

上颌骨是与口腔种植密切相关的另一骨块。也是面部诸骨中最大,唯一能活动的骨。其结构特点有:

1. 牙槽突（alveolar process）　　它与上颌牙槽突的结构基本相似,但下颌牙槽窝相比相应的上颌牙槽窝要小,牙槽突内、外骨板的骨密质均较厚。下颌切牙、尖牙唇侧牙槽窝骨板较舌侧薄,前磨牙的颊、舌侧骨板厚度相近。下颌磨牙因其牙体倾向牙槽突的舌侧,故颊侧骨板较厚,下颌第一、二、三磨牙的颊侧因有外、斜线使其骨质板较为增厚。

2. 下颌管（mandibular canal）　　它是位于下颌骨内骨松质间骨密质管道。它不仅是下牙槽血管神经束通过的骨性管道,也是全身含有血管神经束的骨密质管中,与牙齿关系最为密切者。准确地了解其解剖位置对下颌牙种植及下牙槽神经麻醉具有重要的实用意义。

下颌管上起下颌孔（mandibular foramen）,下续下颌管而止于颏孔（mental foramen）。下颌管在下颌骨内的行走,在下颌支内该管向前下,到下颌体内时则几呈水平位前行。当其前行经过下颌诸牙槽窝的下方时,沿途发出小管至各牙槽窝,以通下牙槽神经、血管。当下颌管途经下颌第二前磨牙时分为粗细两管,细管行向正中线,粗管即颏管（mental canal）。该管向后、上、外与颏孔相连;细管即切牙神经管,此管继续向中线方向走行并有序缓慢变细终止于下颌侧切牙下方或侧切牙与中切牙之间的下方。下牙槽神经在下颌管的前端,也相应的分成两个终支,即颏神经和切牙神经走行同名神经管之中。颏神经分布至第一前磨牙尖牙和切牙的颊唇侧牙龈。下唇黏膜,下唇皮肤和颏部皮肤。切牙神经分布到第一前磨牙、尖牙、切牙的牙髓、牙槽突和牙周膜。基于上述紧密的局部毗邻关系,在拔牙或摘除断根时要牢记避免损伤相关的下牙槽神经。若下颌牙种植操作过程中不慎穿通下颌管,由于下牙槽血管神经、血管较浅在、较恒定的局部关系,且被一层被膜包绕,首先被损伤的必然是血管导致出血,此时下牙槽神经可能尚未受损,借此术者可受此提示而应停止操作。所以下颌管被损伤后的出血,对神经是否已被损伤有早期提示的意义。

下颌管在下颌体断面上近似椭圆形,上部略小,在升支部呈扁横椭圆形。从下颌孔至第一磨牙这一段似有三点规律可循:①下颌管距下颌骨内板比外板近,下颌骨内板常构成下颌管的内壁,其上、下壁及外壁较常与骨松质邻接;②下颌管在下颌支内距下颌支前缘较后缘为近（除下颌孔及其下方 1~2mm）;③下颌管距下颌下缘要比牙槽嵴近。此外由于下颌管在下颌后牙区走行中偏向舌则骨板,而且距下颌骨下缘较近。因此,下颌牙种植时,只要钻孔方向不偏斜,可有足够的骨量容纳适当长度的种植体。

二、缺牙区的解剖学演变 Anatomical Evolution of Edentulous Area

缺牙区的解剖学演变主要包括缺牙后牙槽骨的改变和拔牙后软组织的愈合和转归。

（一）缺牙后牙槽骨的改变（the changes of alveolar bone after missing teeth）

众所周知,上、下颌骨的牙槽突是全身骨骼系统中变化最显著的部分,尤其在缺牙后表现更为明显。通常认为正常咬合力是通过牙周膜传递到牙槽突的,是一种正常的生理刺激,此种正常较恒定的生理性刺激对牙槽突的生长及调节较恒定的骨吸收与再生、达到维持相对平衡至关重要。缺牙后,缺牙区则失去这一生理性刺激,牙槽突会有不同程度的吸收和萎缩,尤其在全牙缺失后更为明显。何况缺牙修复后的义齿基托对牙槽嵴的压迫也可以加速牙槽骨的吸收。此外,某些全身因素,如妇女绝经后雌激素水平的变化导致骨质疏松、降低骨强度,甲状腺素、前列腺素、降钙素等水平的变化也将直接影响到骨质代谢,促使牙槽骨萎缩。据观察,全牙缺失后,牙槽突的吸收是沿牙长轴方向进行。在上颌,牙槽突向上、向内吸收,由于上颌唇、颊侧牙槽突骨皮质相对比较薄,且需要承受唇颊侧肌肉活动时产生向内的压力。所以唇颊侧吸收速度较腭侧快,导致上颌牙槽突弓逐渐缩小。在下颌牙槽突骨吸收方向也同样沿下颌牙长轴向下、向外。因为下颌骨舌侧骨质较薄,其吸收速度较唇侧骨皮质快。所以,下颌牙槽弓会相对比上颌牙槽弓逐渐扩大。当下颌骨牙槽突出现严重吸收时下颌骨的外斜线（external oblique line）颏隆凸都会靠近牙槽嵴顶，甚至平齐，形成刀刃状或平坦的牙槽突；此时下颌管的走行位置也由下颌体中央移至接近上缘。

（二）拔牙后软硬组织的愈合和转归（healing and outcome of hard and soft tissue after tooth extraction）

拔牙创后的愈合与普通创口的愈合过程基本相似。通常都包括血凝块形成、创口清洁、组织生成和组织改建四个过程。

1. **血凝块形成** 其中首先是血凝块形成，是由于当牙被拔出后，从损伤的血管和血细胞中释放出许多促凝血的活性因子，这些因子促使拔牙创内形成修复性的纤维蛋白网状结构，血小板趋化并粘附在被损伤的血管口上，使得出血停止。血凝块作为一个包含大量活性因子和利于细胞运动的支架有利于创口愈合有重要意义。

2. **创口清洁** 几天后血凝块开始崩解，进入创口的清理阶段。创口清理为组织修复提供了良好的微环境，中性粒细胞和巨噬细胞进入伤口，在此同时吞噬细胞和坏死的组织、巨噬细胞释放一些细胞因子促进干细胞的趋化、增殖和分化。当创口被清理干净后，中性粒细胞开始凋亡或被巨噬细胞所吞噬，然后巨噬细胞游走出伤口，在拔牙创伤受损的骨组织也被破骨细胞降解，清除有序地进入组织生成阶段。

3. **组织生成** 主要来自骨髓的干细胞、成纤维细胞进入拔牙创，开始分化增殖、分泌胞外基质。这些胞外基质沉于创口内的成纤维网状支架中逐渐形成肉芽组织。当肉芽组织成熟后，巨噬细胞明显减少，较多的是成纤维细胞样细胞和新生的毛细胞血管。新生的血管网为创口的修复提供了充分的营养物质。从干细胞分化而来的早期成骨样细胞聚集在新生血管周围分化成为成骨细胞，这个过程以毛细血管为中心逐渐向外周进行。成骨细胞分泌胞外基质，胞外基质逐渐矿化，成骨细胞以后就形成骨细胞。这个阶段形成的新生骨质呈条束状被称为编织骨，编织骨是最早形成的骨质。它以毛细血管为中心向外周快速沉积，编织骨围绕毛细血管沉积、增厚，矿化度也随之逐渐增高，一些成骨样细胞被纳入其中，这样就形成了初级骨单位，并有序的进行组织改建。

4. **组织改建** 早期编织骨的形成是一个快速过程，一般在几周内整个拔牙创完全由新生的编织骨所占据，这一期的编织骨也被称为初级骨松质。编织骨含有大量的成骨细胞或骨样细胞和充足血供的稳固的支架结构。编织骨中的初级骨单位也逐渐被板层骨和骨髓组织所替代，形成次级骨单位。当破骨细胞参与编织骨的吸收改建；此吸收改建的位置在显微镜下可以被观察到一层线状结构，这层结构可以是新的次级骨单位的新起点。组织改建过程可以持续数月，或甚至在某种程度上是一个终生的过程。最后拔牙窝内形成板层骨和骨髓组织。

上述的四个过程，一方面显得有序进行，另一方面也不能完全分割，在各期的运行中往往呈互为因果混在一起进行。拔牙创软组织的修复过程相对简单。当拔牙创形成后，拔牙窝内的修复过程约在1个月左右。这是由于在拔牙创后的初期，血凝块表面并没有上皮覆盖，约在1周后创口周围上皮细胞沿着创口内肉芽组织表面生长，并逐渐封闭拔牙创面，借此隔绝外界的不良刺激影响拔牙窝内的修复过程，然后上皮结构接近正常牙龈组织，上皮开始出现角化，通常2个月左右，创面覆盖良好的牙龈组织。如果拔牙时不慎有创口感染或有炎性肉芽组织，对拔牙创的愈合将会有明显影响。在骨修复后期常伴有明显的牙槽骨吸收和新生骨量不足，并且出现软组织向内凹陷，导致软组织外观不理想。此外当拔牙时，若损伤造成牙槽骨骨折；牙槽骨折可以激发引起破骨细胞过度活化，引起拔牙创骨吸收加剧，造成骨量丧失，以致后期骨生成不足去修复拔牙窝，有可能出现牙槽骨明显萎缩。对牙种植将有一定影响。纵观缺牙区解剖学的各种变化，不难理解这些改变均对往后的牙种植会有方方面面的挑战。其中最突出的是：天然牙与种植体周围软组织最大不同在于种植体周围没有牙周膜（periodontal membrane）。牙周膜是直接环绕牙根位于牙体与牙槽骨之间，主要由各种纤维，如胶原纤维和耐酸水解性纤维，还有各种细胞、血管、淋巴管、神经以及上皮剩余和牙骨质等，能为牙很好的固定在牙槽窝内提供了极为良好的微环境起主要作用。由于种植体周围缺乏来自天然的类似牙周组织中，在行牙种植时，种植体将更容易受到机械力及其他因素的影响，在牙种植时均应有所顾及。尽管 Thomas（1987）在羟基磷灰石（HA），被认为是生物相容性极佳的生物材料，在这一基础上推出用羟基磷灰石（HA），钛HA涂层体的临床应用效果很好并风行一时，为牙种植界所采用。但近几年来Steflikt和Nancollas等研究，在动物实验观察中见到：种植后6个月内，经涂层的种植体的骨结合率高于非涂层者。但经长期观察，骨结合却在逐渐递减，质疑之声不少。所以，钛HA种植体临床应用的远期效果如何还有待更多的临床验证。不过，口腔种植学是眼下热门的新兴学科之一，并且在种植的方方面面均取得长足的发展，其前景喜人。但也依然面临许多挑战，如如何缩短治疗周期，如何缩短与自然牙功能上的差距，以及如何对种植体周围炎的预防和治疗等等。眼下尚未得到很好解决。展望未来，随着科学技术不断更新，改进，跨学科相互融合，互补，再生医学的发展等等，可以预见口腔种植学必将很好造福人类。

三、口腔种植的颌骨应用解剖 Applied Anatomy of Jaw Bones in Tooth Implantation

近几十年来，随着种植技术的兴起与发展，牙列缺损的修复有了全新的认识。牙种植技术对颌骨的质量及颌骨内相关解剖结构也有着较为严格的要求。与牙种植有关的颌骨主要包括上、下颌骨，颧骨，腭骨等。

（一）上颌骨（maxilla）

上颌骨位于面中部，是左右对称的两块形态不规则的骨。由上颌骨体以及额突、牙槽突、腭突和颧突组成。上颌骨体内有上颌窦。上颌骨与种植手术相关的重要解剖结构包括牙槽突、上颌窦、颧突和腭突等。

1. 牙槽突（alveolar process）　　上颌骨的牙槽突构成了上颌牙槽骨，由内外密质骨板夹骨松质构成，其中唇颊侧骨密质板较为薄弱。在牙齿缺失后，特别是前牙区的唇颊侧骨板会发生吸收导致唇侧骨量不足（图Ⅲ-1-74、图Ⅲ-1-75），临床上往往会采用即刻种植或拔牙后骨替代材料移植来保存唇侧骨板。同时为了保证种植体植入需要的1.5mm的唇颊侧骨量，前牙区的种植体植入位点往往更偏向腭侧，并在唇侧放置骨替代材料来补偿可能发生的唇侧牙槽骨改建。

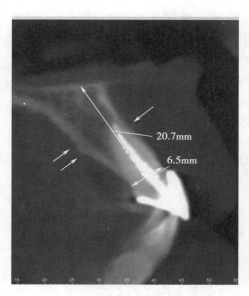

图Ⅲ-1-74　#21牙齿拔除前牙槽嵴尚丰满
#21 with Well-Rounded Alveolar Ridge before Extraction
1. 单箭头（single arrow）：唇颊侧骨板（buccal bone）
2. 双箭头（double arrows）：舌侧骨板（lingual bone）

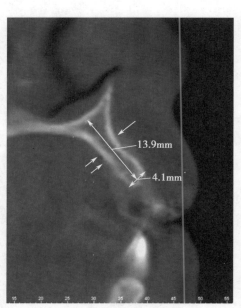

图Ⅲ-1-75　#12拔牙后唇侧骨板吸收导致牙槽嵴宽度变小
#12 Labial Bone Absorbtion and Ridge Width Reduced after Extraction
1. 单箭头（single arrow）：唇颊侧骨板（buccal bone）
2. 双箭头（double arrows）：舌侧骨板（lingual bone）

　　上颌后牙区的牙槽骨在后牙牙列缺失之后，由于缺乏生理性刺激，牙槽骨吸收改建，高度和宽度都会发生变化（图Ⅲ-1-76、图Ⅲ-1-77）。上颌后牙区牙槽骨骨质疏松，多为Ⅲ类骨，初期稳定性相对较下颌种植体略差。目前临床上使用的Ⅰ～Ⅳ类骨质分类出自 Lekholm 和 Zarb 于 1985 年提出的牙槽骨质量分类方法，该法根据皮质骨和松质骨的比例将牙槽骨分为：Ⅰ类骨：几乎整个颌骨由均匀的皮质骨组成；Ⅱ类骨：一层厚厚的皮质骨包饶在致密的骨小梁外围；Ⅲ类骨：一层薄层的皮质骨包饶在致密的骨小梁外围；Ⅳ类骨：一层薄层皮质骨包饶在疏松的骨小梁外围。为了提高初期稳定性，可以充分利用后牙牙槽嵴宽度的特点，通过适当增加种植体直径和长度、获得充足的骨结合率。

　　上颌骨的牙槽突与腭骨间形成腭大孔（greater palatine foramen），其中有腭前神经（anterior palatine nerve）和血管穿行。该神经位于上颌第三磨牙腭侧牙槽嵴顶至腭中缝连线的中外 1/3 交点上。前牙种植钻孔时，由于上颌前牙槽突由下往上向腭侧倾斜，加之唇侧前庭沟处往往存在大的倒凹，为了避免钻孔穿通唇侧骨板需要向腭侧倾斜下钻，若角度过大易穿通腭侧牙槽骨损伤切牙孔与其中的鼻腭神经。

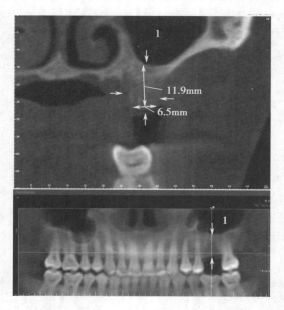

图Ⅲ-1-76　#26 缺失半年牙槽嵴尚丰满
#26 with Well-Rounded Alveolar Ridge before Extraction
1. 上颌窦（maxillary sinus）：箭头之间为剩余牙槽嵴（residual alveolar bone）

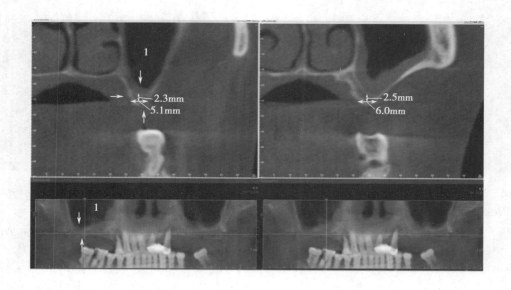

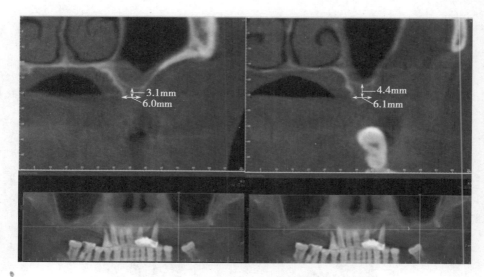

图Ⅲ-1-77　双侧上后牙区缺牙后牙槽嵴吸收明显
Alveolar Ridge Absorbtion after Extraction in Both Upper Molar Areas
1. 上颌窦（maxillary sinus）：箭头之间为上颌窦底剩余牙槽嵴（residual alveolar bone of sinus floor）

上颌前牙区牙槽骨高度充足，尖牙与侧切牙处距离鼻底距离远，上颌窦前壁前间隙充足，是种植安全区（图Ⅲ-1-78）。但上颌牙列缺失后，由于上颌骨唇颊侧骨板菲薄，同时存在唇肌施加在牙槽骨上的压力，使得上颌牙槽骨向内向上吸收，牙弓变小。前牙区唇颊侧骨板薄，缺牙后更易发生唇侧骨板吸收导致种植区骨宽度不足。

上颌牙槽骨血供丰富，接受来自上牙槽后动脉、上牙槽动脉、眶下动脉以及唇颊腭侧黏骨膜的血供。所以，上颌骨种植术后成骨愈合较快，但易出现血肿等问题。

2. 切牙孔（incisive foramen）　上颌骨腭突在中线相连形成腭中缝，切牙孔位于腭中缝与上颌中切牙腭侧在双侧尖牙连线中点，有鼻腭神经和伴行血管穿出。前牙区种植时应避开此处神经。

3. 上颌窦（maxillary sinus）　上颌窦是位于上颌骨体内的最大一对鼻旁窦，呈倒置三角锥形，锥形的底即内壁，是鼻腔外侧壁的一部分，尖部伸向上颌骨颧突，其前壁构成颜面部，后壁为蝶骨大翼，顶壁构成眶底，底壁向下盖过下颌后牙牙根，由上颌第二前磨牙至上颌第三磨牙根尖与之仅有一薄层骨壁相隔，有时甚至直接由黏

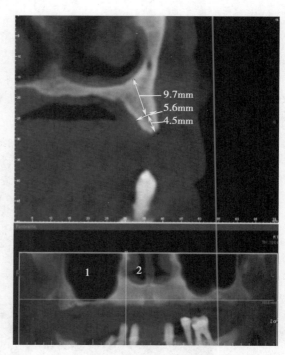

图Ⅲ-1-78　上颌尖牙与侧切牙之间骨量较其前后更为充足
More Adequate Bone between Upper Canine and Literal Incisor
1. 上颌窦（maxillary sinus）　2. 鼻腔（nasal cavity）

膜覆盖根尖。上颌窦骨壁内层有一层厚度约 0.1mm~1.0mm 的上颌窦黏膜。黏膜完整，但血供较差。上颌窦的大小和位置存在明显的个体差异。在生长发育的不同阶段，上颌窦的形态会发生明显变化。在不同阶段气化腔隙之间会形成上颌窦间隔，这个间隔往往存在于缺牙区与有牙区的分界处。缺牙后上颌窦会进一步气化，腔隙变大，导致相应区域的牙槽骨高度降低，增加种植难度（图Ⅲ-1-79）。术前影像学资料可了解上颌窦底的位置高度和覆盖范围，可有效避免穿通上颌窦黏膜等种植并发症的发生。

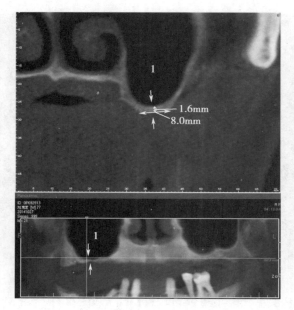

图Ⅲ-1-79　双侧上后牙缺失牙槽骨吸收合并上颌窦气化导致牙槽嵴高度明显下降
Absorbtion of Alveolar Ridge and Pneumatization of Sinus Cause Reducing Height of Residual Alveolar Bone
1. 上颌窦（maxillary sinus）：双箭头之间为上颌窦底剩余牙槽嵴（residual alveolar bone of sinus floor）

　　上颌后牙区牙槽嵴顶到上颌窦底的高度超过 10mm，可以采用传统的种植方式。如果缺牙区上颌窦腔气化合并牙槽嵴吸收，剩余牙槽嵴高度不足以容纳一定长度的种植体，此时可选择上颌窦提升术增加骨高度（图Ⅲ-1-80）。剩余牙槽嵴高度在 6~9mm 时，可选择上颌窦内提升技术，在牙槽嵴高度小于 6mm 时，选择上颌窦外提升技术可以降低黏膜破损的风险，技术熟练的医生仍可以选择上颌窦内提升术。

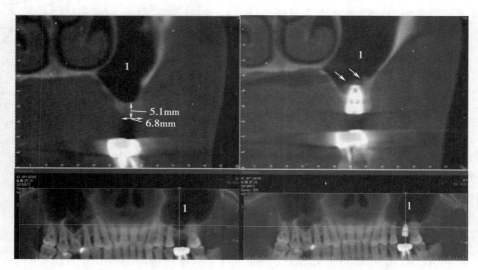

图Ⅲ-1-80　左图为术前 26 牙槽骨高度 5.1mm，右图为行上颌窦内提升术后同期植入种植体（5×8mm），窦内可见被提升的上颌窦底骨块
（Left：Alveolar bone height 5.1mm before surgery；Right：After transcrestal sinus floor augmentation and simultaneous implantation （an 5×8mm implant），lifted bone can be seen in maxillary sinus.）
1. 上颌窦（maxillary sinus）：箭头为被提升的上颌窦底骨块（lifted bone of sinus floor）

　　然而由于上颌窦提升术后并发症的存在，对于上颌后牙区骨高度不足的解决方法，也可以利用上颌窦内壁与上颌牙槽骨外壁都是皮质骨这一特点。种植体由牙槽嵴顶传入，直接穿通上颌窦壁进入上颌窦内，形成双皮质骨固位，可以获得良好的初期稳定性。此时上颌窦黏膜可能被顶起成骨，或可能被种植体穿通，若在术后严格控制上颌窦感染的情况下，也可以获得高成功率。

上颌窦的血供丰富，其血供主要来自于上颌动脉。上颌窦提升术中填入的骨替代材料血管化程度较好，是由于术区周围多为小血管吻合支，所以在手术时，不必严格控制出血，反而适当的血流有助于根据其流向根据呼吸的变化判断上颌窦黏膜是否发生损伤，也有助于术后填入材料的血管化和成骨。

4. 颧突（zygomatic process）　上颌骨颧突向外上方与颧骨相连，向下形成颧牙槽嵴。对于上颌后牙区骨量严重不足，又无法通过植骨或上颌窦提升技术增加骨量的，可以考虑进行穿上颌骨的颧骨种植技术。种植体由上颌后牙区牙槽嵴顶进入，尖端进入颧骨内，距颧骨后壁 3mm。根据穿过路径的不同可以分为以下几类：①ZAGA 0 类：种植体进入上颌窦内；②ZAGA 1 类：种植体穿行于上颌窦前壁；③ZAGA 2 类：种植体穿出上颌窦前壁但紧贴前壁；④ZAGA 3 类：种植体穿出上颌窦前壁与之有一定间隙；⑤ZAGA 4 类：种植体直接进入颧骨。由于颧骨种植体的长度是传统种植体的 3~4 倍，钻孔时小的偏差就会导致位置产生巨大的差异，所以术前根据 CT 影像了解上颌牙槽突和颧骨的位置关系就尤为重要。

（二）下颌骨（mandible）

下颌骨内与种植相关的重要解剖结构主要位于下颌体内，下颌骨的质与量也影响着种植方案的选择。

1. 下颌管（mandibular canal）　下颌管是下颌骨种植术中最重要的解剖结构之一，其中穿行着下牙槽血管神经束，其位置和行径是影响种植方案设计的重要因素。在种植手术前，需要通过影像学资料了解下颌管的直径、截面形状和在下颌骨中的走行等，从而避免在术中钻孔过深或颊舌向位置不当损伤下颌管内的下牙槽神经。

下颌管起源于下颌孔，下颌孔向后上方开口，孔的后上方有下颌神经沟，下牙槽神经血管束由此进入下颌管。下颌管在下颌支内向前下走行，在下颌体内呈水平向前，前磨牙区下方分出颏管和切牙神经管，下颌管在下颌体内的位置呈现一定的规律性：①下颌管由下颌第二磨牙到下颌前磨牙，距牙槽嵴顶的距离（管嵴距）逐渐增大，距下颌骨下缘的距离逐渐减小。种植体的植入要求种植体下缘与下颌管及邻牙有 3mm 以上的距离以避免伤害下牙槽神经管，术前应参考影像学结果，根据管嵴距选择合适的种植体长度。②下颌管距下颌后牙根尖的距离以下颌第二磨牙最短。即刻种植时要求待拔除的牙根尖距下牙槽神经管有 4mm~5mm 的距离，否则较容易损伤下牙槽神经，故在下颌第二磨牙即刻种植时应更加小心。③下颌管在走行到下颌第一磨牙之前较偏向舌侧骨板，越往前磨牙区走行会稍微偏向颊侧，位于颊舌骨板中间的位置。所以在下颌后牙种植时，在牙槽骨量充足的情况下，参考邻牙牙轴方向下钻，不过度向颊舌向偏斜，一般可以获得足够的骨量容纳种植体。④在下颌管内下牙槽神经的伴随动脉始终位于神经上方。在种植手术中下钻伤及下颌管首先损伤血管导致出血，可以成为一个早期提示。

下颌骨骨质较为致密，上下均为皮质骨，在骨量充足的条件下，种植体可以较为容易的获得良好的初期稳定性。

下颌后牙缺失后或重度牙周炎均可导致的牙槽骨吸收改建。可引起下颌骨舌侧骨板薄，加之咀嚼和说话时舌肌对其施加向外的力，下颌骨的吸收往往是向下向外，导致牙弓增宽（较上颌）。此时下颌后牙区牙槽嵴高度降低，管嵴距降低（图Ⅲ-1-81）。若以牙槽嵴顶为基准，下颌管在垂直和水平方向上的走行不再与骨量充足时相同。同时，下颌管上方的骨质较下方稍疏松。此时，应充分参考术前影像学资料，确定术区的管嵴距和下颌神经管颊舌方向的位置，选择合适长度的种植体。植入的种植体要求在唇颊侧有 1.5mm 以上的骨质存在。下颌后牙区多颗牙缺失时，牙槽嵴的宽度也会发生变化，舌侧骨板吸收导致下颌神经管更偏向舌侧（图Ⅲ-1-82），为了不损伤下牙槽神经，此时若单纯按邻牙牙轴方向下钻可能会存在牙槽骨高度不足的情况。此时应适当调整钻孔方向，使钻头和种植体向骨量更充足的下颌管颊侧，避开下牙槽神经管又可以获得足够的骨内长度。然而在某些重度牙槽骨吸收的病例中，下颌管上方的骨量微乎其微，下颌管上方甚至没有骨覆盖而直接暴露于牙龈下方，此时需要行下颌神经移位术来获得足够的种植区域骨量。

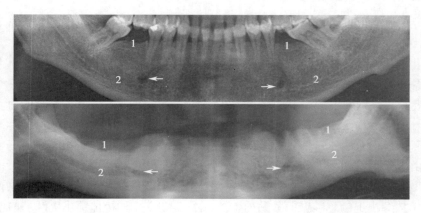

图Ⅲ-1-81　上图为单颗后牙缺失牙槽嵴尚丰满，下图为下半口牙列缺失后牙槽骨吸收严重，管嵴距减小
（Upper：Well-rounded alveolar ridge after posterior teeth loss；Lower：Alveolar bone absorbed seriously in half edentulous patient）
1. 牙槽嵴顶（crest of alveolar ridge）　2. 下颌管（mandibular canal）箭头处为颏孔（mental foramen）

2. 颏管（mental canal）与切牙神经管（incisor nerve canal）下颌管在下颌骨内走行至相当于下颌前磨牙根尖下方的颏孔区分出颏管和切牙神经管，前者向后上外方通向颏孔并有颏神经穿行。颏孔多位于下颌第二磨牙根尖下方的下颌骨，大约1/6的成人颏孔位于下颌第一第二前磨牙之间的根尖下方。切牙神经管自下颌管分出后继续向中线方向走行并逐渐变细，终止于约下颌侧切牙下方，解剖学研究表明，切牙神经管大约在下颌骨下缘以上10mm左右。由于颏管和切牙神经管的存在，术前影像学所见的双侧颏孔区之间不再是传统意义上的种植安全区。真正的手术安全区应避开颏管，在距离颏孔约4mm之前。而前牙区的种植手术安全区位于距离下颌骨下缘10mm以上，才能同时避开切牙神经管。

3. 外斜线（external obilque line）外斜线是由下颌骨正中联合两侧的颏结节向后上延伸至下颌支前缘的骨嵴，在颌骨骨量严重不足的种植手术需要取自体骨移植时，往往在下颌角外斜线取骨，取骨位置可以位于磨牙后区或下颌骨升支。咬肌越过下颌支外侧壁附着于下颌支外侧的咬肌突隆，外斜线取骨手术时，在注意不损伤下牙槽神经的同时，也应注意取骨位置不宜过下接近下颌骨下缘而伤及咬肌附着，影响术后咬肌功能。

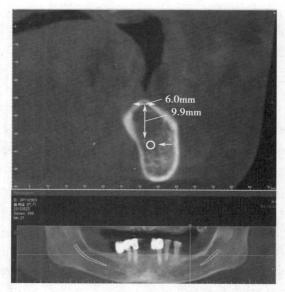

图Ⅲ-1-82　左下后牙缺失，牙槽骨舌侧吸收明显神经管更偏舌侧
（Lingual alveolar bone absorbtion cause mandibular canal appers in ——a more lingual part of the bone in left posterior area）
图中箭头为下颌管（mandibular canal）

临床上对于半口/全口牙列缺失的患者，由于综合了后牙区骨高度不足和前牙区骨宽度不足等多种特点，往往采用"All-on-4"技术——即用4枚合理分布的种植体完成无牙颌的即刻种植修复。其中远中两枚倾斜种植体，近中前牙区植入两枚直立种植体。在上颌、远中两枚种植体倾斜植入在上颌窦前壁方向，与颌平面成30°~45°，植入扭矩大于35N·cm，近中两枚种植体位于前牙区，垂直于咬合平面；而下颌的四枚种植体均位于颏孔前方的种植安全区（图Ⅲ-1-83）。All-on-4技术种植体避开重要解剖结构，充分利用剩余骨量，达到良好的稳定性。同时配合即刻修复，提高患者满意度。

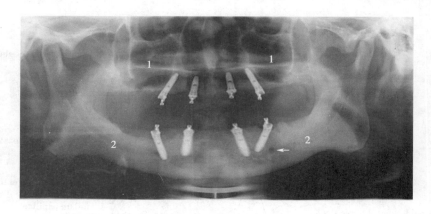

图Ⅲ-1-83　全口牙列缺失 All-on-4 技术
Edentulous jaw with all-on-4 technique
1. 上颌窦（maxillary sinus）　2. 下颌管（mandibular canal）
箭头处为颏孔（mental foramen）

（程晓卉　邓飞龙）

第七节　口腔内相关结构
Section 7　The Related Structures in the Mouth

口腔内主要结构有：舌、腭、口腔相关的间隙。

一、舌 Tongue

舌是口腔内重要器官之一，大部分位于口腔，部分位于咽，并借肌附着于舌骨、下颌骨、茎突、软腭和咽壁。舌在咀嚼、吞咽、语言、吮吸、感受味觉和一般感觉等众多功能活动中起着重要作用。此外，在建殆顺序形成的内外动力平衡中，舌也是内侧动力的提供者。在中医对疾病的诊断过程中，舌还是观察全身某些疾病的重要窗口。按舌的位置、发生及神经支配可将舌分舌体和舌根，其中前 2/3 的舌体（body of tongue）或口部，其前端收窄，称舌尖（apex of tongue），是舌活动度较大的部分；舌的后 1/3 为舌根（root of tongue），因参与咽前壁的构成，也称舌的咽部。两部以倒 ∧ 形的界沟（terminal sulcus）为界，界沟的尖端有舌盲孔（foramen cecum of tongue），是胚胎发生时甲状腺胚基下降甲状舌管的遗迹。如此管未消失，则可能形成甲状舌管囊肿（thyroglossal cyst）（图Ⅲ-1-84）。

（一）舌黏膜（lingual mucous membrane）

舌黏膜是口腔黏膜的一部分，在舌体与舌根有所不同。舌体背面由于没有黏膜下层，黏膜与舌肌直接相连，不能自由活动；黏膜厚而粗糙，呈淡红色，上有很多小的突起称舌乳头（papillae of tongue）。舌乳头按其形状可分为：

1. 丝状乳头（filiform papillae）分布在舌体背面，数量最多，体积最小，呈天鹅绒状，乳头内结缔组织富有血管和神经，司一般感觉。

2. 菌状乳头（fungiform papillae）数目较少，呈红色香菇状，散布在丝状乳头之间，以舌尖和舌侧缘为多，在活体呈红色小点，此乃由于固有层内富有血管，表面上皮薄又无角化，故血色透露之故，有味蕾，司味觉。

3. 轮廓乳头（vallate papillae）在舌乳头中体积最大，直径约 1~3mm，约 7~15 个。中国人资料平均：（10.61±0.17）个（6~19 个）。位于界沟前方也呈倒 ∧ 形排列。其中对称排列者仅占 27.15%±3.62%；不对称者为 72.95%±3.62%。轮廓乳头的轮廓清晰完全者占 54.01%±1.34%；轮廓不完全者占 37.90%±1.30%，没有轮廓者仅占 8.09%±0.73%。每个轮廓中仅有一个乳头者占 88.17% 的大多数，也可见到每个轮廓中有 2 个或 3 个乳头者，分别为 9.76% 和 1.78%；每个轮廓中有 4 个乳头者仅见 4 个，约占 0.27%。轮廓乳头并不突出舌表面以上，在垂直切面上，形如倒置锥形，乳头周围有深沟环绕，沟内为味蕾主要分布所在，司味觉。

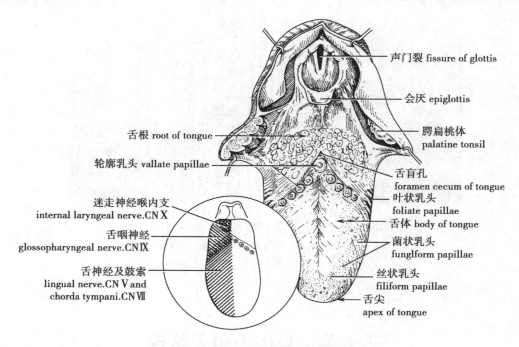

图Ⅲ-1-84 舌背有关结构示意图
Diagram of the Related Structures of Back of Tongue

4. 叶状乳头（foliate papillae）在人类不发达，是退化的残余，位于舌的两侧后部，也有少量味蕾存在。

舌体下面也称舌腹，黏膜薄而光滑，呈红色，并返折与舌下区的口腔底的黏膜相延续，桃体及咽部的黏膜相延续；向后以舌会厌正中襞（median glossoepiglottic fold）与会厌的黏膜相延续，在皱襞的两侧为会厌谷（epiglottic vallecula）。在中线形成一镰状皱襞，称舌系带（frenulum of tongue）。如果舌系带过短，或附着过前时，对吮吸、咀嚼和语言均有一定影响，可行手术治疗。舌系带两侧各有一条黏膜皱襞，称伞襞（fimbriated fold），向前内方行至舌尖。在左右伞襞与舌下面中线的三角区内，透过黏膜可见到蓝色较粗大、迂曲的舌静脉；舌静脉的内侧有舌神经和舌深动脉。它们距舌下面近，而距舌背较远，有关手术时应顾及此毗邻关系以免伤及。舌根背面的黏膜没有乳头，其表面凹凸不平，乃淋巴样组织聚集于黏膜下层所致，它们总称为舌扁桃体（lingual tonsil）。舌根的黏膜向两侧与腭扁桃体及咽部的黏膜相延续，向后以舌会厌正中皱襞与会厌的黏膜相延续，在皱襞的两侧为会厌谷。

味蕾（taste bud）是味觉感受器，埋在上皮内，卵圆形的小体。小体的内端较圆，与基膜相连；外端较窄而尖，伸至上皮表面，通过味孔（taste pore）与口腔相通。味蕾主要分布在轮廓乳头、舌尖及舌侧面一部分菌状乳头和舌后部两侧边缘的叶状乳头中。在舌背面中间部分缺少味蕾，故无味觉。据知舌的味蕾数目与年龄成反比；年龄愈大其数目愈少，从初生到20岁之间，平均每一个乳头内有味蕾215个；到了75岁以上则只有80个左右，所以到了老年味觉相对减退。

味觉的生理意义在于营养和机体内环境恒定中起着重要的作用。20世纪40年代Richter曾证明，由于食物中缺乏某种物质，或内分泌缺乏而受害的动物，它所选择食物一定含有校正这种缺乏所需的那种食物。有实验证明，缺乏维生素的大鼠将选择性地吃含有必要维生素的食物，切除肾上腺的动物则对盐液特别嗜好，它将选择饮用足够盐液来维持生命。这种非常重要的自身调节行为都需要完整的味觉结构和功能所提供的信息，借此做出分辨性的选择。

舌是味觉器官为人所熟悉。但舌有"味盲"（taste blindness）这个事实也许稍感陌生。其实，早在20世纪30年代福克思（Fox, 1931）在一个偶然的机会中见到，大多数人尝到苯硫脲（phenylthiocarbamide, phenylthiourea）叫苦连天，但也有少数人并不感到苦味（bitterness）。Fox称这种现象为"味盲"。其实"味盲"有很大的特异性，即"味盲"患者仅仅对苦味无感觉，而对酸（sour taste）、甜（sweet taste）、咸（salty taste）、辣（hot taste）和麻（pungent taste）等味觉均与一般人无异。在日常生活中尝"苦"味人毕竟很少。所以，在平常生活中不会给"味盲"患者带来什么不方便。目前已知"味盲"属隐性遗传，有资料显示"味盲"白种人约占30%，日本人约8%~15%，而黑人"味盲"仅有2%。

（二）舌肌（muscles of tongue）

舌肌属随意肌，由纤维性的舌中隔（septum of tongue）将其分成对等的两半。每侧舌肌均可分为舌内肌和舌外肌。舌内、外肌的紧密协调，使舌能进行复杂而又灵活的多种运动。

1. **舌内肌（intralingual muscles）**　其起止点均在舌内，由纵行、横行和垂直肌束构成。分别称为上纵肌和下纵肌（superior and inferior longitudinal muscle），舌垂直肌（vertical muscle of tongue）和舌横肌（transverse muscle of tongue）。它们的功能主要使舌本身形态的改变，受舌下神经支配（图Ⅲ-1-85）。

2. **舌外肌（extralingual muscles）**　其双侧对称，均起于舌附近的骨骼，终止于舌，其作用主要是舌位置的改变。这些肌的名称均以其肌起止而得名（图Ⅲ-1-86）。计有：颏舌肌（genioglossus）、茎突舌骨肌（stylohyoid muscles）、舌骨舌肌（hyoglossus）、腭舌肌（palatoglossus）。在舌外肌中以颏舌肌为最强大的舌外肌，在临床应用上也较重要。该肌起自颏棘后，其中前部纤维呈垂直向上，向前至舌尖及舌前1/3；后部纤维水平向后，至舌后1/3；中部纤维均匀地呈扇形前行至舌背；两侧肌同时收缩时，将舌拉向前下，作伸舌运动。单侧收缩时可使舌尖伸向对侧。当一侧颏舌肌瘫痪，因该侧颏舌肌不能收缩，伸舌时，舌尖偏向病侧。在全身深度麻醉或昏迷时，舌肌均松弛，因而舌向后缩，可压迫会厌造成呼吸困难，甚至窒息。

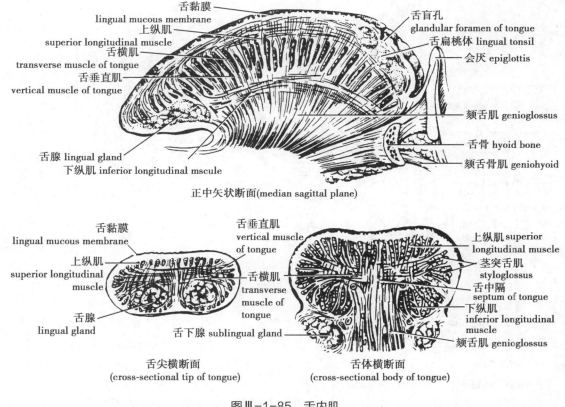

图Ⅲ-1-85　舌内肌
Intralingual Muscles

（三）舌的血管，淋巴回流及神经支配（blood vessels, lymphatic circulation and innervation of linguae）

1. 舌的动脉（lingual artery）主要来自舌动脉（lingual artery），平舌骨大角处起自颈外动脉（external carotid artery），舌深动脉（deep lingual artery）及舌下动脉（sublingual artery）至舌（图Ⅲ-1-87）。

除舌动脉外，尚有来自面动脉的扁桃体支和腭升动脉，咽升动脉的小分支等。

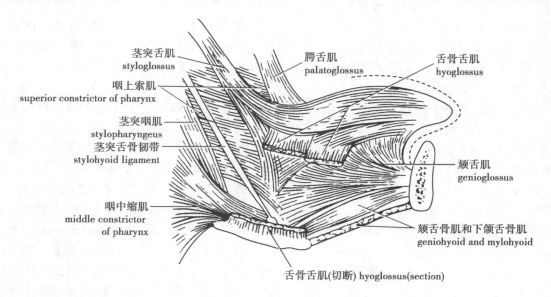

图Ⅲ-1-86　舌外肌
Extralingual Muscles

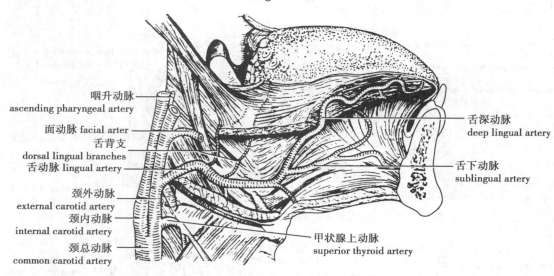

图Ⅲ-1-87　舌动脉
Lingual Artery

2. 舌的静脉（lingual vein）舌的静脉较为特殊之处是多不与动脉伴行，根处收集范围计有 5 个引流途径（图Ⅲ-1-88）。分别为：①舌下神经伴行静脉（vein accompanying hypoglossal nerve）；②会厌谷静脉（epiglottic vallecula vein）；③舌神经伴行静脉（vein accompanying glossal nerve）；④舌静脉（lingual vein）；⑤舌动脉伴行静脉（vein accompanying lingual artery）。

3. 舌的淋巴回流（lymphatic return of tongue）舌的淋巴管极为丰富，主要起于黏膜下层及肌层内（图Ⅲ-1-89）。舌的全部淋巴管，经过不同的途径最后汇入二腹肌后腹至肩胛舌骨肌之间的颈深上淋巴结，即其最上的颈二腹肌淋巴结（jugulodigastric lymph node），其最下的颈肩胛舌骨肌淋巴结（juguloomohyoid lymph node）。舌的淋巴引流具有一定的规律性：愈近舌尖的淋巴管注入颈外侧深淋巴结的部位越低；反之，愈近舌根的淋巴管注入颈外侧深淋巴结的部位越高。舌的淋巴通过如下 4 组引流：

（1）舌尖淋巴管大部分至颏下淋巴结，另一部分至颈内静脉肩胛舌骨肌淋巴结，舌尖的肿瘤常转移至此。

（2）舌前 2/3 边缘或外侧淋巴管，一部分至颌下淋巴结，另一部分直接至同侧颈外侧上深淋巴结。

（3）舌中央淋巴管引流中缝两旁的淋巴，经颏舌肌之间下行，然后向左右注入颈内静脉二腹肌淋巴结和颈内静脉肩胛舌骨肌淋巴结；亦有穿过下颌舌骨肌注入颌下淋巴结。舌中央区的病变可转移至两颈外侧深淋巴结。

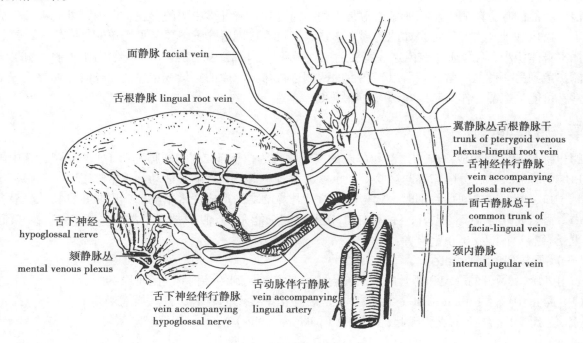

图Ⅲ-1-88　舌的静脉
Lingual Vein

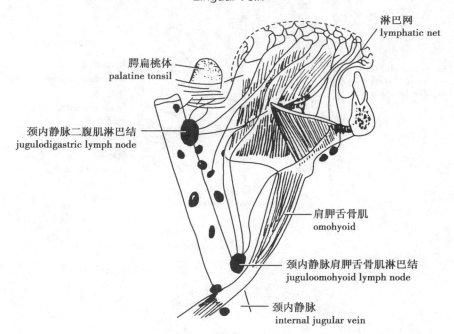

图Ⅲ-1-89　舌的淋巴回流
Lymphatic Return of Tongue

（4）舌后 1/3 淋巴管主要注入两侧颈内静脉二腹肌淋巴结。舌根肿瘤常转移至此。

由于舌的淋巴管十分丰富，引流广泛，血运充足，加之舌运动频繁，这些都是促使舌癌较易转移的因素。

4. 舌的神经支配（innervation of linguae）　舌的感觉有一般感觉和特殊感觉味觉。①一般感觉：舌前 2/3（界沟以前）由三叉神经第三支下颌支的舌神经传导；②特殊感觉：由面神经的鼓索（chorda tympani）传导。舌后 1/3（界沟以后）的一般感觉和特殊感觉均由舌咽神经传导。舌的运动由舌下神经支配。其中腭舌肌则由迷走神经的咽支支配。

值得关注的味觉障碍，临床所见通常是半侧。前已提及舌纤维中隔的存在，舌内舌外肌被分为成对等两半，血供和神经支配等也是如此的形态学特点，将不难理解味觉障碍常见于单侧这一体征；再就由于舌体本身体积小，且位于口腔内这一特有的生理微环境，口腔中的唾液又可不受限制地将食物的"味"从一侧扩散到另一侧这一常态。所以当在舌的两侧进行味觉障碍的定量或定性的比较时，如果不仔细检查时常常可能被遗漏。作为基础知识应有所顾及。

二、腭 Palate

腭也称口盖。它构成口腔的顶部和鼻腔的底。腭分为位于前 2/3 的硬腭和后 1/3 的软腭。其中硬腭分隔口腔与鼻腔，软腭分隔口腔与鼻咽。腭也参与发音、语言及吞咽等活动。正常呼吸时，软腭呈半垂直状悬于口、咽两腔之间。吞咽时，软腭就在口腔与鼻咽之间形成一水平隔障，以防止食物从鼻后孔进入鼻内。腭裂或软腭瘫痪的患者，吞咽时，口腔与鼻腔未能完全分隔，故食物常窜入鼻腔内自鼻孔流出，发音也受影响，不能发出正常声音。

（一）硬腭（hard palate）

1. 由两侧上颌骨的腭突和腭骨的水平板构成。其上能见到的结构有（图Ⅲ-1-90）：

（1）腭正中线（median palatine suture）：是硬腭正中线上的骨缝，其后端有鼻后棘（posterior nasal spine）。位于腭正中缝上的黏膜隆起，称腭缝（palatine raphe）。

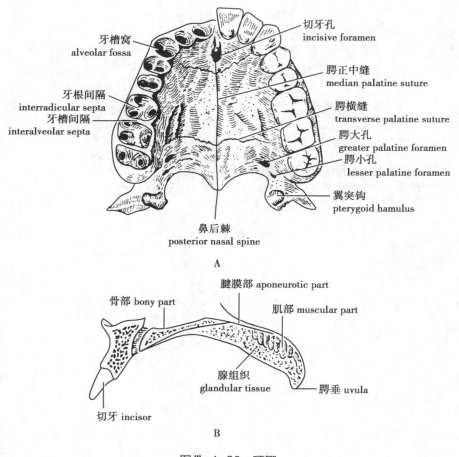

图Ⅲ-1-90 硬腭
the Hard Palate

（2）切牙孔及切牙乳头（incisive foramen and incisive papillae）：切牙孔位于腭中缝的前端，恰位于切牙后方，鼻腭神经、血管经此孔穿出，向两侧分布硬腭前 1/3。切牙乳头系指覆盖于切牙孔表面的黏膜隆起所形成，此乳头恰位于左右上颌中切牙的后方，故也称腭乳头。由于乳头深面为切牙孔，因此，切牙乳头是鼻腭神经麻醉的有用标志。基于切牙乳头组织致密，神经丰富，阻滞麻醉时，应从切牙乳头侧面进针。

（3）腭大孔（greater palatine foramen）：位于硬腭后缘前方约 0.5cm 处，上颌第二、三磨牙间腭侧，自牙龈缘至腭中缝的中外 1/3 交点处，肉眼观察时此处黏膜稍显凹陷，其深面即腭大孔。腭前神经及腭大血管经此孔向前分布于硬腭后 2/3，腭大孔表面之凹陷即为腭大孔麻醉的表面标志。

（4）翼突钩（pterygoid hamulus）：位于上颌第三磨牙后内侧约 1.0cm~1.5cm，用指触摸时有一骨质隆起感，即翼突钩，是腭裂手术的有用标志。

（5）腭皱襞（palatal rugae）：位于硬腭前部，自腭中缝向两侧呈轮辐射状的黏膜嵴，形状不规则，有个体差异。

（6）上颌硬区及上颌隆突（hard area and torus palatinus）：在硬腭中央部分的黏膜较薄且缺乏弹性，此区称上颌硬区；在硬区前部有时可见有不同程度的骨质隆起，即上颌隆突。

切牙乳头、腭皱襞、上腭硬区及上颌隆突等处，均为黏膜隆起，有一定的个体差异，作义齿基托时应注意这些关系。稍有疏忽，可能造成压迫软组织，引起疼痛或形成溃疡。

2. 硬腭结构上的特点，其实用意义的主要有三：其一黏膜下层在硬腭前后部有所不同，前部含有少量脂肪，无腺体；后部则有较多的腭腺，故腭腺肿瘤多发生在硬腭后部。硬腭的骨膜具有附于黏膜和黏膜下层比附于骨面更为紧密的特征，腭裂手术时常将黏膜、黏膜下层及骨膜视为一整层而称黏骨膜从骨面分离，以便形成一个血运充足的组织瓣，用以修复腭裂，此其二。其三是黏骨膜不易移动，能耐受磨擦和咀嚼压力，在腭中线者又较薄，而在两侧近牙槽骨部分却显著增厚，这是由于其中含有血管、神经之故。因此，腭部浸润麻醉多在两侧，近牙槽骨的黏膜下注射；腭裂手术分离整层黏骨膜瓣时，也应从侧面中线骨面上分离比较容易；在作腭两侧松弛切口时，亦尽量靠近牙龈切开，方不易损伤腭部的主要血管和神经（图Ⅲ-1-91）。

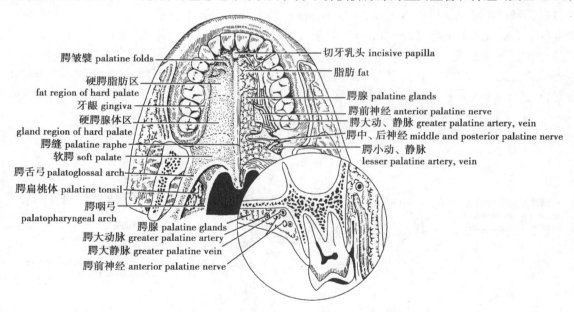

图Ⅲ-1-91　腭结构示意图
Diagram of the Structures of Palate

（二）软腭（soft palate）

从形态上看是硬腭向后延续的部分，为一能动的肌肉膜样隔，厚约 10.0mm。软腭的前部较厚，向后逐渐较薄，其后缘游离，斜向后下，称腭帆（velum palatinum），其中央伸向下方的突起，称腭垂（uvula）或悬雍垂。正常情况下悬雍垂与舌根部并不接触。如果由于某些原因，如口咽或腭扁桃体慢性炎症等，有可能导致悬雍垂变长，而与舌根相接触，常有咽不适感，或许有恶心、呕吐等症状。腭帆两侧向下，形成两条弓形皱襞，位于前方者为腭舌弓（palatoglossal arch），移行舌根的前外侧；位于后方者移行于咽侧壁，称腭咽弓（palatopharyngeal arch），两弓间的三角形凹，名扁桃体窝，容纳腭扁桃体（palatine tonsils）。由悬雍垂与软腭游离缘、两侧的腭舌弓及舌根共同围成咽峡（isthmus of fauces）或咽门，是口腔通向口咽的唯一通道。

软腭主要由黏膜、黏膜下组织、腭腱膜及腭肌等组成。软腭的黏膜与硬膜相延续，但两者有明显的差异。硬腭的黏膜较厚，致密而有皱褶，为角化上皮，活体呈浅红色并带蓝灰色；软腭的黏膜则薄而疏松，属非角化的复层鳞状上皮，呈深红色并伴以淡黄色。软腭的黏膜下组织含有较多的黏液腺和浆液腺，其导管开口于软腭的口腔面。其中黏膜下层在腭垂、腭舌弓及腭咽弓处较疏松，有炎症时易水肿。腭腱膜（palatine aponeurosis）是软腭的结缔组织支架，位于软腭前 1/3，向前附于硬腭后缘，较坚厚，向后则逐渐变薄，使软腭为之所衬托部分呈水平状。腭腱膜实质上主要由腭帆张肌的腱膜所组成，其他腭肌也附于其上。腭肌两侧对称，计有 5 对，即腭帆张肌（tensor veli palatini）、腭帆提肌（levator veli palatini）、腭舌肌（palatoglossus）、腭咽肌（palatopharyngeus）和腭垂肌（musculus uvulae）。

腭肌与咽肌协调运动（咽肌见中篇第三章"咽"），控制腭咽闭合（velopharyngeal closure），对呼吸、吞咽、言语等种种正常生理功能活动起重要作用。所谓"腭咽闭合"是指腭帆肌组的收缩，除了有缩小咽峡、张开咽鼓管咽口外，还有上提软腭与硬腭成一平面，以便于由咽上缩肌在咽腭肌的协助下收缩形成之隆起相接触，在吞咽或发音的刹那关闭鼻咽峡（isthmus nasopharynx），而将鼻咽和口咽分开。

从腭裂患者语音不清，食物反流入鼻腔等情况，不难理解腭咽闭合功能正常与否，是言语获得清晰语音的前提，也为吞咽初期避免食物进入鼻腔提供了可靠的保证。尽管腭裂修复的方法很多，其评价不仅在于裂口的解剖修复，而更重要的是能否有效地改正和恢复腭咽闭合不全作为主要衡量标准。

（三）腭的血液供应、淋巴回流及神经支配（blood vessels, lymphatic return and innervation of palate）

硬腭主要来自腭降动脉（descending palatine artery）的腭大动脉（greater palatine artery）的分支；软腭主要来自腭小动脉（lesser palatine artery）的分支。静脉回流至翼丛、咽丛（图Ⅲ-1-92）。

硬腭的淋巴引流至颈上深淋巴结。

腭的神经支配，感觉主要由三叉神经的上颌支，软腭尚有舌咽神经的分支。软腭的运动神经由迷走神经咽支（副神经延髓支）支配，其中腭帆张肌则由下颌神经支配。

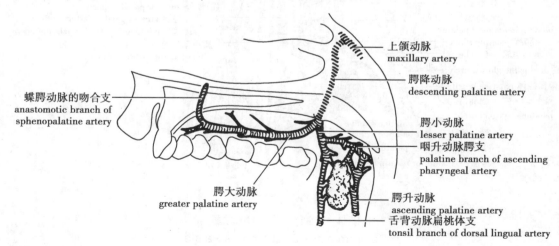

图Ⅲ-1-92 腭的血供示意图
Diagram of Blood Supply of Palate

三、口腔有关的间隙 Spaces of Oral Cavity

这些间隙位于颌面部及口腔的上、下颌骨及其相关的筋膜、筋膜与肌肉之间、肌肉与肌肉之间、肌肉与骨膜之间等等，均存在范围各异的潜在性间隙，并有血管、神经穿行其间，有的间隙分布了某些腺体或淋巴结。正常情况下为疏松组织所充填，间隙并不明显，有些基本上看不见。只有在感染、炎性渗出物弥散、积聚后，相关的间隙才显现出来。由于这些间隙位置紧邻，由血管、神经通行而彼此通连，为感染的播散提供了条件。口腔相关的间隙最大的共同特点是它们的感染源大部分与牙齿有关。因此，了解口腔有关的间隙的部位，内容及其通连情况，在实际应用中有重要意义。

（一）舌下间隙（sublingual space）

其位于下颌体与舌体之间，上面为舌及口底黏膜，底为下颌舌骨肌和舌骨舌肌，后界为舌根（图Ⅲ-1-93）。舌系带（frenulum of tongue）和颏舌肌（genioglossus）将舌下间隙分成左、右两半，二者在舌系带深面互通。舌下间隙内有舌下腺（sublingual gland）、下颌下腺深部及其导管、舌神经（lingual nerve）、舌下神经（hypoglossal nerve）及舌下动脉（sublingual artery）、舌下静脉（sublingual vein）等。其中下颌下腺导管（submandibular duct or Wharton's duct）由后向前贯穿舌下间隙，开口于舌下阜（sublingual caruncle）。舌神经在舌骨舌肌的前缘绕过下颌下腺导管外下至其内侧向舌侧行进。舌神经与下颌下腺导管交叉的部位多位于下颌第二磨牙舌侧下方，也有少数位于下颌第一、三磨牙和第一前磨牙舌侧下方。因此，在舌襞与牙槽作切口时，应特别注意这些结构的毗邻关系，以免伤及相关结构。通常情况为：舌神经较粗，呈扁索状，韧性强而有光泽；颌下腺导管较细，管径粗细不匀，较薄而松软。这些形态上的特征，可作为手术时鉴别有关结构的参考。

舌下间隙与下颌下间隙、颏舌肌间隙等均有联系。颌下间隙的感染多来自下颌牙，尤其下颌前牙及第一前磨牙，或者是下颌下腺导管结石及口腔溃疡的感染也可波及。口底多间隙感染属重型感染，易引起呼吸道梗阻，宜早期广泛切开引流。

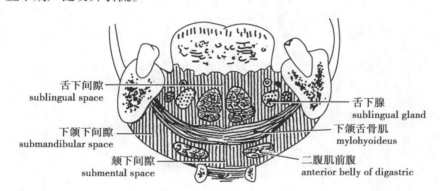

图Ⅲ-1-93　舌下间隙示意图
Diagram of Sublingual Space

（二）舌深部间隙（deep space of tongue）

系指位于左、右颏舌肌（genioglossus）之间，颏舌肌与舌骨舌肌（hyoglossus）之间的间隙（图Ⅲ-1-94）。该间隙向上与舌下间隙相通连。下颌前牙的感染或下颌骨骨髓炎可导致舌深部间隙脓肿，并可向舌下、颌下间隙及全口扩散。

（三）第三磨牙冠周软组织（surrounding soft tissue of third molar crown）

主要指磨牙后区，紧位于下颌第三磨牙后方的磨牙后垫（retromolar pad）的软组织而言。由于阻生智齿而引发的智齿冠周炎（pericoronitis of wisdom teeth），多发生于18~25岁的青壮年，下颌比上颌多见，在口腔疾病中并不少见。由于智齿是全口牙萌出最晚的牙，常因空间不足或位置不正而出现阻生。此时智齿牙冠常被一层软组织龈瓣所覆盖，龈瓣与牙冠之间形成一盲袋（图Ⅲ-1-95），此盲袋为窝藏食物残渣或渗出物和细菌繁殖提供了场所。在某些情况下，如人体抵抗力下降，过度劳累或局部龈瓣受到创伤等而产生冠周炎。智齿冠周炎并有可能扩散至与冠周软组织相关的潜在性间隙，如：咽旁间隙、咀嚼肌下隙、翼颌间隙、下颌下间隙等扩散（图Ⅲ-1-96）。

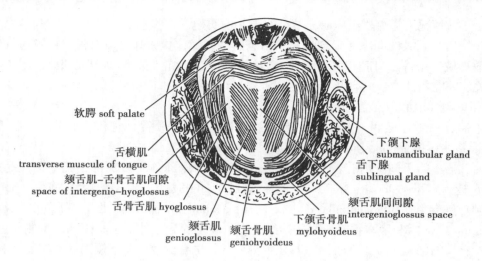

软腭 soft palate

舌横肌
transverse muscle of tongue

颏舌肌-舌骨舌肌间隙
space of intergenio-hyoglossus

舌骨舌肌 hyoglossus

颏舌肌
genioglossus

颏舌骨肌
geniohyoideus

下颌舌骨肌
mylohyoideus

下颌下腺
submandibular gland

舌下腺
sublingual gland

颏舌肌间间隙
intergenioglossus space

图Ⅲ-1-94　舌深部间隙示意图
Diagram of the Deep Space of Tongue

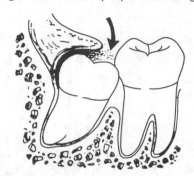

图Ⅲ-1-95　智齿冠周盲袋示意图
Diagram of Pericoronal Blind-Pocket of Wisdom Teeth

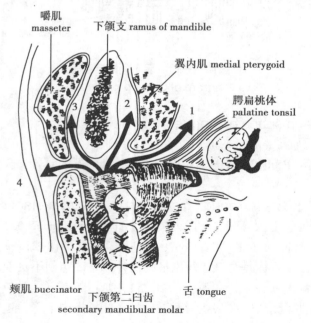

嚼肌
masseter

下颌支 ramus of mandible

翼内肌 medial pterygoid

腭扁桃体
palatine tonsil

颊肌 buccinator

下颌第二白齿
secondary mandibular molar

舌 tongue

图Ⅲ-1-96　下颌智齿冠周炎扩散途径
the Diffusion Pathway of the Pericoronitis of Madibular Wisdom Teeth

1. 咽旁间隙（parapharyngeal space）　2. 翼颌间隙（pterygomadibular space）　3. 嚼肌间隙（submasseteric space）　4. 向下可达下颌下间隙（descends to the submandibular space）

（四）上唇基底间隙（basal space of upper lip）

此间隙位于鼻孔下方，上唇基底部，双侧鼻唇沟之间。其中有口轮匝肌（图Ⅲ-1-97）。由上前牙根尖炎或上唇痈扩散而来的上唇基底脓肿，上唇基底部的皮肤及前庭沟有明显的红肿、压痛和波动感。根据其临床红肿的特点，多采用口内切口引流。

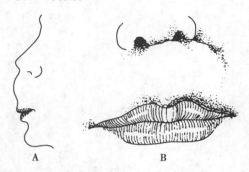

图Ⅲ-1-97　上唇基底脓肿示意图
Diagram of Basal Abscess of Upper Lip

（五）眶下间隙（infraorbital space）

眶下间隙是指上界为眶下缘，下界：上牙槽嵴，内侧界：鼻外侧沟，外侧界：颧骨。表面是皮肤底面呈上颌骨前壁。其间有上唇方肌、颧肌、尖牙肌、面前静脉、颌外动脉、眶下血管、神经和淋巴结，以及疏松结缔组织等。来自上颌尖牙、第一前磨牙尖的感染均可波及此间隙（图Ⅲ-1-98）。

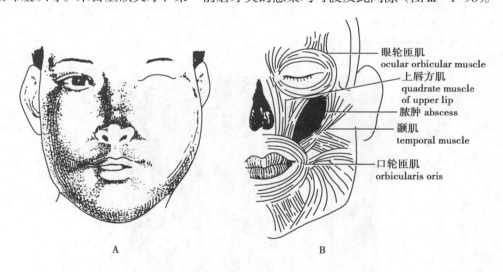

图Ⅲ-1-98　眶下间隙感染示意图
Diagram of Infection of the Infraorbital Space
A. 眶下间隙位置（position of the infraorbital space）　B. 眶下间隙感染（infection of the infraorbital space）

（古怡秦　王啟华）

四、临床口区 CT 解剖学 CT Anatomy of Clinical Oral Region

（一）CT 图（CT images）

1. **横断位**（axial images）　最后两幅图像为软组织窗，其余图像左半部分为软组织窗，右半部分为骨窗（图Ⅲ-1-99~ 图Ⅲ-1-106）。

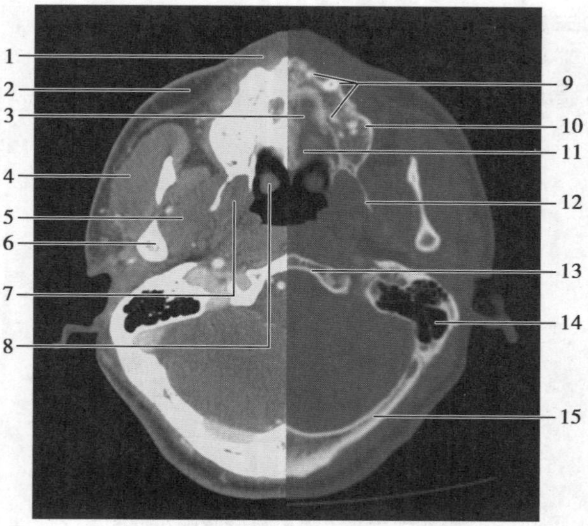

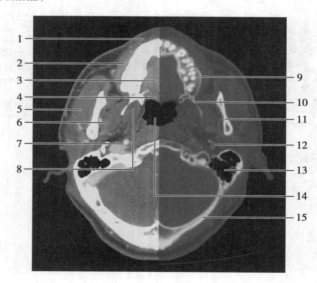

图Ⅲ-1-99　CT 影像：硬腭层面
Slice through Hard Palatine

1. 口轮匝肌（orbicularis oris ）
2. 颊脂体（buccal fat ）
3. 上颌骨腭突（硬腭前部）（palatine process of maxilla ）
4. 咬肌（masseter ）
5. 翼外肌（lateral pterygoid muscle ）
6. 下颌支（ramus of mandible ）
7. 翼内肌（medial pterygoid muscle ）
8. 下鼻甲（inferior nasal concha ）

9. 上牙根尖（root apex of maxillary teeth ）
10. 上颌骨牙槽突（alveolar process of maxilla ）
11. 腭骨水平板（horizontal plate of palatine bone ）
12. 蝶骨翼突（pterygoid process of sphenoid bone ）
13. 枕骨斜坡（occipital clivus ）
14. 乳突（mastoid process ）
15. 枕骨（occipital bone ）

图Ⅲ-1-100　CT 影像：软腭上部层面
Slice through Superior Part of Soft Palatine

1. 口轮匝肌（orbicularis oris ）
2. 颊肌（buccinator ）
3. 舌（tongue ）
4. 软腭上部（superior part of soft palatine ）
5. 咬肌（masseter ）
6. 翼外肌（lateral pterygoid muscle ）
7. 颈内动脉（internal carotid artery ）
8. 翼内肌（medial pterygoid muscle ）

9. 上颌骨牙槽突（alveolar process of maxilla ）
10. 蝶骨翼突（pterygoid process of sphenoid bone ）
11. 下颌支（ramus of mandible ）
12. 茎突（styloid process ）
13. 乳突（mastoid process ）
14. 鼻咽腔（nasopharygeal cavity ）
15. 枕骨（occipital bone ）

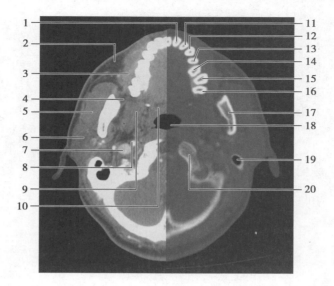

图Ⅲ-1-101　CT 影像：软腭中部层面
Slice through Middle Part of Soft Palatine

1. 上颌中切牙（maxillary central incisor）
2. 颊脂体（buccal fat）
3. 颊肌（buccinator）
4. 磨牙后间隙（retromolar space）
5. 咬肌（masseter）
6. 腮腺（parotid）
7. 颈内静脉（internal jugular vein）
8. 颈内动脉（internal carotid artery）
9. 翼内肌（medial pterygoid muscle）
10. 软腭（soft palatine）

11. 上颌侧切牙（maxillary lateral incisor）
12. 上颌尖牙（maxillary canine）
13. 上颌第一前磨牙（maxillary first premolar）
14. 上颌第二前磨牙（maxillary second premolar）
15. 上颌第一磨牙（maxillary first molar）
16. 上颌第二磨牙（maxillary second molar）
17. 下颌支（ramusof mandible）
18. 鼻咽（nasopharynx）
19. 乳突（mastoid process）
20. 枕骨髁（occipital condyle）

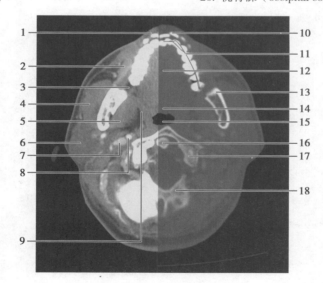

图Ⅲ-1-102　CT 影像：软腭下部层面
Slice through Inferior Part of Soft Palatine

1. 上唇（upper lip）
2. 颊肌（buccinator）
3. 磨牙后间隙（postmolar space）
4. 咬肌（masseter）
5. 翼内肌（medial pterygoid muscle）
6. 腮腺（parotid）
7. 颈内静脉（internal jugular vein）
8. 颈内动脉（internal carotid artery）
9. 咽上缩肌（superior constrictor of pharynx）

10. 上颌牙（upper teeth）
11. 下颌牙（lower teeth）
12. 舌（tongue）
13. 下颌支（ramus of mandible）
14. 软腭（soft palatine）
15. 鼻咽（nasopharynx）
16. 枢椎齿状突（odontoid process of axis）
17. 寰椎（atlas）
18. 枕骨（occipital bone）

671

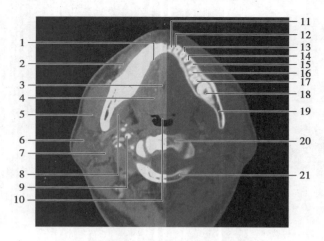

图Ⅲ-1-103　CT影像：悬雍垂层面
Slice through Uvula

1. 舌下腺（sublingual gland）
2. 颊肌（buccinator）
3. 舌中隔（septum of tongue）
4. 舌（tongue）
5. 咬肌（masseter）
6. 腮腺（parotid gland）
7. 二腹肌后腹（posterior belly of digastric muscle）
8. 翼内肌（medial pterygoid muscle）
9. 颈内动脉（internal carotid artery）
10. 悬雍垂（uvula）
11. 下颌中切牙（mandibular central incisor）

12. 下颌侧切牙（mandibular lateral incisor）
13. 下颌尖牙（mandibular canine）
14. 下颌第一前磨牙（mandibular first premolar）
15. 下颌第二前磨牙（mandibular second premolar）
16. 下颌第一磨牙（mandibular first molar）
17. 下颌第二磨牙（mandibular second molar）
18. 下颌第三磨牙（mandibular third molar）
19. 下颌角（angle of mandible）
20. 枢椎（axis）
21. 寰椎（atlas）

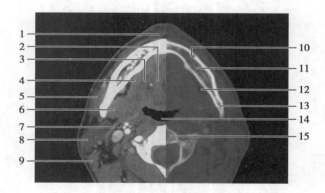

图Ⅲ-1-104　CT影像：颌下腺上部层面
Slice through Superior Part of Submandibular Gland

1. 降下唇肌（depressor labii inferioris）
2. 颏舌肌（genioglossus）
3. 舌骨舌肌（hyoglossus）
4. 下颌舌骨肌（mylohyoid）
5. 咬肌（masseter）
6. 颌下腺（submandibular gland）
7. 二腹肌后腹（posterior belly of digastric muscle）
8. 腮腺（parotid gland）

9. 胸锁乳突肌（sternocleidomastoid muscle）
10. 下颌骨颏孔（mental foramen）
11. 下颌体（body of mandible）
12. 颌下间隙（submandibular space）
13. 下颌角（angle of mandible）
14. 口咽（oropharynx）
15. 颈椎（cervical vertebra）

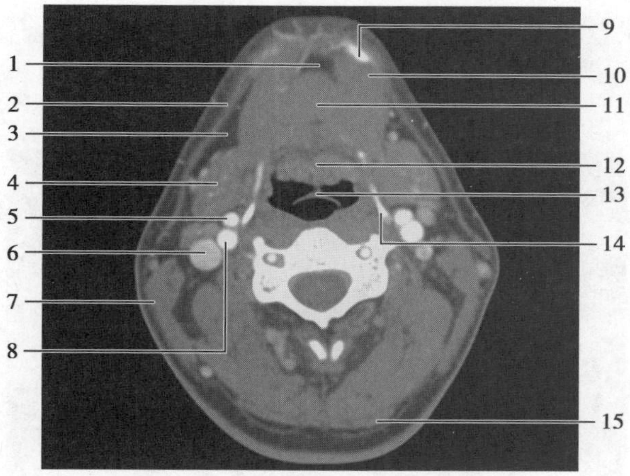

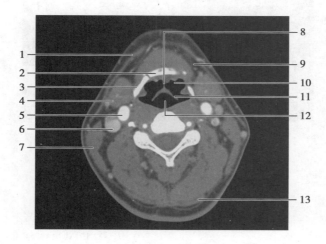

图Ⅲ-1-105　CT 影像：二腹肌前腹层面
Slice through Anterior Belly of Digastric Muscle

1. 颏下间隙（submental space）
2. 颈阔肌（platysma）
3. 颌下间隙（submandibular space）
4. 颌下腺（submandibular gland）
5. 颈外动脉（external carotid artery）
6. 颈内静脉（internal jugular vein）
7. 胸锁乳突肌（sternocleidomastoid muscle）
8. 颈内动脉（internal carotid artery）

9. 下颌骨（mandible）
10. 二腹肌前腹（anterior belly of digastric muscle）
11. 下颌舌骨肌（mylohyoid）
12. 舌根（root of tongue）
13. 会厌（epiglottis）
14. 舌骨大角（greater horn of hyoid bone）
15. 斜方肌 trapezius）

图Ⅲ-1-106　CT 影像：舌骨层面
lice through Hyoid Bone

1. 颈阔肌（platysma）
2. 舌骨体（body of hyoid bone）
3. 舌骨大角（greater horn of hyoid bone）
4. 颌下腺（submandibular gland）
5. 颈总动脉（general carotid artery）
6. 颈内静脉（internal jugular vein）
7. 胸锁乳突肌（sternocleidomastoid muscle）

8. 舌会厌正中襞（median glossoepiglottic fold）
9. 颌下间隙（submandibular space）
10. 会厌谷（epiglottic vallecula）
11. 会厌（epiglottis）
12. 喉咽（laryngopharynx）
13. 斜方肌（trapezius）

2. 冠状位（coronal images）（图Ⅲ-1-107~ Ⅲ-1-118）

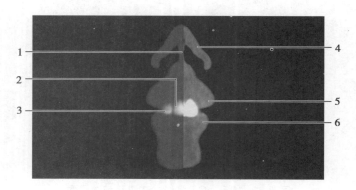

图Ⅲ-1-107 CT 影像：上颌中切牙层面
Slice through Maxillary Central Incisor

1. 鼻中隔（nasal septum）
2. 上颌中切牙（maxillary central incisor）
3. 上颌侧切牙（maxillary lateral incisor）

4. 鼻翼（alae nasi orwing of nose）
5. 上唇（upper lip）
6. 下唇（lower lip）

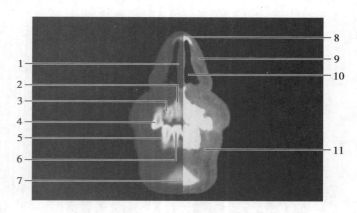

图Ⅲ-1-108 CT 影像：尖牙层面
Slice through Canines

1. 鼻中隔（nasal septum）
2. 上颌中切牙（maxillary central incisor）
3. 上颌侧切牙（maxillary lateral incisor）
4. 上颌尖牙（maxillary canine）
5. 下颌侧切牙（mandibular lateral incisor）
6. 下颌中切牙（mandibular central incisor）

7. 下颌骨（mandible）
8. 鼻骨（nasal bone）
9. 鼻翼（alae nasi）
10. 鼻前庭（nasal vestibule）
11. 口轮匝肌（orbicularis oris）

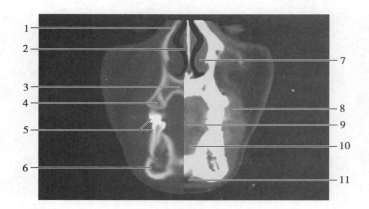

图Ⅲ-1-109　CT 影像：舌下腺层面
Slice through Sublingual Gland

1. 上颌骨额突（frontal process of maxilla）
2. 鼻中隔（nasal septum）
3. 上颌骨腭突（palatine process of maxilla）
4. 上颌骨牙槽突（alveolar process of maxilla）
5. 前磨牙（premolars）
6. 下颌体（body of mandible）

7. 下鼻甲（inferior nasal concha）
8. 颊肌（buccinator）
9. 舌（tongue）
10. 舌下腺（sublingual gland）
11. 颏下间隙（submental space）

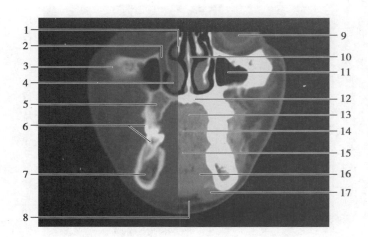

图Ⅲ-1-110　CT 影像：第一磨牙层面
Slice through First Molars

1. 中鼻甲（middle nasal concha）
2. 鼻泪管（nasolacrimal canal）
3. 上颌骨颧突（zygomatic process of maxilla）
4. 下鼻甲（inferior nasal concha）
5. 上颌骨牙槽突（alveolar process of maxilla）
6. 第一磨牙（first molars）
7. 下颌体（body of mandible）
8. 颏下间隙（submental space）
9. 眼球（eyeball）

10. 鼻中隔（nasal septum）
11. 上颌窦（maxillary sinus）
12. 硬腭（hard palatine）
13. 舌体（body of tongue）
14. 舌中隔（lingual septum）
15. 颏舌肌（genioglossus）
16. 下颌舌骨肌（mylohyoideus）
17. 二腹肌前腹（anterior belly of digastric muscle）

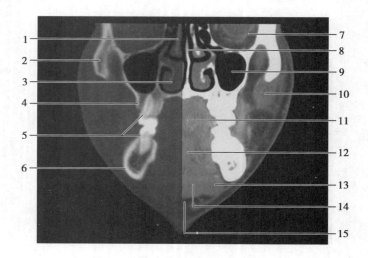

图Ⅲ-1-111　CT 影像：第二磨牙层面
Slice through Second Molars

1. 中鼻甲（middle nasal concha）
2. 颧骨（zygomatic bone）
3. 下鼻甲（inferior nasal concha）
4. 上颌骨牙槽突（alveolar process of maxilla）
5. 第二磨牙（second molars）
6. 下颌体（body of mandible）
7. 眼眶（orbit）
8. 鼻中隔（nasal septum）
9. 上颌窦（maxillary sinus）
10. 咬肌（masseter）
11. 舌体（body of tongue）
12. 颏舌肌（genioglossus）
13. 二腹肌前腹（anterior belly of digastric muscle）
14. 下颌舌骨肌（mylohyoid）
15. 颏下间隙（submental space）

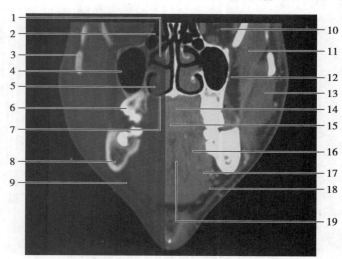

图Ⅲ-1-112　CT 影像：第三磨牙层面
Slice through Third Molar

1. 中鼻甲（middle nasal concha）
2. 筛窦（ethmoid sinus）
3. 颧弓（zygomatic arch）
4. 上颌窦（maxillary sinus）
5. 下鼻甲（inferior nasal concha）
6. 上颌第三磨牙（maxillary third molar）
7. 硬腭（hard palatine）
8. 下颌骨（mandible）
9. 下颌下间隙（submandibular space）
10. 眼眶（orbit）
11. 颞肌（temporal muscle）
12. 颞下窝（infratemporal fossa）
13. 咬肌（masseter）
14. 舌（tongue）
15. 舌中隔（lingual septum）
16. 舌骨舌肌（hyoglossus）
17. 下颌舌骨肌（mylohyoideus）
18. 二腹肌前腹（anterior belly of digastric muscle）
19. 颏舌肌（genioglossus）

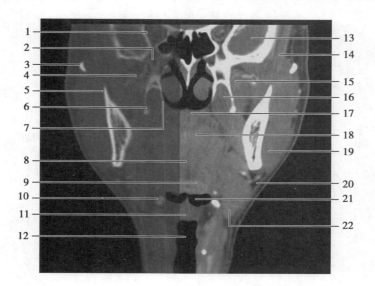

图Ⅲ-1-113　CT 影像：下颌骨冠突层面
Slice through Coronoid Process of Mandible

1. 眼眶（orbit）
2. 翼腭窝（pterygopalatine fossa）
3. 颧弓（zygomatic arch）
4. 上颌动脉（maxillary artery）
5. 下颌骨冠突（coronoid process of mandible）
6. 翼突外侧板（lateral plate of pterygoid process）
7. 翼突内侧板（medial plate of pterygoid process）
8. 舌中隔（lingual septum）
9. 舌根（root of tongue）
10. 舌骨大角（greater horn of hyoid bone）
11. 会厌 epiglottis）

12. 喉（larynx）
13. 中颅窝（middle cranial fossa）
14. 颞肌（temporal muscle）
15. 翼外肌（lateral pterygoid muscle）
16. 翼内肌（medial pterygoid muscle）
17. 软腭（soft palatine）
18. 舌（tongue）
19. 咬肌（masseter）
20. 下颌下间隙（submandibular space）
21. 会厌谷（epiglottic vallecula）
22. 颌下腺（submandibular gland）

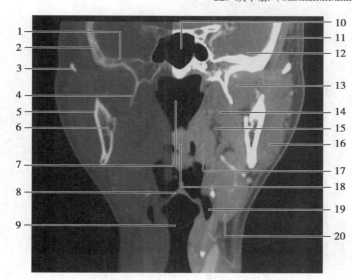

图Ⅲ-1-114　CT 影像：下颌管口层面
Slice through Opening of Mandibular Canal

1. 蝶骨大翼（greater wing of sphenoid bone）
2. 颞骨（temporal bone）
3. 颧弓（zygomatic arch）
4. 蝶骨翼突（pterygoid process of sphenoid bone）
5. 下颌支（ramus of mandible）
6. 下颌管口（opening of mandibular canal）
7. 鼻咽（nasopharynx）
8. 会厌（epiglottis）
9. 喉（larynx）
10. 蝶窦（sphenoidal sinus）

11. 颞肌（temporal muscle）
12. 中颅窝（middle cranial fossa）
13. 翼外肌（lateral pterygoid muscle）
14. 翼内肌（medial pterygoid muscle）
15. 咽旁间隙（parapharyngeal space）
16. 咬肌（masseter）
17. 腭扁桃体（palatine tonsil）
18. 悬雍垂（uvula）
19. 梨状窝（piriform recess）
20. 颌下腺（submandibular gland）

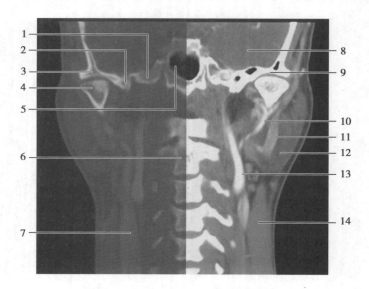

图Ⅲ-1-115　CT 影像：下颌骨髁状突层面
Slice through Condyle Process of Mandible

1. 颞骨岩部（petrous part of temporal bone）
2. 蝶骨（sphenoid bone）
3. 颞骨（temporal bone）
4. 下颌骨髁状突（condyle process of mandible）
5. 蝶窦（sphenoidal sinus）
6. 枢椎（axis）
7. 颈内静脉（internal jugular vein）

8. 中颅窝（middle cranial fossa）
9. 颞骨关节窝（articular fossa of temporal bone）
10. 颈外动脉（external carotid artery）
11. 下颌后静脉（retromandibular vein）
12. 腮腺（parotid gland）
13. 颈内动脉（internal carotid artery）
14. 胸锁乳突肌（sternocleidomastoid muscle）

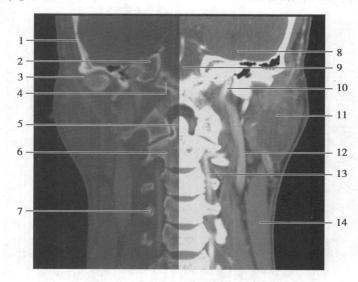

图Ⅲ-1-116　CT 影像：腮腺层面
Slice through Parotid Gland

1. 颞骨鳞部（squamous part of temporal bone）
2. 颞骨岩部（petrous part of temporal bone）
3. 颞颌关节（temporomandibular joint）
4. 枕骨（occipital bone）
5. 齿状突（odontoid process of axis）
6. 枢椎（axis）
7. 颈椎横突（transverse process of cervical vertebrae）

8. 中颅窝（middle cranial fossa）
9. 后颅窝（posterior cranial fossa）
10. 颈内动脉（internal carotid artery）
11. 腮腺（parotid gland）
12. 颈内静脉（internal jugular vein）
13. 椎动脉（vertebral artery）
14. 胸锁乳突肌（sternocleidomastoid muscle）

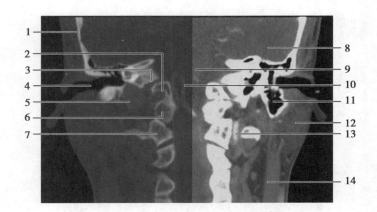

图Ⅲ-1-117　CT 影像：外耳道层面
Slice through External Acoustic Meatus

1. 颞骨鳞部（squamous part of temporal bone）
2. 舌下神经管（hypoglossal canal）
3. 岩枕缝（petrooccipital suture）
4. 外耳道（external acoustic meatus）
5. 颈内静脉（internal jugular vein）
6. 枕骨（occipital bone）
7. 寰椎（atlas）

8. 中颅窝（middle cranial fossa）
9. 后颅窝（posterior cranial fossa）
10. 椎动脉（vertebral artery）
11. 乳突气房（air cells of mastoid process）
12. 腮腺（parotid gland）
13. 椎动脉（vertebral artery）
14. 胸锁乳突肌（sternocleidomastoid muscle）

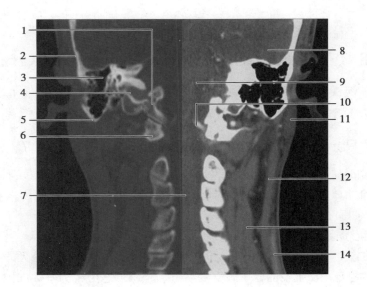

图Ⅲ-1-118　CT 影像：乳突尖层面
Slice through Apex of Mastoid Process

1. 枕骨（occipital bone）
2. 颞骨鳞部（squamous part of temporal bone）
3. 乳突窦（mastoid antrum）
4. 颈静脉窝（jugular fossa）
5. 乳突尖（apex of mastoid process）
6. 寰椎（atlas）
7. 脊髓（spinal cord）

8. 中颅窝（middle cranial fossa）
9. 后颅窝（posterior cranial fossa）
10. 椎动脉（vertebral artery）
11. 腮腺（parotid gland）
12. 胸锁乳突肌（sternocleidomastoid muscle）
13. 肩胛提肌（levator scapulae）
14. 颈外静脉（external jugular vein）

（二）X 线片（X-ray film）

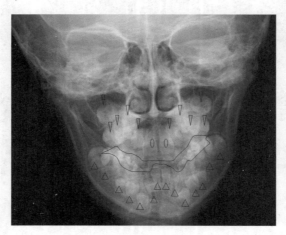

图Ⅲ-1-119　6 岁女性的上、下颌正位片

Maxillary and Mandible Posteroanterior X-ray Film of 6-Year-Old Girl

显示已萌出的上颌恒牙中切牙（小椭圆形标示）、未脱落的乳牙（闭合不规则曲线标示）、上颌未萌出的恒牙（向下箭头所示）及下颌未萌出的恒牙（向上的箭头指示）

The X-ray film shows the central permanent incisors of maxillae (shown by small oval circles), remaining deciduous teeth (shown by closed irregular curve), unerupted permanent teeth of maxillae (shown by downward arrows) and mandible (shown by upward arrows)

（周正根　卢伟光）

第八节　与口腔毗邻的结构
Section 8　Adjacent Structures Related to Oral Cavity

腮腺咬肌区和面侧深区（parotideomasseteric region and deep region of lateral face）属于面侧部结构，如腮腺、血管、神经以及相关的间隙等等，均是紧密相关而人为区分的二个区。

一、腮腺咬肌区 Parotideomasseteric Region

腮腺咬肌区（parotideomasseteric region）的前界为咬肌前缘，后界胸锁乳突肌、乳突及二腹肌后腹的前缘，上界为颧弓和外耳道，下界以下颌下缘，内侧紧邻咽旁间隙，外侧为皮肤。此区主要有腮腺、咬肌及其相关的结构，如面神经、颈外动脉及其终支等。

（一）腮腺（parotid gland）

1. 腮腺的形态、位置　腮腺（parotid gland）也称耳下腺，是唾液腺中最大的一对。位于颧弓之下，外耳道的前下方，乳突之前，咬肌表面，下颌支的后方。腮腺形态可视为一尖向内侧，底朝外的锥形体，质软色淡黄，重约 15~30g 的腺体（图Ⅲ-1-120）。

腮腺通常可分为浅、深二叶，浅、深二叶相连的腺组织称腮腺峡（isthmus of parotid），由于面神经干及其分支穿行腮腺的位置，界面较恒定、清晰，常以面神经及分支将腮腺分成浅、深两叶，不仅可表明腮腺与面神经的关系，更有利于临床应用，也符合腮腺的发育过程。胚胎学认为，当腮腺从原始口腔迁移至咬肌表面时，恰位于分叉状面神经表面，随着腮腺和面神经的发育，腮腺穿过面神经及其分支的平面，向下颌后窝，咽旁间隙和颅底伸延，但由于受颅底和咽旁间隙壁的限制，腮腺再向后外延伸，从而将面神经埋在腮腺实质内。

腮腺管（parotid duct）是输送腮腺分泌物的管道，由腮腺小叶内和小叶间的小管最后汇集而成腮腺管。在腮腺浅叶发出，适位于颧弓下方约 15~24mm（约一横指）穿出腮腺鞘，并与颧弓平行向前行于咬肌筋膜浅面，横过咬肌，在咬肌前缘，几乎以直角转向内，斜行穿过颊脂体、颊肌及颊黏膜，开口于上颌第二磨牙牙冠颊面相对颊黏膜上，导管处的黏膜鞘隆起，称腮腺乳头（papilla of parotid duct）。小儿麻疹（rubeola）在腮腺管乳头周围的黏膜上，见到直径约 0.5~1.0mm 针头大小的白色斑点，称麻疹黏膜斑或 Koplik 斑（Koplik spot），是麻疹早期诊断的主要指标之一。腮腺管的行程弯曲，以及腮腺管穿颊肌及开口处管径相对狭窄，这一形态结构上的改变一方面可防止口腔内容物流入腮腺管，另一方面也是结石易潴留的部位。

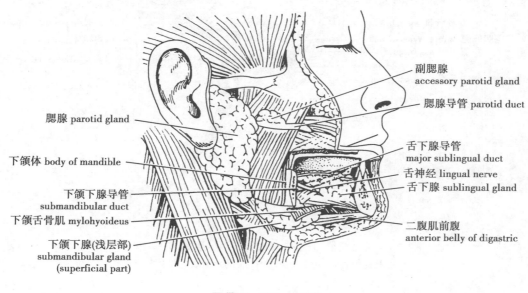

图Ⅲ-1-120　腮腺
the Parotid Gland

　　腮腺管全长约 50~70mm，外径约 3.0~5.0mm，管壁较厚有一定的韧性。管的上方较恒定的有面神经上颊支（superior buccal branches of facial nerve）和面横动脉（transverse facial artery）。管的下方有面神经下颊支（inferior buccal branches of facial nerve）（这种情况中国人资料约为 84%）。因此，腮腺导管常常作为寻找面神经颊支良好的解剖标志。也可在术前准备时从腮腺管口注入 1% 亚甲蓝溶液 2ml，使腮腺组织染成蓝色，以便在手术中识别腮腺组织与面神经及其周围组织，或从导管口同时插入塑料管，便于寻找腮腺管。

　　在颧弓与腮腺管之间，或有形状大小不一的副腮腺（accessory parotid gland）。其导管也汇入腮腺管。副腮腺的组织结构与腮腺相同，累及腮腺的病变也可累及副腮腺。所以手术治疗腮腺肿瘤时，副腮腺也应一并切除，以防止术后复发。副腮腺的出现率中国人约为 38.0%。

　　腮腺筋膜（parotid fascia），来自颈深筋膜的浅层。该筋膜在腮腺后缘分成浅、深二层，包绕腮腺，形成腮腺鞘（parotid sheath）。浅层较致密，向前绕咬肌筋膜（masseteric fascia），故也称腮腺咬肌筋膜（parotideomasseteric fascia）；向后接绕于胸锁乳突肌筋膜；向上附着于颧弓。腮腺筋膜的特点是：浅层与腺体附着甚为紧密，并向腺体深面发出许多小隔，将腺体分成许多小叶。当化脓时常常形成独立散在的小脓灶，切开引流时应注意分开各腺叶的脓腔，以利引流通畅。腮腺筋膜的深层较薄弱，且不完整，向前连于翼内肌筋膜，向后上附着于茎突和茎突下颌韧带（stylomandibular ligament）。至此，较薄的深层筋膜与咽旁间隙（parapharyngeal space）相紧邻。基于筋膜浅层较致密，腮腺炎肿胀时，早期波动不易被察觉，但因腮腺鞘内压增强，可出现剧痛，并可影响下颌关节活动受阻；一旦腮腺化脓时，脓液不易向浅层穿破，而是通过深层薄弱之处蔓延至咽旁间隙，而形成咽旁脓肿（parapharyngeal abscess）。腮腺筋膜上部与外耳道紧密相邻，并发出纤维状纤维束，伸入外耳道前下壁软骨部的裂隙，即 Samtorini 裂隙。所以，化脓性感染可在腮腺与外耳道之间互相影响（有关外耳道结构见中篇第一章"耳"）。腮腺区域手术时，应保存腮腺筋膜有利于 Frey 综合征的预防。

　　2. 腮腺的毗邻（adjacent to parotid gland）　　腮腺前面除覆盖有皮肤、皮下组织、部分颈阔肌、耳大神经分支及腮腺浅淋巴结外，未见有其他重要结构。重要的神经、血管均在腮腺内或深面（图Ⅲ-1-121）。

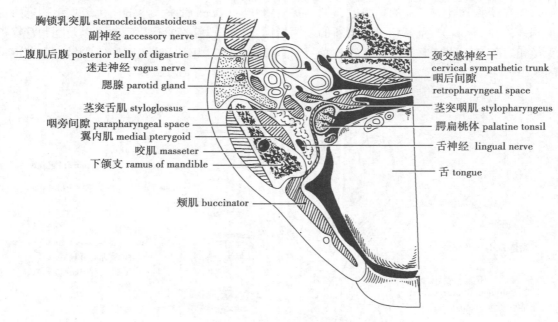

图Ⅲ-1-121　腮腺毗邻示意图
Diagram of Adjacent to Parotid Gland

（1）面神经（facial nerve）：按脑神经的序列排行第 7（N. Ⅶ）。面神经包括运动表情肌的躯体运动纤维、司泪腺、下颌下腺、舌下腺分泌的副交感神经纤维及司舌前 2/3 味觉纤维。自脑桥下缘的桥延沟（pontobulbar sulcus）出脑后，要经过很长一段骨管后出茎乳孔（stylomastoid foramen）至面部。依面神经行程而分为：颅内和颅外两段；颅内段见中篇第一章中"中耳"，在此介绍颅外段面神经与腮腺的关系。

面神经出茎乳孔后（图Ⅲ-1-122、图Ⅲ-1-123），呈弓状向前、外下方走行，然后在乳突前缘露出，在腮腺后内侧穿入腮腺，由后向前超过上、下走行的颈外动脉、下颌后静脉的浅面；多数情况为：在腮腺内先分成上干或颞面干（temporofacial trunk）和下干或颈面干（cervicofacial trunk）。在腮腺浅、深叶之间，上、下二干发出分支，互相吻合形成腮腺丛（parotid plexus），由丛发出 5 组终支，计 6~15 支，出腮腺，呈放射状至相应的表情肌。

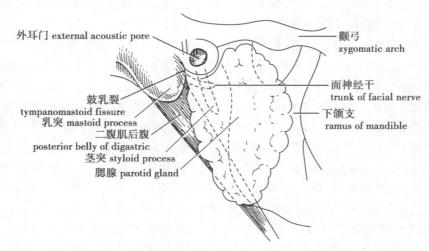

图Ⅲ-1-122　面神经干进入腮腺前的位置关系示意图
Diagram of the Position Relation before Facial Nerve Trunk Entering the Parotid Gland

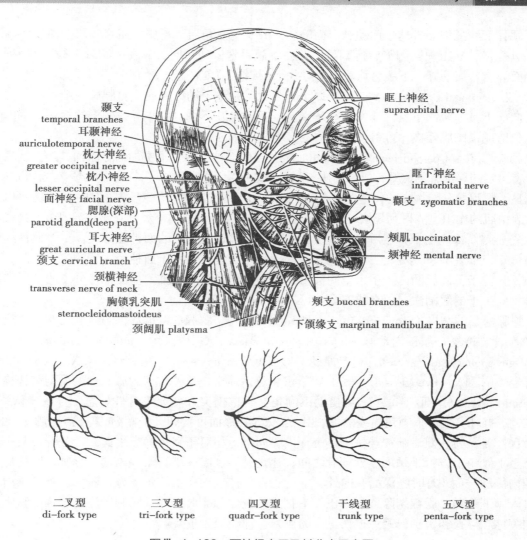

颞支
temporal branches
耳颞神经
auriculotemporal nerve
枕大神经
greater occipital nerve
枕小神经
lesser occipital nerve
面神经 facial nerve
腮腺(深部)
parotid gland(deep part)
耳大神经
great auricular nerve
颈支 cervical branch
颈横神经
transverse nerve of neck
胸锁乳突肌
sternocleidomastoideus
颈阔肌 platysma

眶上神经
supraorbital nerve

眶下神经
infraorbital nerve
颧支 zygomatic branches

颊肌 buccinator
颏神经 mental nerve

颊支 buccal branches
下颌缘支 marginal mandibular branch

二叉型 di-fork type	三叉型 tri-fork type	四叉型 quadr-fork type	干线型 trunk type	五叉型 penta-fork type

图Ⅲ-1-123　面神经主干及其分支示意图
Diagram of the Facial Nerve Trunk and Its Branches

1）颞支（temporal branches）：1~2 支，多为 2 支。一般在耳屏基部前 10~15mm，或颞浅动脉前 10mm 处，从腮腺浅叶上缘穿出，向前向上行，分支供应额肌、眼轮匝肌上部、耳上肌和耳前肌。若受损伤，同侧额纹消失。耳屏（tragus）或颞浅动脉（superficial temporal artery）可作为寻找面神经分支颞支的解剖学标志。

2）颧支（zygomatic branches）：1~4 支，多为 2~3 支。自腮腺的前上缘穿出，其上部分支较细，越过颧骨表面至上、下眼睑的眼轮匝肌；下部分支稍粗，循颧弓下方平行向前，至颧肌及提上唇肌。颧支对眼睑闭合功能密切，保护眼球有重要意义。在行颞下颌关节或颧骨及眶外侧壁手术时要特别顾及此神经。通过面神经分支：颧支寻找面神经干时，可以用耳屏、耳垂及眼外眦作标志。即通过耳屏基底及耳垂前缘作一垂直线，再平耳垂下缘，由后向前作该线的垂直线，使两线相交成一向前上方开放的直角，颧支约在此分角线（45°）的腮腺浅叶前缘的交角处穿出；颧支也可在耳垂下缘与眼外眦连线的腮腺浅叶穿出。

3）颊支（buccal branches）：2~6 支，3~5 支多见。自腮腺前缘分别发自上干和下干，位于腮腺导管的上方或下方 5mm~10mm 范围内（有资料显示为 99%），走向口角，分别称为上颊支和下颊支。其中上颊支较粗，与腮腺导管的位置关系也极为恒定，并可视为是上干的直接延续；其表面位置相当于耳屏间切迹与鼻翼下缘的连接上，在腮腺导管上方平行向前；下颊支的位置不甚恒定稍有变化。上、下颊支间常吻合成不规则的颊面襻，由襻再发出分支至颧肌、笑肌、颊肌、尖牙肌、上唇方肌、鼻肌及口轮匝肌。

4）下颌缘支（marginal mandibular branch）：可为 1~3 支，1~2 支多见。自下干分出，自腮腺前下缘穿出，在下颌骨下缘或稍上方越过面动脉、面静脉，分支至三角肌、下唇方肌和颊肌。由于下颌缘支吻合较少，一旦受损，易出现同侧下唇运动障碍；在下颌手术做切口时，应在下颌骨下缘下方 10mm~15mm 处为宜。面静脉、面动脉、下颌角均可作为寻找下颌缘支的良好标志。

5）颈支（cervical branch）：1~3 支，以 1 支多见。是下干的终末支。自腮腺下端走出，位于颈阔肌深面，行向前下方，至颌下三角，发支至颈阔肌。腮腺浅叶下端也可作寻找颈支的标志。手术时应避免切断，以免造成颈阔肌瘫痪，可引起口角改变，应予以注意。

至于腮腺切除术（parotidectomy）中该如何减少损伤面神经，手术中如何显露面神经，从面神经颊支与腮腺导管恒定的局部解剖关系，以及临床资料显示表明：以腮腺导管为标志寻找颊支其优点在于：腮腺管标志明显，腮腺导管与颊支的位置关系极为恒定，由于颊支间吻合较多，即使在术中损伤颊支中的 1~2 小支，对表情肌的作用也能得到代偿，不会有太大的影响，与分离面神经其它支较为安全、稳妥、可靠。

如果先显露面神经主干，然后再循主干仔细向前分离进入腮腺的面神经分支。尽管面神经干的解剖位置相对恒定，如乳突、茎突、二腹肌后腹等解剖标志清楚；但由于面神经主干的位置较深，有时可达 30~40mm，且位于下颌后凹内，手术空间甚窄，给操作带来不少困难。从面神经分支的解剖状况言，从面神经分支向主干的解剖法，似有较安全、可靠等优点。

（2）腮腺深面的结构（structures in deep parotid gland）：腮腺深叶的深面与茎突，起于茎突的肌肉及颈深部的血管、神经，如颈内动脉（internal carotid artery）、颈内静脉（internal jugularvein）、舌咽神经（N. IX）（glossopharyngeal nerve）、迷走神经（N. X）（vagus nerve）、副神经（N. XI）（accessory nerve）及舌下神经（N. XII）（hypoglossal nerve）等紧密相邻。通常把这些位于腮腺深部的系列结构称为"腮腺床"（parotid bed）（图III-1-124）。可借助下颌角、寰椎横突和茎突等骨性标志，寻找辨认"腮腺床"的相关结构。自乳突尖至下颌角连线的上、中 1/3 交界处深面可找到寰椎横突；构成"腮腺床"的颈内动、静脉和第IX、X、XI、XII对脑神经位于茎突深面、向下，相对于寰椎横突平面开始分开，其中舌咽神经向前、下至下颌角上方行于颈内、外动脉之间；迷走神经则继续下行于颈内动、静脉之间的后方；副神经越过颈内静脉浅面（有时经深面）向外、下行；舌下神经则在下颌角下方，向前，越过颈内、外动脉浅面，进入颌下三角。腮腺切除或颈淋巴结清扫术涉及腮腺床时，对"腮腺床"的结构应特别谨慎，要细心按相关标志寻找和辨别，避免损伤重要的血管、神经至为重要。

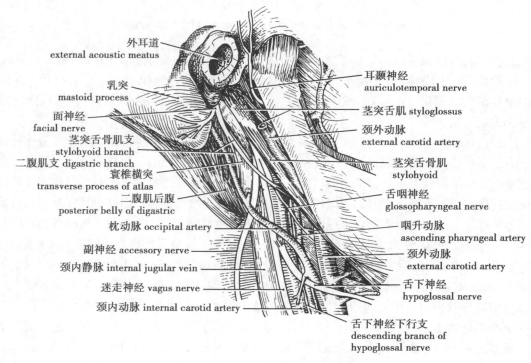

图III-1-124 "腮腺床"结构示意图
Diagram of the Parotid Bed

（二）咬肌（masseter）

咬肌（masseter）是咀嚼肌中较浅的一块，位于下颌支外侧部的皮下，易触摸。在下颌下缘与咬肌前缘之间，面动脉在此经过，位置表浅，当行全身麻醉时，可在此扪及动脉搏动，也是面部创伤出血时，理想的指压止血的解剖位置。咬肌以坚强的腱起于颧弓下缘前 2/3 和上颌骨颧突，肌纤维向后下，止于咬肌粗隆（masseteric tuberosity）。咬肌是强有力的闭口肌，并可牵引下颌轻度向前。咬肌受下颌神经前股发出的咬肌神经支配。破伤风病人咬肌早期发生收缩；颞下颌关节周围炎性病变时可致慢性咬肌炎，也可导致纤维性变，从而限制颞下颌关节的活动。

此外，从耳屏至眼眶外下缘连线，相当于颧弓的体表位置。在颧弓与下颌切迹围成半月形的中点，为咬肌神经封闭及上、下颌神经阻滞麻醉刺入点的表面位置。

咬肌后上部有腮腺浅叶所覆盖，前下部有咬肌筋膜，在咬肌筋膜浅面自上而下有面横动脉、面神经上颊支、腮腺导管、面神经下颊支和面神经下颌缘支横过。

二、面侧深区 Deep Region of Lateral Face

面侧深区是指位于腮腺咬肌区前部的深面。其前界为上颌骨后面，后界为腮腺深叶，内侧为翼突外侧板，外侧以下颌支为界。此区主要有颞下间隙和翼颌间隙。

（一）主要的血管和神经（major blood vessels and nerves）

由浅至深为：翼丛、上颌动脉、下颌神经。

1. **翼丛（pterygoid/pterygoid venous plexus）**　翼丛（位于颞下窝内，居翼内、外肌与咬肌之间，围绕上颌动脉的静脉丛（图Ⅲ-1-125）。它的属支有脑膜中静脉、下牙槽静脉、颞深静脉、翼肌及咬肌静脉，主要回流至上颌静脉（maxillaryvein）。施行上颌结节阻滞麻醉时，应顾及翼静脉丛的位置，以免刺破发生血肿。翼静脉丛向前借面深静脉通面静脉，向上通过卵圆静脉网和破裂孔导血管与海绵窦相交通。故口腔颌面部的感染可沿上述途径扩散蔓延至颅内海绵窦（cavernous sinus）。

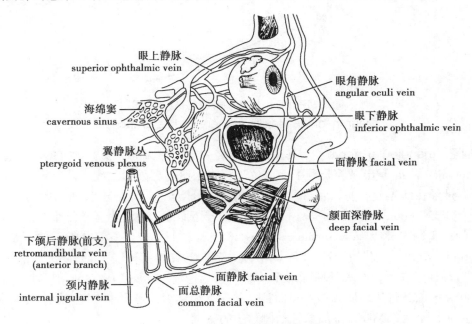

图Ⅲ-1-125　翼静脉丛示意图
Diagram of the Pterygoid Venous Plexus

2. **上颌动脉（maxillary artery）**　其是颈外动脉在下颌颈后方发出两终支之一。向内行，经下颌颈与蝶下颌韧带之间进入颞下窝，再经翼外肌二头之间进入翼腭窝（pterygopalatine fossa）。根据上颌动脉的行程及毗邻关系而分为三段：第一段，横行于下颌骨内侧至翼外肌的一段；在进行下颌骨髁突切除时要顾及此血管，必须妥加保护。此段主要的分支有：耳深动脉（deep auricular artery）、鼓室前动脉（anterior

tympanic artery）、下牙槽动脉（inferior alveolar artery）和脑膜中动脉（middle meningeal artery）。第二段，即翼肌段，指位于翼外肌的一段。主要分支至咬肌的咬肌动脉（masseteric artery）和翼肌动脉（pterygoid artery），以及前、后颞深动脉（anterior and posterior deep temporal artery），供应咀嚼肌等。第三段，称翼腭段，指位于翼腭窝内的一段。主要分支有：上牙槽后动脉（posterior superior alveolar artery）、眶下动脉（infraorbital artery）及上颌动脉的终支：蝶腭动脉（sphenopalatine artery），经蝶腭孔至鼻腔，是鼻腔主要血供来源之一。严重鼻出血，一般非手术方法无效时，可采用结扎该动脉止血（图Ⅲ-1-126）。

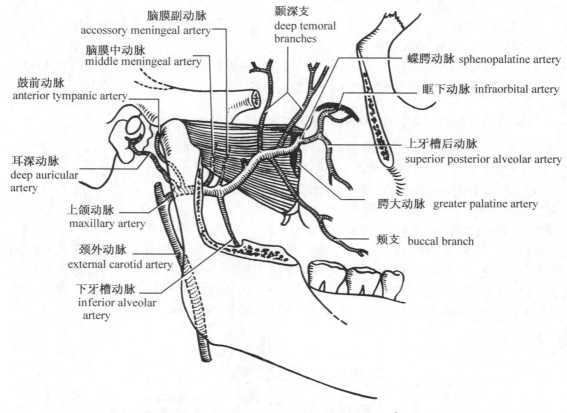

图Ⅲ-1-126　上颌动脉及其分支示意图
Diagram of the Maxillary Artery and Its Branches

3. 下颌神经（mandibular nerve）　其是三叉神经三支中最大的一支，含有运动和感觉两种纤维。它经卵圆孔（foramen ovale）出颅腔至颞下窝，位于腭帆张肌与翼外肌之间，前邻翼内肌后缘，后为脑膜中动脉；下颌神经在此先分成前、后二干，由干再分成分支至各个部分（图Ⅲ-1-127）。

（1）前干的分支（branches of anterior trunk）：前干较短而细，主要由运动纤维组成，小部分为感觉纤维。其分支为：①颞深神经（deep temporal nerve），支配颞肌外，还发有分支至颞下颌关节；②咬肌神经（masseteric nerve），至咬肌及有小支至颞下颌关节；③翼外肌神经（lateral pterygoid nerve），直接起自前干，或与颊神经共干，在翼外肌深层至该肌；④颊神经（buccal nerve），似为前干直接延续，经翼外肌两头之间，向前下进入颞肌深层再与面神经的颊支相交织，发出小支穿颊肌，至颊部皮肤，尚有一些小支穿过颊肌，至颊部黏膜及下颌磨牙颊侧牙龈的感觉。

（2）后干的分支（branches of posterior trunk）：后干较粗，主要为感觉纤维和小部分运动纤维。其分支为：

1）耳颞神经（auriculotemporal nerve）：可以是单根、双根或三根起始于后干，行经脑膜中动脉的浅面或深面，或以双根夹抱脑膜中动脉，发支至下颌关节、腮腺支和外耳道支，其末支经颞浅动、静脉之上行，称为颞浅神经（superficial temporal nerve）。其中腮腺支内除含有感觉纤维外，还含有腮腺分泌的副交感神经纤维。该纤维来自舌咽神经的下泌涎核（inferior salivatory nucleus）。在腮腺炎，手术或创伤而损伤该神经时，可导致耳颞神经综合征（auriculotemporal syndrome），主要表现为咀嚼时，可引起面部的味觉性出汗和潮红，其原因尚不明确。

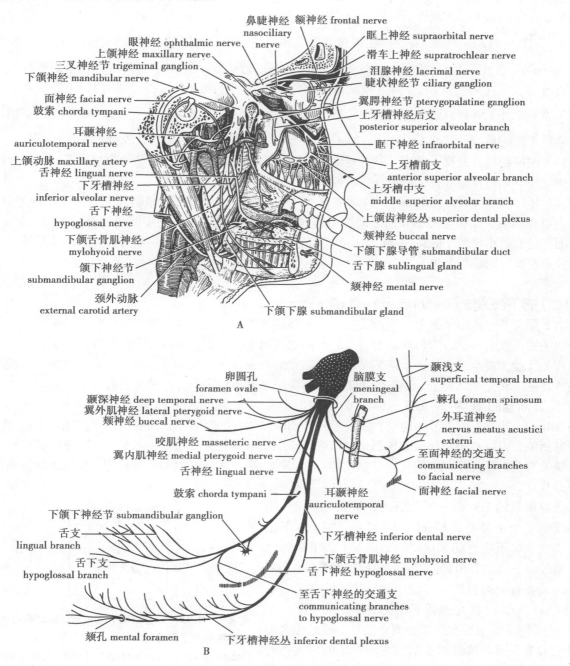

图Ⅲ-1-127　下颌神经分支示意图
Diagram of the Branches of Mandibular Nerve

2）舌神经（lingual nerve）：自后干发出后稍呈弓形，在下颌支内侧下降，行于翼外肌内侧，在此处接受来自面神经的鼓索神经（chordatympani nerve or tympanic cord nerve），以锐角形式加入舌神经（鼓索加入舌神经见中篇第一章"耳"之图Ⅱ-1-40）；继续向前、下，经翼内肌与下颌支之间，至下颌舌骨线时转向前，在口腔底黏膜深面进入舌下间隙，适位于下颌磨牙的稍后方，位置表浅，常可在此处进行舌神经阻滞麻醉或显露舌神经。舌神经分支供应下颌舌侧牙龈、舌下区、舌前2/3黏膜的一般感觉；及舌前2/3的味觉（面神经鼓索）；还支配下颌下腺、舌下腺的分泌（来自面神经副交感纤维的上泌涎核（superior salivatory nucleus）。

687

3）下牙槽神经（inferior alveolar nerve）：是后干最大的一支，自后干起始后，位于舌神经的后方，在翼外肌深面下行，于翼外肌下缘进入翼颌间隙；伴行同名动脉和静脉，沿翼内肌外侧下行进入下颌孔（mandibular foramen），经下颌管至颏孔处分成两支，为颏神经（mental nerve）行向后、上外方，经颏管出颏孔，分布于 $\frac{31-34}{41-44}$ 的唇颊侧牙龈，及下唇黏膜颏部皮肤和并在中线与对侧同名神经相吻合。由于这种吻合的存在，故拔除下颌中切牙时，除需行同侧下颌传导外，还应行局部浸润麻醉，以麻醉对侧来的吻合支。另一支继续前行，并以许多小支在下颌牙槽突基底部吻合成下牙槽神经丛，支配下颌牙齿、下颌颊侧及唇侧牙龈（ $\frac{31-38}{41-48}$ ）。下牙槽神经在入下颌孔前发出下颌舌骨肌神经（mylohyoid nerve），分支支配该肌及二腹肌前腹。

值得关注的是：翼外肌（lateral pterygoid）的局部位置颇有临床意义，在其浅面有翼静脉丛和上颌动脉；深面有下颌神经及其分支，其中耳颞神经向后；翼外肌两头之间有上颌动脉和颊神经通过；翼外肌下缘有舌神经和下牙槽神经穿行。故翼外肌可视为面侧深区重要的肌性标志。

（3）耳神经节（otic ganglion）：属副交感神经的周围神经节，位于卵圆孔下方，下颌神经的内侧，在翼内肌和脑膜中动脉与腭帆张肌之间，司腮腺分泌。来自舌咽神经上泌涎核的副交感神经节前纤维，经舌咽神经及岩小神经（lesser petrosal nerve）至耳神经节，形成突触，交换神经元后的节后纤维，借耳颞神经至腮腺，司腮腺分泌。

（朱松槐）

（二）颞下颌关节（temporomandibular joint）

颞下颌关节也称颞颌关节、下颌关节、颌关节或颅颌关节。它也是颅骨连结中唯一能活动、与颅底有密切关系，左右各一，双侧联动的关节，共同完成咀嚼、语言、表情等功能的关节。无论从形态结构上，有关节盘，或生理功能上，两侧功能必须高度协调统一的联动关节，堪称为全身最精细、最为复杂的关节之一。在生理功能上，颞下颌关节是人体关节系列中唯一与牙及𬌗有关的关节，故被认为两侧颞下颌关节和𬌗可视为一功能整体，或可称为𬌗－颌关节或牙－颌关节（temporomandibular dental articulation）。通过下颌关节的运动，不仅参与人们赖以生存的咀嚼和吞咽活动，而且还与人们日常生活中息息相关，言语和表情、所表现出来的极为灵活、丰富等种种功能紧密相关。当颞下颌关节疾患，如颞下颌关节功能紊乱或关节强直，这些功能均受影响。因此，颞下颌关节可视为稳定𬌗灵活活动高度协调的关节。

还得提及的是：颞下颌关节及颌骨肌与𬌗，是咀嚼系统的三个主要组成部分。构成"𬌗"的上、下颌牙生长在上、下颌骨的牙槽窝内，以及上、下颌骨的后方通过颞下颌关节相联结；通过中枢神经系（central nervous system）的调控。对咬合功能的建立至关重要（图Ⅲ－1－128）。故有人将颞下颌关节称之为"第四磨牙"。认为颞下颌关节和牙都是两个活动的硬组织之间的接触关系，两个接触的硬组织之间都可能出现相对运动；所不同的是上、下牙之间没韧带联接，而颞下颌关节的骨关节面间有韧带、关节囊等软组织相连接，并且被限制在一个密闭的关节的关节腔内。

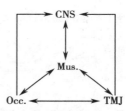

图Ⅲ－1－128　咬合与颞下颌关节、咀嚼肌及中枢神经系统的关系示意图
Diagram for Relationship between Occlusion, Temporomandibular Joints, Masseter Muscles and Central Nervous System

1. 颞下颌关节的构成（composition of the temporomandibular joint）　颞下颌关节由下颌骨的髁状突，和颞骨的关节窝及关节结节（二者合称为髁关节面），以及两者之间的关节盘和相关的韧带、关节囊构成（图Ⅲ－1－129、图Ⅲ－1－133）。

（1）下颌骨髁突（condyloid process）：也称关节突（articular process），略呈横椭圆形，其内外径（15~30mm）大于前后径（8~12mm）（图Ⅲ－1－130）。熟悉髁突内外径宽、前后径窄这一解剖特点，在髁突高位削切时有重要意义。有时在锯骨时因方向掌握不准，有可能仅锯断外侧部分，残留的内侧部分要在直视下，用小骨凿凿断取出。从上面观有一横嵴将其分为前、后两斜面。前斜面较小，与关节结节后斜面构成一对关节的功能区，是关节的负重区；许多关节疾患通常最早破坏此区。髁突头的内外侧各有一突起分别称为突向后内方，较大的内极（internal pole），和较小、突前外侧的外极（external pole）。开口运动时，可在耳屏前触及外极在皮下滚动。髁突表面覆有纤维软骨，前斜面较厚。髁突的生长和改建与纤维软骨密切相关。髁突在下颌窝的正常位置，有赖以正常的嵌合关系和咀嚼肌群正常功能去维持；某些肌功能的改变，可能影响髁突的正常位置，常常是导致下颌关节功能紊乱的常见原因之一，如翼外肌功能亢进、或痉挛等。

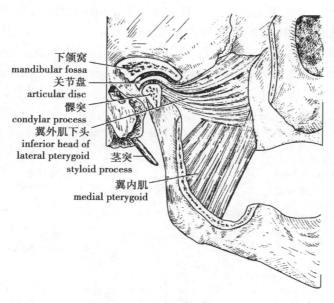

图Ⅲ-1-129 颞下颌关节
the Temporomandibular Joint

髁突下方较细的部位称下颌颈（neck of mandible）或髁突颈，是下颌骨骨折好发部位之一，该处骨折的重要意义在于避免颅中窝骨折。

（2）颞关节面（articular surface of temporal bone）：包括颞骨关节窝（articular fossa of temporal bone）和关节结节（articular tubercle）。关节窝稍呈三角形，其底在前，为关节结节嵴；后内边为岩鳞裂（petrosquamous fissure）和岩鼓裂（petrotympanic fissure）；后外边为颧弓的后延部分。内外二边相交于三角形顶点，其中呈锥形骨突称后关节结节（postglenoid tubercle）。

关节结节横位于关节窝的前方，有一冠状位的骨嵴将关节结节分成前、后两斜面。前斜面斜度较小，后斜面的斜度较大，为关节窝的前壁，向前下倾斜，与𬌗平面的夹角称为结节后斜面斜度；该斜度与髁突运动、𬌗关系及牙尖斜度有密切关系。关节结节后斜面和横嵴顶为关节的功能区，该处关节软骨较厚，损伤性关节疾病，常常破坏此处。

关节窝的后方经岩鳞裂与外耳道、中耳紧邻，幼儿期仅隔以软组织，因而中耳炎症可扩散至颞下颌关节，如幼儿时期的化脓性中耳炎可造成颞下颌关节强直；反之，颞下颌关节炎症亦可波及中耳。在关节窝后内，颞骨岩部及鼓部的下表面有一凹陷，其表面被关节软骨覆盖，位于颞下颌关节囊外，

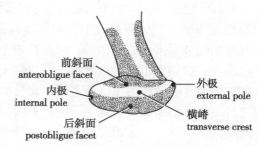

图Ⅲ-1-130 髁突结构示意图
Diagram of the Condylar Process ）

其上有部分腮腺及一些结缔组织，此凹陷与其前方的关节窝，合称为下颌窝（mandibular fossa），因此关节窝实为下颌窝的前部。对理解在牙尖交错位时，髁突位于关节窝的后位，下颌窝的中央有所帮助。

（3）关节盘（articular disk）：略呈卵圆形，内外径大于前后径，位于下颌窝与髁突之间，其边缘

附于关节囊，将关节腔分成上、下两腔。关节盘的厚薄不一，从前面向后可分为四区（图Ⅲ-1-131）：①前带（anterior band）：窄而稍厚，约2mm，由前后方向排列的胶原纤维和弹性纤维组成。纤维间有毛细血管、小动脉和神经。②中间带（intermediate band）：是关节盘最薄处，厚约1mm，位于关节结节后斜面与髁突前斜面之间。除含有胶原纤维和弹性纤维外，还有软骨细胞和软骨基质，但无神经和血管成分，是关节的功能区，也是关节盘穿孔的好发部位。随着年龄的增长，纤维性结缔组织向纤维软骨的过渡形式明显增加。有关节症状者，关节盘中心发生钙化，血管分布也增加。③后带（posterior band）：较宽，也是关节盘最厚处，厚约3mm，位于关节窝顶与髁突横嵴之间。其组织结构以纤维走向不一的胶原纤维和弹性纤维，无血管和神经分布。④双板带（bilaminal band）：位于后带后方，可分为上、下两板；上板由胶原纤维和丰富的弹性纤维组成；下板主要由胶原纤维和较少的弹性纤维组成。上、下两板间充填以富有血管、神经的疏松结缔组织，其微血管产生的滑液，营养关节面和关节软骨。当该处的神经受刺激时，可产生关节疼痛，也是关节盘穿孔的好发部位之一。当下颌开口、前伸及向对侧运动时，此处的血管扩张，借此填补由于髁突前移所形成的空隙，此时，此处也出现负压。故行关节盘手术切开该处时，出血较多；若病人咬紧牙，可消除该处负压而止血。

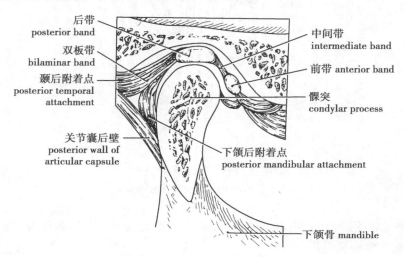

图Ⅲ-1-131　关节盘分区示意图
Diagram of the Division of the Temporomandibular Articular Disc

　　关节盘为一不能自行修复的特化的纤维性结缔组织，通过关节镜（arthroscopy）下见到正常关节盘色白，平滑，无血管。关节盘上、下周缘均覆有滑膜，滑膜向关节腔突起呈皱襞或绒毛。关节盘的功能在于：①使上下关节面更为适合和改变颞下颌关节的运动轴向，此乃由于关节窝明显大于髁突，故关节盘的厚薄不一，关节盘的上面与关节窝接触，其前部较平，中部呈凹形，后部呈凸形；下面的后部与髁突的关节面接触，呈凹形；前部凸向下，不与髁突接触；使关节面相对吻合，便于运动。Bell（1983）已证实：当侧方咀嚼大块食物，食块位于上、下后牙牙合面尚未被咬碎时，工作侧颞下颌关节间隙上下距离被增大，关节腔内压因而下降，此时由于有翼外肌上头的强烈收缩，恰到好处，准确地将关节盘后带之最后处牵引至关节间隙上下距离最大处，并有效地保持了关节的稳定。当开口运动时，髁突头向前作直线运动，并以一定角度超过关节结节。如果不存在有关节盘，髁突在关节窝与关节结节直接接触下滑向前方，关节结节的斜面可使髁突向外或侧向偏转。由于有关节盘介于髁突与颞骨关节面之间，故关节盘能承受由于翼外肌上头收缩向侧方的移位力，而防止关节盘向侧方移位；所以，关节盘和翼外肌对改变颞下颌关节的轴向运动有重要意义；②保持关节盘与髁突平衡，以及吸收拉力和压力。关节盘双板区上板中的丰富弹力纤维与关节盘前方附着的翼外肌上头，是一对保持关节盘和髁突在各种动态和静态中的平衡结构，当某些原因，翼外肌上头功能异常或弹力纤维松脱、撕裂，都有可能导致关节结构紊乱和弹响。在下颌运动中，关节盘也作相应的运动，产生的各种拉力和压力。关节盘最外层的致密纤维网，可使关节盘在拉力和压力下，维持其形态和吸收咀嚼过程中的压力；③营养润滑和感觉功能。关节盘上、下的滑膜及双板区的血管，能产生滑液提供关节纤维软骨的营养和保持润滑；关节盘丰富的神经末梢，可调节关节肌肉的运动，同时也是关节疼痛的部位。

从关节盘特有的形态结构和功能，临床在施行关节盘摘除术时，从解剖学角度去考量，应持审慎态度。

2. 关节囊和关节腔（articular capsule and articular cavity）　关节囊似袖套状，前上方附于关节结节前缘，后上方附于鼓鳞裂及岩鳞裂，内外侧附着于关节窝边缘，向下附着于下颌颈周围。关节囊稍显松弛，外层为韧性强度好的纤维层，内层由滑膜层构成。滑膜呈皱襞突向关节腔，富有伸展性，以适应关节盘的运动改变。在关节镜下，可见正常滑膜呈淡红色，透过表层能见到血管分布，闭口时形成皱襞。

由于关节盘的边缘与关节囊相连，从而把关节分成上、下两腔，两腔均为潜在性间隙。上腔位于关节盘与颞骨关节面之间，大而松弛，有利于关节盘及髁突进行滑动，故有滑动关节之称，或称盘颞关节。颞下颌关节外科（arthroscopic surgery of temporomandibular joint）还将上关节腔分成"前囊（anterior capsule）"和"后囊（posterior capsule）"，二者以关节结节为标记（图Ⅲ-1-132）。下腔位于关节盘和髁突之间，小而紧，髁突只能在下腔作转动和滑动，故称为铰链关节或盘颌关节。颞下颌关节镜外科也以髁突顶为标志把下腔也分成"前囊"和"后囊"。

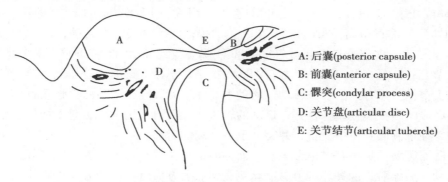

A: 后囊(posterior capsule)
B: 前囊(anterior capsule)
C: 髁突(condylar process)
D: 关节盘(articular disc)
E: 关节结节(articular tubercle)

图Ⅲ-1-132　颞下颌关节上腔"前囊"和"后囊"示意图
Diagram of Anterior Capsule and Posterior Capsule of the Temporomandibular Sup.Articular Cavity

3. 关节的韧带（ligament of the joint）（图Ⅲ-1-133）有悬吊下颌、限制下颌在正常范围内进行活动，主要有三条：

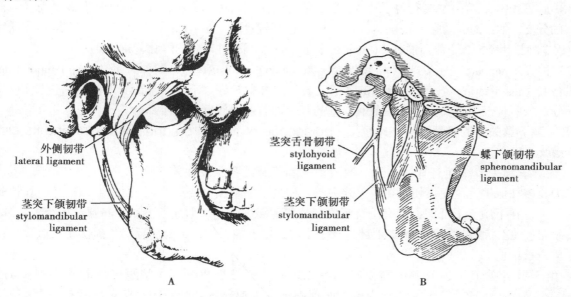

外侧韧带
lateral ligament

茎突下颌韧带
stylomandibular
ligament

茎突舌骨韧带
stylohyoid
ligament

蝶下颌韧带
sphenomandibular
ligament

茎突下颌韧带
stylomandibular
ligament

A

B

图Ⅲ-1-133　颞下颌关节的韧带
Ligaments of Temporomandibular Joint
A. 外侧面（lateral surface）　　B. 内后面（intro-posterior surface）

（1）颞下颌韧带（temporomandibular ligament）：位于外侧故也称外侧韧带（lateral ligament）。呈上宽下窄的三角形，起自颧弓根及关节结节外侧面，分成浅、深二层；浅层斜向后下，止于下颌颈的外侧面；深层几呈水平向后，止于髁突颌关节盘的后部。两侧同各韧带有限制下颌过度侧向运动，防止关节向横向脱位；水平走向的纤维则有限制下颌过度后退及向下运动。

（2）蝶下颌韧带（sphenomandibular ligament）：位于关节囊内侧，故也称内侧韧带。起自蝶骨角棘，止于下颌小舌，此韧带有稳定颞下颌关节及悬吊下颌的功能。

（3）茎突下颌韧带（stylomandibular ligament）：位于关节的后方，起于茎突，止于下颌角和下颌支后缘。闭口时韧带松弛，下颌前伸时，韧带紧张，有防止下颌过度前移的功能。

4. 关节的运动（movement of the joint） 颞下颌关节的运动，极其复杂、多样，每一运动都有多数肌肉参与，通过各组肌肉之间相互协调，既有相互拮抗，又有协同固定作用，有主管运动，有收缩，有弛缓，而且两侧必须和谐，联动，俨如一个器官。为了维持稳定、有序的下颌运动，各肌间的主动与拮抗之间必须保持一定的联系，此即所谓交互神经支配，通过中枢神经的调控，使运动肌肉的神经冲动，能精确地必须是同时和等量地到相应的肌肉，从而使颞下颌关节的运动，稳定、协调、精确和完美。颞下颌关节的运动有：开口、闭口、前伸、后缩及侧方运动。

（1）开口运动或开颌：有三种状态：①小开口运动，指下颌下降在20mm以内，即开口度约20mm（上、下颌中切牙近中切角的垂直距离），活动主要在下关节腔，两侧髁突仅作转动，运动轴心在髁突，关节盘基本不动；②大开口运动，指开口度超过20mm，双侧髁突与关节盘同时向前移至关节结节处或稍前方，活动主要在上关节腔；③最大开口运动，如打呵吹时的下颌运动。此时翼外肌处于紧张状态，二腹肌强烈收缩，髁突在关节结节下方或前下方转动，活动主要在下关节腔，运动的轴心在髁突。

（2）闭口运动或闭颌：大致循各种开口运动的轨迹作相反方向运动。舌骨上肌群松弛，而咬肌、颞肌和翼内肌收缩，使下颌回到正中位置，髁突退至关节窝的后部。

（3）前伸、后缩运动：是左右对称性运动。前伸时活动主要在上关节腔，髁突和关节盘沿关节结节后斜面向前下滑动。后缩时，髁突和关节盘沿原轨迹向后上方滑行，回到关节窝后部。

（4）侧方运动：是左右不对称的运动，即一侧（非工作侧）髁突与关节盘在上关节腔向前滑行；另一侧（工作侧）髁突在下关节腔沿垂直轴作滑动。例如当后牙咬碎大块食物过程中，工作侧髁突为自上向下滑动，非工作侧髁突沿矢状轴转动。

5. 颞下颌关节的血管和神经（vessels and nerves of the temporomandibular joint）

（1）血管（vessels）：主要行经关节附近的颞浅动脉（superficial temporal artery）、上颌动脉（maxillary artery）的分支，如：面横动脉（transverse facial artery）、颞深动脉（deep temporal artery）等营养血管。静脉起自关节周围静脉丛，汇入下颌后静脉（retromandibular vein），最后注入颈内静脉（internal carotid vein）。

（2）神经（nerves）：主要来自耳颞神经（auriculotemporal nerve）、颞深神经（deep temporal nerve）和咬肌神经（masseteric nerve）等分出的关节支。其中耳颞神经关节支，支配关节囊的后内壁和外侧壁的大部分；咬肌神经关节支，分布关节囊前壁的其余部分及内侧壁的一小部分。

（三）颞下颌关节的毗邻及其临床意义（adjacence of temporomandibular joint and its clinical significance）

1. 在颞下颌关节浅面有耳颞神经、颞浅动脉和静脉、腮腺及面神经面部分支——颞支、颧支等，在手术中要多加保护，避免损伤。在颞下颌关节，相当于下颌颈（髁突颈）深面有上颌动脉、静脉横行，进入颞下窝；在下颌支上部深面尚有围绕翼内、外肌的翼静脉丛、上牙槽下动、静脉及神经。在髁突颈部，下颌切迹（乙状切迹）及下颌支上部进行手术时，应多加保护，十分注意避免损伤相关血管，否则，容易造成严重出血。

2. 由于颞骨关节窝顶与颅中窝仅有厚约1.2mm的薄骨板相隔；而脑膜中动脉入颅中窝的棘孔（foramen spinosum）又紧位于关节窝内侧，而据中国人资料显示，脑膜中动脉前支经过关节结节颅腔面者占93%；脑膜中动脉的后支经关节窝的颅腔面者约59%。基于这样的毗邻关系有二点值得注意：①颏部及下颌的其他部位受到向上或向后上的暴力冲击，髁突均有可能向上使关节窝骨折，或突入颅中窝，或颞下颌关节强直手术截骨平面过高，或凿骨时骨凿不慎凿向颅底等等，均有可能损伤脑膜中动脉，导致颅内出血，宜注意。所以，在颞下颌关节手术中，应十分注意，避免向关节窝上方及后方的打击力量，以免损伤颅底和外耳道等结构；②上颌动脉及其主要分支脑膜中动脉均位于下颌颈内侧深部，故在髁突手术时，需要多加保护该动脉；一旦误伤将引起凶猛出血，常常不易止血，而只能纱布紧紧填塞于髁突颈部或行颈外动脉结扎止血。

（邓飞龙）

（四）面侧深区的筋膜间隙（fascial space of deep lateral face regions）

1. 翼颌间隙（pterygomandibular space）　其也称翼下颌间隙，位于下颌支内侧与翼内肌之间（图Ⅲ-1-134）。上界为翼外肌下缘，下界为翼内肌附着处，前为颞肌、颊肌及下颌支前缘，借颊肌与口腔分隔，后为腮腺和下颌支后缘。间隙内除充填较多的疏松结缔组织外，尚有下牙槽血管、神经、舌动脉、舌神经及部分翼静脉丛。

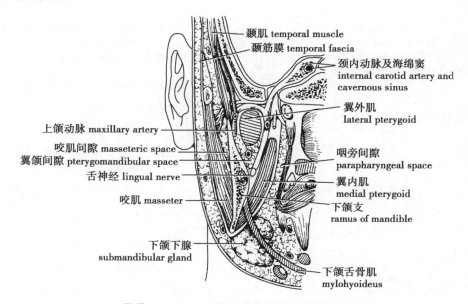

颞肌 temporal muscle
颞筋膜 temporal fascia
颈内动脉及海绵窦 internal carotid artery and cavernous sinus
翼外肌 lateral pterygoid
上颌动脉 maxillary artery
咬肌间隙 masseteric space
翼颌间隙 pterygomandibular space
舌神经 lingual nerve
咬肌 masseter
咽旁间隙 parapharyngeal space
翼内肌 medial pterygoid
下颌支 ramus of mandible
下颌下腺 submandibular gland
下颌舌骨肌 mylohyoideus

图Ⅲ-1-134　局部冠状切面示：翼颌间隙
Coronal Section Shows：Pterygomandibular Space

翼颌间隙向上与颞下间隙、颞间隙相通连，向前通颊间隙，向下与下颌下间隙、舌下间隙相通，向后内绕过翼内肌后缘通咽旁间隙；翼颌间隙也可经颅底血管神经与颅腔相连。

2. 咬肌间隙（masseteric space）　其位于咬肌与下颌支外侧面之间，故也称咬肌下颌间隙（masseter-mandibular space）或咬肌下间隙（submasseteric space）。前邻磨牙后区，后为腮腺及下颌后缘。间隙内有咬肌血管、神经及少量疏松组织，下颌第三磨牙的感染常可波及此间隙。由于间隙外侧壁是坚厚的咬肌，内侧为下颌支骨壁，故炎症常局限于间隙内，不易扩散，波动也不明显，可出现咬肌受刺激而痉挛，出现张口困难等症状，有可能并发下颌角及下颌支边缘性骨髓炎。

3. 颞下间隙（infratemporal space）　其位于颞下窝内，翼下颌间隙的上方（图Ⅲ-1-135）。其上界为蝶骨大翼的颞下面；下界为翼外肌下缘；前界为上颌骨后面；后界为茎突及其附着的肌肉；内侧为蝶骨翼突外侧板及咽侧壁；外侧为颞肌下份，下颌支上份及颧弓。间隙内除有蜂窝组织外，尚有上颌动脉及其分支、翼静脉丛、下颌神经及其分支和上颌神经的部分分支。其特点在于间隙内的蜂窝组织可伴随相关的血管神经伸入邻近的诸间隙，分别与翼颌间隙、颊间隙、颞间隙、翼腭间隙、咽旁间隙以及借眶下裂通眼眶，经圆孔、棘孔通颅中窝、翼静脉丛与海绵窦相交通等等。因此，颞下间隙的感染很少单独存在，常常感染累及各相邻间隙，可引起继发性的多间隙感染，而形成相邻间隙感染同时存在，应十分注意。

4. 颞间隙（temporal space）　其位于颞区、颧弓平面的上方。一般可分为颞浅间隙（superficial temporal space）和颞深间隙（deep temporal space）（图Ⅲ-1-135）。颞浅间隙位于颞深筋膜与颞肌之间；

颞深间隙则位于颞肌深面与颞窝骨膜之间。

在颧弓平面以下，此二间隙与颞下间隙及翼下颌间隙互相交通。颞间隙的感染多由邻近的间隙扩散而来；由于颞筋膜致密，颞肌坚厚，其深面颞窝骨质相当于颞鳞处，骨质较薄，其内、外板之间板障甚少。因此，颞部脓肿形成后，难以自行穿破，如果脓肿过久积压于颞鳞表面，将导致其坏死而引发骨髓炎，感染可由此直接蔓延至颅内，或通过邻近脑膜的血管蔓延，导致脑膜炎、脑脓肿等并发症。

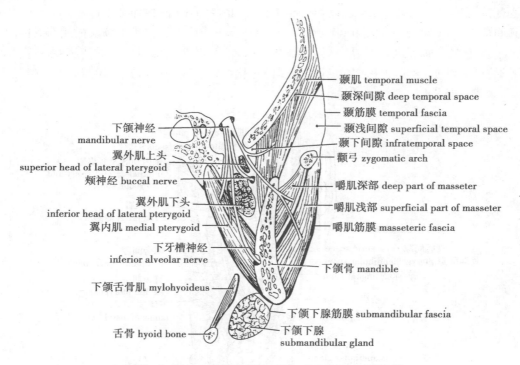

图Ⅲ-1-135　面部冠状切面示：颞间隙和颞下间隙
Coronal Section of Face Shows：Temporal Space and Infratemporal Space

（五）翼腭窝（pterygopalatine fossa）

翼腭窝局部位置深藏、隐匿，且与眼眶、鼻窦、颅腔毗邻紧密。由于其位置特殊，解剖结构复杂，又有一定的"孔""裂"相连，许多起源于鼻、眼眶、鼻窦及鼻咽顶部的病变均可累及此窝，并可沿其相关"孔""裂"之间的腔和窝蔓延。故为临床十分关注的一个解剖部位。就其位置、形态和毗邻，内容和交通逐一介绍。

1. 位置、形态和毗邻（location，morphology and adjacence）　翼腭窝也称翼腭间隙（pterygopalatine space）（图Ⅲ-1-136，文末彩图Ⅲ-1-137）。位于颞下窝深面内侧，眶尖的后下方，眶下裂（inferior orbital fissure）与翼上颌裂（pterygomaxillary fissure）的交角处。翼腭窝为一狭长间隙，上部稍宽，向下逐渐变窄移行于翼腭管（pterygopalatine canal）。它的上界为蝶骨体下面；前界为上颌骨的颞下面；后界为蝶骨翼突根部及大翼前面的下部；内侧为腭骨垂直板及其眶突（orbital process）和蝶突（sphenoidal process）。

2. 内容（contents）翼腭窝内主要有上颌神经、蝶腭神经节、上颌动脉的终支。

（1）上颌神经（maxillary nerve）（图Ⅲ-1-138）：为三叉神经的第二支（N.V$_2$），属感觉神经，粗于眼神经（V$_1$），而小于下颌神经（V$_3$）。起自三叉神经节（半月节）（trigeminal ganglion，semilunar ganglion）最宽处的前缘，向前循海绵窦外侧壁之下分，再向前行经圆孔（foramen rotundum）出颅，进入翼腭窝之上份，分出蝶腭神经（sphenopalatine nerve），连蝶腭神经节。

本干再折上外行，经翼上颌裂，继续前行经眶下裂易名为眶下神经（infraorbital nerve），出眶下孔至面部。分支至下睑、颧部、鼻外侧区后部和颞区前部皮肤感觉。按上颌神经的行程可分为：①颅内段，分支有脑膜中神经（middle meningeal nerve）伴脑膜中动脉，分布于颅中窝之硬脑膜；②翼腭窝段，分支有：蝶腭神经、颧神经（zygomatic nerve）及上牙槽后神经；③眶下管段，分出上牙槽中神经，上牙槽前神经和上牙槽后神经分支互相吻合形成上牙槽神经丛（superior dental plexus）由该丛再分支至上颌牙、牙周膜及牙龈。

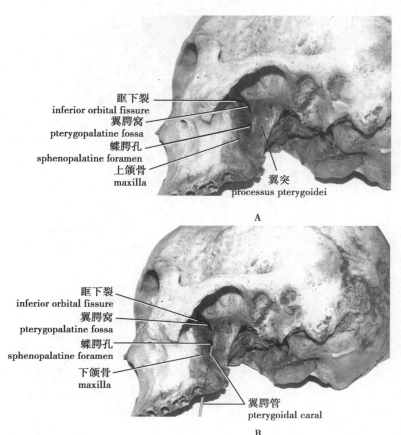

眶下裂
inferior orbital fissure
翼腭窝
pterygopalatine fossa
蝶腭孔
sphenopalatine foramen
上颌骨
maxilla
翼突
processus pterygoidei

A

眶下裂
inferior orbital fissure
翼腭窝
pterygopalatine fossa
蝶腭孔
sphenopalatine foramen
下颌骨
maxilla
翼腭管
pterygoidal caral

B

图Ⅲ-1-136　翼腭窝（翼腭间隙）
Pterygopalatine Fossa or Space

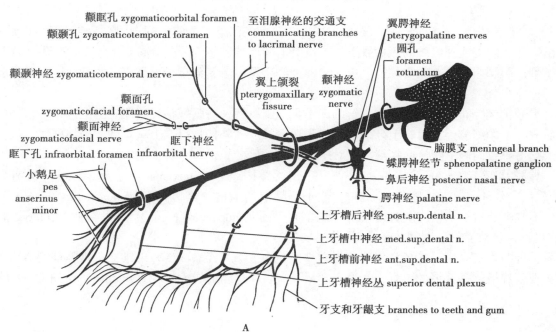

颧眶孔 zygomaticoorbital foramen
颧颞孔 zygomaticotemporal foramen
至泪腺神经的交通支 communicating branches to lacrimal nerve
翼腭神经 pterygopalatine nerves
圆孔 foramen rotundum
颧颞神经 zygomaticotemporal nerve
翼上颌裂 pterygomaxillary fissure
颧神经 zygomatic nerve
颧面孔 zygomaticofacial foramen
颧面神经 zygomaticofacial nerve
眶下神经 infraorbital nerve
眶下孔 infraorbital foramen
小鹅足 pes anserinus minor
脑膜支 meningeal branch
蝶腭神经节 sphenopalatine ganglion
鼻后神经 posterior nasal nerve
腭神经 palatine nerve
上牙槽后神经 post.sup.dental n.
上牙槽中神经 med.sup.dental n.
上牙槽前神经 ant.sup.dental n.
上牙槽神经丛 superior dental plexus
牙支和牙龈支 branches to teeth and gum

A

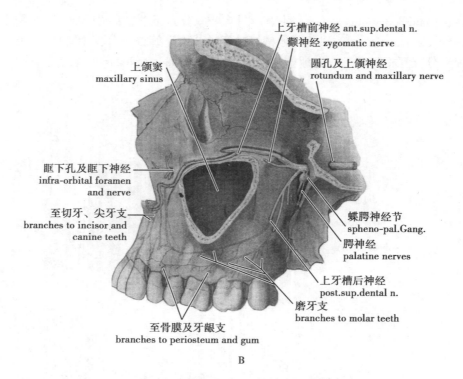

图Ⅲ-1-138 上颌神经分支示意图
Diagram of the Branches of Maxillary Nerve

1）上牙槽后神经（posterior superior alveolar nerve）：在翼腭窝分出，进入颞下窝，在上颌结节后面，通过下牙槽神经丛发出分支至上颌磨牙颊侧的黏膜及牙龈；另有分支伴上牙槽后动脉进入上颌牙槽孔，经上颌窦后壁的牙槽管下行，分布于同侧上颌磨牙（除上颌第一磨牙近中颊根外）及其牙周膜，牙槽骨和上颌窦黏膜，且在上颌第一磨牙的近中颊根与上牙槽中神经吻合。

2）上牙槽中神经（middle superior alveolar nerve）：在眶下管后段分出，经上颌窦前外侧壁向前下行，通过上牙槽神经丛分支，分布于同侧上颌前磨牙和上颌第一磨牙的近中颊根及其牙周膜，牙骨颊侧牙龈及上颌窦黏膜。有资料显示，国人上牙槽中神经缺如者41.3%。缺如时上牙槽中神经由上牙槽前、后神经所代替。

3）上牙槽前神经（anterior superior alveolarnerve）：多在眶下管前1/3段由眶下神经以一总干或2~3小支发出，经上颌窦前外侧壁的牙槽管下行，也借上牙槽神经丛的分支分布于上颌切牙，尖牙及其牙周膜，牙槽骨，唇侧牙龈及上颌窦黏膜。上牙槽前神经还发出鼻支分布于下鼻道外侧壁前区，及鼻腔黏膜并与鼻腭神经吻合。

熟悉上颌神经分布概况后，不难理解临床上可经眶下管，行眶下神经阻滞麻醉上、中牙槽神经；在上颌体后方，上颌结节上方可行上牙槽后神经阻滞麻醉。当外伤骨折或上颌窦肿瘤破坏眶底，波及眶下神经时，均可导致同侧下睑、前颊部、上唇皮肤及相关牙，牙龈的疼痛（神经刺激）。

（2）蝶腭神经节（sphenopalatine ganglion）或翼腭神经节（pterygopalatine ganglion）：属副交感神经周围节，也称 Meckel 节（图Ⅲ-1-139），位于翼腭窝的上份，蝶腭孔（sphenopalatine foramen）的附近，为一不规则的扁平小结；借上颌神经之蝶腭神经（sphenopalatine nerve）或翼腭神经（pterygopalatine nerve），也称神经节支悬于上颌神经之下。

蝶腭神经节有三个根：①感觉根，即蝶腭神经，由上颌神经来的传入纤维穿过蝶腭神经节后，传导腭、鼻腔及腭扁桃体等区域的感觉；②副交感根，来自面神经的岩大神经（greater petrosal nerve），由面神经发出后，经面神经管裂孔而入颅，向前行与岩深神经合并成翼管神经（nerve of pterygoid canal）也称 Vidian 神经，至翼腭窝，止于蝶腭神经节（副交感神经要在此交换神经元）；副交感的节后纤维，分别至泪腺，司泪腺分泌；鼻腔、腭等处的黏膜；③交感根，来自交感神经颈内动脉丛之岩深神经（deep petrosal nerve），在翼管内组成翼管神经，再进入蝶腭神经节；但在节内不交换神经元，仅通过此节，然后至鼻腔、鼻窦、腭等处。

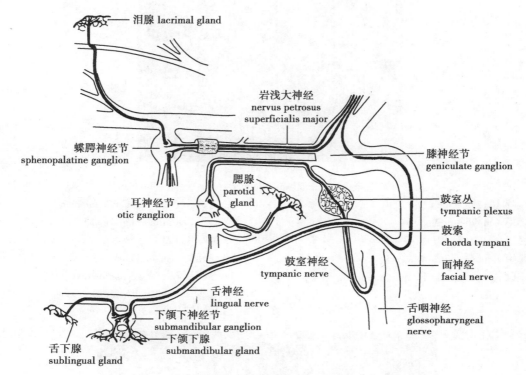

图Ⅲ-1-139　蝶腭神经节示意图
Diagram of the Sphenopalatine Ganglion

（3）上颌动脉的终支（terminal branch of maxillary artery）：上颌动脉经翼外肌二头之间后，再经翼颌裂进入翼腭窝，续向前行与上颌神经共穿眶下裂入眶，改名为眶下动脉（infraorbital artery），出眶下孔至面部。沿途尚发出：上牙槽后动脉（posterior superior alveolar artery）、蝶腭动脉（sphenopalatine artery）及腭大动脉（greater palatine artery）等（详见中篇第六章第三节颈部血管）。

3. 交通（communication）　翼腭窝以各种方位，借"四孔"和"二裂"通向颅内外。

（1）向内借蝶腭孔（sphenopalatine foramen）与鼻腔相连：它位于鼻腔外侧壁，在蝶骨体和腭骨垂直板相接处的前上方。呈椭圆形或不规则形，它是由腭骨垂直板的眶突（orbital process）和蝶突（sphenoid process）及蝶骨体围成。孔的前后径平均：男（4.16±1.8）mm（0.5~7.5mm）；女（5.12±2.05）mm（2.0~7.5mm）；上下径平均为：男（5.37±2.67）mm（0.8~10.0mm）；女：（4.74±2.74）mm（1.0~8.0mm）。

来自上颌动脉的蝶腭动脉（sphenopalatine artery）、静脉及蝶腭神经节的分支等，均经该孔至鼻腔。所以，可在鼻内镜明视下，经蝶腭孔，作破坏蝶腭神经节治疗过敏性鼻炎或电灼、结扎蝶腭动脉治疗顽固性出血。鼻咽纤维血管瘤，可以通过蝶腭孔累及翼腭窝及鼻腔；鼻咽癌也可累及蝶腭孔（图Ⅲ-1-140）。

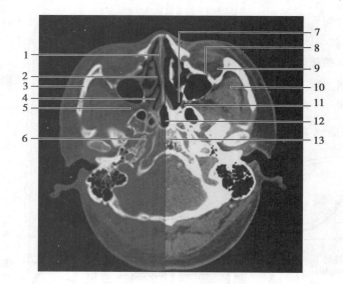

A. 经蝶腭孔横断面（axial slice through sphenopalatine foramen）

1. 鼻中隔（nasal septum）
2. 中鼻甲（middle turbinate）
3. 颧弓（zygomatic arch）
4. 上鼻甲（superior turbinate）
5. 翼上颌裂（pterygomaxillary fissure）
6. 破裂孔（formenla cerum）

7. 蝶腭孔（sphenopalatine foramen）
8. 眶下管（infraorbital canal）
9. 眼眶（orbit）
10. 颞肌（temporal muscle）
11. 翼腭窝（pterygopalatine fossa）
12. 蝶窦（sphenoidal sinus）
13. 枕骨斜坡（elivus）

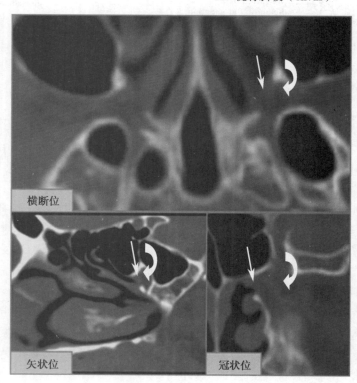

B. 蝶腭孔综合图（axial，coronal，and sagittal images through sphenopalatine foramen）
直箭头示蝶腭孔，弯箭头示翼腭窝（The straight arrows shows the sphenopalatine foramen,and the curued arrows show the pterygopalatine fossa）

图Ⅲ-1-140　翼腭窝向内借蝶腭孔与鼻腔相连
Pterygopalatine Fossa inward through Sphenopalatine Foramen Connected with Nasal Cavity

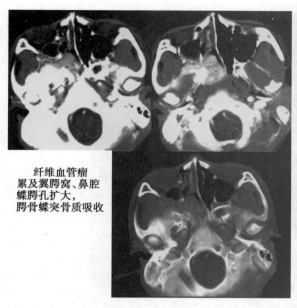

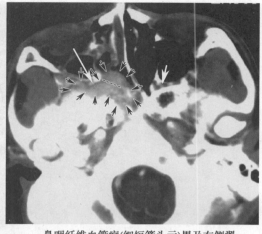

纤维血管瘤
累及翼腭窝、鼻腔
蝶腭孔扩大，
腭骨蝶突骨质吸收

鼻咽纤维血管瘤(细短箭头示)累及右侧翼
腭窝(白色长箭头)、蝶腭孔(虚线)及鼻腔，
白色粗箭示左侧翼腭窝

C. 纤维血管瘤累及翼腭窝、蝶腭孔（angiofibroma involved in pterygopalatine fossa and sphenopalatine foramen）

图Ⅲ-1-140　翼腭窝向内借蝶腭孔与鼻腔相连

Pterygopalatine Fossa inward through Sphenopalatine Foramen Connected with Nasal Cavity

（2）向后借圆孔（foramen rotundum）通颅中窝：圆孔位于蝶骨大翼的根部，翼管口的外上方，蝶窦侧壁的外下方。孔的前口宽度为3.1mm，后口宽度为2.5mm。正常情况下圆孔呈细管状，骨皮质显示清晰、完整。上颌神经经圆孔进入翼腭窝（图Ⅲ-1-141）。据观察两侧圆孔不对称的发生率约为4%~5%。有资料显示认为圆孔与蝶窦的关系密切，有二种情况，一是圆孔约有1/3部分凸入蝶窦内者，约占33%；有2/3凸入蝶窦内仅占5%；其余的均在蝶窦侧壁的外下方。圆孔与蝶窦的关系与蝶窦气化情况密切相关。如果蝶窦气化好，则圆孔与蝶窦的关系越密切，也越容易受蝶窦病变所累及。如鼻窦、海绵窦、鼻咽部的病变，如鼻咽癌可累及圆孔。

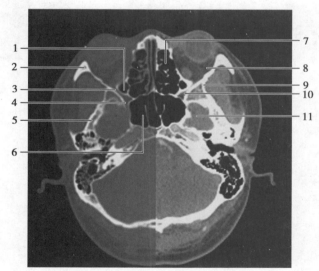

A. 经圆孔层面横断位图（axial slice through foramen rotundum）

1. 上颌窦（maxillary sinus）
2. 颧骨（zygomatic bone）
3. 眶下裂（inferior orbital fissure）
4. 圆孔（foramen rotundum）
5. 颞骨鳞部（squamous part of temporal bone）
6. 蝶窦（sphenoidal sinus）
7. 筛窦（ethmoid sinus）
8. 眼眶（orbit）
9. 蝶骨大翼（greater wing of sphenoid）
10. 翼腭窝（pterygopalatine fossa）
11. 颅中窝（middle cranial fossa）

图Ⅲ-1-141　翼腭窝向后借圆孔通颅中窝

Pterygopalatine Fossa Communicates Backwards with Middle Cranial Fossa by Foramen Rotundum

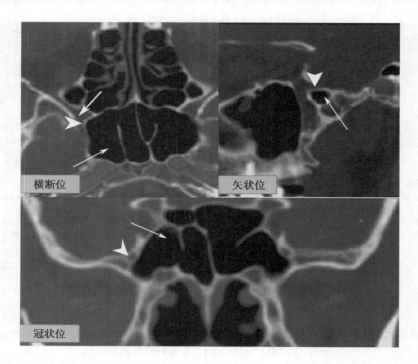

B. 圆孔综合图（axial，coronal and sagittal images through foramen rotundum）

三角箭头示圆孔，粗箭头示翼腭窝，细箭头示蝶窦（triangular arrow showing foramen rotundum，thick arrow showing pterygopalatine fossa，thin arrow showing sphenoidal sinus）

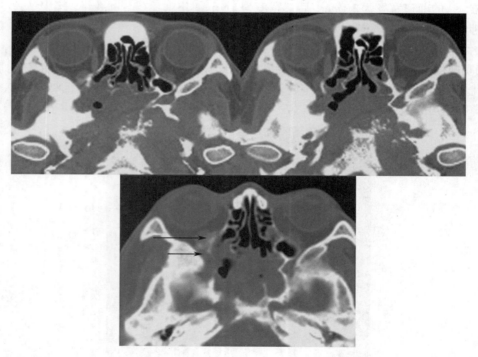

C. 鼻咽癌累及右侧翼腭窝（长箭头）、圆孔（短箭头）（nasopharyngeal carcinoma involved in right pterygopalatine fossa （long arrow）and foramen rotundum （short arrow））

图Ⅲ-1-141　翼腭窝向后借圆孔通颅中窝

Pterygopalatine Fossa Communicates Backwards with Middle Cranial Fossa by Foramen Rotundum

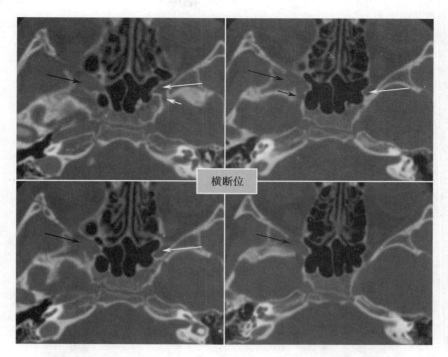

D. 淋巴瘤累及右侧翼腭窝及圆孔（lyphoma involved in right pterygopalatine fossa and foramen rotundum
黑色短箭头示右侧圆孔，黑色长箭头示扩大的右侧翼腭窝（the black short arrow showing the right foramen rotundum，the
black long arrow showing the right pterygopalatine fossa）；
白色短箭头及长箭头分别示左侧正常的圆孔及翼腭窝（the white short and long arrows showing the left foramen rotundum and
pterygopalitine fossa，respectively）

图 Ⅲ-1-141　翼腭窝向后借圆孔通颅中窝
Pterygopalatine Fossa Communicates Backwards with Middle Cranial Fossa by Foramen Rotundum

（3）向后借翼管（pterygoid canal）通破裂孔（foramen lacerum）（图 Ⅲ-1-142）。它位于翼突根部，内口平均宽度约 1.4mm。翼管内有来自上颌动脉的翼管动脉（artery of pterygoid canal）和翼管神经（nerve of pterygoid canal）或 Vidian 神经，它是由岩大神经（greater petrosal nerve）和岩深神经（deep petrosal nerve）汇合而成。经翼管至蝶腭神经节，随蝶腭节的分支至鼻腔的黏膜。临床可用破坏翼管神经治疗变应性鼻炎和血管运动性鼻炎。肿瘤如鼻咽癌、腺样囊性癌可累及翼管。

（4）向前借眶下裂（inferior orbital fissure）通眼眶。它是上颌骨与蝶骨大翼之间的裂隙，起自眶上裂（superior orbital fissure）内侧端的稍下方，走向前外侧。其间有三叉神经第二支，上颌神经（N.V₂）和眶下静脉通过。当眶下裂向前外侧行约 2/3 处，有一眶下沟（infraorbital sulcus）、眶下管（infraorbital canal），开口于眶下孔（infraorbital foramen）。

（5）向外借翼上颌裂（pterygomaxillary fissure）与颞下窝相连。该裂为上颌骨与蝶骨翼突之间几乎呈垂直状裂隙，上下径为（24.4±2.8）mm，前后径为（3.4±1.2）mm。上颌动脉（maxillary artery）经此裂进入翼腭窝，上颌静脉（maxillary vein）也经此裂连通翼丛。

（6）向下以翼腭管（pterygopalatine canal）连口腔（图 Ⅲ-1-143）。翼腭管由上颌骨鼻面（内侧面）后缘与腭骨垂直板的翼腭沟连接而成。状似翼腭窝向下的延续，并以腭大孔开口于口腔。其中有 76.9% 的腭大孔开口于第三磨牙内侧；位于第二磨牙内侧者约 21.7%。

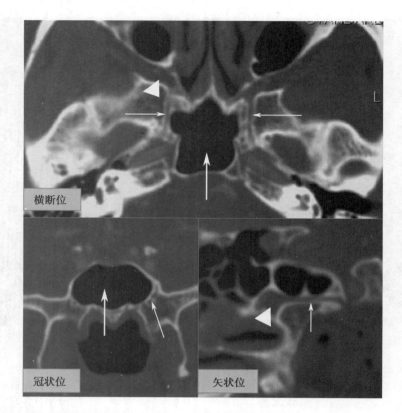

A. 翼管综合图（axial，coronal，and sagittal images through vidian canal）
细箭头示翼管，粗箭头示蝶窦，三角箭头示翼腭窝（the thin arrow showing the pterygoid canal，the thick arrow showing
sphenoidal sinus，the triangular arrow showing pterygopalatine fossa）

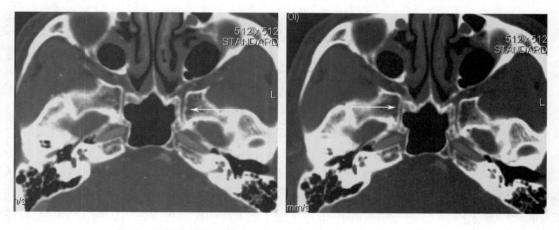

B. 横断位翼管层面（transections at pterygoid canal level）
图Ⅲ-1-142　翼腭管向后借翼管通破裂孔
Pterygopalatine Fossa Communicates backwards with Foramen Lacerum by Pterygoid Canal

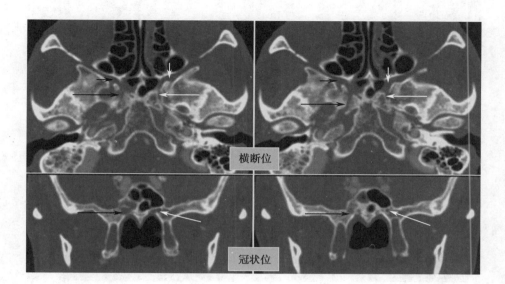

C. 鼻咽癌累及右侧翼腭窝及翼管（Nasopharyngeal carcinoma involving the right pterygopalatine fossa and pterygoid canal）（黑色长箭头示扩大的右侧翼管，黑色短箭头示右侧翼腭窝，白色长箭头示左侧翼管，白色短箭头示左侧翼腭窝）（the black long arrow showing the right enlarged pterygoid canal，the black short arrow showing the right pterygopalatine fossa，the white long arrow showing the left pterygoid canal，the white short arrow showing the right pterygopalatine fossa）

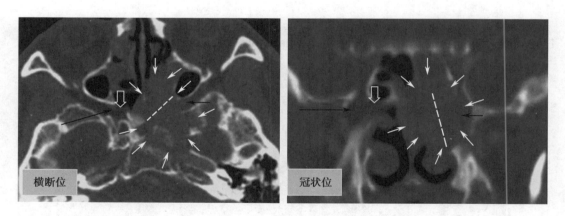

D. 咽癌累及左侧蝶腭孔（Nasopharyngeal carcinoma involving the left sphenopalatine foramen）

白色短箭示软组织肿块，虚线示扩大的左侧蝶腭孔，空心箭示右侧蝶腭孔（正常），黑色短箭示左侧被破坏、呈毛糙、翼腭窝扩大，黑色长箭示右侧翼腭窝（正常）

（The white short arrow showing the soft tissue tumour，broken line showing the left enlarged sphenopalatine foramen.Air core arrow showing the right normal sphenopalatine foramen.Black short arrow showing the left destroyed sphenopalatine foramen，which has a rough appearance，and the left pterygopalatine fossa is enlarged.Black long arrow showing right normal pterygopalatine fossa.）

图Ⅲ-1-142 翼腭管向后借翼管通破裂孔
Pterygopalatine Fossa Communicates backwards with Foramen Lacerum by Pterygoid Canal.

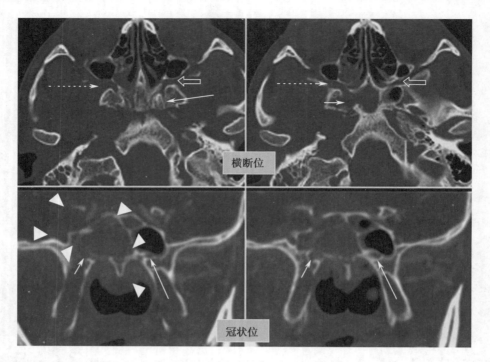

E. 鼻咽癌累及右侧翼腭窝、翼管（Nasopharyngeal carcinoma involving the right pterygopalatine fossa and pterygoid canal）
三角箭头示鼻咽 – 颅底肿块，白色短箭头示扩大的右侧翼管，长箭头示左侧翼管，虚箭头示稍扩大的右侧翼腭窝，空心箭头示左侧翼腭窝（The triangular arrow showing the tumour located at nasopharynx–base of skull.The white short arrow showing the right enlarged pterygoid canal.The white broken line arrow showing the right enlarged slightly pterygopalatine fossa.The air core arrow showing left pterygopalatine fossa.）

图Ⅲ-1-142　翼腭管向后借翼管通破裂孔
Pterygopalatine Fossa Communicates backwards with Foramen Lacerum by Pterygoid Canal.

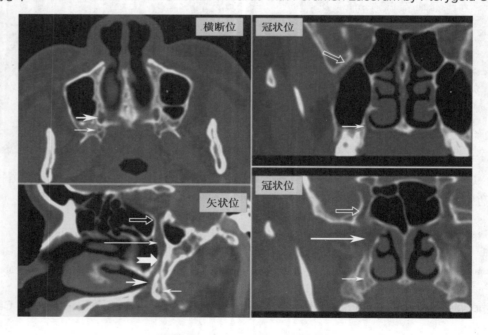

图Ⅲ-1-143　腭大、小管综合图
Axial，Coronal and Sagittal Images through Greater/Lesser Palatine Canal
粗短箭头示腭大管，细短箭头示腭小管，燕尾箭头示翼管，细长箭头示翼腭窝，空心箭头示眶下裂
（short coarse arrows show greater palatine canal，short fine arrows show lesser palatine canal，slow-tailed arrows show pterygoid canal，long fine arrows show pterygopalatine fossa，hollow arrows show inferior orbital fissure）

　　综观翼腭窝的位置、内容和通连，不难理解其范围窄小，但毗邻复杂，彼此通连极为方便。为许多起源于鼻腔、鼻窦、鼻咽部及眼眶等处的病变可累及此窝，并沿其相关通道互相蔓延提供了"解剖学平台"。当病变累及翼腭窝或其通道后，在 CT 图像上表现的征象通常有：①翼腭窝或其通道扩大，两侧不对称（图Ⅲ–1–140C，图Ⅲ–1–141C、D，图Ⅲ–1–142C~E）；②边缘骨皮质毛糙或虫蚀状改变、骨质破坏或硬化（图Ⅲ–1–140C、D，图Ⅲ–1–141C~E），③翼腭窝或其通道内脂肪消失或被软组织肿块所替代（图Ⅲ–1–140C，图Ⅲ–1–141C、D，图Ⅲ–1–142C~E）。这些出现在形态学上点点滴滴的蛛丝马迹，应有足够的重视。

（周正根　王啟华）

爱美之心人皆有之，爱美是人的天性，尤其是容貌美与心灵美的和谐与协调，更是人人都向往和追求。即使那些天生面部有些残疾或因外伤、烧伤而毁了面容的人，这种天性也不会泯灭。这些先天或后天的不幸遭遇将严重影响到他们的性格和个性的正常发展，很自然这些人都极为强烈期盼能借助手术，使残疾的身体有可能恢复到正常或近似正常的形态和功能。从而对美容整形外科（aesthetic plastic surgery）有十分迫切的需求。尽管美容整形外科有悠久的历史，但在我国是在 1949 年后才被拉动起来的，特别是在改革开放后，人民生活水平不断改善，在温饱问题得到解决以后，生活内涵也随之不断丰富，很自然的也会重视自己的容貌。有"市场"的需求，无疑会推动整形外科的分支—美容外科的发展。

整形外科的一个特点是：其治疗对象基本上都是体表的某些疾病（缺陷），大多数都较明显，诊断也不会有困难；另一个特点则为病人不仅是主动来求治，更是主动要求手术治疗。很自然，这些人的要求也十分明确，他们的期望既朴实，但又不容易得到满足；那就是一切手术效果都必须是美的，而不是丑的。尽管要提高整容外科技术的方法和方面很多，但对整形外科工作者而言，最基本，也是最重要的是必须正确地掌握人体正常结构，特别是有关颌面局部解剖学知识，以及相关人体美学理论和人体测量学的基本技能等。这不仅是美容整形外科手术合理设计和安全、有效熟练操作的基础，也是整形外科最基本的诊断方法，更是手术前后所必须进行，不能忘记的工作。当下照相技术准确，方便，安全可靠，有必要进行照相，以便对求医者的容貌和形体进行科学的测量与观察，对手术提出设计方案有所依据，对求医者术前术后的容貌与形体作出合乎美学客观的对比与评估。这些工作在临床实践中是很有意义的，也是有别于普通治疗医学之所在。至于对人体美学评价的标准是什么？历来争论较多，而在整形外科领域较一致的认为，美的前提就是健康，也就是说要有发育健全的骨骼，丰满结实的肌肉，适度的皮下脂肪，柔润光泽的皮肤以及各器官之间的对称、协调等等。健康当然不仅是指没有生理上的缺陷，也包含良好的心理素质和社会适应能力等方方面面。

以往整形手术的治疗范围多限在面部，主要集中在鼻、眼和口等部位。现在则已扩展到全身，即体表，特别是暴露部位。近十多年对非暴露部美容整形外科手术也开始有所需求，如阴道缩小术、处女膜修复术、阴茎增大术等。尽管如此，整形手术依然是较集中在颌面部。我们将按整形手术的需求，从医学基础方面就颌面如鼻部、眼部、耳、口腔等方面作有序的描述，除此之外，还将顾及乳房及其与美容整形手术相关的人体结构基本知识进行介绍。

第一节　人体美学的解剖学概要
Section 1　Anatomical Outline of Human Body Aesthetics

究竟该如何评价人体美学？历来争议较多，眼下尚未见有统一标准。但诸如黄金分割律、比例学说、测角学说、人体外貌、体重、动作变形与姿势以及人体整体的对称、协调与和谐等等。对美容整形术前设计、术后评价等，在美容整形外科领域，均有较好的实用意义，分述如下。

一、黄金比例 Golden Ratio

"黄金比例"也称黄金律（golden rule），"黄金分割律"或"黄金比"。它是用"黄金"二字形容物体分割比例的神奇数字的规律。众所周知，宇宙万物，凡符合黄金律的，总是美的形体。人体之所以美，是因为人体的比例合乎黄金律数学法则。举世闻名的维纳斯（Venus）造型堪称"美的女神"，如果加以测量，也符合此规律，也是自然界一个神奇小数 0.618（图Ⅲ-2-1）。据说公元前 6 世纪古希腊著名数学家毕达哥拉斯（Pythagoras），一次偶然的机会经过一个铁匠铺门前，被清脆悦耳的打铁声所吸引，驻足细听后，认定这声音有秘密。为了追根溯源，他仔细测量了铁锤和铁钻的大小，发现其比率近乎 $1:1.618 \approx 0.618$。回到家后他拿出一根木棒让他的学生在这根木棒上，刻下一个记号，其位置既要使木棒两端的距离不相等又要令人感到满意，有美感，经多次实验得到的结果，最终建立了一个可以反复分割，以致无穷的奇妙的"黄金分割线段"，这就是神奇的黄金律或黄金比例。此后，欧洲人将此比例关系广泛应用于建筑、工业、生活等各个领域。如汽车的长宽比，地图的长宽比，门窗的长宽比，茶杯的高度与直径之比等等，许许多多的比例都近乎"黄金分割律"。综观人体外表形态的和谐悦目、均衡舒适、对比匀称的多样统一，均是黄金定律的一种最为奇妙的体现，故人体美是大自然中最神奇美妙的、更是最富有生命活力的具体表现，给人们一种愉悦的美感。

尽管人们认为"宇宙万物，凡符合黄金定律，即黄金比例的总是美的形体"，在审美、整形美容外科实践中也有其重要的参考意义。但由于人体本身是活生生的有机体，再完美的比例也只能构成美的一个侧面，而不能构成美的全部。

二、比例学说 Ratio Theory

其核心内容就是根据某些一定的基准进行比较，用数字来表示标准的人体美。古希腊以手长 19 倍的身长，作为人体匀称体型，后来又提出面长的 10 倍或头长的 7~8 倍等于标准身长的观点。在埃及则把中指长度或定为标准身长等等，在当时也为许多人所采用。但也有人认为人体的理想比例，应以同一人体的某一部分为基准，制定匀称身长比例的方法被称为同身比例第。因为是以系数为

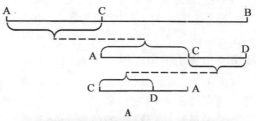

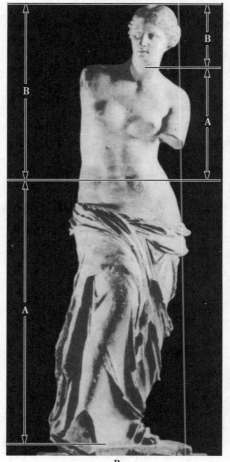

图Ⅲ-2-1   维纳斯与黄金分割
Venus and Golden Section

以脐为界，其上下之比为 0.618；头顶至喉结与喉结至脐之比也是 0.618

（The ratio of the two parts of the body above and below umbilicus is 0.618，and the ratio of the part from the top of head to laryngeal prominence and that from the laryngeal prominence to umbilicus is also 0.618）

基准去进行推算，所以也称系数法。较为多人采用的"头高身长指数"就是这种方法。其中要推意大利的画家，解剖学家达芬奇（Leonardo da Vinci，1514–1564）所提出人体美的比例标准：头长为身高的1/8，即8头身材，肩宽为身高的1/4，双臂平伸的长度等于身长，两腋宽度与臂相等，乳房与肩胛下端位于同一水平线，脸宽等于大腿厚度，跪下时高度减少1/4，卧倒时为1/9，直到今天仍然不失其十分有实用意义的价值，可作为评价体形美的一般标准，它也是理想的身材测量方法。其实我国古代画论提出，以头长为单位，立像为全身长度为七个头长；坐像全身为五个头长；盘膝而坐时，全身为三个头长。即所谓"立七、坐五、盘三"之说等等。然而，既简明、又实用、且符合我国人面部五官分布的一般规律、并为多数人所熟悉者，仍属我国古代画论中精辟概括的"三停五眼（Santing and Wuyan）"之说，至今仍不失其参考和实用价值。但由于人种的不同，按头高与身长比例学说所测出的结果也会有所差别。例如有的人身长是头长的七倍，但却是身长腿短，看上去仍然算不上美。所以，用头高身长指数法观测人体时，首先应利用头高将身体截成数点（即标准点），如果不能与用头长截出标准点相吻合的情况下，仍然是不美的。显然，标准点的位置十分重要，此乃由于不同的标准点，可能会有长腿七头身或短腿七头身。Cousin按颏下点为第一分割点，第二点乳头上，第三点在脐，第四点是在耻骨连合，第五点为大腿三角下点，第六点定在髌骨膝点，第七点在小腿中央，第八点为脚底。

三、测角学说 Measure Angle Theory

测角学说指的是通过角度的观察去审视人体美。因为观察角度不同，所反应的不同人体形态，这是人所周知的客观事实。测角审美较多的体现在面部，例如在侧位像以鼻尖、下唇至颏连线，被称为Ricketts美学平面（图Ⅲ-2-2），仍然是多数人采用面部的美人的标志之一。

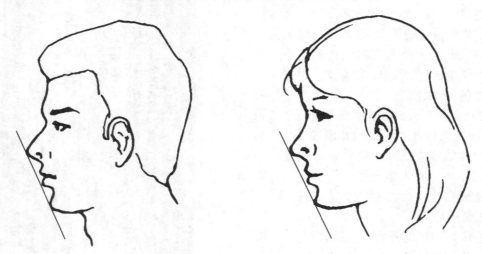

图Ⅲ-2-2　Riekeffs 美学平面示意图
Diagram of the Rickeffs Aesthetic Plane
上唇距线 4mm（the upper lip distance line is 4mm），下唇距线 2mm（the lower lip distance line is 2mm）

四、人体美的基本要素及其他 the Basic Factors of Physical Beauty and Others

人体美通常是指人的面貌美和体形美。但据世界卫生组织提出的"健康美"标准较为全面。即身体匀称（比例协调），体重适当，站立时头、肩和臂的位置协调；肌肉丰满，皮肤富有弹性；头发富有光泽，无头屑；眼睛明亮，反应敏锐；牙齿整洁，无龋齿，牙龈色泽正常；能抵抗一般性感冒和传染病；有充沛的精力，能从容不迫地担负起日常生活和繁重的工作而不感到过分紧张和疲劳；态度积极，处事乐观，勇于承担责任，事无巨细而不挑剔；善于用脑，应变能力强，能适应外界环境的各种变化。健美体型的基本标准主要体现在：①骨骼发育正常，关节不显粗大。②肌肉发达匀称，皮下脂肪适量。由于皮下脂肪对体型美是其中的重要因素之一，而皮下脂肪的沉积在人体是有选择性的，它总是以局部形式存在，全身皮下脂肪均匀分布的情况是很难见到的。所以，因皮下脂肪沉积多的"肥胖"体形是十分复杂的，有上半身型肥胖和局部型肥胖两种。由于局部皮下脂肪的存在也是构成魅力体型的关键因素之一，如女人臀部的皮下脂肪对女性美显得十分重要，其中以上翘型臀部为美；臀部宽大而浑圆，向上后翘。③五官端正，与面部彼此之间的比例协调，谓美。④双肩对称，男宽女圆。⑤脊柱正视垂直，侧视曲度正常。⑥男性胸廓隆起，背面略呈 V 形，腹肌垒块隆起，臀肌圆满适度，大腿线条柔和，小腿腓侧稍突出。⑦女性乳房丰满不下垂，侧视有明显曲线；下腰紧而圆实，略呈圆柱状；腹部扁平。

人体健美体型有着最强的完整性，其各部分之间彼此都是十分紧密的联系在一起，每一部分都从属于一个体。此乃由于自然界中凡是美的东西都显得和谐、对称和比例适度，对人体也同样适用这个规律。如面颊的两侧、鼻孔、两侧眼，两侧上肢和下肢的对称等等。尽管人体的某一部分美是存在的，如眼睛、眉毛、嘴唇、鼻、牙齿、四肢等等都有可能是美的，但这些只能被称作为部分美，不是整体美。整体美需要人体各局部之间协调及适度的比例。所以和谐与适度的比例是健美人体型重要因素之一。

五、影响体型美的某些因素 Some Factors to Influence the Body Type

从已有的资料显示，人体各部的形态结构与遗传因素、生态环境、年龄、疾病等等有极为密切的关系。以下因素有对体型有明显的影响：①遗传因素：对体型有决定性影响。在身高方面，男子出现率的差异有 79% 是遗传造成的，女性则高达 92%；腿长方面的遗传因素，男性占 77%，女性为 92%；坐高方面两性均为 85%。②生态环境：中国人的特征同样明显地以长江为界分为两大地区类型。即长江以北类型的人，身材较高大；长江以南类型的人，身材较矮小。据人类考古学家考证，北部类型是由周口店人，山顶洞人为代表的北部晚期智人发展而来；南部类型则由广西，柳口人为代表的南部晚期智人发展而来的。③年龄，性别因素：每个人的体型均有年龄，性别变化的特征，并因性别而出现差异。以头高与身高的关系而言，胚胎 2 个月时头高为身高的 1/2；出生时头高为身高的 1/4；到了成年人头高为身高的 1/8。一般在 24 岁左右，两性之间的体重差异变大。无论男女到老年均有身高降低的趋势外，并引起人体衰老，这种衰老除表现在皮肤皱纹增多之外，更明显地是体重及姿势的变化，影响到体型。④疾病因素：据临床观察某些疾病与体型有着某些内在联系。认为体型与肿瘤的发病率有关。如体内脂肪积聚在腹部和背部的妇女，比体内脂肪积聚在臀部和腿部的妇女患乳腺癌的发病率要高。此外与体型相关的因素尚有内分泌激素，饮食与睡眠，思想情绪，体育运动等等。

六、人体健美体型参数 the Parameters of Body Type for Human

身体各部比例的协调，匀称和谐，再加上相应适当的体重，被认为是人体健美体型的基础；在女性还应具有性别的曲线，包括胸围、腰围和臀围。表Ⅲ-2-1~ 表Ⅲ-2-3 中参数可供参考。

表Ⅲ -2-1　我国成年男子各年龄身高标准体重（单位：kg）
Table Ⅲ -2-1　the Standard Body Weight of Chinese Adult Men in Different Age and Height（kg）

年龄 / 岁	身高 /cm										
	140	144	148	152	156	160	164	168	172	176	180
17	42	45	48	51	54	57	60	63	66	69	71
21	43	46	49	52	55	58	61	64	67	70	73
25	43	46	49	52	55	58	61	64	67	70	73
29	44	47	50	53	56	59	62	65	68	71	74
33	45	48	51	54	57	60	63	66	69	72	75
37	46	49	52	55	58	61	64	67	70	73	76
41	47	50	53	56	59	62	65	68	71	74	77
45	47	50	53	56	59	62	65	68	71	74	77

续表

年龄/岁	身高/cm										
	140	144	148	152	156	160	164	168	172	176	180
49	48	51	54	57	60	63	66	69	72	75	78
53	49	52	55	58	61	64	67	70	73	76	79
57	50	53	56	59	62	65	68	71	74	77	80
61	51	54	57	60	63	66	69	72	75	78	81
65	51	54	57	60	63	66	69	72	75	78	81

表Ⅲ-2-2 我国成年女子各年龄身高标准体重（单位：kg）
Table Ⅲ-2-2 the Standard Body Weight of Chinese Adult Women in Different Age and Height（kg）

年龄/岁	身高/cm										
	140	144	148	152	156	160	164	168	172	176	180
17	46	47	49	50	51	52	54	55	56	58	59
21	47	48	49	51	52	53	54	56	57	58	60
25	48	49	50	51	53	54	55	57	58	59	60
29	48	50	51	52	54	55	56	57	59	60	61
33	49	50	52	53	54	56	58	58	59	61	62
37	50	51	53	54	55	56	58	59	60	62	63
41	51	52	53	55	56	57	58	60	61	62	64
45	52	53	54	55	57	58	59	61	62	63	64
49	52	54	55	56	58	59	60	61	63	64	65
53	53	54	56	57	58	60	61	62	63	65	66
57	54	55	57	58	59	60	62	63	64	65	67
61	55	56	57	59	60	61	62	64	65	66	68
65	56	57	58	59	61	62	63	65	66	67	68

表Ⅲ-2-3 我国女性身体、体重与体形美学数据
Table Ⅲ-2-3 the Aesthetic Data of the Body, Body Weight and Build in Chinese Women

身高/cm	标准体重/kg	美学体重/kg	胸围/cm	腰围/cm	臀围/cm	股围/cm
145	45.0	41.0	77.5	54.1	81.8	45.8
148	46.8	42.1	78.0	54.8	82.2	46.3
150	48.0	43.2	79.5	55.5	83.0	46.8
152	49.2	44.3	80.6	56.3	84.1	47.3
154	50.4	45.4	81.6	57.0	85.2	47.8
156	51.6	46.5	81.6	57.7	86.3	48.6
158	52.8	47.6	82.7	58.5	87.4	48.9
160	54.0	48.0	83.7	59.2	88.5	49.4
162	55.2	48.6	84.8	59.9	89.6	49.9
164	56.4	50.4	86.9	60.7	90.7	56.4

续表

身高 /cm	标准体重 /kg	美学体重 /kg	胸围 /cm	腰围 /cm	臀围 /cm	股围 /cm
166	57.6	51.6	88.0	61.4	91.8	51.0
168	58.8	52.8	89.0	62.2	93.0	51.5
170	60.0	53.9	90.0	62.9	94.1	52.0
172	61.2	54.8	91.0	63.7	95.2	52.5
175	63.0	55.6	92.5	65.2	97.0	54.0
180	66.0	56.8	95.0	66.7	99.8	56.5

上胸围：经背部一侧肩胛下角下缘，然后经腋窝转向胸前，经乳头上缘，至胸前再越另一侧乳头上缘，经腋窝转向背部另一侧的肩胛下角下缘，至起点绕胸一周的围长。

经乳头水平胸围：即经乳头点的胸部水平胸围。

最小腰围：在肋弓和髂嵴之间，腰部最细处的水平周长。

腰围：经脐中心的水平围长。

腹围：经髂嵴点的腹部水平围长。

臀围：臀部向后最突出部位的水平周长。

七、头面与整容外科有关的测量点 the Measuring Points Related to the Head, Face and Cosmetic Surgery

（一）面部与整形外科有关的测量点（the measuring points related to the face and plastic surgery）（图Ⅲ-2-3）

1. 头侧点（euryon，eu）头两侧最向外突出之点。

2. 耳上点（superaurale，sa）当头部位于眼耳平面时耳轮上缘的最高点。

3. 耳屏点（tragion，t）外耳道前方耳屏软骨上缘起始部向耳轮脚基部的头侧部皮肤移行的一点。为测量头耳高和决定耳眼平面的重要测点。此测点大致在外耳门上缘的高度上，位于形成外耳门前缘的耳屏上缘起始部。

4. 颧点（zygion，zy）颧弓最向外侧突出之点。一般在颊部的后外方，有时在接近外耳之处。

5. 耳（基）下根点（otobasion inferius，obi）耳垂下缘附着于颊部皮肤的一点，即耳廓基线的下端。

6. 耳下点（subaurale，sba）头部保持耳眼平面时，耳垂最向下的一点。

7. 下颌角点（gonion，go）下颌角最向外、向下和向后突出之点。

8. 额颞点（frontotemporale，ft）额部两侧颞嵴之间距离最近之点。通常位于眉毛上外缘之上方，可用手指按摸去确定。

9. 眼外角点（ectocanthion，ex）眼正常开度时，上下眼睑外侧端相交之点。注意：该点应在眼白的外侧角处，而不应定在眼外角皮肤皱折处。

10. 眶下点（orbitale，or）眼眶下缘最低之点。常位于眶下缘外侧三分之一段上，是决定眼耳平面的基点之一。

11. 鼻翼点（alare，al）鼻翼最外侧点。

12. 口角点（cheilion，ch）在口裂的两侧外角上，上下唇移行都在外侧端相接点。

13. 头顶点（vertex，v）当头部位于眼耳平面时，头顶在正中矢状面上最高之点。

14. 发缘点（trichion，tr）前额发缘与正中矢状缝相交点。当发缘中点有尖突时，应以发缘之走向确定此点，而不受此先中央尖尖突的影响。

15. 额中点（metopion，m）左右侧额结节最高点的连线与正中矢状面的交点。

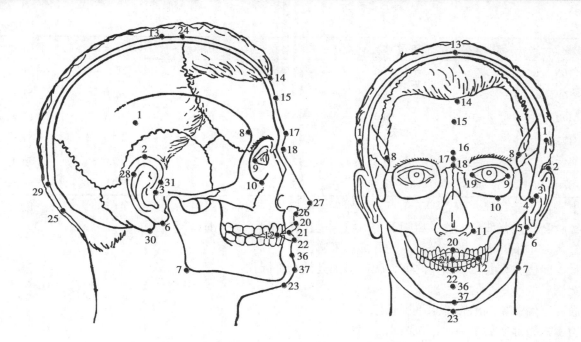

图Ⅲ-2-3　面部测量点示意图
Diagram of Facial Measuring Points

1. 头测点（euryon）
2. 耳上点（superaurale）
3. 耳屏点（targion）
4. 颧点（zygion）
5. 耳下基点（otobasion inferius）
6. 耳下点（subaurale）
7. 下颌角点（gonion）
8. 额颧点（frontotempofale）
9. 眼外角点（ectocanthion）
10. 眶下点（orbitaje）
11. 鼻翼点（alare）
12. 口角点（cheilion）
13. 头顶点（vertex）

14. 发缘点（thichion）
15. 额中点（metopion）
16. 眉间上点（ophtyon）
17. 眉间点（glabella）
18. 鼻根点（nasion）
19. 眼内角点（endocanthion）
20. 上唇中点（labrale superius）
21. 口裂点（stomion）
22. 下唇中点（labrale inferius）
23. 颏下点（gnathion）
24. 前囟点（bregma）
25. 枕外隆突（inion）
26. 鼻下点（subnasale）

27. 鼻尖点（pronasale）
28. 耳结节点（tuberculare）
29. 头后点（opisthocranion）
30. 乳突点（mastoideale）
31. 耳根（基）上点（otobasion superius）
32. 耳前点（preaurale）
33. 耳后点（postaurale）
34. 鼻凹点（sllion）
35. 龈点（prosthion）
36. 颏唇沟（mentolabial sulcus）和颏上点（supramental）
37. 颏前点（pogonion）

16. 眉间上点（ophryon，on）左右眉毛上缘的切线与正中矢状面的交点。此测点通常位于眉间点上方数毫米处。

17. 眉间点（glabella，g）为左右眉间的正中点。是鼻面角的上测点。

18. 鼻根点（nasion，n）是额鼻缝（frontonasal suture）与正中面矢状面的交点，位于鼻根最凹陷处的稍上方。是鼻面角、鼻额角之测点。

19. 眼内角点（endocanthion，en）眼正常开度时，上下眼睑内侧端相交点，通常在泪阜的内侧。

20. 上唇中点（labrale superius，ls）即上唇点，上红唇左右上缘切线与正中矢状面交点，或上唇皮肤与黏膜的交界线与正中切面相交之点。

21. 口裂点（stomion，sto）当上下唇正常闭合时，其闭合缝与正中矢状面相交之点。

22. 下唇中点，即下唇点（labrale inferius，li）下红唇左右下缘切线与正中矢状面的交点；或下唇皮肤与下唇黏膜部（红唇）的下缘与正中矢状面的交点。

23. 颏下点（gnathion，gn）当头部位于眼耳平面时，颏部在正中矢状面上最低之点。

24. 前囟点（bregma，b）在颅骨为冠状缝与矢状缝的交点，但在活体上确定此测点较困难，仅在幼儿才能找到此测点。

25. 枕外隆凸点（inion，i）枕外隆凸在正中矢状面上最突出之点。测量时可用手指按摸来确定，如果枕外隆凸很突出，可稍取下之点，即向下转折处。

26. 鼻下点（subnasale，sn）鼻中隔下缘与上唇皮肤部所组成的角的顶点，即鼻中隔下缘与上唇皮肤部相接的最深点。

27. 鼻尖点（pronasale，prn）头部固定于耳平面时，鼻尖最向前突出的一点。

28. 耳结节点（tuberculare，tu）即耳轮上的达尔文结节的尖端。达尔文（Darwin）结节通常位于耳廓上缘和耳廓后缘的移行部稍下方，其大小因人而异。

29. 头后点（opisthocranion，op）头的枕部在正中矢面上最向后突出之点，即距离眉间最远之。

30. 乳突点（mastoideale，ms）乳突外表上最低的一点。

31. 耳根基上点（otobasion superius，obs）耳轮附着线最上端之点。

32. 耳前点（preaurale，pra）与耳后点同等高度之点，位于耳根上点与耳根下点的连线上。

33. 耳后点（postaurale，pa）当头部位于眼耳平面时耳轮后缘最向后突出之点

34. 鼻凹点（sellion，s）即鼻梁点。鼻部正中矢状切面的最凹点（从侧面观察），即鼻梁与前额转折处，约在鼻根点下方的 0.5cm~0.8cm 处。

35. 龈点（prosthion，pr）上颌两侧切牙间的齿龈在正中矢状面上，最向下突出之点。测量时需翻开上唇。

36. 颏唇沟（mentolabial sulcus）和颏上点（supramentale，sm）前者为下唇与颏部之间的横形凹陷；后者为颏唇沟与正中矢状面之交点。

37. 颏前点（pogonion，po）是颏部正中的最前点。

八、头型和面型 Head and Face Type

头型和面型是构成面容美的基础。头型尽管协调、轮廓清晰，线条柔和的面型较惹人喜欢，但如果缺少漂亮得体的美发，将显得美中不足，而无法体现面容美。

（一）头型（head type）

头部形似两侧稍扁的球体，位于人体最上端。它的形态受枕骨影响最大，而额骨、顶骨及颞骨对头型的影响次之；软组织与头发对头型也有一定的影响。据知头型与遗传有关，也与婴幼儿时使用的枕头质地有相应的影响关系。在我国北方，婴幼儿多枕小米、绿豆或书籍等常使枕骨变得扁平；而南方婴幼儿多睡摇篮，圆头居多。在生活美容中，头型是美发师十分注意的内容，特别是某些职业的要求，对不同头型和面型须要精心设计与之相匹配的发型。

头型分类有形态观察法和指数分型法。根据形态观察法可将头型分为：球型、椭圆型、卵圆型、楔型、五角型、棱型和盾型七种。

头型的指数分型法是根据头的最大长和最大宽，即头长宽指数（cephalic index，length-breadth index of head，CI）：

$$CI = \frac{头宽（左右头侧点之间的连线距离）}{头长（自眉间点至头后点的距离）} \times 100$$

按指数分型法将头型分为：过长头型（hyperdolichocephaly）、长头型（dolichocephaly）、中头型（mesocephaly）、短头型（brachycephaly）、过短头型（hyperbrachycephaly）、超短头型（ultrabrachycephaly）。过长头型头指数为：≤ 70.9；长头型的头指数为 71~75.9，常见于白人；中头型头指数为 76.0~80.9，常见于黄种人（中国人头指数，汉族男：79.98~80.20，女：80.45~81.80）；短头型头指数为：81.0~85.4；过短头型头指数：85.5~90.9；超短头指数：≥ 91.0。

（二）面型（face type）

面型是容貌美的基础，而面部又是人体全身最为暴露的部位，也是人类外形美的重要代表区和敏感部位，更是医学人体美学所十分关注的重要内容之一。人所共知，一个五官端正比例协调，线条柔和，

轮廓清晰的面型，很自然地构成一个自然美的容貌。反之，虽然五官端正，但面型不佳将在相当程度上影响一个人的整体容貌。如果面型符合标准，即使五官的某些部位不够理想，通过化妆或局部整形也有可能使容貌变得美丽动人。

究竟什么样的面型为美？当下似未有统一标准。通常认为面部高宽比例协调，五官分布对称，谐调，轮廓线条柔和为美的面型。如我国古代画论《写真古诀》所言"三停"，"五眼"所言为面型美的要素之一，到今天仍不失其实用意义。不过不能忘记面型也有个体差异。

面型的构成主要取决于面颅的额骨、颧骨、上颌骨、鼻骨和下颌骨所构成的面型框架，以及面部的肌肉及相关脂肪的丰满度。至于面型的长度是指面部的高度，即从发际点至颏下点的距离。面高可以眼裂，口裂水平线为界分为上、中、下三等分，即上面部，中面部和下面部；也可以发际点←→眉间点←→鼻下端←→颏下点分为上、中、下三等分。

上面部 1/3 的基本形态主要取决于额骨，上面部的宽度是指双侧额骨颞嵴之间的距离，也称为最小额宽；在面貌描述中称之为"天庭饱满"是指额骨形态宽大或饱满前突而言。

中部面 1/3 是由颧骨、上颌骨和鼻骨构成其宽度和突度，其中颧骨的形态，决定了面中 1/3 的突度，而面中 1/3 的高度则取决于上颌骨的发育；外鼻的形状对面中部侧面的轮廓是否谐调至关重要。面中部的宽度指左右颧点之间的距离，也称全面宽，中国人汉族：男（141.95 ± 4.94）mm，女（135.00 ± 4.65）mm。瑶族：男（139.03 ± 5.52）mm，女（131.54 ± 5.25）mm。

下面部 1/3 构成主要由下颌骨，尤其是下颌角和颏部的形态决定了下面部 1/3 的形态。若下颌骨发育良好，下颌角外展度较大的脸型常称之为"地廓方圆"，反之则被称为"尖脸"；双侧下颌角之间的距离即面部下 1/3 的宽度，中国人汉族男（111.95 ± 7.87）mm，女（105.50 ± 7.41）mm，瑶族男（108.92 ± 6.00）mm，女（103.37 ± 6.36）mm。如何评价面型不能仅用平面和直线，如构成面型骨骼的 4 个几何图形和曲线可作为观察和塑造面型的重要参考。

1. 前额连接着头顶骨形成的方形体积。

2. 对称的颧骨和部分上颌骨呈扁长形体积。

3. 上颌骨所形成一个竖立的圆锥体。

4. 下颌骨呈马蹄形，这 4 块几何图形彼此衔接，穿插互补形成面型的立体结构上的协调、均衡。

此外，面部的轮廓特征从上往下尚可用以下 4 个方型刻画出来：①第一个弓形在眉处环绕面部，即眉弓形，并随前额突度而突出；②第二个弓形，从一侧的外耳孔到另一侧外耳孔，环绕面部顺着面侧的颧突移动至面部正面的颧骨上，它是颧弓形；③第三个弓形是上颌弓形；④第四个弓形即下颌弓形。据美貌人群中，根据这 4 个弓形半径线段的长短有如下的规律可循；颧弓形 > 眉弓形 > 上颌弓形 > 下颌弓形。若这 4 个弓形结构紊乱不协调则被视为不美或畸形（图Ⅲ-2-4）。

（三）面型的分类（the Classification of Face Type）

面型的分类有：形态观察法、指数分型法和字形分型法，即用汉字字形比喻面型。

1. 形态观察法据波契（R.Poch）形态观察，有椭圆形、卵圆形、倒卵圆形、圆形、方形、长方形、菱形、梯形、倒梯形和五角形 10 种面型（图Ⅲ-2-5）：

（1）椭圆形脸（ellipse）：其特征是呈椭圆脸，额部较颊部略宽，颏部圆润适中骨骼结构匀称，协调。给人总体印象是：脸型轮廓线自然柔和有文静、秀气、温柔的感觉，是东方女性理想脸型。是最受化妆师青睐的脸型。

（2）卵圆形脸（oval）：其特征是额部稍宽、圆钝、颏部较窄、且圆、颧颊饱满、面型轮廓不明显，但比例较协调。此种脸型的女性仍不失美感。

（3）倒卵圆形（inversional oval）：其特征是额头稍小，下颌圆钝较大，正好与卵圆形脸相反。此种脸形不显秀气、灵性，但却使人有文静、老成之感。

（4）圆形脸（round）：上、下颌骨较短，面颊圆而饱满、下颌下缘圆钝、五官较集中，为此脸形的特征；总体印象是面型长宽比例接近面形轮廓，由圆线条组成，给人有温顺、柔的感觉。一般年轻人或肥胖人多见几种脸形。

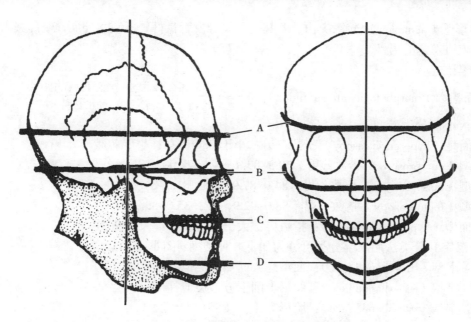

图Ⅲ-2-4　颅面骨 4 个弓形线示意图
Diagram of the Four Arch Lines of Skull

A. 眉弓形（superciliary arch shape）　B. 颧弓形（zygomatic arch shape）　C. 上颌弓形（maxillary arch shape）　D. 下颌弓形（mandibuliar arch shape）

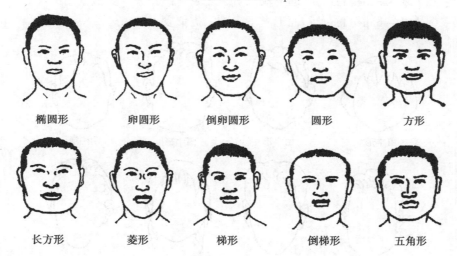

| 椭圆形 | 卵圆形 | 倒卵圆形 | 圆形 | 方形 |

| 长方形 | 菱形 | 梯形 | 倒梯形 | 五角形 |

图Ⅲ-2-5　面形分类示意图
Diagram of Face Types Classification

（5）方形脸（square）：脸的长、宽度相近、前额较宽、下颌角方正、面部短阔归其特征。给人印象是脸型轮廓线条平值呈四方形，给人有坚毅刚强的感觉。此脸型男性多见。

（6）长方形脸（oblong）：其特征是额骨有棱角，上颌骨、外鼻较长、下颌角方正。给人印象是脸的轮廓线条显长度有余，而宽度不足。一般以身高体壮，膀大腰圆的人多见此脸型。

（7）菱形脸（rhombus）：面颊消瘦、额浅范围小，颧骨显凸出、尖下颌，上下有收拢趋势为其特征。给人印象是脸轮廓线条中央宽、上下窄、形似枣核。此脸形多见于身体瘦弱者。

（8）梯形脸（trapezoid or trapezium）：额部显窄，下颌骨宽，颊角窄，两眼距离较近是其特征。此种脸型轮廓线条给人印象是上窄下宽。显安静，呆板。

（9）倒梯形脸（inversional trapezium）：额宽，上颌骨窄，颧骨高，尖下颏，双眼距离较远为其特征。此脸型给人印象是脸型轮廓线条上宽下尖。显清高、机敏、冷淡。

（10）五角形脸（pentagon）：轮廓突出，尤其是下颌骨发育良好，下颌角外展，颏部突出，为其特征。此脸型多见于咬肌发达的男性。

2. 指数分型法

$$形态面指数（morphological\ facial\ index）= \frac{形态面高（鼻根点至颏下点的距离）}{面宽（右左颧点间距离）} \times 100$$

根据指数大小而分为五型：

（1）超阔面型（hypereuryprosopy）指数：男：小于78.9，女：小于76.9。

（2）阔面型（euryprosopy）指数：男：79.3~83.9，女：77.0~80.9。

（3）中面型（mesoprosopy）指数：男：84.0~87.9，女：81.0~84.9。

（4）狭面型（leptoprosopy）指数：男：88.0~92.9，女：85.0~89.9。

（5）超狭面型（hyperleptoprosopy）：指数男：大于93.0，女：大于90.0。

3. 字形（汉字）分类法用汉字分类可分为如下8种类型（图Ⅲ-2-6）。

（1）"田"字型（田-shaped face）：面型扁方面短，类似方形脸。

（2）"由"字型（由-shaped face）：脸形上削下方，类似梯形脸。

（3）"国"字型（国-shaped face）：脸形方正，类似长方形脸。

（4）"用"字型（用-shaped face）：脸形额方，下颌宽扁。

（5）"目"字型（目-shaped face）：面形稍狭类似长方形脸。

（6）"甲"字型（甲-shaped face）：脸形上方下削，类似倒梯型脸。

（7）"风"字型（风-shaped face）：面形额圆宽，腮及下颌宽大，类似五角形脸。

（8）"申"字型（申-shaped face）：面形上下尖削，类似菱形脸。

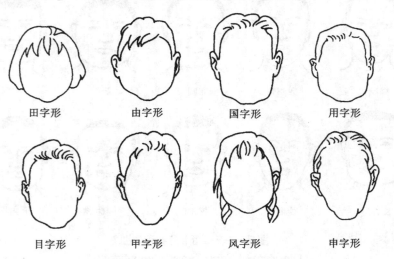

田字形　　由字形　　国字形　　用字形

目字形　　甲字形　　风字形　　申字形

图Ⅲ-2-6　面形态分型示意图
Diagram of Face Type Classification
按汉字分型（the classification according to Chinese）

（张文光　王啟华）

第二节　眼部美学解剖学
Setion 2　Anatomy of Eye Aesthetics

眼不仅有视觉功能，也是重要的表情器官，在面部美容中占有重要的位置。所以，可以说眼睛是面部最重要的美学部位，也是最先老化的解剖位置。我国民歌中有曰：美丽动人的眼睛，好像明媚的月亮，不闻呼唤就能使人"留恋地张望"，"暗送秋波"，"眉目传情"，以及大音乐家莫扎特也说过："只用您的眼睛向我祝酒"等等。这些均道出了眼睛那种诱人的魅力实在是神奇无比。在现实生活中，人人都能感觉到：眼神和目光可以表现人物的个性，德行和情绪。所以，它随人的情绪变化而变化，有谓"以目传神的佳话"，如欢乐的目光，羡慕的目光，恳切希望的目光，冷淡的目光，怀疑的目光，仇恨的目光及忧伤的目光等等，都足以表明眼为"心灵之窗"的千姿百态之美称。

究竟什么样的眼睛才算美？当下似未有可行的量化标准。人们常常会说：一双炯炯有神的大眼睛，再配上浓黑的双眉，这就是美。不过这还不够，还必须与鼻、耳、口、面部各器官的比例协调一致，以及相应的体型，才能说上较为理想的美。如果，一个人的眼睛很大，但两眼内眦间距较宽，面型较窄，也自然说不上美。尽管眼眶的大小各有差异，眼的形态千差万别，但眼球的大小则基本一致的。通常认为决定眼睛外形的重要因素是：内、外眼角的形态，上睑与下睑的开合程度，眉毛的多少浓淡，睫毛的长短和形态；眼与面部其它器官的一定比例等。这些都是眼部美容应加以关注的解剖结构。以下的一些眼部的美学参数可供临床参考；

关于睑的测量见图Ⅲ-2-7。

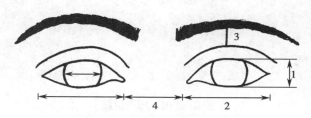

图Ⅲ-2-7　睑裂测量示意图
Diagram of Palperbral Fissure Measurement
1. 上下径（vertical diameter）　2. 左右径（transverse diameter）　3. 上睑高度（height of upper eyelid）
4. 内眦间距（inner intercanthi distance）

1. 两外眦距离（distance of two outercanthi）　即两眼外眦间的距离，以上/下睑遇合之点为标志。中国人平均宽度为89.0mm，男性平均宽度为90.72mm，女性平均宽度为86.72mm；巴登人（Badener）92.0mm；罗马尼亚人（Romanian）96.9mm；立陶宛人（Lithuanian）98.5mm。

2. 两内眦距离（distance of two inner canthi）即内眦间的距离，以上、下睑遇合之点为标志。中国人平均宽度为33.3mm，其中男性平均宽度为33.6mm，女性平均宽度为32.8mm；安南人（Annamites）38.0mm；罗马尼亚人（Romanian）33.0mm；巴登人（Badener）32.3mm；希腊人（Greek）32.0mm；巴黎人（Parisian）31.5mm。

3. 睑裂长度（length of palpebral fissure）　即左右径，是指一眼内、外眦间的长度。中国人平均长度为27.9mm，男性平均长度为28.0mm，女性平均长度为27.1mm；日本人（Japanese）28.9mm；罗马尼亚人（Romanian）32.0mm；德国人（German）30.0mm；希腊人（Greek）32.9mm；蒙古人（Mongolian）33.2mm。

4. 睑裂高度（height of palpebral fissure）　睑裂高度指上下径。即当眼平视前方时，以上、下睑缘中心点之间的距离，中国人平均7.5mm，男7.7mm，女7.4mm；日本人8.8mm；欧洲人10.0mm。男性平均为7.66mm，女性平均为7.42mm。从以上数字可知，一般男性睑裂的长度与高度均较女性稍大。

5. 上睑高度（height of upper palpebra）　即上睑缘与眉毛间距离，约12.0mm~20.0mm。角膜露出率为50%~80%。当眼睛直视前方时，上睑遮盖角膜2mm，下睑缘与角膜下缘相接触。

一、眉、眼睑的应用解剖学 the Applicational Anatomy of Eyebrow and Eyelid

眉与眼睑是眼部美容的重要内容。以双眼皮为美为大多数人的共识，眉还参与面部各种各样的表情活动。

（一）眉（eyebrow）

眉俗称眉毛，是一对自内向外呈弧形隆起，位于上睑与额之间的眶上缘的上方，男性近于眶上缘，女性位于眶上缘上方，它是由一局限性丛生的短毛组成，左右对称（图Ⅲ-2-8）。眉毛全部外观呈逗号状，可分为头、体、尾三部，内侧部分称眉头，窄稍圆而密；眉体部位于眶上缘的位置，眉尾部位于外侧，较疏每株眉毛在不同部位生长方向略有不同，其粗、细、疏、密和形态也因人和性别有所不同，如：男性较粗密，女性较细。眉毛被认为是：人类在缓慢进化的过程中褪掉了大多数体毛，却留下眼眉毛和睫毛。眉毛不仅构成面部形态特征的组成部分，参与面部的表情活动，故其是面部美容的项目之一；更有防止汗水和雨水流入眼内和防止空降异物进入眼内的功能。一般眉毛呈黑色，迫至老年，有时逐渐变为灰白。在少数病理情况下，眉毛也可变白，如见于原田病、小柳病及交感性眼炎等。眉毛为上睑皮肤与额部皮肤的分界。眉部为厚的皮肤皱襞，支以肌纤维，与其将它归属颜面，不如说它是头皮的附属器更为恰当，而且在形态学上，亦认为眉是头皮的一部分。若见到眉毛缺损，则常是先天性缺损或皮肤病变的后果。

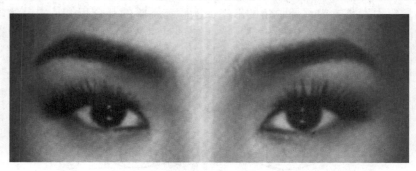

图Ⅲ-2-8　眉的位置
the Position of Eyebrow

　　眉的位置起自鼻根外侧，与眶上缘呈一致的方向，朝外上行走，中部位于眶上缘之略上方，末端向外下方弯曲，再回到眶缘附近呈一弧形弯曲。通常男性的近乎平直，女性的眉内、外缘应处于一个水平线上。眉的最高点位于两眼向前平视时，角膜外缘的垂线上如图Ⅲ-2-9中B线交于眉的位置，眉内、外缘的位置见图Ⅲ-2-9。这种位置的眉毛被称为"标准眉毛"。但由于每个人的眉毛生长并不都尽如人意，有的人的眉毛稀疏，甚至若有若无，这些都可通过修整而得到改善。所以也有人认为它无个性，缺乏一定魅力。不过作为对眉毛定位的依据还是有意义的。

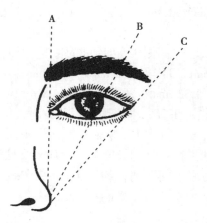

A 线：眉内下缘位于鼻侧眶上缘，眉头与鼻翼连线为垂直向下的直线

A line:medio–inferior superciliary margin lies at the nasal supra–orbital margin,the linking line between the medial superciliary end and the nasal ala is a straight line vertically downwards

B 线：两眼正视前方时，鼻翼瞳孔外缘连线延长线交于眉的位置，为眉的眉形弧度最高点位置

B line:when two eyes look straightly forward,the prolonged line from the linking line between the nasla ala and the lateral pupillary margin crosses the position of eyebrow,it is just the position of the highest point in the superciliary radian of the eyebrow

C 线：鼻翼至外眼角连线交于眉处，为眉的外缘位置

C line:the linking line from the nasal ala to the lateral ocular angle crosses the point of eyebrow,it is just the position of lateral superciliary margin

图Ⅲ -2-9　眉的位置示意图
Diagram of the Position of Eyebrow

　　两侧眉毛中间，平滑无毛，作凸隆状，称眉间（glabella）。偶有于此部生有长毛，形似动物的触须，胎儿时期也可短时出现。

　　眉部由四层组织构成：即皮肤（skin）、肌肉（muscle）、脂肪（fat）及腱膜（aponeurosis）。眉部皮肤稍肥厚而隆起，富含皮脂腺与汗腺。肌肉纤维共有三种：

　　1. 额肌纤维（fibers of frontal muscle）呈垂直排列，有使眉毛举起的作用，睑裂得以开大，以达明视的目的。当惊恐时，此肌尚有表情作用。

2. 眼轮匝肌纤维（fibers of ocular orbicular muscle）呈环状排列，作用为拉眉毛向下，司眼之闭合。

3. 皱眉肌纤维（fiber of superciliary corrugator muscle）为一横行小肌束，起自眉弓内侧端，向上外止于眉中分上方之皮，能将两侧眉毛拉向鼻根部，使额中间部下方形成特殊的垂直性皱纹。此外，两侧眉毛中间尚有纤细的降眉间肌（procerusmuscle），此肌起自鼻骨下方，向上走行，止于面中间线两侧的额下部，它能将该部皮肤向下牵引，使额部和鼻根部形成横行的皱纹。降眉间肌与皱眉肌，均能增加眉的隆起度，用以保持眼睛免受强光的刺激，并有表情作用。脂肪层在肌肉层深面，呈一长块状向下方伸展。腱膜被覆整个头皮，形成眉部最厚的一层，其与额骨骨膜之间，分隔有一层疏松组织，因此两者之间可活动自如。腱膜在额部分深、浅两层以包裹额肌。其中浅层与眉毛部皮肤连接，深层附着于眶缘，由于此种关系，可防止腱膜下之渗出物下行进入眶内。此外眉的致密组织则可防止渗出物由上睑向上方的额部蔓延。

（二）眼睑（eyelid）

眼睑习称"眼皮"，双侧对称它是眼眶出入口的屏障，位于眼球前方，形如帘幔，不仅能避免强光、异物、烟尘等眼球的损害外，也是眼部美容整形所关注的解剖部位。人所共知的"重睑形成术"（formation of double-foldeyelid）就是通过美容外科手术，使眼睛更美，更便于表达感情。眼睑对人体的容貌也有重要的影响，人类丰富多彩的情感表露，很大程度上有赖于眼睑的正常结构，不难理解眼睑也是面部整容的重点之一。

1. **眼睑分类**　正常情况下，下睑形态变化少，而上睑由于睑有上睑提肌，所以它的活动幅度较之下睑要大得多。所以，上睑对颜面美容影响也大。

上睑形态通常依据有列皱襞及皱襞特征分为四类：①单睑（single eyelid）俗称单眼皮，没有上睑沟，东方人约占有53%；②重睑即双眼皮（double eyelid），有上睑沟；③隐重睑（latent double eyelid）；上睑沟靠近睑缘并与睑缘平行，重睑不明显；④多重睑（multiple eyelid）；有两条或两条以上的上睑襞。

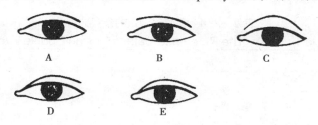

图Ⅲ-2-10　重睑种类示意图
Diagram of the Types of Double-Fold Eyelid
A、B 全双：双眼皮成全长一致（Whole double：Double-fold eyelid in whole length）
C 中双：双眼皮内外皆窄（Intermediate double：Double-fold eyelid narrowing in lateral and medial end）
D、E 半双：内窄外宽（Half double：Double-fold eyelid narrowing in medial end with widing in lateral）

重睑的形态常可根据上睑沟的走向和内眦的形态分为：全双、中双、半双和隐双重睑（whole，intermediate，half and latent doublefold eyelid，图Ⅲ-2-10）；或分为四类：①平行型：上睑沟与睑缘平行，内眦较宽，其宽度基本一致。②广尾型：内眦呈内窄外宽的形状；③新月形；上睑向两端离睑缘较近，而中间离睑缘较远，内眦呈新月状；④窄尾型；与广尾型相反，内眦呈内宽外窄的形状。

单睑与重睑的差别有其形态结构上的差异。其表现为：

（1）皮肤：位于上方即近眶缘处的称眶部；位于下方近睑缘处皮肤称睑板前部。重睑：皮肤较厚稍硬，睑板前的皮肤较薄且软。由于眶部与睑板前部两者间的皮肤厚薄、软硬不同的情况下，使上睑皮肤在睁眼时就自然加深，形成深沟，表现为重睑。反之单睑全睑部皮肤没有厚薄和软硬的差别，重睑的皮肤皱褶当然不能出现。

（2）眼轮匝肌：也可以分为两个部分，即眶部和睑部已如前述。重睑，上部肌肉较厚，且比较发达，下部则肌肉甚薄或很不发达，当睁眼时两部分肌肉交界处亦即睑板上缘，就会出现皱褶，即重睑。单睑则两部分肌肉均很发达，二者之间没有明显交界，重睑皱褶自然不会出现。

（3）皮下组织：眶隔前的下界，重睑位于睑板上缘之上，则在睑板上缘之上显得丰满，而在其下，眶隔前明显变薄，而显平坦。这样自然会加强重睑的形态。反之，皮下组织则较多，超过睑板上缘，并下降到睑板前面，重睑皱将无法出现而成为单睑。

（4）上睑提肌及其腱膜和Müller肌：都很发达，并有纤维分布到睑板前的皮肤，则此肌收缩不仅可能睁眼，且有明显的重睑皱褶而出现重睑；反之，上睑提肌及其腱膜不甚发达，且没有肌腱膜纤维分布到睑板前面的皮肤则重睑皱褶将无法出现，则显单睑。这点可能是初生儿（不常睁眼）多为单睑以及单睑儿，到了成年又逐渐变为重睑的原因。

（5）内眦赘皮：单睑较多见，重睑较少见。

（6）睑裂指数：单睑为1：3.9；重睑为1：3，接近黄金分割率。

单眼皮主要是由于上睑提肌腱膜纤维未能附于上睑皮下，以及皮肤较厚等其他因素所致。所以按解剖结构，重睑形成术的主要操作应该是：

（1）首先将眼轮匝肌的睑板前部分剪去一些，使睑板前部的皮肤能与睑板前的上睑提肌腱膜黏着或靠近；将上睑皮肤的真皮与上睑提肌腱膜或睑板缝合固定。

（2）对于皮下组织，除非它下移到睑板上缘之下或睑板前面，可以不予切除，因为睑板上缘以上的皮下组织不仅有利于上睑提肌的活动，而且可使眶下凹处略显丰满，使受术者术后显得年轻，将有助于眼睛富有魅力。

（3）对于睑板的皮肤，如果不是过多，不是下垂将眼睑遮盖，不予切除的效果好，皮肤切口的瘢痕更整齐细小，甚至不明显。

有学者认为上睑皮肤的紧张度及皮下脂肪的多少，对重睑线的划定关系较大；也有人将上睑分为无力型，正力型和超力型三种，其有关预定重睑线划定的参考数据见表Ⅲ-2-4。

表Ⅲ-2-4　重睑线划定的参考数据
Table Ⅲ-2-4　The Reference Data to Design Double Eyelid

	特点	重睑设计线与睑缘距/mm
无力型	睑皮肤松弛，皮下组织稀少	7.0~10.0
正力型	无睑皮肤松弛，皮下组织充盈适度	5.5~7.0
超力型	上睑皮肤紧张光亮，皮下组织过度充盈，多见水泡眼	5.5~7.0

重睑形成术（formationof double-fold eyelid）自始至终都是无创的操作技术，熟悉睑部的解剖结构是重睑形成术取得成功的要点之一。通常睑裂较长，睑皮较薄，鼻梁较高者，手术效果都较满意。术前应根据病人的睑型大小和要求，设计好重睑线。重睑线不宜太宽也不宜太窄，否则久而久之重睑会消失。重睑线的全长、宽度，两眼应保持一致，对称。因此，在切开时应注意切除的皮肤，肌肉或眶隔脂肪应达到两侧均等，这样才能做到两侧一致。据中国人的睑型，下列数据在设计重睑线时有参考意义。重睑线为6.0~8.0mm能为大多数患者所接受。上睑皱褶与睑缘的关系，一般认为内眦部窄约4.0~5.0mm；中间部为6.0~8.0mm；外眦部为5.0~6.0mm。至于有的要求特殊，则另作别论。

重睑的形态学特征通常是：它有一个睑皱褶，整个上睑皮肤较薄且显清秀；上睑皮肤不下垂，睑缘全部可见；睑裂稍显宽长；睫毛较长且较密，平视时稍有上翻；内眦角呈尖角形，没有内眦皱襞。但也因人而异。

2. 睑的结构　睑的正常解剖结构是眼睑美容整形外科手术的基础。睑的前面是皮肤，也是全身最薄的皮肤，且柔软，故易形成皱襞，与重睑形成有关，到了老年最为显著。睑的内面为结膜。睑由前至后可分为：皮肤（skin）、皮下组织（subcutaneous tissue）、肌层（muscular layer）、睑板（tarsal plate）及睑结膜（palpebral conjunctiva）等五层。但在临床应用上常把皮肤、皮下组织和肌层称为浅层或前叶；把睑板和结膜称为深层或后叶。两层间在睑缘中央有一呈浅灰色线称灰线或缘间线（gray line or intermarginal line），是睑部手术时重要标志。两层间有疏松组织，手术时易剥离，很易将两叶分开（有关眼睑血管、神经供应等详细结构，请参上篇第三章第一节"眼睑"）。

（三）重睑整形术的解剖学（the anatomy of double eyelid orthopaedics）

重睑（double eyelid）俗称双眼皮，即正视前方时上睑皱襞沟明显者。若正视前方时上睑皱襞沟消失者为单眼睑，俗称单眼皮。据称欧洲人多有上睑皱襞，而东方人单眼皮约占53%。据中国人资料：女：双重睑占82.0%，单重睑18.0%；男：双重睑占75.41%，单重睑占24.59%，男女均以双重睑多于单重睑，女性又较男性者为多，并随年龄的增长而逐渐增多。

重睑术前必须对受术者有较全面的评估。如：①眼睑皮肤较薄，眼裂较长的单眼皮手术效果较佳；②一眼为单眼皮，另一眼为重睑，或两眼的重睑大小不一致者；③虽然是重睑，睁眼时双眼皮不明显或消失者，及上睑皮肤松弛，上睑皮肤下垂压迫睫毛或掩盖部分瞳孔有碍视力；④皮下组织过多，上睑有浮肿样情况，给人以不精神感觉，或者眼外形不美观，如三角眼或迷眼等等。凡是身体健康，精神正常，主动要求又无禁忌证的单睑者均可考虑给予重睑术。

此外，值得注意的是：①患眼疾者，如先天弱视，慢性结膜炎等；②眼裂短，两眼距离过宽（超过一只眼裂长度），或眉弓与上睑缘距离过近（小于1.5cm）的单睑；③面神经瘫痪，睑外翻或伴有眼部瘢痕等所致的眼闭合不全者；④各种原因所致眼球突出的人，由于有眼球突出的情况下，眼裂已经较大，再做重睑术，将使眼裂更大，则显然不合适；⑤各种原因造成的上睑下垂（轻度者除外），则需要先进行上睑提肌功能重建的基础上，方可行重睑术；⑥年龄过大者：重睑术适宜年轻人或40岁左右的中年人。老年人的皮肤松弛，眼窝凹陷，睑板萎缩变软。这些人自然也需要美容，但美容整形方法不是简单的重睑术，而多需上睑皮肤松弛矫正术；⑦某些人心理准备不足，要求不合理，如眼窝较小或甚小，不可能形成较理想的重睑，以及亲人不同意等等。在术前均要慎重，有的应视为禁忌证。此乃由于美容整形的受术者与一般的患者不同，是他（她）们的身体基本是健康的，且是主动要求手术的。因此，术前检查的全过程必须探索受术者心理状态，审美观点及其要求重睑术的动机和原因。不然即使手术完美无缺；受术者仍有可能不甚满意。

重睑术的术前设计，是重睑术前十分重要的一部分。究竟选那一种类型的重睑，必须慎重考虑，其次结合受术者的脸型、性格、职业、身材及个人要求等综合因素。其中，在设计重睑线之前应与受术者详谈，细心了解其要求，始终要根据受术者眼睑的实际情况，并征得受术者本人同意方可。术前设计有两点要关注。一是确定重睑的宽度，二是确定上睑皱褶与睑缘关系。重睑的宽度有：①较宽的重睑通常指宽度在1.0cm以上的重睑。这种重睑仅适合于面型长方，性格坚强和少数舞蹈演员或戏剧演员。多数受术者多不愿有过宽的重睑。②适中的重睑指重睑宽度在7~8mm长度。这种重睑为大多数重睑术者所接受。③较窄的重睑指重睑宽度在4~5mm的重睑。有些人既希望自己有重睑，但心理上又怕别人指出其曾做重睑术的单眼皮者，多要求做这种重睑手术。④平行型或全长一致的重睑指上睑皮肤皱褶与睑缘的距离适中，并与睑缘全长保持平行（一致）的重睑，外型显得秀丽端庄，给人以平和，愉快的感觉。所以，常为大多数单眼睑受术者所接受。这全长一致的重睑还特别适合于眼裂细小的受术者。⑤开扇形（外宽内窄型或广尾型）指上睑皮肤皱褶自内眦处或靠内眦外侧开始逐渐斜向上变宽，有如折扇初开启之时的形状。在睑缘中部距睑缘约7~8mm，在睑缘外侧1/3较宽约6mm~8mm，而在内1/3较窄约4~5mm。此型双眼皮有秀美，妩媚之感，也为大多数单睑受术者所乐于接受。⑥内外皆宽与内外皆窄的重睑，这种重睑与任何睑型的人皆不谐调，所以在术前设计皆应避免。必须强调作为整容外科工作者始终不能忘记的是：对称和谐是美的重要因素，在任何时代，任何文化环境，任何种族、年龄及任何人可以说永远如此。所以，欲使重睑术真正能够达到美的目的除需要与面部器官和谐以外，尚须注意与每个受术者的性别、年龄、职业、种族等情况协调一致。在术前和术前设计均必须注意，加以综合考虑。

还有，也必须注意避免重睑形成术的并发症。如血肿、感染、结合膜充血、消肿慢、"三眼皮"或"三角眼"等。

（施兆平）

（四）上睑下垂矫正术的解剖学（the anatomy of ptosis diorthosis）

上睑下垂虽有先天性和后天性两大类，按其病因可分为麻痹性，机械性，外伤性和肌源性、神经源性上睑下垂；按其性质可分为真性和假性上睑下垂；按其程度可分为轻度，中度和重度上睑下垂。轻度和中度的上睑下垂，表示上睑提肌尚有一定功能；如果，仅见于一侧，则表现为一个眼大，另一个眼小，势必影响面容。重度的上睑下垂表示上睑提肌完全失去功能，患者几乎不能睁眼，不仅影响面容，对生活，学习和工作均受牵累。可发生于单眼或双眼，也可以是完全性或不完全性，但其最终的表现均为上睑提肌功能的减弱或消失。对那些经过长期治疗上睑下垂仍无改善的患者，则应考虑手术矫正，从解剖学角度看，如下几点值得注意：

1. 测量上睑下垂程度（measurement of ptosis degree）正常情况下，上睑下缘遮盖角膜的情况已如前述。所以当上睑下缘遮盖角膜缘 3.0mm 以上，以及平视时睑裂纵径两眼差别大于 2.0mm 者可认为是上睑下垂。一般应测量眼球在"平视"、"向上看"、"向下看"等各个不同位置的睑裂宽度。正常平均值为8.92mm。不完全性上睑下垂的睑裂宽度见表Ⅲ -2-5。

表Ⅲ -2-5 不完全性上睑下垂的睑裂宽度（单位：mm）
Table Ⅲ -2-5 the Width of Eyelid Gap in Incomplete Ptosis（mm）

	正常眼	完全性上睑下垂	不完全性上睑下垂
向上看	15	0 或 ≤ 5	>5
向下看	0	0	0

2. 检查眼肌平衡（examination of muscular balance of eye）上睑提肌的功能主要是提上睑，但在矫正上睑下垂时必须考虑整个眼球肌力的关系。当提起上睑令眼球转向各个方向均能转动自如且无斜视者，方能考虑矫正术。如果上直肌无力或功能差，或提上睑时有不能忍受的复视、眼外肌麻痹，以及重症肌无力或交感神经性上睑下垂都应慎重考虑或不予矫正。

3. 上睑下垂矫正术方法的选择（selection of correction of superior palpebral ptosis）有方形吊线术、阔筋膜悬吊术、额肌瓣转移悬吊术、上睑提肌缩短术等等。如何选择好矫正术方式，是术前必须考虑的问题之一。从临床效果看，方形吊线术疗效较差，目前已较少采用；阔筋膜悬吊术由于切取阔筋膜多，一个切口较麻烦，已逐渐被额肌瓣转移悬吊术所替代。据临床实践效果看额肌瓣转移悬吊术较为理想，从局部位置看也较合理。

（1）额肌瓣转移悬吊术（suspension of transposition of frontal muscular flap）：此种矫正术实际上是重睑形成术再加上额肌瓣转移到上睑的手术。其解剖学基础是：眉部皮肤、皮下组织、肌肉及其疏松组织紧密相连，可在骨膜上推动，肌层中的额肌和眼轮匝肌的纤维在眉部彼此交织在一起，并可见额肌部分纤维及其筋膜跨越眶缘向下延伸，与眶部眼轮匝肌纤维交织。因此就有可能在眉区设计一个蒂在上方的眉部额肌瓣向下方达上睑板固定，以达到矫正上睑下垂的目的。术前要进行额肌力的测定。患者先向下看，然后睁眼向上看，眉上缘移动的距离（mm）即为额肌的活动幅度。正常额肌运动度为10.0mm~15.0mm。

通常沿重睑线切开皮肤，皮下组织，剪除一条约 2.0~3.0mm 宽的眼轮匝肌，暴露睑板，在相当于眉中 1/3 处，在眼轮匝肌浅层或深层向上剥离，经眶隔前部、眶部、眉部额肌及筋膜达眉弓上缘。然后用血管钳夹住眶上缘下方额肌与眼轮匝肌交界处，令患者睁眼及闭眼以测试额肌收缩能力，自此横行切开 15.0mm~20.0mm 左右宽的额肌纤维，并在其深面向上作钝性分离达眶上缘，再在骨膜表面疏松组织中向上剥离，范围达眉上缘上方 15.0~20.0mm 处，使眉部额肌及筋膜一并掀起，使其可在骨膜上推移。此时一般可形成长 15.0~20.0mm、宽 20.0~25.0mm（儿童可形成长 15.0mm，宽 20.0mm 左右）的额肌瓣。但要注意不能偏向鼻侧，保护眶上切迹（孔）处的神经、血管勿受损伤。然后，为了避免损伤来自外侧（颞侧）至额肌的面神经额支，在眉外、中 1/3 交界处纵行切开，通过皮下隧道牵下。通常额肌瓣下移 15.0mm 左右，达眶缘与瞳孔的中点处即可。将额肌瓣与睑板缝合。缝合时注意肌瓣针距与睑板针距一致，使肌瓣在睑板上的附着与睑板的弧度一致，从而使术后形态符合解剖要求。

用额肌瓣行转移悬吊术时，额肌瓣的制备要保留良好的收缩功能，这是矫正术成功的基础。因此要松解一切妨碍额肌瓣下移的粘连部分。要做好充分剥离，不允许用切断额肌外侧的方法使额肌瓣下移。此乃由于面神经支配额肌的纤维及有关血管主要来自外侧。若不慎切断外侧的神经，将会使额肌失去收缩功能，导致逐渐纤维组织化。

（2）上睑提肌缩短术（decurtation of superior palpebral levator）：在上睑提肌功能尚有部分保留的情况下，即一般指的是轻、中度上睑下垂，可考虑采用上睑提肌缩短术。它符合上睑提肌正常的解剖生理功能，有皮肤切口或结膜切口两种方法。通常以皮肤切口较为方便。一般在距睑缘上方 4.0mm~5.0mm 的上睑皱襞自内眦轻切开皮肤和眼轮匝肌，暴露睑板和眶隔膜，在眶隔膜下面可见到脂肪组织，在其深面就是上睑提肌。

其解剖顺序如图Ⅲ-2-11。

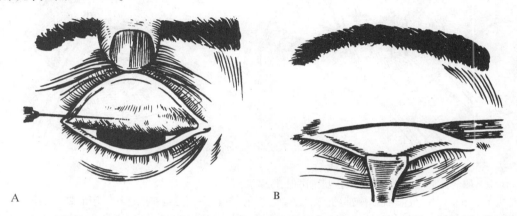

A | B

A. 翻转下眼睑，在穹窿部结膜下注入 2% 普鲁卡因 0.5ml，使结膜下组织疏松隆起，便于分离上睑提肌与结膜的连系
Turn over the upper eyelid and inject 2% procaine 0.5ml.into the conjunctiva in fornix to make the tissue loose and protrusion under the conjunctiva,then,conveniently separating the connection between the levator palpebrae superioris and the conjunctiva
B. 皮肤切口。通常离睑缘约 4~5mm，与睑缘平行作一接近睑全长的切口，直达肌层。要注意两侧眼的切口高度要对称；如系单眼手术应参考对侧上睑皱襞的高度
Incision of the skin,is often made along the whole length of eyelid paralelling with the palpebral margin about 4~5mm away and reaching the muscular layer directly.Attention must be paid to the height of incision symmetric with the opposite eye.If the operation performs on an unilateral eye,it must refer to the height of plica of upper eyelid on opposite side

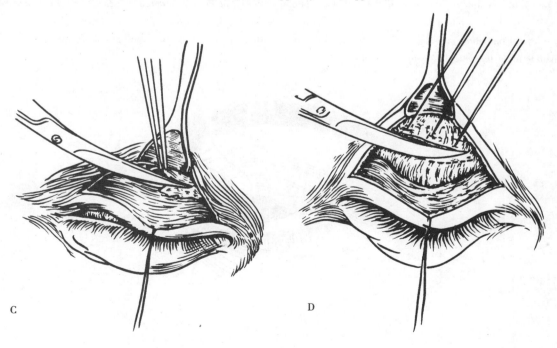

C | D

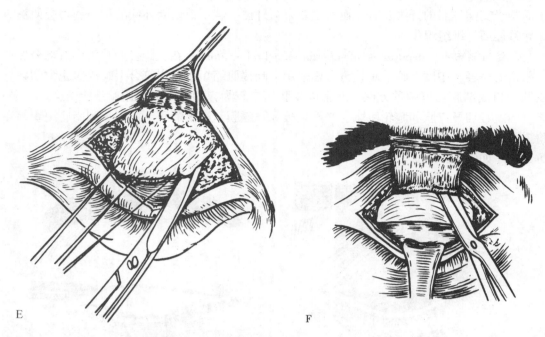

E　　　　　　　　　　　　　　　　F

C. 分离皮下组织与眼轮匝肌，其深部即为纵形走向的上睑提肌

D 和 E. 离睑板上方 5mm 处，上睑提肌中部约 15mm 的宽度内，平行穿过三组双臂缝线，用血管钳夹好，再用剪刀在缝线下 2mm 处切断上睑提肌。从这切口轻巧，细心地伸入剪刀向后分离肌肉与结膜的连系，并用剪刀沿肌肉的两侧（相当于三组缝线的两旁侧）垂直向上剪开上睑提肌的内、外侧角

F. 把上睑提肌翻向前方，继续分离上睑提肌，直到所需要缩短的长度。分离时要注意保证结膜的完整性

C. Separating the subcutaneous tissue and the ocular orbicular muscle,the levator palpebrae superioris runs longitudianally deep to them

D and E. at 5mm above to the tarsus and at a middle 15mm within the width of the levator palpebrae superioris perforate three group of double−arm suture,grip them well with a hemostatic then,the levator palpebrae superioris will be exsected at 2mm inferior to the sutures with a pair of scissors.A pair of scissors atrectches carefully and gently backwards to spearate the connection between the muscle and conjunctiva from the incision,and the medial and lateral angles of the lavator palpebrae superioris may be insised vertically upwarde along thr two aides of the muscle with a pair of iscissors(corresponding to two siedes of the three groups of sutures

F. thus,the levator palpebrae superioris will be turned front and separted continously to the length of contraction required Attention must be paid to protective complete conjunctiva in separating.

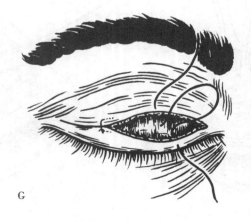

G

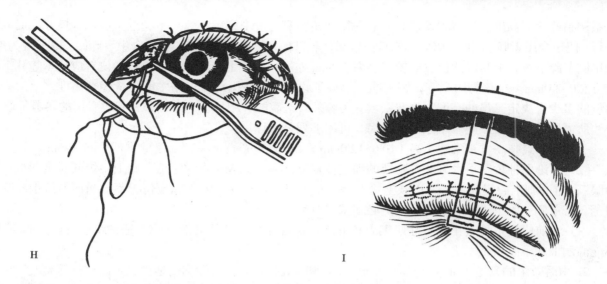

G. 皮肤缝合时，如果对侧无明显的上睑沟即单眼皮，则只须把皮肤作直接缝合

H. 如对侧有明显的上睑沟（双眼皮），在缝合皮肤时，缝线须经过切口稍上方的肌肉或睑板组织，使用形成术后皮沟）

I. 并可籍结扎线的松紧调整好睫毛的角度，再作下睑悬吊缝线固定在前额，籍此保证角膜和支撑上睑

G. Seture the skin,if there is no obvious superior palpebral groove on opposite eye or monecular fold eyelid,just making a direct suture to the skin is all right

H. if there is an obcious superior palperal groove(double-fold eyelid);the suture must be passed through the incsion a little superior to the muscle or tarsal tissue to make a cutaneous groove after the tarsocheiloplasty

I. during suture the skin.The angulation of eyelashes may be modulated by the degree of tightness of the ligating thread.Then,making the suspensory suture of lower eyelid fixes on the forehead to protect the cornea and to sustain the upperlid

图Ⅲ-2-11　上睑提肌缩短术的解剖学
the Anatomy of Decurtation of Superior Palpebral Levator

在显露上睑提肌时有两点值得注意：一是可能遇到上睑提肌发育特别薄弱，或眶隔膜与腱接合处不在睑板上缘而在较高的位置，在分离眶隔膜时不要将上睑提肌误认为眶隔膜而被切断，若不慎被剪断，应向上找回肌腱断端，通常在脂肪组织下即为上睑提肌，可用镊子夹紧肌肉，并嘱病人睁开眼睛，术者感到有抗力即是肌肉；二是在上睑提肌两侧分离剪开上睑提肌内、外侧角及节制带时，剪口不能过于靠近内、外侧眶缘，一般应离开眶内侧壁 8.0mm，眶外侧壁 5.0mm，不然将有可能伤及眶内侧壁的滑车或上斜肌及眶外侧壁的泪腺。

至于上睑提肌究竟要缩短多少，与矫正的关系如何，目前尚未有统一的标准。一般仅作 4.0~5.0mm 的小量缩短是不起什么作用的。通常情况下要矫正 2.0mm 的睑下垂，至少要缩短 10.0mm。所以缩短 10.0~20.0mm 这个幅度可供参考。术中可根据上睑下垂程度作适度调整，通常是轻度下垂时缩短 10.0~14.0mm；中度下垂，缩短 16.0~18.0mm；重度下垂时缩短 20.0mm 或更长些。同时要注意，正常的睑缘有一定的弧度，故在缝线结扎时不应有成角畸形或部分睑缘过高或过低的情况出现，缝合肌肉时，中间一针宜较两侧偏前 1.0mm，使睑缘形成弧度符合解剖要求。

从整个过程看，熟悉眼睑的解剖学是上睑提肌缩短术成功的关键所在。而眼睑解剖结构的特点是，层次分明，但各层组织均较细薄，稍一不慎有可能将几层组织一起剪去。故手术要细致、轻巧、动作不宜过大。其中特别要注意的是对因动眼神经或交感神经麻痹所引起的上睑下垂病例，手术时切勿损伤角膜，否则，哪怕是轻微的角膜上皮损伤，也可能造成创面难愈。

（五）上睑下垂矫正术成功的要点及术后效果的判定（the key points to success in correction of superior palpebral ptosis and the effective judgment after the operation）

1. 成功要点（key points to success）

（1）在通过各种检测手段选好矫正手术方式后，不论用哪种矫正手术方法，均应按睑裂的正常解剖关系调整好睑裂高度。过宽则术后易引起暴露性角膜炎；过窄则矫正效果不满意。矫正术最好在局麻下进行，便于令患者睁、闭眼，借此判断矫正效果。下列有关数据可供参考。通常令患者睁眼，以平视为准，若单侧上睑下垂，上睑缘的位置应较健侧高 1.0mm 左右；双侧上睑下垂，上睑缘的位置应位于瞳孔上缘上方 2.0~3.0mm。小孩需用全麻，则不能令小孩子睁、闭眼，因此需根据术前测量睑裂高度，上睑提肌力量的多少去决定悬吊的高度。据北京黄寺美容外科医院的介绍，认为下列公式有较实用的参考价值。

所需留的轻度睑裂闭合不全的睑裂高，可用下列公式计算：

睑裂高 = 正常睑裂高（10.0~12.0mm）– 患眼睑裂高（mm）+ 上睑提肌力量（mm）

（2）不论那种矫正手术方法，睑板的固定位置要适当。如果中点线过低，则上睑提起时会形成"三角眼"；过高则上睑提起困难，以致上睑下垂纠正不足。还要注意勿因固定位置不恰当而导致上睑睫毛内翻。若单侧上睑下垂，则要注意两侧必须基本对称。

（3）术前应慎重检查排除重症肌无力和下颌 – 瞬目综合征以及 Horner 综合征的交感神经上睑下垂，不能滥用上睑下垂矫正术。

2. 术后效果的判定（judgment of effectiveness after operation）①能均衡地提起上睑，双侧睑裂大致相等；②睑裂闭合时能完全遮盖角膜；③当眼向下注视时，上睑能随之向下；④不引起眼肌功能紊乱，无复视；⑤如果有内眦赘皮先天异常，能同时清除睑裂缩小。

还得注意的是：上睑下垂矫正术可能发生的并发症，如：术后的继发性感染，矫正不足或矫正过度，矫正外形，上睑内翻睑裂闭合不全及暴露性角膜炎等，都要及时处理。

二、眼袋整形术的解剖学 Anatomy of Blepharoplastry

眼袋也称下睑皮肤松弛症。有人戏称"眼袋"是老年人的"专利"。多发生于 40 岁以上的中老年人，男女均可见到，少数青年也可发生。通常是指下睑皮肤松弛下垂而且臃肿的征象。主要是中老年人眶内脂肪，眶隔筋膜，眼轮匝肌及下睑皮肤等组织退行性变化松弛的结果。它只是眶内脂肪疝出，与全身肥胖并无关联，并认为这种疝出是由于中老年人眶隔及眼轮匝肌和皮肤松弛的结果。按眼袋程度可分为：①青年型（轻度）眼袋：多有家族遗传史，多见于 18~30 岁之间。其表现为眶脂过多，无眶隔，皮肤松弛；有部分患者眼轮匝肌肥厚所致。②中老年型（中型）眼袋：多见于 35~55 岁之间，临床并不少见。主要是皮肤，眼轮匝肌，眶隔退行性变，出现萎缩，皱纹松垂致眶脂疝出，在眶下缘处出现膨隆。③老年型（重型）：多见于 58~60 岁以上的老人，皮肤松弛，眼袋明显加重，眶隔疝出下垂超过眶下缘呈新月状膨隆。

眼袋整形的切口多在下睑睫毛下 1.0~2.0mm 左右处，画一条与睑缘平行切口为标记，内眦不宜超过泪小点，由内眦向外眦方向画线，到外眦角时向外下方延长皮肤切口，切口线应与鱼尾纹一致，长度待手术中去除皮肤的具体情况决定。但必须强调的是：下睑眼袋与上睑皮肤松弛，眼轮匝肌松弛等情况不同。上睑有上睑提肌对抗上睑本身的重力作用，故大多仅在其外 1/3 处有下垂或赘皮的情况；但下睑不但无提肌对抗重力的作用，且尚有颊部和口部张口时向下牵拉而加重其重力作用。故在术前设计切除多少皮肤和脂肪时，对下睑眼袋皮肤松弛，脂肪突出等老化情况应有所估计和测算，方能对术后效果可能有较客观正确的预后评估，同时还需要对受术者说明如下两点情况：一是眼袋不可能完全去除干净，二是术后可能有暂时轻度睑外翻，通常要 2~3 个月才能基本恢复。由于要切除外眦下方多年的皮肤，故外眦切口较明显，约经半年至一年后才渐渐不明显等等，术前均有必要向受术者交待清楚。

此外，下睑眶脂被纤维分隔成内、中、外三部分，术中需要去除这三部分脂肪时要适中，不能去除太多。此乃由于眶脂体有稳定眼球的作用，并使眼眶丰满；若切除过多，则易引起下睑内陷，切除过少则眼袋尚存，若两侧去除量不等，则会造成术后两侧不对称等等。当切除眶隔脂肪时还要特别注意止血，防止术后并发球后血肿，压迫眼底血管，影响视力甚至失明，均需要小心处理。

（卢亚梅）

第三节   鼻部美学解剖学
Section 3   Anatomy of Nasal Aesthetics

鼻位居面部的中心，是面部的重要器官，也是呼吸道的起始部分，其正常形态在面部起着承上启下，联系左右的作用。鼻也是发音语言系统的组成部分，对演说家和歌唱家，语言是否清晰和动听均有非常重要的意义。作为生活在社会中的人，无论从事那行那业的工作，给人第一印象都是十分重要的；特别是在基层或从事服务行业工作者，往往不得不以貌取胜。此乃由于鼻在面部一定程度上或至少在表面上代表其智慧，性格和文化素养。有人认为鼻体矮小，人显得平庸；鼻头肥大，则稍显笨拙，鼻背隆起如驼峰的驼峰鼻及鼻尖钩下如鹰之嘴等常常给予人以狡猾阴险之感。因此，鼻在人的心目中由于其位居面部正中，高耸，局部解剖位置醒目，突出，对面部的容貌起着举足轻重的作用，很自然地构成面部美容重要内容，也使鼻外形矫正术成为整容外科中常见的手术。

一、外鼻的分型 the Classification of External Nose

正面观鼻的外形如图Ⅲ-2-12所示：两眉间两端 AA 向鼻根部 BB 方向呈漏斗状变细，其移行点相当于两眼瞳孔水平；BB 处鼻梁已开始形成。鼻根部宽度大约 10.0mm 左右，BC 间约 10.0mm，CC 以下鼻部皮肤开始增厚，CD 到鼻尖一般大约 12.0mm。

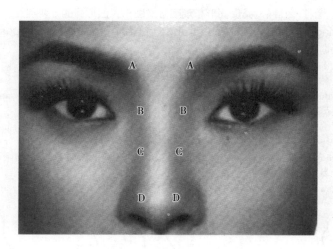

图Ⅲ-2-12   鼻的外形示意图
Diagram of External Appearance Of Nose

（一）鼻根的类型

按鼻根的形态，根据其凹陷度可分为五级：①0级：无凹陷，额、鼻骨间几乎成一直线或有微弧形成；②Ⅰ级：略有凹陷；③Ⅱ级：明显凹陷；额、鼻骨间有明显的转折；④Ⅲ级：额、鼻骨间有明显转折，额骨显著前凸，鼻根点深凹；⑤Ⅳ级：鼻根点极深，额、鼻二骨之间几呈直角转折，此型为猿人所特有，人类少见（图Ⅲ-2-13）。

（二）鼻外形

根据鼻根和鼻梁的形态侧面观可分为凹形鼻、直形鼻和凸形鼻三类。每类鼻型依其形态特征又可分为 5 种类型（图Ⅲ-2-14~ 图Ⅲ-2-16）。

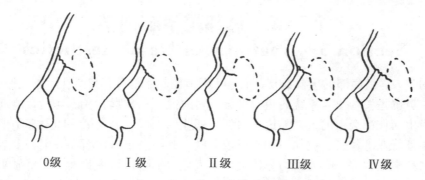

0级　　　Ⅰ级　　　Ⅱ级　　　Ⅲ级　　　Ⅳ级

图Ⅲ-2-13　鼻根类型示意图（按凹陷程度）
The Diagram of Nasal Root Type（According to its Concave Degree）

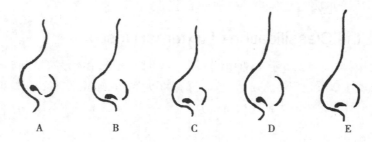

A　　　B　　　C　　　D　　　E

图Ⅲ-2-14　鼻侧面形态观察分类图Ⅰ：凹形鼻的5种类型
the Classification Diagram of Lateral Appearance of Nose Ⅰ：the Five Types of Concave Nose

A 型：鼻梁短，鼻根平，鼻尖向上，基部朝前上方。
Type A The nasal bridge is short,the nasal root is flat,its tip is upward,and its base is anteroupward.
B 型：鼻梁短，鼻根高中等，鼻尖向上，基部略向前上。
Type B The nasal bridge is short,the height of nasal root is middle,its tip is upward,its base is slightly anteroupward.
C 型：鼻梁短，鼻根高中等，鼻尖向前，基部呈水平位。
Type C The nasal bridge is short,the height of nasal root is middle,its tip is forward,its base is slightly horizontal.
D 型：鼻梁中等长，鼻根高中等，鼻尖向前，基部向前上方。
Type D The length of nasal bridge is middle ,the height of nasal root is middle,its tip is forward,its base is anteroupward.
E 型：鼻梁中等长，鼻根高，鼻尖向前，基部呈水平位。
Type E The length of nasal bridge is middle,the nasal root is high ,its tip is forward,its base is slightly horizontal.

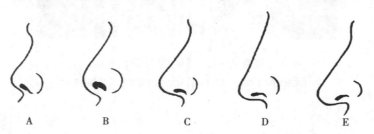

A　　　B　　　C　　　D　　　E

图Ⅲ-2-15　鼻侧面形态观察分类图Ⅱ：直形鼻的5种类型
the Classification Diagram of Lateral Appearance of Nose Ⅱ：the Five Types of Straight Nose

A 型：鼻梁短，鼻根低平，鼻尖向上，基部朝前上方。
Type A The nasal bridge is short, the nasal root is low and flat, its tip is upward, and its base is anterior-upward.
B 型：鼻梁中等长，鼻根高，鼻尖向上，基部向前上方。
Type B The length of nasal bridge is middle, the nasal root is high, its tip is upward, its base is anterior-upward.
C 型：鼻梁中等长，鼻根高度中等，鼻尖向前，基部略向前上方。
Type C The length of nasal bridge is middle, the height of nasal root is middle, its tip is forward, its base is slightly anterior-upward.
D 型：鼻梁长，鼻根高，鼻尖向上前，基部呈水平位。
Type D The nasal bridge is long, the nasal root is high, its tip is anterior forward，its base is horizontal.
E 型：鼻梁中等长，鼻根高度中等，鼻尖向下，基部向前下方。
Type E The length of nasal bridge is middle, the height of nasal root is middle, its tip is downward, its base is anterior-downward.

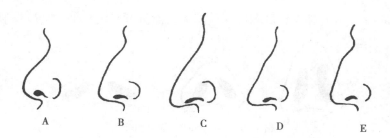

图Ⅲ-2-16　鼻侧面形态观察分类图Ⅲ：凸形鼻的5种类型

the Classification Diagram of Lateral Appearance of Nose Ⅲ：the Five Types of Convex Nose

A 型：鼻梁短，鼻根低平，鼻尖向上，鼻基部向前上方。

Type A The nasal bridge is short, the nasal root is low and flat, its tip is upward, and its base is anterior-upward.

B 型：鼻梁中等长，鼻根中等高，鼻尖向前，基部略向前上方。

Type B The length of nasal bridge is middle, the height of nasal root is middle，its tip is forward，its base is slightly anterior-upward.

C 型：鼻梁中等长，鼻根中等高，鼻尖向下，基部略向前上方。

Type C The length of nasal bridge is middle, the height of nasal root is middle, its tip is downward, its base is slightly anterior-upward.

D 型：鼻梁长，鼻根中等，鼻尖向下，基部略向前下方。

Type D The nasal bridge is long, the height of nasal root is middle, its tip is downward, its base is slightly anterior-downward.

E 型：鼻梁长，鼻根中等高，鼻尖向下，基部呈水平。

Type E The nasal bridge is long， the height of nasal root is middle, its tip is downward, its base is slightly horizontal.

（三）鼻尖的类型

依其形态可分为：①尖小型（tip minitype）；②中间小型（middle minitype）；③钝圆型（obtuse round type）。依鼻尖朝向，可分为：①上翘型，中国人：男：5.57%±1.06%，女：21.8%±1.710%。②向前型，中国人：男：90.15%±1.89%，女：76.84%±51.80%。③下垂型，中国人：男：4.21%±0.94%；女：1.29%±0.84%（图Ⅲ-2-17）。

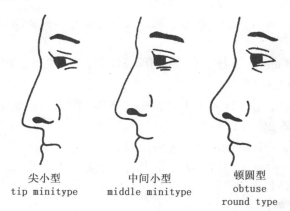

| 尖小型 | 中间小型 | 顿圆型 |
| tip minitype | middle minitype | obtuse round type |

图Ⅲ-2-17　鼻尖类型示意图

Diagram of Nasal Tip Type

（四）鼻翼的类型

根据鼻翼向外突出的程度和形状可分为①扁平型（platypelloid type）：鼻翼外表不显突出，与鼻外侧面几呈同一平面，鼻翼沟不显，中国人此型少，约为男：3.64%±0.87%，女：4.78%±0.91%；②微突出型（tiny projecting type）：鼻翼外表微隆起，鼻翼沟宽浅，中国人多数为此型，男：68.09%±2.12%，女：78.31%±1.77%；③半球型（hemisphere type）或称其突出型：鼻翼外表隆起明显且呈半球型，故名，鼻翼沟清晰，中国人，男：28.27%±2.08%，女：16.91%±1.61%（图Ⅲ-2-18）。

（五）特殊形态的外鼻

也可以说是不理想的鼻外形，其分类当下仍未有公认的方法。通常有以物种形状名称，或外鼻某些部位特征加以描述（图Ⅲ-2-19）。计有：

1. 蒜头鼻（garlic-shaped）鼻尖和鼻翼部明显园大，而鼻背又较窄平，全鼻外形状似一半蒜头。

扁平型 platypelloid type

微凸型 tiny projecting type

半球型 hemisphere type

图Ⅲ-2-18　鼻翼的类型示意图
Diagram of Nosewing Type

2. 鞍鼻（saddle-shaped）鼻背明显塌陷并短缩，致鼻基部和鼻尖明显上翘鼻唇角大于110°，全鼻状似马鞍，且常伴有面部中1/3发育不良，而显"鞍形脸"畸形。鞍鼻按不同程度又可分为：轻度、中度和重度三类：①轻度（Ⅰ度）鞍鼻：鼻梁低而鼻尖尚有一定高度，向上翘成马鞍型；②中度（Ⅱ度）鞍鼻：鼻梁明显凹陷或鼻中隔软骨被破坏所致；③重度（Ⅲ度）鞍鼻：除鼻背凹陷较严重外，鼻骨性结构、鼻中隔软骨及鼻腭黏膜均有畸形，从而造成全鼻塌陷。

3. 鹰钩鼻（Roman nose）鼻背较长，鼻背上部常较窄而隆起，鼻基部呈下倾型，鼻尖呈尖小型，并弯向前下方，状似鹰嘴。

4. 驼峰鼻（hump-shaped nose）鼻背于上、中部明显隆起，犹如驼峰；如鼻背过长，常伴有鼻尖下垂，认为多因鼻软骨发育过度所致，可有遗传性。

5. 狮鼻（lion-shaped nose）鼻背凹陷，上部瘦小，下部较粗大，状如雄狮。

或者以外鼻某部特征描述者：

（1）塌鼻（saddle nose）：外鼻低平，鼻孔呈横椭圆形；

（2）朝天鼻（upturned nose）：鼻背短，鼻基部上翘，且鼻孔可全见到；

（3）长鼻（proboscides）：外鼻过长；

（4）短鼻（short nose）：外鼻过短；

（5）歪鼻（twisted nose）：指鼻基部或全部偏离中线的解剖位置。常见于鼻背歪曲。

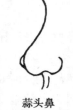

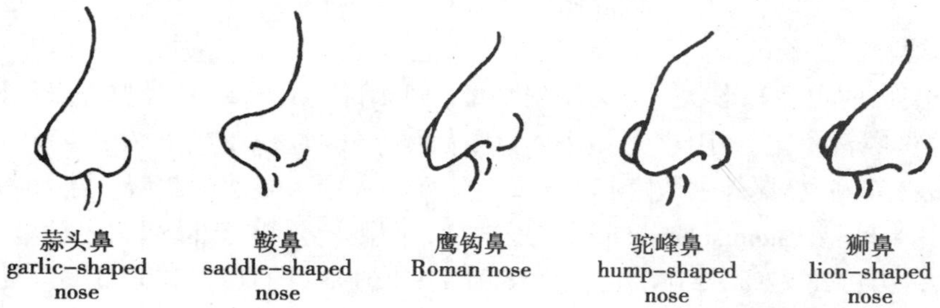

| 蒜头鼻 | 鞍鼻 | 鹰钩鼻 | 驼峰鼻 | 狮鼻 |
| garlic-shaped nose | saddle-shaped nose | Roman nose | hump-shaped nose | lion-shaped nose |

图Ⅲ-2-19　外鼻特殊形态示意图
Diagram of Special Appearance of External Nose

"理想的外鼻"，从纵上看要有适应的长度，横上看两鼻翼基底部要有相适应的宽度；鼻背挺直（女性略呈弧形），鼻尖圆润水平（女性微翘）；鼻翼呈半球形，鼻孔卵圆形；额鼻角和鼻唇角等角度在正常范围，鼻梁线位于正中，鼻两侧对称等。下列的一些解剖定位和参数在鼻部美容整形上有参考意义。

1. **鼻的长度（length of nose）**　其是指鼻根尖到鼻下点的直线距离。理想的外鼻长度为面部长度的 1/3。正常人鼻长一般为 60.0~75.0mm。鞍鼻的鼻长偏短，常低于 58.0mm；大于这个理想长度 1/3 者为长鼻，小于这个理想长度 1/3 者为短鼻（图Ⅲ-2-20）。

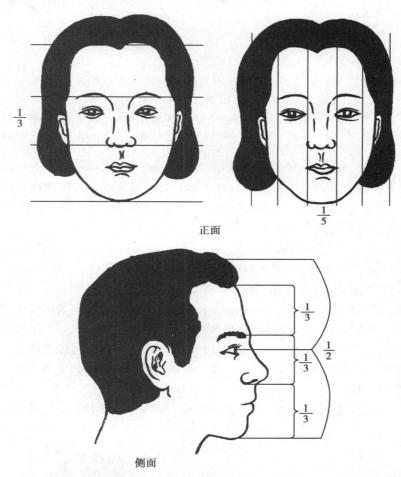

正面

侧面

图Ⅲ-2-20　鼻长度、宽度示意图（横三竖五）
Diagram of the Length，Width of Nose（Three Transverse and Five Vertical Equidistances）
理想的外鼻长度，为面部长度的 1/3，理想的外鼻宽度，为一眼的宽度，相当于面宽的 1/5
（The ideal length of external nose is one-third length of face，the ideal width is the width of one-eye equivalent in one-five width of face）

2. **鼻的宽度（width of nose）**理想的外鼻宽度为一眼的宽度，相当于两鼻孔外缘间的距离，宽于这个宽度者为过宽，窄于这个宽度者为过窄。一般为鼻长度的 70%、脸宽度的 1/5，相当于内眦间距。即中国古代画家所谓的"横三、竖五"。

3. **鼻根高度（height of nose）**即鼻根在两眼内角连线上的垂直高度，男性约 12.0mm，女性 11.0mm，一般认为不能低于 9.0mm。鞍鼻平均为 4.0mm 左右，术后要矫正到 7.0~11.0mm 左右（图Ⅲ-2-21）。

鼻背线一般与耳廓纵轴斜线平行。据北美高加索人面型的比例关系如图Ⅲ-2-22 所示。

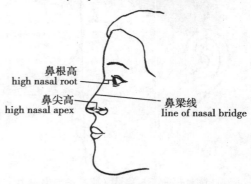

图Ⅲ-2-21　鼻根高度、鼻尖高度示意图
Diagram of the Heights of Root and of Apex

731

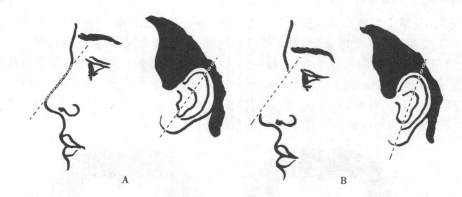

图Ⅲ-2-22 鼻背线与耳廓纵轴斜线关系示意图
Diagram of the Line of Auricular Longitudinal Axis
A. 鼻背线与耳廓斜线平行者占 8.9% A.line of nasal back paralleling with oblique line of auricle account for 8.9%
B. 鼻背线与耳廓斜线不平行者占 91.1% B.line of nasal back paralleling without oblique line of auricle account for 91.1%

4. 鼻面角或鼻梁角（突出角、倾斜角）（nasofacial angle or dorsal angle of nose, projecting angle or inclination angle）在眉间鼻根部与鼻小柱基底部及上颌骨鼻前棘间的连线称面部平面线，此线与鼻角线或鼻梁线之夹角称之为鼻面角。中国人理想值为 30°~35°。女性稍小于 30°。但身材较高，长脸型的人有可能超过 35°，给人有男子气概之形象。高鼻的高加索人种为 30°~40°（图Ⅲ-2-23）。

5. 鼻唇角或鼻小柱上唇夹角（nasolabial angle or angle of nasalcolumella with superior lip）鼻小柱前端至基底与基底至上唇红缘间的交角，通常为 90°~120°。鞍鼻此角明显增大，将出现鼻孔朝天的畸形特征；角度过大者则鼻的长度明显缩短（图Ⅲ-2-24）。

6. 鼻额角与鼻颏角（nasofrontal angle and naso-mentum angle）鼻额角指鼻背与眉间形成的角，或鼻骨与额骨鼻部的交角。角的顶点多数为鼻根部最凹陷点，一般约 120°~125°。此角相当于上睫毛缘与内眦水平，它亦关系到鼻形的曲线美。当小于 120°，外鼻前突，若此角位置较高便呈长鼻畸形，偏低则呈短鼻畸形。此角在欧美人为 120°，中国人稍大一些。鼻颏角系指鼻背经鼻尖与颏突之间所成之角，欧美人为 130°，中国人略小一些。

当鼻背线处于 a、b 线位置时则呈通天鼻，鼻形不美；当处于 c 线位，呈鞍鼻，额鼻角小于 120°（图Ⅲ-2-25）。

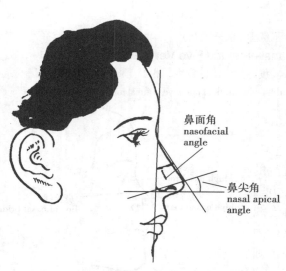

图Ⅲ-2-23 鼻面（梁）角与鼻尖角示意图
Diagram of the Nasofacial Angle and Nasal Apical Angle

鼻面角 nasofacial angle
鼻尖角 nasal apical angle

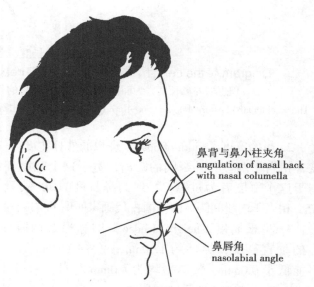

图Ⅲ-2-24 鼻唇角、鼻背与鼻小柱夹角示意图
Diagram of the Nasolabial Angle, Angulation of Nasal Back and Nasal Columella

鼻背与鼻小柱夹角 angulation of nasal back with nasal columella
鼻唇角 nasolabial angle

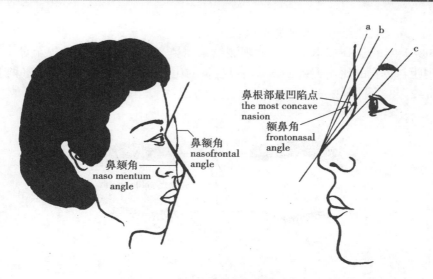

图Ⅲ-2-25   鼻额角及鼻颏角示意图
Diagram of the Angles of Nasofront and Nasomentum

7. 鼻尖高度和鼻尖角（height of nasal apex and nasal apical angle）鼻尖正常形态为半球体，半球突起的下缘为鼻小柱突起部分，通常以鼻尖到鼻翼基底距离作为鼻尖高度。白种人较高，鼻翼隆起，亚洲人高度适中，黑人鼻小柱低，鼻翼宽。鼻尖高度理想值相当于鼻长的 1/2~1/3，男性为 26.0~30.0mm，女性为 23.0~27.0mm 左右，低于 22.0mm 者为低型鼻。

鼻尖的曲率半径一般认为的理想值为 8.0~12.0mm，低于或超过此值均为不理想。鼻尖角为与面部平面垂直的水平线与鼻尖上翘连线所形成之角（图Ⅲ-2-23）。

8. 鼻梁与鼻小柱夹角（angle of nasal bridge and nasal columella）约 85°~95°（图Ⅲ-2-24）。

9. 鼻基底线角（angle of nasal basilar line）鼻基底线与水平线夹角，男性一般为 5°~15° 平均 10°；女性 12°~15°。年轻人平均为 17°~18° 为美型鼻（图Ⅲ-2-26）。

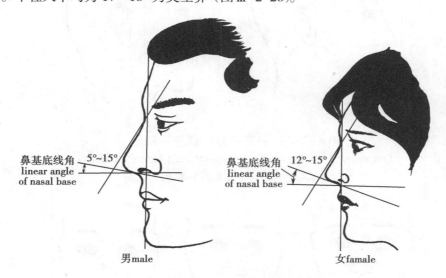

图Ⅲ-2-26   鼻基底线角示意图
Diagram of the Linear of the Nasal Base

Ricketts 美学平面：在侧位像，下唇缘位于鼻尖至颏的连线上，上唇缘略后缩于该连线上（见图Ⅲ-2-2）。

10. 鼻起点与黄金点（initial point of nose and golden point）鼻上端的起点为黄金点。该点是眉间中点与两侧内眦连线中点的连线中点（图Ⅲ-2-27）。隆鼻术（rhinoplasty）设计时，它是术前塑形（preoperative

moulding）的起点。黄金点符合东方人鼻型特点。

　　据 Farkas（1985）对北美高加索 135 人的观测结果：鼻高（上面高）（鼻根至鼻下缘）与耳廓高的比例关系；内眦间距与鼻宽的比例关系、鼻宽与口裂宽的比例关系以及鼻宽与面宽（两侧颞部外缘间距）的比例关系（图Ⅲ-2-28~ 图Ⅲ -2-31）。

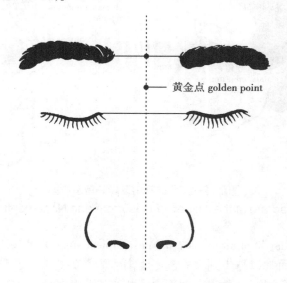

图Ⅲ-2-27　鼻的黄金点示意图
Diagram of Golden Point of Nose

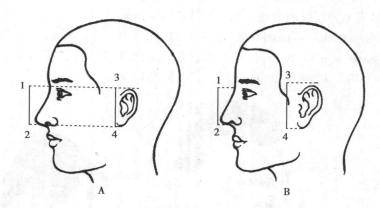

图Ⅲ-2-28　鼻耳高度比例关系示意图
Diagram of the Proportion of Heights of Nose with Ear
A.1~2=3~4 者占 4.9%　　B.1~2<3~4 者占 95.1%

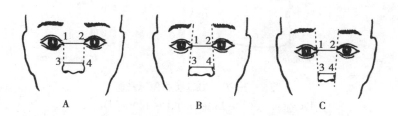

图Ⅲ-2-29　内眦间距与鼻宽的比例关系示意图
Diagram of the Proportion of Nasal Width and Distance in Inner Intercanthi
A.1~2=3~4 者占 44.4%　　B.1~2<3~4 者占 34.1%　　C.1~2>3~4 者占 21.5%

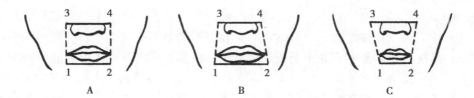

图Ⅲ-2-30　鼻宽与口裂宽的比例关系示意图
Diagram of the Proportion of the Width of Oral Fissure and Nose
A. 1~2 = 3/2（3~4），占 20.4%　B. 3~4<3/2（1~2），占 60.2%　C. 3~4>3/2（1~2），占 19.4%

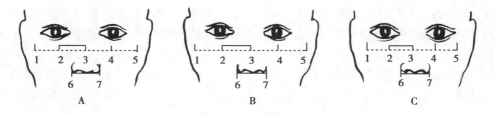

图Ⅲ-2-31　鼻宽与面宽的比例关系示意图
Diagram of the Proportion of the Width of Face and Nose
A.6~7 = 1/4（1~5）占 36.9%　B.6~7<1/4（1~5）占 38.8%　C.6~7>1/4（1~5）占 24.3%

二、外鼻、鼻的层次解剖、鼻腔、鼻旁窦及鼻的分区 External Nose，Anatomic Layers of Nose，Nasal Cavity，Paranasal Sinuses and Subarea of Nose

外鼻由浅层的皮肤至深层的骨与软骨，鼻腔，鼻窦等结构见前"中篇第二章第一节外鼻及鼻腔"的相关内容。在此主要介绍与鼻容貌美相关的外鼻的分区。

外鼻通常依外鼻解剖结构的差异被分为 7 个区（美容单位）：①鼻根区（nasal root area）：自额鼻缝至内眦平面的外鼻上段；②鼻梁区（nasal bridge area）：自内眦平面至鼻翼最高点，鼻正中最隆起的长条区；③鼻侧区（lateral area of nose）：位于鼻梁两侧的区域；④鼻尖区（nasal apex area）：上界与鼻翼的上界等高，下界为鼻柱的前端，两侧为鼻翼沟；⑤鼻翼区（nasal wing area）：是鼻翼沟与鼻子前外侧缘围成的区域；⑥鼻柱区（nasal columella area）：即鼻中隔的下缘，其前后界是左右鼻孔前后界之间的连线；⑦鼻孔区（nostril area）：为鼻翼下缘，鼻柱和鼻基底围的小区（图Ⅲ-2-32）。

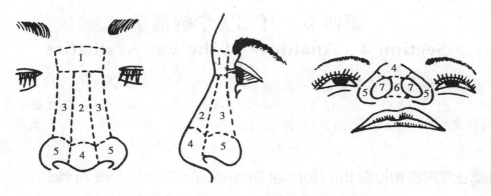

图Ⅲ-2-32　鼻美容单位（外鼻的分区）示意图
Diagram of Cosmetological Unit of Nose
1. 鼻根区（nasal root area）　2. 鼻梁区（nasalbridge area）　3. 鼻侧区（lateral area of nose）　4. 鼻尖区（nasal apex area）　5. 鼻翼区（nasal wing area）　6. 鼻柱区（nasal columella area）　7. 鼻孔区（nostril area）

三、有关鼻部美容整形术的解剖学概要 the Anatomic Outline of Nasal Plastic and Aesthetic Surgery

可以说，所有鼻整形术的目的都是为了使鼻外形更美，这是人之常情，但要达到"更美"，其难度之大人所共知，确实不容易。所以有不少美容外科医师均有同感，鼻整形术是所有外科手术中较难的一种手术。此乃由于难度大，往往是这种手术常常不是在直视之下而是凭手术者的经验和手感，有些盲目地施行，此其一；其次是要求鼻整容受术者所期望能得到的鼻外形与医生术后所能做到的鼻外形往往有较大的落差。为了避免发生这些不愉快事情，术前医生必须与受术者进行沟通，首先必须对受术者对鼻外形如何要求有清晰的了解，并把受术者通过整容手术后，所能得到的鼻外形，根据受术者面型的实际情况与受术者耐心的沟通，并取得一致，使受术者与医生在术前在照片上共同确定最佳的鼻外形，并保存在计算机内，将是很有必要的。术前、术后如下几点有参考意义。

1. 鼻部美容整形术前必须牢记，在达到使鼻外形更美的前提下，保持鼻部一切的正常生理功能不受影响外，鼻部的所有切口均应在鼻孔之内或可以隐蔽之处。尽管有些书籍介绍鼻翼切除术，从形态学角度而言，除非不得已，不可轻易行之；这一点对于瘢痕体质较多的年轻人尤为重要。

术前鼻形设计时与受术者整个脸型必须联系起来加以考虑，使手术后的鼻形能与面部其他器官协调一致。例如：前额、颧骨和下颏较高的受术者，其鼻形也应高些；面庞大的受术者，其外鼻亦相应大一些；脸型小巧的受术者，则不宜配以高大的鼻子等等。真正理想鼻形整容应该是运用人体造形的艺术，保留受术者原有的线条和轮廓，再加上一些人工的修饰，使受术者能有较好的和谐效果。

2. 由于鼻在颜面部特有局部位置，在鼻部整容除需要充分了解鼻外形和结构外，更需要手术技巧，还应具有一定的艺术修养和审美的情趣。视诊和触诊也十分重要，基于鼻部手术肿胀程度较重，有些小的差异往往只能靠手感才能发现和及时加以处理；同时由于鼻骨以骨痂形成愈合，软骨以纤维瘢痕组织的形式愈合。因此，既往受伤或手术处理不当所导致的畸形在后期有可能出现，有时还会显得十分严重，这一方面术者应有所了解并予以一定措施去处理。

3. 隆鼻术是较多见的一种鼻美容整容手术。通常认为轻度（Ⅰ度）鞍鼻和中度（Ⅱ度）鞍鼻，且年龄在 18 岁以上，身体健康，无器质性急慢性疾病的患者，本人又迫切要求行隆鼻术者，整容效果较好。对那些不切实际，对鼻外形改善有过高要求者，如重度（Ⅲ度）鞍鼻，不仅鼻背凹陷严重，且外鼻无骨性结构，鼻中隔软骨及鼻腔黏膜等均有形态结构改变，或因瘢痕挛缩而造成全鼻凹陷情况者，因其效果预期不佳则要慎重考虑，或可视为禁忌证而加以拒绝较妥。

术后，假体排斥、异味以及鼻孔缘切口处的皮肤感染是较常见的并发症，其原因多是充填物不合适，如过大，过长，张力等情况，或鼻背皮肤较薄等因素所致，要在术中和术后加以关注。

（姚良忠　陈锡昌）

第四节　耳部美学解剖学
Section 4　Anatomy of the Ear Aesthetics

耳分外耳、中耳和内耳三个部分。外耳又包括耳廓和外耳道，其中与整容手术相关密切的是耳廓部分。耳廓位于头颅两侧，左右对称。它与"一双妩媚动人，清澈的眼睛"相比，对情感表露、运动方面未有眼睛那样凸显。但耳正常的解剖位置，及完美的耳廓外形，依然是颜面美可取得谐调、完美不可或缺的重要器官。俗语云"五官端正"，自然也包括完美的耳在内。所以耳部美也同样被人们所重视。

一、耳廓正常形态和位置 the Normal Shape and Position of Auricle

耳廓所能见到的结构如耳轮、耳舟、耳屏及其相关内容见中篇第一章第二节外耳。

（一）耳廓的长和宽（the length and width of auricle）

耳廓高通常为 62~65mm 之间，中等耳高为 55~59.9mm，54.9mm 以下为小耳畸形，65mm 以上为大耳，可供耳廓整形术时参考。耳宽：一般男性为 31~34mm，女性为 29~33mm。耳垂高：一般约 16mm。

（二）耳廓的位置（the position of auricle）

耳廓与头颅侧壁的耳颞角约呈 30°~60° 左右，从耳后观察，耳甲与颅侧壁呈 90°（图Ⅲ-2-33）。耳廓呈 3 形，一般长度均值为：男：左 60.0mm（48.0~71.0mm），右 59.3mm（46.2~74.4mm），女：左 58.9mm

（48.3~70.5mm），右 57.70mm（46.7~68.5mm）；宽度均值，男：左 31.0mm（20.6~40.0mm），右 30.0mm（24.2~37.5mm）；女：左 31.0mm（25.4~34.4mm），右 30.0mm（22.0~36.0mm）。耳廓的长度约为宽度的 1 倍。耳廓的长度相当于耳轮附着点至外眦的距离。其长轴与鼻背线平行。其上端和眉毛连线与下端和鼻小柱基底（base of nose columella）连线基本上是两条平行线。耳垂与颞部相接处在鼻尖水平，其下缘则与鼻翼基底（base of nose-wing）持平（图Ⅲ-2-34）。上述这些解剖标志对耳矫正术，特别是全耳缺损修复术有参考意义。

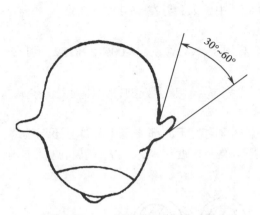

图Ⅲ-2-33　耳廓与颅侧关系示意图
Diagram of the Relation of Auricular and Side of the Skull

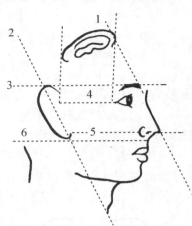

图Ⅲ-2-34　耳廓正常位置比例关系示意图
Diagram of the Normal Auricular Position and its Propotion
1. 鼻背线（dorsal nasal line）　2. 耳长轴（long auricularaxis）　3. 耳廓上缘与眉毛连线（linking line between the supra-aurcular margin and the eyebrow）　4. 耳轮附着点与外眼角连线（linking line between the attaching point of helix and the outer ocular angle）　5. 耳垂附着点与鼻尖连线（linking line between the attaching point of lobule and the nasal apex）　6. 耳垂下缘与鼻翼基部连线（linking line between the inferior lobular margin and the radix of nasal ala）

二、耳廓的类型 the Types of Auricle

耳廓是由软骨部和耳垂两部组成。除耳垂部为脂肪与结缔组织构成外，其余的大部分均为弹性软骨所组成，弹性软骨有明显的弹性和可屈性。软骨部和耳垂部均有个体差异，其分型如下：

（一）软骨部类型（the types of cartilaginous part of auricle）

软骨部通常依耳廓的形态及达尔文（Darwin）结节的形态分为 6 型（图Ⅲ-2-35）。

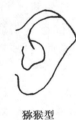 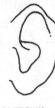 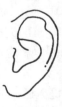 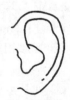 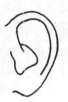

猕猴型	长尾猴型	尖耳型	圆耳尖型	耳尖微显型	缺耳尖型
macaque type	hanuman type	auricle tip type	round auricle tip type	tiny auricle tip type	lack of auricle tip type

图Ⅲ-2-35　耳廓软骨部类型示意图
Diagram of the Cartilage Part Types of Auricle

1. 猕猴型（macaque type）耳廓弯曲度小，耳轮的前外侧缘不显，耳舟浅宽；未能见到耳廓结节，即达尔文结节，该处耳廓边缘呈薄锐的外展状。中国人未见有此型。

2. 长尾猴型（hanuman type）耳轮较猕猴型明显，由耳轮脚延伸至耳廓结节处，但耳廓结节不明显。此型中国人少见，约占 0.40% ± 0.08%。

3. 尖耳（达尔文结节）型（auricle tip type）其特点是有显著的耳廓结节，且尖突，耳轮脚完善。中国人少见，男左：0.80% ± 1.86%，男右：0.40% ± 0.08%；女左：0.76% ± 0.53%，女右：0.38% ± 0.37%。

4. 圆耳尖型（round auricle tip type）形态特点是耳结大而圆。中国人，男左：4.80% ± 1.35%，男右：3.20% ± 1.11%；女左：2.28% ± 0.92%，女右：4.56% ± 1.28%。

5. 耳尖微显型（tiny auricle tip type）耳廓结节细小，耳轮清晰。中国人，男左46.00% ± 9.15%，男右：47.20% ± 3.15%，女左：35.36% ± 2.94%，女右：33.84% ± 2.91%。

6. 缺耳尖型（lack of auriele tip type）未见耳廓结节，耳轮完善。中国人，男左：48.00% ± 8.15%，男右：61.21% ± 3.00%。女左：61.59% ± 2.99%，女右：61.21% ± 3.00%。

从以上资料不难看出，中国人耳廓形态以耳尖微显型，缺耳尖型多见，长尾猴型，尖耳尖型极少见。

（二）耳垂的类型（types of auricular lobule）

耳垂的形态，常因种族，民族及个体差别而各异。通常根据耳垂附着于面部之多少和耳垂下缘边缘下垂多少等不同形态通常把耳垂分为圆形、方形和三角形三种基本类型；近年来不少学者又将这基本类型衍生为多种不同类型，如下面 6 种类型（图Ⅲ-2-36）。

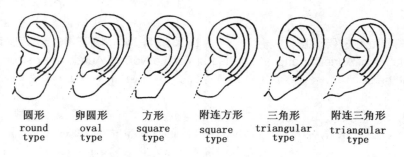

| 圆形 round type | 卵圆形 oval type | 方形 square type | 附连方形 square type | 三角形 triangular type | 附连三角形 triangular type |

图Ⅲ-2-36 耳垂类型示意图
Diagram of Auricular Lobule Types

1. 圆形（round type）耳垂下端呈圆弧下垂发，形似标准圆的一部分，常较肥厚。

2. 卵圆形（oval type）是圆形耳垂的一种特异，耳垂下端下垂，形如卵圆小头。

3. 方形（square type）耳垂下端相对比较整齐，下缘也较水平，下缘与内、外缘夹角呈较明显的直角。

4. 附连方形（attached square type）耳轮整体形态为方形；下缘较水平，与外侧夹角几为直角，但内侧缘完全附着于面部。

5. 三角形（triangular type）耳垂下端呈锐角，整个耳垂呈尖角向下的三角形，多较瘦薄。

6. 附连三角形（attached triangular type）其内侧缘与面部完全附连，其外侧缘与面部呈明显钝角，整个耳垂仍呈三角形与附连方形相似。与三角形相似，也常显瘦薄，较少脂肪组织，有些仅以一皮肤皱襞存在。

有资料显示，中国人 3 种基本形态分布较均衡，但仍以圆形多见。

三、耳的先天性畸形 the Congenital Malformation of Ear

耳的先天性畸形可出现外耳道先天性闭锁，先天性耳瘘等。耳廓先天畸形，有招风耳，杯状耳等等。

（一）招风耳（bat /protruding ear）

招风耳又名扇风耳（图Ⅲ-2-37），属较常见的外耳畸形。其形态学特征是：耳廓大，耳廓与颅侧壁呈 90° 伸出，招风耳的耳甲与耳舟间的角度增至 150° 以上；较严重者，其耳甲与耳舟间的角度几呈 180°，对耳轮完全消失及其上下脚亦完全消失，致使对耳轮与舟状窝间凹凸关系不显，整个耳廓向外、向前呈扁平状，极其严重者其耳轮缘亦不卷曲，整个耳廓无卷曲回旋形态，且薄呈现出茶碟状结构。由于极其严重招风耳，其耳轮缘亦不卷曲，且很薄形似贝壳的边缘，故有人将这一种极严重的招风耳称为贝壳耳（shell ear）。通常可通过整形手术加以矫正。但由于耳廓发育有一定过程，幼儿可试行敷料塑形加压包扎矫正，观察无效后再行手术，手术宜在 7 岁以后进行。主要是由于耳甲软骨过度发育所致，左、右耳可不对称，或伴有耳廓卷曲。一般听力不受影响，仅仅是显得不协调。

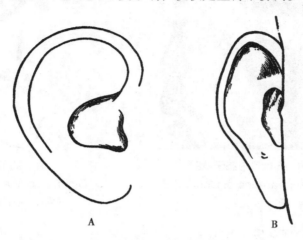

图Ⅲ-2-37　招风耳形态示意图
Diagram of the Appearance of Bat Ear
A. 侧面观 lateral aspect　　B. 前面观 anterior aspect

（二）杯状耳（cup ear）

又称垂耳，是一种介于招风耳和小耳之间的先天性畸形。双侧多见，但左右不一定对称，约占各种先天性耳畸形的 10%，有一定的遗传性。其解剖学特征是：耳廓卷曲；轻者只见耳轮自身折叠，重者整个耳廓上部下垂，盖住外耳道口，耳廓前倾，略似招风耳，耳舟、三角窝多变窄，但并不消失。耳廓变小，主要是耳廓长度变短，耳廓位置显低，严重者较明显，且常伴有颌面部畸变。有的表现为耳轮及耳舟呈袋状（图Ⅲ-2-38）。

由于杯状畸形对面容影响较大，且会影响到戴眼镜。因此，有可能皆应手术整容。若耳廓下垂遮盖外耳道口时，宜及早手术治疗，以免影响听力。通常 6 岁后即可手术，双侧可在一次手术中完成。由于杯状耳的外形极象在耳轮上穿上一条绳子，将其收紧故有人称之为"环缩耳"。

（三）袋耳（sac ear）

袋耳或称隐耳（cryptal ear）。其特征为耳廓上部的 1/4~1/3 软骨支架未与头颅完全分离而埋藏于头皮中，无颅耳沟与耳舟。有时对耳轮脚呈锐角弯曲和耳舟（scapha）发育不良，有 40%~50% 是双侧，单侧则多见于男性右耳，男女之比约 2：1。根据资料显示，隐耳在西方和中国均少见，在日本则似较多见（图Ⅲ-2-39）。

（四）附耳（accessory ear or auricular appendix）

附耳俗称小耳朵，亦是一种较常见的畸形，主要是由于第 1 腮沟（first branchial sulcus）或第 1、2 腮弓（first or second branchial arch）过度发育所致，其发生位置常见于耳屏与口角的连线上，一个或数个，大小不一，数量不等，可以单侧或双侧。可分为软骨型和皮赘型。软骨型，其内可含有软骨。其治疗方法是将附耳切除，并切除其含有的软骨组织，适当调整创口后再缝合。

（五）大耳（macrotia）

耳廓比正常人大，故有称"大耳症"，是耳廓过度发育所致，整个耳廓的过度发育比较少见，较多见的是部分肥大，如耳廓或耳垂的一部分；少数也可单侧增大，使双侧耳廓明显不一致。其常用的美容整形方法是，对形态正常的大耳畸形，应与正常耳廓进行对比，测量确定切除范围。通常以切除部分耳舟，对耳轮和耳轮为原则。若一侧耳廓正常，而另一侧耳廓增大，则可以健侧耳廓进行对比，行耳廓部分切除。

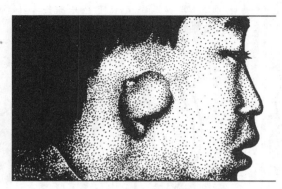

图Ⅲ-2-38　杯状耳形态示意图
Diagram of the Appearance of Cupped Ear

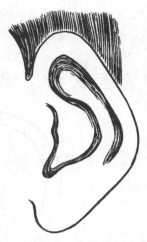

图Ⅲ-2-39　袋耳或隐耳形态示意图
Diagram of the Appearance of
Saccate of Cryptal Ear

（六）小耳或无耳（microtia or anotia）

通常是指重度耳廓发育不全，且常伴有外耳道闭锁，中耳畸形和颜面部畸形，多见于男性，较多在右侧，双侧者约 10%。发生率约为 1∶7000。一般把小耳畸形分为三度。

Ⅰ度：耳廓各部尚可辨认，轮廓较小。

Ⅱ度：耳廓多数结构无法辨认，残耳显示不规则，有呈花生状，舟状或腊肠状等，外耳道闭锁。

Ⅲ度：残耳仅为小的皮赘或小丘状，或仅有异位耳垂。若耳廓完全没有发育，局部未见有任何痕迹者称为无耳症，十分罕见。

小耳或无耳畸形的耳廓再造是既复杂，又十分困难的手术。通常仅能做到使耳廓的形状和正常耳大致相似，尚难做到使其各细微结构和软骨的弹性完全与正常耳相匹配。如果小耳畸形并伴有外耳道闭锁的患者，中耳锤骨和砧骨常融合和发育不全，镫骨也常异常，气导听力障碍明显。对双侧小耳畸形并伴有外耳道闭锁的患者，应首先考虑进行外耳道和中耳手术以改善听力；对于单侧小耳畸形并伴有外耳道路闭锁者则可考虑耳廓再造术，以后再根据需要决定是否进行中耳手术。如果技术条件许可，也可将耳廓再造术和中耳手术合在一起，一次手术中完成。在此，必须强调的是，对要求小耳畸形耳廓再造的患者，术前，应对手术的困难有所理解，并对术后的结果，要抱有现实态度，医师方可进行耳廓再造术，否则千万要慎重。

对于小耳畸形伴有严重颌面畸形患者，一般宜先行颌面部的整形术，否则很难使再造耳廓处于合适的位置上。

（七）菜花耳畸形（cauliflower-like ear malformation）

它是由于耳廓受挤压或捻挫等闭合性创伤后，所导致软骨膜下渗血形成血肿，引起耳软骨缺血坏死；随着血肿机化为结缔组织，纤维结缔组织增生，收缩以及软骨的坏死等病理变化，耳廓逐渐增而皱缩，其表面呈不规则的突起，间有深浅不等皱褶缝隙，形似菜花，故称为菜花耳畸形（图Ⅲ-2-40）。

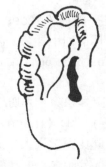

菜花耳畸形的整形要想达到理想的效果是一个十分困难的手术；通常要在炎症完全消散，病情稳定后进行。尽管能用手术方法，小心地将增厚的软骨适当削薄，并松解皱缩的皮肤，使符合原有的解剖形态，但其最终手术效果也往往令人失望。临床上，术后能达到完美无瑕的修复效果者，实属非常少见。故术前与患者的深入沟通和理解手术之困难，自然是十分必要的。

图Ⅲ-2-40　菜花样耳示意图
Diagram of Cauliflower-
like Ear

四、耳环穿孔术的解剖学 the Anatomy of Earring Perforating

　　戴耳环作为装饰品，在人类有悠久的历史，有关扎耳眼的方法也同样有久远的记载。当时的方法是：由大人抱着小孩，术者用左手拉住小孩耳朵，在阳光下，用右手刺针，然后将涂有生油的麻线穿入耳孔，来回拉动磨擦以扩大耳环孔，这个古老方法早已成过去。穿耳环孔是个很小的手术，适应于正常人。只要身心健康，自愿要求穿耳环孔，且耳垂无皮疹，瘢痕增生等病变者均可。手术中只要严格遵循无菌操作当可避免术后感染等并发症。但穿耳环孔点不能太靠近耳垂的下缘和后边缘，这样可避免以后无意中牵拉耳饰时引起耳垂裂开。

　　穿耳环孔的解剖位置：一般多在耳垂皮肤薄而细嫩，无软骨，只有脂肪结缔组织，且位于耳廓最下部位，易于穿孔。合适的穿耳环孔点，一般认为是，通过耳屏切迹的水平线，在此水平线内 1/3 处向下作一垂线，将此线分成三等分，上 1/3 处即为合适穿耳环孔点（图Ⅲ-2-41）。不过耳垂的形态，有明显的个体差以及每个人佩带的耳饰大小，形状均因人而异。故穿孔的位置也应因人而异；其穿孔点要以受术者满意为准。有时有些受术者要求一侧耳垂同时穿两个耳环孔，其位置见图Ⅲ-2-41。

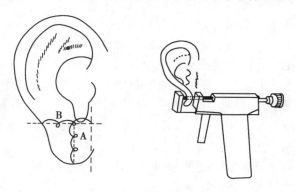

图Ⅲ-2-41　耳环穿孔点示意图
Diagram of the Perforating Point for Earring
A. 第一耳环孔穿孔点（the first perforating point for earring）　　B. 第二耳环孔穿孔点（the second perforating point for earring）

五、耳垂畸形 Malformation of Auricular Lobule

　　耳垂畸形有先天性和后天性（获得性）两种。前者主要有耳垂黏连和耳垂裂；后者常因外伤，冻伤或切除肿瘤等所引起。如耳垂缺损，或穿戴耳饰不当引起的耳裂，耳垂畸形在正常生理功能方面未见有障碍，但由于耳垂为穿戴耳饰的解剖位置，它也是整个颜面美的因素之一。因此，对身心健康，要求耳垂整形或再造的受术患者，除有瘢痕增生者外皆可给予手术矫正。对耳垂黏连者，一般又要在耳垂与面部粘连处切除一块三角形皮肤及脂肪组织后直接缝合即可。耳垂裂的修复，可切开裂缘形成新创面后拉拢缝好，或可将裂缘呈锯齿状切开后拉拢缝合，只要切实做到严格无菌操作且牢记耳垂的正常形态均能得到较好的效果。

（彭向东　郭莲魁）

第五节　唇与齿、颊部美学解剖学
Section 5　Anatomy of Lip，Teeth and Cheek Aesthetics

　　面颊部是指自鼻底线至下颌下缘，位于面部的下 1/3，包括唇颏和颊部；其上界为鼻底线，下界达下颏下缘，两侧以唇面沟为界，以颊部为邻。它以口裂为界（或上唇下缘、下唇上缘）及颏上点（或颏唇沟）区分为：上唇部、下唇部及颏部三部。其中自鼻底线至口裂中点为上唇部，上唇部高度：男约 20~24mm，女约少 4mm；自口裂中点至颏唇沟为下唇部；颏唇沟至颏下缘为颏部，下唇部与颏部的高度：男约 50mm，女约少 4mm。面颊部即相当于一般所指"小三停"（图Ⅲ-2-42）。各部比例为：上唇高∶下唇高∶颏唇沟至颏下缘高为 1∶1∶1，即上唇高∶（下唇＋颏）为 1∶2。当下颌发育不良或下颌畸形时将影响此比例关系，当比值大于 1∶2 时，下颌显得过长，小于 1∶2 时下颌显得短小内收，呈小颌畸形。

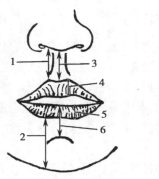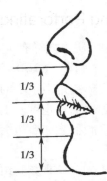

图Ⅲ-2-42　唇部与颏部分区示意图
Diagram of the Division of Lip and Mentum
1. 上唇皮肤高（height of upper lip skin 20~24.5mm）2. 下唇至颏的皮肤高（height of skin from low lip to mentum 42~47.5mm）3. 人中高（height of philtrum 13~18mm）4. 上红唇高（height of upper vermilion border 5~8mm）5. 下红唇高（height of lower vermilion border 5~8 mm）6. 下唇至颏唇沟高（height from lower lip to mentolabial groove 10~13 mm）

　　唇（lip）也称口唇（oral lip），有上唇和下唇，上、下唇之间为口裂（oral fissure），上下唇两侧汇合点称口角（angle of mouth），它是测量口裂的标志。口唇又可分为白唇和红唇，白唇即唇部的皮肤部分，红唇为上、下唇的皮肤与黏膜的移行部。

　　口唇是由皮肤、浅筋膜、肌层等软组织所组成，且与面部表情肌紧密相连。所以，口唇是面部各器官中活动力最强，且多样的软组织结构。它不仅有说话、进食、呼吸、真情表露、亲吻和辅助吞咽等功能，更具有高度特异，丰富多姿的表情功能。世人皆知著名滑稽影星查理·卓别林（Charlie Chaplin）面部表情极为丰富多变，加上他怪异的行走姿态，总令人久久难忘。

　　按容貌美学观点，口唇在面容美学中的重要性仅次于眼，有时尚胜过于眼睛，所以口唇是人类感性际遇"缘分"的焦点。不难理解有不少人称"唇"为"爱情之门"，"面容魅力点"。文艺复兴时期，意大利著名画家达·芬奇（Leonardo da Vinci）著名的"永恒的微笑"蒙娜丽沙（Mona Lisa）肖像画，其给人留下美的关键点就在口唇。尤其对女性而言，一个樱桃似的小口，一个上唇较下唇稍薄而又微微翘起，两端口角也微上翘的口唇（见文末彩图Ⅲ-2-43），显示着秀丽，高雅之美和含有笑意的轻巧美；这些娇艳柔美的朱唇必然是女性风采的特征之一。

一、唇的形态结构特征 Morphological Features of Lip

　　人类的上唇与下唇相比较而言，上唇的形态变化大、标志明显，对唇形美的影响也大。上唇表面有人中（philtrum）、唇缘弓和唇珠三个醒目的重要标志。人中是上唇外面正中部的纵行浅沟，是人类特有的结构，也是唇裂（cleft lip）（兔唇）（hare lip）的好发部位。我国出生的婴儿唇裂发生率约为0.1%；男多于女，其比例约为1.5:1，发生于一侧者左侧多于右侧，对面容影响大。其上、中1/3交点即相当于人中部的中央凹陷部为"人中穴"，是急救时针刺的穴位。人中凹上接鼻小柱，下续唇谷；人中两侧的隆起称人中嵴（crest of philtrum）或称人中柱。

　　唇弓（labial bow），也称唇缘弓或唇红线，它是口唇皮肤和唇红部交界处所形成的弓形曲线。上唇的曲线起伏变化明显，形成了上唇的唇弓峰（唇峰）和唇弓谷；唇弓谷位于唇缘弓中央最低凹处；此谷下与唇珠紧邻，上续人中凹，此凹形似钝角，有人称为中央角，中国人约150°~160°。唇峰中央部最高凸起处形似钝角，称左、右侧角，中国人约210°~240°。两侧唇峰向外续于口角（angle of mouth），内侧为唇谷的两侧；两侧唇峰的最高点比唇谷最低点要高约3~5mm。

　　唇珠（lip bead），也称上唇结节（labial tubercle of upper lip）。它是上唇唇弓与中央唇谷下前方的结节状突起，在婴幼儿最为明显。唇珠两侧的红唇可见不那么清晰的唇珠旁沟，此沟衬托唇珠，而增添唇形的美感魅力。

　　下唇的形态结构和形态变化均较上唇简单。下唇唇缘多微隆起，呈弧形，红唇部也比上唇稍厚，突度比上唇稍小，高度也短于上唇，与上唇显对应协调。下唇与颏部之间有颏唇沟（clypeogenal sulcus），此沟的存在与否，过浅或过深对容貌美均有直接影响。

二、唇齿的美学特征 Aesthetic Features of Lip and Teeth

　　口唇的形态因种族、性别、年龄及遗传等不同而显示出不同的特征。东方人的口唇形态与欧美人有所不同。通常多以红唇的形态，厚度和口裂宽度，从口唇的前面，侧面观察口唇的形态美学特征。

（一）红唇的正面形态（the anterior aspect of vermilion border）

当上、下唇轻轻闭合时正面观察唇轮廓，可分为：①方形唇（square lip）；②扁平型唇（flat lip）；③圆形唇（round lip）三种（图Ⅲ-2-44）。

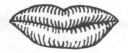　方型唇 square lip
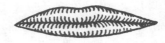　扁平型唇 flat lip
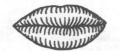　圆型唇 round lip

图Ⅲ-2-44　红唇正面形态示意图
Diagram of the Anterior Aspect of Vermilion Border

（二）红唇的侧面形态 the lateral aspect of vermilion border

主要取决于上、下颌骨的发育及形态，有谓"唇齿相依"，"唇亡齿寒"，表明相互关系之密切。按上唇突出程度分为五型：①突出凹型（projecting concave type）；②突出直型（projecting straight type）；③突出凸型（projecting convex type）；④笔直型（very straight type）；⑤后缩型（retraction type）；其中突出凹形和突出直型较多见分别为 45.9% 和 24.8%，后缩型较少，仅约 1%。按下唇突出程度可分为四型：①凹型（concave type）；②直型（straight type）；③凸型（convex type）；④笔直型（very straight type）；其中以直型和凸型多见分别为 29.0% 和 12%；笔直型少见 0%~1%（图Ⅲ-2-45）。

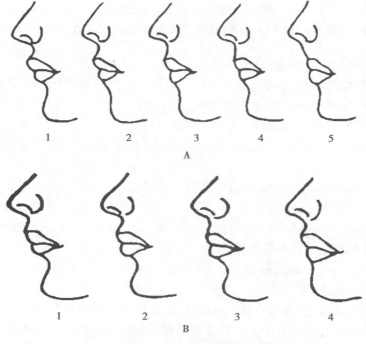

图Ⅲ-2-45　唇红形态侧面观示意图
Diagram of the Lateral Aspect of Vermilion Border

A.　上唇皮肤前突分型（projecting types of upper lip skin）1. 突出凹型（projecting concave type, 45.9%）2 突出直型（projecting straight type, 24.8%）3. 突出凸型（projecting convex type, 9.5%）4. 笔直型（very straight type, 19.3%）5. 后缩型（retraction type, 1.0%）

B.　下唇皮肤分型（types of lower lip skin）1. 凹型（concave type, 5.9%）2. 直型（straight type, 29%）3. 凸型（convex type, 11%~12%）4. 笔直型（very straight type, 0%~1%）

（三）按红唇的厚度（labial types according their thickness）

从正面和侧面依上、下唇中央部厚度、前突度及口裂宽度可分为下列四型（图Ⅲ-2-46）：

1. 薄型唇（thin lip）厚度在14mm以下。

2. 中厚型唇（middle thick lip）厚度在15~18mm之间。

3. 厚型唇（thick lip）厚度在19~22mm之间。

4. 厚凸型唇（thick convex lip）也称膨出厚型唇，厚度22mm以上。据国人资料显示，上唇平均厚度为5~8mm，下唇为10~13mm。下唇一般厚于上唇，男性比女性厚约2~3mm。白种人薄唇多，厚唇则较多见于黑种人，而黄种人居中。

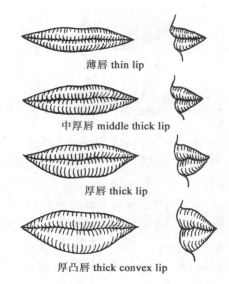

薄唇 thin lip

中厚唇 middle thick lip

厚唇 thick lip

厚凸唇 thick convex lip

图Ⅲ-2-46　红唇厚度分型示意图
Diagram of the Types of Vermilion Border According to Their Thickness

（四）唇的分型（the types of lips）

通常依唇的形态可据其高度、厚度、前突出度、口裂宽度等分为以下五型（图Ⅲ-2-47）：

1. 理想唇型（ideal type of lip）口唇轮廓清晰，下唇略厚于上唇，大小与鼻型、脸型相适宜；唇结节明显，口角微翘，整个口唇有立体感。

2. 口角上翘型（ascending type of oral angle）由上、下唇两端会合所形成的口裂向上翘，似可产生微笑感觉。

3. 口角下垂型（ascending type of oral angle）其特征是：由上、下唇会合所形成的口裂呈弧形线向下垂，似有一种不愉快感觉。

4. 尖突型（convex type of upper lip）它所显示出的形态是：唇峰高，唇珠小而前突，唇轮廓线不圆滑；尖突的口唇常伴有狭小的鼻子而影响整个面容。

5. 瘪上唇型（concave type of upper lip）当牙齿反颌时势必导致上唇后退，下唇突出的形态，出现这种形态，一般都是上唇薄下唇厚。

唇厚度有年龄变化，通常在25岁以后，特别是40岁以后，唇的厚度明显变薄。唇的外形存在着种族差异，当下，尚未有适合所有人种的大小厚薄都很理想的标准唇型。唇型的美与丑需要结合每一个个体的具体特征，与脸型五官对称比例和协调去作为评价唇型美的标准。若与上述情况相反，例如从前面观上唇大长、大厚、无弓形曲线、缺乏唇结节、上唇较下唇厚；或从侧面观，下唇反较上唇更突出等等，均应施行口唇美容术予以改善。

此外，尚有一种被称为"重唇"的唇型。表现为在红唇里面即唇红部与口唇黏膜部相接处形成一条沟，状似又有一条红唇，故称"重唇"。"重唇"闭口时不明显只有在进吃、说话和发笑要张口时才明显。"重唇"多见于男性上唇，且常见于磨牙萌出后。"重唇"与一般指的口唇过长、过厚等有所不同。前者是口轮匝肌深层直接与唇红上皮相连，而紧邻唇红的口腔黏膜又发育过度而松弛而重叠；后者则不见肌肉而是肥大，增生的黏液腺所致。不过这两种情况矫治的手术方法均可切除多余的黏膜得到满意的效果。

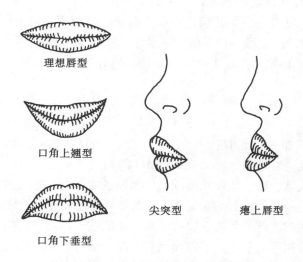

理想唇型

口角上翘型

口角下垂型

尖突型　　瘭上唇型

图Ⅲ-2-47　常见唇型示意图
Diagram of Common Types of Lips

三、口裂宽度 the Width of Oral Fissure

口裂（oral fissure）是指上、下唇轻度闭合时，两侧口角间的距离，理想的口裂宽度，通常是指两眼平视时两眼瞳孔中点向下的垂线上，或在上颌尖牙与第一前磨牙之间，正常宽度约 37mm，一般按口裂宽度可分为：①窄小型宽度在 30~35mm；②中等型宽度在 36~45mm；③宽大型宽度在 46~55mm 之间。

四、齿的形态美 Morphological Beauty of Teeth

牙齿的形态美与容貌美紧密相关。如果拥有一口健康洁白、排列整齐的牙齿，将可使人的容貌大为增色，有如"好花绿叶"，相得益彰（见文末彩图Ⅲ-2-48）。

牙齿的形态美主要体现在完整、排列、形态和颜色等几个方面：

1. 牙齿的完整　完整的牙列是维护面容美不可或缺的条件之一，如果前牙缺失，特别是上颌前牙缺失，面部外形将会受到影响。若牙列缺失较多，必将影响咀嚼功能，口腔周围的组织凹陷，使上下颌距离变短，面下部随之变短，唇颊部也失去硬组织的支撑而向内凹陷，其结果面部皱纹必然增多，使面容显得苍老，有可能造成心理负担。

2. 牙的排列　具有一口排列整齐牙齿，不仅具有良好的咬合关系和咀嚼功能，更会使发音准确，语言清晰。整齐的牙列维持了良好的牙弓形态以及保持面颊唇部的对称和丰满。某些先天性缺牙或牙过小的畸形，均可造成牙列稀疏，其中较常见的错𬌗畸形，据国人资料发病率达 29%~40%。其表现是牙齿排列不整齐，如个别牙在牙弓内向各个方向错位，包括牙的唇向错位、颊向错位、舌向错位、腭向错位、近中或远中错位、高位、低位、转位、易位等，均将影响面容和谐、协调。而多生牙或牙齿过大，均可造成牙列拥挤，其后果必然错位畸形的发生，形成诸如"虎牙""开唇露牙""地包天"等面容，均将破坏颜面正常的比例而显得不协调，给予人以不美的感觉。此外，牙列拥挤还可以为龋齿、牙周病、颞下颌关节功能紊乱病等多种疾病提供了条件，给容貌带来缺憾。

3. 牙齿的形态　一口正常形态的牙齿，从齿与容貌的关系而言，体现牙齿形态与面型的谐调，无疑是面容美重要条件之一。此外牙齿的形态也可以表现出一个人的个性，好似身材高大威猛的壮汉，却有一口细小的"糯米牙"，或者一位窈窕淑女却拥有满口"大板牙"，如此面容，一定会使人感觉到非常不协调和滑稽可笑；还有，牙体组织缺损如牙折、前牙切缘 V 形缺损、切角缺损、牙齿过度磨损等程况，都将破坏了牙齿正常形态的完整性，其结果也同样会影响容貌美。

4. 牙齿的颜色　自古以来牙齿的颜色均为人们所重视。人们常用"牙似排玉"，"明眸皓齿"去赞美牙齿美。一口晶莹洁白，富有光泽的牙齿，再加上健康红润充满活力的红唇，必然使面容更加媚人，完美。如果虽有漂亮的容貌却配上满口黄牙或四环素牙，就会令人遗憾。

有关牙的形态结构，如牙冠、牙根和牙髓，以及血液供应和神经支配，牙周组织等内容，请阅本篇第一章口腔、牙相关内容。

五、颏 Mentum

颏俗称下巴，即"小三停"的下 1/3（见图Ⅲ-2-42）。颏上方借颏唇沟与下唇部紧邻，左右有唇面沟与颊部相延续。颏的高度，突度及大小，对面下 1/3 的高度及宽度乃至整个面型，都存在着至关重要的影响。此乃由于颏是构成鼻、唇、颏彼此协调、均衡关系的基础。它对面容形成凸面型、凹面型还是直面型，起着关键的作用；所以颏，唇是面下 1/3 的重要结构。无论从正面或者侧面，颜面各结构间的高度，长度及突度等各方面的比例关系均应协调一致，才能达到最具典型意义的美。有资料显示、中国人美丽容貌人群面部结构的相互关系中，发现面上部及面中部各器官间结构上有相对的稳定性，协调和一致性，但在面下 1/3 则显示出有较大的个体差异，因为它是面部整体结构中最富于变化，最具特征的解剖部位。所以从另一个侧面反映了面下 1/3 突出形态能体现出个体特征。所以，有人称颏部为"现代人类的美容特征"，或称之为：颏是容貌的黄金部位。因此，鼻、唇、颏关系被艺术家、美学家和医学家所关注自然是顺理成章。

人类的进化，不仅体现在大脑体积增加，颌骨咀嚼器官逐渐退化后缩的同时，颏的轮廓及突度也显得更为明显。因此，认为"颏"是现代人类面容的特征之一。西方学者甚至把颏的形态与突出度与个体特征相联系，常将一些颏后缩发育不足者视为是胆怯，优柔寡断性格的外貌；而一个颏发育良好，微微上翘则被看作是刚毅、果断的性格气质象征。但在传统的国人审美意识中，较偏重眼睛，忽视了鼻唇颏的协调关系。尽管眼睛的大小和有神与否是面容貌美有举足轻重的一部分，但如果鼻唇颏关系不协调，将导致整体面容结构的不协调，势必给人以不美之感。现实生活中，孤立地看某些人的眼、鼻、口似可找出某些缺点，但彼此关系的协调统一，仍然能给人以美感。

（一）颏的形态结构（the morphological structure of mentum）

颏形态结构存在差异，且具有明显的种族特征。主要体现在颏突度上。从侧面观，白种人的面中部较平直，颏部也比较前突或垂直；黄种人颏部多为垂直或轻度后缩；黑种人的则显突度不足，多为后缩型。有人认为由于黑种人的上颌多较前突，所以颏部后缩更加明显。在颏的美学观察中，可依颏高度、颏突度和颏唇沟的深度来体现。

首先是"颏高度"：将面部下 1/3，再以口裂中点和唇颏沟再分成三等分，并认为谐调的面容结构是 1:1:1，或上唇高:（下唇 + 颏）为 1:2（女性可略小于 1:2）。

其次是"颏突度"：其测量方法是先在耳屏上和眶下缘间作一水平线，再在鼻根点作一垂直线延伸至颏部，再在眶下缘前方也作一同样的垂直线。据此可将颏突度分为三类：①正常，颏在此两垂线之间；②颏部超过此线上；③后缩：颏部后缩超过眶下线。理想的颏突度应该是颏前点轻触鼻根点垂线。

但也有学者将颏突度分为 5 级：① 1 级：微向后缩（tiny shrink backward）；② 2 级：垂直（vertical）；③ 3 级：微向前突（tiny project forward）；④ 4 级：明显前突（obviously project forward）；⑤ 5 级：极向前突（overly project forward）（图Ⅲ-2-49）。再其次是颏唇沟的深度。

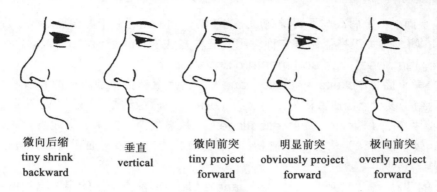

| 微向后缩
tiny shrink
backward | 垂直
vertical | 微向前突
tiny project
forward | 明显前突
obviously project
forward | 极向前突
overly project
forward |

图Ⅲ-2-49   颏突度分型示意图
Diagram of the Mental Types According to Their Convexity

（二）颏的分型（the types of mentum）

1. 按颏的形态，正面观可分以下 5 型（图Ⅲ-2-50）：

（1）圆颏（round mentum）颏部显钝圆，给人的印象是明朗、快活，似有孩子气。

（2）鼓颏（drum-like mentum）颏部显丰满鼓胀，有高贵，宽容之感，但稍显迟钝呆滞。

（3）长颏（long mentum）颏部显长，似有冷静、稳重、大方、但显老、有迟钝感。

（4）尖颏（tip mentum）颏显尖细，似有敏感，活跃之态，但不够稳重。

（5）方颏（square mentum）颏两侧显突出、给人以活泼、坚强、但较固执之感。

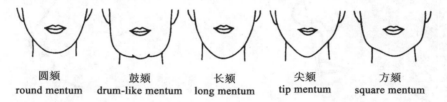

| 圆颏
round mentum | 鼓颏
drum-like mentum | 长颏
long mentum | 尖颏
tip mentum | 方颏
square mentum |

图Ⅲ-2-50   颏形态分型示意图
Diagram of the Types Of Mentum According to Their Appearnce

2. 颏从侧面观，可分以下 6 型（图Ⅲ-2-51）：

（1）标准型（standard mentum）颏呈细小，形态显自然优美、给人端庄秀丽之感。

（2）凹形颏（coneave mentum）颏部弧度过大，似有艳丽，但稍显轻佻。

（3）小颏（small mentum）颏呈细小，似显稚气。

（4）平颏（flat mentum）颏部弧度少、给予人以沉着、冷静之感，但显冷漠，缺乏女性美。

（5）圆颏（round mentum）颏呈膨胀、虽有稳重大方之感，但稍显迟钝。

（6）重颏（doubie mentum）呈双重颏型，尽管丰满圆润，但有呆头呆板，迟钝之感。

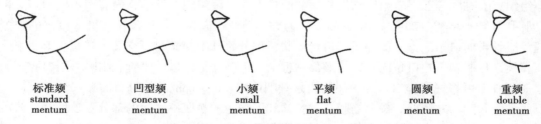

| 标准颏
standard
mentum | 凹型颏
concave
mentum | 小颏
small
mentum | 平颏
flat
mentum | 圆颏
round
mentum | 重颏
double
mentum |

图Ⅲ-2-51   颏形态分型示意图（侧面观）
Diagram of the Types of Mentum According to Their Appearance, Lateral Aspect

美学家认为，理想的颏部形态应该是：颏轮廓清晰，颏唇沟较深，且微外翘，鼻唇颏关系协调，颏前点位于 Ricketts 平面上，上唇高与下唇颏高度比为 1:2，颏前点轻贴于鼻根点垂线是理想的颏突度。

（三）评价鼻、唇、颏关系是否协调匀称常用的三种方法（There are usually three methods to appraise whether the nose, lips and mentum are shapely）

1. Ricketts 美学平面（Ricketts' aethetic plane） 它是由鼻尖至颏前点的联线，其理想要求是上唇缘比下唇缘略后缩于该线上，通常认为上唇缘约 4.0mm，下唇缘约距 2.0mm（见图Ⅲ-2-2）。

2. Steiners 美学平面（Steiners' aethetic plane） 从鼻尖至人中呈 S 形曲线，该曲线的中点与颏前点的联想平面。较多学者认为，美的容貌上、下唇缘突出点应与该平面相接触，若超越或后退过多，均可视为不美或异常（图Ⅲ-2-52）。

3. Merrifield 的"Z"角（Merrifield's "Z" angle） 由颏前点至唇缘最突出处做一联线，再以眶耳平面（指眶下缘与外耳道上缘的假想平面）的连线相交，所形成一个夹角称"Z"角（图Ⅲ-2-53）。在协调的面容，此角约为 80.5°。有资料显示，鼻唇颏协调关系上，中国人的容貌表现（无论在 Steiners 平面或 Merrifield 角）双唇均表现为位于审美平面之后，上唇相对于审美平面靠前，下唇相对靠后。

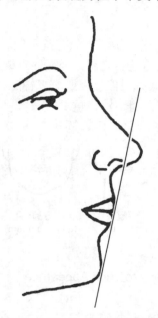

图Ⅲ-2-52 Steiners 美学平面示意图
Diagram of Steiners' Aesthetic Plane

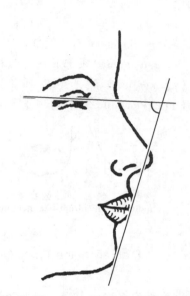

图Ⅲ-2-53 Merrifield 的"Z"角示意图
Diagram of Merrifield's "Z" Angle

六、颊部 Cheek /Buccal Region

颊部位于面部鼻唇沟的外侧，构成口腔外侧壁。从外面观，其上界为颧骨与颧弓下缘，下界为下颌骨下缘，前界为鼻唇沟，后界为咬肌前缘。由浅到深有①皮肤；②皮下组织；③颊筋膜和颊肌；④黏膜下组织；⑤黏膜等五层软组织结构。颊部的皮下浅筋膜组织较发达，内有面神经、三叉神经的分支及面动脉和静脉等结构。颊肌（buccinator），为方形薄肌。起自上、下颌第三磨牙槽突的外侧面及翼突下颌缝，肌纤维向口角汇集，部分止于口角皮肤，部分肌纤维交叉与不交叉，转接于上、下唇，并与口轮匝肌相续。颊肌有牵拉口角向后，使颊部贴近上、下颌牙齿，以助吸吮和咀嚼。当口腔充满气体而膨胀时，颊肌收缩可将气体排出口外。颊筋膜是颊咽筋膜（buccopharyngeal fascia）的一部分，较薄弱，覆盖在颊肌外面和咽的外侧壁。颊咽筋膜在翼突钩和下颌骨的颊肌嵴之间的部分显著增厚，构成翼突下颌缝，该缝在口腔内呈突出的肥厚束状，自下颌磨牙后方走向后上方，从口腔内可摸到一条纵行的黏膜嵴。除颊肌外尚有颧大肌（zygomaticus major）、笑肌（risorius）和咬肌（masseter），以及它们之间的"颊脂体"（颊脂肪垫）（buccal fat pad），此颊脂体在婴幼儿期较发达。中国人以椭圆单叶型多见，约占70%，双叶较少见约 30%；其表面覆以一层薄而明显的筋膜，内有颊神经和腮腺导管穿过。颊部整形手术时应特别注意保护颊脂体和腮腺管及有关神经。唇颊部静脉主要回流至面前静脉，并与海绵窦有交通，故唇颊部的感染，亦有可能引起海绵窦血栓形成，宜顾及。

七、酒窝成形术的临床解剖学 the Clinical Anatomy of Dimple Figuration

酒窝（dimple），也称"笑窝"，或称"面庵"。它是位于口角外侧面颊外侧皮肤上的小凹窝，据认为它的形成是因表情肌"笑肌"（risorius）的运动使笑肌筋膜与口角外侧部的真皮下层有点状纤维带动有关。统计资料显示先天具有"酒窝"的人约为15%，而双侧均有者仅约有9%，由于人笑时或心情愉快之时"酒窝"更明显，增添了不少美感，故往往被人们所喜爱。"酒窝"和"重睑"一样，可用美容整形手术形成。通常认为颊部皮肤平坦、光滑、色泽正常，局部无疤痕，本人要求，均可行"酒窝"成形术，其中面颊部肌肉脂肪层较薄者效果最为理想。

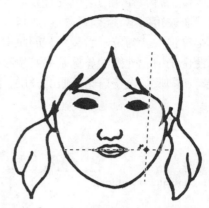

图Ⅲ-2-54　酒窝形成术解剖学位置设计示意图
Diagram of Anatomical Position to Design a Dimple-Plasty

"酒窝"成形术理想的解剖学位置应位于眼外角向下的垂直线与口角向外的水平线的相交点，稍向上并稍偏内侧一些可能更为合适（图Ⅲ-2-54）。

"酒窝"成形术不管用"埋线法"或"切开埋线法"，术中均要注意相关血管的行走，避免穿破出血，术后应用抗生素预防感染，也要十分重视口腔卫生，每天应用复方硼酸液或生理盐水漱口5~6次；饮食要避免硬和刺激性食物，应进食富于营养和易消化的食物。此外，值得提出的是：术后由于面颊部肿胀数日，其间"酒窝"不易显出；术后早期无论笑与不笑，均有可能出现"酒窝"，通常需半年左右的时间，方能恢复常态即在微笑时才呈现"酒窝"。至于术后缝合处的可能出现的硬结，一般经3~6个月瘢痕软化可渐消退。

八、唇裂修复术的临床解剖学 the Clinical Anatomy of Cheilorrhaphy

唇裂（cleft lip），俗称"豁嘴"、"兔唇"（lagocheilus），它是在嘴发生过程中，各突起间融合障碍所致；可单独发生，也可合并腭裂（cleft palate），是先天性颜面裂中较常见的畸形，发生率约1%左右。男性多见于女性，约为15:1。可发生于一侧或双侧，单侧多见，且以左侧为多，左右之比约为2:1，双侧次之，中央裂少见。

按唇裂裂隙解剖位置、程度的大小将唇裂分为三度：一度唇裂（唇红裂），局限于红唇；二度唇裂（不完全裂或部分裂），已超过唇红未达鼻孔；三度唇裂（唇全裂、完全裂），裂隙至鼻孔底。如果出现三度裂即完全裂，常可并有腭裂（cleft palate）。

唇裂手术时间的选择。单侧唇裂，营养良好者可在出生后3~6个月行手术治疗较好。因为此时小儿全身情况已比较稳定，能较安全地在全麻下进行手术；但双侧唇裂手术应以出生后6~12个月为宜。不过，都应尽可能情况下争取在一岁之内完成唇裂修复手术为妥。据临床经验认为唇裂在早期（3~6个月）进行手术的优点有：①体健婴儿的愈合力强，组织对手术有较强的耐受力；②对上颌骨的发育有良好的促进作用；③对母亲积极为孩子治病的思想准备，在心理上有良好影响。

尽管单侧唇裂的修复，在整形外科各种手术治疗中算得上效果较好的手术之一，但依然尚未达到尽善尽美的境地。如一些唇裂修复后在静止时患侧唇虽然可表现得"完美无缺"，但在饮食、说话和表情等日常功能活动中，修复后的患侧往往出现与健侧不一致的"动态畸形"；另一种是患侧上唇在术后早期虽然两侧对称，但随着患儿年龄增长，或有可能出现患侧上唇变长或缩短，某些部位凸起样结构移位等"发育畸形"。所有这些"动态畸形"和"发育畸形"的出现，均有可能与上唇的肌肉，即正常解剖和唇裂及轮匝肌病态结构的某些改变相关。有学者研究单侧唇裂时，见到唇裂的口轮匝肌，在裂隙两侧的肌纤维有明显的异位，其行走方向与正常口轮匝肌纤维水平位置是 70°~80°，肌束沿裂隙，几乎呈垂直向上，且可直上行至鼻翼与鼻小柱的连线上；同时还见到唇裂人中侧的肌束常发育不全，不像唇裂外侧的肌束延伸至裂隙边缘，故提示肌束缺乏跨越中线能力的论点（图Ⅲ-2-55）。这些由于唇裂口轮匝肌解剖上的改变，对唇裂作端端吻合是十分困难的。还有学者在先天性单侧唇裂的新生儿尸体的口区表情肌上，见到位于唇裂外侧的诸肌发育分化较低，即彼此紧密粘连，并且有共同的肌纤维，其中浅层肌较长而宽，深层肌较短而窄，沿口裂排列或与口裂成钝角排列。由于口轮匝肌深层主要肌束改变了方向而出现分层，其中最强大者为位于唇裂外侧的肌束，它附着于鼻翼的基底；在唇裂的人中，人中侧位于鼻基底区内，它们使位于唇裂外侧的鼻翼基部发生移位，使鼻中隔基部移向唇裂人中侧。这一点在恢复口轮匝肌完整性时应有所顾及。由于口轮匝肌的分层，此肌功能丧失，因而导致口区表情肌出现不协调的收缩。

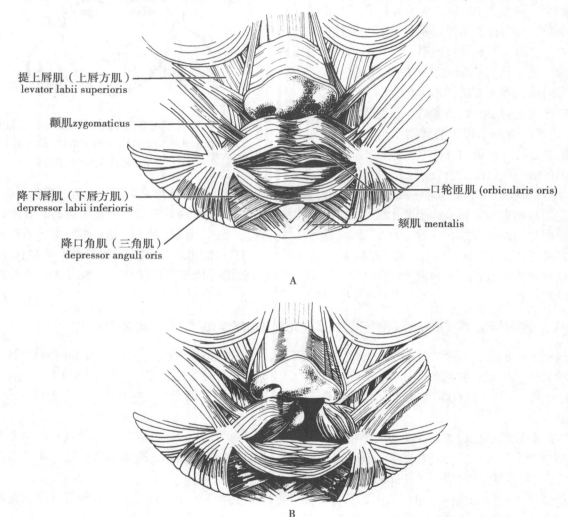

图Ⅲ-2-55 唇裂口轮匝肌纤维示意图
Diagram of Orbicularis Oris Fibers of Cleft Lip
A. 正常的口轮匝肌 normal orbicularis oris   B. 唇裂时的口轮匝肌 orbicularis oris of cleft lip

　　从面容美学角度而言，唇裂修复术最具美学意义，应具有以下形态学的要求：首先是恢复正常的解剖学结构，如鼻尖、鼻梁、鼻小柱端正，鼻翼和鼻孔的形态大小对称、弧度一致，其基底在一个水平线上；其次是唇红缘界限清晰明显，唇红的宽厚均匀对称，唇结节明显，唇弓对称、美观，上唇高度恰当；人中嵴明显，清晰和完整无缺；从侧面观上唇应位于下唇的稍前方等等。

　　"对称、协调、统一"这一美学观点，在唇裂修复中仍然要严格遵循。按唇的解剖学提出以下一些原则，供参考：①切口应在隐蔽处，切口线应考虑到防止术后愈合线发生疤痕挛缩而引起变形。②术中切勿切除过多组织，以避免缝合后过紧；若上唇组织宽度不足，不仅不能形成像正常人那样微凹入的弧线，还会造成整体向后缩，显出位居于唇后方的反常形态。因为，畸形的构成以组织错位为主，所以唇裂手术原则只需切开复位，进行局部调整后直接缝合为宜。另外健侧唇弓要保留，借此用以形成自然的唇弓形象。③应避免唇、红唇部直线缝合，防止疤痕挛缩。要注意形成唇珠和上唇微向前翘的外形效果。④上唇的高度要适中，上唇要有足够的宽度，人中位置居中，两侧对称，上唇游离缘应落在下唇的前方，下唇下方微向前翘；故修复上唇长度宁可使之稍短，不可太长。

（程晓卉　何宏文）

第六节　面部除皱术的解剖学
Section 6　The Anatomy of Face Rhytidectomy

皮肤包被全身表面，成人总面积约 1.2~2.0m²。占人体体重的 16%。皮肤是一个多功能的器官，它具有保护、调节体温、分泌和感觉功能，更是防止机械性损伤和病原体入侵的屏障。皮肤还具有吸收功能，能吸收某些物质透过表皮进入真皮血管；皮肤外用药物就是利用皮肤这一特性，达到治疗的目的。但在小儿由于表皮菲薄，富于血管，吸收能力较强，在涂抹药物时，特别是容易吸收的油类药物，应注意浓度和剂量，以免引起中毒。此外皮肤尚有呼吸功能，该功能在成人不明显，但在小儿则有极大的意义，主要表现在二氧化碳和水分的排出方面，其依据是小儿皮肤角化层薄，富有血管，血液循环较为旺盛的缘故。

皮肤的厚薄在身体各个部位并不相同，一般在 0.5~4mm 之间。全身以眼睑皮肤最薄，有毛发部稍厚，脚底皮肤较厚。薄皮与厚皮的区别，一般主要在表皮。通常男性皮肤比女性厚，但皮下组织则女厚于男。皮肤在年龄上的变化明显。儿童及青少年的皮肤比较柔嫩，富有弹性，一般没有皱纹。但是随着年龄的增长，特别是中年以后，常常容易出现"皱纹"，主要体现在面颈部。皮肤的老化通常从 30 岁开始，不少人先在外眼角出现"鱼尾纹"，40 岁左右开始明显，50 岁以后，皮肤稍显松弛，面部皱纹加深或呈松垂状，60~70 岁皱纹显得更加增多，到 80 岁时，不少人皱纹已遍及全脸部。

面部皮肤还有美容作用，由于面部皮肤是全身最薄的区域，平均厚度约为 0.5mm 左右（有毛发处稍厚），不仅血液循环丰富，而且弹性好。皮肤的老化过程是全身性的，全身的皮肤会变得越来越粗糙，皮下脂肪减少，皮肤变薄缺少水分，缺少弹性，易出现皱纹。而面部是人体最暴露的部位，皮肤老化皱纹在面部的出现，也自然成为全身最突出的表征。所以，面部皱纹的出现，常常被视为是老年人的一个"印记"，其中特别是发际线和眉毛之间的距离增大，其间出现的"皱纹"被称之为"年龄轨迹"常常被视为"年老"的标志。不过面部皱纹发生的迟早、多寡和深度，通常认为与个人年龄、体质、遗传因素、生活环境、心理情绪、工作性质、营养状况以及疾病等情况不同而有所差异。例如：一般情况下年龄渐长，皮肤变松，自然会出现皱纹，但数字年龄与生理年龄对每一个人可以完全不一致，有些人年龄渐长，但其皮肤和皮下组织未显萎缩，肌张力也好，与其他同龄人相比面部的皱纹就少得多；有的全家人都显得年轻，但有的姐妹却早期老化，显示与遗传因素有关；有些人遭遇不幸，情绪欠佳，终日生活在忧愁，苦难之中，面部的皱纹自然较快出现；有些人终年在野外工作，风吹日晒，皮肤老化也会早些在面部突显。此外，据临床观察，认为在一般情况下，男性面部出现皱纹要比女性晚一些，黑皮肤的人较白皮肤的人皮肤形成皱纹迟一些；干性皮肤的人比油性皮肤的皱纹出现早一些。皮肤老化的主要变化在于：表皮的基底层变薄，真皮的弹力纤维数量减少，在质量上弹力减退，毛囊的功能衰退，皮脂腺和汗腺的分泌减少，筋膜变薄，肌肉松弛，皮下脂肪和深部脂肪的总量减少；有些老年人由于眼球后的脂肪减少，多有眼窝加深的情况，以及由于颊脂体的萎缩，老年人常有两颊凹陷的外貌，将更显皱纹的外观。由于面部皮肤明显老化的标志是皱纹的出现，面部皱纹的出现除前已述及与皮肤变薄，真皮弹力纤维减少等因素有关外，它与表情肌的活动"轨迹"也有密切关系；因为表情肌与人体其他部位的骨骼肌不同的是：表情肌附着在皮肤，表情肌收缩即在它与收缩方向成直角处出现一条或数条皱纹；如皱眉纹，位于两者之间方向垂直是两块皱眉肌收缩的后果；这些皱纹常常随着年龄逐渐增长而增加和加深。由于表情肌所致的皱纹不仅标志着面部老化，而且也显示老化的情况和程度。

基于面部皮肤老化是人体自然生长的必然规律，尽管用体育锻炼和皮肤保养的方法虽然有可能延迟皱纹的发生，但要阻止或去除已出现的皱纹延长容貌的青春，从解剖生理而言是不可能的，只有除"皱"的方法，传统的如化学脱皮除皱法，物理的方法如冷冻等。进入 21 世纪抗皮肤老化的方法有很大的改进，如非手术，采用注射生物来源的人工合成材料或药物，通过注射充填的方法，实现美容的目的。其中有：肉毒毒素（botulinum toxin）或透明质酸（hyluronan）除皱术。肉毒毒素是当今已知最剧烈的毒素之一。根据肉毒毒素抗原性的不同，可将其分为 A、B、C1、C2、D、E、F、G 八个型。目前已开发应用于临床的主要是 A 型和 B 型。而用作为美容药物的主要是 A 型，即注射用 A 型肉毒毒素（botulinum toxin type A）。目前国际注射美容外科呈现了蓬勃发展的态势，其中最为值得关注的可能是注射美容外科有三个显而易见的优点：创伤小，恢复快，患者接受度高。通过精细的注射，可时实现细节的精确呈现，且多数为可复性，存在有补救机会的空间，能得到患者的满意，医疗纠纷相对少。按美国整形外科协会统计的资料表明，近 10 年来非手术患者人数占美容外科患难夫妻者总人数 80% 以上。至 2012 年，非手术患者人数达到美容外科总人数的 89.1%。肉毒素注射美容排名第一，透明度质酸美容位居第二。

此外还有电脑辅助除皱术以及面部提升术等等。或用机械的方法，如皮肤磨削和手术方法去除皱纹。但对皱纹较严重者，最好的方法仍然是用手术去除松弛的皮肤，即面部除皱术。

一、面部皮纹和面部皮肤皱纹 Cutaneous Striation and the Skin Wrinkles of Face

面部的皮肤有先天既有的 Langer 纹和后天出现的皱纹。

（一）皮纹（cutaneous striation）

据知皮纹是由真皮内的胶原纤维和弹力纤维抵抗该皮肤区所受最大的张力，故皮纹排列方向与真皮内的胶原纤维和弹力纤维的排列方向相一致。身体不同部位其皮纹的排列方向亦不相同。由 Langer 绘出了第一张人体皮纹裂线图，故此线也称 Langer 纹（Langer striae）或 Langer 皮肤裂线。颜面部的 Langer 皮纹与身体其他部位一样，具有不同的走向，且随年龄增长可有较大的变化，其走向见图Ⅲ-2-56。

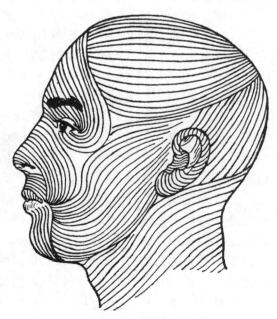

图Ⅲ-2-56　面部皮纹示意图
Diagram of the Facial Skin Line or Langer Line

由于皮肤与皮下层的弹性纤维及肌纤维紧密相连，致使皮肤在外伤或手术切割后创缘易裂开，皮肤有内卷而形成内陷倾向。通常情况下，面部切口应尽可能与皮纹一致，以利于切口早日愈合，愈合的瘢痕也较细小。故面部手术皮肤切口的选择有两点值得注意：一是面部皱纹线与Langer纹，虽其形成的原因不同，但在面部大范围内，两者的走向基本一致。仅在"眉间"，皮肤皱纹线为垂直，Langer纹为水平向；"外眦"皮纹呈放射状，Langer纹为斜行。二是目前认为面部皮肤皱纹明显时，则为首选的切口方向；若皱纹线不明显时则按Langer纹切口为宜，至于眉间，外眦等处，则可据具体情况选择最佳切口。同样，当进行面部皮肤养护时，按摩的方向也应与皱纹方向相一致为好，若无皱纹则与表情肌的方向一致，均有利于拉展皱纹。

（二）动力性皱纹线（dynamic wrinkle lines）

动力性皱纹线，通常认为是由于面部表情肌反复运动时，其浅面皮肤未能相应收缩所造成皮肤松弛的结果。此乃由于表情肌形态结构上的特点是：多为一些薄而纤细的小肌，而且也是全身肌肉系统中唯一紧贴皮肤的随意肌，它们均起于骨面或筋膜，止于皮肤，故属皮肌。基于表情肌不仅数量多，结构特殊，功能精细灵巧外，更显得在中枢神经系统主导下，各肌肉之间配合协调之完美，精准，堪称无以伦比，不仅能为眼、耳、鼻、口等器官显露出丰富多彩的表情提供解剖学基础外；而且也使动力性皱纹线在形态和程度上显出多样性。不难理解，当表情肌收缩时，肌纤维缩短，牵引皮肤形成与肌纤维长轴相垂直的各种不同形态、大小、深浅的皮肤皱纹线。当皱纹线一旦形成，即使表情肌不收缩，皱纹线也不会消失。因此，动力皱纹线被称为"年龄轨迹"的老化征象。动力性皱纹出现时间的早晚和轻重有明显的个体差异，且与年龄、体质、生活习惯、环境因素和遗传因素、情绪、职业等有关，瘦者或体弱者出现可能会早一些，胖者或体健者出现者会较晚，女性较男性出现要早；某些经常夸张性的面部表情可以加速动力性皱纹线的提早出现，或程度加深。

（三）重力性皱纹线（gravity lines of wrinkles）

重力性皱纹线，出现的时间较晚，多在40岁以后逐渐发生。其成因被认为是由于相关骨骼肌的萎缩，松弛以及皮下脂肪逐渐减少，在重力作用下，皮肤和皮肤弹性减弱松弛下垂所致。随着年龄的增长，重力性皱纹线也相应地越来越明显，增多和加重。因此，在正常情况下，重力皱纹线的出现也是老化的征象之一。但在一些体弱多病和重症营养不良情况下，亦可出现重力性皱纹线，呈现出"小老头"、"小老太"之外貌，这些情况不能视之为老化的表现。重力性皱纹线多发生在骨骼较突出和肌肉较多的部位，乃因骨骼肌的萎缩减少了皮肤的支持作用再加之皮肤弹力减退，导致皮肤在重力作用下松弛下垂。在额部由于颅顶骨（包括额骨）萎缩，额肌和帽状腱膜松弛，额部皮肤弹性衰减而下垂所致的重力性皱纹线，使额部的皱纹加深。当额肌和皱眉肌萎缩时眉间皮肤下垂可加重鼻根横纹。若在眼部，如上睑部，皮肤下垂形成"肿眼泡"；在下睑，因眶隔萎缩，眶内脂肪疝出，致使皮肤臃肿下垂形成"眼袋"。在颊部和下颌，由于皮下脂肪和颊脂体的减少，两侧和下颌的皮肤变得更加松弛，加上口角相对固定在皮肤和皮下组织，本身的重力可使两者下垂，形成"重下颌"。

在颈部由于本身活动度大，其本身宽裕的皮肤在发生前即有横向的皱纹。以后随着年龄增长，皮下组织也随之逐渐减少，常常形成更多的皱纹；在颈前部两侧颈阔肌内侧缘形成两条下垂的蹼状皱褶，俗称"火鸡颈"；此皱纹可以从下颌下缘下垂至胸锁乳突肌的胸骨端。

（四）体位性皱纹（body position wrinkles）

体位性皱纹主要出现在颈部。其产生的机制主要是"运动"和"松弛"，凡是运动幅度大的部位都必须有宽裕的皮肤，去适应身体各种生理活动的需求。这些充裕的皮肤在处于松弛状态下，自然会形成宽窄、长短和深浅不等的皱纹线，这些皱纹线也必然在皮肤拉紧时消失，松弛时出现，所以当体位改变时，皱纹线出现的部位亦随之而改变。而颈部在日常生活中为了能够自由进行各种俯仰和扭转活动，需要有充裕的皮肤，所以正常人出生后其颈部即有1~3条横向的皱纹，属于正常生理现象，而非代表皮肤老化的表征。不过，随着年龄的增长，以及全身生理机能逐渐降低，皮肤弹性也相应衰退，导致原来的体位性皱纹也随之逐渐加深和增多，此即皮肤老化的征象。若出现皱纹较重者，则有可能有碍面容，较严重时，最好的方法可进行整容手术，切除多余松弛的皮肤，并用筋膜悬吊固定术，即面部除皱法。

二、面部由动力性、重力性和体位性所形成的结构 the Facial Structures Formed by Dynamic，Weight and Body Position

皮肤老化的出现，是全身性老化过程的一部分，随着年龄的增长，人人都会有全身皮肤变薄，皮下脂肪减少，骨质疏松（身高变矮），早期动脉硬化、色素沉积等老化情况的出现。不过，老化最明显的部位主要在面部，而老化最明显的表现是面部"皱纹"。所以，人到中年以后，面部必然会出现某些皱纹，时常被称为"人老矣"的标志。在面部由动力性、重力性和体位性所形成的皱纹如额纹、眉睫间纹、鼻根纹等，通常认为在 30 岁后往往会有所显现，首先出现额纹和眉间纹（图Ⅲ-2-57）。

1. 额纹（frontal wrinkles）位于额部、眉和眉间与前额发际之间，横向排列，与额肌纤维方向垂直，是额肌收缩的结果。由于抬头望时该纹清晰，故俗称"抬头纹"。

2. 眉间纹（glabellar wrinkles）取垂直走向，位于两眉之间，该纹下部常向两侧呈八字形展开，与眉间肌纤维方向垂直，此纹形成与眉间肌收缩有关。

3. 鼻根纹（nasion wrinkles）位于鼻根，呈横向排列，是纵行降眉间肌收缩有关。

4. 眼睑纹（palpebral wrinkles）和鱼尾纹（fishtail wrinkles）均在眼部，其中上睑纹中部垂直，内、外侧部分别向内外侧上方辐射；下睑纹垂直方向或稍斜向下外，为环形眼轮匝肌收缩所致。鱼尾纹位于外眦附近，皱纹粗细不等，呈放射状排列，是由于环形眼轮匝肌收缩所致。

5. 鼻唇沟纹（nasolabial wrinkles）构成鼻唇沟的外侧缘，该纹是上唇外上方呈放射状排列，为表情肌收缩所致。

6. 颊纹（buccal wrinkles）位于颊部鼻唇沟纹外侧，略与鼻唇沟纹平行，是颊肌收缩所致。

7. 颏纹（mental wrinkles） 位于颏部，为降下唇肌收缩所致，呈横向排列。

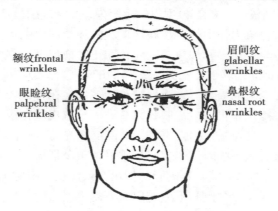

图Ⅲ-2-57 面部皮肤皱纹线示意图
Diagram of Facial Skin Wrinkle Lines

三、面部皮肤老化美容整形术前相关的应用解剖学 the Application Anatomy Related to the Beauty Treatment and Orthopaedics of Facial Cutaneous Ageing

由于面部处于人体最暴露敏感这一特殊的解剖位置，也是人体老化最早、最先显露的部位。当前认为，随着年龄增加，人也逐渐老化，由于每个人每条染色体均有一个保护性端粒（protective telomere）。在人的一生中，细胞不断分裂和复制；在这个分裂过程中，端粒会磨损和变短，致使能被有保护性端粒覆盖的染色体区域变小，从而导致人体内细胞开始老化和衰弱。人体老化的变化是渐进的，而引起衰老变化的表现是由于皮肤开始松弛，脂肪、肌肉和骨骼的萎缩等原因所引起。老化最显眼的标志，是"皱纹"（wrinkles）的出现，往往会传递给人们一种负面的精神状态，这也是某些患者希望解决面部老化问题的重要原因。如前已述及的：眉间纹、指头纹、鱼尾纹等，故被称为是人老矣公认的"印记"。

在面部的上 1/3，即"三停五眼"的上停，其范围包括发际线到眉间的部分。面上部老化问题包括：

额区老化、眉区老化、眉间老化等。但此区老化的表现主要在眶周和前额，即发际线与眉间的距离增大，并先后出现"指头纹"，而视为人到老年的标志。在眶周老化过程最先开始于外眦，随着年龄而出现"鱼尾纹"等老化征兆。

中面部，即"三停"中的中停，其范围上界相当于眶上缘到耳轮脚的水平连线，外侧界为咬肌后缘，下界为口角至耳垂的斜线。中面部的衰老在整体面部老化表现中较早，也明显。表现在眶下缘逐渐显露，鼻唇沟（俗称法令纹）加深，眼角"鱼尾纹"及笑线的出现以及面颊部逐渐平坦等系列变化等。

下面部，即"三停"中的下停，其范围上界为口角至耳垂的斜线，下界是由下颌骨及其上覆盖的软组织，两侧界是下颌支和下颌角。下面部老化的问题一向不被人们所重视，与中面老化相比，下面部老化过程相对无较确定的模式，但有些老化的要素是存在的。如下颌骨是下面部唯一的骨性支撑结构，对其表面的软组织起到支撑和塑造形态美的作用。随着年龄的增长，下颌骨骨质缺失逐渐显著，将对下面部的轮廓产生影响。下面部常见的老化问题如：唇部老化（红唇内卷、唇珠不显、红唇缘钝化）、口周纹、下颌前沟、木偶纹、颏部短小等。

随着年龄的增长，面庞老化，必然会先后出现某些"皱纹"。这些"老化"标记的出现必将产生一些负面影响。某些人想得到改善的心理要求是不难理解的。因此，在整容手术前，应对患者的心理情况、精神状态、一般健康情况和体质特点，以及皱纹的解剖部位、性质、数目和深浅等均需要全面了解和彻底掌握等等。在通常情况下，较多的受术者时常隐藏着有非常复杂的精神状态和心理情况等各方面的问题；如果忽略了这些，即使手术成功，受术者也很难得到完全满意。能直截了当地要求改善其面容，而没有其他目的要求者毕竟是少数。有些受术者因为爱情，家庭或事业失意而求助于美容手术，期待能得到满足，但美容手术本身不能解决这些问题，均应向受术者加以说明。此外，有些受术者要求不现实，希望美容手术能出现奇迹；或受术者吹毛求疵，把很少的瘢痕看得十分严重等等。这些似乎不那么醒目的情况均有可能成为问题。所以，医生在第一次接诊时，若能做到细心地弄清楚受术者要求美容手术的动机，并尽可能告之受术者手术的方法、所需时间、疼痛程度、大体结果，以及术后会出现的某些情况和术后可能会年轻一些，但不可能一次手术获得恒久不变的外貌；以及年轻外貌能维持多久，还有与受术者老化的速度，及对皮肤的保护好坏有关等等，这些方方面面的相关事项，在术前均应有足够的重视并与受术者充分沟通。其次还应注意以下几点：①术前对受术者额部的抬头纹，眉间纹，外眦的鱼尾纹，鼻唇两侧的鼻唇沟纹，口周围及颈部皱纹，是明显的细纹还是明显的深纹；②受术者面部脂肪分布如何，如眼睑有无脂肪突出、颊部有无脂肪体萎缩所致的凹陷，颈部有无脂肪积聚的臃肿情况；③女性受术者唇部有无竖纹；男性受术者发际高、低、宽、窄如何，是否秃发；④受术者面部有无色素沉积，过度角化或其他皮肤病痛；⑤受术者是否患过面神经麻痹即 Bell 面神经麻痹；⑥受术者两侧的表情动作是否协调对称；是否有轻度不对称，其中要特别观察两眼的形态功能是否对称、协调，还得顾及的是可能有些受术者术后称其原来视力不佳的那个眼睛与其对侧健康的眼睛的视力不同，而认为是手术所致，如果术前医生能做两眼视力检查，并向受术者说明，则不会有不必要的纠纷，故术前视力检查也有必要；⑦受术者面部有无创伤史或手术史；⑧ 受术者颏部是否后缩等等。这些都是为"除皱术"能得到满意效果的先决条件。

关于手术年龄，有资料表明，年龄最小者 28 岁，最大者 77 岁。临床经验认为，除皱术后的效果一般能维持 5~8 年，甚至 10 年以上。一般认为最佳的手术时间是 45~55 岁；倘若手术能恢复十年的"青春"，那么，当面部再现明显皱纹时，还可做第二次除皱术。不过，由于某些长期使用化妆品及长期在舞台上从事丰富面部表情的工作者，长期辛劳，他们中某些人有可能在 30 岁左右出现面部的老化皱纹；也有个别人皮肤过早地出现老化，甚至不到 30 岁就出现面局部皱纹，故病例选择亦不能完全根据年龄，而是要根据受术者的需要和实际情况。一般认为身体基本健康，无重要器官病变，心、肝、肾、肺功能正常，无疤痕体质及出血倾向，以及面部脂肪较少非肥胖者均宜进行除皱术；临床观测认为，面部皱纹深且明显，面部皮下脂肪少，脸型为椭圆形、长方形者除皱术后最为理想。总之，手术前医生应根据就医者的要求，职业特点，心理状况以及受术者可能达到的效果等多面的情况作全面综合的评价，确定除皱术是否实施。不过，对一些家族性遗传早衰，常年在户外日晒环境下工作者，或因疾病引起的严重消瘦者都不利于除皱后效果的维持，宜顾及。

　　最后，术中要特别注意避免损伤面神经，而造成不完全面瘫。面神经主干自茎乳孔（stylomastoid foramen）出颅后至面部这一局部位置较深在，在除皱术中一般不会伤及。但它的面部分支走行于颞部面部及颈部表情肌。所以，在颧弓表面或颈部进行潜行分离时均需注意避开相关的面神经分支，特别是面神经的颈支就在颈阔肌的深面分布至此肌，稍不慎易伤及。有关面神经的行程，分支及局部有关的毗邻关系请阅中篇第一章第三节中的"四、面神经"。

（张　黎　王启华）

第七节　乳房美学的解剖学
Section 7　Anatomy of Breast Aesthetics

　　乳房（mamma/breast）是哺乳动物的特征性结构，是皮肤的特化器官。此间，主要是指女性乳房。它常被称为女人的第二张脸。也是女性的重要第二性征。它的发育比月经初潮要早 2~3 年，被认为是女性最早出现的第二性征。年轻的乳房丰满，挺拔，魅力十足，充满动感，显示年青生命的激情，青春的活力，是女性曲线美的重要组成部分，也是健康美丽的重要特征之一。所以也是女性特有美的象征，更是女性美的必备条件之一。女性乳房另一个功能是哺乳器官。哺乳不仅对婴儿的生存，生长和发育十分重要，也与保护母亲健康的基础息息相关；不过由于营养学飞跃发展，初生婴儿的成长可完全用牛乳或其他食物喂养。所以，哺乳已不再是女性乳房唯一的重要功能。但是由于母乳是婴幼儿最适宜的天然营养品，它不仅热量高，所含蛋白质、脂肪、碳水化合物也都适合小儿的消化能力及需要，且母乳内还含有维生素、酶、抗体。母乳中含有适合婴儿需要的各种常量元素和微量元素。如母乳中钙含量虽然不如牛奶多，但母乳钙和磷的比例十分恰当，可被婴儿很好地吸收利用，又如母乳中的铁质约 70% 可以为婴儿所吸收，牛奶的铁吸收仅有 10%~30%，故人工喂养的婴儿在 6 月后容易患贫血。初乳中的锌元素是正常母亲血清的 2~4 倍，成熟乳的锌含量也非常高，母乳中的其他微量元素（如铜、镁），也都很适合婴儿的消化吸收和生长发育。以上所述，它无疑对婴幼儿的健康将大有助益；另一方面，由于产妇子宫较常人为大，如果自己喂乳，也能够促使子宫较快收缩至常度，对母亲也有好处。所以，人们普遍认为还是主张尽量以母乳喂养一段时间为宜；另外，据 2017 年英国"独立报（Independent）"报道，瑞典隆德大学（University Lund，Sweden）科学家研究显示母乳中含一种被称为"Hamlet"（哈雷特）的化合物有抗癌的作用。该化合物是免疫学家卡塔琳娜·斯万堡教授（Prof.Catharina Svanborg）在研究抗生素时意外地被发现的。科学家还测试对膀胱癌患者注入"Hamlet"化合物几天后，在排出的尿液中含有被杀死的癌细胞；并且认为该化合物含有 α-乳白蛋白，这种含有 α-乳白蛋白的母乳在胃内变成一种抗癌剂，却不会对健康细胞造成伤害；"Hamlet"化合物能避开癌细胞的外层防御，攻击线粒体和细胞核，从而使癌细胞失去能量来源，这个"凋亡"过程即是对"癌细胞重新编码"使之衰老而死亡。这种"Hamlet"化合物物被发现，相比于同时杀死体内癌细胞和健康细胞的化疗和放疗，母乳中的这种化合物只攻击癌细胞，无疑提供了一种代替方案；此外。还认为母乳中的"Hamlet"化合物也能帮助肠癌和了宫颈癌患者，自然也为抗癌治疗带来正能量和新希望。此外，乳房也是女性性器官的一部分，也参与性活动的全过程，更是女性性兴奋的"起搏点"之一。不难理解，女性乳房不仅艺术家所重视，也为全社会所关注；在现实生活和社会活动中所有华丽衣着；服饰和衣服等，均对女性乳房的形态，无不直接或间接地尽力予以表现，俗称"人靠衣装"，借此增加女性衣着的魅力。

　　就女性而言，其对对乳房的形态都十分重视。以往认为半球形乳房是圆周的半径高而均等，胸大肌发达，乳房丰满，状如苹果。这样的乳房被誉为最理想的乳房形态。不过，由于女性乳房有较长的一段时间一直被视为是女性的秘密，所以乳房整形起步要晚很多。尽管如此，某些女性因发育不良而有"平胸"，因发育过度致巨乳或多次妊娠致巨乳兼垂乳的妇女，以及因肿瘤而将乳房部分或全部切除的女性患者，无不都很想通过整形而获得外形美好，大小适中，适合自己体型，接近正常的乳房。所以，隆乳术、巨乳缩小整形术、垂乳上提固定术等，已成为美容整形外科较常用的术式。

　　从人体健美体型角度看，波浪起伏的胸峰是构成女性美的重要条件之一。但由于种族间体质、文化、传统、心理因素、生活环境等不同，东西方之间对女性乳房美的标准自然存在着差异；再加上因制定女性乳房美的目的有所不同，如艺术家所要求的乳房美学参数是一种艺术美，与现代女性美存在较大差距；健美比赛也有标准：如身高 160cm 的女性，其胸围要达到 84~86cm；显然，这些标准并不适合用于我国现实生活中的一般女性。但究竟什么样的女性乳房才算美？根据不少学者对中国女性乳房的观察与测量数据分析，认为中国女性乳房美应该是：①发育良好，丰满匀称，柔韧而富有弹性；②乳房突出挺拔，润泽呈圆锥状并略向外翻，两乳头间距大于 20cm，乳头到胸骨中线的距离约为 11~13cm；③乳晕清晰，处女乳晕呈玫瑰红色，婚后呈褐色，在妊娠或哺乳期色泽变深呈褐色或黑褐色；④乳房两侧对称，乳房大小与体形成比例，身高在 160~165cm 者通过乳头的胸围应大于 80cm~87cm（巨乳症除外）；⑤乳房的位置较高，位于第 2~6 肋间，乳头位于第 4 肋间；乳房的外观挺拔，呈半球形或小圆锥形最富美感。

一、乳房的位置与形态 the Position and Appearance of Mamma

　　成年未婚女性乳房多呈半球形或圆锥形，质地紧而富有弹性，其大小、形状个体差异颇大（见文末彩图Ⅲ-2-58），主要因所含纤维组织和脂肪的多少不同而致。青年妇女的乳房比中年妇女要稍高一些，未孕妇女的乳房一般两侧对称，已孕并哺乳者两侧可能稍有不对称，发育良好的乳房位于第 2~6 肋软骨平面、胸骨线与腋中线之间的区域，约 2/3 在胸大肌浅面，1/3 在前锯肌表浅面，其外上部常有一小部分伸向腋窝，称为外侧突（lateral process）或称腋突（axillary process）。乳房下缘有一弧形皱襞，为乳房下皱襞（inframammary fold）。

　　乳房表面皮肤薄而细嫩，其中央突出部为乳头（nipple），一般直径约 1.2cm，高约 1.0cm。乳头的大小和位置随乳房的形态而有差异，青年期位置较固定，一般在第 4 肋间或第 5 肋与锁骨中线交点，哺乳期乳头增大并随乳房胀大下垂。乳头顶端凹凸不平其上有许多裂隙状凹陷，凹内有 15~20 个输乳管（lactiferous ducts）开口，称为输乳孔（lactiferous pore）。乳头周围色泽较深的环形区为乳晕（areola of breast），乳晕的颜色随人的肤色和乳房的生理状态而异，少女呈粉红色，妊娠后变为深褐色。乳晕表面有许多散布小突起，称为乳晕腺（areolar gland，Montogomery gland）的开口，乳晕腺可分泌皮脂滑润乳头，保护乳晕皮肤。乳晕的薄层皮下组织中，除含有丰富的皮脂腺和汗腺外，还含有平滑肌纤维，收缩时可使乳头挺直，利于婴儿吸吮。

　　整个乳房位居胸前部浅筋膜的浅、深层之间，乳房浅层的浅筋膜浅层较薄弱，但恒定存在，手术时易于辨认，是剥离皮瓣时的重要标记。此层组织居皮下脂肪组织中，巨乳整形皮瓣分离即在此层浅筋膜进行。乳房后面为浅筋膜深层所包裹，它与覆盖在胸大肌表面的深筋膜之间为疏松的潜在间隙，称为乳房后间隙（retromammary space）或乳房后滑囊（retromammary bursa）。由于间隙的存在使乳房在胸壁上有一定的移动性，此间隙为放置乳房假体的部位之一。乳房深部炎症脓肿切开引流时，沿乳房下缘皱襞弧形切开进入脓腔后，需打通所有结缔组织间隔，推开乳房后间隙，以保证引流通畅。另外，有人认为可能有若干乳腺小叶伴随这些纤维深入到胸大肌，故乳癌手术治疗时需将胸大肌及其筋膜一起切除。在胸大肌深面与胸小肌之间也有一层疏松组织相隔，此一区域也是乳房假体放置常用的解剖学位置。

二、乳房的结构 the Structure of Mamma

　　乳房主要由乳腺构成。乳腺（mammary gland）分为 15~20 个乳腺叶（lobes of mammary gland or mammary lobes），乳腺叶以乳头为中心呈放射状排列。每一乳腺叶各有一条输乳管（lactiferous duct）行向乳头，输乳管在近乳头基部乳晕的深层，形成一梭形膨大，称为输乳窦（lactiferous sinuses），可暂时储存乳汁，输乳窦的末端又变细，开口于乳头顶部（图Ⅲ-2-59）。乳腺叶由乳腺小叶组成，乳腺小叶（lobules of mammary gland）由若干腺泡合成。每个乳房所含乳腺叶的数量是固定不变的，而乳腺小叶的数目和大小则有很大变化，年轻女性的小叶数目多，体积大，经期后小叶明显萎缩。从组织结构来看，乳腺周围有丰富的结缔组织填充，在乳腺小叶范围内，腺泡和小乳管的上皮外层，有基底膜及单层平滑肌纤维，再外层为上皮下结缔组织包绕，更外层为管周围结缔组织和腺泡周围结缔组织。输乳管之间有大量结缔组织填充，病变时，小叶上皮下结缔组织增生，是管内型腺纤维瘤的主要病变成因，而管周型腺纤维瘤或乳腺内瘤及所有乳腺增生性病变，则为管周围结缔组织及腺泡周围组织的异常增生。哺乳期输乳管受阻，乳汁淤积，引起输乳管周围组织变性纤维化，形成疤痕组织产生牵引，可导致乳头回缩或乳头方向改变。各乳腺叶之间，有富含脂肪的结缔组织间隔，它们位于胸肌筋膜和皮肤之间，并形成联系，称为乳房悬韧带（suspensory ligament of breast，Cooper's ligament），对乳腺起支持和固定作用。乳癌波及此韧带时，由于韧带的挛缩可致乳房区皮肤凹陷，是橘皮样变化的原因之一。

据光纤乳管镜（fiberoptic ductoscopy，FDS）观察，正常输乳孔管（乳头内乳管）从乳头开口部至乳头根部长约 1.0cm，输乳管几乎都在乳头根部 3.0~4.0cm 处分支，一般分为 2~3 支或 4~5 支，乳头管走行复杂，似无规律性可循。正常乳管内腔平滑、有光泽、呈淡黄色或淡红色，微血管清晰可见，有时可见到纵形皱襞。乳管扩张症，乳管周围炎时能看到乳管扩张和乳头管周围发炎症状。片状出血斑和纤维性架构结构等是与炎症有关的特征。

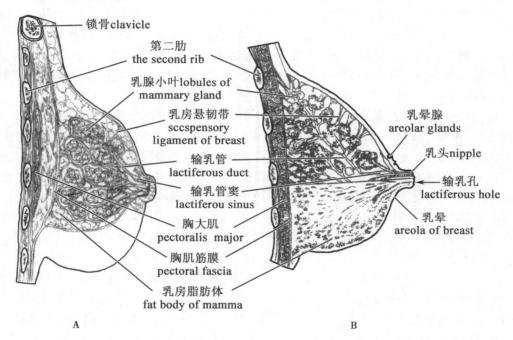

图Ⅲ-2-58　乳房结构示意图
Diagram of Mammary Structure
A. 立体模式图（tridimensional picture）　B. 矢状切面图（sagittal section picture）

三、乳房的分区 the Subarea of Mamma

临床上常以乳头为中心，分别作水平线和垂直线，把乳房分为 5 个区：乳头和乳晕所在的乳头区，及其他为内上、内下、外上、外下四个象限。据临床观察女性乳腺肿瘤多发生于乳房外上象限较多。

在此应有提及的是：一种罕见疾病"男性乳腺癌"，只占乳腺癌病例总数的 1.0%。男性乳腺癌患者存在率更低。有研究显示：大多数男性乳腺癌病例属于雌激素受体阳性乳腺癌，但只有 77% 的患者使用他莫昔芬（Tamoxifen）进行过激素治疗；尽管有 56% 的男性乳腺癌病例在肿瘤还很小时就得到确诊，但只有不到 4% 的患者做过保乳手术，大多数患者接受的是乳房切除手术，而后者会严重影响患者的生活质量。到目前人们对其病理和最佳疗法也知之甚少。

（张文光　冯家骏）

四、乳房的血液供应与神经支配 the Blood Supply and Innervation of Mamma

（一）乳房的动脉（the arteries of mamma）

分布于乳房的动脉来自下列各分支（图Ⅲ-2-59）：

1. **胸廓内动脉穿通支**　主要有第 1 至 4 穿通支，以第 2 穿通支最粗大，出现率为 58%，第 1 穿通支出现率为 34%。手术时可在胸骨外侧缘附近，第 2 肋软骨的上、下缘寻找。这组血管分布于乳房内侧部分。

2. **腋动脉的分支**　腋动脉的分支包括：①胸肩峰动脉（thoracoacromial artery）起自腋动脉的第二段或第一段，供应乳房的分支经胸肌三角肌间隙或锁骨下方穿出胸大肌到浅层至皮下，垂直下行分布于乳房外上部，并向乳头汇聚；②胸外侧动脉（lateral thoracic artery）起自腋动脉的第二段，主干沿胸小肌下缘紧贴胸壁行向下内，沿途发出分支供应乳房外侧部；③直接乳房支是直接起自腋动脉分出的乳房支，沿腋中线下行至乳房外侧部。

3. **肋间动脉（intercostal artery）**　其是指一系列细小的肋间动脉前穿支，通常以第 3 至第 5 支最大，在胸廓内动脉穿通支的外侧约 2.0~3.0cm 处穿出，分布于乳房内侧部，乳癌根治术中应结扎之。肋间动脉的外侧皮支也发出细小的乳房支分布于乳房深层。

上述分布于乳房内侧、外侧和深层面的动脉分支彼此相互吻合，在乳房腺体的前、后构成浅、深两组血管网，浅组动脉的末梢部分向乳头、乳晕汇聚形成环形血管网，此网在内下象限较集中，并见到其中有一支自乳腺中心附近穿过乳腺组织，供应乳头、乳晕的乳头乳晕深动脉。因此乳头、乳晕部皮肤有两套血管供应，即浅组的环形血管网和皮肤的真皮下血管网。

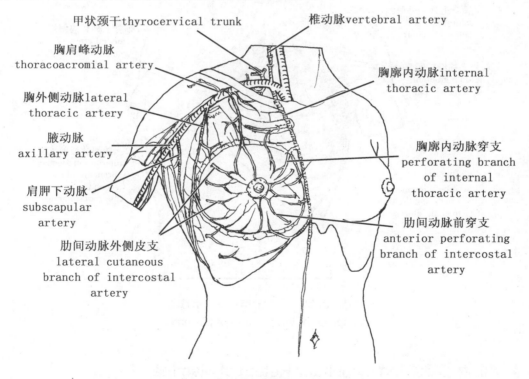

图Ⅲ-2-59　乳房的动脉供应示意图
Diagram of Arterial Supply of Mamma

通往乳房动脉各来源支的分布走向，主要在乳房上方两侧横行向乳头汇集，切开乳腺时，切口应尽可能低于乳头，以避免损伤主要动脉分支。乳腺深层面没有大血管进入，手术时将乳腺由胸壁分离时不致造成大出血。供应乳头及乳晕区的动脉支由深层面进入，围绕乳头作浅的环形切口，不会损伤它们的血液供应。

（二）乳房的静脉（veins of mamma）

乳房的静脉分浅、深两组。浅层静脉位置表浅，多呈横向引流血液入胸内静脉，可与对侧吻合，有时可向上引流至颈前静脉。深层静脉多与动脉伴行，分三条途径回流：

1. 胸内静脉穿通支是乳房最大的静脉，乳癌细胞常经此途径转移到肺。

2. 腋静脉属支数目多，变异大，是乳腺癌转移到肺的另一重要途径。

3. 肋间静脉主要引流乳房深部静脉血，向后与椎静脉系相交通，最后汇入奇静脉，是乳腺癌肺转移的第三条途径，特别是与椎静脉系的交通，在胸腔内压力增加时，可驱使乳房的静脉血进入压力低、无瓣膜的椎静脉系，乳腺癌细胞可经此转移至脊椎骨、骶骨、骨盆、头骨等处。

（三）乳房的神经（nerves of mamma）

乳房接受交感神经和脊神经支配，即交感神经节后纤维通过 2~6 肋间神经外侧皮支，即乳房外侧支分布到乳房，司腺体分泌和平滑肌收缩（图Ⅲ-2-60）。乳房上份的皮肤由第 3~4 颈神经前皮支支配；乳房外侧部皮肤由胸 3~6 神经的外侧皮支支配；内侧份的皮肤则由胸神经的前皮支支配。这些神经特别是在乳头部有丰富的感觉纤维分布，哺乳时乳头受到刺激，通过神经反射，乳头勃起，腺体分泌，便于吸吮，故分布至乳头的感觉神经对哺乳十分重要，手术中需注意保护。如果不慎误伤此神经，则有可能发生永久性乳头和乳晕麻痹。

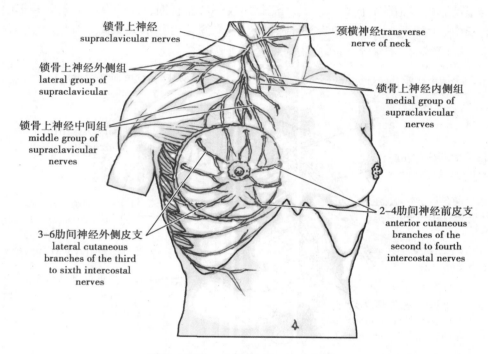

图Ⅲ-2-60 乳房的神经支配示意图
Diagram of Innervation of Mamma

五、乳房的淋巴回流 the Lymphatic Return of Mamma

（一）乳房的淋巴管网（the lymphatic network of mamma）

女性乳房的淋巴管形成丰富的淋巴管网分为浅、深两层。浅层网位于内皮和皮下，在乳头和乳晕处最为密集，行向深层，形成乳晕下淋巴管丛（subareolar lymphatic plexus，又称 Sappey 淋巴丛）。深层淋巴管起自乳腺小叶周围结缔组织内的微淋巴管网，在小叶间结缔组织间隙和输乳管周围吻合成丛，并沿输乳管向乳头汇集，注入乳晕下淋巴丛，乳腺内浅、深层淋巴管网之间，有丰富吻合交通，乳房由于某种原因有丰富的淋巴管网，乳癌患者癌细胞压迫或侵及皮肤淋巴管时，淋巴管受阻、淤积、产生皮肤水肿，高出毛囊小凹，是造成乳房区皮肤桔皮样变的原因是之一。

（二）乳房的淋巴引流（the lymphatic drainge of mamma）

乳房的淋巴引流分为两部分，乳房表面的皮肤，除乳头和乳晕以外的区域，淋巴管汇入邻近淋巴结；外侧部注入腋淋巴结（axillary lymph nodes）；上部注入锁骨上淋巴结（supraclavicular lymph nodes），上外部注入三角肌与胸大肌之间的三角胸肌淋巴结（deltopectoral lymph nodes）；内侧部注入胸骨旁淋巴结（parasternal lymph nodes）；两侧的淋巴管越过胸前正中线相互交通。乳腺实质和乳头、乳晕区皮肤的淋巴管，通常有下列 6 条途径回流（图Ⅲ-2-61）：

1. 乳房外上象限淋巴经胸肌淋巴结至腋淋巴结中央群，注入锁骨下淋巴结（infraclavicular lymph nodes）。

2. 乳房内侧淋巴由胸骨旁淋巴结注入锁骨上淋巴结（supraclavicular lymph nodes）。

3. 乳房内上象限淋巴穿经胸大肌至锁骨下淋巴结；锁骨上、下淋巴结的淋巴经锁骨下干注入静脉角。

4. 沿胸大肌浅、深部的淋巴管可越过中线与对侧交通。

5. 乳房深部及内下部的淋巴，可经腹直肌鞘，肝镰状韧带内的淋巴管，以及腹膜下淋巴管和膈下淋巴管，注入肝和腹腔内其他部位淋巴结。

6. 乳房外侧淋巴可沿肋间血管至胸骨旁淋巴结或肋骨小头处淋巴结，注入胸骨或脊柱附近淋巴结。

乳房的淋巴虽然一般是分区流向，但乳房各局部淋巴结的收纳范围并无恒定界限，总体上看主要是引流至腋淋巴结，也可流向对侧。故乳腺炎症或癌肿，首先侵及同侧腋淋巴结和胸骨旁淋巴结，继而到达锁骨上、下淋巴结，通过胸导管（thoracic duct）或右淋巴管（right lymphatic duct）进入血液循环。因此乳房的淋巴一般需经过二至三级淋巴结才能到达胸导管或右淋巴管，故淋巴结构的屏障较多，乳腺癌患者若能及时进行根除治术，均有可能争取较好疗效。

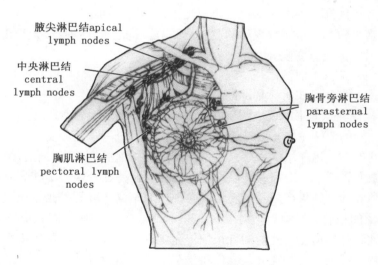

图Ⅲ-2-61　乳房的淋巴回流示意图
Diagram of Lymphatic Return of Mamma

六、乳房的年龄变化与先天异常 the Changes of Mamma with Age and Its Congenital Abnormity

（一）胚胎期（embryonic stage）

胎龄 6 周时，在胚胎躯干前壁的两侧，相当于腋窝与腹股沟内侧端的连线上，外胚层增厚形成乳线（milk line）或乳嵴（mammary ridge），随后乳腺上的外胚层细胞局部增殖变厚形成 6~8 对乳房原基（primordium）。胎龄 9 周，乳腺的上 1/3 和下 1/3 处的乳房原基退化，仅有胸部的一对继续发育，其外胚层形成胸乳；细胞层向深面的间叶细胞中下陷形成凹状结构，表皮的基底细胞也随之下陷形成乳芽，胎龄3个月，外胚层向深层的中胚层间叶细胞下陷，成为乳腺腺泡（breast acinus），近皮肤表面远侧部发育成乳管（milk duct），远侧端于出生前不久外凸，发育成乳头（nipple）。

如果多余的乳房始基部不退化，则将发育成多余的乳头或乳房称为副乳。若两侧乳房始基全部退化或一侧全部退化则表现出为先天性乳房缺失或单侧乳房缺失。

（二）婴幼儿期、青春期、月经期（infancy, puberty and menstrual phase）

乳房的发育，受内分泌等因素影响，出生以后，在幼儿期、青春期、月经期，其形态结构均有一定差异。新生儿由于受母体性腺和胎盘性激素的影响，乳房有一定程度的发育和生理活动，出生后1~3周消失，4~8个月后，乳腺进入幼儿期的静止状态，并一直持续到青春期前。青春期男、女性乳房有明显差别。女性由于卵巢的发育成熟，分泌雌性激素和孕激素，促使乳腺发育，乳房逐渐丰隆，乳头和乳晕相继增大，颜色加深，但由于乳腺叶间的脂肪含量较少，结缔组织相对丰富，触摸感比较硬韧。月经初潮期乳房的皮下脂肪与纤维组织增加，血管增多，乳管增长、扩张并产生分支，使整个乳房增大呈半球状，但乳腺小叶尚未形成。男性仅在青春期约1~1.5年的时间内乳腺纤维组织有轻度增大，有时可在乳头下触及钱币大的、质地较硬的腺样纤维组织，可能有轻触痛或感觉过敏，随后即逐渐消失，若继续发展长大，则形成男性乳房肥大（gynecomastia）

（三）妊娠期和哺乳期（gestational and lactation periods）

女性月经周期与乳房发育密切相关，经前增生，经后复原。妊娠对乳房发育的影响最大，只有在妊娠期，乳房才达到发育成熟的最后阶段，为分泌乳汁和哺乳做好充分的准备。妊娠期乳房有明显变化，这些变化也常作为诊断妊娠的辅助象征。妊娠期乳房外观的变化有：

1. 乳房进一步增大，丰满。
2. 妊娠初期乳晕颜色加深，逐渐呈褐色，直至黑色，称为"初晕"。
3. 乳晕区出现许多米粒大小至绿豆大小的皮肤小结节，是由于乳晕腺增大所致，称为"初晕结节"。
4. 乳头增大、凸出、挺立、变硬。
5. 乳房表面静脉明显扩张，血液循环增强。
6. 妊娠第3个月末，挤压乳头可有稀薄的"初乳"流出。
7. 妊娠第5个月，在乳晕周围出现一圈皮肤色素沉着区，称为"次晕"。

妊娠期乳房内部结构的改变主要是乳腺腺体的变化，腺管进一步长分支，每一乳腺管的末端都形成一个腺泡呈圆形或卵圆形，并迅速增大增多；至妊娠后期，腺泡更加扩张，乳管继续增大，小叶间纤维组织受挤压而减少，微血管增多、充血；哺乳期乳腺分泌乳汁是在分娩后2~3天开始的，此时腺叶高度增生肥大，腺泡内充满乳汁，如果产后不哺乳，乳管内压力渐高，乳管扩张，压迫管壁和乳腺小叶，数日后乳腺迅速发生广泛的退化，使乳房复原至妊娠前水平。若产后哺乳则乳汁持续分泌，一般在分娩后8个月分泌减少，乳腺开始退化，此时断乳很快停止泌乳，对复原后乳腺体积影响不大；若泌乳减少后仍坚持哺乳，特别是不规则的持续哺乳，乳房将松弛下垂，但断乳数月后乳房形态也可复原。成年期以后，乳房内脂肪逐渐增多，乳腺小叶和乳管则萎缩减小，管周围组织继续增加且致密化，分娩次数少或未分娩者变化小且晚，随着年龄增加，由于脂肪的沉积乳房表面皮肤松弛，乳房逐渐下垂。停经期后，由于内分泌改变，乳腺管周围纤维组织增多，小乳管及血管硬化甚至闭塞，乳房内充满脂肪和结缔组织。

（四）老年期（senile period）

随着年龄的增加，进入成年期后，腺体内脂肪逐渐增多，而乳腺小叶和乳管等结构也逐渐出现萎缩或减少，管周围组织增加且致密，分娩次数少或未分娩者则变化稍晚。但随着年龄之增加，脂肪沉积和乳房表面皮肤松弛，在地心引力长时间的作用下，乳房也慢慢出现下垂。随着卵巢功能的减退和消失，月经逐渐减少以致绝经。进入老年，管周围的纤维组织，越来越多，有的还出现硬化甚至钙化；小乳管及血管亦逐渐硬化而闭塞，乳房内仅有纤维和脂肪组织；肥胖者以脂肪居多，瘦者以纤维组织居多，乳房显得干瘪。

（五）乳房的先天异常（the congenital abnormality of mamma）

乳房异常并非少见。主要表现除了一对正常乳房外，常在正常乳房的下方或外上方，可能出现一对或一对以上的小乳房，称多乳即副乳房（accessory breast）；也有些人在乳晕上，生长出两个或两个以上的小乳头，称多乳头或副乳头（hyperthelia or accessory nipples）。男女性均可发生多乳房或多乳头。其发生率的比例女性是男性的 5 倍；而女性中有此现象者约占 1%。但也有人缺少一侧乳或无乳房。这些都是先天性因素所致。哺乳动物胚胎 6 周时所出现两条对称乳线（milk line）上的 6~8 对原始乳房，本来要部分消失，而未有消失的结果。在哺乳动物中如：猿、猴、大象等也是一对乳房，而猪、狗、猫、兔则是多乳房，牛、羊的乳线前端逐渐退化，出生后仅保留近大腿根部的腹股沟乳房。所以，副乳房的出现是原始乳房退化过程中未完全退化的原始乳房。故其发生的解剖位置也必然多在原始的乳线上（图Ⅲ-2-62）。

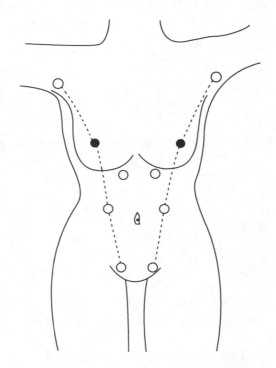

图Ⅲ-2-62   异常乳房出现的位置示意图
Diagram of the Position that Abnormal Mamma Appears

1. 乳房数目增多由于胚胎期乳房原基未退化所致，其位置在胚胎期的乳腺上，除正常的一对乳房外，其他的称为副乳（accessory breast），副乳房的大小不一。内部也有一些乳腺组织，有的副乳房有乳头，有的没有乳头。没有乳头的副乳房又称迷走乳房组织，有发生恶性肿瘤的可能。在胚胎期的乳头位置上，有时有副乳头（accessory nipples，hyperthelia），男、女性均可出现，副乳头数目不定，一般不如正常乳头那样完整，常无腺体组织与之相连。副乳头的存在一般无临床重要性。

2. 乳房的数目减少或乳房发育不全，或无乳房（amastia）、无乳头（athelia）等，常与胸壁畸形合并发生。

3. 小乳症多为先天性乳腺发育不全，后天性则多为内分泌紊乱或手术所致。

4. 巨乳症多属先天性因素，严重者的乳房肥大，可分为腺体脂肪，皮下组织过度发育，也可仅为脂肪过多，而腺体不增大，常伴有乳房下垂。

5. 先天性乳头内陷由于乳房发育过程中乳房原基远侧端未向外凸，以致乳头部保持凹陷状态，称为先天性乳头回缩，实际是先天性无乳头。

七、乳房的分型 the Types of Mamma

可依据成年女性乳轴的高度与基底直径比例大小；乳房软硬度、张力、弹性、形状及与胸壁之间的下方夹角大小，或用乳房角度进行划分，可分为各种类型。

1. 根据乳房轴的高度与乳房基底直径比大小，可分为三型（图Ⅲ-2-63）：①圆盘型（disc type）或碗型乳房：乳轴的高度小于乳房基底部半径，黄种人多见；②半球型（hemisphere type）：乳房的乳轴高度与乳房基底部半径几乎相等，白种人多见；③圆锥型（taper type）：乳轴高度大于乳房基底部半径，多见于黑种人。

2. 根据乳房软硬度、张力、弹性、形状及其与胸壁的角度，分为三型：①挺立型（upright type）：乳房轴线与胸壁几乎呈 90°（直角）；②下倾型（incline type）：乳轴稍呈向下，夹角小于 90° 而大于 45° 柔软且富于伸缩性；③悬垂型（overhang type）：乳轴显著向下，夹角小于 45°。

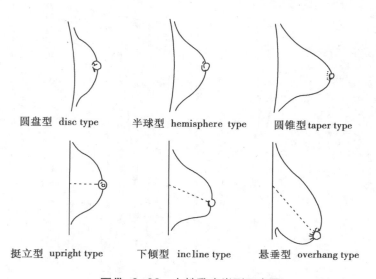

圆盘型 disc type　半球型 hemisphere type　圆锥型 taper type

挺立型 upright type　下倾型 inc line type　悬垂型 overhang type

图Ⅲ-2-63　女性乳房类型示意图
Diagram of Mammary Types of Women

3. 根据乳房角度分为三型即用乳头至乳房上、下缘间连线的交角，分成：①直角者为半球型；②锐角者为圆锥型；③钝角者为圆盘型（图Ⅲ-2-64）。

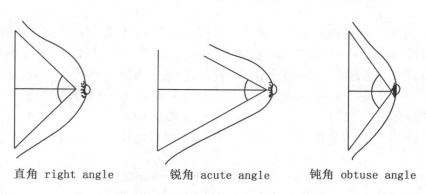

直角 right angle　锐角 acute angle　钝角 obtuse angle

图Ⅲ-2-64　乳房角度分型示意图
Diagram of Mammary Types According to Their Angle

八、乳房的美学形态 the Aesthetic Appearance of Mamma

女性形体美是由流畅、圆润、优美的曲线构成。此乃由于美的形式、美的感受和美的表达是美学含义的主体，其中女性乳房的曲线独具魅力；它最能体现女性特征，是女性重要的第二性征。因为，丰硕而富有弹性的乳房，突显出女性性感的强大魅力，它代表了生命、青春、爱情和力量，是一种不可抗拒的人性意志。古希腊时代的维纳斯女神雕像，就是以其丰满匀称，大小适宜的半球形乳房赢得了世人的称颂。因此，乳房自然成为女性美的必备条件。其理由主要是：美的本质和存在是客观的，面对美的认识和感受又是主观的，只有感觉到美，认识到美，才能表现美和再现美，尽管乳房美与时代的审美观，由于种族、民族习惯、文化素质等方面的不同，对乳房的审美标准彼此不同，而东方人和西方人差别较大。但乳房的美学形态作为女性人体美的重要组成部分，按现代多数美容专家认为：比较理想的乳房应具备以下的条件：①丰满、匀称、挺拔而富有弹性，以半球形或圆锥状的乳房最佳；②乳房位置较高，位于第 2 肋与第 6 肋之间，乳头突出，略向外翻，并位于第 4 肋间，两乳头间距大于 20cm，乳晕清晰；③两侧乳房对称等。

当下，较多的学者更强调关注整体美即均衡和比例适中，并认为美的标准不是人群平均值所能代表的，平均值仅是相对固定的绝对值，不能充分说明事物的彼此关系。以乳头的位置而论，应该强调它与胸骨切迹，锁骨中和两侧乳头的距离是均等的，这样才能得到均衡美。此外，美感还建立在适当的比例上，例如人们所熟悉的，人体造型完美的维纳斯雕像，其乳房本身各部彼此的关系和它与周围各部的关系，均符合"黄金分割律"的比例；乳头的位置并不位于圆锥形的中央，而是稍偏外侧，其外侧半的宽度与内侧半宽度之比为 3：5，也同样符合黄金比。还有学者认为，乳房在身体的上、下位置十分重要；如果把人体长度定为 8 个头长度，从脚到头部计算，乳头应位于 6.167 处，乳头与脐应相距一个头长。还有，女性"五围"的比例关系，也很重要。有人对中国健康成年女性乳房相关的身高，体重与"五围"的关系进行了观测和统计。有关比值见表Ⅲ-2-6。

表Ⅲ-2-6　我国健美成年女子身体各部比值
table Ⅲ-2-6　the Ratio of the Body Parts in Bonny Adult Women of Our Country

部分	身高	体重	上臂围	胸围	腹围	臀围	大腿围
比值	2.53	0.84	0.38	1.35	1.00	1.38	0.82

例如：某女性身高 160cm，则合适的胸围应为 160×1.35/2.53，约为 85.4cm；合适的体重应为 160×0.84/2.53，约等于 53kg。以此类推。更有学者认为乳房的健美标准，还应包括乳房的形态，乳房的皮肤及乳头形态等方方面面的因素，设计了乳房健美标准的评分表（表Ⅲ-2-7）作为参考，并以 74 分以上为健美。

表Ⅲ-2-7　乳房健美标准评分表（单位：分）
Table Ⅲ-2-7　the Grading Table of Mammary Bonny Standard（cent）

项目	30（1~2项） 10（3~6项）	25（1~2项） 8（3~6项）	20（1~2项） 5（3~6项）	10（1~2项） 2（3~6项）
标准胸围	达到	相差 1cm 以内	相差 2cm 以内	相差 2cm 以上
类型	半球形	圆锥形	圆盘形	下垂型
乳房位置	正常	过高	两侧不对称	过低
皮肤质地	紧张有弹性	较有弹性	尚有弹性	松弛
乳房外观	正常	颜色异常	皮肤凹陷皱褶有瘢痕	前述两项异常外观
乳房形态	挺拔、大小正常	过小	下垂	内陷

　　从上述女性健美乳房的方方面面，它与先天遗传和后天发育以及与锻炼紧密相关。人们普遍认为，只有符合正常乳房的解剖和美学形态，才能体现乳房美。所以了解掌握乳房的正常形态结构，发育过程和形态美学，无疑对乳房美容整形手术的设计有较重要的实用意义。

九、乳房美学的解剖学基础 the Anatomic Base of Mammary Aesthetics

　　成年女性发育正常的健康乳房，无论在乳房的解剖学位置，形态以及与全身比例协调等方面均符合健美和解剖学特点。但由于乳房的形态和大小受遗传和发育，以及生活环境，疾病等多个方面的影响，难免会出现乳房形态方面的改变。如：①乳房先天性畸形，先天性乳头内陷、乳头发育不良，巨乳症和各种原因所致的病态性乳房肥大：如处女乳房肥大，乳房腺体、脂肪和皮肤组织发育过度，妇女乳房肥大，主要由于乳房的脂肪和皮肤组织增生所致。②肥胖症者乳房肥大，由于乳腺脂肪增生，腺体不增，以致乳房横宽，肥大。③乳房下垂；有减肥后乳房下垂和老年性乳房下垂：主要由于皮肤，支持组织脂肪和腺体均明显萎缩，以致乳房表现为空囊状而下垂。可通过手术矫治其病理状态为主，同时兼顾美容整形手术恢复乳房的美学形态特征。只要掌握健美乳房的形态结构的基础知识，均有可能得一定的改善或满意的结果。当下乳房美容整形手术方法较多，优劣各具。在此仅就女性乳房的解剖学和美学特点介绍某些与乳房整形手术有关的基本原则。

　　（一）乳房的定位（the position fixing of mamma）

　　乳头是女性乳房最突出的部分，在乳房整形手术时常需要将乳头移位，因此，术前确定乳头的正确解剖位置十分重要。预确定乳头位置常用的解剖学体表标志包括：①第 4~5 肋间锁骨中线外 1.0cm；②胸骨上切迹至乳头距离为 18~24cm，平卧时升高 2~3cm；③乳头间距平均 20~24cm，两乳连线与乳头至胸骨上切迹连线构成等边三角形；④直立时上臂自然下垂时乳头位于上臂中点下 1.0cm 平面。但要顾及乳头的位置受身高和乳房体积的影响因人而异，在术前标定乳头解剖位置时要加以关注。

　　（二）乳头乳晕区切口的选择（the incision choices in the nipple and areola region）

　　隐蔽美观是乳头、乳晕美容整形手术切口时要十分重视的。手术应选择在乳晕线切口，通常均可完成手术；若须要在乳晕上切口时，切口不宜靠近乳头基底部，以免术后形成瘢痕收缩导致乳头偏斜。对各层组织应分别仔细对齐缝合，皮肤病则用可吸收线作皮内缝合。

　　（三）注意保护乳头乳晕区的血供（attention to protect the blood supply of nipple and areola region）

　　就与乳房而言乳头乳晕区的血供要较少一些。乳房有来自胸廓内动脉、肋间动脉和胸外侧动脉的分支，在乳房构成真皮下血管网，腺体前血管网和腺体后血管网，且与胸肩峰动脉和肩胛下动脉间有吻合，故乳房的血供十分丰富；即使复杂的乳房整形手术亦不致引起术后乳房缺血。而乳头乳晕区则不然，血供较少，虽然有真皮下血管网，乳腺导管周围和乳头下毛细血管网所供应，但主要由真皮下血管网供应。所以，当需要行乳头乳晕移位时，应特别小心，注意保护乳头、乳晕的血液供应；若沿乳晕线环行切断真皮下血管网有可能导致乳头坏死。临床经验认为：保留与乳头、乳晕相连并有一定宽度的三角形真皮血管网完好的皮瓣，是防止术后乳头乳晕坏死有效的方法。

　　（四）注意保护乳头，乳晕区的神经支配（attention to protect the innervation of nipple and areola region）

　　乳头乳晕区的神经支配是保持乳头，乳晕区正常的感觉和收缩功能的必备条件。支配乳头乳晕区的神经来第 4~5 肋间神经，其中较恒定在相当于 4 点钟（左乳）和 8 点（右乳）的位置由外侧向前，从乳房基底部穿过乳腺体至乳头乳晕区。整形术时应注意保护乳房外侧区的完整至为重要。由于乳头勃起和乳晕收缩系由皮下的平滑肌完成，所以应避免多处切断乳晕下平滑肌，确需切断的皮肤也应仔细对拢缝合。在施行乳晕缩小术和部分乳头成形术时若仅切除部分乳晕皮肤至真皮层，术后不仅形态美观，而且因皮下平滑肌和感觉神经末梢均未遭破坏，还可以保留乳头乳晕区的感觉和收缩功能，且不影响哺乳。

　　此外，对某些有瘢痕体质者、严重心理障碍者行乳房整形术宜慎重；有严重乳腺韧性增生并伴有上皮不典型增生等肿瘤病变时不宜行乳房整形术。由于乳腺随女性内分泌周期而重复增生和复旧的变化，所以在妊娠哺乳期变化更为显。因此，应避免在月经周期或妊娠期施行乳房美容整形术。

随着社会经济，文化的发展和卫生普及与水平的提高，因病理、生理和美学等原因而需进行乳房美容整形的女性不断增加。但乳房的美容整形手术应注意安全性和长效性，而目前较常进行的隆乳术所使用的硅胶囊乳房假件的组织相容性并不那么令人满意，植入后可能发生纤维性包裹，排斥反应甚至出现自身免疫性疾病等不良后果。而其他此类乳房假体的安全性乃需等待严格鉴定，因此以乳房假体作为美容目的隆乳术须持慎重态度为妥。

（何宏文　周正根）

参考文献 References

1. Anderson HR, 赖元素 . 人耳内淋巴囊部分分泌作用的超微结构证据 . 国外医学 – 耳鼻咽喉科学分册 ,1992,16:272

2. Carpenter AM, 奎熙晓 . 人圆窗膜超微结构研究 . 国外医学 – 耳鼻咽喉科学分册 ,1991,15:207

3. de Luise VP, Anderson DR, 金家灿 . 原发性婴幼儿青光眼 . 国外医学 – 眼科学分册 ,1984,8:72

4. Dennerg JC, 丁士媛 . 鼻部撕脱伤 . 国外医学 – 耳鼻咽喉科学分册 ,1989,13:108

5. Duindi GM, 李兆基 . 鼻咽的机械性刺激接受器及其在鼓室内压自动调节中的作用 . 国外医学 – 耳鼻咽喉科学分册 ,1982,(2):113

6. Harris JP, 王普泉 . 内耳实验性免疫系统 . 国外医学 – 耳鼻咽喉科学分册 ,1988,12:235

7. Maran AGD, Stell PM. 临床耳鼻咽喉科学 . 陈玉琰 , 译 . 上海 : 上海远东出版社 , 1992

8. 孙近仁 , 王惠君 . 内淋巴囊的解剖测量 . 国外医学 – 耳鼻咽喉科学分册 , 1981,5:449

9. Stocker FW, 朱志忠 . 角膜内皮及其临床意义 . 国外医学 – 眼科分册 ,1984,8:1

10. Törnquist P, 姚婉英 . 眼血管的渗透性和穿越血 – 视网膜屏障的运转 . 国外医学 – 眼科分册 ,1991,15:235

11. Tuft SJ, 方燕 . 角膜内皮 . 国外医学 – 眼科分册 ,1991,15:209

12. 杜潜 . 喉癌的雄激素受体 . 国外医学 – 耳鼻咽喉科学分册 ,1983, 7:178

13. Краснов M. 眼科的临床解剖基础 . 孙振声 , 译 . 北京 : 人民卫生出版社 ,1960

14. Танков BH. 正常人体解剖学 . 王之烈 , 译 . 北京 : 人民卫生出版社 ,1957

15. 柏树令 , 应大君 . 系统解剖学 . 第 5 版 . 北京 : 人民卫生出版社 , 2001

16. 北京医学院 . 实用外科手术解剖学 . 北京 : 人民卫生出版社 ,1972

17. 北京医学院人体解剖教研室 . 正常人体解剖学 . 北京 : 人民卫生出版社 , 1964

18. 毕华德 . 眼科手册 . 北京 : 人民卫生出版社 ,1965

19. 卜国铉 , 樊忠 . 耳鼻咽喉神经外科学 . 长春 : 吉林科学技术出版社 ,1992

20. 卜国铉 , 顾之燕 . 人鼻部应用解剖和超微结构 . 中华耳鼻咽喉科杂志 ,1990,25:377

21. 卜国铉 . 喉上神经麻痹的诊断和治疗 . 中华耳鼻咽喉科杂志 ,1986,21:218

22. 卜国铉 . 视神经管损伤经筛窦减压术的进展 . 国外医学 – 耳鼻咽喉分册 ,1983,7:2

23. 卜国铉 , 杨占泉 , 董震 , 等 . 小儿咽旁假性动脉瘤 (附七例临床分析). 中华耳鼻咽喉科杂志 ,1985,20:137

24. 曹天英 , 李文茹 , 魏占东 , 等 . 国人无名动脉的应用解剖学研究 . 锦州医学院学报 ,1992,13(4):11

25. 陈合新 , 李卫东 , 钟世镇 , 等 . 中颅窝进路内听道毗邻结构的解剖学研究 . 临床耳鼻咽喉科杂志 ,2002,16:112

26. 陈岚 , 吴学愚 , 叶瑛 , 等 . 电子计算机断层扫描在喉癌诊断中的作用 . 中华耳鼻咽喉科杂志 , 1990, 25(05):263

27. 陈硕 . 面神经及其营养血管在面神经管内的空间分布 . 中华耳鼻咽喉科杂志 ,1987,22:67

28. 陈雪梅 , 李宛青 , 李寄云 , 等 . 声襞定位食管入口的解剖学观测 . 郑州大学学报 (医学版),2005,40:1138

29. 陈玄珠 , 许光义 , 林荣卿 , 等 . 声带息肉与声带小结的临床病理及超微结构观察 . 中华耳鼻咽喉科杂志 ,1989,24:53

30. 陈兆和 . 圆窗区域的形态学及其临床意义 . 中华耳鼻咽喉科杂志 ,1984,19:111

31. 樊普川 , 张如之 . 双侧颈廓清术的颈内静脉问题 . 国外医学 – 耳鼻咽喉科学分册 ,1992,16:11

32. 范静平 , 陆书昌 , 吴建 , 等 . 筛窦顶壁的形态及临床意义 . 中国临床解剖学杂志 , 1996, 11:81

33. 范静平，陆书昌，陈楚瓔，等 . 声带沟的检查与处理 . 临床耳鼻咽喉科杂志 ,1990,4:95

34. 范巨峰,, . 注射美容外科学 . 北京：人民卫生出版社 ,2013

35. 方臻 . 电子计算机断层扫描在眼科的应用(综述). 中华眼科杂志 ,1982,18:113

36. 费声重 . 喉部应用解剖 , 中华耳鼻咽喉科杂志 ,1990,25:312

37. 范静平，廖建春，吴建，等 . 内窥镜蝶窦及蝶鞍区手术应用解剖学研究 . 中国临床解剖学杂志 ,1996,14:95

38. 龚树生 . 咽鼓管功能障碍研究及治疗现状 . 中国医学文摘——耳鼻咽喉科学 ,2015,30:298

39. 蔡一龙 . 喉癌对喉软骨的侵犯 . 中华耳鼻咽喉科杂志 ,1991,26:38

40. 韩群颖 . 计算机图像处理研究圆窗区及其临床意义 . 临床解剖学杂志 ,1987,5:129

41. 韩群颖 . 人耳圆窗膜的电镜观察 . 安徽医科大学学报 ,1987,22:21

42. 何朗 . 中国人正常睑缘厚度的测量 . 中华眼科杂志 ,1982,18:178

43. 何永照，姜泗长 . 耳鼻咽喉全书——耳科学(上、下册). 上海：上海科技出版社 ,1987

44. 何志广，霍晓霞 . 罕见食管畸胎瘤 . 中国医学论坛报(医学论坛网),2013

45. 洪杰，彭波，苏刚等 . 经颅视神经管减压术的应用解剖 . 解剖与临床杂志 ,2007,12:82

46. 侯伟坚，史剑波，许庚，等 . 鼻内镜手术的眶并发症 . 国际耳鼻咽喉头颈外科学杂志 ,2006,30:263

47. 胡静 . 正颌外科学 . 北京：人民卫生出版社 ,2010

48. 胡明，刘吉祥 . 鼻内镜下视神经管减压术相关解剖学 . 国际耳鼻咽喉头颈外科学杂志 ,2007,31:84

49. 黄德亮，等 . 脑脊液鼻漏的诊治 . 中华耳鼻咽喉头颈科杂志 ,1989,24:332

50. 黄兆选，汪吉宝 . 实用耳鼻咽喉科学 . 北京：人民卫生出版社 ,1998

51. 吉民生，石安惠 . 我国人眼外形之统计观察 . 中华眼科杂志 ,1958,5:285

52. 姜平 . 咽鼓管和腭帆提肌、腭帆张肌的解剖关系 . 解剖学杂志 ,1991,14:199

53. 解剖学名词审定委员会 . 人体解剖学名词 . 北京：科学出版社 ,1992

54. 孔令训 . 视网膜神经纤维层的研究(综述). 国外医学 – 眼科分册 ,1984,8:99

55. 雷琦 . 外耳的神经和动脉的解剖 . 解剖学报 ,1963,6:29

56. 黎昭洪，杜韵潢 . 内耳道定位的研究 . 中华耳鼻咽喉科杂志 ,1982,17:65

57. 李健，廖建春，陆书昌 . 视神经管区的应用解剖研究 . 解剖学杂志 ,1994,17(2):98

58. 李健，等 . 后筛窦及其毗邻结构的解剖学研究 . 中华耳鼻咽喉科杂志 ,1991,26:138

59. 李略，杨治坤，董方田 . 应用增强深部成像的相干光断层扫描测量正常人脉络膜厚度 . 中华眼科杂志 ,2012,48:819

60. 李迈群，王新春 . 跨声门癌 . 临床耳鼻咽喉科杂志 ,1989,3:188

61. 李娜，刘云超 . 过量性激素对家兔鼻黏膜的影响 . 中华耳鼻咽喉科杂志 ,1991,26:85

62. 李宁毅，赵保东，谭成勋，等 . 下颌神经管的走行及解剖结构的研究 . 中华口腔医学杂志 ,2001,36:446

63. 李苏娟，李甦雁，张正培，等 . 脉络膜厚度测量在眼病诊断及病情监测中的应用 . 国际眼科纵览 ,2015,39:50

64. 李文明，李明，王爱莲，等 . 前庭窗区域的应用解剖 . 昆明医学院学报 ,1986,4:22

65. 李源，郭敏 . 颈部肿块与颈动脉窦过敏综合征 . 国外医学 – 耳鼻咽喉科学分册 ,1989,13:13

66. 李哲生 . 鼓峡的解剖及其临床意义 . 中华耳鼻咽喉科杂志 ,1984,19:204

67. 李哲生 . 面神经的研究进展 . 中华耳鼻咽喉科杂志 ,1989,24:273

68. 李哲生 . 内耳血管畸形 . 中华耳鼻咽喉科杂志 ,1987,22:203

69. 梁传馀，范家骆 . 先天性声门下、气管狭窄 . 国外医学 – 耳鼻咽喉科学分册 ,1987,11:268

70. 梁茂金，郑亿庆，张志刚，等 . 咽鼓管球囊扩张在咽鼓管功能不良疾病中的应用 . 临床耳鼻咽喉头颈外科杂志 ,2014,28:1759

71. 廖建春，李健，范静平，等 . 鼻外筛 – 蝶窦进路视神经管减压术的几个临床解剖学问题 . 中国临床解剖学杂志 ,1996,4:90

72. 廖菊生 . 视网膜动脉供血不足的荧光造影征候 . 眼底病 ,1989,5:127

73. 廖义林 . 鼓室与周围相关结构距离的测量 . 解剖学杂志 ,1990,13(增刊):23

74. 林山，蔡钺侯，王辉萼，等 . 喉癌细胞核 DNA 含量测定及其与雌激素受体的关系 . 中华耳鼻咽喉科杂志 ,1990,25:331

75. 林志宏，蔡钺侯，王辉萼，等 . 喉淋巴管分布与超微结构观察 . 中华耳鼻咽喉科杂志 ,1990,25:275

76. 铃木彻，刘兆煌 . 声带肌的衰老变化 . 国外医学 – 耳鼻咽喉科学分册 ,1984,8:226

77. 刘宝林 . 口腔种植学 . 北京：人民卫生出版社 ,2011

78. 刘博，王国鹏 . 关注前庭系统基础研究 ,2014,29:265

79. 刘芳柽 . 上颌窦癌分区法 . 中华耳鼻咽喉科杂志 ,1988,23:251

80. 刘鸿权,张明恩.苯硫脲味盲.生理科学进展,1979,10:269

81. 刘庆麟,王启华,等.1592 例颅骨额缝的观察.解剖学通报,1983,6:321

82. 刘权章.遗传咨询.哈尔滨:黑龙江科学技术出版社,1999

83. 刘秀丽,杨和钧.人声带结构之年龄变化.国外医学–耳鼻咽喉科学分册,1990,14:259

84. 刘正津,钟世镇.颈外动脉及其分支的观察.解剖学通报,1965,2:13

85. 卢范,雷晓寰,韩文江,等.视神经管的显微外科解剖学.解剖学杂志,1998,11:120

86. 卢范,雷晓寰,韩文江,等.蝶窦与蝶鞍区的显微外科解剖学.中国神经精神病杂志,1986,13:338

87. 卢泰祥,张恩罴.鼻咽癌颈淋巴结转移下组颅神经损害与咽旁侵犯.中华耳鼻咽喉科杂志,1990,25(4):231–233

88. 吕光宇.面神经在颞骨段的变异.中华耳鼻咽喉科杂志,1965,11:187

89. 吕光宇,朱诚.蝶窦的临床放射线研究.中华耳鼻咽喉科杂志,1989,24:42

90. 吕岚.角膜移植免疫学研究进展.国外医学–眼科分册,1996,20:136

91. 马惟力,裴文,黄文华,等.儿童扁桃体切除后对免疫机能的影响.中华耳鼻咽喉科杂志,1982,17(03):141–143

92. 毛文书.眼科学.北京:人民卫生出版社,1987

93. 孟焕新.牙周病学.第 4 版.北京:人民卫生出版社,2013

94. 牟连才,杨式麟.喉返神经急性损伤肌电图和临床动态实验研究.中华耳鼻咽喉科杂志,1986,21:38

95. 庞水发,汪振芳,汪华侨.泪小管断裂显微吻合 24 例分析.中华显微外科杂志,1998,21:73

96. 庞宗领,林均武,刘磊.鼻胃管导致的喉部损害.耳鼻喉学报,1998,12(3):165

97. 彭平.甲状软骨上角综合征.临床耳鼻咽喉头颈外科杂志,2014,28(16):1260

98. 皮昕.口腔解剖学彩色图谱.武汉:湖北科学技术出版社,2002

99. 皮昕.口腔解剖生理学.北京:人民卫生出版社.第 6 版.2007

100. 浦恩浩,程华青,李云瑞,等.咽鼓管骨部的应用解剖学.中华耳鼻咽喉科杂志,1985,20:225

101. 沙洛.先天性无泪症二例.中华眼科杂志,1985,21:61

102. 上海第一、第二医学院.五官科学.上海:上海人民出版社,1973

103. 上海第一医学院编.眼科学.北京:人民卫生出版社,1977

104. 上海第一医学院耳鼻喉科医院眼科教研室.眼科学.北京:人民卫生出版社,1976

105. 上海第一医学院.组织胚胎学.北京:人民卫生出版社,1978

106. 上海第一医学院.组织学.北京:人民卫生出版社,1981

107. 申尊茂,李子良.眼科进展.哈尔滨:黑龙江科学技术出版社,1986

108. 沈之君.血迷路屏障.国外医学–耳鼻咽喉科学分册,1989,13:137

109. 石美鑫.实用外科学(上册).北京:人民卫生出版社,1992

110. 石义生,谭惠凤,.耳鼻咽喉科学基础与临床(专题文选).重庆:重庆出版社,1985

111. 石义生.耳鼻咽喉与全身疾病.重庆:科学技术文献出版社重庆分社,1989

112. 史剑波,许庚,王继群,等.上颌窦筛窦根治术的应用解剖.中华耳鼻咽喉杂志,1993,28:349

113. 宋琛.手术学全集(眼科卷).北京:人民军医出版社,1994

114. 宋儒耀,方彭林.美容整形外科学.北京:北京出版社,1990

115. 宋振英.动脉硬化的结膜微循环.中华眼科杂志,1982,18:159

116. 孙鸿泉.耳鼻咽喉科手术学.北京:人民卫生出版社,1959

117. 孙济治.鼓室窦及其临近解剖观察.中华耳鼻咽喉科杂志,1982,17:70

118. 孙济治.内耳道及其临近解剖关系(附 100 块颞骨观察).中华耳鼻咽喉科杂志,1979,14:83

119. 孙建军.迷路液–基础与临床.国外医学–耳鼻咽喉科学分册,1992,16:193

120. 孙树岩,董震,卜国铉,等.鼻腔黏膜腺体分布及其意义.中华耳鼻咽喉科杂志,1991,26:96

121. 孙树岩,董震,卜国铉,等.筛前神经与常年性鼻炎关系的解剖学研究.中华耳鼻咽喉科杂志,1990,25:216

122. 谭子环.中国人颅骨上颌窦容量的测定.中华耳鼻喉科杂志,1957,5(3):174

123. 陶海,马志中,姜荔.视神经管的显微外科及其临床意义.中国临床解剖学杂志,2000,18:296

124. 陶正德,.耳鼻咽喉科理论与基础.北京:人民卫生出版社,1989

125. 滕永丰.白内障的临床和病理.国外医学–眼科分册,1991,15:356

126. 天津市眼科医院.眼科临床实践.北京:人民卫生出版社,1974

127. 田丰,卢永德.鼻–鼻窦内窥镜手术.临床耳鼻咽喉科杂志,1991,5:124

128. 田勇泉.耳鼻咽喉–头颈外科学.北京:人民卫生出版社,2004

129. 田志刚 . 葡萄膜的免疫学研究进展 . 国外医学 – 眼科分册 ,1986,4:245

130. 屠规益 . 颈淋巴系统 . 中华耳鼻咽喉科杂志 ,1991,26:372

131. 汪磊 . 人咽鼓管的组织结构 . 中华耳鼻咽喉科杂志 ,1984,19:202

132. 汪振举 . 潜水性气压损伤性鼻窦炎 . 中华耳鼻咽喉科杂志 ,1984,19:53

133. 王爱莲 , 程华青 . 上鼓室窦的应用解剖研究 . 耳鼻咽喉经纬 ,1982,2:1

134. 王爱莲 , 杨月如 . 面神经隐窝的临床解剖学研究 . 解剖学杂志 ,1990,13(增刊):43

135. 王爱莲 , 李跃敏 , 温淑仪 . 鼓室的径线测量 . 解剖学杂志 ,1988,11:207

136. 王爱莲 , 员彭年 , 魏治国 , 等 . 鼓室窦的应用解剖研究 . 解剖学通报 ,1983,6:114

137. 王爱莲 , 浦恩浩 , 李云瑞 . 鼓峡的临床解剖学研究 . 中国临床解剖学杂志 ,1989,7:193

138. 王爱莲 , 刘冠豪 , 李云瑞 , 等 . 咽升动脉与腭升动脉的形态研究 . 昆明医学院学报 ,1989,10:31

139. 王倍 , 房洪波 , 徐兵 , 等 .100 例正常人下颌管三维测量 . 实用口腔医学杂志 ,2010,2(6):223

140. 王冰 , 鲜军舫 , 王振常 .16 层螺旋 CT 内听道底孔道多平面重建研究 . 实用放射学杂志 ,2006,22:162

141. 王超廷 , 崔国义 . 眼科大辞典 . 郑州 : 河南科学技术出版社 ,1991

142. 王璁 . 耳鼻咽喉科病案集 . 北京 : 人民卫生出版社 ,1989

143. 王大章 ,,. 口腔颌面外科手术学 . 北京 : 人民卫生出版社 ,2003

144. 王光荣 . 临床耳科学 . 石家庄 : 河北科技出版社 ,1990

145. 王翰章 . 中国医学百科全书 , 口腔医学 . 上海 : 上海科技出版社 ,1986

146. 王洪杰 , 等 . 经颅视神经管减压术的应用解剖 . 解剖与临床 ,2007,12:82

147. 王积恩 . 美容手术图解 . 北京 : 新时代出版社 ,1991

148. 王静清 , 卜国铉 , 董震 , 等 . 药物性鼻炎 . 中华耳鼻咽喉科杂志 ,1990,25:38

149. 王美青 , 何三纲 . 口腔解剖生理学 . 第 7 版 . 北京 : 人民卫生出版社 ,2012

150. 王宁利 , 刘文 . 活体超声生物显微镜眼科学 , 第 2 版 . 北京 : 科学出版社 ,2010

151. 王启华 , 沈其卫 . 两例女性锁骨下动脉起始变异 . 解剖学通讯 ,1957,8

152. 王启华 , 施兆平 . 迷走神经、喉返神经血供的应用解剖学研究 . 临床应用解剖学杂志 ,1985,3:144

153. 王启华 , 邱学才 . 实用人体解剖生理学 . 台北 : 合记图书出版社 ,2008

154. 王启华 , 张为龙 ,,. 细说临床解剖学 (头颈、背部、胸部及四肢). 台北 : 合记图书出版社 ,2007

155. 王启华 , 林正琰 , 刘庆麟 , 等 . 迷走神经血供的显微外科解剖学研究 . 广东解剖学通讯 ,1982,4:31

156. 王启华 . 临床眼耳鼻咽喉解剖学 . 台北 : 合记图书出版社 ,1996

157. 王启华 . 实用眼耳鼻咽喉解剖学 . 北京 : 人民卫生出版社 ,2002

158. 王世勋 , 王燕樽 . 耳鼻咽喉手术学 . 天津 : 天津人民出版社 ,1976

159. 王守敬 , 王育文 . 鳄鱼泪 . 中华眼科杂志 ,1982,18:107

160. 王向义 . 人体美学解剖学 . 北京 : 人民卫生出版社 ,2006

161. 王新良 . 儿童健康红宝书 – 新生儿篇 . 北京 : 人民军医出版社 ,2008

162. 王新民 . 先天性泪囊瘘管 29 例报告 . 中华眼科杂志 ,1982, 18:146

163. 王延华 , 宋守到 . 眼与全身病 . 天津 : 天津人民出版社 ,1975

164. 王燕 , 邓仁跃 . 人声带瘢痕的组织学特点 . 听力学及言语疾病杂志 ,2010, 18:398

165. 王燕栖 , 赵金城 , 只炳元 , 等 . 后鼓室切开术在耳外科的应用 . 中华耳鼻咽喉科杂志 ,1984,19:1

166. 王永豪 . 舌下神经襻之形成及其变异 . 解剖学报 ,1953,1:89

167. 王有琪 . 组织学 . 北京 : 人民卫生出版社 ,1962

168. 王玉清 , 冯永敬 , 刘英奇 , 等 . 青光眼虹膜超微结构观察 . 眼科研究 ,1987,5:1

169. 王云祥 , 白丽敏 . 喉的器官内淋巴管 . 中华耳鼻咽喉科杂志 ,1981,16:134

170. 王长龄 . 先天性泪道扩张一例报告 . 中华眼科杂志 ,1981,17:185

171. 王兆尔 . 泪囊鼻腔造孔术 . 中华眼科杂志 ,1959,9:25

172. 王振常 , 刘沙 . 颅面骨高分辨率 CT 解剖图谱 . 北京 : 中国中医药出版社 ,2002

173. 王振亚 , 王国梅 . 声带小结与声带息肉 . 中华耳鼻咽喉科杂志 ,1984,19:100

174. 王正敏 . 耳显微外科 . 上海 : 上海科技文献出版社 ,1989

175. 王正敏 . 内听道手术 . 中华耳鼻咽喉科杂志 ,1986,21:5

176. 王忠植 . 鼻窦内窥镜手术 . 中华耳鼻咽喉科杂志 ,1990,25:243

177. 魏东 , 赵永生 , 常喜恩 , 等 . 哈密天山北路墓地出土颅骨的测量性状 .2012,31:395

178. 魏文斌，邵蕾．重视对脉络膜厚度及研究．中华眼科杂志，2014,50:401

179. 邬本宝．中国人睫毛倾斜度与上睑板宽度．中华眼科杂志，1958,8:527

180. 吴皓，李兆基．喉肌电图的临床应用．国外医学 – 耳鼻咽喉科学分册，1989,13:271

181. 吴红斌，李兴国，余发昌，等．面神经管岩段的应用解剖学研究．昆明医学院学报，1988,9:27

182. 吴建，陆昌书，纪荣明，等．前筛窦的应用解剖学．中国临床解剖学杂志，1996,11:86

183. 吴建，肖壁君，陆书昌，等．前筛窦解剖学分型及临床意义．中国临床解剖学杂志，1996, 11:84

184. 吴建，肖壁君，陆书昌，等．前筛窦解剖学分型及其临床意义．中国临床解剖学杂志，1996,14:84

185. 吴溯帆．注射美容整形技术．杭州：浙江科学出版社，2015

186. Lee KJ．耳鼻咽喉头颈外科精要．陈晓巍，译．北京：人民卫生出版社，2007

187. 胥爱文，李立恒，王君琛，等．螺旋 CT 三维成像及曲面断层对下颌神经管走向的研究．中国临床解剖学杂志，2012,30(1):64

188. 徐恩多，何维为，于频．外科解剖学．沈阳：辽宁教育出版社，1992

189. 徐乃江．眼整形手术技术．上海：同济大学出版社，1990

190. 许庚，李源．内窥镜鼻窦外科学．广州：暨南大学出版社，1994

191. 许庚．人鼻黏膜纤毛系统发生研究．中华耳鼻咽喉科杂志，1988,23:151,229

192. 严麟书，于光生，苗华，等．小儿喉的年龄解剖学研究．蚌埠医学院学报，1994,19(2):131

193. 严世都，邱治民．圆窗区显微外科解剖学观察．中华耳鼻咽喉科杂志，1988,23:144

194. 严世都．耳蜗导水管组织结构的研究．中华耳鼻咽喉科杂志，1989,24:303

195. 严世都．人胎儿圆窗膜超微结构的观察．解剖学报，1988,19:213

196. 阎承先．小儿耳鼻咽喉科学．天津：天津科学技术出版社，1983

197. 杨斌，黄洪章，张涤生，等．颅面三维 CT 影像测定分析研究：I、方法与原理．口腔颌面外科杂志，2000,10:99

198. 杨蓓蓓，蔡钺侯，徐怀三，等．喉癌细胞雌激素受体测定．中华耳鼻咽喉科杂志，1989,24:177

199. 杨海斌，郭永清．鼻源性头痛．国际耳鼻咽喉头颈外科杂志，2007,31:97

200. 杨劲松，肖文惠，林有辉，等．喉结整形术．福建医科大学学报，1998,32(3):295

201. 杨月如，刘崇良．外耳道上棘、外耳道及鼓膜的观察与测量．解剖学杂志，1988,11:205

202. 杨月如，吴红斌．耳廓的解剖学研究．解剖学杂志，1988,11:56

203. 伊居中，孙树岩，卜国铉．翼管神经切断术治疗常年性鼻炎的远期疗效观察．中华耳鼻咽喉科杂志，1990,25:225

204. 易新竹．殆学．第 3 版．北京：人民卫生出版社，2012

205. 尹兆富．侵蚀性颈部大血管破裂出血．临床耳鼻咽喉科杂志，1988,2:55

206. 于世凤，．口腔组织病理学．第 7 版．北京：人民卫生出版社，2012

207. 于振坤．头颈部鳞癌颈部转移淋巴结的评估．国外医学 – 耳鼻喉科分册，1998,26:31

208. 袁莉娅．眼小梁网葡糖胺多糖代谢的研究近况．国外医学 – 眼科学分册，1992,16:103

209. 范静平，陆书昌，吴建，等．筛窦顶壁的形态及临床意义．中国临床解剖学杂志，1996,14:81

210. 张朝佑．人体解剖学，第 2 版．北京：人民卫生出版社，1998

211. 张涤生．实用美容外科学．上海：上海科学技术出版社，1990

212. 张国良，郭军，周树夏，等．环甲膜的解剖学测量及其临床意义．第四军医大学学报，2002,23:1419

213. 张汗承．泪腺病学．北京：金盾出版社，1992

214. 张丽燕，王春云，崔玉芝，等．环杓关节炎．包头医学，2001,25(2):72

215. 张荣汉，尹保国，胡芳丽，等．环甲关节解剖特征及其运动方式分析．耳鼻咽喉 – 头颈外科，1997,4(2):111

216. 张为龙，钟世镇．临床解剖学丛书——头颈分册．北京：人民卫生出版社，1988

217. 张伟．球结膜微循环研究新进展．国外医学 – 耳鼻咽喉科学分册，1990,14:294

218. 张秀兰，王宁利．图解临床青光眼诊治．北京：人民卫生出版社，2014

219. 张志愿．口腔颌面外科学．第 7 版．北京：人民卫生出版社，2012

220. 赵士杰，东智安，邱立新．颏管的解剖学研究．中国口腔种植学杂志，1996,1:7

221. 郑麟蕃，张震康，俞光岩．实用口腔科学．北京：人民卫生出版社，2000

222. 郑鸣，张更，戴福珍，等．鼻甲后间隙的应用解剖学研究．中国临床解剖学杂志，1996,11:101

223. 中国解剖学会体质调查委员会编．中国人体质调查续集．上海：上海科学技术出版社，1990

224. 中国解剖学会体质调查组编．中国人体质调查．上海：上海科学技术出版社，1986

225. 中国医科大学．人体解剖学．北京：人民卫生出版社，1978

226. 中山医学院眼科医院编 . 眼科手术学 . 北京：人民卫生出版社 ,1984

227. 钟世镇 . 临床应用解剖学 . 北京：人民军医出版社 ,1998

228. 周树夏 . 手术学全集：口腔颌面外科学 . 北京：人民军医出版社 ,1999

229. 周文莲，吴新智 . 现代人头骨面部某些特征的投影栅相位法测量研究 . 人类学学报 ,2001,20:81

230. 周正根，茹光腾，等 . 成人内听道相关结构的多层螺旋 CT 解剖学观察 . 中华解剖与临床杂志 ,2015,20:27

231. 朱为 . 气管切开术后预防无名动脉大出血的护理 . 中华护理杂志 ,1995,30:684

232. 朱秀安，郝颖 . 正常人视网膜色素上皮超微结构的研究 . 中华眼科杂志 ,1985,21:133

233. Aini K. The tympanic isthmus: its anatomy and clinical significance. Laryngoscope, 1978,88:1067

234. Anderson JE. Grant's atlas of anatomy. 8th ed. Baltimore: Williams & Wilkins comp, 1983

235. Anson BJ, Donaldson M. Surgical anatomy of the temporal bone. 3rd ed. Philadelphia: WB Saunders Co, 1981

236. Anson BJ. Surgical anatomy of the facial nerve. Archives of Otolaryngology, 1973, 97:201

237. Aparicio C. A proposed classification for zygomatic implant patient based on the zygoma anatomy guided approach (ZAGA): a cross-sectional survey.Eur J Oral Implantol, 2011, 4:269

238. Basek M. Anomalis of the facial nerve in normal temporal bones. Annals Otol Rhin & Laryng, 962,71:382

239. Bielamowicz J, Coker NJ, Jenkins HA, et al. Surgical dimensions of the facial recess in adult and children. Arch Otolaryngol Head Neck Surg, 1988,114:535

240. Bloom W, Fawcett DW. Textbook of histology. 11th ed. Philadelph: WB Saunders Comp, 1986

241. Callin WL, van Cauwenberge P. The transethmoidal approach to pitutary adenomas: A technical note. Acta Neurochir, 1982, 61:161

242. Cauna N. Electron microscopy of the nasal vascular bed and its nerve supply. Ann OtolRhinol Laryngol, 1970, 79:443

243. Cormack DH. Ham's histology. 9th ed. London: Lippincott JB Comp, 1987

244. Dua HS, Faraj LA, Said DG, et al. Human corneal anatomy redefined: a novel pre-Descemet's layer (Dua'slayer). Ophthalmology, 2013,120:1778

245. Duke-Elder. System of ophthalmology. St Louis: Mosby, 1972

246. Dworacek H. The anatomical relationship of the middle ear under the operating microscope. Acta Otolaryngol, 1960, 51:15

247. Forge A, Lin Li, Corwin JT, et al. Ultrastructural evidence for hair cell regeneration in the mammalian inner ear. Science, 1993,259:1616

248. FriedmanEW, Hamilton AJ. Polytetrafluoroethylenegrafts in the peripheral venous circulation of rabbits.Am J Surg, 1983,146:355

249. Friedman M, Josephson JS, Kennedy DW, et al. Difficult decisions in endoscopic sinus surgery. Otolaryngol Clin North Am, 1989, 22:777

250. Glasscock ME, House WE. Middle fossa Eustachian tuboplasty. Otolaryngol Clin North Am, 1970, 111:118

251. Hamilton WJ. Textbook of human anatomy. 2nd ed. London:Macmillan Press Ltd, 1976

252. Heimer L. Functional anatomy. 2nd ed. New York: Springer-Verlag New York Inc. Press, 1995

253. Hollinohead WH. Anatomy for surgeon. 3 rd ed. New York: Harper, 1982

254. IkunoY, Kawaguchi K, Nouchi T, et al. Choroidal thickness in healthy Japanese subjects. Invest Ophthalmol Vis Sci, 2010,51(4):2173

255. Jonas JB, Naumann GOH. The anatomical structureof the normal and glaucomatous optic nerve. Glaucoma Update, 1991, 4:66

256. Joselen R. Recent advance in otolaryngology. 3rd ed. London: Livingstone, 1973

257. Kawamoto K, Izumikawa M, Beyer LA, et al. Spontaneous hair cell regeneration in mouse utricle following gentamicin ototoxicity. Hear Res, 2009,247:17

258. Keith LM, Anne MRA. Essentials clinical anatomy. Maryland:Willins and Wilkins, Bastimore, USA. 1996

259. Lim JH, Stafford BK, Nguyen PL, et al. Neuralactivitypromoteslong-distance, target-specific regeneration of adult retinal axons. Nat Neurosci,2016,19:1073

260. Leafstedt SW, Rubenstein RB, Pallanch JF, et al. Spiral saphenous vein graft for replacement of internal jugular vein: a series of case reports.Angiology,1985, 36:827

261. Malo P, Nobre Mde A, Lopes I. A new approach to rehabilitate the severely atrophic maxilla using extramaxillary anchored implants in immediate function: a pilot study. J Prosthet Dent, 2008,100: 354

262. Marchioni D, Alicandri-Ciufelli M, Mattioli. From external to internal auditory canal: surgical anatomy by an exclusive endoscopic approach. Eur Arch Otorhinolaryngol, 2013,270:1267

263. Margolis R, Spaide RF.A pilot study of enhanced depth imaging optical coherence tomography of the choroid in normal eyes. Am J Ophthalmol, 2009,147(5):811

264. Mawson SR.Disease of the ear. 3rd ed. London: Arrold, 1974

265. McMinu RMH. Last's Anatomy. Regional and applied. 9th ed. New York: Churchill, Livinstone, 1994

266. Nagai T. Confirmation of Encapsulated nerve structure in the human vocal cord. Acta Otolaryngology, 1989, 107:278

267. Papalambros NA, Santostasi G, Malkani RG, et al.Acoustic Enhancement of Sleep Slow Oscillations and Concomitant Memory Improvement in Older Adults.Frontiers in Human Neuroscience,2017,11:109

268. Proctor B. Normal anatomy of the facial canal. Ann Otol Rhinol Laryngol, 1982, 91(Suppl):33

269. Rice DH. Basic surgical techniques and variations of endoscopic sinus. Surgical Otolaryngol Clin North Am, 1989, 22:713

270. Rootman J, Carvounis EP, Dolman CL, et al. Congenital fibrosarcoma metastatic to the choroids. Am J Ophth 1979, 87:632

271. Shafer WG , Hine MK , Levy BM. A Textbook of Oral Pathology. 4th ed. Philadelphia: WB Saunder,1983

272. Schaeffer JP. Some points in the regional anatomy of the optic pathway, with especial reference to tumors of the hypophysis cerebri and resulting ocular changes.The Anatomical Record, 1924, 28:243

273. Scheier M. Ueber die Ossification des Kehlkopfs.Archiv f MikroskAnat,1902,59:220

274. Schilder AG, Bhutta MF, Butler CC, et al. Eustachian tube dysfunction: consensus statement on definition, types, clinical presentation and diagnosis. Clin Otolaryngol, 2015, 40:407

275. Schukecht HF, Gulya J. Anatomy of the temporal bone with surgical implications. Phildelphia: IEA & Febiger Co, 1986

276. Snell RS. Clinical anatomy for medical students. 5th ed. Boston:Brown and Company, 1993

277. Solar P, Geyerhofer U, Traxler H, et al. Blood supply to the maxillary sinus relevant to sinus floor elevation procedures. Clin Oral Implants Res, 1999. 10:34

278. Susan Standring. Gray's Anatomy:The Anatomical Basis of Clinical Practice. London: Churchill Livingstone,2008

279. Takahashi T, Shimamura I, Sakurai K. Influence of number and inclination angle of implants on stress distribution in mandibular cortical bone with All-on-4 Concept. Journal of Prosthodontic Research, 2010,54:179

280. Tatum HJ. Maxillary and sinus implant reconstructions. Dent Clin North Am, 1986. 30: 207

281. Tortora GJ. Principles of human anatomy. San Francisco: Canfield, 1977

282. Warchol ME, Lambert PR, Goldstain BJ, et al. Regenerative proliferation in inner ear sensory epithelia from adult guinea pigs and human. Science, 1993, 259:1619

283. Watanabe K, Saito Y, Watanabe I, et al. Characteristics of capillary permeability in nasal mucosa. Ann Otorhinolaryngology, 1980, 89:377

284. Williams PL. Gray's Anatomy. 38th ed. New York: Edinburgh,Churchill Livingstone, 1995

285. Wolfgang D. Indoscopy of the paranasal sinuses, technique typical findings therapeutic possibilities. New York: Spinger-Verlag, Berlin, Heidelberg, 1983

286. Wullstein SR. Histopathological alterations of the mucosal folds in chronic otitis media. Acta Otolaryngol, 1976,81:197

287. Zheng JL, Keller G, Gao WQ. Immunocytochemical and morphological evidence for intracellar self-repair as an important contributor to mammalian hair cell recovery. J Neurosci, 1999, 19:2161

288. 张标振，张建军 . 广西壮族体质特征 . 人类学学报 ,1983,2(3):260

289. 王齐家，刘配泉，范松青，等 . 湖南省江华瑶族自治县瑶族体质人类学初步研究 . 人类学学报 1983, 2(4):359

290. 刘正津，姜宗来，殷玉芹 . 现代临床解剖学丛书 : 胸心外科临床解剖学 . 济南 : 山东科学技术出版社 ,2000

A

C

K

M

R

T

X

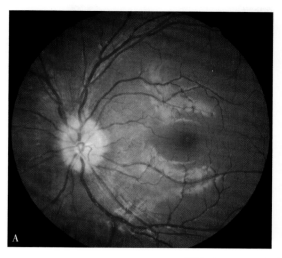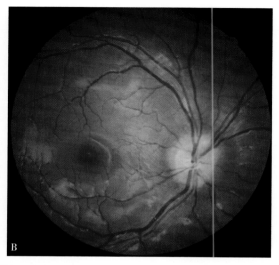

彩图 I-0-1 颅内蝶鞍区疾病眼底图

The Eyeground Picture of Diseases of Intracranial Sella Turcica Region

A. 鞍区占位患者左侧眼底，视盘色淡红，视盘边界欠清，轻度隆起，C/D ≈ 0.2-0.3，A:V ≈ 2:3，黄斑中心凹反光存 The picture of left eyeground of the patient who suffered from the disease of intracranial sella turcica region. The optic disc is pink, has not a clear boundary, and is upheaved slightly. C/D ≈ 0.2-0.3, A:V ≈ 2:3. The light reflex of fovea centralis of macula lutea is existed

B. 鞍区占位患者右侧眼底，视盘色淡红，视盘边界欠清，轻度隆起，C/D ≈ 0.2-0.3，A:V ≈ 2:3，黄斑中心凹反光存 The picture of right eyeground of the patient who suffered from the disease of intracranial sella turcica region. The optic disc is pink, has not a clear boundary, and is upheaved slightly. C/D ≈ 0.2-0.3, A:V ≈ 2:3. The light reflex of fovea centralis of macula lutea is existed

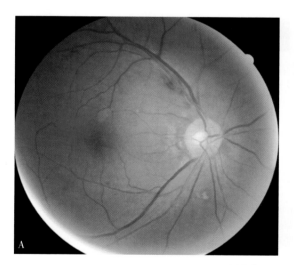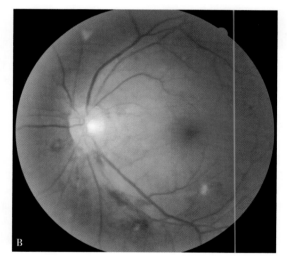

彩图 I-0-2 肾炎的眼底图

The Eyeground Picture of Nephritis

A. 右眼，肾炎患者眼底，视盘色淡红，边界清，C/D ≈ 0.3-0.4，A:V ≈ 2:3，颞上下动脉旁可见片状出血灶，及散在棉绒斑，黄斑中心凹反光未见 The right eyeground of the patient who suffered from nephritis. The optic disc is pink and has a clear boundary. C/D ≈ 0.3-0.4, A:V ≈ 2:3. Some piece-like bleeding focuses, as well as scattered cotton velvet-like patches, appear in the areas around the superior and inferior temporal arterioles of retina.The light reflex of fovea centralis of macula lutea could not be seen

B. 左眼，肾炎患者眼底，视盘色淡红，边界清，C/D ≈ 0.3-0.4，A:V ≈ 2:3，颞上下动脉旁可见片状出血灶，及散在棉绒斑，黄斑中心凹反光未见 The left eyeground of the patient who suffered from nephritis. The optic disc is pink and has a clear boundary. C/D ≈ 0.3-0.4, A:V ≈ 2:3. Some piece-like bleeding focuses, as well as scattered cotton velvet-like patches, appear in the areas around the superior and inferior temporal arterioles of retina.The light reflex of fovea centralis of macula lutea could not be seen

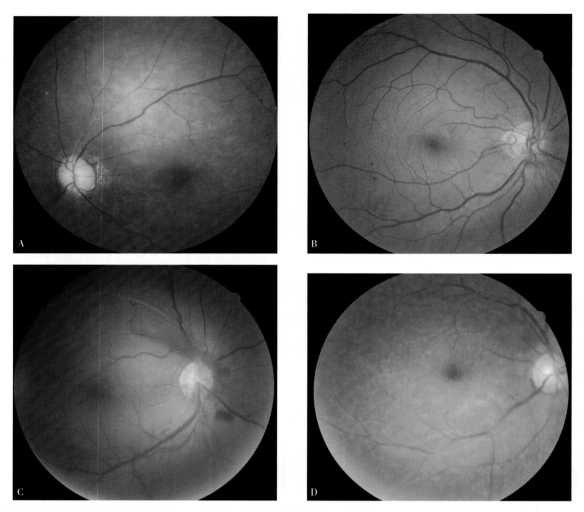

A. 左眼视网膜动脉硬化和视神经萎缩。73 岁女性，视乳头边界清晰，色苍白， C/D ≈ 0.5，A:V ≈ 2:3，视盘周围可见灰白色脉络膜萎缩弧，颞上动脉呈银丝样反光，可见动静脉交叉压迹，黄斑反光色暗

The left eyeground of 73 years old female patient who suffered from retinal arteriosclerosis and optic atrophy. The optic disc is pale and has a clear boundary. C/D ≈ 0.5, A:V ≈ 2:3. Some hoar atrophic arcs of choroid are found in the areas around the optic disc. The superior and inferior temporal arterioles of retina appear light reflex like those of silver tread and pressing traces of arterial and venous cross. The light reflex of macula lutea is dark

B. 右眼视网膜动脉硬化和高血压性视网膜病变。53 岁男性，视乳头边界清晰，色淡红，C/D ≈ 0.3，A:V ≈ 1:2，动脉走行僵硬，颞上及颞下动脉呈银丝状改变，静脉走形大致正常，黄斑部色暗

The right eyeground of 53 years old male patient who suffered from retinal arteriosclerosis and hypertensive retinopathy. The optic disc is pink and has a clear boundary. C/D ≈ 0.3, A:V ≈ 1:2. The running of retinal arterioles is stiff. The superior and inferior temporal arterioles appear the changes like those of silver tread. The running of the renal venules is approximately normal. The macula lutea is dark

C. 右眼视网膜动脉硬化和视网膜出血。54 岁男性，视乳头边界欠清，表面毛细血管扩张，并可见少量线状出血，颞上静脉呈白鞘状改变，附近网膜充血，水肿，浑浊。黄斑水肿（＋）

The right eyeground of 54 years old male patient who suffered from retinal arteriosclerosis and bleeding. The optic disc has an unclear boundary. Its surface appears telangiectasis and has a little of thread bleeding. The superior temporal venule of retina appears white sheath−like changes. The area of retina near the venule appears edema and is turbid. The edema of macula lutea(＋)

D. 右眼视网膜动脉硬化和高血压性视网膜病变。56 岁女性，视网膜色灰白，视乳头边界清晰，色淡红，C/D ≈ 0.3，A:V ≈ 1:2，静脉管径粗细不均，可见串珠样改变，颞上血管可见动静脉交叉

The right eyeground of 56 years old female patient who suffered from retinal arteriosclerosis and hypertensive retinopathy. The retina is hoar. The optic disc has a clear boundary and is pink. C/D ≈ 0.3, A:V ≈ 1:2. The retinal venules are unequal in size and have some bead−like changes. The cross of artery and vein could be seen on the superior temporal blood vessels.

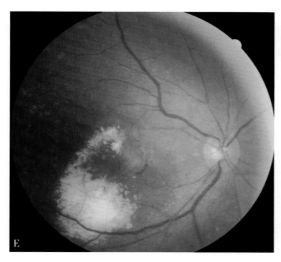
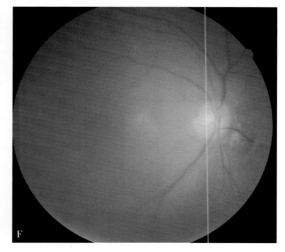

彩图 I-0-3 动脉硬化的眼底图
The Eyeground Picture of Arteriosclerosis

E. 右眼黄斑变性和黄斑动脉硬化。70 岁男性，视乳头界清，色淡红，C/D ≈ 0.4，A:V ≈ 1:3，动静脉走行正常，颞下血管弓可见动静脉交叉压迹（＋），颞下象限可见大量块状黄白色渗出灶，并伴有小片状出血，渗出累及黄斑，黄斑水肿（＋）

The right eyeground of 70 years old male patient who suffered from arteriosclerosis and degeneration of macula lutea. The optic disc has a clear boundary and is pink. C/D ≈ 0.4, A:V ≈ 1:3. The running of retinal arterioles and venules is normal. The pressing traces of arterial and venous cross could be seen on the arch of inferior temporal blood vessels(+)There are a great number of massive yellow-white exudative focuses in the inferior temporal quadrant, which are accompanied by small piece-like bleeding. The exudation involves the macula lutea. The edema of macula lutea(+)

F. 右眼视网膜动脉硬化。77 岁男性，视乳头边界清晰，C/D ≈ 0.5，A:V ≈ 2:3，动静脉管径均纤细，可见动静脉交叉压迹，黄斑以及部分视网膜窥不清

The right eyeground of 77 years old male patient who suffered from arteriosclerosis of retina. The optic disc has a clear boundary. C/D ≈ 0.5, A:V ≈ 2:3. The arterioles and venules of retina is slender. The pressing traces of arterial and venous cross could be seen. The macula lutea and parts of retina is unclear

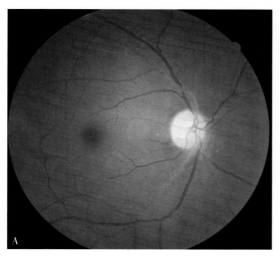
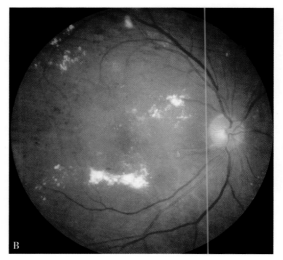

A. 右眼糖尿病视网膜病变。55 岁女性，视乳头边界清晰，色淡红，C/D ≈ 0.3，A:V ≈ 2:3，动静脉血管走形大致正常，视乳头颞侧可见睫状视网膜动脉

The right eyeground of 55 years old female patient who suffered from diabetic retinopathy. The optic disc has a clear boundary and is pink. C/D ≈ 0.3, A:V ≈ 2:3. The running of retinal arterioles and venules is approximately normal. There is a ciliary retinal arteriole in the temporal side of optic disc

B. 右眼糖尿病视网膜病变。67 岁女性，视乳头界清，色淡红，C/D ≈ 0.3，A:V ≈ 2:3，动静脉走行迂曲，扩张，后极部网膜散在大量微血管瘤及小出血点，后极部可见大量大小不一的硬性渗出灶，黄斑水肿＋

The right eyeground of 67 years old female patient who suffered from diabetic retinopathy. The optic disc is clear and pink. C/D ≈ 0.3, A:V ≈ 2:3. The running of retinal arterioles and venules is tortuous and expanded. There are a great deal of micro hemangioma, and small petechia, as well as exudative fucuses in the posterior pole area of retina. The edema of macula lutea(+)

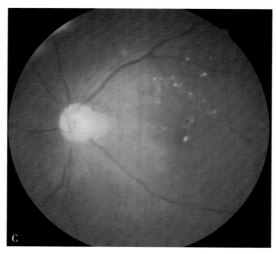

彩图 Ⅰ-0-4　糖尿病的眼底图
The Eyeground Picture of diabetes

C. 左眼糖尿病视网膜病变。66 岁男性，视乳头界清，色淡红，C/D ≈ 0.3，A:V ≈ 1:3，动静脉走形迂曲，扩张，后极部网膜散在大量微血管瘤及小出血点，黄斑中心凹颞侧见黄白色硬性渗出，黄斑水肿 +

The left eyeground of 66 years old male patient who suffered from diabetic retinopathy. The optic disc is clear and pink. C/D ≈ 0.3, A:V ≈ 1:3. The running of retinal arterioles and venules is tortuous and expanded. There are a great deal of scattered micro hemangioma, and small petechia. The yellow-white exudation could be seen in the temporal side of central fovea. The edema of macula lutea(+)

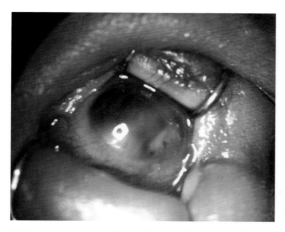

彩图 Ⅰ-2-11　先天性角膜白斑（先天性角膜混浊）
Congenital corneal leukoma (congenital corneal opacity)

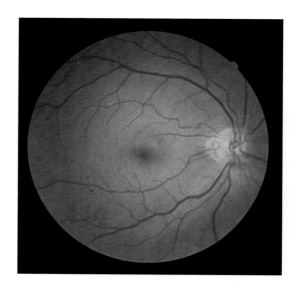

彩图 Ⅰ-2-21　右眼糖尿病视网膜病变
The right eyeground of diabetic retinopathy

患者为 55 岁女性，视乳头边界清晰，色淡红，C/D ≈ 0.3，A:V ≈ 2:3；动静脉血管走形大致正常，视乳头颞侧可见睫状视网膜动脉，睫状视网膜动脉旁可见散在点状小出血点。黄斑色暗

The patient was a 55-years-old female. The optic disc is clear and pink. C/D ≈ 0.3, A:V ≈ 2:3. The running of retinal arterioles and venules is approximately normal. A ciliary retinal arteriole could be seen on the temporal side of optic disc, around the arteriole, there are small scattered petechias. The macula lutea is dark.

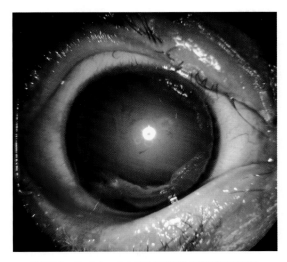

彩图 I-2-24　先天无虹膜患者眼前节照片
The anterior segment picture of the eye of the patient suffered from congenital aniridia

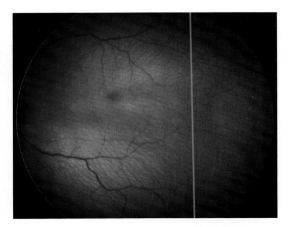

彩图 I-2-26　白化病患儿的眼底图
The eyeground picture of a child suffered from albinism.

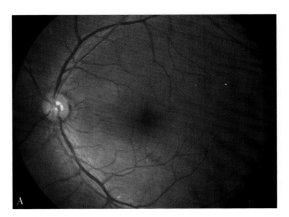

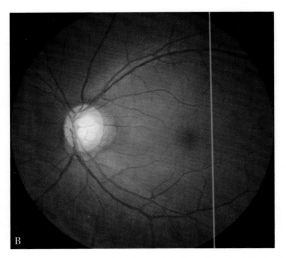

A. 正常眼底，46 岁女性，右眼，视乳头界清，色淡红，C/D ≈ 0.3，A:V ≈ 2:3，动静脉走行大致正常，黄斑部色暗
The right normal eyeground picture of 46 years old female. The optic disc has a clear boundary and is pink. C/D ≈ 0.3, A:V ≈ 2:3. The running of retinal arterioles and venules is approximately normal. The area of macula lutea is dark

B. 正常眼底，18 岁女性，左眼，视乳头界清，色淡红，C/D ≈ 0.3，A:V ≈ 2:3，动静脉走行大致正常，黄斑中心凹反光显
The left normal eyeground picture of 18 years old female. The optic disc has a clear boundary and is pink.. C/D ≈ 0.3, A:V ≈ 2:3. The running of retinal arterioles and venules is approximately normal. The light reflex of central fovea of macula lutea is obvious

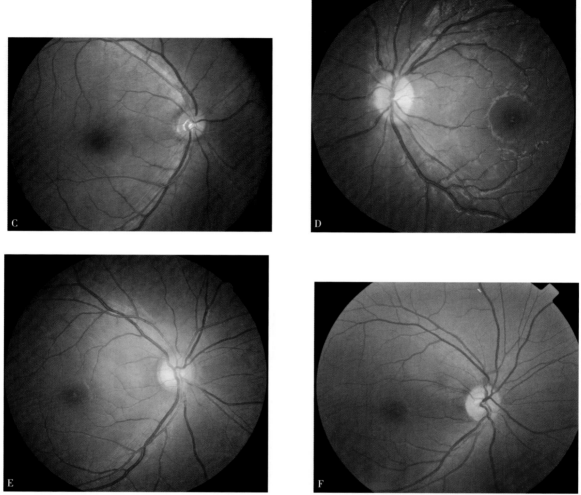

C. 正常眼底，49 岁男性，左眼，视乳头界清，色淡红，C/D ≈ 0.3，A:V ≈ 2:3，动静脉走行大致正常，黄斑部色暗

The right normal eyeground picture of 49 years old male. The optic disc has a clear boundary and is pink. C/D ≈ 0.3，A:V ≈ 2:3. The running of retinal arterioles and venules is approximately normal. The area of macula lutea is dark

D. 正常眼底，15 岁女性，左眼，视乳头界清，色淡红，C/D ≈ 0.3，A:V ≈ 2:3，动静脉走行大致正常，黄斑中心凹反光显

The left normal eyeground picture of 15 years old female. The optic disc has a clear boundary and is pink.. C/D ≈ 0.3，A:V ≈ 2:3. The running of retinal arterioles and venules is approximately normal. The light reflex of central fovea of macula lutea is obvious

E. 正常眼底，26 岁男性，右眼，视乳头界清，色淡红，C/D ≈ 0.3，A:V ≈ 2:3，动静脉走行大致正常，黄斑中心凹反光显

The right normal eyeground picture of 26 years old male. The optic disc has a clear boundary and is pink. C/D ≈ 0.3，A:V ≈ 2:3. The running of retinal arterioles and venules is approximately normal. The light reflex of central fovea of macula lutea is obvious

F. 正常眼底（右眼）

The normal eyeground picture(right eye)

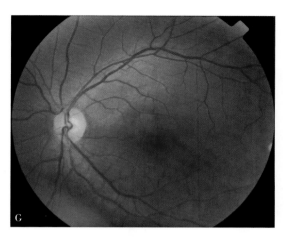
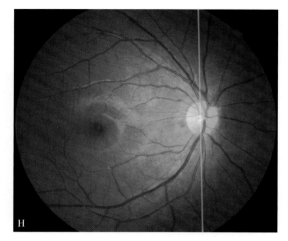

彩图 I-2-37 正常眼底
The Normal Eyeground Picture

G. 正常眼底（左眼）

The normal eyeground picture(left eye)

H. 11 岁男性，右眼，视乳头界清，色淡红，C/D ≈ 0.3，A:V ≈ 2:3，动静脉走行大致正常，黄斑中心凹反光显

The right eyeground picture of 11 years old male. The optic disc has a clear boundary and is pink. C/D ≈ 0.3, A:V ≈ 2:3. The running of retinal arterioles and venules is approximately normal. The light reflex of central fovea of macula lutea is obvious

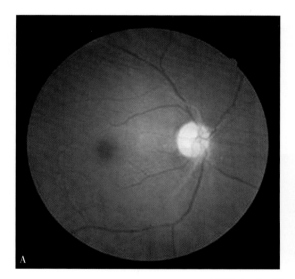
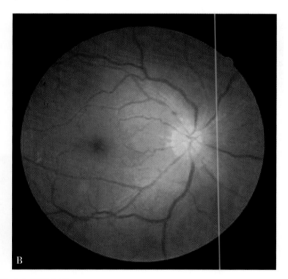

彩图 I-2-38 高血压眼底图
The Eyeground Picture of Hypertension

A. 高血压性视网膜病变，视网膜动脉硬化，53 岁男性，右眼。视乳头边界清晰，色淡红，C/D ≈ 0.3，A:V ≈ 1:2，动脉走形僵硬，颞上及颞下动脉呈银丝状改变，静脉走行大致正常，黄斑部色暗

The right eyeground of 53 years old male suffered from hypertensive retinopathy and retinal arteriosclerosis. The optic disc has a clear boundary and is pink. C/D ≈ 0.3, A:V ≈ 1:2. The running of arteriole is stiff. The superior and inferior temporal arterioles of retina appear changes like silver tread. The running of retinal venules is approximately normal. The area of macula lutea is dark

B. 高血压性视网膜病变，视网膜动脉硬化眼底，视神经水肿，男性，47 岁，右眼。视乳头色稍淡，轻度水肿隆起，盘缘稍模糊，其临近视网膜水肿，可见视盘旁细小出血点。动静脉扩张，迂曲，动静脉交叉压迹（+），黄斑色暗

The right eyeground of 47 years old male suffered from hypertensive retinopathy and retinal arteriosclerosis. The optic disc is slightly light in colour, slight edema. Its edge is vague, the area of retina near the disc is in edema. Small petechias can be found in the area around the disc. The arterioles and venules of retina are expanded and tortuous. The pressing traces of arterial and venous cross (+). The macula lutea is dark

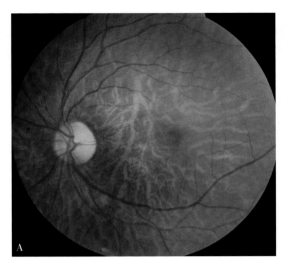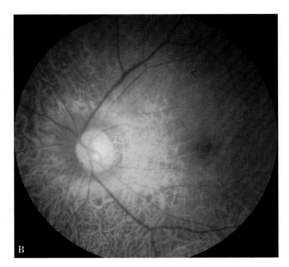

彩图Ⅰ-2-39 豹纹状眼
Leopard Fundus

A. 左眼豹纹状眼底。67 岁男性，视乳头界清，色淡红，C/D ≈ 0.3，A:V ≈ 2:3，动静脉走行大致正常，黄斑部色暗。The left leopard fundus of 67 years old male. The optic disc has a clear boundary and is pink. C/D ≈ 0.3，A:V ≈ 2:3. The running of retinal arterioles and venules is approximately normal. The macula lutea is dark.

B. 左眼豹纹状眼底。66 岁女性，视乳头界清，色淡红，C/D ≈ 0.3，A:V ≈ 2:3，动静脉走行大致正常，黄斑部色暗。The left leopard fundus of 66 years old female. The optic disc has a clear boundary and is pink. C/D ≈ 0.3，A:V ≈ 2:3. The running of retinal arterioles and venules is approximately normal. The macula lutea is dark.

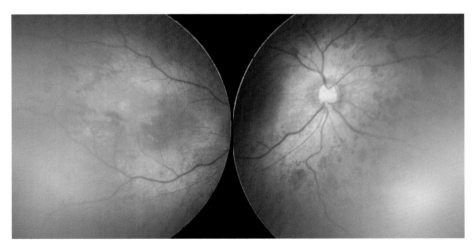

彩图Ⅰ-2-40 视网膜色素变性
Pigmentary Degeneration of Retina

检眼镜下可见，视网膜色素增生沉着，视网膜血管显著变细，视乳头颜色蜡黄

The pigmentary hyperplasia and deposit of retina could be seen under retinoscope. The blood vessels of retina become thin obviously.

The optic disc is wax yellow

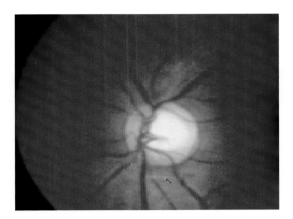

彩图Ⅰ-2-42 大视神经乳头
Greater Optic Papilla

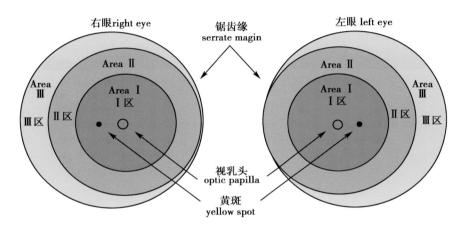

彩图Ⅰ-8-2 视网膜分区示意图
Diagram of Retinal Subarea

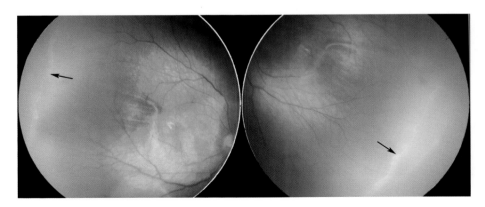

彩图Ⅰ-8-3 早产儿视网膜病变Ⅲ区Ⅱ期
Retinopathy of Prematurity of Area Ⅲ in Period Ⅱ
视网膜后极部血管区与周边无血管区之间的白色分界线增高，形成高于视网膜表面的崤形隆起（箭头）
The white boundary between the blood vessel area in posterior pole of retina and the no blood vessel area around the pole
heightens up to form a ridge-like eminence(the arrow showing) above the retinal surface

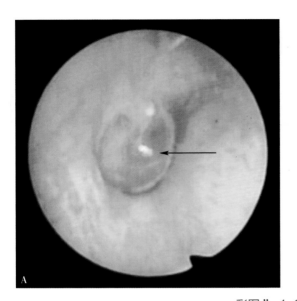
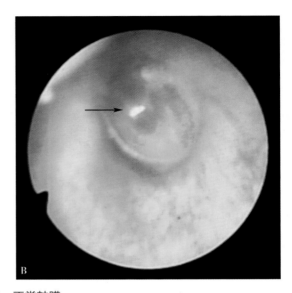

彩图Ⅱ-1-20　正常鼓膜
Normal Tympanic
A. 正常鼓膜（女性），右侧 Normal tympanic membrane(female), right side
B. 正常鼓膜（女性），左侧 Normal tympanic membrane(female), left side

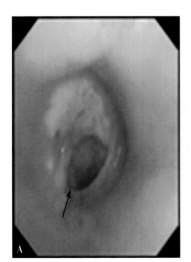
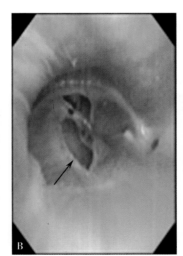
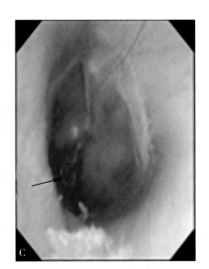

彩图Ⅱ-1-87　鼓膜穿孔
Perforation of Tympanic Membrane
A. 慢性中耳炎（静止期）鼓膜紧张部穿孔 Perforation of tense part of tympanic membrane in chronic tympanitis(stationary phase)
B. 外伤性鼓膜穿孔（紧张部、松弛部）Traumatic perforation of tympanic membrane (tense and flaccid parts)
C. 外伤性鼓膜穿孔（紧张部）Traumatic perforation of tympanic membrane (tense part)

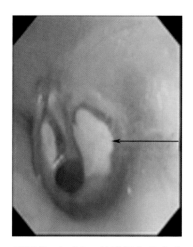

彩图Ⅱ-1-88　鼓膜钙化斑（成人男性）
Calcific Patches of Tympanic Membrane (Adult Male)

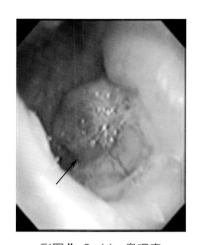

彩图Ⅱ-3-14　鼻咽癌
Nasopharyngeal Carcinoma

成人男性右侧咽隐窝表面粗糙物、易出血，病理活检非角化鼻咽癌

Rough thing on the surface of pharyngeal recess in adult male, easily bleeding, was proved as non keratinized nasopharyngeal carcinoma by pathological biopsy.

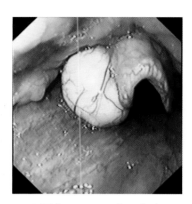

彩图Ⅱ-4-14　会厌囊肿，男性51岁
Cyst of Epiglottis, 51 Years Old Male

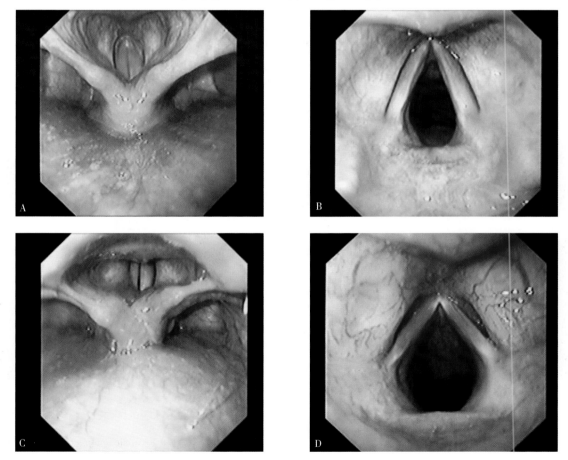

彩图Ⅱ-4-18　正常声带
Normal Vocal Cords
A. 正常声带（闭合），男性53岁 Normal vocal cords(closed), 53 years old male
B. 正常声带（张开），男性52岁 Normal vocal cords(opened), 52 years old male
C. 正常声带（闭合）女性35岁 Normal vocal cords(closed), 35 years old female
D. 正常声带（张开），女性32岁 Normal vocal cords(opened), 32 years old female

11

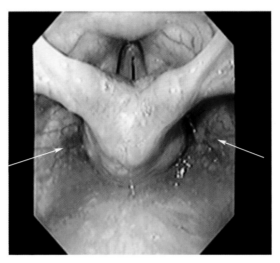

彩图Ⅱ-4-20　正常梨状隐窝
Normal Piriform Recesses

女性 22 岁，梨状隐窝两侧对称，活动正常黏膜表面光滑，无分泌物潴留

Piriform recesses of 22 years old female. They are bilateral symmetry and act
normally. The surface of them is smooth, without retention of secretion.

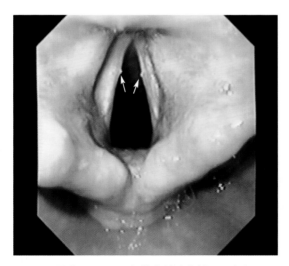

彩图Ⅱ-4-22　声带小结（女性 23 岁）
Vocal Nodules(23 Years Old Female)

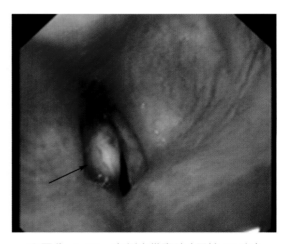

彩图Ⅱ-4-23　左侧声带囊肿（男性 41 岁）
Cyst of Left Vocal Cord (41 Years Old Male)

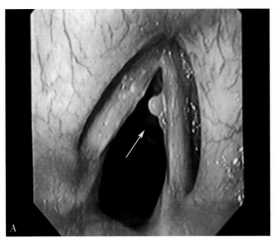

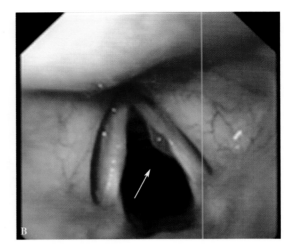

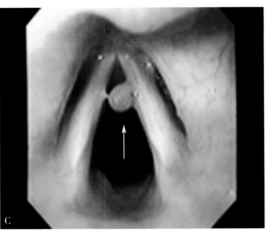

彩图Ⅱ-4-24　声带息肉
Polyp of Vocal Cord
A. 右侧声带息肉（男性 32 岁）Polyp of right vocal cord(32 years old male)
B. 右侧声带息肉（女性 20 岁）Polyp of right vocal cord(20 years old female)
C. 右侧声带息肉（女性 34 岁）Polyp of right vocal cord(34 years old female)

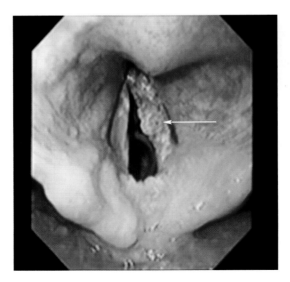

彩图Ⅱ-4-29　喉癌（男性，46 岁）
Cancer of Larynx (46 Years Old Male)

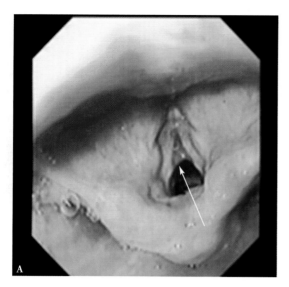
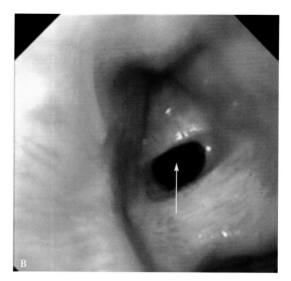

彩图Ⅱ-4-31　外伤性喉蹼
Traumatic Laryngeal Web

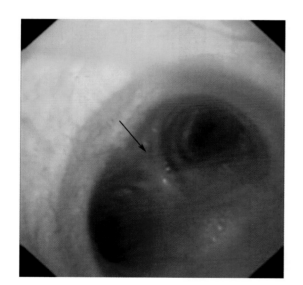

彩图Ⅱ-5-2　正常气管隆嵴（男性）
Normal Carina of Trachea (Male)

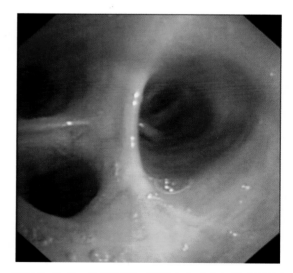

彩图Ⅱ-5-3　气管隆嵴，正常右上叶支气管（男性）
Normal Carina of Trachea and the Bronchus of
Right Upper Lobe (Male)

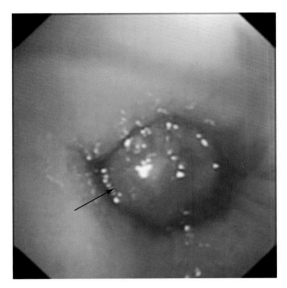

彩图Ⅱ-5-34　支气管肺癌
Bronchiogenic Cancer
镜下支气管口见鱼肉状改变，病理活检确认支气管肺癌（男性）The fish meat-like change was found on the orifice of bronchus under bronchoscope, and was proved as bronchiogenic cancer by pathological biopsy(male)

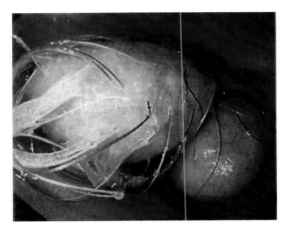

彩图Ⅱ-5-35　男性，40岁，食管畸胎瘤（胃镜下所见）
The Teratoma of Esophagus in a 40 Years Old Male(under Gastroscope

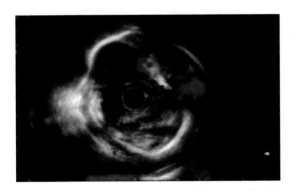

彩图Ⅱ-5-36　男性，40岁，同前患者（食管畸胎瘤），多普勒彩超所示
The Teratoma of Esophagus in the Same Patient of Fig.Ⅱ-5-33 Shown by Doppler Color Ultrasound

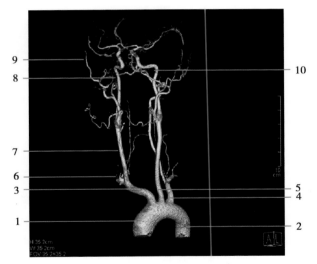

彩图Ⅱ-6-11　头颈部血管造影 VR 图像
Angiography VR Image of Head and Neck

1. 升主动脉 ascending aorta
2. 降主动脉 descending aorta
3. 头臂干 brachiocephalic trunk
4. 左锁骨下动脉 left subclavian a.
5. 左颈总动脉 left common carotid a.
6. 左路锁骨下动脉 right subclavian a.
7. 右颈总动脉 right common carotid a.
8. 右颈内动脉 right internal carotid a.
9. 颞浅动脉 superficial temporal a.
10. 左颈内动脉 left internal carotid a.

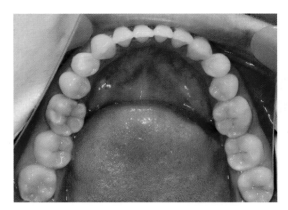

彩图Ⅲ-1-38　成人形态美的健康恒牙列
beautiful health permanent dentition of adult

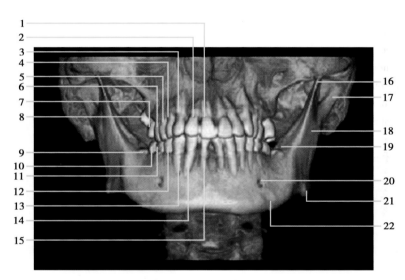

彩图Ⅲ-1-39　成人口腔 CT 骨性结构三维图像，正位 3-D
The CT Three-dimensional Image of Adult Oral Bony Structures, Anterior View

1. 上颌中切牙 maxillary central incisor
2. 上颌侧切牙 maxillary lateral incisor
3. 上颌尖牙 maxillary canine
4. 上颌第一前磨牙 maxillary first premolar
5. 上颌第二前磨牙 maxillary second premolar
6. 上颌第一磨牙 maxillary first molar
7. 上颌第二磨牙 maxillary second molar
8. 上颌第三磨牙 maxillary thirdst molar
9. 下颌第二磨牙 mandibular second molar
10. 下颌第一磨牙 mandibular first molar
11. 下颌第二前磨牙 mandibular second premolar

12. 下颌第一前磨牙 mandibular first premolar
13. 下颌尖牙 mandibular canine
14. 下颌侧切牙 mandibular lateral incisor
15. 下颌中切牙 mandibular central incisor
16. 下颌骨冠突 coronoid process of mandile
17. 下颌骨髁突 condyle process of mandible
18. 下颌骨升支 ranus of mandible
19. 磨牙后间隙 postmolar space
20. 颏孔 mental foramen
21. 下颌角 angle of mandible
22. 下颌体 body of mandible

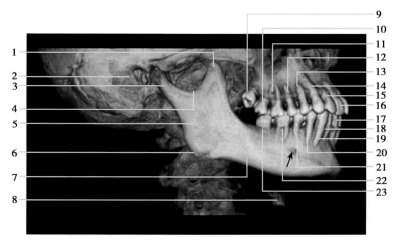

彩图Ⅲ-1-40　成人口腔 CT 骨性结构三维图像侧位。右侧位 3-D
The CT Three-dimensional Image of Adult Oral Bony Structures, Right View

1. 下颌骨冠突 coronoid process of mandile
2. 外耳道 external auditory canal
3. 下颌骨髁突 condyle process of mandible
4. 下颌切迹 mandibular notch
5. 下颌支 ramus of mandible
6. 下颌角 angle of mandible
7. 下颌体 body of mandible
8. 舌骨 hyoid bone
9. 上颌第三磨牙 maxillary thirdst molar
10. 上颌第二磨牙 maxillary second molar
11. 上颌第一磨牙 maxillary first molar
12. 上颌第二前磨牙 maxillary second premolar

13. 上颌第一前磨牙 maxillary first premolar
14. 上颌尖牙 maxillary canine
15. 上颌侧切牙 maxillary lateral incisor
16. 上颌中切牙 maxillary central incisor
17. 下颌中切牙 mandibular central incisor
18. 下颌侧切牙 mandibular lateral incisor
19. 下颌尖牙 mandibular canine
20. 下颌第一前磨牙 mandibular first premolar
21. 下颌第二前磨牙 mandibular second premolar
22. 下颌第一磨牙 mandibular first molar
23. 下颌第二磨牙 mandibular second molar

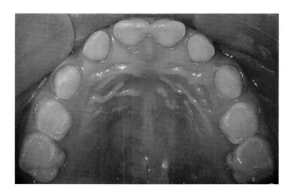

彩图Ⅲ-1-46　儿童形态美的健康乳牙列
Beautiful Health Deciduous Dentition of Child

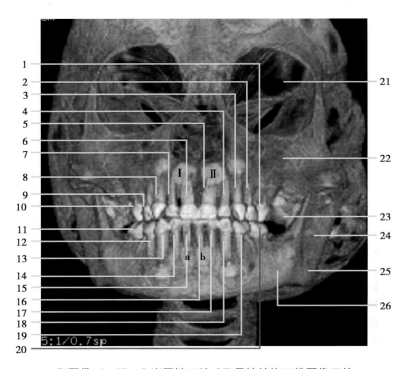

彩图Ⅲ-1-47　3岁男性口腔 CT 骨性结构三维图像正位

The CT Three-dimensional Image of Oral Bony Structures of a Three Years Old Boy, Anterior View

1. 左上颌第二乳磨牙 left maxillary deciduous second molar

2. 左上颌第一乳磨牙 left maxillary deciduous first molar

3. 左上颌乳尖牙 left maxillary deciduous canine

4. 左上颌乳侧切牙 left maxillary deciduous lateral incisor

5. 左上颌乳中切牙 left maxillary deciduous central incisor

6. 右上颌乳中切牙 right maxillary deciduous central incisor

7. 右上颌乳侧切牙 right maxillary deciduous lateral incisor

8. 右上颌乳尖牙 right maxillary deciduous canine

9. 右上颌第一乳磨牙 right maxillary deciduous first molar

10. 右上颌第二乳磨牙 right maxillary deciduous second molar

11. 右下颌第二乳磨牙 right mandibular deciduous second molar

12. 右下颌第一乳磨牙 right mandibular deciduous first molar

13. 右下颌乳尖牙 right mandibular deciduous canine

14. 右下颌乳侧切牙 right mandibular deciduous lateral incisor

15. 右下颌乳中切牙 right mandibular deciduous central incisor

16. 左下颌乳中切牙 left mandibular deciduous central incisor

17. 左下颌乳侧切牙 left mandibular deciduous lateral incisor

18. 左下颌乳尖牙 left mandibular deciduous canine

19. 左下颌第一乳磨牙 left mandibular deciduous first molar

20. 左下颌第二乳磨牙 left mandibular deciduous second molar

21. 眼眶 orbit

22. 上颌骨 maxilla

23. 磨牙后三角 retromolar triangle

24. 下颌支 ramus of mandible

25. 下颌角 angle of mandible

26. 下颌体 body of mandible

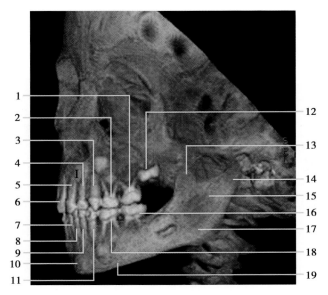

彩图Ⅲ-1-48　3岁男性口腔CT骨性结构三维图像，左侧位
The CT Three-dimensional Image of Oral Bony Structures of a Three Years Old Boy, Left View

1. 左上颌第二乳磨牙 left maxillary deciduous second molar
2. 左上颌第一乳磨牙 left maxillary deciduous first molar
3. 左上颌乳尖牙 left maxillary deciduous canine
4. 左上颌乳侧切牙 left maxillary deciduous lateral incisor
5. 左上颌乳中切牙 left maxillary deciduous central incisor
6. 右上颌乳中切牙 right maxillary deciduous central incisor
7. 右下颌乳中切牙 right mandibular deciduous central incisor
8. 左下颌乳中切牙 left mandibular deciduous central incisor
9. 左下颌乳侧切牙 left mandibular deciduous lateral incisor
10. 颏结节 mental tubercle

11. 左下颌乳尖牙 left mandibular deciduous canine
12. 牙胚 tooth bud
13. 下颌骨冠突 coronoid process of mandible
14. 下颌骨髁状突 condyle process of mandible
15. 下颌支 ramus of mandible
16. 左下颌第二乳磨牙 left mandibular deciduous second molar
17. 下颌角 angle of mandible
18. 左下颌第一乳磨牙 left mandibular deciduous first molar
19. 下颌体 body of mandible

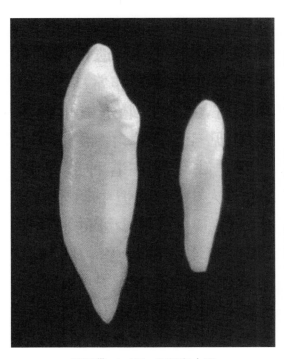

彩图Ⅲ-1-55　巨牙和小牙
macrodontia and microdontia

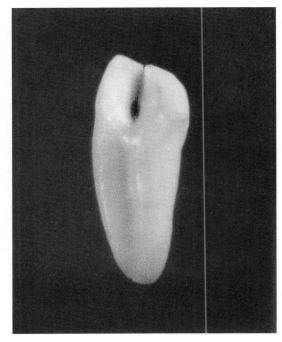

彩图Ⅲ-1-56　融合牙
fused tooth

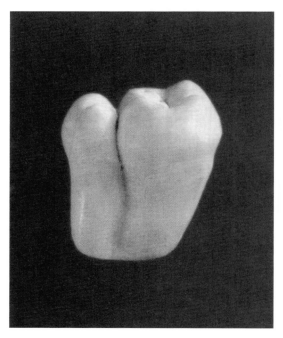

彩图Ⅲ-1-58　结合牙
Concrescence of Tooth

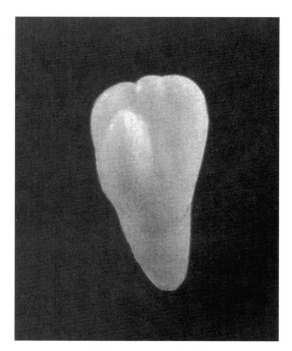

彩图Ⅲ-1-60　畸形舌侧尖
Talon Cusp

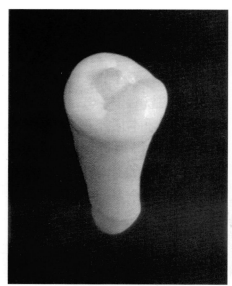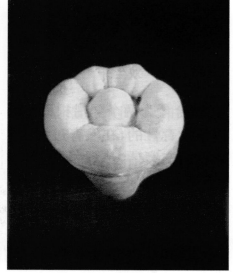

彩图Ⅲ-1-62　畸形中央尖
Abnormal Central Cusp Deformity

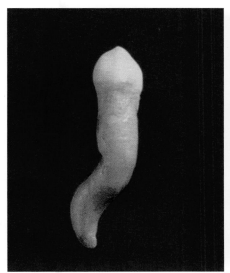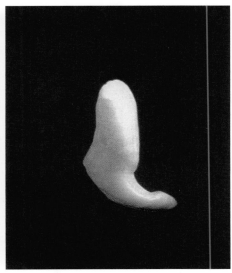

彩图Ⅲ-1-63　弯曲牙
Dilaceration of Tooth

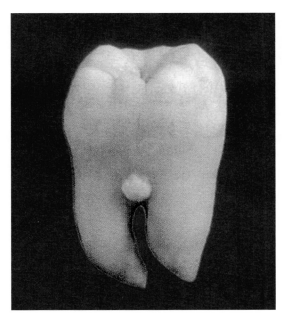

彩图Ⅲ-1-64　釉珠
Enamel Pearl

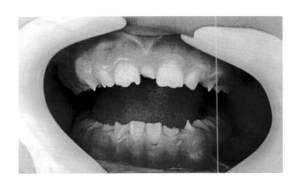

彩图Ⅲ-1-66　釉质形成缺陷症，光滑型
Amelogenesis Imperfect,Smooth Type
可见部分分牙牙冠小，似进行过牙体制备 The
crowns of some teeth become smaller, and seem that
they were prepared

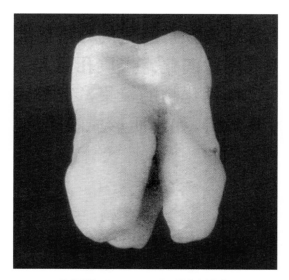

彩图Ⅲ-1-67　牙骨质过度增生
Hypercementosis

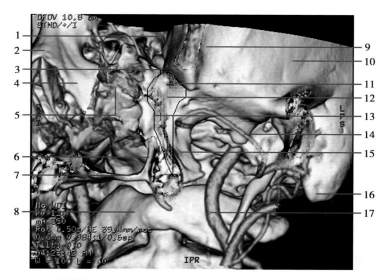

彩图Ⅲ-1-137　翼腭窝 CT 三维重建图，左前斜位观
The CT Three-dimensional Image of Pterygopalatine Fossa, Left-Anterior Oblique View

1. 眼眶 orbit
2. 鼻骨 nasal bone
3. 眶下裂 infraorbital fissure
4. 上颌骨额突 frontal process of maxilla
5. 筛窦 ethmoid sinus
6. 腭骨垂直板 perpendicular plate of palatine bone
7. 腭骨水平板 horizontal plate of palatine bone
8. 寰椎 atlas
9. 蝶骨 sphenoid bone
10. 颞骨 temporal bone
11. 圆孔 foramen rotundum
12. 翼腭窝 pterygopalatine fossa
13. 上颌窦后壁 posterior wall of maxillary sinus
14. 上颌动脉 maxillary artery
15. 蝶骨翼突 pterygoid process of sphenoid bone
16. 乳突 mastoid process
17. 颈内动脉 internal carotid artery

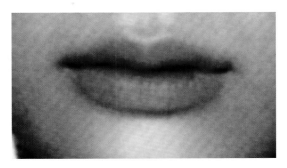

彩图Ⅲ-2-43　女性口唇美示例
Example of Female Beautiful Lip

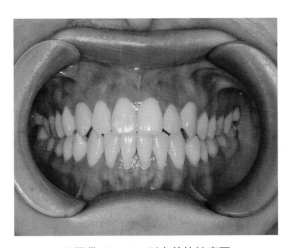

彩图Ⅲ-2-48　形态美的健康牙
Beautiful Healthy Teeth

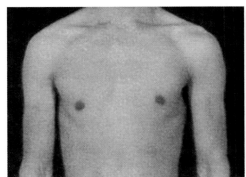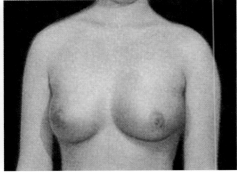

彩图Ⅲ-2-58　乳房的位置与形态
Position and Modality of Mamma